肺外结核病学

主　编　赵雁林　林明贵　周　林
副主编　刘二勇　吴　东

人民卫生出版社
·北京·

版权所有，侵权必究！

图书在版编目（CIP）数据

肺外结核病学 / 赵雁林，林明贵，周林主编.
北京：人民卫生出版社，2024. 11. -- ISBN 978-7-117-
37134-6

Ⅰ. R52
中国国家版本馆 CIP 数据核字第 2024G2Z584 号

| 人卫智网 | www.ipmph.com | 医学教育、学术、考试、健康，购书智慧智能综合服务平台 |
| 人卫官网 | www.pmph.com | 人卫官方资讯发布平台 |

肺外结核病学
Feiwai Jiehebingxue

主　　编： 赵雁林　林明贵　周　林
出版发行： 人民卫生出版社（中继线 010-59780011）
地　　址： 北京市朝阳区潘家园南里 19 号
邮　　编： 100021
E－mail： pmph @ pmph.com
购书热线： 010-59787592　010-59787584　010-65264830
印　　刷： 人卫印务（北京）有限公司
经　　销： 新华书店
开　　本： 889×1194　1/16　　**印张：** 36
字　　数： 1140 千字
版　　次： 2024 年 11 月第 1 版
印　　次： 2025 年 6 月第 1 次印刷
标准书号： ISBN 978-7-117-37134-6
定　　价： 238.00 元

打击盗版举报电话： 010-59787491　**E-mail：** WQ @ pmph.com
质量问题联系电话： 010-59787234　**E-mail：** zhiliang @ pmph.com
数字融合服务电话： 4001118166　　**E-mail：** zengzhi @ pmph.com

《肺外结核病学》编写委员会

主　编　赵雁林　林明贵　周　林
副主编　刘二勇　吴　东

编　者（按姓氏汉语拼音排序）

白丽琼　湖南省结核病防治所（湖南省胸科医院）
鲍方进　安徽省疾病预防控制中心
柏宏伟　中国人民解放军总医院第八医学中心
晃　爽　清华大学附属北京清华长庚医院
陈　彬　浙江省疾病预防控制中心
陈　闯　四川省疾病预防控制中心
陈　文　中国人民解放军总医院第八医学中心
陈　烨　深圳市第三人民医院
陈　志　中国人民解放军总医院第八医学中心
陈明亭　中国疾病预防控制中心结核病预防控制中心
初　明　深圳市第三人民医院
初乃惠　首都医科大学附属北京胸科医院
崔婷捷　中日友好医院
崔哲哲　广西壮族自治区疾病预防控制中心
戴志松　福建省疾病预防控制中心
邓云峰　山东省公共卫生临床中心
丁卫民　首都医科大学附属北京胸科医院
杜　鹃　武汉市肺科医院
杜　昕　中国疾病预防控制中心结核病预防控制中心
段鸿飞　首都医科大学附属北京胸科医院
樊毅硕　中国人民解放军总医院第八医学中心
范　君　重庆市结核病防治所
范月玲　山西省疾病预防控制中心
高　磊　中国医学科学院病原生物学研究所
高孟秋　首都医科大学附属北京胸科医院
高微微　首都医科大学附属北京胸科医院
高雨龙　内蒙古自治区疾病预防控制中心
葛丽君　中日友好医院
耿　红　山东省公共卫生临床中心
郭　洋　首都医科大学附属北京胸科医院
郭东霖　中国人民解放军总医院第八医学中心

韩　超　郑州大学第一附属医院
韩喜琴　首都医科大学附属北京胸科医院
何　珂　中国人民解放军总医院第八医学中心
何爱伟　甘肃省疾病预防控制中心
何金戈　四川省疾病预防控制中心
何旺瑞　江西省疾病预防控制中心
贺晓新　北京市疾病预防控制中心
侯代伦　首都医科大学附属北京胸科医院
侯文婧　清华大学附属北京清华长庚医院
黄　飞　中国疾病预防控制中心结核病预防控制中心
黄国仪　中国人民解放军总医院第八医学中心
黄建溶　深圳市第三人民医院
黄迅悟　深圳市第三人民医院
贾晓炜　中国人民解放军总医院第八医学中心
江　山　中日友好医院
柯　学　深圳市第三人民医院
赖晓宇　广东省结核病控制中心
雷　娟　宁夏回族自治区结核病防治所
李　刚　武汉市肺科医院
李　宁　中国人民解放军总医院第八医学中心
李　涛　中国疾病预防控制中心结核病预防控制中心
李国保　深圳市第三人民医院
李进岚　贵州省疾病预防控制中心
李静怡　首都医科大学附属北京天坛医院
李明真　中日友好医院
李夏南　中国人民解放军总医院第八医学中心
李学政　山东省公共卫生临床中心
李妍妍　空军特色医学中心
李燕明　北京医院
李月华　武汉市肺科医院
李志明　中国人民解放军总医院第八医学中心
梁　晨　清华大学附属北京清华长庚医院
梁　爽　辽宁省疾病预防控制中心
梁建琴　中国人民解放军总医院第八医学中心
林明贵　清华大学附属北京清华长庚医院
凌　婵　长沙市中心医院
刘　芳　甘肃省疾病预防控制中心
刘　冠　武汉市肺科医院
刘　琳　中国人民解放军总医院第八医学中心
刘　智　深圳市第三人民医院
刘二勇　中国疾病预防控制中心结核病预防控制中心
刘方超　青岛大学附属医院
刘年强　新疆维吾尔自治区疾病预防控制中心
刘卫平　陕西省疾病预防控制中心

刘晓飞　中国人民解放军总医院第八医学中心
刘志佳　中国人民解放军总医院第八医学中心
卢　茜　中日友好医院
卢亦波　南宁市第四人民医院
罗兴雄　海南省疾病预防控制中心
马斌忠　青海省疾病预防控制中心
马序竹　清华大学附属北京清华长庚医院
孟庆琳　中国疾病预防控制中心结核病预防控制中心
聂文娟　首都医科大学附属北京胸科医院
欧喜超　中国疾病预防控制中心结核病预防控制中心
裴　异　长沙市中心医院
戚　巍　辽宁省疾病预防控制中心
秦　林　首都医科大学附属北京胸科医院
任　易　武汉市肺科医院
任敬娟　中国疾病预防控制中心结核病预防控制中心
沙　巍　上海肺科医院
山　丹　首都医科大学附属北京妇产医院
沈　鑫　上海市疾病预防控制中心
施　利　长沙市中心医院
宋晓艳　中国人民解放军总医院第八医学中心
宋玉果　首都医科大学附属北京朝阳医院
孙定勇　河南省疾病预防控制中心
孙彦波　黑龙江省疾病预防控制中心
唐奇远　深圳市第三人民医院
汪清雅　重庆市结核病防治所
王　惠　中日友好医院
王　健　西藏自治区疾病预防控制中心
王　静　中国疾病预防控制中心结核病预防控制中心
王　亮　中国人民解放军总医院第八医学中心
王　前　中国疾病预防控制中心结核病预防控制中心
王　涛　中国人民解放军总医院第八医学中心
王　威　佛山市第四人民医院
王海江　深圳市第三人民医院
王丽芳　河北省疾病预防控制中心
王丽丽　清华大学附属北京清华长庚医院
王明哲　新疆维吾尔自治区疾病预防控制中心
王森路　新疆维吾尔自治区疾病预防控制中心
王希江　新疆维吾尔自治区疾病预防控制中心
王小辉　清华大学附属北京清华长庚医院
王晓炜　宁夏回族自治区结核病防治所
王云霞　深圳市宝安区慢性病防治院
吴　东　北京协和医院
吴　嘉　深圳市第三人民医院
吴成果　重庆市结核病防治所

前　言

结核病是中国和全世界面临的严重公共卫生问题,2024 年全球结核病报告显示,2023 年估算全球新发结核病患者为 1 080 万,发病率为 134/10 万。我国 2023 年估算的新发患者为 74.1 万,估算结核病发病率为 52/10 万,在 30 个结核病高负担国家中,我国估算结核病发病数排第 3 位。全世界约 1/4 的人口感染结核分枝杆菌,并有罹患结核病的风险。结核病是全球第 13 大死因,自 2007 年以来,结核病导致的死亡高于人类免疫缺陷病毒感染,是当前单一传染源的首位死亡原因。

结核病是由结核分枝杆菌复合群引起的慢性传染病,对人致病的结核杆菌主要为结核分枝杆菌,少数是牛分枝杆菌,肺结核主要由呼吸道吸入带菌飞沫或尘埃造成感染。结核杆菌可循血行和淋巴播散到全身各脏器,人体除指甲、牙齿和毛发外,全身各部位均可患结核病。2017 年 11 月 9 日,国家卫生和计划生育委员会发布了 WS 196—2017《结核病分类》,于 2018 年 5 月 1 日实施。按照新修订的结核病分类标准,结核病分为结核分枝杆菌潜伏感染者、活动性结核病、非活动性结核病三类。活动性结核病具有结核病相关的临床症状和体征,结核分枝杆菌病原学、病理学、影像学等检查有活动性结核的证据,活动性结核按照病变部位分肺结核和肺外结核。肺结核指结核病变发生在肺、气管、支气管和胸膜等部位;肺外结核指结核病变发生在肺以外的器官和部位,如淋巴结(除外胸内淋巴结)、骨、关节、泌尿生殖系统、消化道系统、中枢神经系统等部位。

肺外结核常累及多系统和多器官,病变部位分布广,临床表现复杂多样,隐蔽性强,无特异性,实验室检查样本获取困难或获取的样本含菌量少,早期诊断困难、误诊率高,抗结核治疗时间长、治疗难度大。肺外结核以周围淋巴结结核为主,淋巴结破溃,同样可以导致传播。肺外结核中的结核性脑膜炎是结核病的重症类型,致死率较高。骨关节结核如果未能早期积极治疗,易致残,甚至使患者丧失劳动力。

2014 年,世界卫生组织提出了"终结结核病流行策略",肺外结核占所有结核患者的 15%～20%,只有肺结核及肺外结核防治措施同时并举,才能实现这一策略目标。为实现肺外结核病的早期诊断和规范治疗,我们组织内科、骨科、妇产科、重症诊治、实验室、影像学诊断、病理学诊断等领域的临床专家和结核病防治专家共同编写了《肺外结核病学》。本书包括结核病病原学、实验室诊断、影像学诊断、各系统常见肺外结核病诊断与治疗、特殊人群肺外结核病诊断与治疗、结核病健康教育及患者关怀等内容。该书可供各级医疗机构医务人员作为肺外结核病防控、诊断及治疗的工具书,也可作为各级医疗机构对从事结核病防治工作的新员工进行入职培训的教材。

肺外结核病发病部位多、临床表现复杂,各脏器肺外结核病诊断方法、治疗手段不同,本书中的内容难以面面俱到,希望广大读者在使用过程中提出宝贵意见和建议,以利再版时的进一步修订和完善。

编者

2024 年 11 月

目　录

第一篇 绪论

第一章 概 述

结核病是中国和全世界面临的严重公共卫生问题，是全球第 13 大死因，自 2007 年以来，结核病导致的死亡高于人类免疫缺陷病毒（human immunodeficiency virus，HIV）感染，在新冠病毒感染疫情之前，结核病是传染病第一大死因。结核病由结核分枝杆菌引发，掌握其感染与发病的特点，科学制定防控策略，是防止结核病传播、终止结核病流行的重要保证。

第一节 结核感染与发病

对人致病的结核分枝杆菌复合群（*Mycobacterium tuberculosis complex*，MTBC）主要是结核分枝杆菌，少数是牛分枝杆菌。结核病主要由呼吸道吸入带菌飞沫或尘埃造成肺部感染。少数患者可因食入带菌的食物经消化道感染。还有极少患者是通过破损皮肤、黏膜接触等途径感染结核病。

排菌的肺结核病患者是最重要的结核分枝杆菌（*Mycobacterium tuberculosis*，M.tb）传染源，当他们咳嗽、打喷嚏或者大声说话时，其肺部病灶中的结核分枝杆菌会随着呼吸道分泌物排放到附近的空气中，与其接触的健康人吸入这些含有结核分枝杆菌的飞沫后就可能发生结核感染。结核病传染性的大小与患者的病情严重程度（比如干酪渗出病变溶解形成空洞的患者）、排菌量、排出飞沫的大小、患者居住环境的空气流通情况以及与患者的密切接触程度等因素均有关联。按照世界卫生组织（World Health Organization，WHO）的估计，如果不加控制，每个肺结核病患者平均每年会传染 10～15 名健康人，但耐多药结核分枝杆菌感染者由于带菌时间和治疗时间长等因素会导致更多的人受到传染。结核分枝杆菌感染人体后，可以在几乎所有的人体器官和组织中形成结核病变，最多见的是肺结核，占结核病的 80% 以上。

一、结核感染

结核分枝杆菌潜伏感染（latent tuberculosis infection，LTBI）是指一种无活动性结核病临床表现的 *M.tb* 抗原刺激的持续免疫应答状态，结核分枝杆菌滞留与宿主防御之间发展形成了一个动态平衡，即共生状态。该平衡可一直存在，以至于感染者可能终生不发病，最终只有 5%～10% 的感染者会发展形成临床疾病，如果疾病形成且不加以治疗，其中一半的患者会死亡。

从原发感染形成时起，人体在结核分枝杆菌的刺激下逐渐产生特异性免疫力，结核病的特异性免疫主要是细胞免疫，以 T 细胞为介导，以巨噬细胞为效应细胞的免疫反应。此外，体液免疫可以调节细胞反应，从而参与抗结核保护性免疫反应的调控。结核病患者免疫球蛋白的改变与结核病发生发展的变化有一定相关性。

根据模型研究的结果，估计全球 LTBI 感染率约为 23%，目前全球潜伏感染人群达到 20 亿人。东南亚、西太平洋和非洲地区是 LTBI 高负担地区，占全球感染总人数的 80% 左右。我国一项 LTBI 感染率的研究结果估算：我国 5 岁及以上人群的 LTBI 感染率为 18.1%（95%*CI*=13.7%-22.4%），人群感染率男性高于女性，且随年龄增加而升高。

二、结核发病

在人体感染结核分枝杆菌后，由于先天免疫的存在，结核分枝杆菌绝大多数被机体清除，其余可通过淋巴组织蔓延到血液，并向全身播散。原发性结核病患者，少数免疫力特别低下者，其病程可能持续到急性血行播散型肺结核发病，严重者甚至会合并结核性脑膜炎。

绝大多数原发病灶的血行播散均会中途停止，病情在很短时间内发生戏剧性变化，已播散的病变迅速吸收好转，肺内原发病灶逐渐愈合仅遗留小钙化灶。结核分枝杆菌感染最终结局取决于机体抵抗力和结核分枝杆菌致病力之间的矛盾关系。在人的一生中，一旦某个时期因各种原因人体免疫水平下降时，潜伏灶内的残存结核分枝杆菌就可以重新生长繁殖成为继发性结核病的根源，在潜伏感染者中有 5%～10% 的人群可在其一生中任何时候发病。因此，结核感染致发病实质上是宿主与体内结核分枝杆菌间相互制约、相互斗争过程的结果。

在 2024 年，全球估算有 1 080 万结核病发病病例，估算结核病发病率为 134/10 万。WHO 按照结核病负担确定的 30 个高负担国家占全部估算发病病例的 87%。各国的估算发病率变化很大，47 个国家低于 10/10 万，大多数分布在美洲区和欧洲区，少数分布在东地中海区和西太平洋区。而 30 个高负担国家中多数国家发病率达到 150/10 万～400/10 万，少数几个国家结核病发病率高于 500/10 万。估算结核病新发病例中约有 6.6% 是合并 HIV 感染者。

2023 年估算的我国结核病新发患者数为 74.1 万，结核病发病率为 52/10 万，在 30 个结核病高负担国家中我国估算结核病发病数排第 3 位。在我国疾病监测信息报告管理系统中，肺结核报告发病率长期位居乙类传染病前列。

三、结核病的危害

结核病之所以被列为影响全球健康的主要疾病之一，并不是因为结核病的发病率高，而是因为其致死率较高。对痰涂片阳性的患者而言，如果不进行治疗，50% 将在 5 年内死亡，70% 将在 10 年内死亡。即使使用最有效的药物治疗，最终也有超过 5% 的患者因治疗无效而死亡。

2019 年 WHO 公布的全球死因别数据表明：结核病是单一传染源头号死亡原因，也是全球第 13 大死因。受新冠肺炎疫情的影响，2020 年和 2021 年结核病作为单一传染源的死亡原因降至第 2 位。2021 年全球 HIV 阴性人群结核病患者的死亡率约为 17/10 万，约有 140 万患者死于结核病；HIV 阳性人群结核病死亡率为 2.7/10 万，约有 18.7 万患者死于结核病。全球结核病死亡人数自 2005 年以来连续两年增加。我国的结核病死亡率近年来一直处于较低水平，2021 年我国的 HIV 阴性结核病死亡率为 2.1/10 万，结核病死亡数估算为 3 万。

结核病不仅危害患者个体的健康，造成患者的痛苦和经济负担，是患者因病致贫和因病返贫的主要因素，更严重的是肺结核经呼吸道传播，危害大众健康，对社会经济发展和国家稳定造成影响。

第二节 结核病分类

正确理解结核病分类，有益于结核病传染源的管理，利于结核病早期诊断及规范治疗。我国结核病防治和临床诊疗工作中使用结核病分类主要有：国际疾病分类（international classification of disease，ICD）-11、WS 196—2017《结核病分类》。

一、ICD 中的结核病分类

ICD 提供了世界范围内通用的医疗信息语言，通过 ICD 代码，不同地区、医院和保险公司之间，可以进行对等的数据分享和比较，这对医疗信息和费用的管理起到了积极的推动作用。据 WHO 统计，全球 70% 的医疗记录采用了 ICD 编码。

（一）ICD 的定义及应用

ICD 是由 WHO 主持编写并发布的一种疾病分类方法，是卫生信息标准体系的重要组成部分。完整的 ICD 的统计范畴涵盖了死因、疾病、伤害、症状、就诊原因、疾病的外部原因等方面，被广泛应用于临床研究、医疗监测、卫生事业管理。

ICD 代表国际疾病分类的标准，它的代码包含了关于流行病学、健康损害和治疗条件的关键信息。医院使用 ICD 代码记录和确认健康状况。保险公司的理赔人员使用 ICD 代码对疾病进行分类，并决定是否符合理赔条件。精算师还可以使用 ICD 编码分析健康趋势，并追踪发病率和死亡率。

（二）ICD-11 中结核病编码

ICD-11 编码中：L1-1B1 为分枝杆菌病；L2-1B1 为结核病。1B10 为呼吸系统结核病；1B11 为神经系统结核病；1B12 为其他系统和器官的结核病；1B13 为粟粒性结核病；1B14 为潜伏性结核；1B1Y 为其他特指的结核病；1B1Z 为结核病，未特指的（表 1-1-1）。

新修订的 WS 196—2017《结核病分类》将结核病分为三类：结核分枝杆菌潜伏感染者、活动性结核病、非活动性结核病。结核分枝杆菌潜伏感染者对应 ICD-11 的 1B14 潜伏性结核；活动性结核病对应 ICD-11 的 1B10 为呼吸系统结核病、1B11 为神经系统结核病、1B12 为其他系统和器官的结核病、1B13 粟粒性结核病、1B1Y 其他特指的结核病、1B1Z 未特指的结核病。非活动结核为结核病愈后状态，不需要临床治疗，作为结核病复发人群监测对象，ICD-11 未包含该人群。

1. 肺结核对应 ICD 编码 WS 196—2017《结核病分类》标准将"肺组织、气管、支气管、胸膜"部位的结核病定义为肺结核范畴。ICD-11 中 1B10 呼吸道结核病包括：肺组织结核病、气管支气管结核病、结核性胸膜炎。如果这三个部位中任意一个或几个存在粟粒性结核病，同时符合 1B13 类别。

WS 288—2017《肺结核诊断》标准，将肺结核分为疑似病例、临床诊断病例、确诊病例。结核分枝杆菌病原学检查包括：临床标本（痰、胸腔积液、腹水、尿液、粪便、脑脊液、胃液、脓液、分泌物、穿刺液、病理组织、咽喉棉拭子、支气管灌洗液等）涂片进行姜 - 尼氏染色（Ziehl-Neelsen staining，即"齐 - 内染色"）或荧光染色显微镜检查；临床标本分枝杆菌分离培养（固体培养基培养或液体培养基培养检查）；临床标本分枝杆菌核酸检测。病原学阳性包括：涂片镜检、分离培养、分枝杆菌核酸检测一项或多项阳性。

1B10.0 确诊病例指：结核分枝杆菌病原学检查阳性、组织病理学检查阳性，两者中一个或两个检查阳性；1B10.1 临床诊断病例指：患者所接受的病原学检查或组织病理学检查均阴性的病例；1B10.Z 临床诊断病例指：患者病案中无病原学检查或组织病理学检查结果的病例。

2. 肺外结核病对应 ICD 编码 肺外结核病按照不同部位对应 1B11、1B12、1B13、1B1Y。1B11 为神经系统结核病；1B12 指其他系统和器官肺外结核病；1B13 为存在粟粒性结核病变的肺外结核病；1B1Y 指未包含在 1B12 类别中的肺外结核病。

3. 其他 患者病案中对结核病病变部位诊断不明确，无法归为肺结核或肺外结核，为 1B1Z。

二、结核病分类标准

科学的结核病分类能客观反映结核病的发生、发展和转归，对结核病的诊断、治疗和预防至关重要。2001 年原卫生部将结核病分类固化为中华人民共和国卫生行业标准，即 WS 196—2001《结核病分类》。这是我国第一个结核病分类行业标准。2017 年 11 月 9 日，国家卫生和计划生育委员会发布 WS 196—2017《结核病分类》，于 2018 年 5 月 1 日实施。按照新修订的 WS 196—2017《结核病分类》，结核病分为：结核分枝杆菌潜伏感染者、活动性结核病、非活动性结核病三类。

活动性结核病分为肺结核和肺外结核病，按照我国传染病报告的相关规定，只有"肺结核"为乙类传染病，需要在规定的时限进行疫情报告。"气管、支气管结核"直接与外界相通，在各型结核中传染性最强。胸膜与肺密切关联，许多早期单纯结核性胸膜炎，在病程后期都有不同程度肺组织受累。WS 196—2017《结核病分类》标准，将发生在气管、支气管、胸膜的结核病变纳入肺结核范畴，须按照"肺结核"相关要求进行登记及报告。

表 1-1-1 不同结核病类型对应的国际疾病分类编码（ICD-11）

章节或编码	中文名称	是否为有效码[1]
L1-1B1	分枝杆菌病	否
L2-1B1	结核病	否
1B10	呼吸系统结核病	否
1B10.0	呼吸道结核病，确诊病例	是
1B10.1	呼吸道结核病，未确诊病例	是
1B10.Z	呼吸道结核病，未提及细菌学或组织学证实	是
1B11	神经系统结核病	否
1B11.0	结核性脑膜炎	是
1B11.1	结核性脑膜脑炎	是
1B11.2	脑膜结核瘤	是
1B11.3	脑结核性肉芽肿	是
1B11.4	脑膜结核性肉芽肿	是
1B11.Y	神经系统其他特指部位的结核病	是
1B11.Z	神经系统结核病，未特指的	是
1B12	其他系统和器官的结核病	否
1B12.0	心脏结核病	是
1B12.1	眼结核病	是
1B12.2	耳结核病	否
1B12.20	内耳结核病	是
1B12.21	中耳结核病	是
1B12.2Y	其他特指的耳结核病	是
1B12.2Z	耳结核病，未特指的	是
1B12.3	内分泌腺结核病	是
1B12.4	肌肉骨骼系统结核病	否
1B12.40	骨结核病或关节结核病	是
1B12.41	结核性肌炎	是
1B12.4Y	肌肉骨骼系统其他特指部位的结核病	是
1B12.4Z	肌肉骨骼系统结核病，未特指的	是
1B12.5	泌尿生殖系统结核病	是
1B12.6	周围淋巴结核病	是
1B12.7	消化系统结核病	是
1B12.8	皮肤结核病	是
1B12.Y	其他特指器官或部位的结核病	是
1B13	粟粒性结核病	否
1B13.0	单个特指部位的急性粟粒性结核病	是
1B13.1	多部位的急性粟粒性结核病	是
1B14	潜伏性结核	是
1B1Y	其他特指的结核病	是
1B1Z	结核病，未特指的	是

注：[1]标示为"否"者是章、节代码，或具有细分亚目的类目编码；在编码时应当采用有效码。

（一）结核分枝杆菌潜伏感染者

LTBI 者为机体内感染了结核分枝杆菌，但没有发生临床结核病，没有临床细菌学或者影像学方面活动结核的证据的个体。

LTBI 者尽管不是结核病患者，但感染者中有 5%～10% 将在一生中发生结核病，在结核病高危人群中发病率更高，尤其是在确诊结核病的 ≤5 岁的儿童的家庭密切接触人群中，2 年内发病率高达19%。如果并发 HIV 感染，则结核病年发病率达到 5%～10%。所以，LTBI 被称为是结核病发病的"病源库"。

（二）活动性结核病

活动性结核病患者具有结核病相关的临床症状和体征，其结核分枝杆菌病原学、病理学、影像学等检查有活动性结核的证据。活动性结核按照病变部位、病原学检查结果、耐药状况、治疗史分类。

1. **按病变部位**

（1）肺结核：指结核病变发生在肺、气管、支气管和胸膜等部位。基于影像及病理表现特点分为以下5 种类型。

1）原发性肺结核：包括原发综合征和胸内淋巴结结核（儿童尚包括干酪性肺炎和气管、支气管结核）。

2）血行播散性肺结核：包括急性、亚急性和慢性血行播散性肺结核。

3）继发性肺结核：包括浸润性肺结核、结核球、干酪性肺炎、慢性纤维空洞性肺结核和毁损肺等。

4）气管、支气管结核：包括气管、支气管黏膜及黏膜下层的结核病。

5）结核性胸膜炎：包括干性、渗出性胸膜炎和结核性脓胸。

（2）肺外结核：指结核病变发生在肺以外的器官和部位。如淋巴结（除外胸内淋巴结）、骨、关节、泌尿生殖系统、消化道系统、中枢神经系统等部位。肺外结核按照病变器官及部位命名。

2. **按病原学检查结果** 病原学检测标本包括：痰、体液（血液、胸腔积液、腹腔积液、脑脊液、关节腔积液等）、脓液、灌洗液、病理组织等。

（1）涂片阳性肺结核：包括涂片抗酸染色阳性或荧光染色阳性。

（2）涂片阴性肺结核：包括涂片抗酸染色阴性或荧光染色阴性。

（3）培养阳性肺结核：包括固体培养基或液体培养基分枝杆菌分离培养阳性。

（4）培养阴性肺结核：包括固体培养基或液体培养基分枝杆菌分离培养阴性。

（5）分子生物学阳性肺结核：包括分枝杆菌脱氧核糖核酸及核糖核酸检测阳性。

（6）未痰检肺结核：指患者未接受痰涂片镜检、痰分枝杆菌分离培养、分枝杆菌分子生物学检查。

3. **按耐药状况**

（1）非耐药结核病（pan-sensitive tuberculosis）：结核病患者感染的结核分枝杆菌在体外未发现对检测所使用的抗结核药物耐药。

（2）耐药结核病（drug resistant tuberculosis）：结核病患者感染的结核分枝杆菌在体外被证实在一种或多种抗结核药物存在时仍能生长。耐药结核病分为以下几种类型。

1）单耐药结核病（mono-drug resistant tuberculosis）：指结核分枝杆菌对一种一线抗结核药物耐药。

2）多耐药结核病（poly-drug resistant tuberculosis）：结核分枝杆菌对一种以上的一线抗结核药物耐药，但不包括对异烟肼、利福平同时耐药。

3）耐多药结核病（multi-drug resistant tuberculosis, MDR-TB）：结核分枝杆菌对包括异烟肼、利福平同时耐药在内的两种以上的一线抗结核药物耐药。

4）准广泛耐药结核病（pre-extensively drug-resistant tuberculosis, Pre-XDR-TB）：结核分枝杆菌在耐多药/利福平耐药的基础上对任何一种氟喹诺酮类耐药。

5）广泛耐药结核病（extensively drug-resistant tuberculosis, XDR-TB）：结核分枝杆菌在耐多药/利福平耐药的基础上，同时对任意一种氟喹诺酮类药物和至少一种其他的 A 组抗结核药物耐药。

6）利福平耐药结核病：结核分枝杆菌对利福平耐药，无论对其他抗结核药物是否耐药。

4. 按治疗史

（1）初治结核病。初治患者指符合下列情况之一。

1）从未因结核病应用过抗结核药物治疗的患者。

2）正进行标准化疗方案规则用药而未满疗程的患者。

3）不规则化疗未满 1 个月的患者。

（2）复治结核病。复治患者指符合下列情况之一。

1）因结核病不合理或不规则使用抗结核药物治疗≥1 个月的患者。

2）初治失败和复发患者。

（三）非活动性肺结核病

1. 定义　非活动性肺结核是指有相对稳定的结核病相关胸部影像改变，既往有或无结核病史，无肺结核相关临床表现，有结核分枝杆菌感染的证据，结核病病原学检测结果阴性，排除其他原因所致的肺部疾病。非活动性肺结核的诊断不仅仅依靠胸部影像学检查特征，还需要结合临床表现、实验室检查等进行综合诊断。

2. 诊断依据

（1）结核病史：以下三类人群中任一类。

1）无明确结核病史，胸部影像学检查发现相对稳定的结核病相关影像改变者。

2）既往胸部影像学检查发现有相对稳定的结核病相关胸部影像改变，未规范进行抗结核治疗或未进行治疗者。

3）有明确的肺结核诊断和治疗史，经规律治疗完成疗程，治疗转归判断为治愈或者完成疗程的患者。

（2）临床表现：无咳嗽、咳痰、发热、盗汗、胸痛、消瘦等肺结核病可疑症状。

（3）结核病病原学检查：3 份痰涂片抗酸染色显微镜检查、结核分枝杆菌培养和核酸检测结果均阴性。

（4）胸部影像学检查：具有以下一个或多个非活动性肺结核影像学特征。

1）肺部病灶影像特征：①钙化病灶，结核病灶内大部分或完全钙化，病灶密度接近肋骨密度，边缘锐利清晰。②纤维性病灶，呈局限性星芒状、细条状或粗条状影等，边缘清楚。③硬结性病灶，结节状，形态不规则，密度较高，边缘清楚，或伴钙化。④净化空洞，壁厚在 3mm 以下的薄壁空洞，内壁光滑，洞内无内容物，空洞周围有多少不等的纤维性病灶。⑤肺硬变，病灶表现为边界相对清楚的段性或大叶性软组织密度影，密度高于肌肉组织，或伴钙化，可见扩张支气管或纤维空洞，无局限液化坏死区，多数可见纵隔、气管及肺门移位，其他部位可呈现纤维性及硬结性改变。

2）胸膜病灶影像特征：局限或广泛胸膜增厚黏连，可伴有不同形态的钙化。

3）淋巴结病灶影像特征：肺门及纵隔淋巴结完全钙化或部分钙化。

4）支气管病灶影像特征：支气管管腔狭窄、内壁光滑，或伴黏膜钙化，肺内病灶完全吸收，纤维化或硬化改变。

非活动肺结核的诊断：须同时满足非活动性肺结核的诊断依据中（1）～（3）项以及第（4）项中任一条，排除其他肺部疾病。

非活动性肺外结核诊断参照非活动性肺结核执行。

第三节　肺外结核流行现状与防治

结核病已在人类历史上肆虐数千年，目前仍是我国重点控制的重大传染病。结核病可累及人体除牙齿、头发和指甲以外的任何器官，以肺结核为主，其也是我国既往结核病防治规划的重点内容。肺外结核同样是结核病的重要组成部分，但尚缺乏统一的、达成共识的防治措施。2014 年，WHO 提出了"终结结核病流行策略"，共同有效防控肺外结核和肺结核是实现这一策略的重要举措。

一、肺外结核的危害

肺外结核指发生在肺部以外器官和部位的结核病,目前按病变器官和部位命名。以淋巴结结核、结核性脑膜炎、结核性腹膜炎、肠结核、肾结核、附睾结核、女性生殖器结核、骨关节结核等常见,尤以淋巴结结核为主。肺外结核中的结核性脑膜炎是结核病的重症类型,致死率较高;骨关节结核如果未能早期积极治疗,易致残,甚至使患者丧失劳动力。大多数的肺外结核发生在肺部结核分枝杆菌感染的基础上,后经淋巴或血液途径播散至肺外某个或多个脏器;也可由支气管、消化道直接播散;也有少量进入血液中的结核分枝杆菌在机体免疫水平较高时,潜伏于骨、肾、脑等器官,成为日后发病的主要原因。

肺外结核虽发生于身体多部位,但感染途径、症状表现不尽相同,诊断方法、检查手段、治疗方法也各不相同。中枢神经系统结核,尤其是颅内结核的致残率和致死率极高,是最严重的肺外结核,同时也是临床诊疗的重点和难点。女性生殖系统结核会出现在女性子宫内膜、输卵管、卵巢、宫颈、外阴等部位,是女性不孕的重要原因。而 50% 以上的骨结核是脊柱结核,其早期症状不典型,常并发脊柱畸形、截瘫,有较高的致残率,甚至导致患者死亡。

肺外结核的临床表现多无特异性,易与其他病症相混淆。例如,结核性脑膜炎的临床表现易与手足抽搐、伤寒、风湿热、病毒性脑膜炎、脑炎、脑肿瘤等病症相混淆;骨结核也与类风湿性关节炎的临床表现相类似。故当临床医生结核病防治意识不足,未积极应用肺外结核诊断手段时,极易延误诊断,甚至会因治疗不规范或不及时而产生耐药或危及患者生命,增加治疗难度。

二、肺外结核的流行状况

肺外结核作为结核病的一种重要表现形式,近年来的患者数量呈逐年上升趋势,尤其在免疫力低下人群、糖尿病患者、耐多药结核病患者,以及儿童结核病患者中上升明显,已经成为亟须重点关注的公共卫生问题。

肺外结核在结核病中的占比,不同国家和地区有所不同,总体上,结核病感染率低的国家和地区比感染率高的国家和地区占比高。2020 年全球结核病报告显示,2019 年全球登记的 749 万病例中,肺外结核患者的登记报告例数占所有结核病患者的 16%,东地中海地区最高,达到 24%;其次是东南亚(19%)、欧洲(16%)、非洲和美洲(15%)、西太平洋地区(8%)。

国外的研究显示,肺外结核占结核病的 13.37%~53.00%。2004 年调查的印度患者比例为 15%~20%;欧盟和欧盟经济区成员国的患者比例由 2002 年的 16.4% 升至 2011 年 22.4%,其他发达国家的患者占比也在 12.0%~28.5% 不等;而儿童肺结核患者因易发生血行播散,更易并发肺外结核,其发病率可达儿童结核病的 50%。同时,我国部分地区也报告过肺外结核的发生情况。如黄建生等报道上海市肺外结核占所有报告结核病的 9.7%~11.9%,死亡率为 14.1%~17.6%;报告分类以淋巴结结核最多(38.3%),其次为骨结核(19.9%)、泌尿生殖系统结核(16.7%)、肠和腹膜结核(9.1%),以及中枢神经系统结核(6.4%)。傅衍勇等报道 2011—2013 年天津市肺外结核报告登记总例数占总报告结核病例数的 21.22%,且报告例数逐年递增,年递增率超过 10%;报告分类以淋巴结结核最多(38.56%),其次为骨结核(20.87%)及肠、腹膜、肠系膜腺体结核(13.81%);结核性脑膜炎报告患者例数较少,但呈逐年上升趋势。李敬新等报道 2015—2017 年天津市肺外结核占总报告结核病例数的 10.39%,且以淋巴结结核占比最多(25.55%),其次为骨关节结核(22.52%)和泌尿生殖系统结核(11.26%)。

对于肺外结核较高的发病率,需要给予充分的关注和重视。我国每年登记的肺外结核患者约为 5 000 例,约占报告结核病患者总数的 0.65%;结核性胸膜炎患者约为 3 万例,约占 4.6%。如果按照 WHO 将结核性胸膜炎列为肺外结核范畴的分类标准进行计算,我国登记报告的肺外结核应占 5.25%,但仍为发病率较低国家,其主要原因为:①肺外结核不属于我国法定报告的传染病类型,医疗机构存在疏于报告和管理的现象;②一些肺外结核也可为原发性结核病,如肠结核,但由于肺外结核病原学检测阳性率低,不易与肠炎鉴别,常被误诊为其他疾病,导致漏诊。

三、肺外结核防治中的难点

（一）肺外结核尚未纳入国家结核病防治规划

我国系统性的结核病防治工作以 1991 年和 1993 年相继开展的"世界银行贷款结核病防治项目"和"卫生部加强与促进结核病控制项目"为基础，逐步推广应用到全国，但限于当时的资源配置情况和结核病防治服务体系的能力，国家结核病防治规划主要针对肺结核进行制定和实施。2005 年，我国启用了"结核病管理信息系统"，以收集登记管理的结核病患者信息和规划活动信息，虽然也包含了肺外结核患者的发病信息，但未进行治疗管理及转归情况的跟踪随访。

（二）肺外结核的诊断治疗和管理需要进一步规范

肺外结核常累及多系统和多器官，病变部位分布广，临床表现复杂多样，隐蔽性强，无特异性；且样本获取困难或获取的样本含菌量少，相关实验室诊断技术较落后，不能为其快速诊断提供有效方法。这使得其早期诊断较为困难，误诊率和漏诊率较高。目前，尚缺乏系统的肺外结核诊疗和管理规范。

（三）我国肺外结核的整体流行状况不清

我国既往的 5 次全国结核病流行病学抽样调查均以获得肺结核的患病率为目的进行样本量的计算、抽样和调查。除局部地区开展过肺外结核调查外，尚无全国性的肺外结核相关数据。因此，目前还难以准确把握我国肺外结核的流行状况及总体疾病负担情况。

四、肺外结核防治工作重点

（一）将肺外结核纳入结核病防治规划管理

对肺外结核患者进行系统地登记、治疗和管理；检查血行播散性肺结核患者其他脏器累及情况；对确诊的肺外结核患者行抗结核治疗，并排查是否并发肺结核。进一步确立新型结核病防治服务体系中各方的职责，强化疾病预防机构在结核病防治中的牵头和引领作用，发挥疾病预防控制机构对综合医疗机构和基层医疗卫生机构在结核病防治工作中的技术指导和技术考核职能，充分开展结核病防治综合质量控制工作，进一步提高肺外结核和肺结核的早期发现和治疗水平，将肺外结核纳入规划管理。

（二）实行结核病免费诊疗，推广应用新型诊断工具

将全部抗结核药品纳入国家医保甲类目录管理，实行"医保先行、财政兜底"的结核病免费诊疗政策。推广应用新型诊断技术，对疑似肺外结核患者进行相关检查，提高病原学及耐药检测阳性率，早期发现肺外结核和耐药患者。

（三）加强肺外结核的科学研究，有效促进科技支撑

发挥科技在结核病防治中的支撑作用，设立以结核病防治问题导向和需求导向的研究课题，加强应用性和基础性研究，开展肺外结核和肺结核的流行与传播机制、耐药机制、治疗方案及效果评价等研究。重视和加强肺外结核的实验室诊断和新技术研究，积极研发快速、敏感、特异的实验室诊断技术，同时建立和开展肺外结核实验室检验质量控制，以提高检验结果的准确性。

（四）开展多学科、多部门协作，规范肺外结核的诊治和管理

开展医学多学科协作，提高肺外结核和肺结核患者在诊断、预防、治疗、管理和宣传教育等技术方面的水平。开展多中心研究，摸清我国肺外结核的负担，对肺外结核进行综合评价研究。根据各地具体情况，对传染期的肺外结核和肺结核患者采取住院和/或居家隔离治疗措施，落实全程管理和全过程患者关怀措施；倡导肺结核患者在公共场所或人群聚集地佩戴医用外科口罩。

综上，实现终结结核病流行的目标，需要在落实肺结核防治策略和各项技术措施的基础上，进一步加强肺外结核的防治，并落实以患者为中心、全流程、全周期和全方位关怀的综合结核病防治措施。

第四节 我国结核病防治策略

我国结核病防治策略在实践和科学发展中确立，并不断改进、创新和完善，为有效地控制结核病明确

了方向和目标,提供了技术指导,在结核病防治工作中发挥着重要作用。

一、政府领导与保障

(一)加强政府领导

各级政府要进一步加强组织领导,将结核病防治工作作为重要民生建设内容,纳入当地经济社会发展规划和政府目标管理考核内容,结合工作实际制定本辖区结核病防治规划及实施方案,落实各项防治责任,完成规划任务。

(二)完善服务体系

各地区要完善结核病分级诊疗和综合防治服务模式,建立健全疾病预防控制机构、结核病定点医疗机构、基层医疗卫生机构分工明确、协调配合的服务体系。疾控机构牵头负责管理辖区结核病防治工作,对开展结核病防控工作的医院、基层医疗卫生机构进行指导、管理和考核,提高疾控机构、医院、基层医疗卫生机构"防、治、管"三位一体的综合服务能力。各级定点医疗机构结核病门诊和住院病房要达到呼吸道传染病诊疗和感染控制条件,各级疾病预防控制机构要设有独立的结核病防治科,负责结核病防治工作,定点医疗机构和基层医疗卫生机构要配备具有执业资质的临床医生和护士负责结核病诊疗工作。加强人员培训,提高服务能力,落实传染病防治人员卫生防疫津贴政策。

(三)强化保障政策

逐步将临床必需、安全有效、价格合理、使用方便的抗结核药品和实验室检测项目按规定纳入基本医保支付范围;逐步将肺结核(包括耐多药肺结核)纳入基本医疗保险门诊特殊病种支付范围;对符合条件的贫困结核病患者及时给予相应的治疗和救助;采取各种措施,切实提高报销额度,降低患者自付比例,避免患者家庭发生灾难性支出。

(四)促进部门合作

在国务院防治重大疾病工作部际联席会议办公室的统筹协调下,各部门应共同组织实施结核病防治工作。各级发展改革部门负责加强相关机构基础设施建设;教育部门负责加强学校结核病防控工作;科技部门负责加强结核病科研任务的统筹布局;民政部门负责指导地方落实社会救助政策;财政部门合理安排补助资金并加强资金监管;扶贫部门负责加大对贫困人口结核病患者的扶贫开发支持力度;医保部门负责完善医保政策;公安/司法部门、农业农村部门等通过监管人群疾病防治、人兽共患病联防联控等参与结核病防控工作。

二、结核病预防

1. **预防接种** 按照国家免疫规划要求,为新生儿、婴幼儿接种卡介苗,不断提高卡介苗接种覆盖率和接种质量。

2. **预防性治疗** 逐步对 LTBI 者中的结核病发病高危人群开展预防性治疗,特别是 HIV 感染者/获得性免疫缺陷综合征(acquired immune deficiency syndrome, AIDS,即"艾滋病")患者、与病原学阳性肺结核患者有密切接触的 5 岁以下儿童和与活动性肺结核患者密切接触的学生等新近潜伏感染者。

3. **感染控制** 医疗卫生机构等高风险区域要将肺结核可疑症状者和肺结核患者与其他人员进行分区管理,实行预检分诊。肺结核可疑症状者和患者采取佩戴医用外科口罩等防护措施,倡导咳嗽礼仪;医护人员佩戴医用防护口罩,诊室和病区保证良好通风并采用紫外线等消毒和灭菌措施进行感染控制。

三、患者发现和治疗管理

1. **早期发现** 因症就诊、主动筛查和健康体检是早期发现患者的主要方式。各级各类医疗卫生机构应当在诊疗工作中落实首诊负责制,加强对有肺结核可疑症状者的排查,发现疑似患者及时报告、转诊到当地结核病定点医疗机构;对病原学检查阳性肺结核患者和耐多药肺结核高危人群进行耐药筛查;积极推广耐多药快速检测技术,尽早发现耐药患者。

疾病预防控制机构、定点医疗机构和基层医疗卫生机构要相互配合,做好对病原学阳性肺结核患者的密切接触者、HIV 感染者和 AIDS 患者、65 岁及以上的老年人、糖尿病患者等结核病重点人群的主动筛查工作,加强来自高疫情风险地区的出入境人员结核病主动筛查工作。

将结核病筛查纳入学校入学、流动人口和监管场所等人群的健康体检中,筛查项目包括症状筛查、感染筛查、胸部 X 线检查等,以便早期发现传染源。健康体检机构发现肺结核疑似患者应及时报告,将其转诊到当地结核病定点医疗机构。

2. **规范诊疗**　各级定点医疗机构要根据肺结核门诊诊疗规范、临床路径和结核病防治工作规范等有关技术指南要求,对肺结核患者进行诊疗,接受临床诊疗质控,确保患者全程规范治疗,减少耐药发生。对确诊的利福平耐药肺结核患者,应规范其住院治疗及出院后登记治疗管理流程。各地区要完善结核病医疗质量管理工作机制,根据本地实际制定结核病医疗质量管理相关制度、规范和具体实施方案,将结核病诊疗纳入医疗质量控制工作体系。各地应指定儿童结核病定点医疗机构,规范儿童结核病诊断和治疗服务。对传染性肺结核患者的儿童密切接触者中发现的潜伏性感染者进行随访观察或给予预防性治疗。

3. **药品保障**　规范抗结核药品临床使用,推荐使用固定剂量复合剂(fixed-dose combination,FDC)进行抗结核治疗。完善一线、二线抗结核药品采购机制,加强药品质量抽检,确保抗结核病药品保障供应,保证药品质量安全,确保抗结核药品不间断供应。

4. **健康管理**　按照国家基本公共卫生服务项目要求落实肺结核患者健康管理服务,推进结核病患者家庭医生签约服务制度,开展全流程、全链条、全方位的患者关怀,充分利用移动互联网等新技术开展随访服务,提高患者治疗依从性。

四、重点人群和重点场所结核病防控

1. **结核分枝杆菌/HIV 双重感染**　对 HIV 感染者和 AIDS 患者进行结核病筛查,在 AIDS 流行重点县/区为结核病患者提供 HIV 检测服务。负责结核病和 AIDS 诊疗的定点医疗机构要建立健全合作机制,共同做好双重感染者的筛查、诊治和管理。

2. **老年人和合并相关疾病的患者**,如糖尿病患者、矽肺、营养不良等。依托基本公共卫生服务项目,结合老年人健康体检和糖尿病患者季度随访,落实结核可疑症状筛查,对有可疑症状的人员及时进行胸部 X 线检查或转诊至当地结核病定点医疗机构进一步诊断。

3. **病原学阳性患者的密切接触者**　对于病原学阳性患者的密切接触者进行主动筛查。对未发病或者结核感染筛查试验阴性的密切接触者,在半年后、1 年后应各再次进行症状筛查,发现有症状者立即转诊至定点医疗机构进一步检查。

4. **流动人口**　按照属地管理原则,做好流动人口结核病患者诊断、报告、转诊追踪、信息登记和治疗、随访服务、密切接触者筛查等工作,并做好跨区域治疗患者的转出和接收,及时更新治疗随访信息,做好基本医保异地就医直接结算工作,对流动人口聚集场所开展宣传教育工作。

5. **学校结核病防控**　加强部门合作,建立卫生健康、教育等部门定期例会和信息通报制度。全面落实新生入学体检、健康教育、改善校园环境、晨检、因病缺勤病因追查和登记等综合防控措施,对学校中的肺结核患者密切接触者开展筛查,及早发现肺结核患者和感染者,进一步加强学校结核病疫情监测和处置;开展预防性治疗,加强患者治疗管理,防止学校出现聚集性疫情或突发公共卫生事件。

6. **监管人员**　开展入监(所)结核病筛查和日常监测,落实肺结核患者治疗管理,对即将出监(所)的尚未完成治疗的肺结核患者,监狱管理部门应组织监管场所及时做好转介工作,由地方定点医疗机构继续完成治疗,并将患者信息上报属地疾病预防控制机构,由基层落实患者管理工作。

7. **其他场所人员**　针对人口密集场所,如养老院/敬老院、福利院、精神病院、规模养殖厂、厂矿企业等,应积极做好出现结核病病例后的接触者筛查等处置工作,减少疫情播散,有条件的地区可加强主动监测。

五、宣传教育

以政府倡导、社会动员和健康教育的策略为指引,利用各类社会资源组织开展结核病防治的领导开发和政策环境改善等健康促进活动;动员社会相关部门、企事业单位、社会团体、公众人物和志愿者等参与到结核病防治工作中,形成政府主导、多部门合作、全社会共同参与的良好氛围;同时采取多种途径和传播手段,对社会公众和重点目标人群、重点场所开展与时俱进、创新多样的结核病健康教育活动。

六、信息化管理

规范结核病信息报告,提高结核病管理信息的及时性、完整性和准确性,强化信息整合,实现疾病预防控制机构、医疗卫生机构、基层医疗卫生机构、医保经办机构之间纵向和横向的信息共享,逐步实现结核病患者全疗程信息化管理,充分利用远程医疗和远程教育网络,开展结核病诊疗和防治技术指导和培训。

七、科学研究与国际合作

开展多层次多形式的学术交流和医学教育,培养结核病防治人才,提升防治人员工作能力和研究水平。支持结核病防治研究,在结核病新型诊断试剂、疫苗和药物研发,中医药防治方案以及耐多药肺结核优化治疗方案等方面给予重点支持。加强结核病防治工作国际交流与合作,及时总结推广科研成果和国际合作经验,为我国结核病防治工作提供技术支撑。

参考文献

[1] 玄琦月,韩雪,付英梅.肺外结核病微生物学诊断方法的研究和应用进展[J].生物技术进展,2021,11(1):47-53.

[2] PANG Y, AN J, SHU W, et al. Epidemiology of extrapulmonary tuberculosis among inpatients, China, 2008—2017[J]. Emerg Infect Dis, 2019, 25(3): 457-464.

[3] GAIFER Z. Epidemiology of extrapulmonary and disseminated tuberculosis in a tertiary care center in Oman[J]. Int J Mycobacteriol, 2017, 6(2): 162-166.

[4] LEE J Y. Diagnosis and treatment of extrapulmonary tuberculosis[J]. Tuberc Respir Dis(Seoul), 2015, 78(2): 47-55.

[5] GOMES T, REIS-SANTOS B, BERTOLDE A, et al. Epidemiology of extrapulmonary tuberculosis in Brazil: a hierarchical model[J]. BMC Infect Dis, 2014(14): 19.

[6] KRUIJSHAAR M E, ABUBAKAR I. Increase in extrapulmonary tuberculosis in England and Wales 1999-2006[J]. Thorax, 2009, 64(12): 1090-1095.

[7] SHARMA S K, MOHAN A. Extrapulmonary tuberculosis[J]. Indian J Med Res, 2004, 120(4): 316-353.

[8] SANDGREN A, HOLLO V, VAN DER WERF M J. Extrapulmonary tuberculosis in the European Union and European Economic Area, 2002 to 2011[J]. Euro Surveill, 2013, 18(12): 20431.

[9] YANG Z, KONG Y, WILSON F, et al. Identification of risk factors for extrapulmonary tuberculosis[J]. Clin Infect Dis, 2004, 38(2): 199-205.

[10] PETO H M, PRATT R H, HARRINGTON T A, et al. Epidemiology of extrapulmonary tuberculosis in the United State, 1993-2006[J]. Clin Infect Dis, 2009, 49(9): 1350-1357.

[11] 黄建生,沈梅,孙亚玲,等.上海市肺外结核的流行病学分析[J].中华结核和呼吸杂志,2000,23(10):606-608.

[12] 傅衍勇,李敬新,江丽娜,等.2011—2013年天津市医疗机构报告肺外结核的情况调查[J].中国防痨杂志,2016,28(2):104-109.

[13] 李敬新,庞学文,张丹,等.2015—2017年天津市肺外结核流行病学分析[J].预防医学情报杂志,2019,35(4):407-411.

[14] 王冬梅,李青峰,朱玛,等.成都地区6 107例肺外结核患者结核分枝杆菌感染与耐药情况[J].中华结核和呼吸杂志,2017,40(8):592-595.

[15] JORSTAD M D, MARIJANI M, Dyrhol-Riise A M, et al. MPT64 antigen detection test improves routine diagnosis of

extrapulmonary tuberculosis in a low-resource setting: a study from the tertiary care hospital in Zanzibar[J]. PLoS One, 2018, 13(5): e0196723.

[16] BULTERYS M A, WAGNER B, REDARD-JACOT M, et al. Point-of-care urine LAM tests for tuberculosis diagnosis: a status update[J]. J Clin Med, 2019, 9(1): 111.

第二章 结核病病原学

1882 年，德国细菌学家罗伯特·科赫（Robert Koch，1843—1910）从感染动物病变组织内分离出结核分枝杆菌，首先发现并证明结核分枝杆菌是结核病的病原菌，在 1886 年被 Lenmann 与 Neumann 正式命名。结核分枝杆菌属于细菌域、放线菌门、放线菌纲、放线菌亚纲、放线菌目、棒杆菌亚目、分枝杆菌科、分枝杆菌属。呼吸道是结核分枝杆菌主要的传染途径，约 95% 的结核感染者是经呼吸道传染。人体对结核分枝杆菌普遍易感，不到 10 个有活性的结核分枝杆菌即可使人患病，致使结核分枝杆菌非常易于在人际间传播。

第一节 分枝杆菌分类

分枝杆菌种类繁多，除结核分枝杆菌和麻风分枝杆菌外，其他的分枝杆菌统称为非结核分枝杆菌。由于不同的分枝杆菌的生物学特性、致病性、免疫学和对药物的敏感性不尽相同，因此菌种鉴定对于后续研究、预防和治疗均具有十分重要的意义。

一、传统分类

分枝杆菌（*Mycobacterium*）作为人类历史上最重要的病原微生物群之一，主要包括结核分枝杆菌复合群（MTBC）、非结核分枝杆菌（*Nontuberculous mycobacteria*，NTM）和麻风分枝杆菌（*Mycobacterium leprae*）。在微生物分类中，分枝杆菌属于原核生物界、厚壁菌门、裂殖菌纲、放线菌目、分枝杆菌科、分枝杆菌属。分枝杆菌属由超过 200 个菌种组成，大多数为环境分枝杆菌。分枝杆菌的分类方法很多，如：数值分类法；按分枝菌酸（mycolic acid）的碳原子数（50～100）顺序排列分类；种系发育分类等。而过去分枝杆菌的分类法主要依赖于表型特征，最初用来区分分枝杆菌各个物种特征的是生长率和细胞染色。快速生长的物种是自由生长、依赖环境的腐生物种，而那些生长较慢的则通常是细胞内专一性的、致病的种类。快速生长和缓慢生长的区分，实际上是依赖于一个或两个 rRNA 的操纵子，从而表现出系统发育的相关性。

1959 年，美国 Runyon 氏收集了来自 30 多个国家的 400 多例患者的分枝杆菌分离株，进行了详细的研究，并根据其产色情况和生长速度不同，将分枝杆菌分为以下四群：Ⅰ群：光产色分枝杆菌，如猿分枝杆菌（*Mycobacterium simiae*）、堪萨斯分枝杆菌（*Mycobacterium kansasii*）等；Ⅱ群：暗产色分枝杆菌，如斯氏分枝杆菌（*Mycobacterium szulgai*）、蟾分枝杆菌（*Mycobacterium xenopi*）、瘰疬分枝杆菌（*Mycobacterium scrofulaceum*）、戈登分枝杆菌（*Mycobacterium gordonae*）；Ⅲ群：不产色分枝杆菌，如鸟分枝杆菌复合群、玛尔摩分枝杆菌（*Mycobacterium malmoenes*）、土分枝杆菌（*Mycobacterium terrae*）、溃疡分枝杆菌（*Mycobacterium ulcerans*）；Ⅳ群：快速生长分枝杆菌，在 3～5 天内有肉眼可见的菌落，如偶发分枝杆菌（*Mycobacterium fortuitum*）、龟分枝杆菌（*Mycobacterium chelonae*）、脓肿分枝杆菌（*Mycobacterium abscessus*）、耻垢分枝杆菌（*Mycobacterium smegmatis*）等。

在参考上述方法的基础上，1974 年出版的第八版 Berger 菌鉴定手册中，把分枝杆菌分为三类，即慢生长、快生长和特殊营养要求三种类型,结核分枝杆菌复合群即属于慢生长类型。1882 年,Robert Koch 首次分离出导致人类结核病的结核杆菌(tubercle bacillus),次年由 Zoof 命名为 Bacterium tuberculosis,十多年后,Lehmann 和 Neumann 正式将其更名为 *Mycobacterium tuberculosis*。1896 年,在 Robert Koch 发现人类结核杆菌 14 年后,Theobald Smith 发现引起动物结核的杆菌与对人类致病的杆菌不同,由此发现牛结核分枝杆菌(*Mycobacterium bovis*),后期相关研究者又发现山羊分枝杆菌(*Mycobacterium caprae*)。除此之外结核分枝杆菌复合群还包括非洲分枝杆菌(*Mycobacterium africanum*)、田鼠分枝杆菌(*Mycobacterium microti*)、鳍分枝杆菌(*Mycobacterium pinnipedii*)、卡氏分枝杆菌(*Mycobacterium canettii*),部分结核分枝杆菌根据首次分离的菌株宿主来源不同进行分类和命名。

二、基因型分类

随着分子生物学理论和技术的发展,对分枝杆菌的分类从表型分类逐渐过渡到基因型分类,使分类结果更加准确科学,也进一步加深了我们对分枝杆菌进化关系的了解。在分枝杆菌的三大类别中,麻风分枝杆菌和结核分枝杆菌是致病率、致病性较高和较严重的。目前临床上麻风病已较罕见,而结核病仍然是全球范围内面临的重大公共卫生问题,因此,本节内容以结核分枝杆菌复合群的基因型分类作为重点进行介绍。结核分枝杆菌复合菌包含多种遗传相似度很高的种或亚种,成员间的基因组平均相似度在 99.7%～99.9%,呈现高度的同质性。这种高度的相似性被认为是由祖先菌株群体在万年前经历了一次瓶颈效应以及在后来的进化过程中缺乏同源重组和基因水平转移所致。

1. **常用基因分型技术** 1990 年以后逐步建立了一些根据核酸序列进行菌株鉴定的高度特异的基因分型方法,主要包括:限制性片段长度多态性(restriction fragment length polymorphism, RFLP)、DNA 指纹图谱分析以及以聚合酶链反应(polymerase chain reaction, PCR)技术为基础的基因分型方法等。相应的方法结合现代分子生物信息学技术,使结核分枝杆菌菌株进入了一个全新的领域——单株水平的鉴定。常用的分型方法简单介绍如下。

(1)IS6110-RFLP:IS6110 是由 1 355 个碱基对组成,并且是结核分枝杆菌复合群特有的插入序列。1990 年 Thierry 等最先描述了 IS6110,其全长 1 355bp,其上有 *Pvu*Ⅱ、*Bam*HⅠ等酶切位点,末端含有不完整的 28bp 反向重复序列,是插入序列 IS3 家族的一个成员,完整的序列特异地存在于结核分枝杆菌复合群中。目前对于结核分枝杆菌说,已知的 IS6110 拷贝数从 0 到 25 不等,*Mycobacterium bovis* 有 1～3 个拷贝,卡介苗(Bacille Calmette-Guérin, BCG)含单一拷贝,而非结核分枝杆菌尚未发现 IS6110 拷贝。结核分枝杆菌不同菌株间,IS6110 在基因组中的位置也不同,因此 IS6110-RFLP 就是通过检测 IS6110 数目与在基因组中的位置的不同来区分不同的菌株。该分型方法被推荐为金标准。

(2)间隔区寡核苷酸分型法(spoligotyping):此方法是基于直接重复区(direct repeat, DR)的多态性。DR 区包括 10～50 个直接重复序列,每个重复序列包含 36 个碱基对,直接重复序列被不同的大小在 34～41bp 范围内的间隔区寡核苷酸序列分隔。任意 2 个直接重复序列间的寡核苷酸序列具有很高的保守性,由于不同结核分枝杆菌菌株中间隔区的个数和序列不同,导致该区域具有多态性,以此作为分子标志。

(3)可变数目串联重复序列(variable number of tandem repeat, VNTR):在高等真核生物进化及种群的遗传进化研究中,小卫星 DNA 又称可变数目串联重复序列(VNTR),它和微卫星 DNA(microsatellite DNA)都是重要的研究工具。结核分枝杆菌基因组存在很多散在分布的重复单位(mycobacterial interspersed repetitive units, MIRUs),这些是结核分枝杆菌复合群的多位点串联重复序列,多数长度为 51～77bp。MIRUs 以串联形式散在分布于结核分枝杆菌复合群基因组中,其重复序列的拷贝数在不同菌株中存在多态性,根据这一特点可以区分不同的结核分枝杆菌。

(4)单核苷酸多态性(single nucleotide polymorphism, SNP)分型法:SNP 是生物体中普遍存在的一种基因组中的多态性差异,主要是指在基因组水平上研究由单个核苷酸的变异而引起的 DNA 序列多态性变化的一种技术,具体是指在基因组上单个核苷酸的变异,包括置换、颠换、缺失和插入等。研究 SNP 的方法主要就是测序。随着研究的逐步深入,发现可以使用这些多态性位点来进行基因分型。结核分枝杆菌基因组 SNP 有多种鉴定方法,但依据其基本原理可分为两大类:一类是 DNA 测序相关方法,主要有全基因组测序（whole genome sequencing，WGS）和目的基因片段测序两种；另一类是基于PCR扩增的非DNA测序方法。利用各种技术确定的标准化操作（SOP）被广泛应用于菌种鉴定、药物敏感性试验、菌株分型及进化分析和流行病学检测等。

（5）全基因组测序（WGS）：自20世纪70年代Sanger发明了第一代测序技术以来，测序技术得到突飞猛进的发展，现在WGS已广泛应用于科研、医疗和分子流病等研究领域。通过测序可以获得结核分枝杆菌的全基因组序列信息并进行菌种鉴定和分型。此外也可以根据表型耐药和基因型耐药的关系，查找新的耐药基因位点；通过菌株间SNPs信息的差异分析结核分枝杆菌的传播源、代系、区域间传播规律等。

2. **基因分型技术在结核分枝杆菌复合群分类中的应用** 早在1995年，Van Soolingen等人采用两种基因分型方法（IS6110-RFLP和spoligotyping）分析来自北京地区的结核分枝杆菌，结果发现了一个遗传关系较为接近的结核分枝杆菌家族呈高水平流行，这些菌株遗传相似度极高，菌株间的IS6110-RFLP图谱相似度达80%以上，间隔区寡核苷酸分型显示这类菌株缺失了1～34个间隔区，将其命名为——北京家族（后更名为北京基因型结核分枝杆菌）。随后的研究显示，结核分枝杆菌北京型在世界广泛流行，且与耐药存在不稳定的联系。早期在美国广泛传播的耐多药菌株根据其型别也被鉴定为北京菌株，而北京菌株因此又被称为W/Beijing菌株。Mokrousov等依据北京菌株基因组NTF区域IS6110插入序列的多态性而将其分为古老和现代两个亚型。Luo Tao等采用8个单核苷酸多态性（SNP）位点将北京谱系结核分枝杆菌分为8个亚谱系。这些工作均为深入研究结核分枝杆菌的分型、分类以及流行分布奠定了基础。

近年来，随着测序数据的增多，越来越多的SNP位点被鉴定并用于研究结核分枝杆菌的进化结构。和早期的LSP相比，SNP由于具有数量上的优势，能更细致地研究菌株群体的进化过程。大量研究报道，根据分子标记SNPs等，可以将人型的结核分枝杆菌复合群（结核分枝杆菌和非洲分枝杆菌）再细分为六个分枝Lineage1～6。基于流行病学调查研究，人们发现这些不同分枝型别的结核菌具有明显的区域分布特征或适应于特定的人群。基于这些型别的结核杆菌主要流行的地理分布情况，将它们命名为：环印度洋分枝（Lineage1，L1）、东亚分枝（Lineage2，L2）、东非印度分枝（Lineage3，L3）、欧美分枝（Lineage4，L4）和非洲分枝杆菌（Lineage5，L5；Lineage6，L6），后期又增加Lineage7（L7），目前为止，普遍认可的是人型结核分枝杆菌复合群分为上述7个家系。其中L2和L4在全球范围广泛流行，东亚地区的流行家系以L2为主，北京型就归属于东亚谱系；L1和L3主要在印度洋地区流行；L5和L6的流行较为严格地局限于西非地区；而L7几乎仅流行于埃塞俄比亚地区。

随着WGS技术和生物信息学的发展，测序有望实现低成本和高效率兼得。通过深度挖掘WGS信息，未来SNP技术以及WGS技术将会全面应用到对结核分枝杆菌的监测和分型等研究领域，从而从片面的基因分型跨入全基因组研究，以有利于加深人类对结核分枝杆菌耐药、传播、致病机制以及家系起源的认识。此外，新的分枝杆菌还在不断被发现，所以无论是分枝杆菌的传统分类还是基因分型分类，都仍会得到补充。

第二节 结核分枝杆菌生物学特性

不同的分枝杆菌病其生物学特性、致病性、免疫学和对药物的敏感性不尽相同，因此菌种鉴定对于后续研究、预防和治疗均具有十分重要的意义。

一、形态与结构

（一）结核分枝杆菌形态和结构

结核分枝杆菌为细长略带弯曲的杆菌，大小为（1～10）μm×0.4μm，而牛分枝杆菌则比较粗短。结核分枝杆菌在陈旧的病灶和培养物中形态常不典型，可呈颗粒状、串珠状、短棒状、索状、长丝形等。

在电镜下观察菌株具有复杂的结构：有微荚膜、细胞外壳三层结构，由胞浆膜、胞浆、间体、核糖体及中间核质构成，无鞭毛，无荚膜和无芽孢。结核分枝杆菌典型的基本形态为细长、直或稍弯、两端钝圆、有微荚膜、无芽孢、无动力的杆菌，常呈分支状生长。菌体宽0.2～0.6μm，长1～10μm（通常3～5μm）。菌体的一端或两端有较深的异染颗粒,富含多磷酸盐,可能是能量储存和氧化还原反应的场所,有时可呈串珠状。在结核病患者痰标本中结核分枝杆菌可单个散在、2个以上呈"人""Y"等形状排列,缠绕呈索状或丛状时为有毒株的典型形态学特征。

除此之外,结核分枝杆菌亦可呈现出颗粒型、滤过型和球菌型等多种形态。在结核分枝杆菌发育的特定阶段,可表现为非抗酸性、非细菌细胞性、革兰氏染色阳性的颗粒形体。在电子显微镜下可观测到比典型结核分枝杆菌小20倍的超小型滤过型菌体,可能是结核分枝杆菌在宿主体内产生滞留现象的原因之一。而细胞壁缺陷的结核分枝杆菌可表现为球形体,可能为其免疫逃逸和产生耐药性的部分原因。

结核分枝杆菌不产生内、外毒素,其致病性可能与细菌在组织细胞内大量繁殖引起的炎症,菌体成分和代谢物质的毒性以及机体对菌体成分产生的免疫损伤有关。致病物质与荚膜、脂质和蛋白质有关。

1. 分枝杆菌的菌体成分

(1)类脂质:结核分枝杆菌的类脂质含量超过60%,远高于类脂质含量较高的革兰氏阴性菌(20%)。类脂质是一类复杂的化合物,含有分枝菌酸、索状因子、磷脂和蜡质D等,与结核分枝杆菌的毒力密切相关。

分枝菌酸是结核分枝杆菌和棒状杆菌属独有的成分,可形成有效的屏障,使其免受溶菌酶、自由基等的损伤,并可抵抗亲水性化合物或抗生素的攻击。

索状因子是分枝菌酸和海藻糖结合的一种糖脂,可使结核分枝杆菌在液体培养基中呈蜿蜒索状排列,结核分枝杆菌的致病性、毒性、保护自身抵抗宿主免疫反应的多种生物学行为都可归因于此。它能破坏细胞线粒体膜、影响细胞呼吸、抑制白细胞游走和引起慢性肉芽肿。但它亦存在于无索状生长现象形成的非致病性分枝杆菌中,故上述活性可能应归结于其特殊的表面构造及巨大的数量。

磷脂能促使单核细胞增生,并使炎症灶中的巨噬细胞转变为类上皮细胞,形成结核结节。

硫酸脑苷脂可抑制吞噬细胞中吞噬体与溶酶体的结合,使结核分枝杆菌能在巨噬细胞中长期存活,甚至可休眠数年至数十年,并保持随时复苏的能力。

蜡质D是一种肽糖脂和分枝菌酸的复合物,可激发机体产生迟发型超敏反应。

(2)多糖类物质:多糖类物质是结核分枝杆菌细胞壁中的重要组成部分,占细胞壁组分的30%~40%,在结核分枝杆菌的致病性中发挥重要作用。脂阿拉伯甘露聚糖(lipoarabinomannan,LAM)是细胞壁的主要糖脂,可抵抗巨噬细胞的杀灭作用,而阿拉伯半乳糖层可阻止疏水性分子的进入。

(3)蛋白质:蛋白质有抗原性,和蜡质D结合后能使机体发生超敏反应,引起组织坏死和全身中毒症状,并在形成结核结节中发挥一定作用。而细胞壁上的选择性阳离子孔蛋白可有效控制或阻滞亲水性小分子的扩散、大大降低化合物的渗透性,致使药物进入高疏水性细胞壁间隙的速度变慢,构成了结核分枝杆菌对药物的第一道防线。

2. 菌体特殊构造

(1)细胞壁厚度与交联度:药物敏感结核分枝杆菌菌株细胞壁的平均厚度为15.6nm±1.3nm,但耐多药和广泛耐药株的细胞壁厚度却分别可达17.1nm±1.03nm和20.2nm±1.5nm。而且,结核分枝杆菌细胞壁肽聚糖交联的程度是70%~80%,远高于大肠杆菌的20%~30%,可能与结核分枝杆菌的致病性密切相关。

(2)荚膜:结核分枝杆菌具有主要由多糖、部分脂质和蛋白质构成的微荚膜。荚膜可部分阻挡宿主的生物活性物质进入菌体内以保护结核分枝杆菌,还可与吞噬细胞表面的补体受体结合,有助于结核分枝杆菌在宿主细胞上的黏附与入侵。而且,荚膜还可抑制吞噬体与溶酶体的融合,荚膜中含有的多种酶类可降解宿主组织中的大分子,供给入侵的结核分枝杆菌繁殖所需的营养。

(二)染色特性

分枝杆菌一般用萋-尼氏抗酸染色法,以5%石炭酸(即"苯酚")复红(即"品红")加温染色后可以着色,再用3%盐酸乙醇处理也不易脱色,再加用美蓝复染,则分枝杆菌呈红色,而其他细菌和背景中的物质为蓝色。

现也有冷染色的方法进行结核分枝杆菌的染色,其操作简单,经济实用,适合野外条件,甚至可以在实验室设施有限的地方实施,同时具有更多的实际优点:无须在染色过程中加热,无须单独的脱色步骤。

（三）形态和结构的变异

结核分枝杆菌在体内外经青霉素、环丝氨酸或溶菌酶诱导可影响细胞壁中肽聚糖的合成,异烟肼影响分枝菌酸的合成,巨噬细胞吞噬结核分枝杆菌后,溶菌酶可破坏肽聚糖,均可导致其变为 L 型,呈颗粒状或丝状,可使抗酸染色由阳变阴。

L 型菌被认为与细菌长期持续存在并抵抗宿主免疫应答和抗微生物剂的能力有关,同时,将液体培养传代到半固体培养基上,会产生不同的 L 型和典型的"煎蛋"L 型菌落。

与其他细菌相比,L 型结核分枝杆菌的生长速度明显加快,比其他细菌更能在不利条件下存活。L-型是确保该病原体适应环境变化的自然现象,L 型转化可以被认为是在宿主防御机制面前支持分枝杆菌存活的新状态。

二、生理特性

（一）营养物质

结核分枝杆菌营养要求较高,培养常用罗氏培养基,内含蛋黄、甘油、天冬酰胺、马铃薯、无机盐及抑制杂菌生长的孔雀绿等物质。

现在也用 7H9 和 7H10 培养基进行结核分枝杆菌的培养,其培养成分与固体培养基不同,7H9 培养基成分包括:硫酸铵、L-谷氨酸、柠檬酸钠、维生素 B_6、生物素、磷酸氢二钠、磷酸二氢钾、柠檬酸铁铵、硫酸镁、氯化钙、硫酸锌、硫酸铜,pH 为 6.6±0.2;7H10 培养基与 7H9 培养基成分稍有不同,其成分包括:硫酸铵、磷酸二氢钾、磷酸氢二钠、柠檬酸钠、硫酸镁、氯化钙、硫酸锌、硫酸铜、L-谷氨酸钠、柠檬酸铁铵、盐酸吡哆醇、生物素、孔雀石绿、琼脂,pH 为 6.4～6.8。

当营养缺乏时,结核分枝杆菌细胞外蛋白表达会有改变,在已经确定了的 1 176 种蛋白质中,230 种被上调,208 种被下调。在养分饥饿期间,结核分枝杆菌中的蛋白质降解增强。

（二）生长条件

分枝杆菌为严格需氧菌,最适 pH 为 6.5～6.8,最适生长温度为 37～37.5℃。受限于温血动物宿主提供的生长条件,结核分枝杆菌为嗜温、嗜中性微生物,生长的最适 pH 为 6.5～7.2,最适温度为 37℃,28℃以下停止生长。体外生长时需要氮源、碳源、无机盐（磷、铁、镁、钾、硫等）和生长因子。结核分枝杆菌生长速度缓慢,12～24 小时分裂一次,在固体培养基上呈现灰黄白色、干燥颗粒状,显著隆起,为表面粗糙皱缩、菜花状的菌落;分离培养需 2～4 周才可见米黄色菜花状菌落生长。结核分枝杆菌在改良罗氏培养基上培养需 4～6 周。结核分枝杆菌在液体培养基未加分散剂的情况下于液面形成粗纹皱膜,培养基自身保持透明,其在液体培养基中的生长快于在固体培养基中的生长,大约需要 12 天。

结核分枝杆菌生长需要适当的 pH,当培养基中的 pH 发生变化时,结核分枝杆菌生长所需要的营养元素量也不同,在温和酸性培养基（pH 6.0～6.5）中结核分枝杆菌的生长需要更高水平的 Mg^{2+}。二价阳离子 Ca^{2+},Zn^{2+} 或 Mn^{2+} 在 pH 6.25 下生长期间不能代替 Mg^{2+},但在 pH 7.0 下生长期间 Ca^{2+} 可至少部分替代 Mg^{2+}。在具有中等 Mg^{2+} 水平（100μm）的培养基中,结核分枝杆菌在 pH 7.0 和 6.5 下生长良好,当 pH 降至 6.5 以下时,细菌生长量下降,在 pH 6.25 时,生长有适度但显著下降。在 pH 6.0 时,结核分枝杆菌在 24 天的培养中几乎没有生长。

缺氧也会引起结核分枝杆菌的变化,在缺氧的初始阶段（NRP1）观察到蛋白质数量的减少,其在持久缺氧（NRP2）期间进一步降低。在 NRP1 期间,总共 34 种蛋白质以下调水平存在,242 种蛋白质上调。在 NRP2 中,参与各种生物过程的 58 种蛋白质被下调,并且与对照相比,发现 192 种蛋白质被上调。

结核分枝杆菌是专性需氧、自养、兼异养型微生物,具有极佳的生存策略,当栖息环境变化时,能够进入不同的生理途径以适应不同的特殊环境,从而最大限度地保持其病原性及物种的延续性:其在高氧分压的组织中生长旺盛,如肺部上叶病灶;在低氧分压情况下亦能耐受,如骨结核、淋巴结结核、干酪样球形病灶等;而在小鼠感染过程中又可从需氧的碳水化合物代谢模式转变成微需氧和利用脂质的模式;在体外无氧状态下不能分裂增殖,但可转入休眠状态并长期存活。

结核分枝杆菌对外环境的适应性较强,黏附在尘埃上可保持传染性 8～10 天,在干燥痰内可存活 6～8 个月,在患者衣物上可存活长达 2 年,对酸、碱和干燥均有一定抵抗力。但对湿热、紫外线和乙醇敏感,在阳光暴晒下仅能存活数小时,70% 乙醇作用 2 分钟即可杀灭之。

（三）休眠

在现有的研究中,有很多因素能引起结核分枝杆菌休眠,比如体外低氧,弱酸性等,进而衍生出很多的休眠模型,例如韦恩休眠模型等,见表 1-2-1。

表 1-2-1 结核分枝杆菌休眠模型

模型	原理	参考
Corper 和 Cohn 实验	适应常规培养中的固定相	Parrish 等,1998
米奇森和狄金森	在适宜温度范围内间歇孵育	Hu 等,2000; Hu 等,2003
韦恩模型	在密封的培养管中逐渐耗尽氧气并搅拌	Wayne and Hayes,1996
百日静文化	在没有搅动的情况下在稳定期中延长培养物并产生利福平耐受性	Hu 等,2006
饥饿模型	在低营养培养基中培养	Betts 等,2002
恒化培养系统	在确定的条件下生长并通过碳饥饿适应静态培养	James 等,2002
体外肉芽肿模型	携带萤光素酶(lux)基因和肺肌成纤维细胞的牛分枝杆菌 BCG 菌株与新鲜的外周血单核细胞混合形成肉芽肿	Puissegur 等,2004
基于氧化亚氮的模型	暴露于低剂量的一氧化二氮	Voskuil 等,2003
缺氧刃天青还原测定	在 vacutainer 管中培养等分试样,然后加入氧化还原指示剂,目视检查	Taneja and Tyagi,2007
低氧恢复试验	表达来自哈氏弧菌(Vibrio harveyi)的休眠萤光素酶基因的重组 H37Rv	Cho 等,2007
全细胞硝酸盐还原酶测定	以微孔板形式开发 Wayne 模型并监测硝酸还原酶活性	Khan and Sarkar,2008
用于监管双组分系统 DevR-DevS / Rv2027c 的微孔板磷酸化测定	96 孔格式和通过闪烁计数的凝胶电泳或放射性测量分析	Saini and Tyagi,2005

结核分枝杆菌的休眠特征是体外生长缓慢,代谢途径降低,染色特征改变,不能在固体培养基上培养,以及对抗分枝杆菌剂的抗性。

已证明休眠杆菌具有活跃的转录活性,即使细胞分裂被阻止,其中一部分持久物不会被任何已知的抗菌药物杀死,甚至可以抵抗体外高剂量的利福平。

同时,结核分枝杆菌休眠时蛋白表达改变,对结核分枝杆菌 BCG 菌株中缺氧诱导的休眠反应的蛋白质组学分析鉴定出 23kD 候选反应调节剂(Rv3133c),以及其他三种蛋白质(α-晶状体蛋白样蛋白 Rv2031,含 USP 结构域的 Rv2623 和含有 CBS 结构域的 Rv2626c),在进入休眠状态后立即上调。

（四）抵抗力

该菌对酸、碱、青霉素、自然环境和干燥等抵抗力强,对湿热、酒精、抗结核药物和紫外线等敏感,抵抗力弱。75% 酒精作用数分钟,液体中加热 62～63℃、30 分钟、直接日光照射数小时均可被杀死。

结核分枝杆菌虽对抗结核药物敏感,也会对抗结核药物产生耐药性。大部分的耐药都是由于药物的滥用,从而引起结核分枝杆菌的耐药基因突变,进而造成耐药,对药物产生抵抗性。

因结核分枝杆菌含有大量的脂类,抵抗力较强,尤其对于干燥的抵抗力特别强大。它在干燥状态可存活 2～3 个月,在腐败物和水中存活 5 个月,在土壤中存活 7 个月到 1 年,低温菌体不死,而且在零下 190℃时还保持活力。在牛乳中加热到 85℃,经过 30 分钟,煮沸经过 3～5 分钟死亡。室温下在乳中能存活 9～10 天,奶油中为一周,干酪中为 4 个月。在消毒药品(5% 石炭酸、2% 甲酚皂溶液)作用下,结核分枝杆菌一般经过 2~14 小时死亡。

三、生化特性

结核分枝杆菌不发酵糖类，能产生过氧化氢酶。结核分枝杆菌主要分三个型：即牛分枝杆菌（牛型）、结核分枝杆菌（人型）和禽分枝杆菌（禽型），其生化试验特性见下表。人型结核分枝杆菌能合成烟酸，还原硝酸盐，耐受噻吩-2-羧酸酰肼，牛型结核分枝杆菌都不具备上述特性。人型和牛型的毒株中性红试验均阳性，无毒株则中性红阴性且失去索状生长现象。牛型结核分枝杆菌可经饮用未消毒的带菌牛乳引起肠道结核感染。显微镜下均为抗酸杆菌，细长稍弯，有时见"人""Y"形分枝，培养生长经生化试验可以鉴别菌型，见表 1-2-2。

表 1-2-2 结核分枝杆菌生化特性

生化试验类型	牛型结核分枝杆菌	禽型结核分枝杆菌	人型结核分枝杆菌
烟酸试验	-	-	+
吐温 -80 水解试验	-	-	±
耐热接触酶试验	-	+	-
硝酸盐还原试验	-	-	+
尿素酶试验	+	+	-
T2H 抗性试验	-	+	+

四、致病性

结核分枝杆菌是结核病的致病菌，是特殊的圆杆状细菌，细胞壁富含脂类，抗酸染色。

（一）结核分枝杆菌感染人机制

结核分枝杆菌的宿主是人，主要通过患者喷出的含有细菌的飞沫进行传播。吸入的细菌进入肺部上端，在巨噬细胞中繁殖。初次感染后细菌先在感染部位繁殖，传播到肺部局部淋巴结，然后扩散到身体其他部位。成人初次感染往往不表现症状，宿主免疫反应可以控制，使细菌不能活跃、繁殖和扩散，但是几乎不能根除。该菌是胞内致病菌中最容易维持潜伏状态的，即出现无症状携带者，潜伏期的唯一临床指标是无症状携带者能够对结核分枝杆菌的抗原产生迟发型超敏反应（delayed type hypersensitivity，DTH）。

无症状携带者的潜伏态细菌往往会被激活，最容易被激活的是免疫功能缺陷的 AIDS 患者。结核病复发常见于肺部，但是其实可能发生于任何器官。结核病是慢性、消耗性疾病，特征是发热、消瘦，肺部复发时有咳嗽。咳嗽是慢性肺部炎症的症状，也是结核分枝杆菌传播到新宿主的机制。结核的许多症状其实是宿主的免疫反应所导致，而非细菌的直接毒性作用。因此，结核分枝杆菌致病机制研究的一个重要目标是弄清宿主免疫反应与细菌致病机制之间的相互作用关系。从临床症状可以得出结论，结核分枝杆菌感染需多个阶段：①在巨噬细胞中成功繁殖；②诱发宿主的免疫反应，使宿主能够控制但不能根除细菌；③在宿主中相对不活跃地持续存在而保留被激活的潜力。感染的不同阶段涉及不同的环境，因此，细菌一定有一套系统来调控多个基因的表达，使细菌能够适应不同的环境变化。目前，对这三个阶段分子水平的了解还较少，但是从有限的突变菌株和特性进行的分析表明，结核分枝杆菌繁殖和持续感染的机制确实与其他病原体不同。

（二）脂效应分子和脂类代谢作用

结核分枝杆菌细胞被除了有一般革兰氏阳性菌和革兰氏阴性菌的细胞膜、肽聚糖层外，还富含疏水分枝菌酸，长链分支—经基脂肪酸（与细胞壁共价结合或与 TDM 非共价结合），特殊脂类、糖脂与细胞被非共价结合。大量的脂类和糖脂使结核分枝杆菌外表面有很强的疏水性。

结核分枝杆菌的细胞被成分体外实验表明，它们对真核生物细胞有很强的生物活性，这提示在致病中起十分重要的作用。脂阿拉伯甘露聚糖，细胞壁的主要糖脂，离体活性有：抑制巨噬细胞产生 γ 干扰素（IFN-γ），诱导巨噬细胞释放肿瘤坏死因子α（TNF-α）和清除氧自由基。TDM是含有分枝菌酸的糖脂，注入小鼠体内可使小鼠产生肉芽炎症，胸腺萎缩，影响细胞膜的融合，且对线粒体有毒性。结核菌醇-二分枝菌酸（phthiocerol dimycocerosate，PDIM）家族复杂的脂类可以抑制淋巴细胞功能。麻风分枝杆菌入侵时，结合外周神经层黏连蛋白（laminin，LN），有利于侵入施万细胞（Schwann cell）。致病分枝杆菌的细胞被中有许多生物活性分子，但是由于缺乏合成各种分子的突变菌株，因此还不知道各种分子的具体作用。

用签名基因中断（signature tagged gene disruption）筛选结核分枝杆菌体内生长必需的基因时，两个研究组分别发现了结核分枝杆菌在小鼠中繁殖必需的一组基因。一个突变株的基因若缺失将不能合成PDIM，另外一个突变菌株在 mmpL7 基因（MmpL：Mycobacterial membrane protein，Large）类似物中有转座子插入，该菌株能够合成PDIM，但是不能将它运输到细胞壁，也不能像野生型菌株一样将它分泌到培养基中。这两个突变菌株只是在肺部繁殖有缺陷，提示结核分枝杆菌的专一性繁殖，PDIM的合成和正确运输是必需的。

mma4 基因编码的蛋白属于S-甲硫氨酸依赖性甲基转移酶大家族，其功能是向分枝菌酸引入环丙烷基和甲基分支，修饰结核分枝杆菌细胞壁的分枝菌酸。结核分枝杆菌突变菌株不能合成含氧分枝菌酸，使细胞被中的三类主要分枝菌酸有两类不能合成。体内初始繁殖受阻，但是随后细菌能够以低滴度持续存在，提示分枝菌酸的小类对于结核分枝杆菌体内繁殖具有重要作用。

另外一类对体内生长重要的基因与细胞被没有明显的相关性。分泌蛋白是结核分枝杆菌毒力的重要来源。ERP蛋白是结核分枝杆菌在小鼠和巨噬细胞中正常繁殖必需的重复蛋白。结核分枝杆菌的 katG 基因编码的触酶——过氧化物酶，后者使细菌应对宿主产生的攻击细菌的活性N、中间物，该基因为细菌毒力所必需。耐异烟肼菌株中，katG 基因失活，使其在小鼠中的毒力比野生型小，将外源 katG 基因导入耐药菌株，可以使毒力减退的耐药菌株恢复毒力。

（三）结核分枝杆菌和巨噬细胞的相互作用

不同于其他通过逃避吞噬而致病的细菌，结核分枝杆菌主要是利用宿主细胞表面的多个受体而进入巨噬细胞。这些受体包括甘露糖受体、补体受体和Fc受体。结核分枝杆菌进入巨噬细胞后，滞留在膜包围的液泡中。为了提高胞内存活率，入侵的结核分枝杆菌能够修饰吞噬体（phagosome）的成熟（maturation）过程。吞噬体的成熟被修饰涉及其中多种蛋白质，如RabGTP酶和使液泡质子外排的腺苷三磷酸（ATP）酶，导致不能酸化并滞留TACO蛋白，结核分枝杆菌被巨噬细胞摄取，随后滞留TACO取决于在宿主细胞膜的细菌入侵点处积累来自宿主细胞的胆固醇。

分枝杆菌的组分能够在巨噬细胞内运输（tranfficking），但是还不知道细菌中参与运输过程的组分具体是哪些，组分在巨噬细胞内的运输和结核分枝杆菌感染所致的肉芽肿（granuloma）之间有何关系。将来研究的方向应该是结核分枝杆菌的特定产物，特定产物与巨噬细胞内存活的关系和被修饰的巨噬细胞反应与复杂的多细胞病理之间的关系。

（四）与结核分枝杆菌持续感染有关的基因

两类基因与结核分枝杆菌的持续感染有关：乙醛酸支路的异柠檬酸裂合酶基因（isonitrie acid lyaseicl，ICL）和修饰细胞被中分枝菌酸、改变分枝杆菌菌落形态的甲基转移酶pcaA。细菌、植物通过乙醛酸支路以乙酸或脂肪酸作为唯一碳源进行生长，厌氧时稳定期生长的巨噬细胞中结核分枝杆菌的ICL被上调。结核分枝杆菌在体内生长需要乙醛酸支路，但是活跃繁殖不需要。哺乳动物体内没有功能性乙醛酸支路，因此ICL很有吸引力的药物作用靶点。

编码甲基转移酶的基因 pcaA，甲基转移酶的主要功能是在细胞被的分枝菌酸上加入一个环丙烷基，缺失该基因的突变株不能产生网状索状因子，导致毒力减弱、菌落形态改变；能够正常繁殖，但在小鼠体内持久有缺陷慢性感染时，滴度很低，小鼠不会死亡。野生型菌株感染的小鼠形成肉芽肿。研究表明，体内持续感染的结核分枝杆菌中有分枝菌酸的亚类参与了同宿主细胞的相互作用。结核分枝杆菌基因组编码大量PcaA合成酶类似物，分别负责合成细胞壁中不同的环丙烷残基，但该族基因在致病中的功能仍待研究。

利用有限的突变菌株，发现了突变菌株在体内生存的规律：构建细菌的细胞壁需要合成脂类，宿主细胞内存活需要降解脂类。结核分枝杆菌的细胞被由丰富的蜡质包裹，大量结构各异的成分使细菌十分疏水。这些包裹分子实质上是一系列具有不同活性的分子，调控与宿主的相互作用。脂类不仅仅是作为惰性的蜡质层成分，其在不同突变菌株（PDIM、mma4、pcaA）中的表型差异很大。基因组中的 mmpL 家族参与运输脂类到细胞被或胞外，PDIM 被 MmpL7 运输到胞外是细菌在体外生存所必需。在宿主细胞浆内发现了分支菌的脂类，提示结核分枝杆菌的脂类能够被运输到细菌细胞外。这和革兰氏阴性菌经过Ⅲ型分泌系统效应分子释放到宿主细胞胞浆或表面的机制不同。分子的作用因致病菌种类而异，包括抑制吞噬、干扰信号传导、细胞骨架重排、将细菌受体插入到宿主细胞膜。结核分枝杆菌基因组中未发现毒力岛（pathogenicity island）或Ⅲ型分泌系统。现在比较确信的是分枝杆菌细胞被的丰富脂类、糖脂介导了与宿主配体或细胞膜专一性的相互作用，而不仅仅是与细菌细胞被的疏水性、刚性有关。今后研究的重点是：被运输出去的脂类的种类，脂类在宿主细胞中的亚细胞定位，具体的脂类与宿主靶细胞的相互作用。

（五）结核分枝杆菌感染中的宿主因子

宿主感染结核分枝杆菌后的临床症状和发生的组织破坏往往是宿主免疫反应导致，基因剔除小鼠等实验动物研究结果部分揭示了抗结核分枝杆菌免疫的基础。小鼠控制结核分枝杆菌感染需要 IFN-γ、白细胞介素 -2（interleukin-2，IL-2）和 CD4$^+$T 细胞。小鼠与易感性有关的多态性决定簇还有自然抗性相关巨噬细胞蛋白 1（natural resistance-associated macrophage protein 1，NRAMP1）和 Sstl。人的 IFN-γ 途径多态性与对分枝杆菌的易感性有关。但是具体有哪些因素影响人的易感性还不清楚，比如为何多数感染者能够成功地控制住入侵的结核分枝杆菌，而少数人却发病呢？人类基因组序列可能有助于研究对结核分枝杆菌易感的复杂的非孟德尔遗传因素。有关知识将有助于识别容易从潜伏态发展为活动性结核病的人群，开发靶向潜伏感染人群的疫苗和药物。

结核分枝杆菌致病的机制不同于其他胞内致病菌，脂类在其致病机制中具有重要的作用。对结核分枝杆菌致病有关基因的多学科协同研究将为认识巨噬细胞新的防御机制，开发结核病药物作用靶标、新的药物和疫苗奠定基础。

第三节　耐药性及其机制

目前对于结核分枝杆菌耐药机制的研究很多，但主要有以下 3 种观点：①细胞壁结构与组成发生变化，使细胞壁通透性改变，药物通透性降低，产生降解或灭活酶类，改变了药物作用靶位；②结核分枝杆菌中存在活跃的药物外排泵系统，外排泵将菌体内药物泵出，使得胞内药物浓度不能有效抑制或杀死结核分枝杆菌，从而产生耐药性；③结核分枝杆菌基因组上编码药物靶标的基因或药物活性有关的酶基因突变，使药物失效从而产生耐药性，这是结核分枝杆菌产生耐药性的主要分子机制。

一、结核分枝杆菌细胞壁的结构与组成变化

结核分枝杆菌的细胞壁和其他细菌有着很大的差别，其肽聚糖主要由 N- 乙酰葡萄糖胺和 N- 乙酰胞壁酸组成，类脂质含量超过 60%，而革兰氏阴性菌类脂质含量仅为 20% 左右。类脂质是一类复杂的复合物，它赋予了结核分枝杆菌表面疏水性，含有分枝菌酸、索状因子、多糖类、磷脂和蜡质 D 等。分枝菌酸是结核分枝杆菌和棒状杆菌属独有的结构，主要由 22～24 碳短链和 40～64 长链分枝杆菌脂肪酸组成，分枝菌酸层能形成有效的屏障，使结核分枝杆菌免受溶菌酶、自由基等损伤，抵抗亲水性化合物或抗生素的攻击。而阿拉伯半乳聚糖层又能阻止疏水性分子的进入。此外，分枝杆菌细胞壁上有选择性运输阳离子的孔蛋白，能有效控制或阻滞亲水性小分子的扩散，大大降低了化合物的渗透性，导致药物进入高疏水性细胞壁间隙的速度比较慢，这构成了结核分枝杆菌对药物的第一道防线。

有些抗结核药是以细胞壁为靶点的，例如异烟肼和乙硫异烟胺抑制分枝菌酸的合成，乙胺丁醇则主要干扰阿拉伯糖的合成，结核分枝杆菌细胞壁的变化使得药物作用靶位改变，从而导致耐药的发生。用透射电子显微镜观察结核分枝杆菌的细胞壁发现，广泛耐药结核株和耐多药结核株的细胞壁厚度分别为

20.2nm±1.5nm 和 17.1nm±1.03nm,而敏感株的细胞壁厚度仅为 15.6nm±1.3nm($P<0.01$),由此可见细胞壁与结核分枝杆菌耐药密切相关。

结核分枝杆菌由于具有相对的耐干燥、耐碱等特性,因此很难被清除,结核分枝杆菌的抵抗力和耐药性也得益于它的细胞壁结构。这种非常特殊的细胞壁同样破坏了巨噬细胞的吞噬作用,也使得结核分枝杆菌能在巨噬细胞内得以存活。正是由于细胞壁在耐药和抵抗力中独特的作用,科学家希望能通过找到潜在药物作用的新位点或改变细胞壁的结构而增强结核分枝杆菌对药物的敏感性。

二、基因突变介导的耐药分子机制

1. **利福平耐药** 利福平(rifampicin)自 1971 年发明以来,一直是结核病化疗方案中的一个关键药物,它是一种快速杀菌药,可缩短结核病的疗程。结核分枝杆菌对利福平耐药就意味着患者的疗程将延长,若同时合并对其他抗结核药物耐药,患者的预后就较差。

利福平的作用机制为通过与核糖核酸(ribonucleic acid,RNA)聚合酶的 β 亚单位结合,干扰转录的开始和 RNA 延伸。编码 RNA 聚合酶的 β 亚单位的基因被命名为 *rpoB* 基因,它在结核分枝杆菌中只有一个拷贝,含有 3 546bp 的可读框,编码 1 178 个氨基酸,57% 与大肠杆菌的 *rpoB* 同源。

结核分枝杆菌耐利福平的机制理论上有两种可能。一是药物作用靶分子 RNA 聚合酶 β 亚单位的编码基因突变所致。一般认为是 *rpoB* 一步突变所致,每 $10^7 \sim 10^8$ 个菌株就会自发地发生一个突变,使 RNA 聚合酶高度保守的氨基酸发生置换,空间构象发生变化,阻止了利福平的结合,而导致耐利福平。由于对 RNA 聚合酶的三维结构缺乏详细的了解,无法根据该酶的活性位点、底物和结合位点进行定点诱变以研究其结构与功能的关系,只能根据突变的效果进行推测,目前已获得 *rpoB* 突变导致耐利福平的证据。二是细胞壁渗透性改变导致药物摄入减少,目前的研究结果还不能排除这种可能性,因为鸟胞内分枝杆菌复合群耐利福平就是由细胞壁的渗透屏障所致,与 *rpoB* 基因突变无关。

在结核分枝杆菌耐利福平分离株中,90% 以上在所分析的 *rpoB* 序列的不同部位存在多种突变,突变一般发生在 *rpoB* 507~533 位(为了便于比较,均根据大肠埃希菌 RNA 聚合酶 β 亚单位相应氨基酸的编号)27 个氨基酸密码子(81bp)组成的区域内,该区域一般称为利福平耐药决定区(rifampicin-resistance determining region,RRDR)。其中最常见的突变位点是 531 位的丝氨酸(serine,Ser)(40%~60%)、526 位的组氨酸(histidine,His)(30%~36%)、516 位的天冬氨酸(7%~9%)。531 位和 526 位密码子突变一般导致高水平耐药。511 位、516 位、522 位和 533 位密码子突变一般导致低水平耐药。但也有学者认为 *rpoB* 基因 RRDR 区域除 531 位和 526 位之外还有多个位点与利福平高水平耐药有关,只有 522 位点与利福平低水平耐药有关。应用定点诱变技术,将结核分枝杆菌 RNA 聚合酶 β 亚单位 531 位 Ser 密码子(tcg)突变成亮氨酸(leucine,Leu)密码子(ttg),而后使用电穿孔法入耻垢分枝杆菌利福平敏感株中,其转化子对利福平产生耐药,证实了结核分枝杆菌这种特异的突变确实能导致耐利福平;将耐利福平的等位基因转化耻垢分枝杆菌利福平敏感株,也会影响其染色体上利福平敏感的等位基因,使其呈现利福平耐药表型。此外,在某些结核分枝杆菌利福平敏感株中,也发现 533 位 Leu-脯氨酸(proline,Pro)、515 位甲硫氨酸(methionine,Met)-缬氨酸(valine,Val)置换及 513 位谷氨酰胺(glutamine,Gln)(CCA-CAG)和 521 位 Leu(CTG-TTG)同义突变,而 508 和 509 位的氨基酸置换已证实与耐利福平无关。因此,*rpoB* 不同位点突变与耐利福平表型之间的关系还须进一步研究。

通过对结核患者在出现耐利福平表型前后的一些分离株进行药敏试验、IS6110 DNA 指纹图谱分析和 *rpoB* 突变分析,证明了结核分枝杆菌耐利福平特性产生的过程并不是利福平耐药株再次感染的过程,而是在化疗过程中原始感染的敏感株逐渐演变成耐药株的过程,主要是患者不规律化疗所致。

5%~10% 的耐利福平分离株在所检测的 *rpoB* 区域未发现突变,这不排除 *rpoB* 其他区域突变的可能,因为大肠杆菌就存在 687 位和 146 位氨基酸置换引起的利福平耐药性,在结核分枝杆菌耐利福平菌株中也检测到 146 位密码子 Val-苯丙氨酸(phenylalanine,Phe)的突变。由于不同细菌、植物和一些真核细胞的 RNA 聚合酶 β 亚单位的氨基酸序列是高度保守的,利福平对其具有相似的作用机制,其耐利福平的机制也是相似的,这也许提示某些结核分枝杆菌的耐利福平机制与 β 亚单位无关,可能是与利福平渗透或代谢有关的基因产物变化所致。

2. **异烟肼耐药** 异烟肼（isoniazid）是一种酰胺类化学合成药，结核分枝杆菌对其高度敏感，试管内最低抑菌浓度（minimum inhibitory concentration，MIC）小于 0.1μg/ml，是结核病预防用药及结核病治疗方案中的一线抗结核药，但在单药化疗和不适当化疗期间很容易产生耐药性，其作用的靶分子、作用机制以及结核分枝杆菌耐异烟肼的机制还不是十分清楚。最近研究表明，结核分枝杆菌耐异烟肼可能与过氧化氢酶-过氧化物酶（catalase-peroxidase）编码基因 katG（Genbank number：X68081）、烯酰基还原酶（the enoyl-acyl carrier protein reductase）编码基因 inhA（Genbank number：U02492）、烷基过氧化氢酶还原酶（the alkyl hydroperoxide reductase subunit C）编码基因 ahpC（Genbank number：U16243）或 β-酮酰基运载蛋白合成酶（beta-ketoacyl-acyl carrier protein synthase）编码基因 kasA 改变有关，但 5%～10% 的耐异烟肼分离株未发现上述耐药性突变。

（1）katG 基因：katG 基因在结核分枝杆菌中只有一个拷贝，含 2 223 个核苷酸，G+C 含量为 64.45%，其表达的过氧化氢酶-过氧化物酶是一种既有过氧化氢酶活性又有过氧化物酶活性的热稳定的酶，分子量为 80kDa，在异烟肼作用中起关键作用，但他们之间的关系仍不是很清楚。过氧化氢酶-过氧化物酶可能在细胞内将异烟肼氧化成异烟酸，使其成为烟酸的类似物，参与辅酶Ⅰ（nicotinamide adenine dinucleotide，NAD）的合成，使其不能起同工酶的作用，而抑制细胞壁分枝菌酸的生物合成，使保护分枝杆菌抵抗氧化和侵袭的屏障受到损害。若 katG 缺失或突变，使过氧化氢酶-过氧化物酶活性丧失或降低，阻止异烟肼转换为活性形式，就会导致耐异烟肼。

在结核分枝杆菌耐异烟肼分离株中，有 2%～10% 的分离株发生 katG 基因完全缺失，过氧化氢酶阴性，而且主要出现在高度耐异烟肼菌株中。结核分枝杆菌 katG 基因可恢复耻垢分枝杆菌耐异烟肼突变株对异烟肼的敏感性，表明 katG 完全缺失是结核分枝杆菌耐异烟肼产生的一种机制。50%～70% 的结核分枝杆菌耐异烟肼分离株 katG 有突变（点突变、缺失或插入），突变随机分布，但趋向分布于 katG 的中心部位。用功能性 katG 基因转化与 katG 探针杂交阳性但不表达过氧化氢酶-过氧化物酶活性的耐异烟肼结核分枝杆菌分离株后，其异烟肼敏感性恢复，证明 katG 突变是结核分枝杆菌耐异烟肼的主要分子机制。katG 突变降低酶活性可能是通过以下两种机制：一是某些氨基酸残基在酶活性方面起关键作用，基因突变导致这些氨基酸残基改变，而直接影响酶功能；二是某些氨基酸置换使分枝杆菌细胞内 KatG 蛋白结构不稳定，浓度下降。但某些非关键氨基酸残基突变并不影响酶的活性或 KatG 蛋白的浓度，与酶活性有关的关键氨基酸似乎都靠近 KatG 蛋白的 N-末端，位于 C-末端的氨基酸可能不是重要的功能基团。在 katG 基因中常见的突变率位点是 315 位 Ser（AGC）-苏氨酸（threonine，Thr）（ACC）（S315T 突变株，发生率约 60%），天冬酰胺（asparagine，Asn）（AAC）、异亮氨酸（isoleucine，Ile）（ATC）或精氨酸（arginine，Arg）（CGC）置换；约 54% 非洲分枝杆菌耐异烟肼分离株也有 315 位氨基酸置换。已证实 S315T 突变株的过氧化氢酶和过氧化物酶活性分别比野生株 katG 降低了 85% 和 66%，高压液相分层分析显示 S315T 突变株将异烟肼转换为异烟酸的效率也降低，但 katG 表达水平只下降了 10%，MIC 低度或中度增高，临床继续用药仍具有一定的疗效。其他已经报道与异烟肼耐药有关的突变位点还有 104 位、108 位、138 位、148 位、270 位、275 位、321 位、381 位等。katG463 位 Arg（CGG）-Leu（CTG）置换是结核分枝杆菌中常见的突变位点，现已证明 R463L 置换并不影响 katG 的表达水平、酶活性及热稳定性，它既存在于耐异烟肼菌株中（通常合并其他 katG 位点突变），也存在于药物敏感株中，与耐异烟肼无关。来自美国和欧洲的结核分枝杆菌分离株只有 15%～20% 在该位点是 Leu，而来自中国和东南亚国家的结核分枝杆菌分离株却大多数在该位点是 Leu；来自墨西哥、洪都拉斯和危地马拉等几个美洲国家和南非的结核分枝杆菌 85%～93% 在该位点是 Arg；此外，来自乌干达和塞拉利昂的非洲分枝杆菌中，乌干达的分离株 463 位均为 Arg，塞拉利昂的分离株 95% 是 Leu。说明 R463L 置换是结核分枝杆菌复合群一种常见的多态性，这种多态性的发生率有明显的地理差别，反映了菌群结构进化的历史。

（2）inhA 操纵子：分枝菌酸是分枝杆菌细胞壁的长链脂肪酸，异烟肼可抑制分枝杆菌分枝菌酸生化合成途径中的烯酰基还原酶活性而阻断其合成，但烯酰基还原酶可能不是异烟肼作用的主要靶标。从结核分枝杆菌、牛分枝杆菌和耻垢分枝杆菌中克隆 inhA，其产物为 32kD 的蛋白质，该蛋白质上有一个与烟酰胺或黄素核苷结合的位点,它可能是以 NAD 为底物或辅助因子。

在结核分枝杆菌耐异烟肼分离株中,10%～35% 的分离株在 *inhA* 启动子区域发生突变,最常见的突变位点是 15 位;*inhA* 编码基因突变率较低。

(3) *oxyR-ahpC* 调节子:细菌的 *oxyR* 调节子是一种复杂的氧化-应激调节路径,它在对环境刺激反应时被激活。*oxyR* 调节单位在功能上是作为氧化-应激的感受器和基因转录的激活剂,它控制解毒酶基因的表达,如过氧化氢酶-过氧化物酶的编码基因 *katG* 和烷基过氧化氢还原酶的编码基因 *ahpC* 的表达。*oxyR* 调节子突变对大肠埃希菌、鼠伤寒沙门菌的异烟肼敏感性有影响,然而结核分枝杆菌 *oxyR* 基因有许多移码突变、缺失,其本质上并无活性,不表达调节蛋白,是一个假基因,与结核分枝杆菌异烟肼敏感性无关。

某些 *katG* 突变的耐异烟肼分离株存在 *ahpC* 启动子上升突变,使其转录效率增高,以增强 *ahpC* 表达,这是因为 *katG* 表达显著减少,过氧化氢酶-过氧化物酶缺乏而产生的代偿性变化,以抵抗宿主巨噬细胞的氧化作用。目前已发现 *ahpC* 启动子 6 位、9 位、10 位、12 位、30 位、42 位、54 位和 88 位(相对于转录起始点)突变可导致 *ahpC* 表达增加,但对于它是否直接参与异烟肼耐药性的产生尚有争议。有 13%～18% 的异烟肼耐药菌株同时存在 *katG* 突变和 *ahpC* 启动子突变,二者突变之间并无直接联系,*ahpC* 突变可能是因为 *katG* 表达显著减少而产生的代偿性变化,*ahpC* 启动子是否突变可能取决于残留的 KatG 蛋白是否足以维持细菌存活。*katG*315 位密码子突变的分离株很少有 *ahpC* 启动子突变,可能是因为残留的过氧化氢酶和过氧化物酶活性足以维持细菌存活,而不需要 *ahpC* 启动子突变以代偿性增加 AhpC 蛋白。*ahpC* 表达增加,是否直接导致某些结核分枝杆菌分离株耐异烟肼的产生尚有争议,还需要进一步研究。*ahpC* 编码基因突变较少,似乎与耐异烟肼无关,可能是细菌进化过程中产生的新菌株。

(4) *kasA* 基因:Cole 等于 1998 年报道了结核分枝杆菌的基因组序列,并认为 KasA 和 KasB 蛋白很可能属于一个丙二酰辅酶 A(coenzyme A,CoA)和 ACP 依赖的脂肪酸生物合成系统,可能是 FAS Ⅱ 延长循环的第一步。1998 年 Mdluli 等从低浓度(1μg/ml)异烟肼诱导的结核分枝杆菌中提纯了一个 80×10^3 的蛋白,发现它是由异烟肼、AcpM 和 β-酮酰基酰载体蛋白合成酶-KasA 共价结合的复合物组成,其中 KasA 是一个 43.3×10^3 的多肽。近年来在无 *katG*、*inhA* 和 *ahpC* 等基因突变的结核分枝杆菌耐异烟肼分离株中,约 10% 发现 *kasA* 基因有下列突变,如 D66N、R121K、G269S、G312S、G387D 和 F413L。还有部分菌株 *kasA* 和 *katG* 同时突变,但合并突变的菌株 MIC 较高,提示 2 种突变的相加效应。但也有部分的异烟肼敏感株发现存在 269 位、312 位密码子突变,可能这两个位点存在基因多态性。*kasA* 基因与耐异烟肼之间的关系有待进一步研究。

(5) *ndh* 基因:异烟肼是一种药物前体,对细菌没有直接的杀伤作用,而是在进入结核分枝杆菌以后可能由过氧化氢酶-过氧化物酶催化形成具有杀菌作用的活性形式。异烟肼的一种活化形式(异烟酰基)通过与 NAD 辅助因子结合形成共价化合物还原型烟酰胺腺嘌呤二核苷酸(reduced nicotinamide adenine dinucleotide,NADH),此复合物能特异性地结合并抑制 InhA 酶。*ndh* 基因编码 NADH 脱氢酶,该基因突变时 NADH 的氧化受到抑制,使 NADH 含量增加,NAD^+ 减少。$NADH/NAD^+$ 比例改变抑制异烟肼的过氧化,也阻止异烟酰乙酸 NADH 与 InhA 酶的结合,从而使细菌产生耐药。约 8% 的异烟肼耐药株存在 *ndh* 突变,但部分菌株还同时存在 *katG* 基因突变,*ndh* 基因突变与耐异烟肼之间的关系待进一步研究。

3. 链霉素耐药 链霉素(streptomycin)是 1945 年发明的一种氨基环醇糖苷类抗生素,是第一种有效的抗结核药物,目前仍是结核病治疗的一线药物,主要用于复治结核病的治疗。它主要作用于结核分枝杆菌的核糖体,诱导遗传密码的错误,抑制 mRNA 转译的开始,干扰转译过程中的校对,从而抑制蛋白质合成。但结核分枝杆菌耐链霉素的机制尚未完全清楚,主要认为大多数菌株耐链霉素特性的产生是由于核糖体蛋白 S12 编码基因(*rpsL*)和/或 16S rRNA 编码基因(*rrs*)突变所致。

核糖体蛋白 S12 的正常作用可能是维持读码过程中的一些小的不准确性,而突变的 S12 蛋白却严格要求核糖体只使用与每一密码对应的氨酰-tRNA,也可以说是 mRNA 上的每一个密码,从而抑制了链霉素诱导的遗传密码错误而产生耐药性。

16S rRNA 编码基因 *rrs* 的 530 环是整个 *rrs* 上最保守的序列,它参与 A-位 tRNA 核糖体的译码过程,在 RNA 转移中起重要作用,它的这种作用与 530 区域发夹环上的 514～516 位碱基和毗邻 510 区域凸出环上的 495～497 位碱基配对所产生的假结构有关。结核分枝杆菌链霉素敏感株 16S rRNA 495～497 位的碱基序列为 5′-GGC,514～516 位为 5′-GCC,该结构位于 RNA 的重要功能区,是许多功能的辅助信号,如内含子的自动连接、mRNA 表达的自动调节、移码译读和终止密码的阅读通过等。化学保护实验表明,核糖体蛋白 S12 保护 530 干和环上的特异碱基,并使假结构稳定。因此,当 S12 蛋白突变、假结构改变、在碱基 514/497 和 515/496 之间产生 G-U 变偶配对时均会导致结核分枝杆菌耐链霉素。此外,链霉素是与结核分枝杆菌 rrs 基因 905 位碱基周围的区域结合的,并保护该区域免受烷化剂和核酸酶的作用,该区域若发生突变,就会破坏链霉素的结合而导致耐药。

在结核分枝杆菌耐链霉素分离株中,70%～80% 有 rpsL 和/或 rrs 基因突变。rpsL 的突变率高于 rrs 突变;rpsL 突变主要位于 43 位和 88 位密码子,其中 43 位密码子突变的发生率最高,该位点有限制性内切酶 MboⅡ 的识别序列 GAAGGA(8/7),发生 A-G 突变后,使赖氨酸(lysine,Lys)密码子(AAG)突变成精氨酸(Arg)密码子,酶切位点消失;少数分离株在 88 位密码子发生类似突变,但该部位无酶切位点;rpsL 其他突变位点还有 9 位、33 位和 93 位。rrs 突变常发生于 513 位碱基,还常见于 905 位、491 位、512 位、516 位和 904 位碱基。

4. **乙胺丁醇耐药** 乙胺丁醇(ethambutol,EMB)是 1961 年发现的一种具有抗结核分枝杆菌活性的合成药物,也是治疗 AIDS 鸟分枝杆菌复合群机会感染的药物之一。EMB 的作用机制和结核分枝杆菌耐 EMB 的机制还不十分清楚。EMB 是一种阿拉伯糖类似物,作用于靶分子阿拉伯糖基转移酶,抑制了阿拉伯糖基聚合入阿拉伯半乳聚糖,从而影响细胞壁分枝菌酸-阿拉伯半乳聚糖-肽聚糖复合物的形成,使靶分子在细胞内的药物(如利福平)更容易进入细胞,因为 EMB 和利福平联合用于抗结核治疗时具有协同作用。大部分研究认为结核分枝杆菌耐 EMB 与阿拉伯糖基转移酶的编码基因 embABC 操纵子表达增高或突变有关,表达增高导致低度耐药,基因突变导致高度耐药。该操纵子约 10 201kb,由 embC、embA 和 embB 三个基因组成,47%～83% 的结核分枝杆菌耐 EMB 菌株存在 embB 基因突变,其中 90% 以上发生于 306 位密码子。因此,embB 基因(尤其是 306 位密码子)突变是耐 EMB 产生的主要原因。

embB 基因约 3 246bp,编码一个糖基转移酶,embB 突变导致糖基转移酶结构改变,而影响了 EMB 和糖基转移酶的相互作用。通过基因转化实验已证实 embB 第 306 位不同氨基酸置换可导致耐 EMB,而且 embB 306 位不同氨基酸置换与 EMB 耐药水平有关,306 位 Met(ATG)-Lle(ATA)或(ATC)或(ATT)置换的分离株 MIC 通常为 20μg/ml,而 306 位 Met(ATG)-Leu(CTG)或(ATC)或 Val(GTG)置换的分离株 MIC 却为 40μg/ml,说明 306 位氨基酸含有关键的结构和功能信息。embB 基因其他的突变位点有 285 位、328 位、330 位、348 位基因突变。此外,还有 embC 981 位和 294 位,embA 5 位氨基酸置换也可引起少数结核分枝杆菌耐 EMB。

最近研究发现,虽然结核分枝杆菌药物敏感株无 embB 306 位突变,但在 21.1% 的 EMB 敏感而对其他药物耐药的结核分枝杆菌分离株中有 embB 306 位突变,embB 306 位基因型与 MIC 之间并无关联。Hazbon 等认为 embB 306 位突变与 EMB 耐受并无直接的联系,只是 embB 基因生物学活性方面的一种变化,这种变化的出现是由于耐药菌株是因为传播所致。这个观点和前期结果不一致。因此,结核分枝杆菌 embB 306 位突变与 EMB 耐药之间的关系还需要进一步研究。

5. **吡嗪酰胺耐药** 吡嗪酰胺(pyrazinamide,PZA)是一种烟酰胺类似物,于 1952 年发现具有抗结核活性并用于抗结核治疗,但直到 1981 年,其与异烟肼和利福平联合治疗结核病可显著缩短化疗时间的作用才被发现。PZA 是半休眠分枝杆菌的杀菌剂,可杀灭酸性环境中缓慢生长的吞噬细胞内的结核分枝杆菌,因而可缩短抗结核疗程。经过长期研究,张颖等研究者发现了 PZA 的工作机制,他们认为 PZA 进入患者体内后,在结核分枝杆菌吡嗪酰胺酶的作用下转化成具有强大杀伤力的吡嗪酸,它可以绑定人体内对结核分枝杆菌起至关重要作用的核糖体蛋白 S1,并把核糖体蛋白 S1 作为标靶,不让其发挥作用。研究还发现,核糖体蛋白 S1 参与了蛋白质的反式翻译过程,这种反式翻译过程对细菌在饥饿、低 pH 和缺氧等应激状态下处理菌内受损信使核糖核酸上停止运作的核糖体至关重要。张颖认为,吡嗪酰胺能够抑制这一翻译过程,阻止核糖体蛋白 S1 的负面作用,进而阻止结核分枝杆菌产生维系其生存的其他蛋白。正是通过这种方式,吡嗪酰胺可以将通常持续9~12个月的抗结核病疗程缩短数个月。

众多的研究结果表明结核分枝杆菌耐PZA是由于其吡嗪酰胺酶编码基因(*pncA*)突变,使吡嗪酰胺酶活性丧失或降低,而不能将PZA转变成活性型所致。72%~95%的结核分枝杆菌耐PZA分离株含有*pncA*突变,*pncA*突变广泛分布于编码基因和启动子,大多数为点突变,少数为插入或缺失突变,目前已经证实的突变形式至少有175种,相对集中的突变区域有位点132~142位、69~85位和5~12位等。*pncA*基因(Genebank number:U59967)序列较短只有561个核苷酸,编码的吡嗪酰胺酶只有186个氨基酸,对于这样小的一个蛋白酶任何一个氨基酸的改变都极有可能影响到酶的空间构象,所以这些分散的位点的突变很可能使吡嗪酰胺的空间构象发生改变,从而影响酶与吡嗪酰胺的结合,使酶不能将吡嗪酰胺转变为具有活性的吡嗪酸,由此结核分枝杆菌表现出对吡嗪酰胺耐药。此外,在这些突变位点中,约40%的*pncA*突变使氨基酸置换为脯氨酸,可能脯氨酸显著改变了蛋白结构,而严重影响酶功能。但28%的耐吡嗪酰胺分离株在*pncA*基因及其上游85bp区域内未发现突变,说明还存在其他耐药机制。耻垢和鸟分枝杆菌尽管具有吡嗪酰胺酶活性,却仍耐PZA证明了这一点。

6. 氟喹诺酮类药物耐药 氟喹诺酮类(fluoroquinolones,FQs)是喹诺酮类药物的第三代,包括环丙沙星、氧氟沙星、诺氟沙星、左氧氟沙星、莫西沙星、加替沙星等药物,由于其抗菌谱广、吸收迅速、疗效显著和使用方便等,在临床上被广泛应用,但是由于对其特性缺乏深刻的认识以及日益突出的滥用现象,耐药问题越来越严重。对FQs的耐药包括三个方面的原因:靶蛋白的突变、药物主动外排泵的过度表达以及孔道蛋白的减少。FQs的作用靶标为细菌DNA旋转酶、拓扑异构酶Ⅳ。而结核分枝杆菌中缺乏拓扑异构酶Ⅳ,只有DNA旋转酶,该酶由2个A和2个B亚单位组成,分别由*gyrA*和*gyrB*编码。在临床结核分枝杆菌耐FQs分离株中,*gyrA*的突变可以占到42%~85%,未发现*gyrB*突变。

7. 卡那霉素、卷曲霉素和阿米卡星耐药 卡那霉素(kanamycin,KM)、卷曲霉素(capreomycin,CPM)和阿米卡星(amikacin,AK)是用于治疗MDR-TB重要的三种二线抗结核注射药,它们均抑制翻译,关于它们之间的交叉耐药性,目前尚有争议,有报道称KM和CPM之间、KM和AK之间存在交叉耐药性,也有文献报道它们之间不存在交叉耐药性。

CPM是由卷曲链霉菌(*Streptomyces cirratus*)、变异孢指孢囊菌(*Dactylosporangium variesporum*)或变异糖发菌卷曲亚种(*Saccharothrix mutabilis* subsp.*capreolus*)产生的环状多肽类抗生素,由四个结构相似的活性化合物——ⅠA,ⅠB,ⅡA,ⅡB组成,其中ⅠA和ⅠB的含量占80%~90%,是发挥疗效的主要成分。CPM于1979年被应用到抗结核领域,通过抑制结核分枝杆菌的生长起到抗结核作用,因其在抑制耐多药及持留期结核分枝杆菌的特殊疗效,CPM有取代链霉素的趋势。

CPM耐药性的产生一般基于以下3种原因:一是编码16S或23S rRNA的基因发生突变;二是编码核糖体RNA(ribosomal RNA,rRNA)修饰酶的*tlyA*基因突变;三是结核分枝杆菌本身存在的药物作用靶标发生改变。其中编码rRNA修饰酶-2'-O-甲基转移酶(2'-0-methyltransferase)的*tlyA*基因突变是耐药性产生的重要原因。该基因编码的甲基转移酶修饰16S rRNA上的核苷C1409和23S rRNA的核苷C1920。有研究发现,对CPM耐药的结核分枝杆菌,其*tlyA*基因失活。研究者将失活的*tlyA*基因互补后,又恢复了该菌株对CPM的敏感性。

结核分枝杆菌耐KM和AK是由于*rrs*基因突变所致,*rrs*基因突变率为67.4%,最常见的突变是A1410G,突变率为60.5%,少数分离株为C1402T或A、G1484T,这些突变主要发生在高水平耐药株,32.6%的耐KM菌株未发现*rrs*基因突变,可能还存在其他耐药机制。

8. 耐多药和广泛耐药 耐多药指结核分枝杆菌分离株同时对异烟肼和利福平这两种及以上的一线抗结核药物耐药。广泛耐药指分离株除了对异烟肼和利福平耐药,还同时对任何一种氟喹诺酮类以及至少一种其他的A组物耐药。结核分枝杆菌染色体多个独立基因自发突变逐渐累加是产生耐多药和广泛耐药的分子基础。

三、药物外排泵介导的耐药分子机制

近年研究发现,部分耐药结核分枝杆菌耐药相关基因未发生突变,或即使菌株的耐药水平相同耐药

相关突变位点也不一致，以及菌株的基因突变位点相同但耐药水平也不一定一致。这提示结核分枝杆菌中还存在其他的耐药分子机制。1978 年 Levy 和 McMurry 等第一次提到药物外排泵是细菌排除药物的一种方式，是革兰氏阴性菌细胞膜上的一种转运蛋白并在大肠埃希菌中证实该蛋白可排出四环素。原核和真核细胞中药物外排泵的一个基本功能是排出细胞内的有毒分子，这种保护机制可以使细菌在恶性环境中生存，包括抗感染治疗用的抗生素。通过物理诱导或突变的方法可以上调药物外排泵系统，以减少细胞内的药物浓度，降低药物的疗效。因此，目前有很多研究项目都试图寻找能够革兰氏阴性和阳性细菌的外排泵系统抑制剂，希望与抗生素联用以提高药效或降低耐药性。

根据结核分枝杆菌 H37Rv 株全基因组信息，结核分枝杆菌药物外排泵主要分为 4 个家族，每一个家族的成员介绍见表 1-2-3。

1. 主要易化超家族（major facilitator superfamily，MFS 家族）

MFS 家族是成员最多的膜转运蛋白之一，含有 20 种假设的或是已经确认的成员（表 1-2-3），可以转运单糖、低聚糖、肌醇、氨基酸、核苷、有机磷酸酯类、三羧酸循环代谢产物、药物等多种成分。经研究发现部分家族成员可能与结核分枝杆菌的耐药性有关，部分药物外排泵介绍如下。

（1）*Rv1634*：研究发现，将 *Rv1634* 基因于耻垢分枝杆菌和卡介苗中过度表达时，重组菌对氟喹诺酮类药物环丙沙星的敏感性均降低。

（2）*p55*：*p55* 基因最早于牛结核分枝杆菌中发现，存在于结核分枝杆菌、牛结核分枝杆菌、鸟分枝杆菌和麻风分枝杆菌等多种分枝杆菌中。*p55* 和 *p27* 组成一个操纵子，编码免疫原性膜脂蛋白。将携带 *p55* 编码基因的质粒转染耻垢分枝杆菌后，重组细菌对氨基糖苷类和四环素表现出低水平耐药且耐药性在泵抑制剂碳酰氰基-对-氯苯腙（CCCP）、维拉帕米和利血平作用下降低，胞内的四环素蓄积量明显大于对照株。

（3）*Rv1258c*：结核分枝杆菌的 *Rv1258c* 基因与偶发分枝杆菌 *tap* 基因同源，均对四环素和包括链霉素在内的氨基糖苷类药物耐药。Siddiqi 等研究一株临床分离耐多药结核分枝杆菌菌株（利福平 MIC=40μg/ml；氧氟沙星 MIC=4μg/ml；异烟肼 MIC=2μg/ml）的耐药性和 *Rv1258c* 的转录水平时，荧光定量逆转录聚合酶链反应（real-time fluorescent quantitative reverse transcriptase polymerase chain reaction，real-time RT-PCR）数据显示该菌株在含利福平培养基中生长时转录水平增加 10 倍，在氧氟沙星培养基中增长 6 倍。Jiang 等人研究一株临床耐多药株（利福平 MIC=6.4μg/ml；异烟肼 MIC=102.4μg/ml）也发现，该菌株在含亚抑菌浓度的利福平或异烟肼 7H9 液体培养基中生长时，与不含药的培养基中生长的同一菌株及 H37Rv 株相比，其转录水平明显升高。对 *Rv1258c* 的进一步研究将有助于了解结核分枝杆菌对抗结核药异烟肼、利福平、氟喹诺酮类药物耐药的分子机制。

（4）*stp*：结核分枝杆菌的 *stp* 基因在结核分枝杆菌复合群各成员中存在同源基因，在牛分枝杆菌中称为 *Mb2361c* 基因。研究发现 *stp* 基因与结核分枝杆菌对大观霉素、四环素的先天性耐药有关，而此类药物均可以由环境中的细菌产生，因此推测药泵转运此类抗生素有助于结核分枝杆菌在环境中生存。

（5）*EfpA*：*efpA* 基因存在于结核分枝杆菌、麻风分枝杆菌、牛结核分枝杆菌等慢速生长分枝杆菌以及鸟分枝杆菌、胞内分枝杆菌等机会性致病菌中。目前 *EfpA* 在耐药中的作用及底物专一性尚未清楚。研究者发现耻垢分枝杆菌 *efpA* 缺失株与野生株相比，对溴乙锭、庆大霉素、氟喹诺酮敏感性增加 2 倍，对吖啶黄敏感性增加 8 倍，但对利福霉素、氯霉素敏感性降低 80%，对异烟肼和红霉素敏感性降低 67%～80%。此外，还有研究显示结核患者服用异烟肼时可诱导结核分枝杆菌的 *efpA* 表达量增加。由于异烟肼主要通过破坏分枝菌酸的合成而发挥抗菌作用，如果 *efpA* 与分枝菌酸的生物合成有关，那么可以考虑将该基因作为药物设计的一个靶标。

2. 耐受-生节-分裂家族（resistance-nodulation-division family，又称"RND 家族"） RND 家族存在于大多数微生物中，但只在革兰氏阴性菌中被发现与药物耐药有关，这是由于该类菌中存在 RND 家族发挥药物外排泵作用所需要的两种物质：膜融合蛋白和一种特殊的外膜蛋白，两种蛋白和 RND 家族组成的三重结构有利于底物更好地穿过细胞内膜和外膜到达培养基当中。分枝杆菌虽属于革兰氏阳性菌，但由于其由分枝菌酸和脂质与糖脂的共价结合物形成的脂质双层细胞壁结构，与革兰氏阴性菌很相似。

表 1-2-3 结核分枝杆菌中药物外排泵相关假设蛋白

家族	基因名称（基因座标记）	家族	基因名称（基因座标记）
MFS 家族	Rv0037c（Rv0037c）	RND 家族	mmpL9（Rv2339）
	Rv0191（Rv0191）		secF（Rv2586c）
	emrB（Rv0783c）		secD（Rv2587c）
	Rv0842（Rv0842）		mmpL7（Rv2942）
	Rv0849（Rv0849）		mmpL8（Rv3823c）
	Rv0876c（Rv0876c）	ABC 家族	Rv0194（Rv0194）
	Rv1250（Rv1250）		Rv1217c（Rv1217c）
	Rv1258c（Rv1258c）		Rv1218c（Rv1218c）
	Rv1410c（Rv1410c）		Rv1272c（Rv1272c）
	Rv1634（Rv1634）		Rv1273c（Rv1273c）
	Rv1672c（Rv1627c）		irtA（Rv1348）
	Rv1877（Rv1877）		irtB（Rv1349）
	Rv2265（Rv2265）		Rv1456c（Rv1456c）
	stp（Rv2333c）		Rv1457c（Rv1457c）
	Rv2456c（Rv2456c）		Rv1458c（Rv1458c）
	Rv2459（Rv2459）		Rv1473（Rv1473）
	efpA（Rv2846c）		Rv1667c（Rv1667c）
	Rv2994（Rv2994）		Rv1668c（Rv1668c）
	Rv3239c（Rv3239c）		Rv1739c（Rv1739c）
	Rv3728（Rv3728）		bacA（Rv1819c）
RND 家族	mmpL11（Rv0202c）		pitB（Rv2281）
	mmpL3（Rv0206c）		Rv2477c（Rv2477c）
	mmpL1（Rv0402c）		Rv2686c（Rv2686c）
	mmpL4（Rv0450c）		Rv2687c（Rv2587c）
	mmpL2（Rv0507）		Rv2688c（Rv2688c）
	mmpL5（Rv0676c）		ugpC（Rv2832c）
	Rv1145（Rv1145）		drrA（Rv2936）
	Rv1146（Rv1146）		drrB（Rv2937）
	mmpL10（Rv1183）		drrC（Rv2938）
	mmpL12（Rv1522c）	SMR 家族	mmr（Rv3065）
	mmpL6（Rv1557）		

注：MFS 家族指主要易化超家族（major facilitator superfamily）；RND 家族指耐受 - 生节 - 分裂家族（resistance-nodulation-division family）；ABC 家族指三磷酸腺苷结合盒转运蛋白家族（ATP-binding cassette transporter family）；SMR 家族指小多重耐药家族（small multidrug resistance family）。

结核分枝杆菌 H37Rv 株基因组序列包含编码 RND 家族转运体蛋白的 16 个基因（表 1-2-3），其中 13 个基因只在分枝杆菌中存在，因此被命名为 MmpL（Mycobacterial membrane protein, Large）。MmpL 中 11 种蛋白分子量在 100kD（MmpL3）到 122kD（MmpL12）之间，拥有 12 个跨膜区以及分别由第一和第二、第七和第八跨膜区间的 300 个氨基酸组成的 2 个胞质外环区。MmpL6 的分子量为 42kD，拥有 5 个跨膜区,与 MmpL2 的羧基端具有 70% 的相似性。编码 MmpL13 蛋白的 *mmpL13* 基因由两个开放阅读框 *mmpL13a* 和 *mmpL13b* 组成,因此被分成 32 和 50kDa 的两部分。Domenech 等人利用插入失活突变技术研究发现 MmpL3 蛋白对结核分枝杆菌的存活起重要作用,*mmpL4*、*mmpL7*、*mmpL8*、*mmpL11* 基因的突变重组菌株致病力减弱,未发现 MmpL1、MmpL2、MmpL4~MmpL12 等 11 种蛋白与结核分枝杆菌的先天耐药性有关。但是 *mmpL7* 基因在耻垢分枝杆菌表达时对异烟肼高度耐药(MIC 值是亲代菌株的 32 倍),该耐药水平在利血平和 CCCP 存在时有所减弱。在结核分枝杆菌中,MmpL7 主要催化分枝杆菌的毒力因子结核菌醇-二分枝菌酸(phthiocerol dimycocerosate,PDIM)的转运。MmpL8 则通过转运硫脂的前体分子参与硫脂的合成。最近的研究显示硫脂在结核分枝杆菌感染人体过程中作为一种抗原刺激人体的 CD1-限制性 T 细胞,引发人体的免疫反应。

MmpL 蛋白家族不仅存在于结核分枝杆菌复合群中,还存在于其他快速生长(如耻垢分枝杆菌)或者慢速生长(如鸟分枝杆菌副结核亚种 K10)分枝杆菌中。结核分枝杆菌 CDC1551 株中含有一个 H37Rv 株没有的 *mmpL* 基因,该基因被命名为 *mmpL14*,该基因位于 H37Rv 株的 RvD2 缺失区域内。牛分枝杆菌编码 14 种假定的 *mmpL* 基因,其中 *mmpL1* 和 *mmpL9* 基因与 H37Rv 株的 *mmpL13* 基因类似,都是由两个开放阅读框基因组成,*mmpL1* 为 *Mb0409c* 和 *Mb0408c*,*mmpL9* 为 *Mb2367* 和 *Mb2368*。麻风分枝杆菌只有两种假定的 *mmpL* 基因,即 *mmpL7* 和 *mmpL10*。

3. 三磷酸腺苷结合盒转运蛋白家族(ATP-binding cassette transporter family,ABC 转运蛋白家族)　ABC 转运蛋白家族可以转运多种分子,如离子、氨基酸、肽段、药物、抗生素、脂类、多糖、蛋白等,在转运分子时,需要消耗 ATP 能。由于该蛋白家族参与了营养素的摄取、毒素和抗生素的分泌等,因此是细菌的一种毒力因子。ABC 转运蛋白家族包含四个结构域:两个跨膜结构域(membrane-spanning domains,MSD),两个核苷酸结合域(nucleotide-binding domains,NBD),每个高度疏水性的 MSD 由 6 个跨膜片段组成,进而形成底物进出细菌的通路。结核分枝杆菌中编码 ABC 转运体的基因约占基因组的 2.5%。目前已经利用生物信息学的方法在结核分枝杆菌中已发现 80 个编码 ABC 转运蛋白的基因,其中 24 个研究发现与药物转运有关,其作用底物非常广泛,包括喹诺酮类、利福平、四环素、红霉素等。

(1)DrrABC:结核分枝杆菌基因组中有阿霉素耐药操纵子 drrABC。麻风分枝杆菌和鸟分枝杆菌中也存在同源基因。*drrA* 和 *drrB* 共同转录时才可编码 ABC 转运体,*drrA* 编码核苷酸结合区域,*drrB* 编码细胞膜上蛋白亚基。DrrA 结合于细胞膜,依赖于 DrrB 的同时表达。当缺乏 DrrA 时,DrrB 很容易被蛋白水解酶水解,两者同时表达,才能形成具有功能的药物外排泵。具有泵功能的结构是 DrrA2B2。Choudhuri 等研究发现,*drrA*、*drrB* 在耻垢分枝杆菌中表达时,表现出对四环素、红霉素、乙胺丁醇、诺氟沙星、链霉素和氯霉素等一系列临床常用抗生素耐药,用泵抑制剂利血平和维拉帕米处理后,耐药明显受到抑制,说明 DrrAB 在结核分枝杆菌耐药机制中存在作用。研究还表明 *drr* 操纵子与结核分枝杆菌脂质的转运有关,其中 DrrC 与 PDIM 的转运有关,是一种毒力因子。

(2)磷酸盐转运体:(phosphate specific transporter,Pst)　无机磷酸盐是微生物的一种重要但是有限制的营养素,主要通过 ABC 家族转运系统 Pst 转运体转运。现有多项研究证实 Pst 可能与胞内氟喹诺酮类药物外排有关。研究发现耻垢分枝杆菌 *pst* 高表达导致环丙沙星耐药,而用外排泵抑制剂维拉帕米可逆转此耐药性;耻垢分枝杆菌耐环丙沙星株在灭活 *pst* 操纵子后对环丙沙星非常敏感。

(3)*Rv2686c-Rv2687c-Rv2688c*:ABC 转运蛋白家族成员常以多个独立的亚单位相互结合形成操纵子的形式存在。结核分枝杆菌 H37Rv 株基因组中 *Rv2686c*、*Rv2687c*、*Rv2688c* 共同表达形成一个操纵子,其中 *Rv2687c* 的 5' 和 3' 端分别与 *Rv2688c* 和 *Rv2686c* 的终止密码子和起始密码子相互重合,*Rv2686c* 和 *Rv2687c* 具有 6 个假定的跨膜片段,*Rv2688c* 具有一个可能与 ATP 水解有关的核苷酸结合域(nucleotide-binding domain,NBD)。该操纵子过度表达的耻垢分枝杆菌,对环丙沙星高度耐药,对诺氟沙星、莫西沙星、司帕沙星低度耐药;而仅 *Rv2686c* 过度表达时,对环丙沙星高度耐药;对诺氟沙星则不管是表达完整的操纵子还是仅为 *Rv2686c*,突变株低水平耐药;用利血平和维拉帕米处理后,环丙沙星 MIC 降至与野生株一致的水平,表明该转运体发挥有主动外排药物的作用。*Rv2686c-Rv2687c-Rv2688c* 是结核分枝杆菌

ABC 转运蛋白家族中第一个发现的仅仅调节氟喹诺酮类药物耐药性的操纵子。

（4）bacA：结核分枝杆菌的 bacA 基因，基因座标记为 Rv1819c，其表达产物 BacA 是一种内膜蛋白，可维持病原体对人体的慢性感染过程。Domenech 研究发现结核分枝杆菌 bacA 基因插入失活突变株对去污剂、低 pH、锌的敏感性并没有改变，但是对博来霉素耐药性增加。Jiang 等人研究发现，一株临床耐多药株（利福平 MIC=6.4μg/ml；异烟肼 MIC=102.4μg/ml）在含亚抑菌浓度的异烟肼 7H9 液体培养基中生长与在无药培养基中生长相比 bacA 转录水平明显升高。BacA 蛋白与异烟肼耐药之间的关系有待进一步研究。

（5）Rv0194：Rv0194 蛋白含有 2 个跨膜结构域（membrane-spanning domain，MSD），每一个 MSD 含有 6 个预测的跨膜螺旋和两个细胞质 NBD，因此是一个完整的多重药物外排泵。Rv0194 是结核分枝杆菌也是革兰氏阳性菌中发现的第一个与 β- 内酰胺类药物耐药有关的药物外排泵。Danilchanka 等人为了研究结核分枝杆菌对 β- 内酰胺类药物的耐药性，以卡介苗为模型构建了含 7 500 种转座子突变体的 DNA 文库，最后发现转座子插入到 bcg0231 基因后可以使将卡介苗对氨苄青霉素、氯霉素和链霉素耐药水平增加 32～64 倍，对万古霉素和四环素耐药水平增加 4～8 倍。而 Bcg0231 和 Rv0194 都是几乎一样的 ABC 转运蛋白家族成员，将结核分枝杆菌的 Rv0194 基因在耻垢分枝杆菌中表达后，发现对多种抗生素如氨苄青霉素、氯霉素、链霉素、四环素、万古霉素、红霉素和新生霉素以及溴乙锭耐药性增加，在药泵抑制剂利血平存在时下降。这些结果显示 Rv0194 是结核分枝杆菌的一个多重药物外排泵。

4. **小多重耐药家族**（small multidrug resistance family，SMR 家族） SMR 家族成员多为一些小的蛋白质分子，由 100～120 个氨基酸残基组成。每个 SMR 蛋白形成四个跨膜螺旋。最早发现的 SMR 家族转运蛋白是大肠埃希菌的 EmrE，随后在枯草芽孢杆菌中发现了 EbrAB，以及在葡萄球菌、铜绿假单胞菌中也发现了 SMR 家族转运蛋白。

在分枝杆菌的 SMR 家族中，目前仅找到 mmr 基因。将含结核分枝杆菌 mmr 基因的多拷贝质粒在耻垢分枝杆菌上表达后可以使后者对红霉素、吖啶黄、溴乙锭等敏感性降低。然而在耻垢分枝杆菌中去除与 mmr 同源的基因后菌株对红霉素的敏感性没有增加。牛分枝杆菌、海分枝杆菌、戈登分枝杆菌以及猿分枝杆菌等基因组也存在 mmr 的同源基因。对分枝杆菌进行的生物信息学分析还显示，对大环内酯类敏感的菌株如鸟分枝杆菌、耻垢分枝杆菌、麻风分枝杆菌中也存在 mmr 基因的同源物质。mmr 基因与分枝杆菌抗生素耐药的关系有待进一步研究。

结核分枝杆菌耐药机制的研究已经取得了一些进展，目前已有多种结核分枝杆菌耐药性检测的分子生物学方法在临床上应用，如线性探针、基因芯片检测方法等，但这些方法均是根据结核分枝杆菌基因突变的分子机制建立的，而基因突变介导的分子机制仅是引起结核分枝杆菌耐药的一部分原因。科学家通过对结核分枝杆菌耐药机制的研究，基本上认为：抗结核药物作用的靶分子突变是引起结核分枝杆菌耐药的主要原因；其次是物理屏障，细胞壁特殊结构减少抗菌药物的摄取而产生耐药性；而药物外排泵将菌细胞内药物泵出，使得胞内药物浓度不能有效抑制或杀死分枝杆菌，从而产生耐药性，药物外排泵系统是对结核分枝杆菌耐药机制的重要补充。尽管从结核分枝杆菌的细胞壁、基因突变、外排泵等都部分说明了耐药机制，但细胞壁和基因突变之间、基因突变和外排泵之间、细胞壁和外排泵之间如何相互作用目前还尚不清楚，药物如何突破或作用于结核分枝杆菌的细胞壁使抗结核药物发挥作用，也需要进一步研究。

参考文献

［1］RUNYON E H, SELIN M J, HARRIS H W. Distinguishing mycobacteria by the niacin test；a modified procedure［J］. Am Rev Tuberc, 1959, 79（5）：663-665.

［2］布坎南，吉本斯. 伯杰细菌鉴定手册. 8 版［M］. 北京：科学出版社，1984.

［3］SMITH T. A comparative study of bovine tubercle bacilli and of human bacilli from sputum［J］. J Exp Med, 1898, 3（4/5）：451-511.

［4］GAGNEUX S. Ecology and evolution of Mycobacterium tuberculosis［J］. Nat Rev Microbiol, 2018, 16（4）：202-213.

［5］NIEMANN S，SUPPLY P. Diversity and evolution of Mycobacterium tuberculosis：moving to whole-genome-based approaches［J］. Cold Spring Harb Perspect Med，2014，4（12）：a021188.

［6］BARRY C E. The continuing co-evolution of Mycobacterium tuberculosis and Homo sapiens［M］//MUKUNDAN H，CHAMBERS M A，WATERS W R. Tuberculosis，leprosy and mycobacterial diseases of man and animals：the many hosts of mycobacteria：the many hosts of mycobacteria. London：CABI，2015.

［7］FILLIOL I，FERDINAND S，NEGRONI L，et al. Molecular typing of Mycobacterium tuberculosis based on variable number of tandem DNA repeats used alone and in association with spoligotyping［J］. J Clin Microbiol，2000，38（7）：2520-2524.

［8］THIERRY D，BRISSONNOËL A，VINCENTLÉVYFRÉBAULT V，et al. Characterization of a Mycobacterium tuberculosis insertion sequence，IS6110，and its application in diagnosis［J］. J Clin Microbiol，1990，28（12）：2668-2673.

［9］VAN S D，QIAN L，DE HAAS P E，et al. Predominance of a single genotype of Mycobacterium tuberculosis in countries of east Asia［J］. J Clin Miclobiol，1995，33（12）：3234-3238.

［10］CHEN Y Y，CHANG J R，HUANG W F，et al. Genetic diversity of the Mycobacterium tuberculosis Beijing family based on SNP and VNTR typing profiles in Asian countries［J］. PLOS ONE，2012，7（7）：e39792.

［11］MOKROUSOV I，LY H M，OTTEN T，et al. Origin and primary dispersal of the Mycobacterium tuberculosis Beijing genotype：clues from human phylogeography［J］. Genome Res，2005，15（10）：1357-1364.

［12］罗涛. 结核分枝杆菌北京家族菌株的起源、进化及其与现代人类迁移的联系［D］. 上海：复旦大学，2012.

［13］GUTACKER M M，MATHEMA B，SOINI H，et al. Single-nucleotide polymorphism-based population genetic analysis of Mycobacterium tuberculosis strains from 4 geographic sites［J］. J Infect Dis，2006，193（1）：121-128.

［14］ALONSO-RODRÍGUEZ N，MARTÍNEZ-LIROLA M，HERRÁNZ M，et al. Evaluation of the new advanced 15-loci MIRU-VNTR genotyping tool in Mycobacterium tuberculosis molecular epidemiology studies［J］. BMC Microbiol，2008（8）：34.

［15］赵雁林. 结核病实验室诊断技术培训教程［M］. 北京：人民卫生出版社，2014.

［16］陈明亭，李仁忠，阮云洲. 耐多药结核病防治标准化培训教程［M］. 北京：人民卫生出版社，2015.

［17］肖和平. 耐药结核病化学治疗指南：2019 年［M］. 北京：人民卫生出版社，2019.

［18］DAVIES P D O，GORDON S B，DAVIES G. Clinical tuberculosis［M］. 5th ed. London：CRC Press，2014.

［19］苏汉珍. 结核分枝杆菌 L 型生物学特性及其感染现状［J］. 国际检验医学杂志，2014，35（21）：2919-2921.

［20］FURIN J，COX H，PAI M. Tuberculosis［J］. Lancet，2019，393（10181）：1642-1656.

［21］DHEDA K，GUMBO T，GANDHI N R，et al. Global control of tuberculosis：from extensively drug-resistant to untreatable tuberculosis［J］. Lancet Respir Med，2014，2（4）：321-338.

［22］张俊仙，吴雪琼. 结核分枝杆菌对抗结核药物耐受机制的研究进展［J］. 中国防痨杂志，2015，37（11）：1150-1155.

［23］宋婧，车南颖. 结核分枝杆菌耐药机制和检测方法的研究进展［J］. 中国医药导报，2018，15（29）：29-34.

［24］ALDERWICK L J，HARRISON J，LLOYD G S，et al. The mycobacterial cell wall-peptidoglycan and arabinogalactan［J］. Cold Spring Harb Perspect Med，2015，5（8）：a021113.

［25］KIESER K J，BARANOWSKI C，CHAO M C，et al. Peptidoglycan synthesis in Mycobacterium tuberculosis is organized into networks with varying drug susceptibility［J］. PNAS，2015，112（42）：13087-13092.

第三章 肺外结核监测与登记报告管理

结核病监测是现代结核病控制策略的重要组成部分。通过一定的组织体系,连续、系统地收集、整理、分析和利用有关信息,掌握和评价结核病的流行情况和变化趋势,以及控制策略的实施效果,从而为修正和调整控制策略及措施提供科学依据。

第一节 中国结核病监测的发展

结核病控制工作包括制定防治对策、采取防治措施和监测。开展结核病监测工作的要点主要包括:建立监测组织系统;科学、系统、连续地广泛收集、整理、分析和利用相关信息;监测结核病的流行情况和变化趋势、控制策略和措施的效果,并做出科学的评价。伴随着结核病防治工作和策略的不断发展,结核病监测也随之开始并不断发展。纵观我国结核病近现代监测工作的历史,大致可以分为三个阶段。

一、结核病监测体系的建立

我国最早的对结核病患者的信息登记,开始于1934年中国防痨协会总会在上海创办的第一、第二和第三防痨门诊,对发现的肺结核患者进行登记;1935年北平第一卫生事务所开办了结核门诊并对肺结核患者的诊疗信息进行登记,开创了我国结核病管理信息监测的先河。中华人民共和国成立后,随着不住院化疗工作的开展,在重庆、成都、武汉和上海等地,逐步对不住院化疗患者开展登记。20世纪70年代中后期,北京、山东等地进一步加强了结核病患者的登记工作,并制定了结核病患者治疗管理月报、季报和人口死亡报告制度。

二、现代结核病监测制度的建立与发展

从1982年2月在上海召开的"全国结核病防治工作报表座谈会"开始,到1982年7月,卫生部发布《一九八一至一九九〇年全国结核病防治工作规划》,要求各级结核病防治机构要按照全国统一制定的病例登记报告卡,建立结核病登记报告和转诊制度,标志着我国正式建立起现代结核病监测制度。到1984年,全国正式建立起以省为单位收集肺结核患者登记和治疗转归信息的年度登记报表制度,可以获得肺结核登记率和涂阳登记率等疫情数据,标志着中国初步建立起了覆盖全国的结核病监测体系。

1986年组织了19个省(自治区、直辖市)中48个县(区)系统开展结核病监测工作试点。1991年卫生部发布《结核病防治管理办法》,以立法形式确定结核病的报告和登记制度。1993年起卫生部结核病监测点并入全国结核病监测协调组,在更大的试点范围内监测结核病疫情和防治工作进展。截至1995年,监测覆盖24个省(自治区、直辖市)的72个县(区),4 320.8万人口。

随着现代结核病控制策略的逐步扩展,1992年我国开始在13个省开始使用标准化的结核病患者登记、治疗和管理的表、本和卡,利用"三本"(初诊患者登记本、结核病患者登记本和实验室登记本)填写肺

结核可疑症状者的就诊信息，以及确诊患者的诊断、登记、治疗、随访检查和治疗转归等信息，并以此为基础，统计与患者发现和治疗管理有关的结核病季度报表，该报表不仅包含患者统计信息，还包括免费药品、督导、培训、健康教育等与结核病防治相关的规划活动信息，从此开始实行以县（区）为单位的结核病季报制度。在 2002 年中国疾病预防控制中心结核病预防控制中心成立后，进一步将结核病管理信息监测作为全国结核病防治工作的基础性工作和优先发展领域，并推动了季报制度在全国的实施。至 2005 年，结核病季报制度实现了在全国所有县（区）的覆盖，利用结核病控制工作季度报表进行数据的报告、整合和分析，国家、省结核病规划管理单位开始了结核病季度资料的分析工作，并发布季度和年度结核病防治工作报告。结核病管理信息监测主要是由承担结核病诊疗职能的疾病预防控制机构和独立的结核病防治所，通过初诊患者登记本、实验室检查登记本、结核病患者登记本、肺结核患者病案记录和肺结核患者转诊追踪登记本等对患者信息进行原始登记记录。结核病防治管理机构（包括疾病预防控制中心或独立结核病防治所等）也会将其在执行国家结核病防治规划活动过程中的相关规划管理工作，如涂阳肺结核患者家属密切接触者检查、药品用量、督导访视、培训工作、健康教育活动、痰涂片盲法复检和经费到位及支出情况等以季度、半年或年度报表的形式进行报告。

三、全面信息化的结核病信息监测系统

随着 2004 年基于互联网的"全国传染病网络直报系统"上线，2005 年启用了与"全国传染病网络直报系统"互联互通的"结核病管理信息系统"（简称"专报系统"），实现了与患者相关的结核病管理信息的网络直报。该系统由全国范围内各结核病定点医疗机构和防治机构根据结核病患者的诊断、治疗、管理和转归等相关病案记录信息及时录入"结核病管理信息系统"，除纳入结核病规划管理的肺结核患者信息和规划管理信息外，也对肺外结核患者的诊断信息进行收集和录入，从而实现了我国结核病防治信息的个案实时管理。

通过对结核病患者个案信息的网络电子化管理，"结核病管理信息系统"能够实时了解并评价各地结核病患者发现、治疗管理和规划活动进展情况。之后，通过对该系统的不断优化升级，2009 年，系统还扩展了对于流动人口、TB/HIV 双重感染和耐药患者信息的监测，并加强了系统的统计和产出功能。结核病管理信息监测对协助规划工作实施、评价规划工作成果都起到了重要作用。目前，我国使用年度新登记结核病患者结合漏报率的方法来估算发病水平。

2022 年初，随着"全民健康保障信息化工程疾病预防控制信息系统"正式上线，结核病信息监测体系也全面纳入其中。新的结核病信息监测系统以最新出台的《中国结核病预防控制工作技术规范》（2020 年版）和《中国结核病防治工作技术指南》（2021 年版）为指导，完善了对患者信息的监测内容，实现了"以病案为基础"的登记系统转变为"以病人为中心"的档案式管理。后期，将进一步确立"结核病监测基本数据集"和"结核病控制信息采集交换数据集"，加强与区域公共卫生信息平台的对接共享，逐步实现医疗机构、疾病预防控制机构和基层医疗卫生机构间结核病防治信息的互联互通。

第二节　肺外结核的报告和登记管理

肺外结核按照病变器官及部位命名，在开展结核病监测工作时，同时具有肺结核和肺外结核病变的患者，应归类为肺结核。

一、传染病报告

传染病报告系统收集的是各级各类医疗卫生机构诊断报告的肺结核患者信息。1989 年 9 月 1 日起施行的《中华人民共和国传染病防治法》将肺结核列为丙类传染病，1996 年卫生部下发《关于进一步加强全国结核病防治工作的通知》，肺结核被列为乙类传染病进行报告管理，自 1997 年起全国有了比较系统的肺结核疫情报告制度。2004 年新修订《中华人民共和国传染病防治法》正式将肺结核列为 25 种乙类传染病之一。2004 年，为了提高传染病疫情报告的时效性，全国启用了传染病网络直报系统，该系统可以对传染

病疫情进行实时监控。2013年，为加强对结核性胸膜炎的报告管理，结核性胸膜炎作为单独分类(暂归为"其他疾病")纳入传染病网络直报系统。2019年，取消传染病报告中的结核性胸膜炎分类，统一纳入肺结核报告管理。

仅具有肺外结核病变的肺外结核暂不属于传染病防治法要求强制报告的法定传染病。同时具有肺结核和肺外结核病变的患者，须按照要求以肺结核完成法定传染病报告。

二、登记管理

2005年，我国正式启用了在网络直报系统的基础上开发设计的"结核病管理信息系统"，覆盖所有的结核病定点诊疗和管理机构。系统主要收集登记管理的结核病患者信息和规划活动信息，实现了结核病患者个案信息的网络电子化管理，能够实时了解和评价各地结核病患者发现、治疗管理和规划活动进展情况。2022年，改造后的"结核病管理信息系统"纳入"全民健康保障信息化工程疾病预防控制信息系统"统一管理。在结核病定点医疗机构就诊并确诊为结核病的患者，应在"全民健康保障信息化工程疾病预防控制信息系统"的结核病系统(以下简称"结核病系统")中进行患者病案登记。由于普通肺结核患者通常需要接受6～8个月的治疗，其治疗期间的痰检、疗程结束后的治疗转归等信息也需要通过"结核病系统"录入。此外，"结核病系统"还可协助完成患者信息的跨区域转入转出，实现跨区域全程治疗管理。

《中国结核病预防控制工作指南》(2021年版)规定，承担结核病诊疗的定点医疗机构，应将其确诊的全部结核病患者(陈旧性结核除外)信息在结核病监测系统中进行登记，包括肺结核和肺外结核患者。

第三节 肺外结核登记管理流程

承担结核病诊疗的定点医疗机构，应将其确诊的全部结核病患者(陈旧性结核除外)信息在"结核病系统"中进行登记，包括肺结核和肺外结核患者，相关工作应在确诊后24小时内完成。

一、肺外结核患者登记和管理

定点医疗机构应将所有就诊的结核病或疑似结核病患者在"初诊登记本"上进行记录，对于确诊的肺外结核患者，应填写登记号，并录入"结核病系统"，生成肺外结核患者电子病案。

虽然肺外结核目前暂不属于法定报告传染病，在生成肺外结核患者电子病案前，也应通过"结核病系统"的"病例报告"模块完成系统病例报告工作，之后再通过系统收治功能完成电子病案的生成。

通过各项查询条件，定点医疗机构可以浏览本单位诊断或管理的肺外结核患者，并根据患者的实际诊疗情况，随时完善患者病案，主要操作有浏览、新增、修改、删除、放弃收治、重新登记、随访信息管理、审核、生成耐药可疑者和患者转出等。

对于直接就诊并开展了耐药性检测的患者，耐药结核病定点医疗机构要将相关信息填写在"耐药筛查登记本"上，并在"结核病系统"中录入耐药检测信息。对确诊的利福平耐药患者，要建立耐药结核病患者的病案记录，并在结核病信息监测系统中录入病案记录信息，包括是否纳入治疗，纳入治疗患者的随访检查结果、疗程结束和治疗转归结果等信息。

二、患者转入转出管理

跨区域管理的患者，在患者改变管理单位后，原管理单位和现管理单位之间，应通过系统中的转入和转出管理模块，将患者的电子病案和相应诊疗信息进行交接，以完成患者规范化治疗管理。

普通患者和耐药患者的病案均可在"结核病系统"中实现转入转出操作。定点医疗机构和疾病预防控制部门均可以将患者转出，患者转入管理由各级疾病预防控制机构完成。转入地疾控机构将患者病案接收后，根据患者实际到位和管理情况选择"代管""重新登记"和"拒治"三种情况，并完善后续信息。

第四节　监测信息的分析和利用

结核病监测资料的分析利用是结核病监测工作的重要内容,通过结核病监测资料的分析利用,可以评价结核病防治实施工作的质量与效果、了解结核病流行变化规律和趋势,为制定结核病防治策略和措施提供依据。

一、数据质量评价

在使用监测系统等产出的数据之前,应对数据进行质量评价,包括对结核病监测信息和规划活动信息相关资料的及时性、完整性和准确性的评价。结核病监测信息评价包括对各种原始资料登记或记录的完整性和准确性,以及登记资料与网络录入资料的及时性和一致性的评价。

纸质资料与网络录入资料一致性只能通过现场督导核查文件进行评价,包括资料真实性、完整性、符合率的核查等,这些应在规划设置的督导活动中定期常规进行。

对于肺外结核监测数据的使用,还应特别注意监测系统对于肺外结核监测的敏感性。既往研究表明,目前在我国"结核病系统"中进行登记的肺外结核患者数与实际诊断的肺外结核患者数仍存在一定差距。

二、数据分析方法

监测信息分析方法包括描述性和分析性分析方法。在常规监测信息分析中,常用的是描述性方法。描述性分析方法是指对结核病监测数据按时间、地点、人群来描述结核病发病、患病和死亡的分布特点,即我们常说的"三间分布",具体如下:

1. **时间分布**　指通常按年份或月份分析结核病监测数据变化趋势。
2. **地点分布**　指按不同报告级别(即行政区划)对结核病监测数据进行分析。
3. **人群分布**　指按人群的各种特征,如年龄、性别、职业、民族等进行分布,如不同年龄和性别登记数和登记率,以及不同职业的登记数和构成比。

三、分析内容

(一)高发时间、地区、人群的分析

通过对结核病登记和报告的时间、地区和人群的特征分析,若发现肺外结核在一年的某些季度或月份登记或报告水平较高,就要进行深入分析,看看这些季度或月份的登记报告工作是否提高或加强,是否采取了有利于患者发现的工作;若发现某些地区登记的肺外结核水平较高,就要分析监测报告工作或政策与其他地区相比有无差异,当地整体结核病疫情水平是否较高,当地是否采取了加强肺外结核患者发现的工作;若发现某些人群发病率较高,就要详细分析是哪些因素造成的,哪些因素是可以通过干预减少或降低的,为人群干预提供指导依据。

(二)患者发现水平分析

首先分析肺结核患者的登记率水平与上年(季度/月份)相比较有无变化,再分析患者发现过程环节有无变化,重点分析是哪些环节发生了变化。必要时应与其他地区的变化情况做比较。

(三)患者治疗管理水平分析

对于进入治疗队列的患者,最后都有一个队列转归结果,包括:治愈、完成疗程、死亡、失败、丢失、不良反应拒治、误诊等。

若分析发现某地区肺外患者治疗成功率较低,可能是失败率、死亡率、丢失率、停止治疗率等较高。

1. **失败率高可以考虑的因素**　治疗方案不合适、抗结核治疗药物质量差或患者药物吸收不良,患者耐药等。
2. **死亡率高可以考虑的因素**　老年人口比例高,有严重合并症或并发症,或者是 HIV 感染者/AIDS

患者。

3. 丢失率高可以考虑的因素 人口流动比例高，或者是患者治疗管理期间，督导管理措施不落实，对疗程期间坚持完成规定疗程的卫生宣教不到位；药物不良反应大；或者治疗费用高，患者承担不起等。

4. 停止治疗率高可以考虑的因素 患者治疗不完全免费，患者因费用高而无力负担，或者药物不良反应大，对不良反应未进行有效处理。

第五节 监测资料的保存和安全管理

各级疾病预防控制机构、定点医疗机构和基层医疗卫生机构应安排专人负责结核病监测工作，并确保结核病监测信息的安全使用。

一、原始资料保存

各级疾病预防控制机构、定点医疗机构和基层医疗卫生机构应安排专人负责辖区内结核病监测信息资料的分类归档保管，实行专人专柜管理。各级结核病定点医疗机构登记的初诊患者登记本、实验室登记本等资料，以及疾病预防控制机构收集的规划活动信息资料等至少保存五年；病案记录资料至少保存十五年。

二、用户权限管理

（一）用户及权限申请

结核病定点医疗机构向属地的疾病预防控制机构申请"结核病系统"的用户。申请人按照要求填写结核病信息管理系统用户申请表，经所在单位领导审批并加盖单位公章后，交属地的疾病预防控制机构审核。

（二）用户审核和用户开通

疾病预防控制机构的系统管理员根据定点医疗机构的诊疗工作开展情况和信息报告管理的要求，负责"结核病系统"管理范围和权限的审核，并负责开通"结核病系统"的用户账号，以及分配系统的使用权限。

（三）延期申请

系统用户的使用权限到期后，需要向属地的疾病预防控制机构申请延期备案。系统用户发生变更时，需要重新申请审批。

三、系统安全管理

1. 各级疾病预防控制机构、定点医疗机构应当根据信息安全三级等级保护的要求，制定相应的制度，建立分级电子认证服务体系，加强对系统用户的安全管理。

2. 系统内所有用户必须进行实名制登记。在未获得司法授权或法律部门另有规定情况下，不能以任何理由泄露或公开个人信息。不得转让或泄露系统账号和密码。发现系统账号和密码已泄露或被盗用时，应立即采取措施，更改密码，并向上级疾病预防控制机构报告。

3. 建立结核病信息数据使用的登记和审核制度，不得利用结核病信息从事危害国家安全、社会公共利益和他人合法权益的活动，不得泄露结核病患者个人隐私信息资料。

参考文献

[1] 戴志澄，肖东楼，万利亚. 中国防痨史 [M]. 北京：人民卫生出版社，2013.

［2］HUANG F，CHENG S，DU X，et al. Electronic recording and reporting system for tuberculosis in China：experience and opportunities［J］. J Am Med Inf Assoc，2014，21（5）：938-941.

［3］LI T，YANG L，SMITH-JEFFCOAT S E，et al. Assessing the quality of reporting to china's national tb surveillance systems［J］. Int J Environ Res Public Health，2021，18（5）：2264.

第四章　结核病患者关怀

肺外结核具有病程较长、治疗费用昂贵等特点，对患者身心健康造成严重影响。患者关怀在肺外结核病患者的防治中扮演着重要角色。相关卫生机构应根据肺外结核病的疾病特点，有针对性地开展健康教育和关怀支持活动，以促使患者获得防治结核病相关知识、认识结核病危害、营造人文关怀氛围，从而提高肺外结核病患者治疗的依从性，促进患者康复。

第一节　患者健康教育

健康教育是以传播、教育、干预为手段，以帮助个体和群体改变不健康行为和建立健康行为模式为目标，以促进健康为目的所进行的系列活动及其过程。其活动包括向受众传播健康信息，对目标人群进行健康观、价值观的认知教育以及保健技能的培训，针对特定行为进行干预等，这些系列工作可以有效地帮助目标人群掌握健康知识，树立正确的健康价值观，改变不健康行为和采纳健康行为，避免危险因素，预防疾病，主动追求健康，提高健康水平。当今流行的包括肺结核在内的一些传染病不仅仅是微生物致病的结果，还与不健康的生活方式相关。健康教育的功能在于通过行为干预的方法帮助人们建立健康的生活方式，以达到预防和减少慢性非传染性疾病及传染性疾病的目的，同时有效地降低医疗费用的支出。

一、健康教育目的和意义

人们的行为与其对外界事物的认知有关，为了让人们能够采纳健康行为、改变不健康的行为，很重要的一类工作就是向人们传授有关健康的知识，帮助人们理解健康与行为的关系，懂得采纳和坚持健康行为的原因，知其"所以然"。因此，让人们从学习中获得知识，以认知作为人们行为取向的基础，这也是健康教育的重要基础工作。健康教育的工作原理是动员各种对行为改变起作用的因素，利用各种可利用的条件促使人们改变不健康行为，建立健康行为。

2006年，WHO下的遏制结核病伙伴组织在其出版的《结核病防治：倡导、传播及社会动员——十年行动框架》中提出了"倡导、传播及社会动员"的结核病预防控制工作的具体方法，我国结合具体情况将这个理念体现为"政府倡导、社会动员和健康教育"的结核病防治健康教育策略。

（一）促使政府加强领导，出台支持性政策

政府加强对结核病防治工作的领导是有效控制结核病的重要保证。只有政府重视结核病防治工作并加强对结核病防治工作的领导，才能促进出台有利于结核病防治工作的政策和措施。具体包括以下几点。

1. 促进政府关注和参与结核病防治工作。
2. 促进政府和相关部门出台支持性政策，具体内容包括提供人力、物力和财力资源。
3. 促进国家结核病防治规划的执行机构之间的协调合作。

（二）动员相关部门，有效整合资源

通过开展健康促进工作，发动各部门和全社会参与结核病防治工作，整合并有效利用资源，提高结核

病防治成效。具体包括以下几点。

1. 协调社会各界共同参与结核病防治工作。

2. 促使各相关部门承担结核病防治工作相关职责。

（三）增强公众预防意识，提高防治知识水平

广泛深入地开展健康教育活动可以提高公众对肺结核的关注度，也能够有效提高公众对于肺结核防治核心信息的知晓率，提高人群预防肺结核的意识。具体包括以下几点。

1. 传播肺结核防治科学知识和国家诊治结核病的优惠政策等核心信息。

2. 鼓励疑似肺结核患者主动到结核病防治专业机构检查。

3. 针对肺结核传染性的不正确认识开展宣传教育，传播正确信息，消除恐慌心理。

4. 针对肺结核患者的治疗开展健康教育，提升患者的依从性，坚持正规治疗和全程治疗，提高治愈率。

（四）减少和消除歧视

肺结核患者往往受到来自家庭、社区、工作单位、社会等多方面的歧视，歧视会对患者造成相当大的心理压力和精神困扰，对患者的治疗和康复产生不利影响，同时也有碍结核病防治工作的顺利开展。

二、患者的健康教育方式

鼓励患者树立战胜疾病的信心和提高患者的依从性是我们对结核病患者开展健康教育的目的之一。对于肺外结核病患者，应根据患者的心理和行为问题，给予相应的健康教育和咨询干预，以激发患者坚持治疗的决心及康复的信心，有效提高患者服药依从性和社会责任感。对肺外结核病患者健康教育内容应包含治疗期和围术期规律服药指导、定期复查的必要性、不良反应应对、营养指导、心理支持、居家隔离指导以及如何避免可能传染他人的行为。

（一）门诊咨询服务

1. 结核病防治机构可通过设立健康小屋、宣传栏、电子屏等方式在门诊发布结核病防治健康教育信息。

2. 定期开展门诊咨询、病友座谈会，针对患者就诊及康复中遇到的问题给予解答。

（二）病房探访服务

通过医护人员及志愿者向住院患者传达治疗期间以及出院后的治疗注意事项、患者关怀相关政策，有助于患者在住院期间配合治疗，也有利于患者出院后继续接受结核病防治专业机构的管理。

（三）专题健康讲座

1. 基层医疗卫生机构及疾病预防控制机构通过组织健康大讲堂向辖区内的肺外结核病患者传播健康知识。

2. 定点医疗机构可组织专家对肺外结核病患者关注的问题进行详细讲解。

（四）健康科普材料

1. 开发专门面向肺外结核病患者的折页、手册、海报、短视频、长图等。

2. 可通过广播、电视、报纸、短信、微信、微博、官网等多种媒体形式传播科普知识。

三、健康教育内容

（一）肺外结核的危害

肺外结核以淋巴结结核、结核性脑膜炎、结核性腹膜炎、肠结核、肾结核、附睾结核、女性生殖器结核、骨关节结核等常见。

1. 淋巴结结核属于慢性消耗性疾病，淋巴结核如果长期存在于肌肉组织中，就会吸收掉组织内的血液和营养，影响身体发育，导致身体机体能力下降，淋巴结核如得不到及时治疗，结核分枝杆菌会扩散至身体的其他部位，导致患者身体素质越来越差，并增加治疗的难度。

2. 肺外结核中的结核性脑膜炎是结核病的重症类型，致死率较高。中枢神经系统结核，尤其是颅内结核的致残率和致死率极高,是最严重的肺外结核,同时也是临床诊疗的重点和难点。

3. 骨关节结核如果未能早期积极治疗,易导致患者残疾,甚至丧失劳动能力。脊柱结核,其早期症状不典型,常并发脊柱畸形、截瘫,有较高的致残率,甚至导致患者死亡。

4. 女性生殖系统结核会出现在女性子宫内膜、输卵管、卵巢、宫颈、外阴等部位,是女性不孕的重要原因。

(二)结核感染和传播途径

结核病可发生于身体除牙齿、头发、指甲外身体所有部位,其感染传播途径主要包括以下几方面。

1. **通过呼吸道传播** 呼吸道传播为主要传播方式。大多数肺外结核发生在肺部结核分枝杆菌感染的基础上,后经淋巴或血液途径播散至肺外某个或多个脏器;也可由支气管、消化管直接播散。也有少量进入血液中的结核分枝杆菌在肾、脑、骨、肠等器官潜伏下来,在机体抵抗力低时发病。

2. **通过消化道传染** 通过消化道传染结核病主要是饮用了未消毒的或者是消毒不严格的被结核分枝杆菌污染了的牛奶,或者是食用了被结核分枝杆菌污染的食物而患病,一般会产生人体咽部或肠道原发病灶。

3. **通过破损的皮肤、黏膜、生殖器官等接触传染** 淋巴结核、胸壁结核、附睾结核等破溃能通过皮肤、黏膜等途径传染,但机会甚少,属于比较少见的传播途径。

4. **宫内传播** 宫内传播主要是通过胎盘或者是胎儿吸入了羊水而导致感染。

(三)患者治疗原则

肺外结核病患者的治疗原则与肺结核患者治疗原则相同,治疗应遵循"早期、联合、规律、适量、全程"的十字方针。

(1)早期:结核病一旦诊断就应及时给予抗结核治疗,治疗越早,恢复得越好。

(2)联合:应采取几种抗结核药物的联合用药,抑菌、杀菌药物并用,避免因单独用药而产生耐药。

(3)规律:严格按照规定的抗结核治疗方案(包括药品种类、药物剂量、服药方法及时间等)有规律地服药,不能随意更改化疗方案或间断服药甚至中断治疗,否则将前功尽弃,甚至发展成耐药。

(4)适量:患者的治疗方案中,对每一种抗结核药物的剂量选择应适当。

(5)全程:患者应不间断地完成所规定的治疗时间,达到彻底治愈、不复发的目的。

(四)抗结核药物不良反应预防

抗结核药物不良反应是指患者服用正常剂量的抗结核药物后出现的有害的和与用药目的无关的反应。

1. **常见不良反应** 患者服用抗结核药物后常见的不良反应很多,如:皮疹、恶心、呕吐、视力下降、蛋白尿、心慌、兴奋或抑郁等。为了防止不良反应的危害,保护结核病患者的健康,患者在医生问诊过程中必须如实提供关于肝功能、视力以及肾功能等方面的既往信息,在治疗前、治疗中要遵从医嘱并规律检查肝肾功能等,如果出现异常情况,要及时就诊处理。

2. **不良反应的预防**

(1)医生及患者(家属)应详细阅读各药品说明书中要求,治疗前依据所用药品对脏器潜在不良反应发生频率进行针对性检测,掌握抗结核药物各自的不良反应高危对象,在不影响疗效的前提下适当调整有关药物的剂量和药品。

(2)在治疗前了解患者及其家族的药物过敏史,避免使用已知曾引起患者严重不良反应的同类药物。避免与其他增加不良反应的药物联用,如在使用氨基苷类药物时应避免使用红霉素、万古霉素、强利尿剂,避免与碱性药联用,以免增加耳毒性反应。

(3)医生应详细向患者介绍所用抗结核药物可能发生的不良反应,通过交谈方式解除患者顾虑,并告知患者如何将不良反应及时告诉医务人员,等待处理。

(五)外科治疗患者的健康教育

对于肺外结核病患者,外科治疗也是重要治疗方法之一。为患者提供外科治疗相关知识,可提高患者治疗依从性,对患者做好术前身心准备及促进患者术后康复都起着十分重要的作用。

1. 肺结核患者

（1）术前：①根据患者对结核病知识的了解程度，向患者讲解手术治疗重要性。②向患者介绍手术过程、术前须做的各项检查、术前对患者进行营养调理的必要性以及术后感染控制的要求，以消除患者对手术治疗的紧张、恐惧心理。③指导患者进行呼吸功能锻炼，增强呼吸肌肌力和耐力，改善肺功能。

（2）术后：①鼓励患者咳嗽及深呼吸运动，促使肺复张。②告知开胸患者如术后疼痛，出现伤口肿胀、渗出等情况，及时寻求医生帮助。③鼓励患者适量运动。根据身体承受能力循序渐进做适度运动，有利尽早康复。④指导患者饮食。患者宜食用高蛋白、高热量及高维生素饮食，少食多餐，忌食辛辣食物、戒烟酒。⑤做好对患者居家治疗的指导。居家治疗期间要遵医嘱，按时服药，定期复查，出现不适症状及时就诊。⑥告知患者服药规范。患者自行停药和不规范服药会产生耐药结核病，将增加治疗困难和经济负担。⑦做好患者心理健康工作。患者保持心情舒畅，积极配合治疗，才能早日康复。

2. 胸壁结核患者

（1）术前：①根据患者对结核病知识的了解程度，向患者讲解手术治疗重要性。②向患者介绍手术过程、术前各项检查的重要性，消除患者的紧张心理。③指导患者学会腹式呼吸，以减轻术后因疼痛而不敢呼吸引发的呼吸困难。④告知患者术前须遵医嘱禁食、禁水。

（2）术后：①按照不同麻醉方式进行术后健康教育，使患者顺利度过危险期。②向患者讲解胸壁结核病灶清除术后，为避免残腔形成导致疾病复发，需要胸带加压包扎2周以上，讲清加压包扎的重要意义，避免术后患者因不舒适自行放松胸带，而影响疾病的康复。③术中切除病变侵蚀的肋骨，术后会引起疼痛，指导患者使用腹式呼吸，可以减轻术后伤口疼痛。④胸壁结核病灶清除术后伤口护理至关重要，是避免疾病复发的重要环节，应告知患者保持伤口干燥，避免感染。⑤指导患者术后饮食。合理的饮食是患者恢复健康的重要保障，患者应多食高蛋白、高维生素饮食，进食时还应做到心情愉快、细嚼慢咽、少食多餐，以减轻胃肠负担。⑥指导患者适当锻炼，增强机体免疫力。⑦告知患者治疗期间要遵医嘱，按时服药，定期复查，出现不适症状及时就诊；不能随意停药，以及不规范服药会产生耐药结核病，增加治疗困难和经济负担。⑧做好患者心理健康工作。患者保持心情舒畅，积极治疗，早日康复。

3. 气管、支气管内膜结核患者

（1）术前：①向患者讲解气管、支气管内膜结核的手术方式、大致过程，注意事项及术后可能出现的不适等，消除患者对疾病和治疗的不必要的恐惧心理。②向患者介绍术后恢复期的相关知识及注意事项，讲明术后初期对日常生活的影响，但手术后3个月即可正常抬头，对日后正常的工作、学习不会有影响，并指导患者练习术后进食、咳嗽的方法，使患者对术后的改变有足够的心理准备。③遵医嘱指导患者术前禁食、禁水的要求。

（2）术后：①向患者及家属讲解术后如何避免呼吸道梗阻。②向患者讲解颈部体位的意义，术中切除病变气管环，导致气管长度缩短，术后气管吻合口张力过大，容易发生吻合口瘘甚至吻合口撕裂。③告诉患者术后早期排痰的重要性，指导患者正确咳嗽、咳痰，及时清除呼吸道分泌物。④术后12小时可进流食，24小时可进半流食，48小时可进普食，以高蛋白、高维生素，易消化软食为主，进食不要过快，鼓励患者少量多次饮水，每次30～50ml，日间每10～20分钟饮水一次，以增加体内水分，防止气道干燥，痰液黏稠加重肺部感染。⑤指导患者进行侧上肢功能锻炼，如活动肘关节、活动肩关节、手臂上举等活动，恢复肩关节功能，预防肩关节废用性萎缩。⑥术后第1天开始，须进行呼吸功能锻炼，避免胸腔感染。⑦向患者讲解气管愈合恢复正常组织抗张能力大约需要3个月，因此恢复期要避免抬头等动作，睡觉时头部抬高15cm左右。⑧告知患者治疗期间要遵医嘱，按时服药，定期复查，出现不适症状及时就诊；不能随意停药，以及不规范服药会产生耐药结核病，增加治疗困难和经济负担。⑨提醒患者戒烟、戒酒、避免接触油烟，防治呼吸道感染。⑩指导患者劳逸结合、加强营养、保持良好心态。

4. 颈淋巴结结核患者

（1）术前：①介绍颈淋巴结结核及手术的相关知识，避免患者对手术的紧张心理。②讲解皮肤准备的注意事项，对于脓肿型颈淋巴结结核患者，衣领不宜过高，避免脓肿被衣领碰破。③向患者讲解术前禁食、禁水的具体要求。

（2）术后：①按照不同麻醉方式进行术后的健康教育，使患者顺利度过危险期。②对患者进行局部伤口如何止血、减少渗出、保持干燥、防感染，以及拆线时间等健康教育。③告知患者如果术后颈部伤口出现肿胀、渗血，气管位置偏移、切口周围伴随红肿热痛等炎症反应症状，出现声音嘶哑，呼吸频率和呼吸节律的改变，及时就医。④告知患者治疗期间要遵医嘱，按时服药，定期复查，出现不适症状及时就诊；不能随意停药，以及不规范服药会产生耐药结核病，增加治疗困难和经济负担。⑤提醒患者居住房间要保持通风，外出要戴口罩，衣服被褥及患者使用的物品要在烈日下暴晒至少6小时以上进行消毒。⑥指导患者戒烟戒酒，合理膳食，忌食辛辣、刺激的食物。⑦保持心情舒畅，积极治疗，早日康复。

（六）治疗期间随访检查

为了解病情变化情况，及时评估结核病患者治疗效果，同时也为了监测并及时处置可能发生的药物不良反应，患者在服药期间还需要定期检查血、尿常规和肝、肾功能等。肺外结核患者如同时合并肺结核，在治疗过程中还需要定期开展痰结核分枝杆菌检查。痰结核分枝杆菌检查简便易行，准确性高，是判断治疗后细菌是否得到控制、治疗效果好坏最直接的方法。因此，送检痰标本的质量将直接影响检验结果的准确性。患者应按照下列要求和方法留取合格的痰标本。

1. **留痰方法**　清水漱口，深呼吸2～3次，用力从肺部深处咳出痰液，将咳出的痰液（3～5ml）留置在痰盒中，拧紧痰盒盖。

2. 复查时，肺结核患者应收集两个痰标本（夜间痰、晨痰）。夜间痰是送痰前一日，患者晚间咳出的痰液；晨痰是患者晨起后咳出的痰液。

3. 合格的痰标本一般为干酪痰、血痰或黏液痰。唾液或口水为不合格标本。当痰标本的体积或性状不符合要求时，须重新留痰送检。

（七）结核病患者合理休息及锻炼

1. 合理休息可减少体力消耗，有利于延长药物在病变部位存留的时间，有利于病灶组织的修复，从而促使疾病治愈。对于卧床的重症肺外结核患者来说，不宜过多读书看报，以减少脑力消耗、避免病情恶化。同时，患者要保证每日充足的睡眠，高质量的睡眠对调节患者免疫力具有非常重要的作用。

2. 适当的锻炼可以增强患者的抗病能力。但对于结核病患者来说，体能锻炼则需要根据患者的性别、年龄、具体病情来确定适宜的锻炼方式。常见结核病患者的锻炼建议如下。

（1）结核性脑膜炎患者在高颅压期间需要绝对卧床休息，如果下床活动可能会引起脑疝的发生。

（2）淋巴结结核患者可以适当地增加户外锻炼，增加抗病能力，以不感觉累为宜。颈淋巴结结核围术期患者可以进行适当户外锻炼，如：慢步走、打太极拳、做广播体操等，可以增加抵抗力，但应避免劳累和重体力劳动。

（3）结核病胸膜炎患者的活动以不感觉到疲劳为宜，活动后要适当休息，症状恢复期患者要注意活动要循序渐进。

（4）骨关节结核患者术后功能的锻炼，应根据不同患者的病情、功能评定制定个体化功能锻炼计划，康复要循序渐进，逐渐提高锻炼量，以患者主动锻炼为主，锻炼中应保证患者安全。

（5）气管、支气管内膜结核围术期患者可以尽早下床活动，术后第一天就可以协助患者在床边原地踏步走，活动时要监测生命体征，无不适后可室内行走5～10分钟，每天活动量可以逐步增加，循序渐进。对于年老体弱下肢不能自主活动患者，可协助其被动活动，方法是按摩比目鱼肌、腓肠肌等。

（6）胸壁结核围术期患者，在术后好转期过早从事繁重的工作或激烈运动，有可能导致疾病的复发，因此，好转期患者要适度运动。

（八）结核病患者感染控制

结核病可通过呼吸道、消化道、破损的皮肤黏膜以及通过胎盘或者是胎儿吸入了羊水而导致感染，其中，呼吸道传播是主要传播方式。肺外结核病患者如果得不到及时治疗，在其免疫力低下的情况下，会通过血行播散发生肺结核。特别是儿童肺结核患者因易发生血行播散，更易并发肺外结核，其发病率可达儿童结核病的50%。肺外结核病患者如同时合并肺结核且患者正处在排菌期，那么患者在咳嗽、打喷嚏时,就会通过飞沫将结核分枝杆菌传播给周围人。淋巴结核、胸壁结核、附睾结核等破溃也能通过皮肤、黏膜等途径传染。因此,肺外结核患者也需要主动采取防护措施,减少传播他人,患者注意事项如下。

1. 住院患者感染控制

(1)排菌的肺结核患者是传染源,呼吸道传染是结核病的主要感染途径,婴幼儿、老年人、营养不良及免疫抑制剂使用者、糖尿病患者是结核病的易感人群。咳嗽、打喷嚏用纸巾或肘部遮掩,正确佩戴医用外科口罩。

(2)肺结核患者留取痰标本应到留痰室规范留取,卧床不便活动患者吐痰前须佩戴口罩,咳痰时取下口罩留取痰标本,禁止随地吐痰,产生的痰液放到不透水的痰袋中或含有消毒液的痰盂中。

(3)住院患者居住的病房每天要定时开窗通风和使用紫外线消毒,保持室内空气清新。

(4)教育患者外出回家后注意手部卫生,勤洗手。正确洗手方法:取适量肥皂(皂液)均匀涂抹至整个手掌、手背、手指和指缝,首先掌心相对,手指并拢,相互揉搓至少30秒,再用流动水冲洗干净。

(5)对患者家属要进行健康教育宣教,讲解结核病的传播方式,告诉家属探视时需要佩戴医用外科口罩,做好个人防护。

2. 患者家庭感染控制

(1)结核病主要感染方式为呼吸道传播,因此要合理安排患者居住,有条件建议安排患者独居。

(2)患者居住房间应每天打开门窗通风多次,每次10分钟以上,保持室内空气新鲜,有条件的房间可每周消毒一次。

(3)居家隔离治疗期间,患者要保持充足睡眠,生活规律,不与家人同桌共餐。

(4)患者所用物品应与家人分开。床单、被褥、枕头、衣物应经常在阳光下暴晒,每次暴晒2~4小时。茶具、餐具、毛巾等应尽量定期煮沸消毒,每次15~30分钟。

(5)服药治疗期间的患者妈妈应停止母乳喂养,以避免通过哺乳间接导致孩子药物中毒,同时在日常生活中应注意,不要面对着孩子咳嗽、打喷嚏、逗笑和亲吻等,以避免传染孩子。

(6)所有的抗结核药品都要放在阴凉干燥和孩子接触不到的地方,避免孩子误食。

(7)痰菌阳性及强化期治疗的肺结核患者,尤其是家中有5岁以下儿童、老年人、慢性病患者和免疫抑制剂使用者,患者尽量与家人分室居住,在家戴口罩,避免传染家人。

3. 公共场所感染控制

(1)患者尽量做到不外出,不串门,不借用他人的餐具和杯具。

(2)必须外出时佩戴医用防护口罩,并且要缩短外出时间,咳嗽打喷嚏时尽量避开人群,应用纸巾遮住口鼻,使用后的纸巾可做焚烧处理。避免与他人正面交谈,与他人说话时应侧向一边,并且要尽量避免乘坐密闭公共交通工具,如:飞机、高铁等。

(3)陪同患者外出的家属也要佩戴医用防护口罩。

(4)肺外儿童结核患者如合并肺结核,在治疗期间应在家休息,不要入托、入学,以避免传染他人。

(5)临时到公共场所用餐的患者,用餐时不要大声说话,用过的碗筷,应主动告诉饮食服务人员,注意将所用碗筷做上标记,单独清洗消毒。

第二节 结核病患者心理关怀

肺外结核病是一种慢性消耗性传染病,病程及疗程较长;其中,比较严重的肺外结核病如结核性脑膜炎、脊柱结核病等,患者晚期有活动受限、关节或脊柱畸形、昏迷、瘫痪等症状。有些患者需要手术,住院时间也较长,药物不良反应更严重,长期治疗造成患者经济压力大,心理负担重等,给患者的工作、生活、学习等方面带来了种种困难,心身均承受着巨大的压力。因此,肺外结核病患者的心理支持尤为重要,应本着"偶尔去治愈,常常去帮助,总是去安慰"的理念,给予肺外结核病患者全疗程全方位的心理支持。

治疗者利用对话式会谈互动模式，对患者进行建议、安慰、劝告、包容和鼓励等，对心理受损的患者进行治疗。目标是维护或提升结核病患者的自尊感和自信心，尽可能减少或者防止症状的反复，以及最大限度地提高患者的适应能力和疾病治疗的顺从性。

一、心理支持方法

1. **积极倾听** 积极倾听患者的诉说是了解患者情况的需要，在充分理解患者讲述经历的基础上表达自己对患者感受的理解、接纳与认同，也是建立良好医患关系的需要。医生、社区随访与关怀人员要专心倾听患者诉说，让患者觉得医生与关怀人员在郑重其事地关心他们的疾苦，以便消除顾虑，增进信任感，从而树立起勇气和信心。此外，患者尽情倾诉，情绪得到宣泄，也会感到轻松。

2. **劝告和鼓励** 医生对患者问题的来龙去脉及其实质，以及患者所具备的潜能和条件有了充分了解后，可向患者提出切合实际的劝告和鼓励。患者常常无法记清太多内容，医生要用通俗易懂的语言，把劝告和鼓励多讲几次，以便患者回家后仔细领会。强化患者理解正确的知识和做法，鼓励患者有利于治愈的正确行为。

3. **建议与指导** 医生一旦在患者心目中建立起权威，他提出的建议就会是强有力的，但医生不能包办代替，应该由患者自己作出决定。医生的作用在于帮助患者分析问题，让患者了解问题的症结，提出意见和劝告，鼓励患者自己找出解决问题的办法，并促进患者积极实施。医生提出的建议要谨慎，要有限度，留有余地，否则，如果患者按建议尝试失败了，不仅对自己失去信心，也对医生失去了信心。

4. **培养信心与希望** 信心和希望是患者走出心理困扰的重要动力。在患者焦虑、苦恼时，尤其是处于心理危机中时，给予患者信心与希望是很有益的。医生在给出希望前，一定要有足够的根据和把握，使患者深信不疑。这种信任感是取得疗效的重要保证。如患者问及疾病的预后，医生有握的话，应尽量向好的方向回答，同时附上几条希望，指导患者从哪些方面去努力，才能实现其愿望。如患者病情比较复杂，治疗比较困难，要本着真诚的态度，尽可能多从正向方面解释分析病情，要让患者感觉到治愈疾病是医疗人员和患者共同的目标，需要一起努力，鼓励患者建立战胜疾病的信心，提高患者生活质量和生活品质。

5. **鼓励社会功能性的适应** 帮助患者顺利度过患病后的心理震荡期，减轻对药物治疗的忧虑，处理好与家人的关系，适应患病后工作、学习、生活、人际交往的改变，坚持全程治疗，并最终顺利回归社会，这一系列过程中涉及诸多的心理适应过程，应帮助患者学习运用多种调适技巧，以更有效、更成熟的方式去处理所面临的困难和挫折，预防严重问题的出现。

二、心理支持方式

根据心理支持对象的数量，将心理支持分为个体和团体两种方式。

（一）个体心理支持

个体心理支持，即一对一的单独咨询，咨询对象在专业人员的协助下去理解自己的问题，并寻求解决自己问题的方法。个体支持是心理支持最常见的形式，以谈话为主，着重帮助解决个人的心理问题。个体支持适用于解决深层问题，其优点是针对性强、保密性好，咨询效果明显，但咨询成本较高，需要双方投入较多的时间、精力。

（二）团体心理支持

团体心理支持，是指将患者组织在一起，以团体的形式进行心理支持的方法。1905年美国 J.H. 普拉特医生首先采用该方法，组成了结核病患者心理小组，帮助结核病患者控制病情。

团体心理支持是相对一对一的个体心理支持而言的。顾名思义，它是一种在团体情境下提供心理帮助与指导的一种支持形式，即由专业人员根据咨询对象问题的相似性组成课题小组，或咨询对象自发组成课题小组，通过讲课、共同商讨、现身说法、训练、引导，解决成员共同的发展或共有的心理问题。团体心理支持既是一种有效的心理治疗，也是一种有效的教育活动。

1. **团体心理支持特点**　团体心理支持与个体心理支持最大的区别在于咨询对象对自己问题的认识、解决是在团体中通过成员间的交流、相互作用、相互影响来实现的。具体而言,有以下几个特点。

（1）团体支持感染力强,影响广泛。这是因为群体的互动作用促进了信息的传递和自主性的激发,也就是团体动力的形成。在团体中,团体动力对于团体目标的实现有着很重要的作用,而团体成员也是靠着动力来相互作用、相互影响来解决自己的问题。

（2）团体支持效率高,省时省力。相对于个体一次只解决一个人的问题,团体在解决问题方面是很有效率的。并且,团体中成员及其问题的复杂性,也会给团体成员更多的收获。

（3）团体咨询效果容易巩固。团体支持创造了一个类似真实的社会生活情境,增强了实践作用,也拉近了与生活的距离,使得支持较易出现成果而成果也较易迁移到日常生活中。

（4）团体支持在改善人际关系等方面效果很好,特别适用于人际关系适应不良的人。

2. **团体心理支持小组的设置**

（1）一般是由1～2名带领者,8～15名成员组成。团体活动以聚会的方式开展,可每周1次,每次时间1.5～2小时,活动次数可视患者的具体问题和具体情况而定,一般治疗期间小组活动4～8次为宜。活动场所为特定地点或网络视频。目前网络视频形式越来越受到欢迎,节约活动成本,同时避免交叉感染。

（2）可采用结构式和非结构式进行团体心理活动。结构式团体心理支持是指带领者事先做了充分的计划和准备,设定活动的主题,安排有固定程序的活动,让组员来实施治疗的团体小组;非结构式团体心理支持是带领者不安排有固定程序的活动,活动相对自由,利用团体的动力,组员之间彼此影响,对组员实施治疗。对于结核病团体心理支持来说患者治疗初期可采用结构式的团体心理支持,带领者以健康宣教、知识普及为主,帮助患者合理认识结核病的治疗和转归,识别自我情绪和认知。

（3）小组活动之前所有参加人员包括带领者须签署知情同意书(包括小组活动目标、活动时间、活动频次、带领者和组员的责任、权利、义务等)和小组保密协议,强调保密原则。

（4）团体小组活动的阶段:相识形成阶段、信任融入阶段、问题解决阶段、结束评估阶段。

第三节　结核病患者的营养支持

2013年,WHO出版了《结核病患者营养关怀和支持指南》。主要内容包括:接受治疗的活动性结核病患者的最佳膳食搭配;活动性结核病患者的宏量营养素和微量营养素补充;通过人口水平的营养干预,降低潜伏结核病向活动性结核病发展;五项关键原则;未来研究方向及有关建议等。

一、营养筛查与评定

WHO于2013年提出营养筛查、营养评定和营养管理是结核病诊疗的组成部分。

目前,国内外常用营养筛查工具包括欧洲营养风险筛查2002(nutritional risk screening 2002,NRS2002)、主观全面评定(subjective global assessment,SGA)、微型营养评定(mini nutritional assessment,MNA)、营养不良通用筛查工具(malnutrition universal screening tool,MUST)和营养风险指数(nutritional risk index,NRI)等。上述方法中,NRS2002属于纯筛查性质的,该方法建立在循证医学基础上,不仅简便易行,且具有较高的临床实用性和有效性。我国学者多使用NRS2002对结核病患者进行营养筛查,作为评估患者预后和临床结局的指标。

二、结核病的营养治疗

结核病患者的治疗正向综合治疗方向发展,营养治疗是其中重要的一环。根据患者病情,给予适合患者本人的个性化营养治疗是取得营养治疗效果的关键,患者的营养治疗方案遵循营养干预五阶梯治疗模式,一般结核病患者可遵循营养治疗总原则;对于食欲食量尚可但饮食习惯欠佳、摄入量不够均衡的患者,可通过营养宣教的方式,纠正其不良饮食习惯,保证营养均衡全面;对于合并其他疾病的患者以及肠结核、食欲食量差的患者,应给予营养治疗膳食,同时对于入量仍不足的患者给予口服营养补充,必要时候进行肠内肠外营养支持。

1. 营养治疗总原则

(1)能量:对于结核患者来说,能量的供给应稍高于正常人,一般以能维持正常体重为原则,在毒血症不明显,消化功能良好的情况下,按每千克体重40~50kcal(1kcal=4.18kJ)的能量供给,全日能量达2 400~3 000kcal为宜,以满足患者的生理需求及疾病的消耗。但结核肥胖患者、老年患者及伴有心血管疾病的患者能量不宜过高,一般控制在2 000kcal左右。

(2)蛋白质:蛋白质是构成细胞的重要物质,并维持人体正常的生理功能,如人体内发挥免疫功能的抗体、白细胞和淋巴组织都是由蛋白质构成的。优质高蛋白饮食有利于结核病灶的修复,因此蛋白质是保证结核病营养治疗的第一要素。提高蛋白质的供给量,使患者食谱中蛋白质提供的能量占总热量20%,或按每公斤体重计算,给予结核合并糖尿病患者每天每公斤体重1.5~2g蛋白质,其中优质蛋白质应占50%以上,优质蛋白质来源于乳类、蛋类、鱼类、肉类、动物内脏和豆制品等。牛奶中含有丰富的酪蛋白和钙质,患者应每天食用350~500g,但不超过500g,对于乳糖不耐受患者,可选择舒化奶或酸奶。

(3)碳水化合物:碳水化合物的摄入量应足够,食量不足,不利于保护肝肾功能,摄入量一般不加限制,但是结核患者伴有糖尿病时,碳水化合物的供给量每天应限制在200~300g,其中应包括一部分粗粮。

(4)脂肪:结核患者对脂肪的摄入量以适量为原则,每日摄入量在60~80g。尽量降低饱和脂肪酸和反式脂肪酸的摄入,防止血清脂质升高,同时增加ω-3脂肪酸的摄入来调节饮食,有助于减少机体的炎症反应。烹调用油控制在每日25~30g为宜,宜选择大豆油、花生油等植物油,亦可应用橄榄油、山茶油、亚麻籽油等富含单不饱和脂肪酸的植物油调制凉菜。

(5)维生素和矿物质:维生素和结核患者的恢复有密切关系,而且结核患者体内维生素B和维生素C含量往往降低,这与结核病灶消耗了大量维生素B、维生素C有关,故结核患者的膳食中也要添加富含维生素的食物,以满足机体对维生素的需求,而某些矿物质对于结核患者修复病灶及疾病恢复亦有着非常重要的作用。

1)维生素A:长期食用高蛋白膳食,维生素A的需要量也随之增加,且严重营养不良的患者肝脏中维生素A的储量低下,也需要加以补充,维生素A还可增强上皮细胞抵抗力。补充维生素A可强化结核患者的免疫应答,从而降低结核的发病率与死亡率。维生素A的良好来源是动物肝脏、鱼肝油、奶制品、蛋黄等;维生素A原的良好来源是深色蔬菜和水果,如菠菜、胡萝卜、红心红薯、南瓜、西红柿等。

2)维生素D:长期采用高蛋白膳食易出现负钙平衡,维生素D可促进钙的吸收。多项研究表明维生素D对抗结核治疗有益,但是应首先对患者维生素D缺乏情况进行评估,补充维生素D对维生素D浓度不足的个体更加有益。鱼肝油、蛋黄、海鱼是维生素D的良好来源,晒太阳是人体维生素D_3的有效来源。

3)B族维生素:有促进食欲、健全肺部和血管的功能,且与能量代谢密切相关,高能量膳食中B族维生素的供给量应明显增加。维生素B_1和维生素B_6还能减少抗结核药物的副作用,维生素B_1的良好来源是杂粮、瘦肉、动物内脏、豆类、坚果等,维生素B_6的良好来源是白色肉类、肝脏、豆类、坚果类。

4)维生素C:具有参与神经递质的合成、增强机体的免疫力、增加膳食中非血红素铁的吸收率等作用,主要来源是新鲜蔬菜和水果。值得注意的是,维生素C不宜与异烟肼并用,否则会产生协同效应反而降低抑菌率,不利于体内结核分枝杆菌的清除。

5)钙:能维持多种生理功能,尤其对结核病的康复很有帮助,病灶钙化是结核病痊愈的形式之一,这一过程需要大量的钙质,奶制品含钙丰富且吸收率高,是重要的钙来源,建议结核患者每日食用牛奶350~500g,除提供丰富的易吸收钙外,还提供优质的蛋白质。除奶制品外,豆制品、绿叶蔬菜、海带、紫菜、虾皮等也是供钙的良好来源。

6）铁：是制造血红蛋白的必备原料，结核病患者，尤其是伴有咯血、贫血、低蛋白血症者，应该保证铁的摄入。需要注意的是血清铁蛋白是急性期反应物，当免疫系统对感染作出应答时，血清铁蛋白会增加。结核病患者的摄铁量和致死风险成正比，高铁摄入将使病情恶化。因此，结核病患者对铁的补充应该慎重，最好利用含铁丰富的食物补充铁。铁的良好来源是动物肝脏、动物全血、畜禽肉类、鱼类等。

7）镁：镁对神经系统和心肌有十分重要的作用，还可促进骨骼生长和维持骨骼正常功能，对于结核患者尤其是骨结核患者有着重要的作用，镁的良好来源是绿叶蔬菜、粗粮、坚果等。

8）锌：锌在细胞代谢和免疫中起着基础性作用，是蛋白质和生物膜的重要组成部分，结核患者血清锌浓度普遍偏低，在抗结核治疗的强化阶段，锌可能在巨噬细胞的防御机制中起着重要作用，另外，锌可以促进维生素A代谢和限制炎症状态下自由基对细胞膜造成的损伤，因此对结核病患者来说，锌的补充尤为重要。锌的良好来源是贝壳类海产品、红色肉类及其内脏，蛋类、豆类、燕麦、花生等也富含锌。

9）硒：硒的主要功能是作为谷胱甘肽过氧化物酶的一个组成部分，维持免疫功能，保护细胞免受氧化损伤。结核患者血清硒含量显著降低，硒的良好来源是海产品和动物内脏。

（6）膳食纤维和水：足够的膳食纤维和水是保持大便通畅，预防便秘，防止消化不良和避免体内废物积聚的必要措施。保持大便通畅，可以避免大便秘结，防止因排便而引起咯血。除肠结核患者外，其他结核患者每天应摄入一定数量的富含膳食纤维的食物，如新鲜蔬菜、水果及粗粮。必要时可选择膳食纤维制剂，每天补充10～20g为宜。

2. 治疗膳食处方制定　对于合并糖尿病、高血压、肾病综合征等的结核病患者以及肠结核、食欲食量差的患者，应给予营养治疗膳食。

（1）确定总能量：根据患者的病情，确定患者每公斤标准体重应给予的热量数，如一位年龄46岁、身高175cm、体重65kg的可下床活动患者，其标准体重为175kg–105kg=70kg，体重65kg属于正常体重范围，患者饭后可遛弯，属于轻体力劳动强度，可给予每公斤体重30kcal，其每日能量需要量=70kg×30kcal/kg=2 100kcal。

标准体重简易计算公式：标准体重（kg）=身高（cm）–105

理想体重范围=标准体重×（1±10%），肥胖的标准为＞标准体重×（1+20%）；消瘦的标准为＜标准体重×（1–20%）。

（2）计算生热营养素重量：根据病情确定生热营养素所占能量比例后，与总能量相乘，计算出生热营养素所提供的能量，再分别除以每种营养素每克所供能量（糖类、蛋白质除以4，脂肪除以9），得到生热营养素的全天可配重量。

（3）确定餐次营养素分配比：计算每餐营养素量，根据病情，全天膳食可按1/5、2/5、2/5、1/3、1/3、1/3和1/7、2/7、2/7、2/7等不同比例分配，分别计算出每餐可配营养素重量。由于结核病患者能量摄入较高，因此可以采用一日5～6餐的办法，少食多餐制既可增加能量摄入，又不至于给机体造成额外负担。

（4）配餐步骤：先设定必需的常用食品用量，如1袋牛奶、1个鸡蛋、25g大豆等，并分别安排至某餐。用每餐可配营养素总量减去以上食品所含的糖类、蛋白质和脂肪量后，再按先配主食，后配蔬菜，然后配荤菜，最后计算烹调油及调味品的过程，制订一天食谱。

（5）制订食谱：根据计算食品品种和数量，按烹调要求定出具体食谱供厨师烹调。

（6）编排周食谱：一天食谱确定后，可根据食用者的膳食习惯、市场供应等因素，按食物交换份表，在同一类食品中更换品种和烹调方法，编排成周食谱。有条件者可用食物热量计算工具进行食谱制订和热量计算。

3. 口服营养补充　口服营养补充（oral nutritional supplements, ONS）定义为：除了正常食物以外，用特殊医学用途（配方）食品经口摄入以补充日常饮食的不足。ONS属于营养支持中的肠内营养（enteral nutrition, EN）的一个分支。循证医学的A类证据表明，每天使用ONS可以提供额外的能量供应，当额外能量供应达到400～600kcal时，有助于机体营养状况的改善。

4. 肠内肠外营养治疗 营养支持治疗是结核病患者综合治疗中的重要一环。肠内营养（enteral nutrition，EN）和肠外营养（parenteral nutrition，PN）都是临床营养治疗中极为重要的方法，与 PN 相比较，EN 符合生理需要，能预防肠黏膜萎缩，有利于维护肠黏膜屏障功能和全身免疫系统功能，减少肠道菌群易位，不易出现严重并发症，且费用少。因此，EN 是临床上首选的营养支持方式和营养治疗手段。

三、结核病患者不同阶段的营养管理

1. 治疗前或刚开始接受治疗的患者营养管理 营养良好对结核患者至关重要，而患者对营养的需求因人而异。建议确诊了结核的患者在接受治疗前或开始治疗后，尽快寻求医师、护士或者营养师进行营养状况的评估，制定营养计划和落实的具体方法，良好的营养计划可使患者感觉良好、保持体力和能量、维持体重和营养素的储存，以便对相关治疗所致的副作用有更好的耐受性、降低感染的风险、更快更好地愈合和康复。此阶段患者的营养管理一般为营养筛查、评定后，给予营养宣教、饮食指导。

2. 治疗期结核患者的营养管理 良好的营养状况可使患者顺利接受治疗，防止机体组织分解、重建机体组织并具有对感染的抵抗力。抗结核治疗在营养良好患者身上将有更好的应用效果。治疗期间患者的营养管理应以营养筛查与评定为前提，对存在营养风险或营养不良者，按五阶梯治疗模式进行个性化营养干预，详见上一部分内容。

3. 恢复期结核患者的营养管理 结核患者结束抗结核治疗后，治疗不良反应逐渐消失，此时患者应通过良好的饮食、规律的作息、适量的活动来恢复体力、重建机体组织。此时患者的营养管理与普通人一致，建议均衡饮食，食物多样化，改变过去不良的饮食习惯或生活方式，饮食可参考居民膳食指南，或请营养师制定营养均衡的饮食计划，此处简列几条以供参考。

（1）有合并症的患者与医师或营养（医）师确认饮食禁忌。

（2）每日保证食用各类食物，做到食物均衡多样化。

（3）注意摄入粗粮、豆类、坚果、蔬菜、水果和奶制品。

（4）尽量少吃不健康的食物，如腌制、烟熏等食物。

（5）有益食物也不可多吃，营养平衡是关键。

（6）根据自身情况进行适量活动，保持良好心情和作息习惯，共同促进身体康复。

四、特殊状况和合并症结核病的营养治疗

1. 关节结核病和脊柱结核病 关节结核病和脊柱结核病都是一种慢性消耗性疾病，长期低热、盗汗、食欲减退，患者更容易出现消瘦、贫血、低蛋白血症等，体质较差。关节结核病患者同时伴随有关节疼痛，活动受限；脊柱结核病患者同时伴随有腰背疼痛，活动受限，脊柱畸形，甚至肢体瘫痪。这两类患者会出现暂时或终身的劳动能力丧失或下降。患者应保证休息充分，需要时局部制动。营养上给予高蛋白、高热量、高维生素、富含纤维素的饮食，如牛奶，鸡蛋，豆浆、豆腐等豆制品，鱼、瘦肉及新鲜蔬菜等；必要时给予补充人血白蛋白、血浆或红细胞。

2. 结核性腹膜炎 患者常合并贫血和营养不良，可选择"NRS2002"作为住院患者营养风险的筛查工具。营养支持包括肠内营养和肠外营养，肠内营养是首选的营养支持方式。结核性腹膜炎患者不合并肠结核时多不合并严重的胃肠道功能紊乱，可给予整蛋白型肠内营养剂，对于乳糜样腹水的患者，应给予全胃肠外营养支持。

3. 肠结核 肠结核患者并发完全性肠梗阻时，应绝对禁食，完全采用肠外营养进行支持。不伴有肠道梗阻的轻症肠结核的营养治疗原则及饮食内容可遵循普通结核病及重症结核病的原则和内容，但对于累及肠道的病变应注意。

（1）性质和特点：是含少量膳食纤维和结缔组织的易于消化的膳食，目的在于减少膳食纤维对消化道的刺激，避免引起梗阻，减少肠道蠕动，减少粪便数量及粪便的运行。

（2）适应证：肠结核、消化道少量出血、肠道手术前后、肠道管腔狭窄等。

（3）原则和要求

1）尽量少用含纤维多的食品，如粗粮、整豆、坚果、蔬菜、水果等。

2）食物应制备得细、软、烂，易于消化，少食多餐。

3）限制脂肪。因腹泻患者对脂肪的吸收能力减弱，易导致脂肪泻，脂肪含量为 40g/d，可采用中链脂肪酸（MCT）烹调。

4）此膳食不宜长期应用，同时注意补充维生素 C，果汁用量不宜太多，因含有机酸较多，易刺激肠道蠕动。

5）甜食用量不要过多，以免因过多的糖在肠道发酵产气而引起腹胀。

6）牛奶不宜用于少渣膳食，可试用酸奶。

（4）可选用的食物

1）精细米面所制粥类、软烂饭、发面蒸食、面包、软面条、面片儿等。

2）嫩瘦肉和鸡、鱼、虾、内脏，须置备软烂。

3）去皮煮软的水果、去茎煮烂的碎菜叶。

4. 结核性脑膜炎的营养支持　由于结核病脑膜炎所侵犯解剖部位的重要性和病理变化的复杂性，结核性脑膜炎属最严重的结核病。根据病情，神志清醒者卧床休息，先给予清淡、易消化的半流质饮食，也可给予整蛋白型的全肠内均衡营养素和乳清蛋白粉，作为能量补充，待病情好转后过渡到软饭，直至正常饮食。病情较重、昏迷不醒、经口进食者应给予鼻饲饮食。

（1）鼻饲饮食的性质和特点：鼻饲饮食是管喂饮食的一种，是由多种食物混合制成的流质状态的膳食，其具有充分而适当的营养，黏稠度适宜，便于通过导管饲喂，是供给不能口服自然食物患者的一种营养较为全面的肠道营养膳食。

（2）适应证：结核病脑膜炎昏迷期。

（3）原则和要求

1）食物内容须呈流质状态，稠度合适，以使流质得以通过鼻饲管，便于饲喂。

2）管喂膳食营养要充分、均衡。蛋白质、脂肪、碳水化合物配比要合理。无机盐、电解质及维生素应能满足患者需要（如有不足，须另外补充）。

3）鼻饲膳食。

4）昏迷时的患者须处于应激状态，可以允许的食量能量摄入不足。第一天提供总热量500kcal，或以实际体重为准给予 15kcal/（kg·d）。根据病情发展情况，1～2 天调整 1 次，每次增加125kcal，直至正常需要量。

5）鼻饲的方法：分为一次投给，间歇重力滴注及连续滴注。

6）应用推注法喂养时，除非显示不妥，可酌情应用胃动力药物。第一天每 2～4 小时给予 120～250ml，4～6 次/d。第二天如患者无不适反应，可酌情加量至每 2～4 小时给予 250～400ml。但要注意每 4 小时检查 1 次胃残留。如果残留超过 200ml，应停止喂养，2 小时后再检查。每 4 小时检查 1 次腹胀和不适。

7）一般结核性脑膜炎患者应用激素治疗时，可合并有血糖升高和严重的骨质疏松。此时，应选用适合糖尿病患者的营养配方制剂，可参考糖尿病的肠内营养的应用。对于骨质疏松患者，可把钙片碾碎放入配好的制剂中，随餐次直接服用。

5. 围手术期结核患者的营养治疗　治疗结核病，除了药物治疗，手术仍是部分患者不可或缺的治疗方法。许多结核病患者术前已存在营养不良，而手术创伤可引起机体的应激反应，造成机体分解代谢增加、自身组织消耗，从而加重术前已经存在的营养不良。结核病患者手术后常见并发症（如肺部感染、支气管胸膜瘘、残余结核病灶播散等）的发生与患者术后营养状况密切相关，及时纠正术后营养不良，可减少术后并发症，保证手术的成功，同时也为后续治疗打下良好的基础。围手术期结核患者的营养治疗原则如下。

（1）营养不良特别是严重营养不良患者，推荐术前使用营养支持，严重营养不良患者术前予以 7～14 天的营养支持，但对于术前营养状况良好或轻度营养不良的患者，营养支持可能无益甚至增加并发症风险。

（2）围手术期营养首选 ONS 或 EN，EN 无法实施或 EN 无法提供充足的能量和蛋白质时应补充或选择 PN。

6. 结核病合并糖尿病患者的营养治疗 结核病是一种慢性消耗性疾病，糖尿病是一种具有遗传倾向的慢性代谢紊乱性疾病，这两种疾病同时存在，相互影响，增加营养不良的发生率，增加治疗难度。给予结核合并糖尿病患者营养治疗，能够加强患者免疫功能，降低患者肺部感染率，提高痰液结核分枝杆菌的转阴率。因此，对此类患者开展营养治疗，应以既保证充足的营养、又维持血糖的稳定为目标，进而达到有效控制高血糖、改善营养状况和促进病灶修复的目的。

（1）结核合并糖尿病患者的营养治疗原则

1）比无合并结核的糖尿病患者摄入量多 10%～20%。

2）蛋白质、脂肪、碳水化合物三大营养素供应比例适当。碳水化合物占总能量的 50%～65%，应选用低血糖指数（glycaemic index, GI）食物，注意粗细搭配，可降低餐后血糖，使血糖平稳。蛋白质摄入量应为 1.5～2.0g/（kg·d），宜选用优质蛋白。脂肪占总能量的 20%～30%，并减少反式脂肪酸的摄入。

3）膳食纤维摄入量应达到 25～30g/d 或 10～14g/1 000kcal。

4）膳食应富含多种维生素。

5）患者存在营养风险或营养不良时，可选择低升糖指数的肠内营养制剂进行 ONS 或鼻饲，PN 时注意添加胰岛素，建议使用胰岛素泵单独输注，以每克葡萄糖 0.1U 胰岛素的起始比例加入，并根据血糖情况调整胰岛素用量。

6）定时定量进餐，可以采用一日 5～6 餐的办法，少食多餐制可以兼顾两种疾病的饮食治疗。若血糖稳定，可在两餐之间加水果，每次食用水果数量不宜过多。

（2）结核合并糖尿病患者饮食设计方法

1）确定总能量：糖尿病合并结核病的患者，能量摄入应稍高于普通糖尿病患者，所需热量比普通糖尿病患者的摄入量多 10%～20%。一般每日能量在 1 800～2 600kcal 范围饮食的应用人群较广，治疗效果较好。

2）计算生热营养素重量。

3）饮食分配和餐次安排：一日至少保证三餐，早、中、晚餐能量按 1/3、1/3、1/3 或 1/5、2/5、2/5 的比例分配。在体力活动量稳定的情况下，饮食要做到定时、定量。每餐要主副食搭配，餐餐都应该有碳水化合物、蛋白质和脂肪。注射胰岛素易发生低血糖者，应在三餐之间加餐，加餐量应从正餐的总量中扣除，做到加餐不加量。不用胰岛素治疗的患者也可酌情用少食多餐的方法，以减轻单次餐后胰腺的负担。在总能量范围内，适当增加餐次有利于改善糖耐量和预防低血糖的发生。

4）食物血糖指数：GI 是一个衡量各种食物对血糖可能产生多大影响的指标。GI 越低的食物对血糖的升高反应越小，粗粮低于细粮，多糖低于单糖双糖。食物的烹调方法也影响食物的血糖指数，例如米粥升血糖的作用明显高于米饭。GI≤55 的食物为低 GI 食物，低 GI 食物有：荞麦、山药、藕粉、绿豆、芋头、大豆、花生、扁豆、绿叶菜、茄子、西红柿、圣女果、黄瓜、香蕉、苹果、梨、葡萄、樱桃、草莓、桃、橘子、柚子、猕猴桃、酸奶、牛奶等。

第四节 患者社会支持

一、医疗救助

对于发生高额医疗费用，经基本医疗保险、大病保险及各类补充医疗保险、商业保险报销赔付后，自付合规医疗费用超过家庭承受能力、基本生活出现严重困难的重病患者,发挥医疗救助和其他补助的制度合力,切实降低患者自付比例。医疗救助的对象主要包括:无劳动能力且既无法定赡养人又无经济来源的"三无人员";参加基本医疗保险但个人负担医疗费用困难的城市贫民;享受城市居民最低生活保障待遇、家庭中丧失劳动能力的结核病无业人员,60周岁以上的伤病无业老人和16周岁以下的伤病未成年人;伤残军人、孤老复员军人及孤老烈属等以及其他经过各种救助仍有困难自负医疗费用的特困人员。通过医疗救助保障困难的结核病患者的基本医疗权益,避免患者家庭发生灾难性支出而因病致贫或因病返贫。

二、生活交通补助

为患者提供物质支持能够缓解患者因疾病所导致的直接或者间接的经济损失,能够提高患者治疗依从性。物质支持包括餐食、食品券、营养品,可通过减少营养不良,增强免疫功能而改善患者治疗转归。其他物质支持包括物质激励、交通补贴、生活补贴、住房补贴或完成治疗后获得的经济奖励,这些支持用以补偿患者或其照顾者获取医疗服务的间接花费,以及减轻由于疾病带来的收入损失。

尼日利亚的一项研究显示,每月为服用一线抗结核药物的患者提供15美元的资金支持,连续支持6个月,可明显提高患者的治疗成功率,降低患者失访和治疗失败率。印度结核病防治规划中明确指出,给予结核病患者每人每月1 000卢比的资金支持,用于提供患者患病期间的营养支持,并且减少疾病带来的灾难性支出。2014年9月—2015年5月,WHO双年度合作项目在新疆伊犁州进行试点,通过采取肺结核主动发现以及提供患者交通和营养补助等措施,提高了偏远、贫困少数民族地区的肺结核患者发现水平及治疗依从性。2018年以来实施全民健康工程,在新疆喀什市某村,每天早晨,结核病患者步行5分钟,来到村委会专门设立的"集中服药+营养早餐"点,在村医面视下服完药后半小时,享用了政府为结核病患者提供的暖心早餐:一袋牛奶、一块面包、一个热乎乎的煮鸡蛋。

三、贫困患者救助

开发动员社会力量广泛参与,发动教育、民政、工会、共青团、妇联、红十字会、工商联、扶贫办等部门共同参与制定针对贫困结核病患者的优惠政策,如费用减免、专项补贴、精准扶贫等,广泛联络企业、基金会、慈善组织和志愿者参与救助政策落实,加强对贫困患者的关怀和生活救助、爱心帮扶、情感支持、临终关怀等工作,将政府救助与社会关爱相结合。

四、其他社会支持

社区应当以人为本,减少社区工作人员对结核病的恐惧,消除对结核病患者的歧视,为结核病患者提供更多的关心,及时了解结核病患者的生活和心理需求。乡村医生、基层社区关怀人员通过社区随访为出院后和居家服药的肺外结核病患者创造支持性的环境,提供持续性、及时的支持与关怀,帮助患者建立对疾病本身的正确认识,弥补患者结核病知识的不足,使其充分理解遵医嘱服药和保证服药依从性的重要性,并通过医生、患者家属、同事、朋友积极鼓励和关爱患者,鼓励患者以更好的心态积极勇敢面对疾病,提高患者及其家庭应对问题的能力,缓解心理压力,减少结核病给患者及其家庭带来的伤害。如,澳门的一名结核病患者,为来自内地的街头露宿者,经评估发现听力障碍后,申请佩戴助听器,患者出院后租住了单间公寓,房租、助听器费用以及经济补助均由社会工作局负责支付。通过上述支持,由于药物副反应失联的患者完成了疗程,治愈成功。

对于重症肺外结核病患者提供实质性的生活帮扶,如:使卧床不能自理或料理家务,无人陪同看病,无法照顾家人等的患者得到社区志愿者的帮助和支持;联系民政部门,对重症的肺外结核病患者进行畸残分级,进行身体康复活动等;倡导社会、社区、单位和学校反歧视,通过宣传使社区群众理解结核病患者治疗后短时间内传染性会消失,减少群众对结核病的恐惧,消除对结核病患者的歧视。在企业层面,社区要支持企业为治愈的结核病患者提供公平合理的工作机会,不能存在歧视内容或行为,并为患者提供法律支持。教职员工和学生患病复学/课后,主动接纳患者重返学校。

参考文献

[1] 赵雁林,陈明亭,周林.中国结核病患者关怀手册[M].北京:人民卫生出版社,2021.

[2] 刘剑君,王黎霞.现代结核病学[M].2版.北京:人民卫生出版社,2022.

[3] 肖和平,沙巍,成诗明.结核病专科医师培训教程[M].北京:科学出版社,2017.

第二篇　肺外结核病诊断与治疗

第一章　肺外结核病诊断

肺外结核病的特点之一是具有隐蔽性,早期不易察觉。人体除了五官、呼吸系统和皮肤以外,其他器官多是密闭的或相对隐蔽的,不直接与外界相通(如中枢神经系统结核和骨关节结核等)。肺脏通过呼吸道与外界直接相通,肺结核相对容易通过咳嗽、咳痰或咳血等症状发现,而且诊断获取检测标本较肺外结核病也更容易,查痰是诊断肺结核最直接最简单也是患者最容易接受的方法。而肺外结核病(特别是体内脏器与外界不直接相通的密闭器官,如肝、脾、胰腺、骨关节和淋巴系统等)要从病理活检组织标本找到结核分枝杆菌,诊断难度较大。因此,肺外结核病的病史采集是诊断参考不容忽略的重要一环。

第一节　病史采集

病史采集是了解患者的重要症状和疾病线索及其发生时间的唯一手段,通过问诊得以实现。经过与患者及其家属的询问和交谈,获得准确的病史资料是临床建立初步诊断的重要步骤。在临床工作中,通过不断的床旁学习和实践,可以丰富自己,提高的问诊技巧,从而获得并积累有价值的病史资料,再服务于临床诊疗。具有丰富医学知识并对肺外结核病有临床经验的医师,常可在问诊过程中对患者的疾病作出较为准确的判断。在疾病早期仅有功能性障碍时,患者症状明显但缺少明显体征,如肠结核可有腹泻便秘交替出现的表现或体重减轻,伴不完全性肠梗阻时,右下腹有时疼痛等,故问诊则尤为重要。结核病患者的病史采集通常需要注意以下几点。

一、解除患者的紧张情绪,体现出对患者的身心关怀

在开始进行病史采集时,往往由于医患之间的互不了解,或患者存在紧张情绪,或涉及患者隐私方面的内容,患者不能顺畅地叙述自己的症状及其演变经过。因此,应首先进行过渡性交谈,创造出轻松的气氛,消除患者的不安情绪。在病史采集过程中,医师一方面要引导整个交谈过程,避免漫长而无用的题外话;另一方面,要告知患者讲清楚病史对诊断的重要性,让患者平静和认真地回顾、有条理而自由地叙述,方可获取其病史中重要的资料和线索,避免进行诱问和逼问等。同时,病史采集者应对患者的病情叙述表示出关心和认真听取的态度,不应表现出厌烦或漠不关心;应注意交谈时通俗用语的使用,以免使患者感到困扰或不易理解,应让其感到所交谈和讨论的内容,确实是在关心和探讨其所患的疾病。这样,就可使患者更好地配合。

二、引导患者叙述此次发病过程

在病史采集过程中,在临床上,常可遇见患者先诉说其胸片或其他实验室检测出现异常而来就诊。对于这类患者,非常重要而明智的做法是让患者说出最初出现不适的时间和症状,按年月顺序了解其症状的发生和发展以及伴随的症状,其间所做的相关检查有什么项目和结果,当时给予什么处理(具体用了什么药),疗效如何等。通过交谈可以大概了解疾病的整个发展过程,以便作为诊断时参考,如为常规性检查,与其以前检查的结果相比有何变化很重要。

三、了解患者主要症状及既往胸部的检查情况

除应对呼吸系统以外的症状进行了解,还要全面了解患者的呼吸系统疾病症状及其时间,因为这类症状可能与非呼吸系统结核密切相关。如某肾结核患者,自述不咳无痰,但应告知患者结核分枝杆菌一般先通过呼吸道传播,第一步先感染肺脏,然后进一步侵犯其他器官,建议患者应常规检查肺脏。该患者最开始时仅做胸片检查,显示未见异常,在告知其肺脏检查的必要性后,患者行胸部 CT 检查,发现左侧肺脏后基底段隐藏着一个空洞病变,通过查痰,发现结核菌阳性,确诊肺结核。因此,在治疗肾结核同时,也要观察肺结核病变吸收情况和空洞闭合情况,并对周围的密切接触者进行结核病筛查。又如疑诊结核性心包炎的患者,颈静脉怒张和足部及双踝部水肿等体征对结核性缩窄性心包炎诊断具有重要价值。

四、个人史的询问

除了吸烟史以外,重点询问嗜酒史,部分患者告知现在不饮酒,但未告知以前长期嗜酒。应详细记录既往饮酒的总年数、每日饮酒量,以便于抗结核治疗时选择药物。食物或药物过敏史也应记录。患者的职业史(如医护人员)和社会经历(相关工作人员)中,如果有与目前症状密切相关的内容,亦可纳入病史。

五、既往史询问

在病史采集过程中,收集过去和现在用药情况,询问以前有关检查(如既往手术或活检史可为再次检查其病变标本提供线索);如能获得既往肺外影像资料(如脑结核或淋巴结结核等),则应与最近的肺外影像资料进行对比,以便发现病变是否有进展。另外,有无诊断性或试验性抗结核治疗的资料,如对疑诊为结核病的患者,其既往的结核菌素皮肤试验(或 γ 干扰素检测)结果也具有参考价值。

六、家族史和结核病接触史的询问

家族史对诊断亦有较大帮助,重点询问家族中有无直系亲属(爷爷、奶奶、姥姥、姥爷或父母等)和其他家庭成员患过结核病。自幼有无明确肺结核病接触史,特别对有肺结核病接触史的人,要注意询问患者是否与耐药肺结核患者有接触,接触的耐药肺结核患者是否已治愈,并了解其同事有无类似病史等。

七、对合并特殊疾病及器官移植等患者要重点关注

特别是对于合并与结核病相关的疾病的患者要详细询问,如对于有糖尿病史的患者需要获得血糖控制的水平。又如对于既往有类风湿性关节炎或患有风湿性免疫性疾病或肿瘤等的患者,对于曾经使用过激素或免疫抑制药的患者,须询问其使用时间和剂量。患者生物制剂的使用情况等也不能忽略。同时注意有无合并免疫缺陷等病史。

八、询问此次结核病是初治还是复治

复治结核病患者,要注意询问第一次抗结核治疗的时间(总疗程),药物种类,每一种药物剂量和当时的体重,有无低剂量使用抗结核药,有无不规律使用抗结核药物,有无合并使用维生素 B_6 等(因为维生素 B_6 与抗结核药异烟肼化学结构相似,有学者早年做过此试验,证实在体内维生素 B_6 影响异烟肼的吸收,因而会影响患者治疗结核病的疗效。如一结核性脑膜炎复治患者,在询问既往抗结核治疗史后,发现服异烟肼 0.3g/d,本身治疗结核性脑膜炎剂量就不足,同时合并使用维生素 B_6,还有强化期仅用吡嗪酰胺 2 个月,总疗程为 8 个月,导致患者结核病脑膜炎治疗不足而复发)。因此,要仔细分析患者复治的原因,有利于以后制定有效的方案。如复治肺结核有 50% 对一线抗结核药物有不同程度的耐药,那么此次结核病复发再用原来的一线抗结核药重复治疗一次则不合理,应尽早做抗结核药物耐药基因的快速检测和所有抗结核药物敏感性试验,选择敏感药物(至少 4 种,其中有 3 种杀菌药为宜)组成合理有效的治疗方案,方能治愈患者。

九、与结核病相类似疾病鉴别

在病史采集中要明确有哪些需要进一步鉴别的疾病［如肠结核与克罗恩病（Crohn disease，CD）很相似，结核性脑膜炎与隐球菌性脑膜炎或脑囊虫或布鲁氏菌病等也相似，结核性心包积液与非结核分枝杆菌引起的心包炎也很相似］，需要在病史采集中询问相关疾病的特征性表现和特点（如隐球菌性脑膜炎，发热抗炎治疗无效，有时头痛与颅压不相符，有些患者伴有烦躁不安，激素和甘露醇降颅内压效果不好，脑脊液的糖很低等是其特点），以便为排除相类似疾病提供有价值的参考。

十、观察患者面色

在病史采集交谈中有意识去观察患者的面色，对于有经验的临床医生，患者的异常面色（如面色灰暗无血色或黄染等）可给医生一个重要的提示信息，即患者疾病的性质，之后可以再做相应的检查来验证自己的推论。

第二节　病原学及组织病理学检查

肺外结核病诊断的金标准是从病变组织中找到病原菌即结核分枝杆菌。但实践证实肺外结核的微生物诊断比肺结核更具挑战性，因此，行 CT 影像引导下的侵入性诊断方法，取病变组织/体液用于诊断检测成为较为实用的方法。建立早期微生物诊断以及基因型和表型药敏检测很重要，以便指导精准的抗结核治疗。

一、涂片抗酸染色查抗酸杆菌

大量的研究报道显示，荧光显微镜检查较光学显微镜检查的阳性检出率可以高出 10% 以上。通常认为，若荧光染色后显微镜检查阳性，标本中的分枝杆菌量应在 5 000 条/ml 以上。而肺外结核的标本中含菌量低，涂片抗酸杆菌阳性率很低，在淋巴结结核中有时可见，脑脊液、心包积液和腹腔积液中涂片法极少能检测到，在寒性脓肿里和淋巴结液化组织检测中也非常少见，如要检测出抗酸杆菌阳性结果，需要进一步确定：①是否为结核分枝杆菌复合群还是非结核分枝杆菌，还要排除环境中非结核分枝杆菌的污染可能；②是否为耐药结核病；③是否为少见的其他菌如诺卡菌等。如果涂片抗酸杆菌阳性，Xpert MTB/RIF 阴性，则要考虑非结核分枝杆菌或诺卡菌可能。

二、结核分枝杆菌分离培养

由于肺外结核少菌性的特点使其难以从不同的患者标本中被识别甚至培养出结核分枝杆菌。肺外结核分枝杆菌培养阳性率低于肺结核患者的痰检阳性率。目前常用的培养法有两种：①快速结核分枝杆菌培养（Bactec MGIT 960）：肺外结核病的病变标本（血液、脑脊液、心包积液、腹腔积液和 24 小时尿沉渣等）培养如果阳性，需要鉴别是结核分枝杆菌复合群还是非结核分枝杆菌，如果是非结核分枝杆菌需要取培养物再做 DNA 检测，鉴别是否为致病的非结核分枝杆菌及菌种类型。②如罗氏培养阳性，须做菌种鉴定和药敏试验，在肺外结核病中阳性检出率要低于结核分枝杆菌快速培养。这两种检测方法均耗时长（2～3 个月），但可作为肺外结核病的确诊方式。培养法是检测活的结核分枝杆菌，因而可作为治疗期间的疗效监测，缺点是耗时。

三、分枝杆菌分子生物学检测

WHO 把分子生物学检测方法，也作为结核病确诊的标准。分子生物学诊断技术是以临床标本为检测对象，结核分枝杆菌相关基因为诊断标志物，完成对标本中是否含有结核分枝杆菌核酸或耐药基因的一系列检测的方法，弥补了结核分枝杆菌生长缓慢对检测周期的影响，同时分子生物学诊断技术对实验室生物安全要求低于多种传统的细菌学诊断方法。分子生物学检测可实现对肺外结核的快速诊断和耐药性检测。

分子生物学检测标本范围很广，除痰和肺泡灌洗液外，在肺外任何疑似结核病的标本似乎都可检测，如浆膜腔积液（脑脊液、胸、腹腔、心包积液）、支气管灌洗液、大便、尿液、胃液、脓液、分泌物、穿刺液等任何病理标本均可以检测。但现实中有靠近血管结构病变组织，也确实很难获得足够的组织标本来进行活检。

与前几代相比，新研发的 Xpert MTB/RIF Ultra 检测技术具有比 Xpert MTB/RIF 更大的 DNA 扩增量，其灵敏度比现有的 Xpert MTB/RIF 高出 8 倍，可进一步提高痰涂片阴性的诊断率，显著减少结核病诊断时间。

近年来，分子诊断技术日趋成熟，出现了一批敏感性高、特异性好，同时兼具高自动化等诸多优点的诊断方法。如探针-熔解曲线、基因芯片、环介导等温扩增法和实时荧光核酸恒温扩增检测技术等，这些快速检测有助于提高结核病诊治质量，但其各自均有优缺点，且目前尚存在未被发现的耐药基因。其中临床最常用分子生物学检测（GenoType MTBDR plus 和 XpertMTB/RIF 等）可快速（2～24 小时）检测标本是否有结核分枝杆菌基因，并可通过耐药相关基因检测判断是否耐药，如对关键药物异烟肼或利福平的耐药基因检测比使用传统的分枝杆菌培养方式检测得更快，此外，还用类似方法检测乙胺丁醇和左氧氟沙星等耐药基因；可快速诊断不同药物的耐药性，如：耐多药、广泛耐药和利福平或异烟肼耐药等类型的耐药结核病。需要注意的是，如果肺外标本涂片阳性，而分子生物学检测为阴性，注意有无非结核分枝杆菌和诺卡菌等感染的可能。

分子生物学检测敏感性高于培养法，并有容易出现假阳性结果且无法区分死菌与活菌的缺点。因此，分子生物学检测技术仍不能完全取代常规培养法。无论采取哪种方法，一旦检测结果提示有异烟肼和利福平耐药，均要重视，必要时结合临床调整治疗方案。肺外标本分子生物学阳性无法鉴别活菌与死菌，因此，该方法不适合用于治疗后的疗效监测。

全基因组测序（whole genome sequencing，WGS）是指对整个结核分枝杆菌基因组进行测序，与标准株基因序列对比，以发现耐药基因突变。随着二代测序（next-generation sequencing，NGS）技术的快速发展，结核分枝杆菌全基因组测序越来越快速和准确，能够发现更多耐药基因的耐药位点，近年来临床也尝试将二代测序用于诊断肺外结核。目前，想要将全基因组测序真正应用于临床，仍需要实验室的进一步验证和技术优化。国内外研究者正在探讨结核分枝杆菌的全基因组测序用于结核病诊断的可行性和有效性。此外，全基因组测序技术也存在对技术人员要求较高、检测设备相对昂贵等缺点，就目前而言，难以在短期内广泛用于临床检测。

四、病理学检测

以往病理学检查发现所见的干酪样肉芽肿性炎，抗酸杆菌阳性被认为是结核病的组织病理学证据，可以支持结核病的诊断。但病理为肉芽肿性炎临床上有多类疾病，特别在病理抗酸染色查抗酸杆菌阴性时，临床抗结核治疗还是有很大顾虑，如非结核分枝杆菌和真菌等病理改变也都是肉芽肿性炎。近年来，随着分枝杆菌分子病理学检测技术的进展，在病理组织标本中抗酸杆菌阳性时，可以进一步检测结核分枝杆菌 DNA 或多种类型的非结核分枝杆菌及耐药基因等。利用分子病理技术检测组织标本中的结核分枝杆菌是否有耐药基因突变是病理学诊断耐药结核病的重要手段之一。如通过检测 *rpoB* 基因突变可以检测利福平耐药，检测 *katG*、*inhA*、*ahpC* 等基因突变可以检测异烟肼耐药等。

第三节　免疫学检查

目前临床广泛使用的免疫学检测有结核菌素皮肤试验、γ 干扰素释放试验和结核分枝杆菌抗体检测等，此免疫学监测仅作为辅助诊断工具，还不能作为确诊依据。在肺外结核的诊断中，如果没有病理学和病原学依据，则免疫学诊断被更多采用，如 T-SPOT 已被探索用于 EPTB 的诊断。在诊断肺外结核时，不同体液如胸液、心包液、腹液和脑脊液的 γ 干扰素释放测定比生化标志物和微生物试验具有更高的综合敏感性和特异性。基于临床上对 T-SPOT 结果观察,在不同的情况下,临床发现 T-SPOT 的结果受宿主免疫状态的影响。为此,在国内近年来有相关研究报道,一种基于 T-SPOT 检测的快速检测方法,对结核特异性抗原与植物血凝素比值(TBAg/PHA 比值)可以消除个体免疫变异性对 T-SPOT 试验的影响,即 TBAg/PHA 比值受免疫状态的影响较小。同时使用几种方法可以促进 EPTB 的快速诊断。

现阶段,结核的免疫学检查不能替代病原学检查,免疫学检测仅作为诊断结核病的参考,不能确诊结核病。

一、免疫学检测方法

目前临床上常用于结核病诊断的免疫学检测方法有三种。

（一）结核菌素皮肤试验(tuberculin skin test,TST)及新型结核菌素皮肤试验(creation tuberculin skin test,C-TST)

TST 是指通过皮内注射结核菌素,并根据注射部位的皮肤反应状况诊断结核分枝杆菌感染所致Ⅳ型超敏反应的皮内试验。结核菌素是结核分枝杆菌的菌体成分,包括纯蛋白衍生物和旧结核菌素。该试验对诊断结核病和测定机体非特异性细胞免疫功能有参考意义。

C-TST 是以重组结核分枝杆菌融合蛋白(EC)作为免疫原检测结核分枝杆菌感染的皮肤试验。2020 年 4 月重组结核分枝杆菌融合蛋白(EC)获得国家药品监督管理局批准上市。检测方法及结果判断与结核菌素纯蛋白衍生物(tuberculin purified protein derivative,PPD)相似(详见结核病实验室诊断章节)。

（二）γ 干扰素释放试验(interferon-gamma release assay,IGRA):是应用于结核病潜伏感染诊断和辅助诊断的诊断技术。有两种检测方法:①用酶联免疫吸附法检测 T 淋巴细胞分泌 γ 干扰素浓度水平(Quantiferon-TB,QFT)。②用酶联免疫斑点法计数分泌 γ 干扰素细胞数量(T-STOT.TB),两种方法检测结果相近。有报道检查阴性预测值高于阳性预测值。

（三）血抗结核抗体检测:因受多种因素(年龄、是否合并基础疾病或肺内病变大小及免疫力水平不同等)的影响,其阳性率不高,且需要结合患者实际情况综合分析和考虑其参考价值。如在陈旧性结核病、治愈的结核病或活动性结核病患者中,其血抗结核抗体均可以阳性,因此要结合患者的实际情况综合分析。

在 EPTB 没有病原学依据时,可以借鉴肺结核的诊断标准:以上三种免疫学检测方法中至少一种为阳性,并排除其他类似疾病,并同时具有疑似结核病症状和体征和/或影像特征倾向结核,即可诊断疑似结核病。

二、免疫学检测在肺外结核病诊断中的价值

（一）结核潜伏感染

特别在患有自身免疫性疾病和器官移植患者在接受糖皮质激素或 TNF-α 拮抗剂治疗前,应单用 IGRAs 或联合使用 TST 筛查结核潜伏感染。

（二）陈旧性结核病灶

患者既往无肺结核病史,而肺内存在陈旧性肺结核灶或陈旧性胸膜炎等可阳性。

（三）活动性结核病

活动性结核病可阳性。

（四）非结核分枝杆菌感染

结核分枝杆菌感染也可阳性。

在抵抗力没有明显降低时,TST 和 IGRA 均可以呈现阳性或假阳性。如果患者抵抗力降低,即使有活动性结核病,TST 和 IGRA 也可以表现为假阴性,因此,TST 和 IGRA 这两项指标,对老年或体弱者的参考价值不如年轻人和儿童。此外,有相关研究对不同部位肺外结核 T-SPOT.TB 分层分析发现,不同部位肺外结核的 T-SPOT.TB 阳性检出率有一定差异,其中淋巴结核 T-SPOT.TB 阳性检出率最高,达98.73%,并指出肺外结核 T-SPOT.TB 也存在一定的假阳性和假阴性。

三、老年患者结核菌素皮肤试验的助强效应

老年患者必要时可做 PPD 皮试的助强效应,可较准确判断 PPD 皮试的结果。PPD 皮试的助强效应(boosting effect)是指做 PPD 皮试时,有时第一次试验可为可疑阳性或阴性反应,隔 1～2 周后,再做同样剂量皮试,则出现阳性或强阳性反应,这种现象称为助强效应。助强效应的原理是:其实机体早已被结核分枝杆菌抗原致敏,但由于多重原因,免疫反应减弱,故第一次试验为可疑阳性或阴性反应,但第一次 PPD 皮试(抗原注入)可使削弱的免疫活性细胞激活,增强"回忆"反应,所以第二次抗原注入(复试),可引起阳性或强阳性反应。此种现象在老年患者中更明显。曾有报道,对 223 例 65 岁以上的老年人,每周一次 PPD 皮试,并连续观察 4 次的 PPD 皮试结果,助强效应在逐渐升高,分别为:第 1 次阳性率 29%、第 2 次 43%、第 3 次 53% 和第 4 次 57%,年龄≥85 岁也由 19% 增至 57%。有作者主张助强效应阳性的标准为:第二次皮肤硬结直径≥10mm 及较第一次皮试反应直径增加 6mm 以上。

四、TST 和 IGRA 阳性或阴性对结核病诊断的影响

即使 TST 和 IGRA 阳性或阴性,也不能确定或排除结核病诊断,在不清楚肺外结核病变隐匿在何部位时,这时患者的临床症状和体征尤为重要,包括间断不规律头痛或头晕,有时可伴有间断低热(体温 37.5℃左右)或没有明显发热,这些不典型表现可能是结核性脑膜炎的早期征兆或隐蔽的盆腔结核的中毒症状。临床上各年龄组的患者均有(特别注意老年患者)肺外结核症状不典型的情况。相关文献报道了以不明原因发热为首发表现的 23 例肺外结核临床分析。23 例患者中泌尿系统结核、淋巴结结核和结核性心包积液各 3 例,腰椎结核 2 例,还有肠结核、腹膜结核、结核性脑膜脑炎、髋关节结核、女性盆腔结核、肾结核、胸壁结核各 1 例,肺外结核感染部位不明 5 例。其中包含了老年患者,年龄中位数 51 岁,最大年龄 75 岁。另有研究报道泌尿系统结核 232 例,老年患者占 62.5%。

综上所述,IGRA 对结核性浆膜腔积液(胸腔积液、腹腔积液和心包液等)有一定的参考价值,对结核潜伏感染的检测要优于 TST。

由于肺外结核发病隐匿,临床症状多不典型,早期患病部位较难发现,并难以获得具有代表性的组织样本进行诊断检测,致使肺外结核的诊断常常被延误或经常被漏诊。必要时医生可以结合患者检测情况和自己的诊治经验可给予诊断性或试验性抗结核治疗,在不造成患者药物性损害的前提下,在治疗监测的同时继续排除其他类似疾病,综合分析和评价近期治疗效果,避免延误治疗和误诊。治疗期间,应密切观察患者症状、体征和体重的改善情况,定期复查患者的病变部位影像(如用 B 超测量浅表淋巴结结核的大小,用胸部 CT 观察结核性心包炎患者心包膜的厚度等)进行治疗前后对比有无改善等评估,随访其治疗结果,直至治愈,方能间接推断或确诊肺外结核病。

第四节　影像检查

一、常用影像诊断技术

(一)普通摄影和高电压摄影

普通平片摄影是将 X 线影像信息记录在胶片上的一种方法。通常情况下,根据体厚多选择 60～100kV,5～10mAs 不等。当所进行的胸部摄影选择管电压大于或等于 120kV 时,则称为胸部高电压摄影。

高电压摄影是当前最常用的一项检测技术,其特点是:X 线波长较短,穿透力增强,组织吸收 X 线量减少,使不同组织的密度差减小,在影像上可以避免影像遮盖效应,增加影像信息量,因而提高了影像分辨能力。电压的增高相应使管电流减少,一般为 2～5mAs,若同时使用感绿屏、片,所应用的管电流可进一步减少至 1～2mAs,大大减少 X 线对人体的损害,也进一步提高了影像的清晰度。

(二)电子计算机 X 线摄影(CR 或 DR)

电子计算机 X 线摄影(computed radiography,CR)的成像原理不同于传统 X 线摄影,所摄取的 X 线

影像信息记录在由钡氟溴（BaFX）化合物结晶物质构成的影像板（image plate，IP）上，并在这种辉尽性荧光物质中形成潜影，通过激光扫描，所激发出的辉尽性荧光被自动跟踪集光器收集，经光电转换成为电信号，并进一步放大，再转换成为数字化影像信号，经由计算机处理后形成可见影像，可以在显示器上直接阅读、分析，或者应用激光相机将影像记录在胶片上。

1995 年美国 Sterling 公司推出了直接数字 X 线摄影系统（direct digital radiography，DDR），即 DR（digital radiography）系统。由于 DR 系统使用了电子暗盒和扫描阵列控制器等，所以其成像原理与记录信息的载体均与 CR 系统不同。当 X 线透过人体衰减后，可直接在电子暗盒的顶层电极形成电荷对，并在高压电场的作用下向两极扩散，正电荷移到集电矩阵并存在于电容单元中，即完成了影像的存储，集电矩阵中的信号读取后经 A/D 转换为数字信号，经计算机处理后得到数字图像。

值得注意是，目前 DR 系统基本替代了 CR 摄影，成为结核病发现和诊断最为简便的一种检查技术。

（三）电子计算机体层摄影

电子计算机体层摄影（computed tomography，CT）是应用高度准直的 X 线束环绕人体某部按一定厚度的层面进行断层扫描，而这些穿过人体被组织吸收产生不同程度衰减的 X 线，由设置在 X 线管对侧的数千个探测器所接收，探测器将衰减的 X 线转换成电信号（即模拟信号），此信号再经过模拟数字转换器（A/D）转换成数字量再输入电子计算机，经电子计算机处理运算，最后由图像显示器将不同的数据用不同的灰度等级显示出来，即构成 CT 图像。

（四）磁共振成像

磁共振成像（magnetic resonance imaging，MRI）为美国学者 Bloch 及 Purcell 所发现，由 Damadian 于 1978 年首先应用于临床，并称之为磁共振成像，其基本原理是氢原子的质子共振作用。氢原子是人体内数量最多的物质，原子核内只含有一个质子最不稳定，最易受外加磁场的影响而发生共振现象。即在正常情况下，人体内氢质子呈杂乱无章的排列，磁矩方向不一，将这些自旋而混乱的氢质子置入一个强大均匀的外加磁场中，它们就顺着外加磁场磁力线方向重新排列，这时用特定的第二磁场的射频脉冲激发后，氢原子核从中吸收了能量而共振。因人体内遍布氢原子，MRI 正是利用氢质子作为"探针"和"收发报机"来收集和显示人体内部的 MRI 信号及其分布状况。

MRI 与 CT 同样是人体层面的数字图像，所不同的是 MRI 为多参数成像，即每个体素亮度的灰阶值与 T_1、T_2 以及流动液体参数有关。人体内不同组织及各种病变的性质，都有各自不同的 T_1、T_2 及质子密度值，我们通过调节脉冲序列中的重复时间（TR）、回波时间（TE），就可以得到某个组织特征参数的图像，这种有代表的图像称为加权图像，即通常将分别反映组织 T_1、T_2 弛豫时间和质子密度 N（H）特征的图像，相应的称为 T_1 加权、T_2 加权和质子密度 N（H）加权像。但事实上在 MRI 成像过程中，T_1 弛豫和 T_2 弛豫二者同时存在，只是在某一时间内所占的比重不同，以 T_1 差别为主的称 T_1 加权像，以 T_2 差别为主的称 T_2 加权像，以质子密度差别为主的称质子密度 N（H）加权像。

二、常见肺外结核的影像诊断

（一）结核性脑膜炎及脑结核的影像诊断

中华医学会结核病学分会颅内结核影像学分型专家共识编写组结合相关文献及临床实际需求，按照结核病发病部位并结合临床与影像学特点，将颅内结核影像学分为三种基本类型：脑膜结核、脑实质结核和混合型颅内结核。脑膜结核（meningeal tuberculosis）指结核病灶累及脑膜，包括硬脑膜、软脑膜、基底池脑膜及室管膜等。病理改变包括结核性脑膜增厚（狭义的结核性脑膜炎）、脑膜结核瘤、硬膜下（外）结核性脓肿等。脑膜结核常出现脑梗死、脑萎缩及脑积水等继发性改变。脑实质结核（brain parenchymal tuberculosis）指结核病灶累及脑实质，包括结核结节、结核瘤、结核性脑炎和结核性脑脓肿等。混合型颅内结核（mixed intracranial tuberculosis）指同一病例同时存在脑膜结核和脑实质结核。

（二）颈淋巴结结核的影像诊断

颈部淋巴结结核是常见的肺外结核之一。其感染途径常见有三种：①口咽等原发结核病灶直接经淋巴结播散至颈部相应淋巴结群；②肺内病灶直接蔓延至颈部、锁骨上窝淋巴结群；③血行播散至颈部淋巴结群等。

颈部淋巴结结核可导致淋巴结体积增大。颈部正常淋巴结直径一般在 0.3～1.0cm，咽后组正常淋巴结直径多小于 0.7cm。颈部淋巴结结核病理基础是炎性渗出、结节增生和干酪样坏死，可出现纤维化、钙化。病理分型：可分为 4 个阶段（4 种分型）：①淋巴组织增生、形成结节或肉芽肿；②淋巴结内部干酪样液化坏死；③淋巴结包膜破坏，互相融合，并有淋巴结周围炎；④干酪物质穿破至周围软组织，形成冷脓肿或窦道。

病程中同一病例各种病理改变以其中一个或两个阶段病理改变为主，各种阶段病理改变混合存在，其病理学特点决定影像学淋巴结改变多样的特点。淋巴结结核病理学特点为其影像学与其他各种原因所致淋巴结肿大提供鉴别诊断的依据。

（三）腹盆腔结核的影像诊断

腹盆腔结核按解剖部位分为腹膜结核和腹腔脏器结核。

1. **腹膜结核**　腹膜结核病理改变分为渗出型、黏连型、干酪坏死型，临床上，以渗出型最多见，黏连型次之，干酪型较少见，与之相对应的影像表现为湿性-腹腔积液型、纤维黏连型和干酪型，即腹腔积液，腹膜增厚、黏连、网膜、肠系膜增厚、黏连，腹膜结节伴或不伴干酪，在病变发展过程中，影像表现亦会随着病理改变而变化，常常几种征象重叠出现，称为混合型。

2. **腹腔脏器结核**　除腹腔空腔脏器结核外，CT 及 MRI 对肝、脾、胰腺及肾结核的诊断均具一定诊断价值。腹腔实质脏器结核多数为继发性结核，多为血行感染结核分枝杆菌所致。主要病理变化为结核性肉芽肿形成，可有干酪样坏死、液化坏死、纤维组织增生及钙化等。

3. **盆腔结核**　盆腔结核包括生殖系统结核及盆腔腹膜结核，两者往往并存，主要以女性生殖系统结核多见，患者一般是性成熟期及育龄期妇女。

4. **男性生殖系统结核**　根据解剖部位分为前列腺结核、精囊结核、睾丸结核、输精管结核、阴茎结核。临床上最常见的是附睾及睾丸结核和前列腺结核。

参考文献

［1］SHARMA S K, MOHAN A, KOHLI M. Extrapulmonary tuberculosis［J］. Expert Rev Resp Med, 2021, 15（7）: 931-948.

［2］WANG F, YU J, ZHOU Y, et al. The use of TB-specific antigen/ phytohemagglutinin ratio for diagnosis and treatment monitoring of extrapulmonary tuberculosis［J］. Front Immunol, 2018（9）: 1047.

［3］HODILLE E, MAISSON A, CHARLET L, et al. Evaluation of Xpert MTB/RIF Utre performance for pulmonary tuberculosis diagnosis on smear-negative respiratory samples in a French centre［J］. Eur J Clin Microbiol Infect Dis, 2019, 38（3）: 601-605.

［4］OPOTA O, MAZZA-STALDER J, GREUB G, et al. The rapid molecular test Xpert MTB/RIF ultre: towards improved tuberculosis diagnosis and rifampicin resistance detection［J］. Clin Microbiol Infect, 2019, 25（11）: 1370-1376,

［5］中华医学会结核病学分会临床检验专业委员会. 结核病病原学分子诊断专家共识［J］. 中华结核和呼吸杂志, 2018, 41（9）: 688-695.

［6］CHARLES C Y, MILLER S A. Clinical metagenomics［J］. Nat Rev Genet, 2019, 20（6）: 341-355.

［7］KO D H, LEE E J, LEE S K, et al. Application of next-generation sequencing to detect variants of drug-resistant Mycobacterium tuberculosis: genotype-phenotype correlation［J］. Ann Clin Microbiol Antimicrob, 2019, 18（1）: 2.

第二章 结核病实验室诊断

结核病实验室检查是确诊结核病、选择治疗方案、考核疗效的主要依据。10%～15% 的肺外结核病患者合并肺结核，故所有疑似肺外结核病患者均应评估是否合并肺结核，以确定是否具有传染性并协助诊断。肺外结核实验室检测方法主要包括抗酸杆菌涂片染色镜检、分枝杆菌分离培养、分枝杆菌菌种鉴定、分子生物学检测、药敏试验、免疫学检测、基因测序和质谱检测等。

第一节 样 本 采 集

在结核病实验室开展的检验项目中，痰标本是最常见的样本类型，此外，还包括尿液、血液、粪便、脓液、脑脊液、胆汁、浆膜腔体液、咽拭子、精液、生殖道、尿道分泌物、感染组织及经支气管镜技术获取标本等。不同检验项目通常需要不同类型的样本，不同样本采集注意事项也不尽相同，临床采集样本合格率与结核病实验室检测阳性率密切相关，因此，检测样本质量对肺外结核病患者早期准确诊断至关重要。

肺外结核诊断组织样本获取方法的选择依肺外结核所涉器官而定，包括针吸活检、切除活检、内镜检查、腹腔镜检查、超声引导活检、放射（CT）引导活检或超声内镜检查等。选择时，应当考虑不同方法的相对敏感性和其潜在的治疗获益性。对于浅表淋巴结结核，细针穿刺（FNA）活检是首选诊断方法。切除活检敏感性最高，但 FNA 创伤小、实用。因此，如果 FNA 结果不确定，则需要切除活检。腹腔镜检查对于腹膜活检的定位是当前诊断腹膜结核的选择。怀疑骨结核时，建议先进行 CT 引导针刺活检以获得组织学证据。如此次检查无法诊断，应进行外科活检以便确诊或排除结核。分枝杆菌培养所需活检材料应当保鲜递送或放入少量无菌盐水中。尽管组织活检是最有效的肺外结核诊断方法，但其属有创检查且有时无法取得材料，更易得到的体液如胸腔积液、腹液和心包液等经常可以为肺外结核提供有价值的诊断线索。

一、痰标本采集

（一）采集容器

采用可密封的、带螺旋盖的广口容器收集痰标本。用于分枝杆菌分离培养、分枝杆菌核酸检测的痰标本须使用无菌容器采集。容器标签上的信息包括但不限于患者姓名、唯一性标识（门诊序号、登记号，住院号等）、标本序号、采集日期和时间、标本类型、检验项目。

（二）采集要求

1. **数量与时间** 初诊患者应收集夜间痰、清晨痰和即时痰。无夜间痰时则在取清晨痰后 2～3 小时再采 1 份痰标本，或采集 2 份即时痰。对于正在治疗中或复诊随访的患者按期每次送检 2 份痰样本（清晨痰和夜间痰）。行细胞学检验时以上午 9:00—10:00 的痰为佳，若作漂浮或浓缩集菌检查，应采集 12～24 小时内的痰样本。

2. **采集方法** 患者深吸气 2～3 次，每次用力呼出，从肺部深处咳出痰液，将打开盖的痰盒靠近嘴处收集痰液。合格痰标本应为脓样、干酪样或脓性黏液样，痰量 3～5ml。痰标本应由检验人员或专人验收，对于不合格标本须嘱重新采集送检。若获得合格标本有难度,仍应对其进行细菌学检查,同时注明标本的性状,以便作分析结果的参考。高渗盐水雾化引痰可有助于获得满意标本。支气管灌洗和纤维支气管镜可在临床需要确诊而多次涂片镜检为阴性时使用。若为做细菌培养的标本,须注意无菌采集,使用无菌水先行漱口,可减少口腔内正常菌的污染。

（三）注意事项

即时痰采集时应立即送检,夜间痰和晨痰采集后推荐放置于 2～8℃冰箱暂存。用于分枝杆菌分离培养的标本留取后应立即进行检验,如果不能立即送检,应放置于 4℃冰箱保存,并在 7 天内完成培养接种。痰盒和废弃标本等污染物高压蒸汽灭菌后方可丢弃或清洗,严禁不经灭菌的处理。

二、尿液标本采集

1. **采集容器**　无菌带盖杯。

2. **采集要求**

（1）晨尿:适用于尿涂片查抗酸杆菌,应注意防止环境分枝杆菌污染。清晨起床后收集第一次排出的尿液标本。准备洁净无菌容器留全量夜尿,静置 4～5 小时后,弃去上清液,取沉淀部分至少 10ml 放于有密封盖的无菌容器内送检。

（2）中段尿:适合于尿分枝杆菌涂片、培养和结核杆菌 PCR 检测。嘱患者晚上尽量憋尿以留取次日晨尿。标本收集前应严格进行无菌操作。

（3）24 小时尿标本:适用于尿涂片查抗酸杆菌。留取 24 小时尿于洁净容器中,静置,弃上清,收集含沉渣的 10ml 尿液于无菌容器后送检。

3. **注意事项**　如果进行分枝杆菌培养,尽量在未使用抗生素时采集标本,注意避免消毒剂污染标本。容器要保证无菌清洁,避免化学品和细菌污染,最好使用一次性容器取样。尿液是良好的培养基,易导致细菌生长,采集后应尽快送至实验室,常规不超过 2 小时。如不能及时送检,可保存于 4℃冰箱。

三、血液标本采集

（一）采集部位

通常采用肘部静脉,当肘部静脉不明显时,可采用手背部、手腕部、腋窝处和外踝部静脉。婴幼儿可采用颈外静脉采血。

（二）采集要求

采集标本时须核查患者信息以确保无误。按检验项目的要求,准备好相应的采血器材。患者取卧位或坐位,手臂伸直平放在台面垫枕上,充分显露穿刺部位。采血人员须用消毒剂擦手消毒。找好静脉后,先用碘伏棉签由内向外顺时针方向消毒穿刺处皮肤,稍等片刻再用无菌棉签以相同方向擦去碘迹。在采血部位上方扎上压脉带,嘱患者紧握拳头,使静脉显露。

使用真空采血针采血时按如下步骤操作:①打开包装袋,取出采血针并将采血针上的护套取下,手持采血针以 15° 的角度刺入静脉血管,然后将管塞穿刺针刺入真空采血管,血液会自动流入真空采血管中。②采血完后,先把采血针从静脉血管中抽出,用无菌干棉签压住伤口,然后再从真空采血管中拔出管塞穿刺针。添加有抗凝剂或促凝剂的采血管须轻轻颠倒混匀 6～8 次,防止血液凝固。③当使用多种试管采血时,依不含添加剂管、抗凝管、促凝管次序进行。

使用注射器采血时按如下步骤操作:①操作者以左手拇指固定静脉穿刺部位的下端,右手持注射器,使针头斜面和针筒刻度向上,先以约与皮肤呈 30° 的位置迅速刺入皮肤,然后适当降低角度穿破静脉壁穿入静脉腔中。②用右手食指将针头固定,左手缓缓抽动注射器内芯,至所需血量后停止,解开压脉带。③取出针头,将血液沿管壁缓缓注入试管中,防止产生泡沫,添加有抗凝剂的采血管须轻轻颠倒混匀 6～8 次,防止血液凝固。

（三）注意事项

将血液标本注入血培养瓶,轻轻颠倒混匀以防止血液凝固,乙二胺四乙酸(ethylenediaminetetraacetic acid, EDTA)抗凝血及凝固血标本不能用于分枝杆菌分离培养。将血液直接注入紫色盖的 EDTA-K2 抗凝管中,轻轻颠倒混匀以防止血液凝固,用于结核分枝杆菌分子检测。将血液直接注入红色盖的促凝管中,用于结核抗体检查。操作时避免溢出或溅泼血液。若血液溅出,立即用消毒液清洗消毒。注意安全防护,所有的血标本都应视为有潜在的传染性。

四、经脓液、创伤感染及组织标本采集

对于开放性感染,先用无菌生理盐水冲洗表面,以无菌拭子采取脓液或病灶深部的分泌物。对于感染部位的切除标本,如果要进行分枝杆菌培养检查,须研磨后进行去污染处理。取样后的棉拭子应以生理盐水浸泡避免干燥,如果进行分枝杆菌培养检查,须尽快处理接种。对于闭锁性脓肿,将患者病灶局部皮肤或黏膜表面用 2%~3% 碘酊消毒、75% 酒精脱碘,用无菌注射器将脓肿内容物吸出,注入无菌管内送检。

五、经支气管镜技术标本采集

1. **支气管防污染刷检**　可在患者黏膜异常部位行支气管防污染刷检,如果支气管黏膜无异常表现,于 X 线提示病变肺段行支气管防污染刷检。毛刷取出后可直接涂片进行抗酸染色,也可先用无菌生理盐水冲洗并将冲洗液收集在 1ml 离心管中,进行结核分枝杆菌分离培养和结核分枝杆菌核酸检查。

2. **保护性支气管肺泡灌洗术**　将肺泡灌洗管经支气管镜活检孔道引入到黏膜表现异常的支气管或影像学提示的肺部病变所属支气管处,再深插 2~3cm,注入 1.5ml 气体使导管末端的球囊充气后固定,注入 10~20ml 无菌生理盐水并进行负压吸引[压力为 25~100mmHg(1mmHg=133.32Pa)],吸引出的标本收集入无菌瓶内并立即送检。应注意麻醉药利多卡因对结核杆菌的生长有一定影响。

3. **经支气管镜活检标本**　包括经支气管镜活检术(transbronchial biopsy,TBB)和经支气管镜肺活检术(transbronchial lung biopsy,TBLB)。在支气管镜直视下对病变支气管黏膜咬取活检 3 次以上,如黏膜表面无异常,则于 X 线提示病变肺段行经支气管镜肺活检(TBLB)3 次以上。将取到的组织标本置于10% 甲醛液(水和 40% 甲醛 9:1 混合而成)固定 2 小时,随后进行脱水、透明、浸蜡,常规石蜡包埋,用切片机切厚度 5μm 的切片,进行抗酸染色镜检。如要对活检标本进行分枝杆菌培养,则需要先将组织直接研磨,然后进行去污染处理。

六、脑脊液标本采集

采集脑脊液标本时须由医生在严格的无菌操作技术下进行操作。通常采用腰椎穿刺,必要时行小脑延髓池和脑室穿刺。穿刺前必须进行彻底的皮肤消毒。穿刺成功后立即测定脑脊液压力,如果压力正常则将流出的脑脊液收集于无菌试管中(≥2ml/管)。如有其他检查,采集顺序为:第一管做细菌培养,第二管做化学或免疫学检查,第三管做一般性状检查和显微镜检查。

标本采集后应立即送检,如果进行分离培养检查,可直接或离心后取沉淀接种培养基或培养管;放置超过 12 小时的标本,应离心后取沉淀进行去污染处理。

七、胃灌洗液样本采集

对婴儿和幼童可以通过胃灌洗,把咽到胃里的痰液抽出进行检测。为了获得晚上睡觉时吞下的晨痰,推荐患者空腹(早晨未进食并卧床)留取标本,标本量为 5~10ml,应该连续收集 3 天的样本进行 3 次检查。实验室如果 4 小时内不能处理样本,应提供内含 1.5ml 40% 无水磷酸氢二钠(Na_2HPO_4)的一次性无菌容器,因为长期暴露于酸性条件对分枝杆菌有害,因此应拒收未中和的样本。用鼻胃管经口或鼻进入,用 25~50ml 冷却的无菌蒸馏水灌洗,放入无菌容器。

八、其他样本采集

采用无菌方法,用注射器抽取体内可疑感染部位的液体(胸腔积液、腹腔积液、心包积液、关节液或

鞘膜液等）注入无菌试管（≥1ml/管）内，立即送检。如果进行分枝杆菌培养检查，心包液可直接接种培养基，其他穿刺液标本如果要放置 12 小时以上，则应预先在管内加入无菌肝素抗凝，接种前一般均应离心取沉淀进行去污染处理。

患者在留取精液样本前应禁欲（无性交、手淫及遗精）3～5 天，采集前需要排净尿液。将一次射出的全部精液直接排入洁净、干燥的容器内。采集微生物培养标本须无菌操作。送检时间不可超过 1 小时。

女性阴道、宫颈分泌物，性尿道、前列腺感染标本均应由医师采集，收集于无菌试管内送检。

用于培养的粪便标本须采集到无菌容器。应尽可能挑取含有黏液脓血等异常成分的粪便 2～3g。外观无明显异常时，应在粪便内外多点取样。粪便标本尽量在抗生素使用前收集，直接留置粪便标本于清洁、干燥广口容器中，加盖后立即送检。

咽拭子在抗生素药物治疗前、晨起后采集为宜。采集标本时患者先用清水漱口，须在光线充足下，用无菌拭子采集红肿处，采集时尽量避免接触舌头、唾液。标本室温送检时间不可超过 2 小时。

第二节　结核病病原学诊断

细菌学检查是结核病诊断的金标准，传统结核病细菌学诊断技术主要包括涂片染色镜检和培养试验，但肺外结核样本获取困难，且样本荷菌量通常较低，导致涂片镜检和培养试验的检出率较低，肺外结核的细菌学确诊异常困难。常规涂片镜检用于肺外结核患者诊断的灵敏度较低，故阴性结果不能排除结核，分枝杆菌培养灵敏度高于涂片镜检，但通常需要耗时 2～8 周，对指导患者治疗意义有限。除此之外，涂片镜检和培养试验不能用于监测肺外结核患者治疗效果，肺外结核患者疗效评估仍以临床监测为主。

涂片镜检灵敏度低，结核菌培养耗时长，导致肺外结核诊断更多依靠组织病理学。对于组织病理学，如果有肉芽肿、干酪样坏死和抗酸杆菌的存在，通常可以确诊。但是，宿主免疫功能的缺失可以导致组织病理学上化脓增多，结构完整的肉芽肿减少。此外，肉芽肿也可见于非结核分枝杆菌病、真菌感染、布鲁氏菌病或梅毒等，故须谨慎对待。总体看，活组织的结核菌培养阳性率高于液体标本。当组织病理学与PCR 检测以及细菌培养相结合时，诊断准确性可进一步增加。

一、抗酸杆菌涂片染色镜检

1882 年罗伯特·科赫（Robert Koch）发现结核分枝杆菌后，涂片染色镜检技术凭借操作简单及检测成本低等优点，成为沿用至今的结核病筛查工具。但基于萋-尼氏抗酸染色法的普通光学显微镜检查需要每毫升痰标本中结核分枝杆菌数量达到 5 000～10 000 条菌以上方能检出，且耗时费力。随着荧光染色技术的发展，基于金胺-罗丹明荧光染色的传统荧光显微镜和发光二极管荧光显微镜（LED-FM）镜检技术的推广应用，提高了检测敏感度并极大缩短了检查时间。

（一）检测理论依据

罗伯特·科赫最初在 1882 年对结核分枝杆菌进行染色采用的是含美蓝的复合染液，显微镜下看到的是蓝色细菌，他指出染色不成功的原因是染色液需要空气氨碱化。德国细菌学家欧立希发现结核分枝杆菌着色的抗酸洗脱特性，Ziehl 和 Neelsen 对其加以修改促使了至今常用的抗酸染色法的诞生。抗酸染色特性是指细菌在被苯胺染料染色后，能够对酸、醇或含酸醇的脱色剂显示出耐受，保持着色持久的特性。

抗酸染色阳性是分枝杆菌属特有的，只是对染色结果的一种表述，而不是结核分枝杆菌鉴定的绝对指征，只能作为初步提示。棒菌属、诺卡菌属、玫瑰红球菌属和部分细菌孢子也有抗酸染色的特性，只是程度各异，其染色基础也有赖于各自的棒状杆菌分枝菌酸和诺卡分枝菌酸。当分枝菌酸发生变化时，抗酸染色特性也随之发生变化，并不是稳定不变的。如若胞壁损伤、人工培养物或陈旧培养物在缺乏甘油和某些糖苷成分的情况下，抗酸染色特性会减弱甚至消失。体内外的青霉素、环丝氨酸或溶菌酶诱导可影响结核分枝杆菌细胞壁中肽聚糖的合成，而异烟肼可影响分枝菌酸的合成，巨噬细胞在吞噬结核分枝杆菌后溶菌酶的作用可破坏肽聚糖，这些因素都会导致结核分枝杆菌变为 L 型，导致抗酸染色呈现阴性。在干酪性病灶和冷脓肿中的样本菌体也呈现抗酸染色减弱或消失，这在肺内外结核感染标本中很常见。

在临床标本中,一般以标准的杆菌相作为阳性诊断依据。不典型相则需要其他方法的辅助来进行诊断,对抗酸染色特性减弱或消失的标本,需要慎重对待。

（二）操作流程

1. 涂片 使用竹签或接种环等挑取脓性或呈干酪样的部分痰液 0.05~0.1ml,置于载玻片正面右侧 2/3 处,然后均匀涂抹成 10mm×20mm 的卵圆形膜状,使用火焰固定两三次。脓液标本涂片同痰液标本;病理组织或干酪块经研磨器研磨后再进行涂片;送检尿液、胸腔积液、腹腔积液标本应首先静置 2~4 小时,取沉淀部分 20~50ml,3 000g 离心 20~30 分钟,取沉淀涂片;无菌收集脑脊液,置冰箱或室温 24 小时,待薄膜形成后进行涂片;或将脑脊液 3 000g 离心 20~30 分钟,取沉淀涂片检查;粪便标本与生理盐水混合后,充分振荡使之成为混悬液,定性滤纸过滤后,滤液经 3 000g 离心 20~30 分钟,沉淀进行涂片检查;咽喉棉拭子放入无菌试管,加入适量生理盐水浸泡,并强烈振荡,取出棉拭子后,将液体 3 000g 离心 20~30 分钟,沉淀进行涂片检查。

2. 染色

（1）姜-尼氏抗酸染色法:涂片自然干燥后,放置在染色架上,玻片间距保持 10mm 以上的距离;加热固定(在 5 秒内将玻片经过火焰加热 4 次);滴加石炭酸复红染液盖满痰膜,加热至出现蒸气后,停止加热,保持染色 5 分钟。染色期间应始终保持痰膜被染色液覆盖,必要时可续加染色液,加热时勿使染色液沸腾。高海拔地区应适当增加加热次数和染色时间;流水自玻片一端轻缓冲洗,冲去染色液,沥去标本上剩余的水;自痰膜上端外缘滴加脱色剂盖满玻片,脱色 1 分钟;如有必要,流水洗去脱色液后,再次脱色至痰膜无可视红色为止;流水自玻片一端轻缓冲洗,冲去脱色液,沥去玻片上剩余的水;滴加亚甲蓝复染液,染色 30 秒;流水自玻片一端轻缓冲洗,冲去复染液,然后沥去标本上剩余的水。待玻片干燥后镜检;染色合格玻片的痰膜肉眼观为亮蓝色,无红色斑块。

（2）荧光染色法:涂片经火焰固定后,滴加金胺-罗丹明荧光染色剂盖满玻片,染色 30 分钟;流水自玻片一端轻缓冲洗,洗去染色液,沥去玻片上剩余的水。痰膜上端外缘滴加脱色剂,盖满玻片,脱色 3 分钟或至无色,流水自玻片一端轻洗,洗去脱色剂。加复染剂复染 1 分钟,沥去复染液,流水自玻片一端轻洗,自然干燥后镜检。

3. 镜检与报告

（1）姜-尼氏抗酸染色法镜检:用双目光学显微镜(目镜 10×,油镜 100×)镜检,在淡蓝色背景下,抗酸杆菌呈红色,其他细菌和细胞呈蓝色。按下列标准报告镜检结果。

1）抗酸杆菌阴性(－):连续观察 300 个不同视野,未发现抗酸杆菌。

2）报告抗酸杆菌菌数:1~8 条/300 视野。

3）抗酸杆菌阳性(＋):3~9 条/100 视野。

4）抗酸杆菌阳性(＋＋):1~9 条/10 视野。

5）抗酸杆菌阳性(＋＋＋):1~9 条/视野。

6）抗酸杆菌阳性(＋＋＋＋):≥10 条/视野。

集菌涂片结果,按"发现抗酸染色阳性细菌"或"未发现抗酸染色阳性细菌"报告。

（2）荧光法:在荧光显微镜下,暗色背景中的抗酸杆菌呈现黄绿色或橙色。40× 物镜观察菌体形态,20× 物镜下扫视全痰膜横向和纵向,计数。镜检结果按下列标准报告。

1）荧光染色抗酸杆菌阴性(－):镜检 50 个视野内未发现抗酸杆菌者。

2）荧光染色抗酸杆菌阳性(报告抗酸杆菌菌数):1~9 条/50 视野。

3）荧光染色抗酸杆菌阳性(＋):10~99 条/50 视野。

4）荧光染色抗酸杆菌阳性(＋＋):1~9 条/视野。

5）荧光染色抗酸杆菌阳性(＋＋＋):10~99 条/视野。

6）荧光染色抗酸杆菌阳性(＋＋＋＋):≥100 条/视野。

4. 注意事项与质控 抗酸染色法镜检注意事项:染色过程要单片进行以防止交叉污染。每张载玻片只允许涂抹 1 份标本,禁止涂抹 2 份或以上的标本,防止染色过程菌体发生脱落而引起结果不准确。用过的玻片须彻底清洗干净方可再次使用,避免抗酸杆菌残留于玻片。切勿使用染色缸。吸水滤纸须 1 片 1 张,严禁反复使用。镜检每检查完成 1 份样本均须擦拭油镜镜头。用于滴加香柏油的玻璃棒或竹签严禁触碰到玻片。结核分枝杆菌脱色时间长至 10～20 分钟不被脱色;而非抗酸杆菌则易脱色,延长脱色时间能对此进行鉴别,故抗酸染色的脱色时间宁长勿短。先将待检的结核分枝杆菌样本高压灭菌再行涂片染色可避免实验室感染,增加安全性且不影响实验结果(此法用于大规模实验)。

荧光染色镜检的注意事项:荧光染色后涂片镜检过程最好在 24 小时内完成,若需隔夜则应 4℃下保存并次日完成镜检,否则荧光减退可能造成阳性结果缺失及漏检;荧光素染色液须于棕色瓶中置暗处存放,时间不超过 2 周;若遇到菌体在 40× 暗色背景下难以区别的抗酸杆菌,应转至 100× 油镜下确认。

(三)临床评价

涂片染色镜检是世界范围内结核病检查中使用最广泛的技术,并被 WHO 推荐在发展中国家的结核病控制中使用。此法设备简便,在经济不发达的地区可作为检出涂阳病例的重要手段。其局限性主要有:大量涂片阴性患者不易被发现,而这些患者有可能发展成为涂阳患者;此法无种特异性,抗酸性是分枝杆菌复合群或种的特异性性状,不是结核分枝杆菌的独有性状,地区非结核分枝杆菌和 HIV(易感鸟分枝杆菌)流行也对抗酸染色特异性产生制约,PCR 扩增检查结果可对涂阳标本复合群和种水平予以直接支持;灵敏度差,并受痰样本数和病情的影响。非杆菌态的异型结核分枝杆菌如 L 型、颗粒型等也不在常规涂片镜检阳性之列。通常活动性肺结核涂片阳性检出率只有 40%～50%。

二、分枝杆菌分离培养

(一)检测理论依据

1881 年 8 月,罗伯特·科赫在伦敦展示了肺结核细菌的培养基。20 世纪 30 年代 Löwenstein 和 Jensen 研制了含孔雀绿的用于体外培养分枝杆菌的固体培养基。该方法一直沿用至今。1969 年 DeLand 和 Wagner 开发微生物半自动培养系统用于结核分枝杆菌复合群液体分离培养及药物敏感性试验。分枝杆菌培养逐渐发展为诊断结核病的金标准,检测灵敏度较涂片镜检法更高,其检测下限可达 100 条菌/ml。

临床分离培养物可进行分枝杆菌属的菌种鉴定,并通过药物敏感性试验检测结核分枝杆菌对常用抗结核药物的耐药性,指导治疗决策。培养法在试管内培养结核分枝杆菌,但是生长缓慢是结核分枝杆菌的特性。目前采用的临床分离培养基补充了多种有机物成分,以缩短调整期长度和提高增长速度和丰度。用于临床样本分离原代培养物的培养基有:以鸡蛋为支持剂及补充营养物,由无机盐基础液组成的罗氏培养基和小川培养基,以琼脂为支持剂的 Middl brook 7H10 琼脂培养基和 7H9 及 7H12 的合成液体培养基等。由于宿主体内的实际环境为缺氧性环境,使用 5%～10% 的二氧化碳大气可能刺激结核分枝杆菌原代培养物的初期生长。

(二)培养方法

培养基种类

(1)按性状分类

1)固体培养基:罗氏(Lownstein-Jenson, L-J)培养基最具代表性,其余有改良小川培养基和 Middle brook 7H10、7H11 等琼脂培养基等。

2)液体培养基:以苏通(Sauton)培养基、Middle brook 7H9 等液体培养基为多见。

3)固液双相培养基:封闭式固液双相一体化的 Septi-Check AFB 双相培养基,液相为 Middle brook 7H9 分枝杆菌专用增菌培养基,固相有 3 种固体平面:Middle brook 7H11、改良的 L-J 培养基和巧克力琼脂。利用平菇浸出液为基础的平菇双相培养基,依据琼脂不同的量来制成液相、固相培养基。

(2)按成分分类

1)以鸡卵为基础的培养基:包括 L-J 培养基、改良小川培养基、丙酮酸钠培养基和丙酮酸钠细胞色素 C 培养基等。这些培养基中关键成分是鸡蛋液。

2)以琼脂为基础的培养基:主要有苏通(Sauton)培养基 Middle brook 7H9、7H10、7H11、7H12,匡氏培养基 Proskauer 培养基和 Beck 琼脂培养基等。

（3）按目的分类：以上述培养基为基础，一些特定物质可依不同研究目的制备成分别用于快速培养、鉴别、药敏等各种用途的培养基，以此达到满足临床需要的要求。

1）用于快速培养：以 Becton Diskinson（BD）公司研制的全自动培养系统系列与 Organon Teknika 公司研制的培养系统为代表。其余还有 Difco 公司的 ESP 系统、生物梅里埃公司的 VITAL 系统、国产贝索公司 BS-1000、体必康公司 TBK1200 系统等。

2）用于选择培养：相比于生长缓慢和营养要求高的结核分枝杆菌，其他的微生物显得更易于生长繁殖，因此在培养基中往往须添加抑菌成分。如罗氏培养基中含有的微量孔雀绿成分，其抑制杂菌生长的同时又促进了结核分枝杆菌的生长。在 Middle brook 7H10、Middle brook 7H11 的基础上添加多黏菌素 B、羧苄青霉素 C、两性霉素 B 和三甲氧氨嘧啶则可制成结核菌素的选择培养基，此主要目的为减少污染率且提高阳性率。

3）用于菌种鉴别：以对硝基苯甲酸和噻吩 2- 羧酸肼培养基（thiophene 2-carboxylic acid hydrazine medium，TCH）鉴别培养基为代表。在制备 L-J 培养基的同时加入二甲基甲酰胺或丙二醇可制成对硝基苯甲酸培养基（p-nitrobenzoic acid medium，PNB）培养基，若加入噻吩 -2-羧酸肼则制成 TCH 培养基。此种培养基应用在结核分枝杆菌、牛分枝杆菌和非结核性分枝杆菌的初步鉴定中。

4）用于药敏试验：BACTEC 系列培养系统、ESP 系统、国产 BS-1000、TBK1200 等都可用于药敏试验。

5）用于 L 型细菌的培养：巯基乙酸盐培养基、PPLO 琼脂、VSY 肉汤和胰腺大豆蛋白胨琼脂培养基（TSA-I）等可用于 L 型结核分枝杆菌的分离培养。

（三）罗氏固体培养和 BACTE MGI 960 液体培养操作流程

痰标本是分枝杆菌分离培养最常用的标本，其他标本如：咽拭子、支气管抽吸物、支气管肺泡灌洗液、胸腹水、胃灌洗液、脑脊液、肺穿刺物、肺活检标本等均可用于分枝杆菌分离培养。由于临床痰样本中含有坏死组织，内含各种糖蛋白等包裹着结核分枝杆菌，而且其他各种微生物与之共存，故对痰样本进行预处理以去除这些干扰物是非常必要的。对于无菌采集的标本可以直接接种于培养基上或经离心浓缩后直接接种于中性罗氏培养基上；对于非无菌操作获取的标本需要去污染处理，处理后的标本方可以接种在中性罗氏培养基上。肺穿刺物、肺活检标本等无菌采集的组织活检标本，使用微型研磨器进行匀化，直接接种在培养基上。

1. 样本前处理

（1）简单法固体培养（用于酸性罗氏培养基）：取痰标本，视标本性状加入 1～2 倍体积的 4% 氢氧化钠于痰瓶中，拧紧螺旋盖，涡旋振荡器上振荡 1 分钟，使痰液充分匀化，室温放置。自加入氢氧化钠消化液起，整个处理时间应在 15～20 分钟。

（2）中和离心法（用于改良罗氏培养基或 BACTE MGI 960 液体培养管）：消化液 N-乙酰-L-半胱氨酸（NALC）-NaOH：50ml 8% NaOH 与 50ml 2.94% 枸橼酸钠混合，临用前加入 0.5gN-乙酰-L-半胱氨酸混匀。

处理方法：取痰标本置于 50ml 离心管中，加入等量的消化液，拧紧螺旋盖，涡旋振荡器上振荡 1 分钟，使痰液充分匀化，室温放置 20 分钟后，加入磷酸盐缓冲液（pH 6.8，0.067mol/L）至 50ml，3 000×g 离心 20 分钟，弃上清，加入 1～2ml 磷酸盐缓冲液（pH 6.8，0.067mol/L），混悬。

2. 接种 以无菌吸管吸取预处理后标本或无菌样本，吸取接近结束时，将吸管口移出液面，使吸管前端一段不含液体，避免液体意外滴落。保持培养基斜面水平或底端略低，均匀接种至罗氏培养基斜面上或液体培养管。

3. 结果判读

（1）固体培养：结核杆菌的典型菌落形态为：不透明淡黄色、粗糙、干燥、凸起于培养基、有的呈菜花样。如果发现培养基液化或者有霉菌生长，则报告污染。分枝杆菌分级报告标准如下。

1）无菌落生长：报告培养阴性。

2）菌落生长不及斜面面积 1/4：报告实际菌落数。

3）菌落占斜面面积 1/4：报告（1+）。

4）菌落占斜面面积 1/2：报告（2+）。

5）菌落占斜面面积 3/4：报告（3+）。

6）菌落布满培养基斜面：报告（4+）。

（2）液体培养：仪器自动报告结果。液体培养管通过仪器报告呈阳性后，则应该准备涂片并使用姜-尼氏染色液进行染色，以最后确定是否为抗酸杆菌阳性。

（四）临床评价

结核病患者的诊断和治疗、结核分枝杆菌的耐药检测都离不开分枝杆菌培养检查，其较涂片镜检敏感性高、特异性强，对涂阴肺结核、结核病/AIDS 双重感染患者的诊断起着重要的作用。通过分枝杆菌培养所获得的分离菌株可用于药物敏感性试验，对制定合理的化疗方案、提高患者治愈率及减少耐药结核病的发生和传播具有重要意义。

三、分枝杆菌菌种鉴定

以生化试验为主的分枝杆菌菌种鉴定技术由于操作复杂耗时且鉴定结果不准确，因此已不常使用，目前主要用于新菌种的确定。现阶段临床常用的鉴定方法依据鉴别能力分为两大类：仅能鉴别 MTBC 和 NTM 的初步菌种鉴定方法；能够将 NTM 鉴别至种水平的菌种鉴定方法。

（一）初步菌种鉴定

1. 对硝基苯甲酸（PNB）选择性培养基法　绝大多数 NTM 菌种在含有 500mg/L PNB 的罗氏培养基上能够生长，而 MTBC 不生长。通过生长试验进行初步菌群鉴定，该方法的主要缺点是检测周期长，MTBC 与 NTM 混合感染时可能会造成实验室鉴定结果的不一致。

2. MPT64 抗原检测法　MPT64 抗原是结核菌在生长过程中分泌到菌体外的特异性分泌蛋白，NTM 培养滤液中多不存在此分泌蛋白，采用免疫层析法检测 MPT64 抗原的有无可用于初步鉴别结核分枝杆菌和非结核分枝杆菌。由此可以进行初步菌种鉴定。该方法具有操作简单、用时短等优点，缺点是需要首先获得阳性培养物；当 MPT64 抗原编码基因发生突变时，会出现假阴性结果；个别 NTM 菌种，如海分枝杆菌和浅黄分枝杆菌可产生微量 MPT64 抗原，因此检测呈弱阳性结果；当 MTC 与 NTM 共同生长时，将报告阳性结果，因此无法反映 NTM 的存在。

（二）菌种鉴定

虽然目前菌种鉴定水平已能够满足临床的主要需求，但持续提高菌种鉴定水平有利于进一步提高临床诊疗水平，如将脓肿分枝杆菌进一步划分后发现，与阿奇霉素相比，脓肿分枝杆菌亚种更易于发生克拉霉素耐药，而马赛分枝杆菌对 2 种药物的耐药性无差别。依据鉴定的原理，目前 NTM 菌种鉴定主要包括 2 大类方法：比较同源基因或序列差异的分子诊断技术和分析细菌菌体组成成分差异的鉴定技术。

1. 分子诊断技术

（1）直接的同源基因或序列比较方法：通过分析同源 DNA 序列组成差异鉴定细菌至种水平，是目前菌种鉴定的"金标准"。可用于菌种鉴定的 DNA 序列既要求在不同的菌种间具有较高的序列保守性，实现应用通用引物对不同菌种目标序列的扩增，又要求不同菌种的同源序列具有一定水平的差异，以实现鉴别区分的目的。目前最常用的同源序列有 16S RNA 编码基因（16S DNA）、16S～23S rRNA 基因间区（internal transcribed spacer, ITS）、RNA 聚合酶的 β-亚基（RNA polymerase subunit, RpoB）和热休克蛋白 65（hot shock protein65, Hsp65）的编码基因，仅就鉴别能力来看，Hsp65 优于 RpoB 和 ITS，而 16S DNA 的鉴别能力最低。

单一的 DNA 同源序列分辨力不足，一些亲缘关系相近的分枝杆菌无法被准确鉴别，如 16S DNA 在分枝杆菌属不同菌种间序列相似性为 94.3%～100%，单靠这一序列无法准确区分具有临床价值的堪萨斯分枝杆菌和胃分枝杆菌、海分枝杆菌和溃疡分枝杆菌、玛尔摩分枝杆菌和苏尔加分枝杆菌等。由于针对每个单一序列的公用数据库都可能存在信息不全，或是在上传 DNA 序列时缺乏质量控制等情况，有引起错误鉴定的可能。一些新的菌种或亚种的鉴定往往是在联合应用了更多同源序列的情况下被发现，如联合 16S DNA 和 ITS 鉴定为脓肿分枝杆菌的菌群，在结合使用 hsp65 和 rpoB 基因后，进一步分为脓肿分枝杆菌亚种、*M.bolletii* 亚种和马赛分枝杆菌。随着分子标识的增多,未来分枝杆菌菌种鉴定工作将更加细致。

16S DNA 鉴别能力虽然相对较低,但由于目前其相关数据库最为完整,因此推荐常规使用。*ITS*、*hsp65* 和 *rpoB* 基因鉴别能力相对较高,建议至少选择其中之一与 16S DNA 平行使用,以提高菌种鉴定的分辨能力。在序列比较过程中,对于种内序列差异较大的情况,应增加分子标识的检测数量,以期提高分辨率、发现新的种或亚种。

(2)间接的同源基因或序列比较方法:目前已经商业化的试剂盒通过设计针对特定同源基因或序列(如 16s DNA、ITS 等)特定的单核苷酸多态性位点的探针,并将探针标记在固相的基质上(如纤维素膜、芯片等),通过探针与待检测序列的结合情况来间接判断 DNA 序列的组成,从而达到鉴别菌种的目的。MeltPro Myco 分析法通过将多重实时荧光 PCR 与多色解链曲线分析相结合,可准确鉴定出临床常见分枝杆菌。通常情况下,选择单核苷酸多态性位点时主要考虑其是否能够将临床最常见的 NTM 鉴别出来,因此,用于菌种鉴定的商业试剂盒能够解决主要的临床需求,但对于临床较为少见的菌种或是当进一步区分亚种对临床有指导意义时,仍须借助其他方法进行鉴定。本方法虽然鉴别能力较直接的基因序列分析弱,但简化了操作,并且具备鉴定临床常见 NTM 的能力,因此具有临床应用价值。

目前商业化的菌种鉴定试剂盒仅能鉴别临床最常见 NTM 中的部分菌种,因此对于分离 NTM 菌种较多的地区,建议对无法鉴定的菌种进一步采用其他方法鉴别。目前的商用试剂盒主要用于分离株的鉴定,由于获得培养物时间较长,无法及时为临床提供信息;虽然有些试剂盒也可用于涂片阳性临床标本的检测,但当菌量较少时,存在检测失败的风险。

2. 依据细菌结构差异进行菌种鉴定　较为成熟的技术包括应用高效液相色谱技术分析细菌细胞壁的分枝菌酸碳链结构和应用飞行质谱分析多种蛋白成分在菌体中所占的比例。细菌的脂质和蛋白质的组成具有种属特异性,这 2 种方法均已经建立了包含丰富菌种的图谱库用于结果比对,因此具有很高的鉴别能力。但以上 2 种方法均用于临床分离株的鉴定,因此不利于临床的及时诊断。相比而言,分枝菌酸结构分析技术操作复杂、试剂不开放、价格昂贵,而飞行质谱具有操作简单快速、耗材成本低等特点,但二者所需设备昂贵,因此限制了临床应用。

四、结核分枝杆菌分子生物学检测

结核分枝杆菌分子生物学检测技术属于病原学诊断技术,具有较成熟的检测靶标基因且敏感快捷,是近些年发展最快也被认为是最有潜力的结核病实验室诊断技术。结核分枝杆菌核酸扩增技术通常以 *IS6110*、*rpoB*、*gyrB* 和 *IS1081* 等为检测靶标,通过 PCR 进行扩增和检测。结核分枝杆菌的耐药主要是药物靶标基因或参与药物活化的基因突变引起的,通过分子生物学技术检测这两种耐药相关基因是否发生突变,可以判定结核菌是否对相关抗结核药物耐药。

1. 利福平耐药实时荧光定量核酸扩增检测技术(Xpert MTB/RIF,简称"Xpert")　以 Xpert 检测技术为代表的全封闭盒式检测技术的出现标志着结核病分子生物学检测技术出现了新突破,该技术以多重半巢式实时荧光定量 PCR 为实验基础,将核酸提取、扩增和检测完全整合到一个反应盒里完成。通过检测 MTB 利福平耐药决定区 *rpoB* 基因,可在 2 小时内直接从患者临床标本中检测其是否含有 MTB 及其对利福平的耐药性。

2. Xpert MTB/RIF Ultra(简称"Xpert Ultra")　Xpert Ultra 检测是在一代 Xpert 检测基础上优化的产品,检测靶标增加了 IS6110 和 IS1081,IS1081 保证了对 IS6110 缺失型菌株的检测能力;第一个 PCR 循环即开始巢式 PCR,增加了 PCR 产物的量;PCR 反应舱体积增加 1 倍。检测灵敏度从 112cfu/ml 降低至约 16cfu/ml,适合用于肺外结核病患者的早期诊断。

3. Truenat MTB 和 Truenat MTB-Rif Dx　Truenat MTB 是基于微量逆转录 PCR(reverse transcription PCR,RT-PCR)和核酸杂交芯片的结核病检测技术。其利用 TruePrep 仪器提取痰标本中的 DNA,在 Truelab-UNOTM(电池驱动的手持式热循环仪)上进行 PCR 扩增并分析报告结果,整个检测系统包括半自动核酸提取装置、核酸扩增和产物检测装置。Truenat MTB-Rif Dx 作为可选的附加芯片,用于检测

MTB 对利福平的耐药性。

4. 基于恒温扩增的结核病检测技术 目前 MTB 恒温扩增技术主要包括环介导等温扩增检测（loop mediated isothermal amplification，LAMP）技术、交叉引物恒温扩增检测（crossing priming amplification，CPA）技术及实时荧光恒温扩增检测（simultaneous amplification and testing，SAT）技术。

（1）LAMP 技术：LAMP 技术是一种基于具有链置换活性的 Bst DNA 聚合酶的核酸体外恒温扩增新技术，该技术针对目的基因的 6 个区域设计 4 条特异性引物，依赖链置换 Bst DNA 聚合酶，在恒温（60～65℃）条件下实现高效、特异的靶序列的扩增。LAMP 检测时不需要专门的核酸扩增设备，通过肉眼观察即可判定检测结果；对操作人员技术水平要求低；敏感度和特异度较高，适合在基层实验室进行推广应用。

（2）CPA 技术：CPA 技术以 MTB 复合群特异性的 IS6110 插入序列为检测靶标，通过两对特异性扩增引物、一对特异性探针，以及 Bst 的 DNA 聚合酶，在恒定温度条件下，一次性完成 MTB 复合群 IS6110 片段的特异扩增和杂交过程，然后在密闭的一次性核酸检测装置中利用免疫层析乳胶标记试纸条检测技术，定性检测特异性扩增产物，操作简便快速。

（3）SAT 技术：SAT 技术以 MTB 16S rRNA 为检测靶标，基于 M-MLV 反转录酶和 T7 RNA 聚合酶，在恒温（42℃）条件下进行实时荧光扩增检测。该技术采用了 RNA 扩增方式进行检测，标靶和扩增物均是 RNA，因而有极高的扩增效率且反应稳定，可快速鉴别结核病患者是否处于活动期。

5. 结核分枝杆菌分子耐药检测技术

（1）基因芯片技术：基因芯片（gene chip）是一种基于核酸杂交技术的高通量 DNA 检测技术，将含有荧光标记的 PCR 扩增产物与包被有特异性 DNA 探针的芯片杂交，通过检测分析突变型和野生型探针杂交信号的强度即可自动报告样品耐药信息，可用于利福平和异烟肼耐药性的检测。

（2）线性探针检测：线性探针检测（line probe assay，LPA）是一种基于核酸反向杂交技术，将带有生物素标记的目的片段与固定于杂交膜上的特异性寡核苷酸探针杂交，根据酶联免疫显色结果，判定杂交结果。可用于快速检测一线以及氟喹诺酮类及二线注射药物的耐药性。

（3）高分辨率熔解曲线（high resolution melting，HRM）技术：HRM 技术是一种基于实时荧光定量 PCR 和熔解曲线分析相结合的新技术，直接检测扩增产物中饱和荧光染料荧光强度变化。由于不同靶序列中 GC 碱基含量和分布不同，DNA 分子变性温度（Tm）不同，会形成特殊的熔解曲线形状和位置，通过比较解链温度曲线与标准曲线的差异，即可准确区分野生型与突变型基因，可以区分单个碱基的序列差异。商品化试剂盒可用于利福平、异烟肼、乙胺丁醇、链霉素和氟喹诺酮类抗生素耐药性的检测。

（4）Cobas TaqMan MTB 和 MTB-RIF/INH：瑞士 Roche Cobas 分子诊断仪配套 TaqMan 结核分枝杆菌检测试剂盒实现对结核分枝杆菌的全自动高通量检测。8 小时完成 960 个样本的检测。MTB 检测靶标为 16S rRNA 和 5 esx 基因，上机前须使用特殊设备采用物理超声和化学裂解法进行核酸提取。搭载 MTB-RIF/INH 试剂盒可以进行利福平和异烟肼耐药性检测。

（5）BD MAX MDR-TB：BD MAX MDR-TB 是一款检测临床标本中 MTB，同时检测 MTB 对利福平和异烟肼耐药性的自动化分子诊断系统，集样本准备（化学和加热裂解细胞，磁珠吸附核酸）、扩增和检测于一体。4 小时内可完成对 24 个样本的检测。用于检测结核分枝杆菌及其对利福平和异烟肼的耐药性。

（6）Abbott realtime MTB 和 realtime MTB RIF/INH：Abbott 分子检测平台由自动化样本准备系统（m2000sp）和实时 PCR 分析系统（m2000rt）两部分组成。利用液体处理器和机械臂结合磁珠法全自动提取样本核酸，并制备 PCR 反应板。可检测结核分枝杆菌及其对利福平和异烟肼的耐药性，从样本制备到获得药敏结果需 10.5 小时。MTB 检测一次可同时检测 96 个样本，检测靶标为 IS6110 和 pab 基因（蛋白抗原 b 编码基因），MTB 检测阳性后进行利福平和异烟肼耐药性检测，一次可完成 24 个样本的耐药性检测。

（7）Hain Lifescience FluoroType MTB 和 MTBDR：FluoroType MTBDR 分子检测平台由 GenoXtract 自动化核酸提取仪、FluoroCycler 实时荧光定量 PCR 仪和熔解曲线分析系统三部分构成。配套不同的检测试剂盒，可实现对结核菌及其对异烟肼和利福平耐药性的自动化快速检测。FluoroType 采用线性指数不对称 PCR 扩增,引入 Lights-On 和 Lights-Off 探针,通过熔解曲线法进行耐药检测,4 小时完成 96 个标本的耐多药检测。

6. 其他新型检测技术

(1)宏基因组测序技术:宏基因组二代测序(metagenomic next-generation sequencing, mNGS)是近年来兴起的基于核酸检测的微生物鉴定技术,由于其具有非预设性、高通量等优点而得到广泛应用。与常规结核病实验室检测方法相比,规范应用 mNGS 可高效、准确、全面地识别病原微生物,有助于感染性疾病的早期诊断,也可以对病原微生物进行快速流行病学分析,确定潜在的传播链。但是,mNGS 技术上存在局限性,如假阳性率高、部分胞内菌或厚壁微生物诸如结核分枝杆菌的检出率低;在结核病临床应用方面尚无统一标准,循证医学证据不足。由于这些问题的存在,当前 mNGS 可作为常规结核病实验室检测技术的补充。

(2)DNA 测序技术:DNA 测序技术是开展菌种鉴定和检测基因突变最直接、最可靠的方法,目前随着测序技术的日益成熟,多种生物信息学平台均可实现快速菌种鉴定和 MTB 耐药快速精准诊断。尽管全基因组测序与目前商品化的分子检测试剂盒相比,能够提供更完整的数据,但是培养仍然是测序的前提条件。随着测序技术不断发展,直接从临床样品进行 WGS 将具有非常广泛的应用前景。靶向测序技术与全基因组测序相比,检测成本和生物信息分析要求更低,更适合在临床诊断中推广应用。

(3)数字 PCR 技术:数字 PCR 技术包括芯片法和微滴法,不论是哪种数字 PCR,其核心原理都是有限稀释,终点 PCR 和泊松分布。将含有核酸模板的标准 PCR 体系,平均分配成几万个 PCR,分配到芯片或微滴中,使每个反应中尽可能含有一个模板分子,进行单分子模板 PCR,通过读取荧光信号的有或无进行计数,经过统计学泊松分布的校准进行绝对定量。数字 PCR 技术用于结核病诊断具有较高敏感度、受标本扩增抑制物影响较小、对异质性耐药检测灵敏度高的优点,但由于其检测通量不高,设备成本昂贵,目前尚未广泛应用于临床。

(4)核酸质谱技术:利用基质辅助激光解吸电离飞行时间质谱(matrix-assisted laser desorption/ionization time of flight mass spectrometry, MALDI-TOF)与多重 PCR 技术和单碱基延伸技术相结合的方法,可同时完成分枝杆菌菌种鉴定和多种一线及二线抗结核药物耐药性检测。

(5)蛋白质谱技术:分枝杆菌的蛋白质组成具有种属特异性,应用 MALDI-TOF 分析多种蛋白成分在菌体中所占的比例可进行快速菌种鉴定。目前已有比较完善的图谱库用于结果比对,具有很高的鉴别能力。操作简单快速、耗材成本低。

五、结核分枝杆菌表型药敏试验

目前结核病实验室常用的细菌学药敏试验方法包括比例法、绝对浓度法和肉汤微孔板法,虽然细菌学药敏试验是有着近半个世纪历史的比较成熟的技术,也是结核病细菌学实验室的常规工作,但操作较为复杂、影响因素较多。从实验室操作角度讲,比例法与绝对浓度法并无很大差别,但由于比例法是通过计算耐药菌比例来解释结果的,对药敏试验中的重要变异因素——接种量进行了一定程度的校正,故结果较之绝对浓度法更为稳定。近些年,肉汤微孔板法开始逐渐用于结核分枝杆菌复合群药敏试验,一般使用 96 孔微孔板,根据药物在微孔板上的排列方式和每种药物包含的浓度范围,每块微孔板可以同时检测多种药物,相比以往的基于单支培养基的固体和液体表型药敏试验,可以减轻工作量,同时减少孵育空间需求。并且微孔板法可以得到每株具体的最低抑菌浓度(minimam inhibitory concentration, MIC)值,区别于单纯的二分类敏感/耐药定性结果,但目前微孔板法仍缺乏标准化,大部分抗结核药物的临床折点浓度尚不明确,以下重点介绍比例法药敏试验的操作流程。

(一)药敏试验菌株的准备

尽量使用原代培养物进行药敏试验,若培养物因菌龄老化、污染等原因不能直接用于药敏试验操作,应在传代或前处理之后,获得理想的二代培养物之后进行药敏试验。

(二)试剂准备

(1)设备材料:Ⅱ级生物安全柜;待测菌株;培养基;灭菌接种环;灭菌磨菌管和磨菌棒;灭菌比浊管;

灭菌稀释管；一次性吸管；冻存管；冻存盒。将药敏培养基从冷藏环境中取出，待其恢复至室温，在培养基斜面的背面标记患者姓名、患者登记号、接种日期。

（2）试剂和溶液：灭菌生理盐水。麦氏比浊管：0.1ml 1% $BaCl_2$ 加入 9.9ml 1% H_2SO_4，封口，比浊前摇匀。灭菌 10% 吐温 -80：10ml 吐温加 90ml 蒸馏水，混匀，121℃ 加热 20 分钟灭菌。灭菌的 30% 甘油：30ml 甘油加 70ml 蒸馏水，121℃ 加热 20 分钟灭菌。

（三）菌液的制备

在磨菌管中加入 1～2 滴 10% 吐温 -80；用消毒的接种环刮取 1～2 周的新鲜菌落，置于磨菌管中；注意尽可能刮取斜面各个部位的菌落，避免挑取一两个单独菌落进行试验，刮取菌落的量以一平接种环（5～10mg）为宜；使用磨菌棒轻轻旋转进行研磨。加入约 2ml 灭菌生理盐水，静置片刻，使菌液中的大块物质沉淀；用无菌吸管吸取中上部的约 0.5ml 菌液，转移到另一无菌试管中，取标准麦氏比浊管；逐渐滴加灭菌生理盐水，直至菌液浊度与标准麦氏比浊管一致，即得到 1mg/ml 的菌液。菌液静置，待颗粒或菌块沉淀。

（四）菌株冻存

比浊后，取剩余的菌悬液上清 1ml 放到冻存管中，再加 30% 的甘油 0.5ml，冻存 2 管，甘油终浓度为 10%。标记菌株编号，–70℃ 保存。

（五）接种

1. 设备和材料　22 SWG 标准接种环，金属丝直径 0.7mm，接种环内径 3mm，1 满环移液 0.01ml。

2. 操作

（1）菌液稀释

1）在无菌、带有螺旋盖的稀释瓶中以无菌手法加入 2ml 灭菌生理盐水备用，每株待测菌准备 2 管。

2）用 22 SWG 标准接种环取 2 满环 1mg/ml 的菌液，移至 2ml 灭菌生理盐水中，即稀释成 10^{-2}mg/ml 菌液。

3）用同样方法再进行 100 倍稀释，即成 10^{-4}mg/ml 菌液。

（2）接种：用 22 SWG 标准接种环分别蘸取 1 满环（即 0.01ml）10^{-2}mg/ml 和 10^{-4}mg/ml 的菌液，用划线法均匀接种至对照及含药培养基表面，应注意使菌液尽可能均匀分散于培养基斜面；最终接种菌量为 10^{-4}mg 和 10^{-6}mg；接种后的培养基置于水平搁架上。

（六）孵育

1. 接种后的培养基置于 37℃ 恒温培养内进行培养。

2. 水平放置 24 小时后检查培养基污染情况，后试管架直立放置继续培养。

3. 培养 4 周后报告结果。

（七）结果的判读和解释

1. 结果记录方式　每次检查完培养基后，按以下方式在实验室登记本上（表 2-2-1）记录菌落生长情况。

表 2-2-1　菌落生长情况记录表

菌落生长情况	报告方式	菌落生长情况	报告方式
无菌落生长	–	100～200 个菌落	2+
少于 50 个菌落	实际菌落数	大部分融合（200～500 个菌落）	3+
50～100 个菌落	1+	融合（大于 500 个菌落）	4+

2. 耐药百分比的计算和解释

$$耐药百分比 = \frac{含药培养基上生长的菌落数}{对照培养基上生长的菌落数} \times 100\%$$

若耐药百分比大于1%，则认为受试菌对该抗结核药耐药。将药敏结果填写于比例法药敏试验结果报告登记本上。

第三节 结核病的免疫学诊断

高特异性和高敏感性的结核病早期检测技术及试剂，对于结核病的早期诊断、及时隔离和治疗，有效切断传染途径，降低结核病的发病率和死亡率至关重要。新型结核分枝杆菌特异抗原可作为皮肤试验的诱发抗原进一步提高该检测方法的敏感度，且不受卡介苗接种的干扰，培养滤液蛋白10（CFP-10）、早期分泌抗原6（ESAT-6）和分泌型蛋白分枝杆菌蛋白64（MPT64）抗原联合效果最佳；通过检测肺外结核患者的组织液、脑脊液、抽吸物和活检物的MPT64抗原，也可大大提高检测敏感度和特异度，尤其是对淋巴结结核和儿童肺外结核的诊断。检测尿液中的脂阿拉伯甘露聚糖（LAM）抗原有可能成为新的床边诊查手段，可用于活动性结核病与HIV感染共病患者的诊断。浆液中与结核病关联的生化标志物[腺苷脱氨酶（ADA）或γ干扰素]也有助于肺外结核病的早期诊断。体液中ADA活性水平测定是诊断和鉴别诊断结核病的一个重要辅助手段。结核患者的血清、胸腹水、脑脊液、支气管肺泡灌洗液中的ADA活性都有不同程度的升高。脑脊液ADA检测可作为中枢神经系统疾病诊断和鉴别诊断的重要指标。结核性脑膜炎患者ADA明显升高，可用于结核性脑膜炎、化脓性脑膜炎及病毒性脑膜炎的鉴别诊断。脑脊液ADA可作为早期结脑诊断、观察病情和疗效的常规检查项目；ADA是高度特异的结核性胸腹水标志物，胸腔积液ADA活性可用于结核性和癌性胸膜炎的鉴别诊断。

一、结核菌素皮肤试验

结核菌素皮肤试验（tuberculin skin test，TST）简称结核菌素试验。此方法应用结核菌素对机体进行测定，观察人体能否被引发皮肤迟发超敏反应，以此来判定人体对于结核分枝杆菌有无免疫力，进而判断受试者是否曾经感染过结核分枝杆菌。结核菌素试验为诊断结核菌感染的特异方法，对结核病的流行病学调查、卡介苗接种效果、筛查预防性治疗对象、临床诊断与鉴别诊断等都有重要意义。

（一）结核菌素的种类

1. **旧结核菌素（old tuberculin，OT）** 旧结核菌素是将培养于甘油肉汤中的结核分枝杆菌液经加热过滤而得到的浓缩滤液。

2. **结核菌素纯蛋白衍生物（tuberculin purified protein derivative，PPD）** 仅留下具有免疫活性的结核蛋白，而去掉其他非特异性物质，为OT浓缩滤液的沉淀物。与OT比较，PPD拥有更稳定的效价，更高的特异性，目前全国都应用PPD作结核菌素试验。尽管这种方法全世界通用，但由于PPD中含有许多分枝杆菌种类（包括致病性分枝杆菌、环境分枝杆菌和BCG）所共有的抗原分子，因此PPD诊断结核分枝杆菌感染的特异性差，不能准确区分PPD实验结果阳性究竟是因为BCG接种、接触环境中多种非结核分枝杆菌后的致敏还是真正的结核分枝杆菌感染所致。

（二）结核菌素试验的方法

1. **操作步骤**

（1）选择左前臂掌侧前1/3的无瘢痕处为试验部位，如近期曾做过该试验，第2次应选择位于第1次注射处的斜上方3～4cm。

（2）准备1ml注射器，配4～5号针头，吸取PPD，排净空气，消毒皮肤。左手紧绷受试者的皮肤，右手持注射器使针斜面与注射器刻度朝上，针头方向稍向下施压，平行皮肤浅刺入皮下，使针头的斜面全部进入皮肤后始轻轻推注，注入0.1ml（5个结核菌素单位），此时受试者的皮肤会呈现一个6～10mm圆形凸泡，然后拔出针头，勿按压。

2. **注意事项**

（1）使用酒精消毒皮肤后，须等酒精挥发干后再行注射。

（2）注入药液剂量要准确，注意防止空气进入注射器和针头。

（3）如发生药液漏出，或不慎刺入过深，则应离开原部位重新注射。

（4）对注射时间、部位与PPD的批号进行记录。

3. **结果** 72小时内观察试验反应。判断标准以硬结大小为准。测量时以硬结的（横径＋纵径）/2为准，不能将红晕的大小作为判断的标准。因硬结才是特异性变态反应，而红晕则为非特异性反应。一般情况下，硬结与红晕大小是相同的。若硬结明显即直接用尺进行测量；如果硬结并不清楚或强反应下可见红晕大小大于硬结，应用食指触摸边缘标记纵横长度进行测量，算出平均直径，以mm为记录单位。

（1）结果判定：①阴性判定：注射部位无硬结或硬结平均直径＜5mm。②阳性判定：硬结平均直径≥5mm。5～9mm为一般阳性；10～15mm为中度阳性；≥15mm或局部出现双圈、水泡、坏死、淋巴管炎者为强阳性。

（2）结果解读

1）阴性的意义：①未受结核分枝杆菌感染。②某些情况下无法排除受结核分枝杆菌感染，如：变态反应前期；急性传染病、发热、正在使用免疫抑制剂等；重症结核病、慢性消耗性疾病、肿瘤、AIDS、高龄等免疫功能低下时。

2）一般阳性与中度阳性提示：①正在患结核病。②已感染结核分枝杆菌但未发病。③接种卡介苗导致变态反应产生。④3岁内未接种卡介苗者，体内有结核病灶。

3）强阳性提示：①正在患结核病。②感染结核分枝杆菌但尚未发病。强阳性人群结核病的发病率高，在病变发现前即可先行预防性治疗。

（三）注意事项

1. 如遇患者处于强烈的结核变态反应中，如疱疹性结膜炎、结节性红斑或一过性多发性结核过敏性关节炎等，最好使用1IU结核菌素行PPD试验，以防止局部过度反应和其他可能的病灶反应。注射前应询问受试者是否以前做过该试验，如有则问清时间、部位，以免诱发促进反应。

2. **注射量与皮肤的关系** 皮内注射0.1ml液体时形成的丘疹直径为6～10mm，儿童较成人小约7mm，成年女子也小于成年男子8～9mm。个体差异会对反应产生影响，因此不宜将丘疹大小作为衡量注射量的指标。

3. **注射的深度** 观察因皮肤注射入各种不同深度所出现不同反应的区别，结核菌素反应直径会因深度表现出现差别。深注射与浅注射相比，前者分散度大。若注射过深达皮下程度，结核菌素迅速被吸收，出现的反应就小。因此，应注意行浅层皮内注射。

二、新型结核菌素皮肤试验

新型结核菌素皮肤试验（creation tuberculin skin test, C-TST）：是以重组结核分枝杆菌融合蛋白（EC）作为免疫原检测结核分枝杆菌感染的皮肤试验。2020年4月重组结核杆菌融合蛋白（EC）获得国家药品监督管理局批准上市。

（一）皮内注射操作步骤

1. **注射部位的选择** 位于前臂掌侧中下1/3交界处，避开瘢痕、血管和皱褶。如近期（2周内）已做过C-TST，则选择在第一次注射部位斜上方3～4cm处，或取另一手臂。

2. **皮内注射** 待酒精蒸发干燥后，用1ml注射器吸取0.1ml重组结核分枝杆菌融合蛋白（EC），刻度和针孔斜面一致向上；托住待测者的前臂并绷紧皮肤；将针尖平放在绷紧皮肤上，稍向下压，呈5°～10°角（与皮肤几乎平行）刺入皮内，不见针孔即可；一手固定针头，一手推药，缓慢准确地注射0.1ml（5U）；注射后产生直径6～10mm大小可见白色圆形隆起的皮丘（橘皮样小丘），并显露毛孔，边界清楚；注射完毕拔针时以边旋转90°边外拔方式为佳。

（二）结果判断

受试者于注射后48～72小时都可以检查注射部位反应，以48小时观察结果最佳。

1. **判断标准**

（1）C-TST以红晕或硬结平均直径大者为判断标准。即如果红晕平均直径大于硬结平均直径，则以红晕平均直径作为判断标准，反之，如果硬结平均直径大于红晕平均直径，则以硬结平均直径作为判断标准。

（2）阳性结果判断：反应平均直径（横径与纵径之和除以 2）不低于 5mm 为阳性反应。即在实际应用判断中，C-TST 反应平均直径（横径与纵径之和除以 2）≥5mm 为阳性反应，不论 C-TST 反应平均直径大小，凡有水泡、坏死、淋巴管炎者均属强阳性反应。

2. 结果判读

（1）C-TST 阳性：单纯 C-TST 阳性，表明机体已经受结核分枝杆菌感染。

（2）C-TST 阴性：①表明人体未受结核分枝杆菌自然感染；②感染时间短，机体免疫及变态反应尚未形成；③严重感染、使用免疫抑制剂、免疫缺陷人群，可能减弱 C-TST 的反应性。

（三）C-TST 的影响因素

感染结核分枝杆菌的人进行 C-TST 会产生迟发型超敏反应，在注射局部表现出不同大小的反应强度。但在人体皮肤试验中，有许多因素可能削弱或者增强 C-TST 的反应强度。故在进行 C-TST 的操作和结果判断时，要注意避免受到各种因素的影响。

1. 假阳性反应　假阳性反应是指机体进行 C-TST 反应时应该为阴性结果，但受多种因素的影响，使检测结果成为阳性，该阳性称为假阳性反应。可能的原因有：①皮肤紫外线照射；②测量误差。

2. 假阴性反应　假阴性反应是指机体已受结核分枝杆菌感染，进行 C-TST 反应时应该为阳性结果，但受多种因素的影响，使检测结果成为阴性，该阴性称为假阴性反应。可能的原因有：①机体处于变态反应窗前期（机体在感染结核分枝杆菌后 4～8 周内，细胞免疫尚未建立，这段时间称为"变态反应窗前期"）。②重症结核病患者：重症结核病患者如血行播散性结核病、结核性脑膜炎、干酪性肺炎患者，因传递免疫作用的致敏淋巴细胞减少，可使变态反应暂时受到抑制。③AIDS 病毒感染或急性传染病患者：HIV 感染、AIDS 及急性传染病，如麻疹、猩红热、伤寒、水痘、腮腺炎、风疹、病毒性肝炎等疾患时，因机体免疫系统受到干扰，C-TST 试验可出现假阴性。④结节病、肿瘤、营养不良等，影响机体免疫系统功能受损等情况。

三、γ 干扰素释放试验和其他细胞因子检测

细胞因子是由细胞分泌，影响细胞生物学行为、造血免疫功能和对炎症的反应的一类物质（抗体、补体除外）。结核病在免疫学上可定义为与免疫反应密切联系的免疫紊乱性疾病。结核分枝杆菌感染机体后，淋巴细胞、吞噬细胞在肺内感染部位蓄积，细胞因子 γ 干扰素、肿瘤坏死因子 -α（tumor necrosis factor-α，TNF-α）和趋化性细胞因子及其受体对形成结核结节及细胞介导的免疫反应起了非常重要的作用。随着细胞和分子免疫学的进展，有关细胞因子（cytokine，CK）在结核病免疫发病中的作用有了广泛而深入的研究。这些细胞因子有肿瘤坏死因子 -α、白细胞介素（interleukin，IL）和干扰素（interferon，IFN）等。

（一）γ 干扰素释放试验

1. 主要原理　当受到结核分枝杆菌抗原刺激致敏的 T 细胞再次遇到同类抗原时可产生 γ 干扰素，γ 干扰素释放试验（interferon-γ release assay，IGRA）通过检测全血或分离自全血的单核细胞在结核分枝杆菌特异性抗原刺激下产生的 γ 干扰素，判断受试者是否感染结核分枝杆菌。

2. 检测方法分类　目前国际上较成熟的 IGRAs 有 2 种。

（1）采用酶联免疫吸附试验（ELISA）检测全血中致敏 T 细胞再次受到结核分枝杆菌特异性抗原刺激后释放 γ 干扰素水平，称之为全血检测或结核感染 T 细胞免疫检测。

（2）采用酶联免疫斑点技术（enzyme-linked immunospot，ELISPOT）测定在结核分枝杆菌特异性抗原刺激下，外周血单个核细胞中能够释放 γ 干扰素的效应 T 细胞数量，称之为细胞检测或结核分枝杆菌感染 T 细胞检测。

3. 临床意义　IGRA 的主要适应证为结核分枝杆菌潜伏感染。

（1）阳性：提示样本中存在针对结核分枝杆菌特异性的 T 细胞免疫反应，存在结核分枝杆菌感染。

（2）阴性：提示样本中不存在针对结核分枝杆菌特异性的 T 细胞免疫反应，不存在结核分枝杆菌感染。

（3）不确定：表明不能确定是否存在结核分枝杆菌特异性的 T 细胞免疫反应。

（二）其他细胞因子检测

1. 肿瘤坏死因子 -α（TNF-α）在肺结核中的表达　TNF-α 参与了结核病的发病过程，与结核病产生的炎症反应程度有关，为重要的前炎症因子和免疫调节因子。国内外的研究报道表明，结核病活动期患者血清 TNF-α 水平较健康对照组明显升高。He 等研究报道痰培养阳性患者的外周血 TNF-α 和 IL-10 的水平也远高于健康对照者。研究显示将活动性肺结核患者治疗前血清 TNF-α 及 IL-4 水平与非活动性肺结核和健康人进行比较，发现活动性与非活动性肺结核患者血清 TNF-α 和 IL-4 水平均较正常对照组升高并有显著差异，活动性肺结核患者的血清 TNF-α 和 IL-4 水平亦较非活动性肺结核患者要高。另有报道活动性肺结核组和静止期组血清中，活动性肺结核组 TNF-α 水平高于静止期组，而这两者亦都高于健康对照组，血清中 TNF-α 水平增高是病灶局部聚集大量巨噬细胞活化后大量释放 TNF-α 的结果，另一方面血液中过量的 TNF-α 也能反作用于局部病灶，使疾病更易播散。故通过血清 TNF-α 水平检测可对肺结核病情变化及活动性进行判断。

TNF 是控制结核分枝杆菌感染的重要前炎症细胞因子，其抗结核作用是其他细胞因子无法替代的，但也有研究报道利用 TNF-α 制剂进行治疗可能增加患者患结核病的机会。

2. 可溶性白细胞介素 2 受体（sIL-2R）在肺结核中的表达

人体抗结核免疫以细胞免疫为主，细胞免疫因子 sIL-2R 在人体免疫应答过程中具有重要调节作用。其在结核病灶以及人体全身调节 IL-2 的水平，使 Th1 型 CK 产生减少，Th1/Th2 平衡失调，引起人体对结核分枝杆菌的防御能力下降，故 sIL-2R 水平与机体所处的免疫状态及病情程度有紧密联系。活化淋巴细胞在膜表面表达白细胞介素 2 膜受体（mIL-2R）的同时，也会释放 sIL-2R。sIL-2R 可作为单个核细胞活化定量的敏感指标，并有助于肺结核活动病情的判断。

研究报道，结核病活动期患者血清中的 sIL-2R 水平明显较健康对照组要高。Tabata 等报道纵隔癌合并肺结核患者经过抗结核治疗后，原本显著增高的 sIL-2R 水平发生了明显下降。Fujiwara 等报道结核性胸腔积液中 sIL-2R 水平显著增高，经抗结核治疗后，sIL-2R 水平亦发生明显下降。梁翠铭等对 42 例正常对照以及 89 例肺结核患者（包括结核性胸膜炎患者）的血清 sIL-2R 水平进行检测比较，发现肺结核及结核性胸膜炎患者血清 sIL-2R 明显高于正常对照组（P＜0.01），与病程长短无关。汗慧芸等对 35 例正常人、44 例患者和 25 例恢复期患者进行 sIL-2R 水平检测，结果显示正常人与病患组有显著性差异，正常人与患者恢复组有差异。sIL-2R 在患者血清和胸腔积液中的水平提高，在部分结核患者的脑脊液中的含量也有增加，梁翠铭等对 21 例结核性脑膜炎患者的血清及脑脊液中的 sIL-2R 浓度进行了测定，发现健康人血清及脑脊液中的 sIL-2R 均较低，结核病患者 sIL-2R 明显升高。进展期的肺结核患者 sIL-2R 大量升高，提示结核分枝杆菌可刺激机体内和肺组织的 T 淋巴细胞激活而释放大量的 sIL-2R，当患者病情有所好转时，血清中 sIL-2R 水平随之降低，可见 sIL-2R 水平与肺结核严重程度和预后有关。在结核治疗过程中全程检测血清 sIL-2R 水平可监测疾病动态，以血清 sIL-2R 水平来评价结核病的发展及预后。利用 sIL-2R 治疗和预防结核病的研究不多，仍须进一步探索。

细胞因子免疫学检测的优点是特异性强，操作简便，但灵敏度仍有限，且不能完全反映其活性水平。常用的检测方法有 ELISA、RIA 及免疫印迹法。因细胞因子大多为 5～20kD 的小分子蛋白，且多数细胞因子的 ELISA 试剂盒可测至 5～10ng/L，已接近生理浓度，也达到放射免疫电泳法的灵敏水平，故目前国外公司绝大多数推出 ELISA 法细胞因子检测试剂盒。

四、结核抗体测定

机体抵抗结核分枝杆菌感染的主要机制一般被认为是细胞免疫。近年研究发现，结核患者体内的细胞免疫功能会被不同程度抑制，T 淋巴细胞亚群出现异常，体液免疫呈现相对亢进。研究提示肺结核患者外周血 CIM、CD8、T 细胞免疫和 IgG、IgM 和 IgA 抗体免疫有关，在结核患者体内能检测特异性结核抗体。

结核抗体检测从方法学上可以分为酶联免疫吸附试验（ELISA）法、免疫色谱法（DIGFA）、免疫胶体金渗滤法、蛋白芯片技术等。

1. 酶联免疫吸附试验　酶联免疫吸附试验（ELISA）法自 1976 年，Nassau 等首次用 PPD 作抗原检测结核患者血清中的结核抗体开始，已发展成为目前结核抗体测定与研究报道最多的实验方法。ELISA 基于免疫学反应，将抗原、抗体的特异性反应与酶对底物的高效催化作用相结合，具有较高的敏感性。ELISA 法分为双抗体夹心法、双抗原夹心法、间接法、竞争法等。

2. 免疫斑点技术　斑点免疫渗滤试验（dot immuno-gold filtration assay, DIGFA）是斑点免疫测定（dot immunoboding assay, DIBA）中的一种，1982 年由 Hawkes 等在免疫印迹技术基础上改良发展而来。20 世纪 90 年代开始应用于结核病血清学诊断。在 DIGFA 基础上发展起来的斑点免疫层析试验（dot immunochromatographic assay, DICA）则是只需一个试剂进行一步就能完成检测反应的新技术。此法反应物和 DIGFA 大部分相同，仅在硝酸纤维素膜下加了吸水性强的垫料为渗滤装置。在加抗原或抗体后，迅速加与之相对应的抗体或抗原，再加金标记第二抗体。渗滤装置使反应增快，显色反应迅速出现。所有反应物均固定在一狭条的微孔膜上，制成单一试剂形式。反应利用膜的毛细管作用进行。与斑点免疫渗滤测定法不同的是不用加底物液，直接由红色胶体金探针显色，显色鲜艳让背景更清晰，该法试验时间约 15 分钟，阳性结果可见在膜上出现红色斑点，否则为阴性，可在室温下保存。由于该法极为简便、快速，引起了人们的极大关注。DIGFA 较 ELISA 虽有很大改进，但仍须用 2～3 个试剂和 4 步操作，且敏感性与特异性仍不够高。

3. 免疫胶体金技术　免疫胶体金技术（immune colloidal gold technique）以胶体金作为示踪标志物，应用于抗原抗体检测反应。胶体金为氯金酸（$HAuCl_4$）经由还原剂如白磷、抗坏血酸（维生素 C）、枸橼酸钠、鞣酸等作用后聚成的特定大小金颗粒，由于静电作用，处于稳定的胶体状态，故名胶体金。在弱碱环境下，胶体金带负电荷，能与蛋白质分子的正电荷基团形成牢固的静电结合，蛋白质的生物特性不受影响。

胶体金检测基本原理为：利用微孔滤膜作载体，用胶体金颗粒标记已知的抗原或抗体，包被于膜上，加入临床样本后，滤膜的毛细管作用能使其中的抗体或抗原与膜上包被相应抗原或抗体结合，然后经过金颗粒聚集形成的显色进行检测。

4. 结核抗体检测蛋白芯片　检测结核分枝杆菌的芯片基本原理为：以微孔滤膜或特制玻片为载体，把纯化结核分枝杆菌多种抗原利用微阵列技术分别固相在一张膜片或特制玻片上，经抗原抗体反应后，加入显色系统，再利用芯片阅读仪与专门的软件分析显色后的芯片，由不同的抗原点阵灰度值对多种抗原与抗体同步检测，检测结核抗体。

5. 结核抗体免疫检测用抗原的选择　提高敏感性、特异性结核抗体检测试剂的关键在于抗原选择，血清学诊断的理想抗原宜拥有种特异性和强免疫原性。随着结核分枝杆菌的全基因组序列得以测定，单克隆抗体、分子生物学、蛋白质组学和比较基因组学等技术不断发展，多种纯化和特异性诊断抗原已可取得。目前较受关注的抗原如下。

（1）脂阿拉伯甘露聚糖（LAM）抗原：作为属特异性抗原的脂阿拉伯甘露聚糖是分枝杆菌细胞壁的重要组成，拥有较强免疫原性与免疫调节的功能，能刺激机体促进相应抗体产生，故可作为结核病血清学诊断抗原，应用较广泛。相关应用的报道较多，Antunes 等报道美国利用 LAM 抗原生产的结明（MycoDot TM）试剂盒对活动性肺结核患者的检测敏感性为 63.0%，特异性达 92.4%，提示 LAM 抗体检测不失为一项结核病辅助诊断的有效方法。

（2）A60（antigen 60）抗原：自牛分枝杆菌胞浆内提取，为一种大分子的脂质蛋白和多糖的复合抗原。Wu 等报道 ELISA 法对 178 例活动性肺结核患者与 151 例其他疾病患者血清 A60 IgG 进行检测，以受试者操作特征曲线（ROC）261.2 单位为截切值（cutoff point），其敏感度与特异度分别为 49.4% 和 79.5%，研究提示对于胸部 X 线片异常的患者可结合 A60 IgG 阳性检测进行肺结核病的临床诊断。

（3）结核分枝杆菌糖脂（TBGL）抗原：结核分枝杆菌糖脂抗原为拥有菌属特异性的位于分枝杆菌细

胞壁上的糖脂类物质。近年研究显示糖脂类抗原于结核病诊断有较大优势。Maekura 等建立了糖脂类抗原抗体快速检测方法,临床评价为:对痰涂片阴性活动性肺结核的灵敏度为 56.8%,对痰培养阴性活动性肺结核的灵敏度为 51.2%。若 TBGL 和核酸扩增(nucleic acid amplification,NAA)进行联合检测,检出率较单独使用任一种方法时均有提高。Tiwari 等以脂质体颗粒为载体,将纯化 TBGL 抗原和结核病患者血清中的 TBGL 抗体进行结合后形成的蓝色凝集颗粒来帮助诊断活动性结核,报告其敏感度、特异度分别为 94%、98.3%。该方法只需 4 分钟、成本不高,可以对活动性肺结核、卡介苗免疫接种者与健康人群进行鉴别,适用于大规模人群肺结核病筛查。

(4)38kD 蛋白:38kD 蛋白仅在分枝杆菌复合体中表达,定位于质膜上的磷酸盐转运蛋白。BCG 合成 38kD 蛋白的量较结核分枝杆菌的少很多,仅为后者的 1/10。38kD 蛋白作为分泌蛋白,能刺激 T 细胞与 B 细胞的免疫反应,现普遍用于结核病血清学试验。英国公司生产的 OMEGA 结核抗体定量检测 Myco G、A、M 试剂盒就联合应用了 38kD 与脂多糖(LPS)抗原,TB Complex Plus 试剂盒则选用 38kD 与 16kD 抗原。Butt 等对 OMEGA 试剂盒评价认为,联合应用具有种特异性的 TB Complex Plus 和有属特异性的 Myco M 有助于取得最佳检测效果,对肺结核的敏感性与特异性分别为 87% 和 93%。38kD 虽然对于活动性肺结核诊断很有效,但与大肠埃希菌同源蛋白存在 30% 以上的交叉,故对于不同人群,灵敏度会产生较大的波动,尤其对涂片阴性且合并 HIV 感染的结核病患者,检测效果显示不尽如人意。

(5)Ag85:抗原 85 复合体具有较强的细胞免疫和体液免疫活性,是分枝杆菌的分泌性蛋白,分子量在 30~32kD 之间。分枝杆菌的所有菌株都能分泌 Ag85。结核分枝杆菌 Ag85 中包括了至少 3 种蛋白即 Ag85A、Ag85B 和 Ag85C,其中主要起免疫作用的为 Ag85A 与 Ag85B。前者具分枝菌酸转移酶活性,于分枝杆菌细胞壁合成最后阶段发挥必要作用,还能与人纤连蛋白相结合,以辅助结核菌对宿主细胞的侵入力。Ag85 具备发展成结核病血清学诊断抗原的潜力。Ag85 抗体平均水平在活动性结核患者血清中,较其他分枝杆菌疾病患者或健康对照者要高出 50~150 倍,因此检测血循环中的 Ag85 抗体有助于诊断活动性结核。Kashyap 等用间接 ELISA 法对疑似结核性脑膜炎患者进行检测,89% 患者脑脊液样本中存在 Ag85 抗体,提示 Ag85 抗体检测可能成为早期及确诊结核性脑膜炎的一个更灵敏的选择。

(6)早期分泌抗原 6(ESAT-6)和培养滤液蛋白 10(CFP10):ESAT-6 即为 6kD 早期的分泌性抗原靶,从结核分枝杆菌短期培养滤液中分离出来,经纯化后获得,为低分子量分泌性蛋白,拥有较强细胞免疫活性,在抗结核感染的免疫记忆应答过程中发挥重要作用。ESAT-6 只存在于具有致病性的分枝杆菌中,包括结核分枝杆菌、牛分枝杆菌、非洲分枝杆菌,及苏尔加分枝杆菌、海分枝杆菌和堪萨斯分枝杆菌等非典型分枝杆菌,在 BCG 及其他非致病性分枝杆菌上则 ESAT-6 缺失。CFP-10 即培养滤液蛋白 10,与 ESAT-6 位于同一基因簇上,两者分布相同,都为 RD1 区编码。由于这两种蛋白可刺激机体产生特异性免疫球蛋白 G(IgG),成为有潜力的结核病血清学诊断候选抗原。

(7)U1 蛋白:U1 蛋白(Urine Protein 1)为 Mukherjee 等收集结核分枝杆菌 H37Rv 株静脉感染 C57BL/6 小鼠早期(10~14 天)尿液中分离得到的结核抗原,经氨基酸测序鉴定后,克隆表达获得可溶性重组蛋白,分子量约为 16.8kD。以 ELISA 法检测肺结核患者血清中 U1 抗体,显示其敏感性为 60%,对合并 HIV 感染的结核病患者进行检测的敏感性为 87%,正常人血清则不与 U1 蛋白产生反应。联合应用 U1 蛋白与 Mtb81 检测合并 HIV 感染的结核病患者,敏感性达 93.6%。对 12 名 HIV 感染的非结核患者进行检测,发现其中 9 名患者血清中无 U1 抗体,另 3 名 U1 抗体水平则位于 ELISA 法检测临界点。以上结果提示 U1 抗体检测能提高结核病尤其合并 HIV 感染的结核病血清学诊断的敏感性。

(8)TB-SA 抗原:是近年用来检测血清结核抗体比较新的一种抗原,用纯化的结核分枝杆菌分泌型 TB-SA 蛋白抗原包被微孔板,采用间接酶联免疫法测定样本中的 TB-SA 结核抗体。国内学者王海英等检测活动性肺结核患者血清 TB-SA IgG 显示其敏感度和特异度分别为 67.8% 和 76.6%,洪峰等在对大规模人群筛查中应用 TB-SA(对 18 382 名大学新生进行结核抗体检测)发现,其敏感度为 70.3%,特异度高达 96.5%。TB-SA 由于是结核分枝杆菌分泌到细菌体外的特异性蛋白,仅存在于致病的分枝杆菌中,而其他微生物中均不存在,故理论上有较高的特异性。对普通人群进行大样本的筛查时产生的结果可能与临床上非结核病患者的检测结果有所差异,在诊断中仍须密切结合临床避免误诊,并可考虑通过联合检测来提高敏感度。

（9）其他抗原：Weldingh 等在大肠埃希菌中克隆表达了 4 种超抗原，即 TB9.7、TB15.3、TB16.3 及 TB51，对痰涂片阳性与涂片阴性结核患者进行检测，灵敏度表现为 36%～93%，特异性则超过 97%，TB16.3 表现突出有效，TB16.3 与 TB9.7 联合检测合并 HIV 感染的结核病患者，敏感性超过 85%。Bahk 等用基因重组表达 *Rv3369* 与 *Rv3874* 两个基因，进行抗原检测时发现其对结核病患者的敏感度分别为 60% 和 74%，特异度分别为 96% 和 97%，提示其不失为具备应用价值的结核病血清学诊断抗原。其他抗原如分枝杆菌蛋白 64（MPT64）、P90、TB4 等，曾做相关的快速血清学检测研究，但大部分的诊断灵敏度未达到临床要求。

五、结核抗原测定

结核抗体检测技术简便、快速，但相比结核抗原检测"窗口期"较长，无法实现真正意义上的早期检测。血清学抗原检测技术能够实现早期检测，且技术简便快捷，但由于高特异性抗体较难获得，目前尚缺乏高敏感特异的结核抗原检测试剂。然而致病性结核分枝杆菌特异分泌性抗原的存在使早期检测抗原并区分感染与 BCG 免疫成为可能。

（一）结核分枝杆菌特异性抗原检测的技术方法

1. **凝集试验（agglutination test）** Krambovitis 等于 1984 年首次报道了胶乳凝集试验在结核病诊断的中的应用。作者通过纯化兔抗结核分枝杆菌胞膜抗原免疫球蛋白致敏乳胶颗粒，检测脑脊液，通过观测凝集发生与否诊断结核性脑膜炎。Cambiaso 等通过将牛分枝杆菌抗体（Fab'）2 连接乳胶颗粒，对组织液标本中的结核抗原进行检测，较大地提高了检测敏感性。Chandramuki 等应用反向间接血凝试验对结核性脑膜炎 CSF 中结核抗原检测进行了探索。

2. **酶联免疫吸附试验（ELISA）** 1983 年 Sada 等首次建立了双抗体夹心 ELISA（sELISA）检测 CSF 中结核抗原，取得了较为理想的检测结果。基本原理：将抗结核分枝杆菌特异抗体（单抗或多抗）包被酶联微孔板，加入待测样品，如样品中存结核抗原，形成抗体-抗原结合物，再加入标记的抗结核分枝杆菌单抗或多抗，形成抗体-抗原-标记抗体复合物，经酶底物显色，使用酶联仪测定结果。国内外众多学者应用不同形式的 ELISA 方法对结核分枝杆菌特异性抗原检测进行了探索。与凝集试验相比，ELISA 检测结果的敏感性和特异性都有一定的提高。

3. **免疫斑点技术** 免疫斑点（dot immunobinding assay，Dot-Iba） Dot-Iba 是 20 世纪 80 年代中期发展起来的固相标记免疫测定技术。其技术原理接近 ELISA 方法，只是将抗原包被于固相的硝酸纤维素膜上，通过相应的抗体特异性吸附，洗涤，最后应用酶标二抗检测。与 ELISA 法相比，Dot-Iba 操作更为简单，所需试剂少，结果肉眼即可判读，检测结果还可长时间保存，不需特殊设备，易于普及和推广。Sumi 等于 1999 年应用 Dot-Iba 技术对结核性脑膜炎患者 CSF 中的结核分枝杆菌抗原进行了研究报道。

4. **免疫金标技术（immunogold labeling techique）** 该技术是 20 世纪 80 年代中后期发展的一种新型免疫学标记和检测技术，目前在医学检验中的应用主要是免疫金标层析法和免疫金标渗滤法。免疫金标技术是在 Dot-Iba 检测原理的基础上进一步发展而来的，但应用胶体金标记替代了酶标记，利用金颗粒具有高电子密度的特性，当标记物在相应的配体处大量聚集时，肉眼即可见红色或粉红色斑点，因而可以用于定性或半定量检测。与 ELISA 和 Dot-Iba 技术相比，其操作更为简便、快速，可将常规 ELISA 检测所需的操作时间由 2～4 小时缩短至 5～15 分钟，且检测的敏感性和特异性保持不变。Stavri 于 2003 年首先应用 DIGFA 技术检测了结核病患者血清和痰液中的结核抗原。

（二）结核抗原检测的样品类型及对检测结果的影响

1. 结核分枝杆菌能分泌特异性抗原蛋白，特异性抗原蛋白会渗透至人的体液包括痰液、血液、胸腔积液、腹水、脑脊液、尿液等中，故通过体液能检测到结核抗原。研究报道 ELISA 法测定血清结核抗原的线性范围在 0.625～5μg/ml 之间；阴性与阳性标本重复率分别为 100%、95%；特异性为 96%；在结核抗体阴性患者中，进展期菌阳、菌阴肺结核与肺外结核抗原检出的阳性率分别为 50%、71.8% 和 60%。

2. 结核分枝杆菌在结核免疫反应的效应细胞单核（巨噬）细胞中寄生，故于活动期结核性脑膜炎患者的脑脊液单核（巨噬）细胞内能检测到结核菌抗原。于疾病早期便可在脑脊液单核细胞内检测到结核抗原，可多次检测均显示阳性，当病情好转时，阳性细胞可逐渐减少。脑脊液结核抗原测定敏感性为72.6%～86.4%，特异性在85.1%～94.2%，提示可将其作为结核性脑膜炎的辅助诊断方法之一。但在如胸腔积液等蛋白含量较高或细胞成分过多的临床标本中，结核分枝杆菌抗原的检测比脑脊液更困难，检测结果不尽如人意。

3. 痰标本中的结核抗原检测技术也存在不少问题。由于痰呈不均匀的黏胶样半流性液体，很难准确测定。检测结核抗原虽有早期诊断价值，但高活性的特异性结核抗体制备困难，因而限制了该法的应用。

参考文献

[1] CAMBIASO C L, VAN VOOREN J P, FARBER C M. Immunological detection of mycobacterial antigens in infected fluids, cells and tissues by latex agglutination Animal model and clinical application[J]. J Immunol Methods, 1990, 129(1): 9-14.

[2] SUMI M G, MATHAI A, SARADA C, et al. Rapid diagnosis of tuberculous meningitis by a dot immunobinding assay to detect mycobacterial antigen in cerebrospinal fluid specimens[J]. J Clin Microbiol, 1999, 37(12): 3925-3927.

[3] STAVRI H, MOLDOVAN O, MIHALTANM F, et al. Rapid dot sputum and serum assay in pulmonary tuberculosis[J]. J Microbiol Methods, 2003, 52: 285-296.

[4] 中华医学会结核病学分会，非结核分枝杆菌病实验室诊断专家共识编写组. 非结核分枝杆菌病实验室诊断专家共识[J]. 中华结核和呼吸杂志, 2016, 39(6): 438-443.

[5] SMALL P M, PAI M. Tuberculosis diagnosis-time for a game change[J]. N Engl J Med, 2010, 363(11): 1070-1071.

[6] 赵雁林，刘志敏. 结核病实验室标准化操作与网络建设[M]. 北京：人民卫生出版社, 2013.

[7] 吴雪琼. 加强结核病耐药性检测研究提高正确解读检测结果水平[J]. 中国防痨杂志, 2019, 41(2): 124-128.

[8] 中华医学会结核病学分会临床检验专业委员会. 结核病病原学分子诊断专家共识[J]. 中华结核和呼吸杂志, 2018, 41(9): 688-695.

[9] 张勇棋. 临床标本结核菌涂片检查的质量控制[J]. 现代检验医学杂志, 2005(20): 82.

[10] 陈军，王飞，任易，等. Bact/ALERT 3D系统与罗氏培养基分离分枝杆菌的比较[J]. 中国防痨杂志, 2007(29): 151-153.

[11] 曹智忠，梁燕琼，张志坚. MB/B act系统分枝杆菌培养时间的研究[J]. 中国防痨杂志, 2007(29): 372-373.

[12] MOORE D A, EVANS C A, GILMAN R H, et al. Microscopic observation drug su sceptibility assay for the diagnosis of TB[J]. N Engl J Med, 2006(355): 1539-1550.

[13] 金文国，胡忠义. 显微镜观察药物敏感性检测技术及其在结核病诊断和耐药性检测中的应用[J]. 中华预防医学杂志, 2008, 42(2): 134-136.

[14] SHIFERAW G, WOLDEAMANUEL Y, GEBEYEHU M, et al. Evaluation of microscopic observation drug susceptibility assay for detection of multidrug-resistant Mycobacterium tuberculosis[J]. J Clin Microbiol, 2007, 45(4): 1093-1097.

[15] CAWS M, HA D T, TOROK E, et al. Evaluation of the MODS culture technique for the diagnosis of tuberculous meningitis[J]. PLOS ONE, 2007, 2(11): e1173.

[16] MARTIN A, CU BILLOS-RUIZ A, VON GROLL A, et al. Nitrate reductase assay for the rapid detection of pyrazinamide resistance in Mycobacterium tuberculosis using nicotinamide[J]. J Antimicrob Chemother, 2008, 61(1): 123-127.

[17] 申阿东，杨永弘，江载芳. 结核分枝杆菌耐药性的分子机制研究进展[J]. 国际儿科学杂志, 2006, 33: 153-155.

[18] MARTTILA H J, MAKINEN J, MARJAMAKI M, et al. Prospective evaluation of pyrosequencing for the rapid detection of isoniazid and r-ifampin resistance in clinical Mycobacterium tuberculosis isolates[J]. Eur J Clin Microbiol Infect Dis, 2009, 28(1): 33-38.

[19] 郭靓，范红，康梅，等. 结核分枝杆菌的实验室快速诊断技术[J]. 国际检验医学杂志, 2006, 27: 807-808, 811.

[20] Medie F M, Salah I B, Drancourt M, et al. Paradoxical conservation of a set of three cellulose-targeting genes in Mycobacterium tuberculosis complex organisms[J]. Microbiology, 2010, 156(5): 1468-1475.

[21] NEGI S S, SINGH U, GUPTA S, et al. Characterization of RPOB gene for detection of rifampicin drug resistance by SSCP and sequence analysis[J]. Indian J Med Microbiol, 2009, 27(3): 226-330.

[22] SOBORG B, RUHWALD M, HETLAND M L, et al. Comparison of screening procedures for Mycobacterium tuberculosis infection among patients with inflammatory diseases[J]. J Rheumatol, 2009, 36(9): 1876-1884.

[23] TORRELLES J B, DESJARDIN L E, MACNEIL J, et al. Inactivation of Mycobacterium tuberculosis mannosyl transferase pimB reduces the cell wall lipoarabinomannan and lipomannan content and increases the rate of bacterial induced human macrophage cell death[J]. Glycobiology, 2009, 19(7): 743-755.

[24] GUPTA D, SHARMA S, SINGHAL J, et al. Suppression of TLR2-induced IL-12, reactive oxygen species, and inducible nitricoxide synthase expression by mycobacterium tuberculosis antigens expressed inside macrophages during the course of infection[J]. J Immunol, 2010, 184(10): 5444-5455.

第三章 结核病病理学诊断

结核病是由结核分枝杆菌复合群引起的慢性传染病。对人致病的结核杆菌主要为人型结核分枝杆菌，少数是牛型，本病主要由呼吸道吸入带菌飞沫或尘埃造成肺部感染。结核杆菌可循血道、淋巴道播散到全身各脏器，引起多处结核。病理学诊断是结核病重要的诊断方法之一，在病原学阴性肺结核及肺外结核诊断中尤其重要。

第一节 结核病的病理变化

一、结核病分类及基本病理变化

（一）结核病的分类

结核病可按照发病部位分为肺结核（pulmonary tuberculosis，PTB）与肺外结核（extrapulmonary tuberculosis，EPTB）。肺结核指发生在肺实质的结核病。肺外结核可以发生在一个器官，也可以同时发生在两个或两个以上器官，包括淋巴结结核、结核性胸膜炎及结核性脓胸、腹腔结核（胃肠道、腹膜、网膜、肠系膜及其淋巴结和其他腹腔内器官如肝脏、胆道、脾脏和胰腺）、神经系统结核、心包结核、泌尿系结核、骨关节结核、女性生殖器结核、皮肤结核病、口鼻眼结核、骨关节及脊柱结核等。肺外结核有时还会与肺结核共存。

（二）结核病的病理变化

结核病是一种特殊性炎症，基本病理改变是渗出性病变、增生性病变和变质性病变。病变特点是形成结核性肉芽肿。

1. **渗出性病变** 当机体免疫力低下或菌量多、毒力强及变态反应明显时，常出现渗出性病变，多发生在疾病早期或病变恶化时，表现为浆液性或浆液纤维素性炎。早期病理改变主要为局部组织小血管扩张、充血，浆液、中性粒细胞及淋巴细胞向血管外渗出，但很快被巨噬细胞所取代，在渗出液和巨噬细胞中可查见结核分枝杆菌。此型变化好发于肺、浆膜、滑膜和脑膜等处。渗出物可完全吸收不留痕迹，或转变为以增生为主或以变质为主的病变。

2. **增生性病变** 当感染的结核分枝杆菌细菌量较少、毒力较低、机体免疫力较强时，表现为增生为主的病变，形成具有一定形态特征的结核肉芽肿（granuloma），包括坏死性和非坏死性肉芽肿。典型的结核性肉芽肿病变中可见类上皮细胞、朗汉斯巨细胞（langhans giant cell）及干酪样坏死等。多个肉芽肿融合成较大结节时肉眼可观察到，其境界分明，约粟粒大小，呈灰白或灰黄色。显微镜下典型的结核肉芽肿病变中央常有干酪样坏死，其中含有结核分枝杆菌，坏死灶周围吞噬了结核分枝杆菌的巨噬细胞体积增大，逐渐转变为类上皮细胞，其间散在朗汉斯巨细胞以及外周浸润的淋巴细胞和少量增生的纤维母细胞。类上皮样细胞呈梭形或多边形，核圆或卵圆，染色质甚少，甚至可呈空泡状，核内有 1～2 个核仁，胞质丰富，苏木精-伊红染色（hematoxylin-eosin staining，H-E staining）呈淡伊红色，境界不清。朗汉斯巨细胞体积大，直径可达 100～500μm，胞质丰富，可有十几个到几十个核，呈花环状、马蹄状排列在胞质周边区，一般认为是由类上皮细胞相互融合而成。

3. 变质性病变 当细菌数量多、毒力强、机体免疫力低或变态反应强烈时，渗出及增生的病变均可发生干酪样坏死。结核性坏死属凝固性坏死的一种，结核肉芽肿中心的干酪样坏死呈黄色、均匀、细腻，状似奶酪，称干酪样坏死。显微镜下为红染无结构的颗粒状物，内含坏死的组织细胞、炎细胞和结核分枝杆菌，后者可长期以休眠的形式生存。干酪样坏死灶可出现钙化或骨化，周围纤维组织增生，形成纤维包裹。在某些因素作用下，干酪样坏死灶结核分枝杆菌大量繁殖，导致病变渗出、扩大。如病灶与外界相通（当病灶位于肺脏、肾脏时），将成为结核病的重要传染源。

以上三种变化往往同时存在，而在某一时期以某一种变化为主，随着机体免疫反应与变态反应强弱的变化而相互转化。

二、结核病病理学特征

（一）大体病理学特征

典型的结核病标本大体上可以看到有灰黄色，质地细腻形似奶酪的坏死组织（干酪样坏死）。观察到大量干酪样坏死，有利于结核病的诊断。

（二）显微镜检查特征

光学显微镜下病理学改变为类上皮性肉芽肿性炎，可见大小不等和数量不同的坏死性和非坏死性肉芽肿。典型的结核肉芽肿病变中心为干酪样坏死，周边可见类上皮细胞和朗汉斯巨细胞，外层为淋巴细胞浸润和增生的纤维结缔组织。证明结核性病变，需要在病变区找到病原菌。组织病理学通常可采用抗酸染色方法。切片染色后显微镜下常常可以在坏死区中心或周边区域查见红染的两端钝圆并稍弯曲的短棒状杆菌；用金胺-罗丹明荧光染色，在荧光显微镜下也可查见杆菌。对分枝杆菌各种组成成分的单克隆抗体，应用免疫组化方法针来检查结核分枝杆菌。此外，利用聚合酶链反应（PCR）技术能对石蜡包埋组织中结核分枝杆菌DNA进行检测并与其他抗酸杆菌区分开。对一些陈旧性结核病变，仅有凝固性坏死和纤维化病变，在抗酸染色未找到结核杆菌情况下，应用PCR对结核杆菌进行DNA检测，敏感度和特异度高，对于确定诊断有较好帮助。

三、肺结核病与肺外结核病

（一）肺结核病

因结核分枝杆菌的感染途径主要是呼吸道，因此人体最常见的结核病是肺结核。肺结核病又分为原发性肺结核和继发性肺结核两大类。前者是指机体初次感染结核菌而发病，主要病变特点是肺的原发病灶，淋巴管炎和肺门淋巴结结核，亦称原发综合征。当机体再次感染结核菌而发病称为继发性肺结核，其常见病理类型包括：①局灶型肺结核；②浸润性肺结核（临床最常见类型，属活动性结核）；③慢性纤维空洞性肺结核；④干酪性肺炎；⑤结核球（结核瘤）；⑥结核性胸膜炎。

（二）肺外结核病

淋巴结结核是由淋巴道播散所致，消化道结核可由咽下含有结核分枝杆菌的食物或痰液直接感染引起，皮肤结核可通过损伤的皮肤感染，除了这些感染途径外，其他肺外各器官的结核病多为原发性肺结核血源播散所致的潜伏病灶进一步发展的结果。常见的肺外结核病有淋巴结结核、结核性胸膜炎及结核性脓胸、腹腔结核（胃肠道、腹膜、网膜、肠系膜及其淋巴结，其他腹腔内器官如肝脏、胆道、脾脏和胰腺）、神经系统结核、心包结核、泌尿系结核、骨关节结核、女性生殖器结核、皮肤结核病、口鼻眼结核、骨关节及脊柱结核等。

四、结核病变的转化规律

（一）好转痊愈

1. 吸收消散 为渗出性病变的主要愈合方式，渗出物经淋巴道吸收而使病灶缩小或消散。X线检查可见边缘模糊、密度不匀、呈云絮状的渗出性病变的阴影逐渐缩小或被分割成小片，以至完全消失，临床上称为吸收好转期。较小的干酪样坏死灶及增生性病灶,经积极治疗也有吸收消散或缩小的可能。

2. 纤维化、钙化 增生性病变和小的干酪样坏死灶,可通过成纤维细胞长入而发生纤维化。结核结节内类上皮细胞转变为成纤维细胞也可发生纤维化,最后形成瘢痕而愈合。较大的干酪样坏死灶难以全部纤维化,则由其周围纤维组织增生将病灶包裹,继而坏死物逐渐干燥浓缩,并有钙盐沉着。钙化的结核灶内常见有少量结核分枝杆菌残留,此病变临床虽属痊愈,但当机体抵抗力降低时仍可复发进展。X线检查可见纤维化病灶呈边缘清楚、密度增高的条索状阴影;钙化灶为密度甚高、边缘清晰的阴影,临床称为硬结钙化期。

(二)恶化

1. 浸润进展 疾病恶化时,病灶周围出现渗出病变,病灶不断扩大,并继发干酪样坏死。X线检查,原病灶周围出现絮状阴影,边缘模糊,临床上称为浸润进展期。

2. 融解播散 病情恶化时,干酪样坏死物可发生液化,形成的半流体物质可经体内的自然管道(如支气管、输尿管等)排出,致局部形成空洞。空洞内液化的干酪样坏死物中含有大量结核分枝杆菌,可通过自然管道播散到其他部位,形成新的结核病灶。X线检查,可见病灶阴影密度深浅不一,出现透亮区及大小不等的新播散病灶阴影。临床称为融解播散期。此外,结核分枝杆菌还可循血道、淋巴道播散至全身各处。

第二节 结核病病理学诊断方法

一、结核病病理学检查方法

(一)常规病理检查方法

1. 标本送检和验收

(1)临床从患者机体取出的各种标本应及时送病理科处理,送前切勿随意切开标本,应保持标本的原状并全部送检。

(2)临床医师应详细填写病理检查申请单,有特殊要求时请注明。

(3)送检标本的容器上应有患者姓名及申请单标签。同一患者同时取数种组织或同一组织由不同部位取出时应分放并注明。不同患者的标本不得放入同一容器内。病理科技术人员在接收标本和申请单时,务必要清点标本件数并认真核对,最后签字验收。

(4)病理科收到标本后尽快登记、编号及固定。

2. 标本的处理和固定

(1)标本处理:收到送检新鲜标本后,应尽早大体检查并做适当处理,以使标本保持良好的形态和得到充分的固定。例如,肺叶或全肺切除标本,应从支气管灌注适量固定液,然后放入标本缸中继续固定。有些标本最好先剪开再行固定,如食管、胃肠及子宫标本等。

(2)固定

1)组织标本常用的固定液为10%中性福尔马林(formalin),配置方法:取40%甲醛液1份,0.01mol/L磷酸盐缓冲液(PBS)9份,混合即可。10%中性福尔马林的渗透组织能力为1mm/h,所以一般需数小时或更久,结核标本的固定时间应相应延长。固定时间视标本大小、厚薄而定。

2)细胞学涂片多用乙醇固定。常用乙醇-冰醋酸(95%乙醇:冰醋酸=99:1)。固定液的体积一般以标本体积的4~6倍为宜。

3. 大体观察、取材和消毒 病理标本大体观察非常重要,有时对诊断起决定性作用。病理医生需要把大体观察和显微镜下观察结合分析,以最大限度地减少漏诊和误诊。

(1)检查前应仔细阅读申请单的各项内容,然后取出全部标本,核对无误后再进行检查。

(2)应详细记述标本大小、形状、表面和切面颜色、质地,病变部位、大小、形状,有无干酪样坏死、钙化,有无空洞、空洞大小、数量、洞壁厚度、内壁是否光滑等。典型的病例大体上可以看到有灰黄色,质地细腻形似奶酪的坏死组织（干酪样坏死）。

（3）剖检标本时，尽量暴露标本的最大面积，结合病史、手术所见及大体检查结果，决定取材部位和组织块数量。

（4）取完每一例标本后，所用器具及台面都要用流水冲洗干净，以防污染造成误诊。

（5）取材结束时，取材台及器具都要及时用 0.1% 84 消毒液浸泡 30 分钟，或用 5%～10% 甲酚皂溶液浸泡 1 小时以上。台面可用紫外线灯照射消毒。

（6）取材剩余的标本，可于报告发出后一个月进行焚烧处理，特殊标本可保存备用。

4. 病理制片技术

（1）组织脱水、包埋和切片：取出的微小组织应迅速固定于 10% 中性福尔马林液内；极微小组织可直接用穿刺针压出在滤纸上一同固定，并用镜头纸包好后脱水、包埋和切片。切片时要连续切片（≥10 张），尽量多地将切片黏附在载玻片上。

（2）普通染色和特殊染色：病理切片染色常规用苏木精-伊红染色，细胞核呈蓝色，胞浆呈红色，对比清晰。抗酸染色是常用特殊染色方法之一。

（二）临床病理诊断

1. 穿刺物涂片诊断 穿刺物涂片检查是利用细针穿刺，吸取组织病变部位的少量体液及细胞标本，通过对穿刺物涂片行萋-尼氏抗酸染色法染色、镜检查找抗酸阳性杆菌，方法简便易行，结果较为可靠，被广泛应用于临床。目前在扫描抗酸染色病理切片上利用人工智能病理辅助诊断系统能有助于提高抗酸染色结核分枝杆菌检出率。

2. 组织病理学诊断 病理组织活检结核病病变通常改变为坏死性肉芽肿性炎，但亦可为非坏死性肉芽肿性炎。典型病变是慢性肉芽肿病变伴有干酪样坏死，外周有增生的纤维结缔组织和慢性炎细胞浸润，以及朗汉斯巨细胞。结核病基本病理变化主要包括三种：渗出性病变、增生性病变和变质性病变。值得注意的是结核病的大体观察、组织学表现及细胞学表现虽具有一定的特异性，但上述表现在其他感染性和非感染性肉芽肿性病变中亦可出现。

典型的结核病病理诊断较容易，而不具备典型结核病理变化的病例则常须借助一些其他检查方法查找结核分枝杆菌，如抗酸染色。多数结核病灶特别是干酪样坏死组织及其周围组织内可查到结核分枝杆菌。但亦有一部分病例无法找到结核分枝杆菌，须采用免疫组化和现代分子生物学检测手段，如聚合酶链反应（PCR）法、原位杂交和基因测序等作辅助诊断。尽管如此，仍会有少数病例可能因组织取材以及处理不当等因素不能明确诊断，还须参考临床表现、结核菌素试验、影像学及试验性治疗等才能明确诊断。

（三）结核病病理学特殊检查方法

1. 石蜡切片抗酸杆菌染色及注意事项 由于结核分枝杆菌的细胞壁内含有大量的脂质，包围在肽聚糖的外面，所以结核分枝杆菌一般不易着色，要经过加热和延长染色时间来促使其着色。结核分枝杆菌中的分枝菌酸与染料结合后，很难被酸性脱色剂脱色，称之为抗酸染色。目前最常用的抗酸染色为萋-尼氏抗酸染色法，其优点是染色液易配制，稳定、操作简便，效果佳，现多用改良法。

另一种为石炭酸复红快速抗酸杆菌染色法，效果也比较满意。无论哪种方法，注意两点，一是染液滴加切片上加温时勿干燥，特别是用酒精灯加热时，出现蒸气便停止加热，再继续染 10 分钟；二是用 0.5% 盐酸酒精分化时要适度（以切片上无红色为佳）。每次染色时应设阳性对照，以免因技术操作因素造成假阴性结果。油镜下结核分枝杆菌一般呈红染的两端钝圆稍弯曲的杆状，有时呈串珠状。抗酸杆菌多见于坏死的中心区或坏死区与上皮样肉芽肿交界处。抗酸杆菌阳性多见于结核分枝杆菌，但非结核分枝杆菌和麻风分枝杆菌也是抗酸染色阳性杆菌，可应用分子生物学方法或细菌培养来鉴别。在组织切片上，非结核分枝杆菌比结核杆菌略长且粗，呈珠状，有弯曲，有助于与结核分枝杆菌相区别。

此外，抗酸阴性不应轻易否定结核分枝杆菌的存在。对于临床高度怀疑为结核病的组织标本可适当切厚切片（如 10μm）进行抗酸染色以提高阳性检出率。每次进行抗酸染色须设阳性对照。阅片须使用高倍镜和油镜，当高倍镜未发现阳性菌时，建议使用油镜检查，以防假阴性。其他特殊染色（六胺银、过碘酸希夫染色)有助于与真菌感染相鉴别。

2. 金胺-罗丹明荧光染色　在暗视野下金胺-罗丹明荧光染色后抗酸杆菌发出黄绿色荧光,可以在高倍镜下观察,易于识别。该方法与抗酸染色法相比,检测更方便,检出率更高。但荧光染色片无法长期保存,该方法需要紫外光源,对抗酸杆菌难以进行定位。

(四)免疫组织化学染色

应用结核分枝杆菌特异抗原的抗体可以在组织切片中显示结核分枝杆菌蛋白的表达,对协助结核病诊断很有帮助。免疫组织化学检查操作简便,阳性信号易于观察,可以有效提高敏感性和工作效率。

(五)分子病理学检测

基因检测的分子病理学新技术可以有效提高组织标本中结核分枝杆菌的检出率,可以帮助鉴别结核病与非结核分枝杆菌病,还可以帮助诊断耐药结核病,为结核病病理学精准诊断提供了更多的辅助手段。目前常用的技术有:多重 PCR 技术、GeneXpert 检测技术、核酸探针杂交技术、高分辨熔解曲线技术、高通量测序等。

二、结核病的鉴别诊断

肉芽肿性病变的范围很广,是一类病因、临床和病理各不相同的增殖性病变的总称。在组织学上可归纳为以下几种表现:①非结核分枝杆菌感染;②单纯性非特异性的炎症性肉芽肿,如化脓性肉芽肿、龈瘤等;③含特殊细胞的病变,如嗜酸性肉芽肿、浆细胞肉芽肿、巨细胞肉芽肿等;④含上皮样细胞的病变,如结核病、结节病、韦氏肉芽肿病(Wegener granulomatosis)、梅-罗综合征、克罗恩病(Crohn disease,CD)、麻风、猫抓病、伤寒、梅毒等;⑤坏死性恶性病变,如 T 细胞淋巴瘤、霍奇金淋巴瘤、精原细胞瘤等。

(一)非结核分枝杆菌感染

非结核分枝杆菌是指分枝杆菌属内除结核分枝杆菌复合群(结核分枝杆菌、牛分枝杆菌、非洲分枝杆菌、田鼠分枝杆菌)和麻风分枝杆菌以外的分枝杆菌,其中部分为致病菌或条件致病菌。光镜下,非结核分枝杆菌感染的病理改变,类似于通常结核分枝杆菌感染的病理变化,常为坏死性肉芽肿性炎。其次,特别是在免疫缺陷患者中,能看到非特异性炎症反应,包括组织细胞浸润、急性及慢性炎症、纤维化和机化性炎,个别病例表现为嗜酸性炎。两者鉴别应用抗酸染色和金胺-罗丹明荧光染色检查:若阴性,说明细菌很少,再进一步应用 PCR 方法检测;若阳性,再进一步应用特定的非分枝杆菌/结核分枝杆菌 DNA 进行鉴别或进行细菌培养鉴别。

(二)结节病

结节病是一种原因未明、以非干酪性肉芽肿为病理特征的系统性疾病。该病最常累及肺和胸腔淋巴结(90% 以上),大多数病例或因呼吸道症状,或因查体拍摄胸片发现异常而到呼吸科就诊。确立结节病诊断需同时满足两个条件:①与结节病一致的临床和影像学表现;②一个或多个器官活检显示上皮细胞性肉芽肿,肉芽肿中心可为纤维素样坏死,也可为非坏死性,而且没有病原菌或异物微粒的组织学证据。上皮细胞性肉芽肿为非特异性病变,其本身对于结节病和其他疾病没有确诊价值,应结合临床和影像学检查情况进行诊断。如果病理显示肉芽肿的局灶性坏死病灶较大,病变只累及胸外器官,或出现不一致的临床和放射学表现,这时对于结节病的诊断应十分谨慎。而当临床和放射学表现符合结节病,又有活检标本显示为病原菌阴性的非干酪性肉芽肿,临床表现或病理学检查证实为多系统病变,同时又没有细菌、分枝杆菌和真菌感染的证据,在这种情况下,结节病的诊断才是可靠的。

结节病的基本病变是形成非干酪样坏死性上皮细胞性肉芽肿。结节病所形成的肉芽肿呈圆形或类圆形,大小较一致,境界清楚,很少有融合现象。结节中心无坏死,或可见少许纤维素样坏死。结节内巨细胞可以有类似结核病的朗汉斯巨细胞,也可类似异物巨细胞,结节周围淋巴细胞较少。这些组织学特征与结核不同。结核性肉芽肿大小不一,易融合,结节中央有干酪样坏死,周围淋巴细胞较多。结节病的巨细胞胞质中可见到两种包涵体,即星形体和舒曼(Schaumann)小体。星形体为胞浆内的透明区中含有强嗜酸性染色的放射状小体;Schaumann 小体是球形同心层状结构,为含有钙和铁的蛋白质。有人在结核病的肉芽肿中也见到这种改变。网状纤维染色显示结节病上皮细胞之间富有网状纤维,结节常有明显的纤维化和玻璃样变性,而结核结节内网状纤维少,纤维化也不突出,而且结核中易有钙化。

(三)真菌性肉芽肿

诊断真菌性肉芽肿要在组织中找到真菌病原体,常见的有隐球菌、芽生菌、组织胞浆菌、球孢子菌。这些真菌,可用苏木精 - 伊红染色常规切片进行识别,但是对具体类型的进一步的识别还要结合特殊染色,如六胺银染色、过碘酸希夫染色、黏液卡红染色等。常见引起肉芽肿性炎的真菌形态比较如下(表 2-3-1)。

表 2-3-1 引起肉芽肿性炎 4 种真菌形态比较

类别	隐球菌	芽生菌	组织胞浆菌	球孢子菌
平均大小(μm)	4～7	8～15	1～5	30～60
形态特征	圆形,芽生酵母,大小不一,常呈破碎状	圆形,芽生酵母,大小均一	卵圆,芽生酵母,大小均一,出芽不常见	球形,内生孢子,无出芽
苏木精 - 伊红染色特点	淡染,壁薄,菌体外有透明区	壁厚,嗜酸性原浆多核	单细胞核,核周有透明区	壁厚,中心有嗜碱性内生孢子
黏液卡红染色特点	阳性	阴性	阴性	阴性
肉芽肿类型	坏死性/非坏死	坏死性伴化脓性	坏死性	坏死性,早期病变化脓,嗜酸细胞常见

(四)肺血管炎和肉芽肿病(granulomatosis)

这是一组疾病,特征是有血管炎、肺实质的组织破坏与坏死以及肉芽肿形成的肉芽肿病。

1. **韦氏肉芽肿病(Wegener granulomatosis)** 是全身系统性疾病,由Ⅲ型变态反应所致,常累及肺、上呼吸道和肾脏,但也可影响其他器官,如皮肤、关节、中耳、眼和神经系统。有时该病仅累及患者的1～2 个部位。临床表现为发热、身体不适、体重减轻、咳嗽、胸痛和咳血等。血清抗中性粒细胞胞质抗体(antineutrophil cytoplasmic antibody, ANCA),特别是 cANCA(胞浆型)检测常表现为阳性。韦氏肉芽肿病肺部大体表现为多发性双侧结节状肿块,平均直径 2.4cm。结节边界不规则,切面淡棕色,实性较硬,在病变中央区暗黄色或红色坏死区或有空洞形成。镜下特征,典型韦氏肉芽肿病组织学特点是坏死性肉芽肿炎伴坏死性血管炎。病变部位有大的成片坏死区,坏死区呈不规则形嗜碱性黄染区,低倍镜下观察,呈地图样,高倍镜下观察,在坏死区周边部可见上皮样细胞,坏死灶呈嗜碱性颗粒状,有丰富的固缩的核和细胞碎片。在肺间质还可见不规则的散在微小脓肿,中心为中性粒细胞,其周围有多核巨细胞围绕,不形成典型肉芽肿。此外,一些坏死中心为化脓性渗出,而其周围有不等量的淋巴细胞、浆细胞、组织细胞和纤维母细胞。有时在肉芽肿内可见深嗜伊红染的玻璃样变的坏死胶原。病变区可见嗜伊红粒细胞浸润,通常不显著,病变区的小动脉和静脉可找到血管炎改变。血管有灶性坏死及肉芽肿形成,急性及慢性炎细胞浸润伴有纤维素样坏死。

2. **变应性肉芽肿性血管炎(allergic granulomatous angiitis, AGA;Churg-Strauss vasculitis)** 是一种少见的血管炎和肉芽肿病,因美国病理学家 Churg-Strauss 于 1951 年首先报道而得名。它是累及中小口径血管的系统性血管炎,以血管外肉芽肿形成及高嗜酸细胞血症为其特点。临床上典型表现为呼吸道过敏(哮喘、变应性鼻炎和副鼻窦炎)、非固定性肺部浸润及单或多神经病变,并可有心脏、消化道等多系统受累。血清中 IgE 升高为其特点之一。变应性肉芽肿性血管炎病理学主要表现为中等大小的动脉和静脉的坏死性血管炎、组织嗜酸性粒细胞浸润、血管外肉芽肿三种基本病理改变。血管外肉芽肿由栅栏状组织细胞与多核巨细胞组成,其中心为嗜酸性脓肿,老的肉芽肿可见纤维化和钙化。

3. **坏死性结节病样肉芽肿病** 是一种较少见的多发于肺内的良性肉芽肿性疾病。坏死性结节病样肉芽肿病的肺病变呈多个结节,但结节与坏死均不如韦氏肉芽肿病广泛。镜下可观察到肉芽肿性肺组织炎是由成堆的上皮样细胞、多核巨细胞和淋巴细胞组成的。肉芽肿病变常融合,可有玻璃样变,肉芽肿中心可见凝固性坏死灶,亦可表现为较大的地图样梗死灶。病理诊断应侧重于与结节病、韦氏肉芽肿病以及结核病、霉菌感染等引起的肉芽肿性疾病相鉴别。

4. 支气管中心性肉芽肿病（bronchcentric granulomatosis，BG） 是一种免疫性疾病，病理表现的突出特征为富含嗜酸性粒细胞的非干酪性肉芽肿。早期细支气管黏膜被组织细胞代替，进而破坏细支气管，出现非干酪性坏死性肉芽肿。哮喘型与曲菌或念珠菌等真菌有关，病灶中可见较多的嗜酸性粒细胞；非哮喘型病因不明，可能与吸入未知抗原引起的高敏反应有关。病灶中多为浆细胞。支气管可见扩张，腔内有坚韧的灰褐色物质，镜下可见黏液、坏死上皮、炎性细胞嗜酸性粒细胞和夏科-莱登结晶（Charcot-Leyden crystal），并可发现真菌菌丝。支气管周围可有嗜酸性粒细胞和慢性炎性细胞浸润，并伴有纤维化。少数患者有支气管黏膜下坏死性肉芽肿结节，并可破坏气管软骨。

（五）其他肉芽肿性炎

1. 环状肉芽肿（granuloma annulare） 环状肉芽肿为一种慢性炎症性皮肤病，因皮损常呈环状而得名。单发者可能与局部刺激有关，播散者可伴糖尿病。诊断要点：单发型皮损好发于手背、前臂、颈部、足及小腿，初为淡红色丘疹、结节，逐渐发展融合成环状，直径 1～5cm，质较硬，浸润明显，境界清楚，表面光滑。播散型皮疹泛发于躯干和四肢，但皮损较小，0.5～1.0cm，可伴发糖尿病。一般无自觉症状。病程慢性，部分患者可自愈。组织病理典型损害为真皮浅中层栅状肉芽肿，中央有黏蛋白沉积。

2. 性病淋巴肉芽肿 本病诊断的确定主要根据接触史（有不洁性交史）、临床表现（在生殖器部位出现过表浅糜烂与溃疡，1～4 周后出现两侧腹股沟淋巴结炎，有槽沟征及喷水壶状多数瘘管，痊愈后留瘢痕）和实验室检查。诊断性病淋巴肉芽肿，实验室检查是必需的。本病初疮往往发生于生殖器上，以后则附近淋巴结肿大，化脓，形成瘘管，最后以瘢痕愈合为特征。女性患者往往可造成直肠狭窄，并可出现全身症状。特征性变化在淋巴结，主要为三角形或卫星状脓疡，中心为坏死及多形核白细胞，周围区域为上皮样细胞，上皮样细胞间可见中等量的朗汉斯巨细胞，有纤维及大面积的凝固坏死。本病的致病因子主要是 L1、L2、L3 血清型的沙眼衣原体属。沙眼衣原体是主要的黏膜感染性疾病的病原体，如沙眼、非淋菌性尿道炎都是由于沙眼衣原体引起的疾病。沙眼衣原体有不同的血清型，而不同的血清型能引起不同的疾病。血清学检查包括：补体结合试验、微量免疫荧光试验、对流免疫电泳法、病原体培养等。

3. 蕈样肉芽肿（granuloma fungoides） 蕈样肉芽肿是一种原发于皮肤的 T 淋巴细胞恶性肿瘤，慢性病程，可分为红斑期、斑块期、肿瘤期三期。红斑期皮疹呈多形性，可出现红斑、丘疹、斑片、苔藓样等，以红褐色斑片最常见，附鳞屑，境界清楚，椭圆或不规则，主要见于躯干，伴明显瘙痒，此期可持续数年。斑块期主要为浸润性斑块，表面光亮，高低不平，红色、黄红色或褐色。斑块期瘙痒较红斑期减轻，浅表淋巴结可肿大。肿瘤期，为隆起的斑块、结节或肿块，半球状或分叶状，黄红或棕红色，可破溃。其组织病理特征性的表现为向表皮性，即淋巴细胞侵入表皮，如其聚集形成 Pautrier 小脓肿则更具诊断价值，真皮浸润呈带状或斑片状。

4. 异物肉芽肿（foreign body granuloma） 各种异物进入人体引起的肉芽肿性损害。常见异物有铍、锆等金属，石蜡、玻璃、石英、硅胶等非金属，面线、丝线等植物和纤维、淀粉、寄生虫、某些真菌及异体蛋白等。另外，还包括尿酸盐等内源性异物。诊断要点包括：发病前多有局部外伤、感染及接受手术史；皮损初为丘疹、结节，逐渐发展成深在性肿块，质硬，浸润明显，可有压痛；组织病理为真皮及皮下组织中异物周围可见组织细胞、多核异物巨细胞及淋巴细胞为主的炎性浸润。

第三节　结核病的分子病理学诊断

随着分子病理学技术的快速发展，结核病病理学诊断在有效提高组织活检标本中结核分枝杆菌检出率的同时，还能鉴别结核分枝杆菌与非结核分枝杆菌，并分析出结核分枝杆菌对抗结核药物的耐药性和敏感性，为临床结核病的早期诊断和精准治疗提供了更多的依据。

一、结核病分子病理学概述

早期结核病实验室诊断的金标准是抗酸杆菌染色，但该方法灵敏度低，且不能肉眼鉴别出非结核分枝杆菌和麻风分枝杆菌等其他阳性染色杆菌,因而在临床应用中存在较大的局限性。为克服这一不足,大量科研人员致力于研发新的高效诊断结核病的方法。以核酸扩增技术为基础的分子生物学检测为快速、特异性诊断结核病提供了可能,其主要通过检测患者痰液、血液、支气管灌洗液和病变组织等样本的结核杆菌核酸来确定是否存在结核分枝杆菌感染。实时逆转录聚合酶链反应(realtime RT-PCR)是目前临床应用最为广泛的分子病理学检测技术,具有操作简便、成本低廉和快速灵敏等优点。对于一些陈旧性结核病变,仅有凝固性坏死和纤维化病变,在抗酸染色未找到阳性结核分枝杆菌的情况下,应用 PCR 对结核分枝杆菌 DNA 进行检测,敏感度和特异度均很高,对于结核病的确诊有很好的帮助。近几年,陆续开发出一系列结核分子病理学检测手段,包括环介导等温扩增(loop mediated isothermal amplification,LAMP)、线性探针检测(line probe assay,LPA)、基因专家系统(GeneXpert)和全基因组测序(whole genome sequencing,WGS)等,均为结核病的诊断、鉴别诊断及精准治疗提供了重要的参考。

二、结核病分子病理学检测位点

插入序列 6110(insertion sequence 6110,*IS6110*)是结核分枝杆菌基因组中的一个保守片段,由于拷贝数较多,在同一结核分枝杆菌基因组中十分稳定,因此成为了分子生物学检测结核病的首选和最常用的片段。研究证实不同来源的结核分枝杆菌染色体中 *IS6110* 的数量和位置均有所差异,因而可用于菌株来源的鉴定。然而并非所有的结核分枝杆菌均表达 *IS6110* 或者仅表达有单拷贝的 *IS6110*,一些其他类型的分枝杆菌和链球菌,如浅黄分枝杆菌、溃疡分枝杆菌和肺炎链球菌等,也经常可检测到 *IS6110*。*Rv0577* 是 PCR 检测结核分枝杆菌感染的另外一种常用片段,*IS6110* 和 *Rv0577* 基因双重 PCR 可以显著地提高结核感染检测的特异度和敏感度。应该特别注意的是,基于 PCR 的分子病理检测方法敏感度很高,外源性 DNA 的污染很容易引起假阳性的出现,因此,分子病理检测须在符合国家标准的临床基因扩增实验室中,由受过专门培训的专业人员按照规范化操作规程进行,以保证检测结果的准确性。

基于细菌核糖体 rRNA 基因的 16S rRNA 的测序检测目前被广泛应用于细菌的分类和鉴定中。结核以及许多非结核分枝杆菌的 16S rRNA 测序已经完成,并发现在不同分枝杆菌种属间有一段 138bp 的高度可变区,可用于区分结核与非结核分枝杆菌。65kD 热激蛋白(65kD heat shock protein,HSP65)属于热休克蛋白 60 家族成员,是一种由 *groEL2* 基因编码的高度保守蛋白质。HSP65 具有很强的免疫原性,在抵御结核分枝杆菌感染过程中发挥着重要作用,并被认为是结核病预防和治疗的重要靶点。测序分析结果显示 *HSP65* 基因内存在一段 644bp 的特异性序列,在分枝杆菌属不同菌种间存在着较大的差异,可用于鉴别 140 个分枝杆菌菌种及亚种,鉴别能力超过了 16S rRNA。此外,*rpoB* 基因、*gyrB* 基因、*dnaJ* 基因、*tmRNA* 基因和 *tuf* 基因等均可作为分枝杆菌菌种鉴定的靶基因。

三、抗结核药物耐药突变位点

近年来耐药结核病患者的比例越来越高,分析结核分枝杆菌的耐药性对于结核病的精准治疗具有重要的意义。核酸杂交技术在分枝杆菌菌种鉴定,以及耐药结核病的诊断中具有很强的优势。此外,该技术还可以实现一次试验中检测结核分枝杆菌对多种抗结核药物耐药的相关基因突变。WHO 认可的一些分子检测试剂盒可测量利福平、异烟肼和氟喹诺酮类药物等常见抗结核药物的耐药情况,然而对于二线抗结核药物的耐药检测仍缺乏足够精准且能在临床广泛推广的检测手段,因而让很多耐多药结核或者无法承受一线抗结核药物不良反应的患者,无法根据耐药检测结果及时、准确地调整治疗方案,耽误了宝贵的治疗时间。因此,研发覆盖一线及二线抗结核药物的耐药相关基因或突变位点的检测试剂盒,可为结核病的精准治疗和治疗方案的及时调整提供重要的依据。

异烟肼耐药相关的基因突变主要发生在 *katG* 和 *inhA* 启动子区域,最常见的是 *katG315*,其次是 *inhA* 启动子区域 C15N、T8N 和 G17T 突变。*fabG1*、*kasA*、*iniA*、*iniB*、*iniC*、*ndh*、*aphC* 及其启动子区域也与异烟肼耐药具有一定的相关性,但是这些突变大多与 *katG* 和 *inhA* 突变同时发生,且在异烟肼敏感菌株中也经常可检测到,因而不推荐用于异烟肼的突变检测。结核分枝杆菌 *rpoB* 基因突变是导致耐利福平的主要机制之一,这些突变主要发生在利福平耐药决定区(RRDR),占全部 *rpoB* 耐药相关突变的 95% 以上。

rpoC、*rpoA* 基因突变不直接导致耐药，但可用于预测利福平耐药。*embB* 及其操纵子 *embCAB* 中的突变与乙胺丁醇耐药紧密有关，突变最常发生在乙胺丁醇耐药决定区（ethambutol resistance determining region，ERDR）。其中密码子第 306、406 和 497 位突变最为常见，特异度十分高，但灵敏度还需要进一步提升，研究显示约有 30% 的乙胺丁醇耐药菌株检测不到这三个突变位点。*ubiA* 基因可能是一个具有很好应用前景的检测位点，研究显示 *ubiA* 基因突变可引起聚十异戊二磷酰-β-D-阿拉伯糖上调，竞争性抑制乙胺丁醇与其作用靶点的结合，从而导致耐药的发生。吡嗪酰胺酶编码基因 *pncA* 及其周围区域的突变是导致吡嗪酰胺耐药的主要原因。*pncA* 基因突变具有地域性差异，在中国吡嗪酰胺基因型耐药与表型耐药的一致性可达 90% 以上，而在一些地区在 40%～80% 之间。*rpsA* 和 *panD* 基因突变与吡嗪酰胺耐药也具有一定的相关性，但突变发生率较低，且具体的机制尚不明确。

目前常用的抗结核二线药物主要包括氟喹诺酮类药物、氨基糖苷类药物、链霉素和环丝氨酸等。氟喹诺酮类药物的作用位点是 DNA 旋转酶，这种酶的两个亚基分别由 gyrA 和 gyrB 编码。喹诺酮耐药决定区主要由 gyrA 和 gyrB 保守区组成，研究显示 gyrA 和 gyrB 的突变位点与耐药程度相关，gyrA 88、90、91 和 94 等密码子的突变与高度耐药相关，而 gyrB 的突变与低度耐药相关。氨基糖苷类药物的耐药与 *rrs*、*tlyA*、*eis* 和 *whiB7* 等基因具有相关性，这些基因能在一定程度上预测耐药程度。编码核糖体蛋白 S12 的 *rpsL* 基因和编码 16S rRNA 的 *rrs* 基因突变是引起链霉素耐药的主要机制。环丝氨酸是 D-丙氨酸的环状类似物，可抑制结核分枝杆菌细胞壁肽聚糖的合成。研究显示环丝氨酸耐药相关基因主要有 *alr*、*ddl*、*ald* 和 *cycA*，*ald* 突变产生的耐药程度较 *alr* 高。目前，环丝氨酸的耐药发生率较低，耐药菌株的临床特征及耐药机制均需要进一步研究。

四、结核病的分子病理学检测方法

（一）聚合酶链反应（polymerase chain reaction，PCR）

PCR 技术是生物技术领域最重要的四项技术之一，通过在体外扩增，可将目的基因片段放大几百万倍，显著提高核酸分子检测的敏感性，且操作十分简便、快速，该技术自发明以来被广泛应用于医学和生物学领域，极大推动了实验室诊断技术的发展。PCR 的原理是在模板 DNA、引物和四种 dNTP 存在的条件下，依赖于 DNA 聚合酶的酶促反应，由变性-退火-延伸三个基本反应步骤构成。PCR 扩增产物的检测目前已经开发出很多种方法，包括凝胶电泳、限制性片段长度多态性分析法、核酸探针杂交法、PCR 酶联免疫吸附测定（PCR-ELISA）、单链构型多态性分析法和产物测序等。污染是 PCR 试验最需要引起重视的问题，可引起假阳性的发生，其中 PCR 产物是最主要的污染源。做好实验室监测，设置阴性和阳性对照，并重复试验，可在一定程度上减少污染的发生。

近几年在 PCR 基础上又发展了多种形式的 PCR 技术，提高结核杆菌等病原微生物检测的灵敏度及特异度。巢式 PCR 技术采用内外两对引物，先用一对外侧引物扩增含目的基因的大片段，再用内侧引物以大片段为模板扩增获取的目的基因，巢式 PCR 可以提高 PCR 的检测效率和特异性。逆转录 PCR 先将RNA 用逆转录酶逆转录成 cDNA，然后再加入特异引物对目标片段进行扩增，使检测 RNA 病毒和 mRNA 的敏感性提高了几个数量级。多重 PCR 在一个反应体系中加入多对引物，同时扩增出多个核酸片段，主要用于多种病原微生物的同时检测或病原微生物、遗传病及癌基因的分型鉴定。锚定 PCR 属于单特异引物 PCR 方法，用于扩增一侧序列已知，而另一侧序列未知的核酸片段。不对称 PCR 采用两条不同浓度的引物，即非限制引物（高浓度引物）与限制性引物（低浓度引物），可产生大量单链 DNA。免疫 PCR 是利用抗原抗体反应的特异性和 PCR 扩增反应的极高灵敏性而建立的一种微量抗原检测技术。

荧光定量 PCR 基于荧光能量传递技术，通过受体发色团之间偶极-偶极相互作用，能量从供体发色团转移到受体发色团，转移效率与两个发色团之间距离的 6 次幂倒数成比例，受体荧光染料发射出的荧光信号强度与 DNA 产量成正比，检测 PCR 过程的荧光信号便可得知靶序列初始浓度。美国加利福尼亚州 Cepheid 公司开发出 Xpert MTB/RIF 检测试剂盒，依据荧光定量 PCR 的原理，可全自动检测新鲜痰液里的结核分枝杆菌及其是否对利福平的耐药性，靶序列为 *rpoB* 基因，整个检测时间不到 2 小时，且不需要手动操作，该法在涂片阳性和涂片阴性的患者中的检测灵敏度分别为 98.2% 和 72.5%，诊断特异度高达

99.2%。2012 年 WHO 全球结核病报告中认为 Xpert MTB/RIF 检测方法是结核诊断领域一种革新的诊断技术，并得到了很多临床研究的证实。目前 Xpert MTB/RIF 检测是最广泛使用的人类结核病和耐药性检测技术之一，有助于临床医生快速有效地诊断结核分枝杆菌感染。然而这种方法有一些可提高的地方，比如，该技术是基于检测利福平耐药性来预测耐多药结核病，可以在现有技术的基础上加入检测其他一线、二线及新研发的抗结核药物耐药性的指标。

数字 PCR 是近几年发展起来用于定量分析的一项新技术，在 1999 年由 Vogelstein 等首次提出。根据技术原理的不同，数字 PCR 可进一步分为微滴式和芯片式。数字 PCR 检测操作简便，敏感度、特异性和可重复性均十分高，还能实现结果的绝对定量。此外，数字 PCR 不需要标准曲线，也不易受抑制物的影响，因此适用于粪便和坏死组织中病原微生物的检测，且耐受性很高，并可最大限度降低非目的序列的干扰。研究人员基于数字 PCR 高灵敏度的特点，检测血浆中结核分枝杆菌的 DNA，结果显示其检测 IS6110 的敏感度达到了 65%，特异性为 93%。通过数字 PCR 检测结核 CFP10 基因，绝对定量浓度达到 3.4～94.0 拷贝数/μl，可准确用于肺结核和肺外结核的诊断，敏感度和特异度均优于传统的 PCR 技术。数字 PCR 可实现精准定量，因而能够用于评估抗结核治疗效果，以及实现不同结核实验室检测结果的比较。当然，数字 PCR 在实际应用中仍存在一些不足，比如检测通量不高，传统 PCR 可检测 96 个甚至更多的样本，而数字 PCR 每张芯片只能检测 48 个样本。假阳性和检测价格昂贵也在一定程度上限制了数字 PCR 广泛应用。

（二）环介导等温扩增（loop-mediated isothermal amplification，LAMP）

2000 年，Notomi 等研发了在等温条件下精准将几个拷贝的 DNA 序列扩增到 109 个拷贝数的 LAMP 技术。之后科学家陆续研发出多种新的 LAMP 技术，比如逆转录-LAMP 等。LAMP 技术通过特异的引物与结核分枝杆菌 DNA 特定的区域结合，采用多对引物识别，利用具有链置换活性的 Bst DNA 聚合酶在恒温条件下催化新链合成，从而扩增靶基因。LAMP 扩增效率极高，通过目测掺入的荧光进行扩增子检测，且不需要任何额外的特殊试剂或复杂的设备来解释结果，整个过程约需 2 小时。该技术的优点是操作简便、特异性强、扩增效率高、扩增的产物量大。Meta 分析结果显示在不同的环境中，LAMP 检测的总体敏感度和特异度分别在 76%～80% 和 97%～98% 范围内。但也有分析数据显示 LAMP 技术的敏感度相对较低，且波动较大，建议只用于结核病的辅助诊断。

数字 LAMP 是基于 LAMP 开发出的一种新技术，具有特异性强、灵敏度高、对抑制剂耐受性强、绝对定量和仪器设备需求简单等优点。相比传统 PCR，数字 LAMP 不需要热循环、严格的温度控制和标准曲线的建立，并且能够检测到样本中微小的核酸含量，在病原微生物的快速、便捷、准确检测需求上具有显著优势。近年来，数字 LAMP 技术有了显著的进展，包括在分析中加入高分辨率熔化温度，以区分扩增过程中的真阳性和假阳性结果，以及通过实时数字方法考虑扩增效率和非特异性背景等。目前，数字 LAMP 应用于结核杆菌检测的报道较少，有科学家采用数字 LAMP 技术检测牛奶中的牛分枝杆菌，相对于实时定量 PCR，表现出更高的精准度和灵敏度。

（三）实时荧光核酸恒温扩增检测（simultaneous amplification and testing，SAT）

SAT 是基于 RNA 恒温扩增技术发展起来的一项国内具有自主专利的核酸检测技术。该技术将核酸恒温扩增技术和实时荧光检测技术相结合，其基本原理是：在同一温度下，首先通过 M-MLV 反转录酶产生靶标核酸 RNA 的 1 个双链 DNA 拷贝，然后利用 T7 RNA 聚合酶从 DNA 拷贝上产生多个 RNA 拷贝，每个 RNA 拷贝再从反转录开始进入下一个扩增循环，同时带有荧光标记的探针与 RNA 拷贝特异性结合产生荧光，通过检测荧光信号来反映目标 RNA 的含量。此实验检测的底物是 RNA，由于 RNA 容易降解，可减少其他核酸的污染，检测结果可区分死菌、活菌，更利于用药后疗效的监测，以及对是否治愈进行判断。目前 SAT 技术已经用于活检组织、胸腔积液、肺泡灌洗液和痰液等样本的结核杆菌监测。研究显示以培养法阳性结果作为阳性标准，以非肺结核作为阴性标准，其灵敏度为 80%，特异度为 97%，具有一定的临床应用价值。

（四）单链构象多态性（single-strand conformation polymorphism，SSCP）分析

SSCP 技术是检测核酸单碱基突变可靠且简便的方法，其原理是 DNA 产物为两条互补单链，各单链

的碱基序列的差异将形成不同的构象,即使是单个碱基发生突变亦可形成不同的空间构象,导致电泳的迁移率改变,在凝胶上会显示出不同的带型以确定有无突变。将待测菌株的带型与结核标准株进行比较,即可判定待测菌株是否存在突变。循证医学数据显示采用 SSCP 检测结核分枝杆菌对利福平的耐药性,敏感度为 92%,特异度为 97%。经过数次改进和技术更新,SSCP 具有操作简单、灵敏度高、重复性好和检测速度快等优点,并可应用于任何 DNA 位点突变和多态性检测。然而,SSCP 也存在一些不足,比如 DNA 序列变异无法进行准确定位、对长 DNA 片段敏感度低、在实际应用中并不能完全准确检测出任何一个位点上的碱基变异,存在假阴性结果、易受电泳温度、电泳缓冲液浓度、甘油和交联剂浓度等试验条件影响等。

(五)线性探针检测(line probe assay,LPA)

LPA 技术的基本原理是预先标记的扩增产物被固定在硝化纤维试纸条上的 DNA 探针所捕获,并使用比色法检测后,结果以线性条带的形式显现出来。LPA 技术于 2008 年被 WHO 认可,使用简单、便捷,可以在数小时内得到结果,可用于检测固体和液体培养物和临床痰标本,符合率较高。基于 LPA,陆续开发了数种 LPA 检测方法用于分枝杆菌复合群内部鉴定,MTBCM 可有效鉴定分枝杆菌复合群和非结核分枝杆菌。MTBDRPlus 基于多重 PCR 扩增,扩增产物使用反向杂交技术与预先固化在试纸条上的特异性探针杂交,通过检测 *rpoB* 基因突变确定对利福平的耐药性,通过检测 *katG* 基因和 *inhA* 基因的启动子区确定对异烟肼的耐药性。近期,WHO 认可了 MTBDRsl 检测方法,可用于检测氟喹诺酮类药物等二线抗结核药物的耐药性。MTBDRsl(v1.0)可检测 *gyrA*、*rrs* 和 *embB* 等基因的突变,2.0 版本进一步检测 *gyrB* 和 *eis* 启动子区域相关的其他突变。然而,由于在不同类别患者以及不同样本检测中,MTBDRsl 检测耐药的准确度可能存在一定的差异,WHO 目前建议将这种方法仅用于广泛耐药结核病的监测中。

(六)全基因组测序(whole genome sequencing,WGS)

全基因组测序技术基于新一代生物信息技术和新的模式识别方法,对物种个体或群体进行高通量测序,以获得全基因图谱,并将其用于分析不同机体间的结构差异、单核苷酸多态性和核心基因组多位点序列分型等。相对于传统检测手段,全基因组测序具有结果精确、高通量和高分辨率等优点,在微生物检测和肿瘤靶向治疗等领域具有广阔的应用价值和发展前景。早期的全基因组测序技术通量低、成本高、操作复杂和耗时长,大大限制了其推广和应用。目前,全基因组测序技术主要为第二代测序技术和第三代测序技术,大大提高了检测速度和检测样本量,费用也显著降低。1998 年,全球首例结核分枝杆菌标准菌株 H37Rv 全基因组测序完成,之后陆续有更多的菌株完成了测序,并上传到美国国家生物技术信息中心数据库,为结核病的基础研究和临床诊治均提供了重要的数据支撑。

全基因组测序技术在结核病分子流行病学领域具有得天独厚的优势,可高效、全面分析结核病的传播动态、进化以及基因多样性。相对于标准基因分型技术,全基因组测序能更高精度鉴别流行的结核分枝杆菌菌株类型和谱系,有利于相关部门制定结核病的控制和防治政策,在未来可能成为结核分枝杆菌分子流行病学研究的金标准。国内一项回顾性分析研究采用全基因组测序技术分析宿主体内和宿主间耐药突变的异质性,发现耐多药结核杆菌在近期发生了传播,且 45 岁以上的人群传播风险更高。在结核分枝杆菌耐药方面,目前已经筛选出一些耐药相关的基因突变,包括 *katG* 和 *inhA* 等。一些已开发的数据网络工具,比如 TBProfiler、TGS-TB 和 Mykrobe Predictor TB 等,能从 WGS 数据网络中推断结核病耐药性。研究显示,这些工具在预测一线抗结核药物耐药性方面具有很好的灵敏度和特异度,而在二线药物中应用效果欠佳,可能还需要更多的数据和实践积累。相对于 Xpert MTB/RIF 和 LPA,全基因组测序技术在理论上可检测到所有突变位点及其功能分类,并且通过在同一序列运行多条通路增加样本数量来进一步降低总体成本。可以预见,生物信息学技术的发展正将全基因组测序逐步应用于结核病的临床诊断,并可能引领抗结核药物敏感性检测的技术革命。在这个过程中,仍有许多问题需要注意,比如成本控制、技术要求、目的突变基因的筛选和生物信息学平台的标准化。

(七)基因芯片(gene chip)

基因芯片又被称为 DNA 芯片,基本原理是将大量已知序列的寡聚核苷酸探针固定于支持物上,然后与待测样本的 DNA 或 RNA 进行杂交,通过检测每个探针分子的杂交信号强度进而获取样品分子的数量和序列信息。基因芯片可同时完成对样品多个序列的检测和分析，具有快速、高效的优点，可用于诊断分枝杆菌混合感染等复杂病例。基因芯片技术在检测结核分枝杆菌、菌种鉴定、研究耐药基因以及基因组比较分析等方面均具有巨大的优势和应用前景。研究显示以传统药物敏感实验为金标准，基因芯片检测结核分枝杆菌对异烟肼耐药的敏感度和特异度分别为 79% 和 94%，而对利福平耐药则分别为 91% 和 96%。基因芯片检测仍存在一定的局限性，比如价格相对较高、对二线抗结核药物耐药检测能力不足等。

（八）高效液相色谱技术（ high performance liquid chromatography，HPLC ）

高效液相色谱技术是色谱法的一个重要分支，将具有不同极性的溶剂、缓冲液等流动相泵入装有固定相的色谱柱，在柱内各成分被分离后进入检测器检测，实现对试样的分析。目前，高效液相色谱已广泛应用于化学、医学、工业、农学和法检等学科领域。HPLC 可根据 PCR 产物中不匹配碱基的种类、数量和排列顺序，以及位置差异产生不同的峰型，进而推测目的基因的多态性。研究人员从数十种结核分枝杆菌菌株中分选出不同的峰型，测序结果显示其分别代表了不同的基因多态性。多项研究采用 HPLC 技术对抗结核药物耐药相关基因突变进行筛选，结果表明其用于分枝杆菌鉴定是可行的。然而这项技术仍存在很多问题，比如相同耐药基因突变，不同实验室得出的 HPLC 峰型图谱可能存在一定差异。此外，费用昂贵、技术要求高也限制了这项技术在临床的推广应用。

参考文献

［1］ SHARMA S K, MOHAN A, KOHLI M. Extrapulmonary tuberculosis［J］. Expert Rev Resp Med, 2021, 15(7): 931-948.

［2］ 中华医学会结核病学分会结核病病理学诊断专家共识编写组. 中国结核病病理学诊断专家共识［J］. 中华结核和呼吸杂志, 2017, 40(6): 419-425.

［3］ 唐神结, 高文. 临床结核病学［M］. 北京：人民卫生出版社, 2011.

［4］ WARFEL A H, HADDEN J W. Macrophage fusion factor elicited from BGG-sensitized lymphocytes［J］. Am J Pathol, 1978, 93(3): 753-770.

［5］ 刘彤华. 诊断病理学［M］. 3 版. 北京：人民卫生出版社, 2013.

［6］ 宋婧, 车南颖. 结核病分子病理学诊断技术临床应用进展［J］. 中国防痨杂志, 2018, 40(11): 1221-1225.

［7］ PAI M, CORREA N, MISTRY N, et al. Reducing global tuberculosis deaths-time for India to step up［J］. Lancet, 2017, 389 (10075): 1174-1176.

［8］ SILVA M L, CA B, OSORIO N S, et al. Tuberculosis caused by Mycobacterium africanum: knowns and unknowns［J］. PLOS Pathog, 2022, 18(5): e1010490.

［9］ CHEN G, WANG H, WANG Y. Clinical application of QuantiFERON-TB Gold in-tube in the diagnosis and treatment of tuberculosis［J］. Eur J Clin Microbiol Infect Dis, 2020, 39(4): 607-612.

［10］ CHIN K L, SARMIENTO M E, NORAZMI M N, et al. DNA markers for tuberculosis diagnosis［J］. Tuberculosis(Edinb), 2018(113): 139-152.

［11］ THABET S, SOUISSI N. Transposition mechanism, molecular characterization and evolution of IS6110, the specific evolutionary marker of Mycobacterium tuberculosis complex［J］. Mol Biol Rep, 2017, 44(1): 25-34.

［12］ SALAIKUMARAN M R, BADIGER V P, BURRA V. 16S rRNA methyltransferases as novel drug targets against tuberculosis［J］. Protein J, 2022, 41(1): 97-130.

［13］ PRIYADARSHINI P, TIWARI K, DAS A, et al. Evaluation of highly conserved hsp65-specific nested PCR primers for diagnosing Mycobacterium tuberculosis［J］. Int J Tuberc Lung Dis, 2017, 21(2): 214-217.

［14］ CAMPRUBI D, GOMILA A, GRIJOTA-CAMINO M D, et al. Infectiousness of patients with smear-negative pulmonary tuberculosis, assessed by Real-time Polymerase Chain Reaction, Xpert®MTB/RIF［J］. J Infect, 2020, 80(3): 298-300.

［15］ OCHANG E A, EMANGHE U E, EWA A, et al. Evaluation of pulmonary tuberculosis case detection improvement with the deployment of XpertMTB/Rif in the tuberculosis control program of cross River State, Nigeria［J］. Int J Mycobacteriol, 2017, 6(1): 94-96.

［16］ TIWARI A, AHMED W, OIKARINEN S, et al. Application of digital PCR for public health-related water quality monitoring［J］. Sci Total Environ, 2022(837): 155663.

［17］ USHIO R, YAMAMOTO M, NAKASHIMA K, et al. Digital PCR assay detection of circulating Mycobacterium tuberculosis DNA in pulmonary tuberculosis patient plasma［J］. Tuberculosis(Edinb), 2016, 99: 47-53.

［18］HABIBURRAHMAN M, ARIQ H, HANDAYANI R R D. Combining LAMP and Au-Nanoprobe to detect INH-RIF resistance accurately in tuberculosis: an evidence-based review［J］. J Infect Dev Ctries, 2021, 15(11): 1555-1568.

［19］YAN L, XIAO H, ZHANG Q. Systematic review: comparison of Xpert MTB/RIF, LAMP and SAT methods for the diagnosis of pulmonary tuberculosis［J］. Tuberculosis(Edinb), 2016(96): 75-86.

［20］MOR P, DAHIYA B, PARSHAD S, et al. Recent updates in diagnosis of abdominal tuberculosis with emphasis on nucleic acid amplification tests［J］. Expert Rev Gastroenterol Hepatol, 2022, 16(1): 33-49.

［21］KREUTZ J E, WANG J, SHEEN A M, et al. Self-digitization chip for quantitative detection of human papillomavirus gene using digital LAMP［J］. Lab Chip, 2019, 19(6): 1035-1040.

［22］WANG J, STAHELI J P, WU A, et al. Detection of 14 high-risk human papillomaviruses using digital LAMP assays on a self-digitization chip［J］. Anal Chem, 2021, 93(6): 3266-3272.

［23］TAO Y, YUN J, WANG J, et al. High-performance detection of Mycobacterium bovis in milk using digital LAMP［J］. Food Chem, 2020(327): 126945.

［24］CHEN Y, ZHANG L, HONG L, et al. Rapid diagnosis of pulmonary tuberculosis and detection of drug resistance by combined simultaneous amplification testing and reverse dot blot［J］. J Clin Pathol, 2018, 71(6): 498-503.

［25］YAN L, ZHANG Q, XIAO H. Clinical diagnostic value of simultaneous amplification and testing for the diagnosis of sputum-scarce pulmonary tuberculosis［J］. BMC Infect Dis, 2017, 17(1): 545.

［26］FAN L, ZHANG Q, CHENG L, et al. Clinical diagnostic performance of the simultaneous amplification and testing methods for detection of the Mycobacterium tuberculosis complex for smear-negative or sputum-scarce pulmonary tuberculosis in China［J］. Chin Med J(Engl), 2014, 127(10): 1863-1867.

［27］THOROUGHGOOD J T, ARMSTRONG J S, WHITE B, et al. Molecular Differentiation of Four Species of Oropsylla (Siphonaptera: Ceratophyllidae) Using PCR-Based Single Strand Conformation Polymorphism Analyses and DNA Sequencing［J］. J Med Entomol, 2021, 58(1): 241-245.

［28］EJO M, VAN DEUN A, NUNN A, et al. Effectiveness of GenoType MTBDRsl in excluding TB drug resistance in a clinical trial［J］. Int J Tuberc Lung Dis, 2021, 25(10): 839-845.

［29］HAROUNA HAMIDOU Z, MORSLI M, MAMADOU S, et al. Emergence of multi-drug-resistant Mycobacterium tuberculosis in Niger: a snapshot based on whole-genome sequencing［J］. PLOS Negl Trop Dis, 2022, 16(5): e0010443.

［30］HALABI N, RAMASWAMY S, EL NAOFAL M, et al. Rapid whole genome sequencing of critically ill pediatric patients from genetically underrepresented populations［J］. Genome Med, 2022, 14(1): 56.

［31］YANG C, LUO T, SHEN X, et al. Transmission of multidrug-resistant Mycobacterium tuberculosis in Shanghai, China: a retrospective observational study using whole-genome sequencing and epidemiological investigation［J］. Lancet Infect Dis, 2017, 17(3): 275-284.

［32］BI J, GUO Q, FU X, et al. Characterizing the gene mutations associated with resistance to gatifloxacin in Mycobacterium tuberculosis through whole-genome sequencing［J］. Int J Infect Dis, 2021, 112: 189-194.

第四章 肺外结核病影像学诊断

病原学检测阳性是诊断结核病的金标准,但肺外结核病病原学阳性比例较低,需要通过影像学检查、实验室检测及临床表现等进行综合诊断。影像检查可以显示结核病的影像特征,有助于结核病的诊断及鉴别诊断。

第一节 颅 内 结 核

1983 年,我国神经放射界在总结国外经验的基础上开始研究计算机断层扫描(computed tomography,CT)在颅内结核中的应用,并注入碘对比剂来提高颅内结核灶显示的敏感性和特异性,用来分析其病理改变在 CT 图像上的不同表现。

一、颅内结核影像学检查方法的优化

由于结核性肉芽肿(增殖性改变)的血供并不是非常丰富,如果在静脉注射对比剂后立即扫描,病灶的检出率和病灶真正形态显示都受到限制,近年来关于增强 CT 颅内结核的研究文献表明,延迟 5 分钟扫描可以明显提高颅内结核病灶的检出率,而且可以更精确地显示病灶的位置、形态和邻近组织的侵犯程度。

基于磁共振成像(magnetic resonance imaging,MRI)对软组织的分辨力,并且可以采用不同序列来强调某种解剖,因而可以更加精准地显示颅内结构,这两个优势在检出病灶和判断病灶的性质方面有着重要价值,为精确评价颅内结核提供了更加先进的手段。MRI 多种序列成像可以鉴别结核瘤中心的干酪样坏死是否液化;弥散加权成像(diffusion weighted imaging,DWI)的应用,使得 MRI 在鉴别液化性结核瘤与结核性脑脓肿方面取得进展;磁共振波谱成像(magnetic resonance spectroscopy,MRS)的应用则为鉴别胶质瘤与结核瘤方面提供了可靠依据;MRI 对比剂的应用,使得颅内结核灶的检出率大大提高。

由于 X 线及超声无法观察到脑实质和脑膜的解剖结构和病理改变,故无法判断颅内结核灶的确切位置和严重程度,对结核性脑膜炎的诊断价值较小,迄今为止尚未应用于颅内结核的诊断中。

正电子发射计算机体层显像仪(positron emission tomography and computed tomography,PET/CT)由于并不能比 CT 和 MRI 更多地提供敏感性和特异性更好的信息,目前尚未应用于颅内结核的诊断与鉴别诊断。

二、颅内结核的影像学表现

(一)脑膜结核

1. 脑膜增厚

(1)CT 表现:基底池、侧裂池和软脑膜的增厚,CT 平扫脑裂和脑沟的脑膜增厚表现为脑脊液腔隙内被高于脑脊液的密度充填(部分或者全部);发生在基底池时表现为基底池脑膜的增厚,可以有点状钙化。

增强扫描明显强化,延迟 5 分钟扫描强化效果最佳。对于软脑膜的增厚,延迟 5 分钟扫描时,增厚的脑膜强化程度增加,而脑沟内的血管密度减低,从而更好地确认软脑膜的增厚(图 2-4-1)。CT 平扫图像上增厚的室管膜密度高于脑脊液,且明显强化。延迟 5 分钟的扫描强化效果最佳(图 2-4-2)。

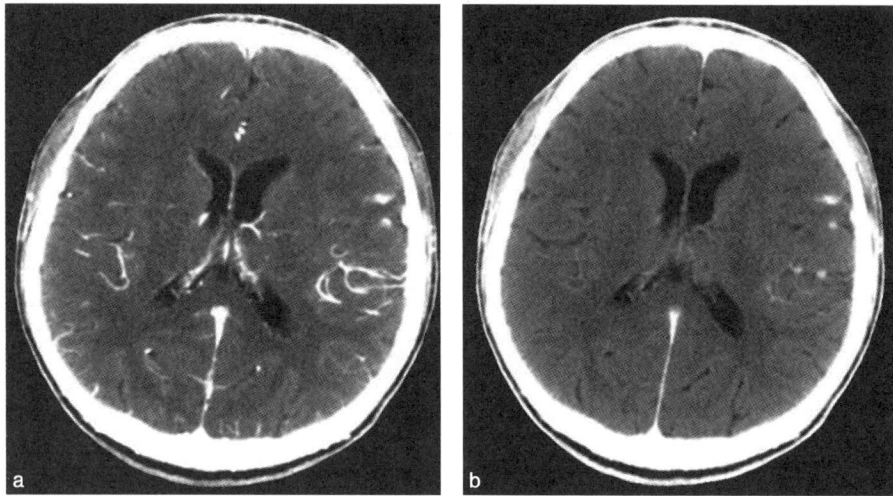

a. CT 增强 28 秒图像,脑沟内的血管和增厚的脑膜不易区分;b. 延迟 5 分钟图像,脑沟内血管的密度降低,而增厚的软脑膜密度增高。

图 2-4-1　脑膜结核

(2)MRI 表现:基底池、侧裂池和软脑膜的增厚是脑膜炎性渗出和增殖导致的脑膜增厚的反应,表现为基底池、脑裂和脑沟内的脑脊液信号被增厚的脑膜部分或者全部替代,T_1 加权像(T_1WI)表现为高于脑脊液且与脑实质相仿的信号,T_2 加权像(T_2WI)表现为低于脑脊液但等于或者略高于脑实质的信号,表面欠光整,增强扫描后呈明显强化,均质或不均质强化,或者线样强化。软脑膜的增厚可以是薄线样,也可以是不均匀的增厚(图 2-4-3)。脑膜增厚的邻近脑实质可出现炎性水肿,表现为不强化的长 T_1 长 T_2 信号。外侧裂脑膜的增厚常包绕大脑中动脉水平段,引起供血区域的继发的脑缺血以及梗死表现。基底池的病灶可造成脑脊液流动障碍,导致继发性脑积水。室管膜的改变表现为室管膜的增厚,信号在 T_1WI 高于脑脊液,T_2WI 等于或略高于脑脊液,与正常脑实质相仿,增强扫描明显强化,室管膜黏连时可见不同程度的脑室扩张及扭曲变形(图 2-4-4)。

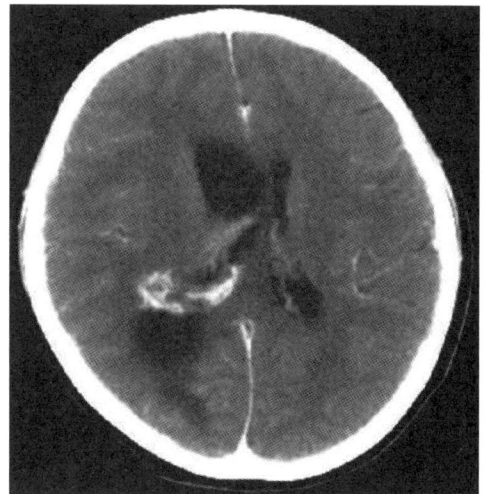

增强后延迟 5 分钟图像,增厚的右侧室管膜明显强化,同侧侧脑室梗阻扩张,中线结构移位,左侧侧脑室受压变形。

图 2-4-2　室管膜结核

2. 脑膜结核瘤

(1)CT 表现:结核瘤直径较小时增强 CT 表现为结节样高强化,结核瘤直径较大时,增强 CT 表现为呈低密度的干酪样坏死中心和高密度的肉芽肿环。结核瘤常与增厚的脑膜融合在一起,成簇分布(图 2-4-5),也可以单发。

(2)MRI 表现:脑膜结核瘤由肉芽肿的环和干酪样坏死的中心构成,为圆形或不规则形态,很少独立存在,多与增厚的脑膜融合在一起。T_2WI 表现为等或略高信号,大部分病灶难以分辨出干酪样坏死的中心,因而在非增强的 T_1WI 中常与增厚的脑膜混在一起,难以分辨是不规则增厚的脑膜还是结核瘤。干酪样坏死中心在 T_1WI 表现为低信号,T_2WI 可为高信号(完全液化)或低信号(未液化),也可以是混杂信号(部分液化)。增强后的 T_1WI 上,肉芽肿环明显强化,干酪样坏死中心则不强化。无论未液化还是液化的

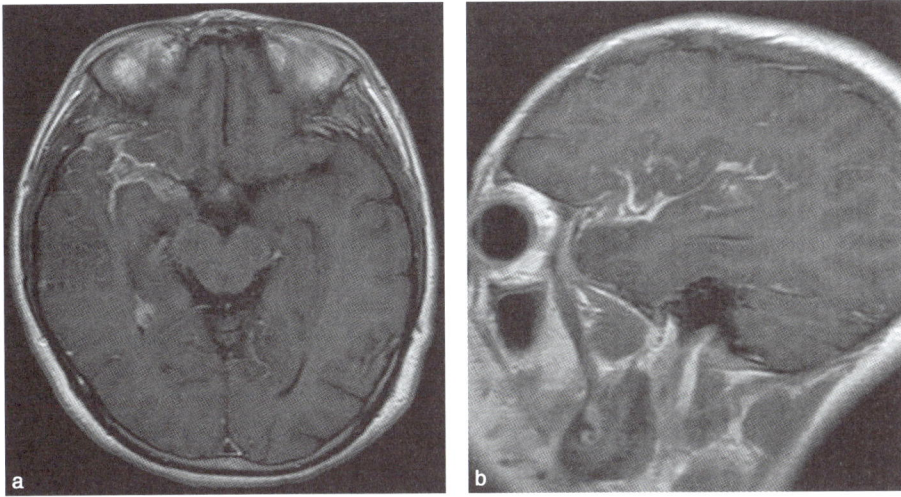

a.增强轴位 T_1WI；b.增强矢状位 T_1WI 右侧外侧裂及邻近脑沟脑膜增厚。

图 2-4-3 脑膜结核

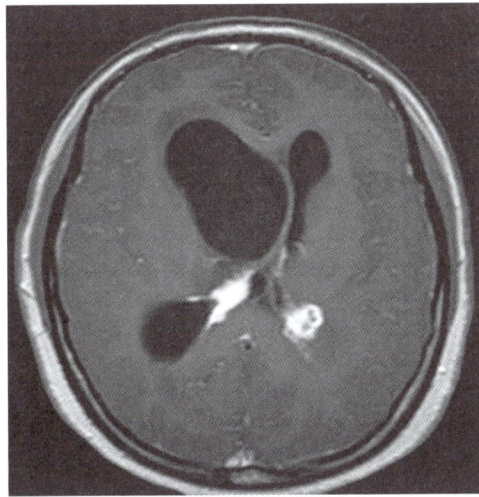

增强 T_1WI，增厚的室管膜明显强化，以及由此
导致的侧脑室体部扩张。

图 2-4-4 室管膜结核

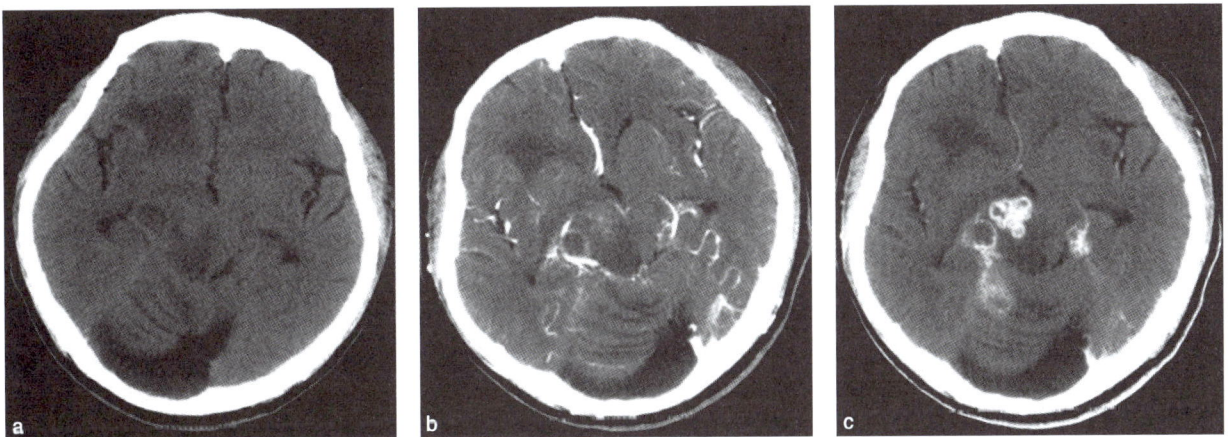

a. CT 平扫，环池部分被软组织密度填塞；b. CT 增强 28s 图像，环池有轻度强化；c. 增强延迟 5 分钟图像，多个环状强化的
结核瘤成簇状分布，与增厚的脑池脑膜融合在一起。

图 2-4-5 脑膜结核瘤

干酪样坏死,因为不导致水的扩散障碍,所以在扩散加权成像(DWI)上均呈低信号(图 2-4-6)。基底池与外侧裂的结核瘤常与增厚的脑膜融合在一起;软脑膜的病灶可为单纯的环状病灶,也可与增厚的软脑膜融合在一起;有时可以看到邻近的脑组织水肿。

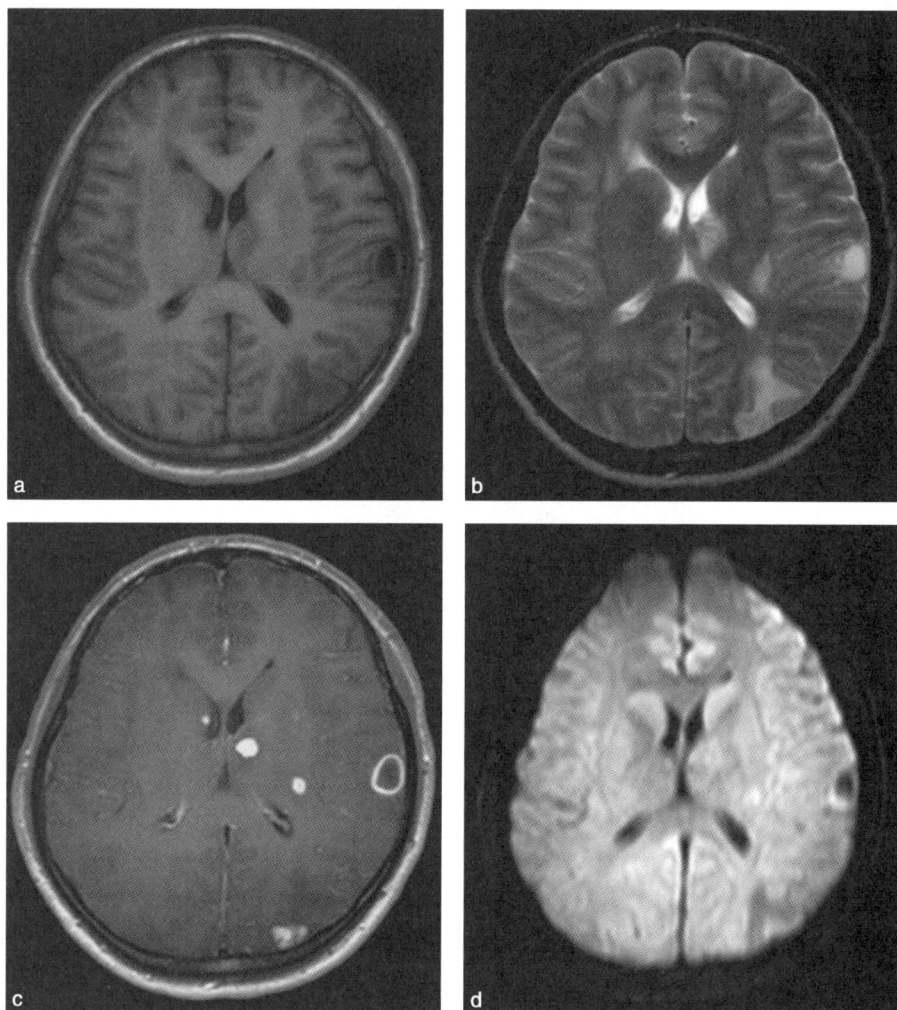

a. T_1WI,左侧脑沟内结核瘤的肉芽肿呈环状等信号,干酪样坏死呈中心低信号;b. T_2WI,中心液化的干酪样坏死呈高信号,左侧基底节及左枕叶出现片状高信号;c. 增强 T_1WI,左侧脑沟内肉芽肿呈环状强化,中心干酪样坏死不强化,左侧基底节及左枕叶可见结节样强化;d. DWI,左侧脑沟内结核性肉芽肿内的中心坏死无扩散障碍,呈低信号。

图 2-4-6　混合型颅内结核

3. 硬膜下或硬膜外结核性脓肿　MRI 表现:硬膜下脓肿表现为颅骨内板下新月形病灶,硬膜外脓肿则表现为颅骨内板下双凸透镜形态的病灶。脓腔在磁共振 T_1WI 表现为低信号,T_2WI 表现为高信号;脓肿壁在 T_1WI 和 T_2WI 均表现为等或略高信号。增强扫描时脓肿壁明显强化,脓腔则不强化。由于脓液扩散受限,DWI 表现为高信号。

(二)脑实质结核

1. 结核结节与结核瘤

(1)CT 表现:当结核瘤直径较小时,CT 平扫可无异常发现,或表现为略低密度灶,增强扫描尤其是延迟 5 分钟后扫描,可见明显强化的肉芽肿环和不强化的干酪样坏死中心。当结核瘤直径较大时,强化前可分别出呈低密度的干酪样坏死中心和等密度的肉芽肿环,增强后肉芽肿环明显强化,干酪样坏死中心不强化。病灶常成簇分布,体积较大或者成簇分布时可看到病灶外的低密度水肿带。

（2）MRI 表现：①当结核结节直径较小的时候尤其是＜3mm 时，MRI 大多数表现为实性的结节灶（有文献把≤3mm 的病灶称为粟粒样），可以单发，可以多发，也可以成簇分布。T_1WI 呈等或略低信号，T_2WI 呈等或略高信号，在高磁场的磁共振图像中，可看到中心为低信号（可能代表干酪样坏死的中心），在 T_2WI 和 FLAIR 图像上病灶周围可见高信号的水肿带；增强扫描可见病灶明显强化，周围水肿带不强化。②当直径较大或者干酪样坏死所占比例较大时，表现为环形病灶，（代表病理上肉芽肿的环和干酪样坏死的中心）常为多发，可成簇分布，也可与结节灶并存。肉芽肿的"环"和干酪样坏死的中心呈多种信号改变。T_1WI 中心为低信号，肉芽肿环呈等信号或略高信号，周围可见低信号水肿区。T_2WI 上，当干酪样坏死（未液化的凝固性坏死）的中心表现为低信号时，肉芽肿环为高信号，周围可见高信号水肿区，水肿与肉芽肿环之间可见细线样低信号间隔；当干酪样坏死中心（液化的干酪样坏死）为高信号时，肉芽肿的环则表现为低信号，外周被高信号的水肿区包绕。二者的肉芽肿环增强后的 T_1WI 均表现为明显强化。当中心干酪样坏死部分液化时，T_2WI 呈混杂信号。当成簇分布而且肉芽肿环较厚时，T_1WI 和 T_2WI 均表现为等信号，只有增强扫描才能分辨出明显强化的肉芽肿环与不强化的干酪样坏死中心。结核瘤内的干酪样坏死虽然在未液化和液化之间有信号差异，但是在 DWI 上均表现为没有扩散障碍，呈低信号（图 2-4-7）。

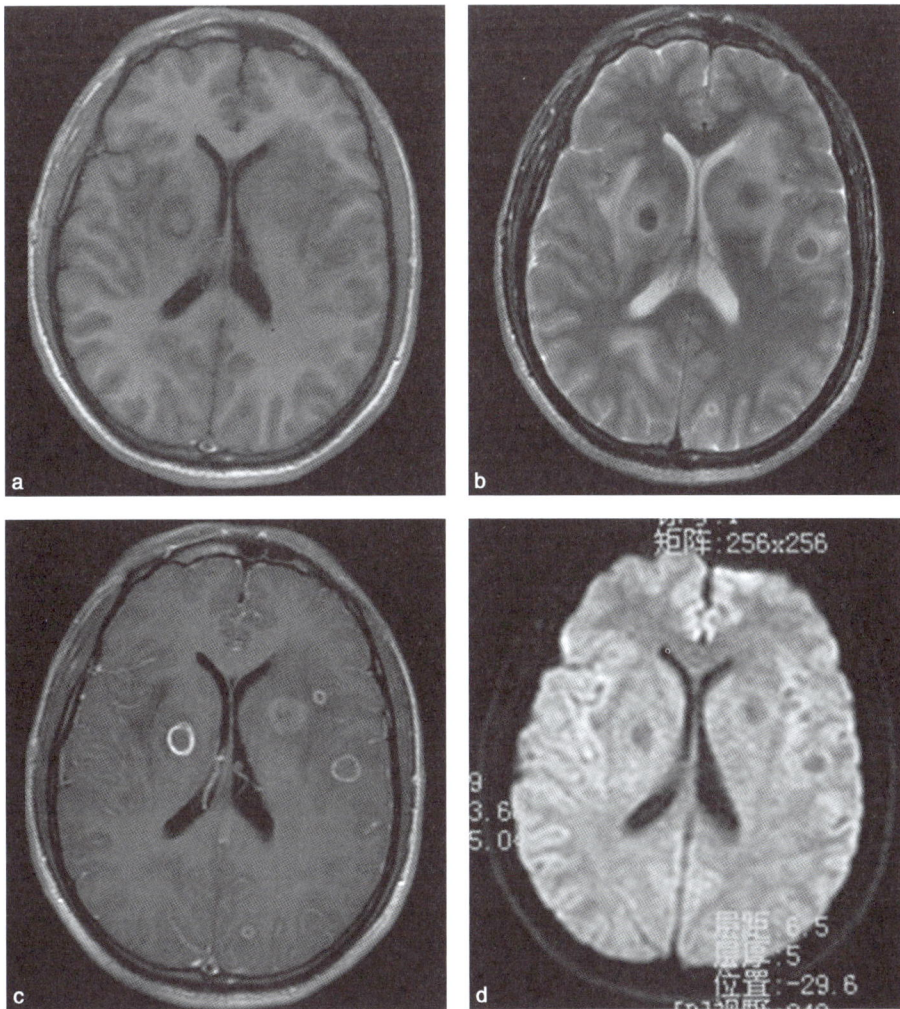

a. T_1WI，右侧基底节中心干酪样坏死呈等信号，环绕的肉芽肿为低信号，左侧基底节区及左侧额叶见片状低信号；b. T_2WI，多个结核瘤的中心呈低信号，肉芽肿环呈略高信号，周围可见高信号水肿；c. 增强 T_1WI，环形肉芽肿明显强化，中心干酪样坏死无强化；d. DWI，中心干酪样坏死呈低信号。

图 2-4-7　脑实质结核瘤

2. 结核性脑炎

（1）CT表现：平扫表现为手掌样低密度，边缘模糊，增强扫描低密度影不强化。

（2）MRI表现：手掌样形态的异常信号，T_1WI为低信号，T_2WI为高信号，有占位效应，多数病灶本身不强化，有时可见脑回样强化或片状强化，其内无强化的结核结节或结核瘤。

3. 结核性脑脓肿

（1）CT表现：平扫呈混杂密度，增强CT呈环形强化，中心密度较低无强化。

（2）MRI表现：脑实质内的环状病灶，T_1WI脓腔表现为低信号，脓肿壁为等或略高信号；T_2WI脓肿壁为等或略高信号，外缘可见线状低信号包绕，周围为大片高信号的水肿区。这与常规自旋回波序列（SE序列）中心液化的结核瘤的表现不易区分，即使是增强扫描也难以分辨。DWI可用来鉴别中心液化的结核瘤与结核性脑脓肿，结核瘤的液化中心无扩散障碍，表现为低信号；结核性脑脓肿的脓腔内液体扩散受限，表现为高信号，脓腔的表观弥散系数（apparent diffusion coeffecient，ADC）值减低（图2-4-8）。

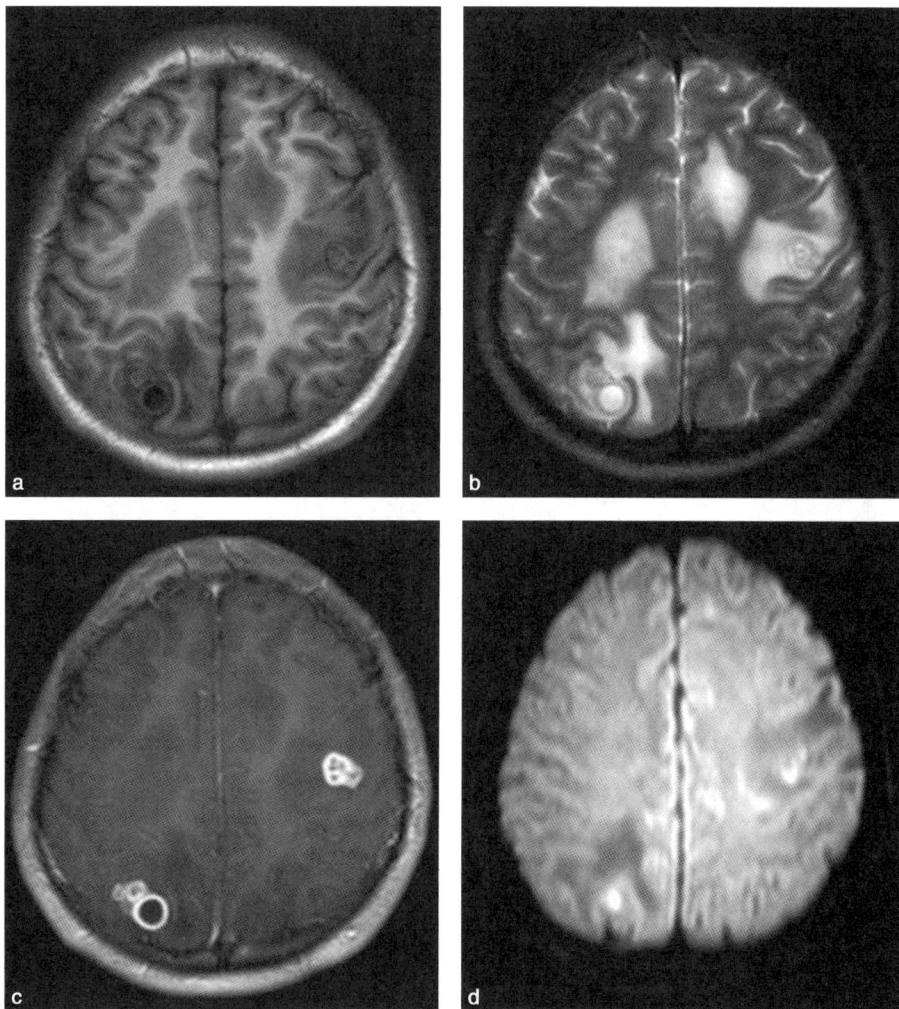

a. T_1WI右枕叶脓肿壁为等信号环，中心低信号为脓腔，周围低信号水肿包绕；b. T_2WI，脓肿壁为等信号，中心脓腔为高信号，周围水肿为高信号；c. 增强T_1WI，脓肿壁明显强化，脓腔无强化，周围见多个环形强化的结核瘤；d. DWI，脓液扩散受限呈高信号。

图2-4-8 结核性脑脓肿

（三）混合型颅内结核

脑膜结核和脑实质结核影像学表现在同一例患者中出现，命名为混合型颅内结核。有时可能有所侧重，或以脑膜病灶为主，或以脑实质病灶为主（图2-4-9、图2-4-10）。

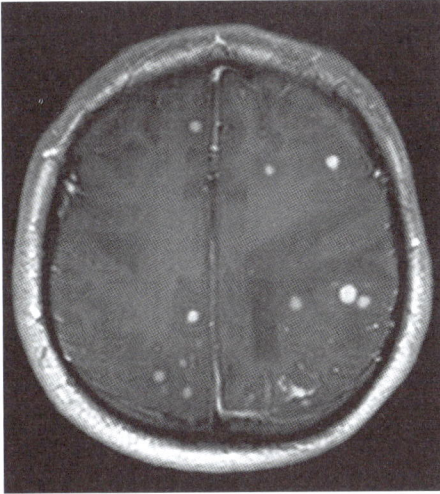

增强 T_1WI，脑实质内以及软脑膜均可见大小不等的明显强化的结节灶。

图 2-4-9　混合型颅内结核

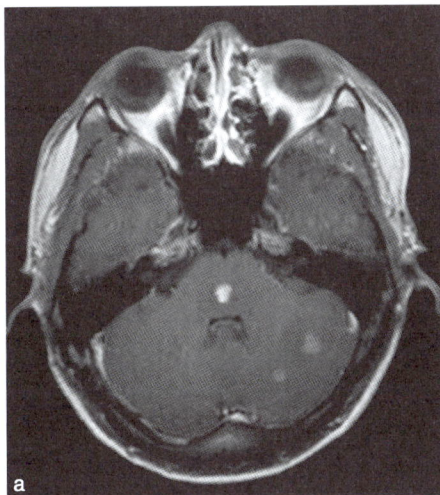

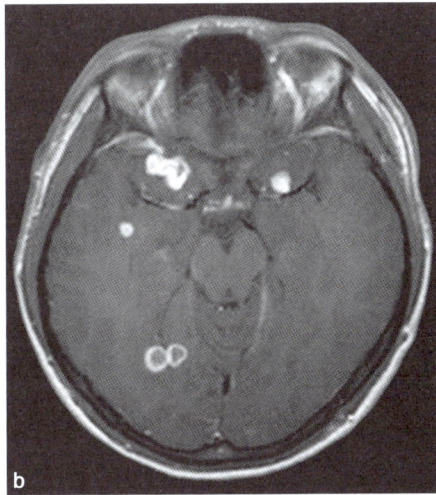

a. 增强 T_1WI，桥脑和左侧小脑半球明显异常强化病灶；b. 基底池脑膜和脑实质内环状强化的结核瘤，部分成簇分布。

图 2-4-10　混合型颅内结核

第二节　胸壁结核

胸壁结核影像学检查首选胸部 CT，包括平扫和强化，胸部 MRI 作为补充，有助于发现早期软组织、肋骨病变。CT 可以同时观察肺内病变、胸膜病变、肋骨和胸壁软组织病变及其相互关系。

一、胸壁结核影像学检查方法的优化

（一）胸壁结核影像学检查方法

首选胸部 CT，包括平扫和强化，胸部 MRI 作为补充，有助于发现早期软组织、肋骨病变。需要引起重视的是扫描范围要足够大，脓胸患者向下要包括到肝门。因为右侧结核性脓胸常常形成右侧膈下、肝脏周围、肝脏包膜下和肝内脓肿（图 2-4-11）。

（二）胸壁结核手术前影像学检查作用

CT 可以同时观察肺内病变、胸膜病变、肋骨和胸壁软组织病变及其相互关系，显示病灶区软组织中心液化、液化与钙化并存、哑铃形的内外脓肿腔、侵及范围、严重程度及病灶来源，指导手术治疗，确定术式，增加一期治愈率，避免术后复发。MRI 在胸壁结核早期诊断有一定应用价值。

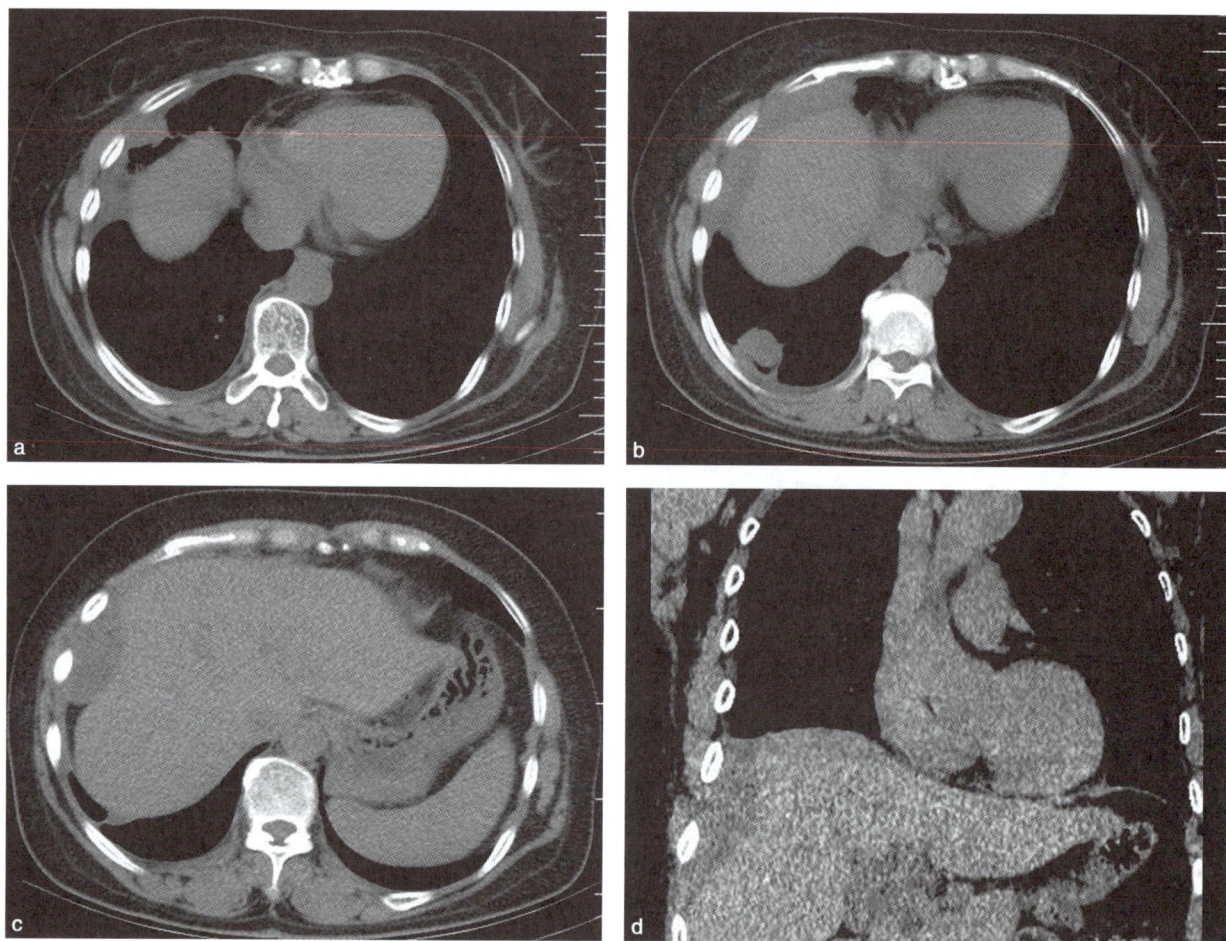

a，b，c.胸部 CT 平扫；d.胸部 CT 平扫冠状位重建，显示右侧胸腔积液沿肝外缘向下延伸。

图 2-4-11　右肺结核，右侧包裹性胸腔积液

二、胸壁结核的影像学表现

（一）CT 表现分为三型

1. 肋骨或胸骨结核

（1）溶骨性骨质破坏：骨窗显示为肋骨或胸骨呈虫噬样、溶骨性骨质破坏为主，部分破坏区边缘散在点状死骨，骨质破坏边缘可见硬化（图 2-4-12），部分病例骨结构有膨胀性改变，软组织窗可显示邻近软组织肿胀，密度不均，可有钙化密度影。

（2）结核脓肿附近的皮质边缘骨质破坏：骨窗显示为肋骨或胸骨皮质边缘呈虫噬样骨侵蚀，或局限性皮质溶骨性骨质破坏，硬化较少（图 2-4-13），破坏范围较大，局部可有较轻骨膜反应。

2. 胸壁单纯性结核性脓肿　
CT 纵隔窗多表现为胸壁外（肋间肌、肋骨外）的梭形软组织肿块，边缘清晰，光整，中间密度较低（图 2-4-14、图 2-4-15），CT 增强呈环形强化。位于肋间肌内、肋骨下单纯性结核性脓肿，与局部包裹积液鉴别困难，不易诊断，外科脓胸手术时有发现。

3. 全胸壁结核　
CT 表现为全胸壁受累，形成以肋间肌为中心的肿块，可向胸壁外或胸腔内凸出，亦可见肿块穿越肋间胸膜形成胸壁内外肿块，呈扁平的"哑铃状"，密度多不均匀，可见低密度液化坏死区，病灶与周围正常组织分界不清（图 2-4-16）。可伴有肋骨或胸骨破坏。此型影像检查重点在于清晰显示扁平的"哑铃状"内外脓肿腔（图 2-4-17），避免外科手术后遗留脓肿残腔，引起复发，增强 CT 有助于脓肿腔的发现。

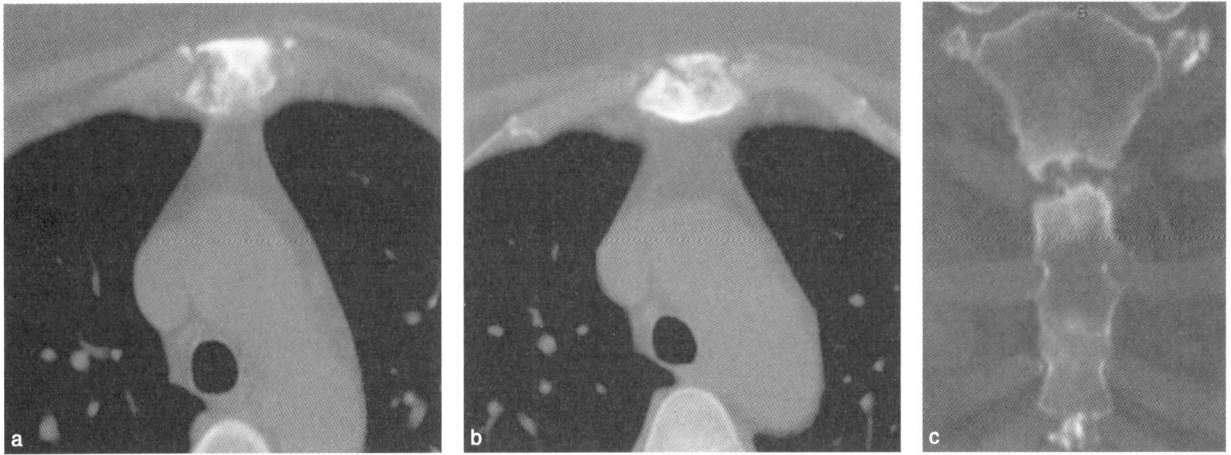

a,b.CT骨窗；c.CT-MPR：胸骨柄、体交界处溶骨性骨质破坏，骨皮质毛糙，边缘硬化。

图 2-4-12　胸骨结核

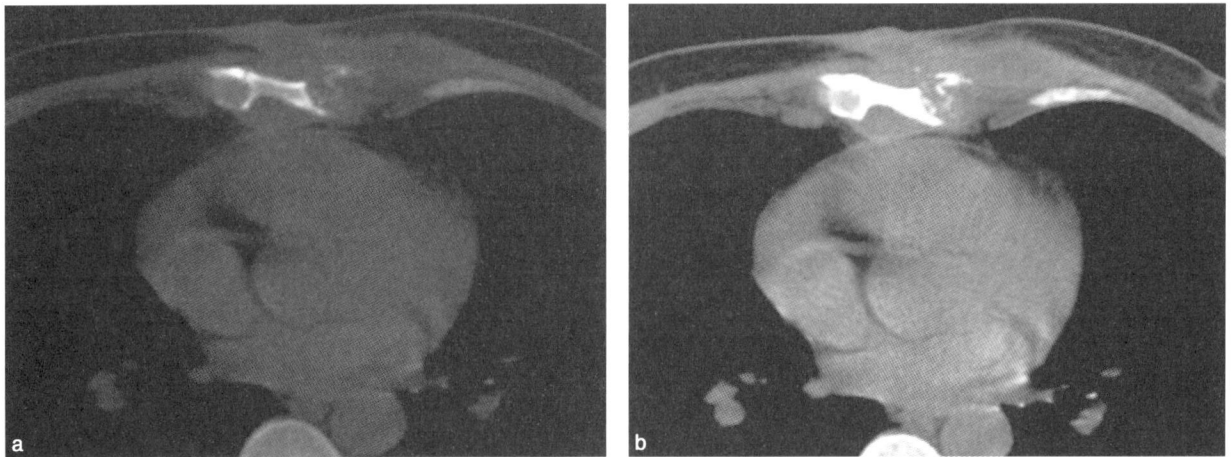

a. CT骨窗显示胸骨柄与剑突融合处呈溶骨性骨质破坏，边缘硬化，周围散在点状死骨；b. CT软组织窗显示周围软组织肿胀，内见低密度灶。

图 2-4-13　胸骨结核

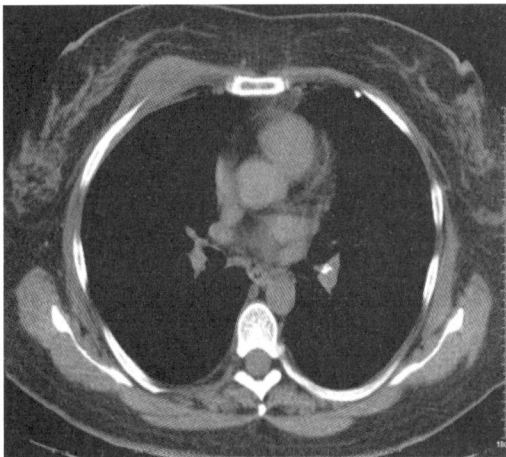

CT纵隔窗显示右上前胸壁见梭形软组织密度灶，密度不均，中心密度较低，边缘清晰、光整。

图 2-4-14　胸壁单纯性结核性脓肿

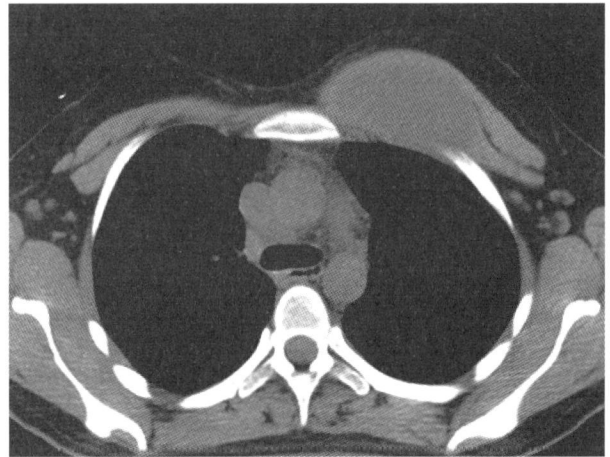

CT纵隔窗显示左前胸部胸大肌内侧见半圆形的液性密度灶，边缘清晰、光整，邻近胸膜略增厚。

图 2-4-15　胸壁单纯性结核性脓肿

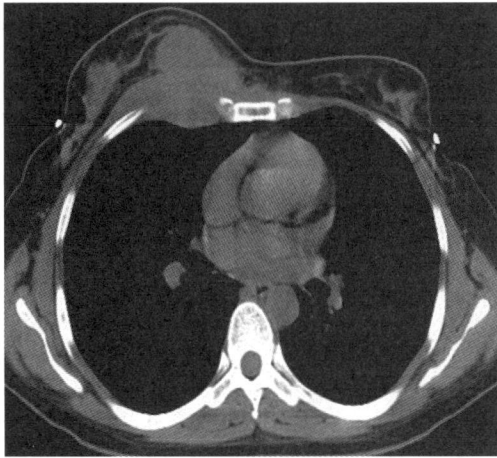

CT 纵隔窗显示右前胸壁软组织肿胀并见混杂液性低密度灶，向内与胸膜相连。

图 2-4-16 全胸壁结核

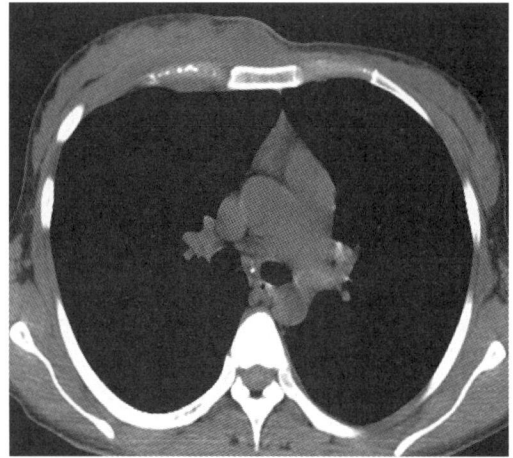

CT 纵隔窗显示右侧胸壁软组织肿胀，其内密度混杂，可见近液性密度影，沿着肋间隙走行，与右侧乳腺分界模糊。

图 2-4-17 全胸壁结核

（二）胸部 MRI

胸壁结核胸部 MRI 检查优点是 MRI 平扫以其特有的成像原理对组织内水和蛋白质含量变化有极高的敏感性，可以发现早期软组织及骨的炎性水肿。骨的炎性水肿 T_1WI 骨髓信号减低，由于病变骨髓水含量增加，T_2WI 呈高信号；软组织炎性水肿 T_1WI 等信号，T_2WI 呈高信号；骨破坏区 T_2WI 表现为骨质内高中低的混杂信号，死骨 T_2WI 表现为骨质内低信号；软组织和骨髓内的干酪脓肿则呈均匀无结构的长 T_2 信号，如有液化则 T_2 信号更高，胸部 MRI 能发现 CT 未能显示的软组织小脓肿（图 2-4-18）。

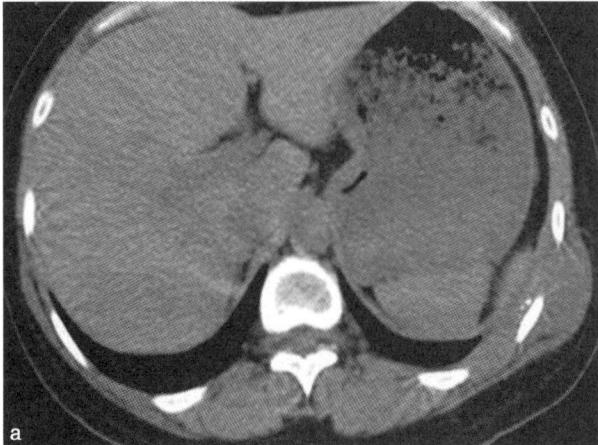

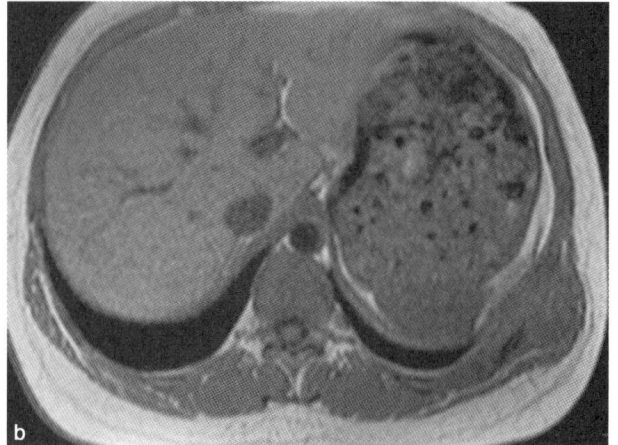

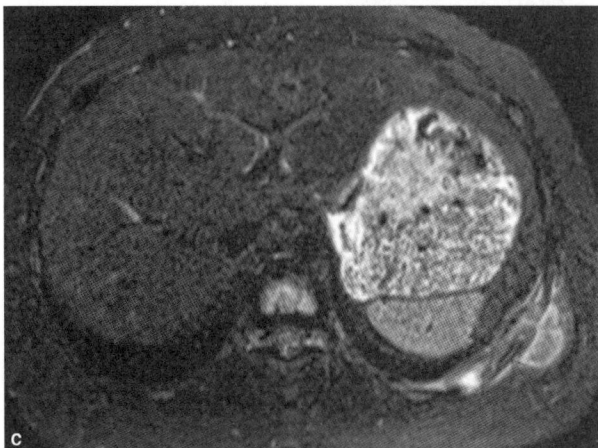

a. CT 纵隔窗显示左下胸壁软组织肿胀并见略低液性低密度灶；b. T_1WI 显示左下胸壁软组织肿胀呈等或略高信号；c. T_2WI 显示左下胸壁肋骨内外软组织肿胀呈略高信号，外侧脓肿呈无结构高信号，后内方见小更高液性信号影，肋骨髓腔信号增高。

图 2-4-18 左下胸壁结核

通常 MRI 显示软组织及骨组织受累范围较 CT 大。王钧的一组资料显示：120 例胸壁结核中 CT 发现肋骨呈骨质破坏者 42 例，占 35%，其中肋骨干破坏 31 例，胸肋关节处 6 例，肋软骨处 5 例；78 例 CT 未发现肋骨破坏者中有 34 例，手术中发现存在不同程度的肋骨骨膜破坏。MRI 在这方面有理论上的优势，如 DWI 显示病变中心处肋骨髓腔信号增高，骨皮质信号基本正常。MRI 在胸壁结核早期诊断、预后评估上的应用价值尚需更多资料证实。

第三节　乳腺结核

乳腺病变是妇女的常见疾病，影像检查的目的是在手术前确定病变的性质使患者得到恰当的处理和治疗。乳腺的影像学检查方法较多，包括钼靶 X 线摄影、超声、MRI、CT、核素和远红外摄影等。

一、乳腺结核影像学检查方法的优选

（一）钼靶 X 线摄影

由于钼靶 X 线检查操作简便及非创伤性，患者接受的 X 线剂量较低，价格便宜，目前仍作为临床怀疑乳腺疾病的最主要和最常用的影像学检查方法。

（二）超声

乳腺超声检查的优点：简单、方便、安全，无 X 线辐射，检查费用低廉，超声设备普及程度高；对囊性和实性病灶鉴别敏感；对可疑病变区可进行反复探测比较，动态随访，并且可在超声实时下作活检和治疗；病灶的检出率在一定情况下可高于钼靶摄片。超声检查的限度：空间分辨力较低，对细小钙化检出不敏感，特异性相对较低，大体解剖显示相对不足。

（三）CT

由于 CT 密度分辨力和空间分辨力较高，能显示乳腺内小结节性病灶以及细微钙化，并且可鉴别实性、囊性和脂肪性肿块，对评价腋窝淋巴结受累情况较敏感。但由于其软组织分辨力相对不高，因此，在乳腺病变的检查中作用较为有限。一般认为，CT 检查不宜在月经前后 1 周内进行，以免受激素影响而误诊。

（四）MRI

磁共振对乳腺的检查是一种新的重要补充方法，可大大提高小病灶的检出率。特别是近年来新成像技术的开发和新的扫描程序的设置，以及乳腺线圈的应用，MRI 为乳腺疾病的检查开辟了广阔的前景。其在乳腺疾病检查中的优势有：无放射辐射，软组织分辨力高，视野大，敏感性高，可作动态和功能性检查。磁共振在乳腺疾病检测中的限制有：检查费用高，检查时间相对较长，对小钙化不敏感。

二、乳腺结核的影像学表现

随着影像技术的不断发展，乳腺病变的检出率逐渐增高。掌握各种乳腺疾病的影像学特征对诊断和鉴别诊断极为重要，能提高（早期）诊断正确率。

（一）钼靶 X 线摄影表现

较淡的片状模糊影或比较光滑的结节影，有时有钙化，腺体结构紊乱、模糊，乳头内陷（图 2-4-19）。

（二）CT 表现

乳腺结核在 CT 上有三种类型表现。

1. **浸润型**　为病变早期，主要是渗出性改变。CT 表现为局限性浸润阴影，密度较淡，边缘模糊，皮下脂肪间隙模糊，腺体结构紊乱、模糊（图 2-4-20）。

2. **结节型**　最常见，表现为圆形或分叶状肿块，边缘光滑、整齐、锐利，部分病例因周围纤维组织增生而产生毛刺，易被误诊为癌；部分病例结节内可见钙化灶（图 2-4-21）。

3. **干酪型**　此型多属晚期病变，临床上常有反复破流史，病变较广泛，多呈片状浸润，内有不规则透亮区，为病灶坏死液化所致；皮肤常有破溃及增厚，可合并乳头内陷（图 2-4-22）。

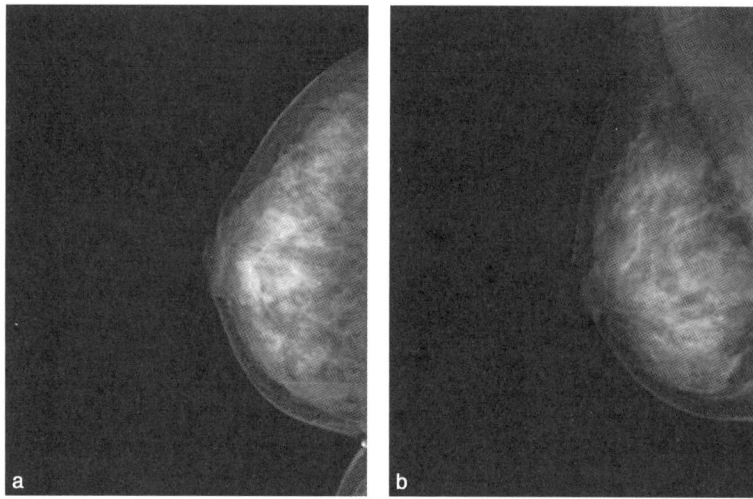

乳头后方腺内见片状模糊影,腺体结构紊乱、模糊。(a,b为不同时相)

图 2-4-19 乳腺结核

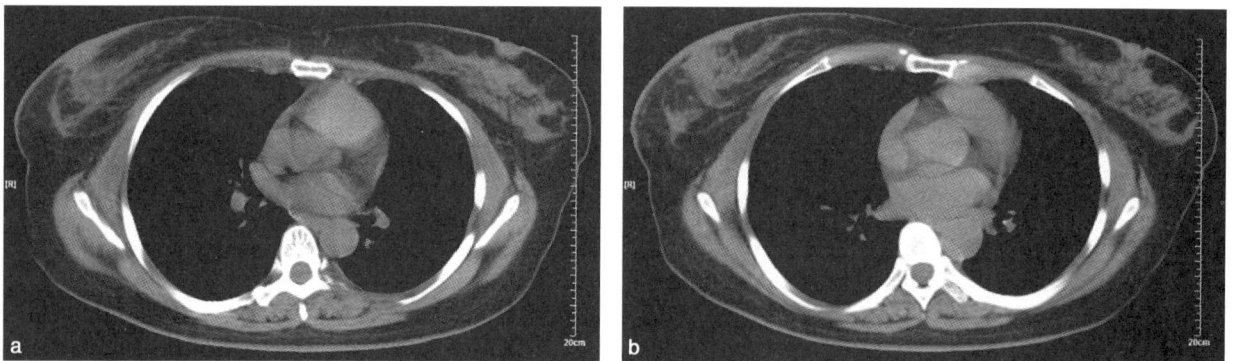

CT 表现:右侧乳腺见片状高密度影,边缘模糊,腺体结构紊乱,皮下脂肪间隙模糊,局部皮肤增厚。(a,b为不同层面)

图 2-4-20 右侧乳腺结核

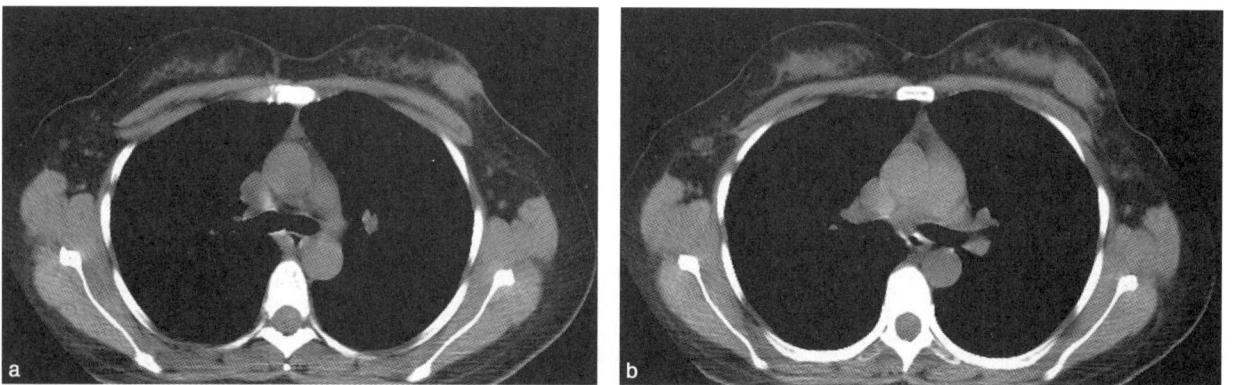

CT 表现:左侧乳腺见圆形、卵圆形肿块,可见浅分叶状,直径约 3cm,边缘光滑、锐利。(a,b为不同层面)

图 2-4-21 左侧乳腺结核

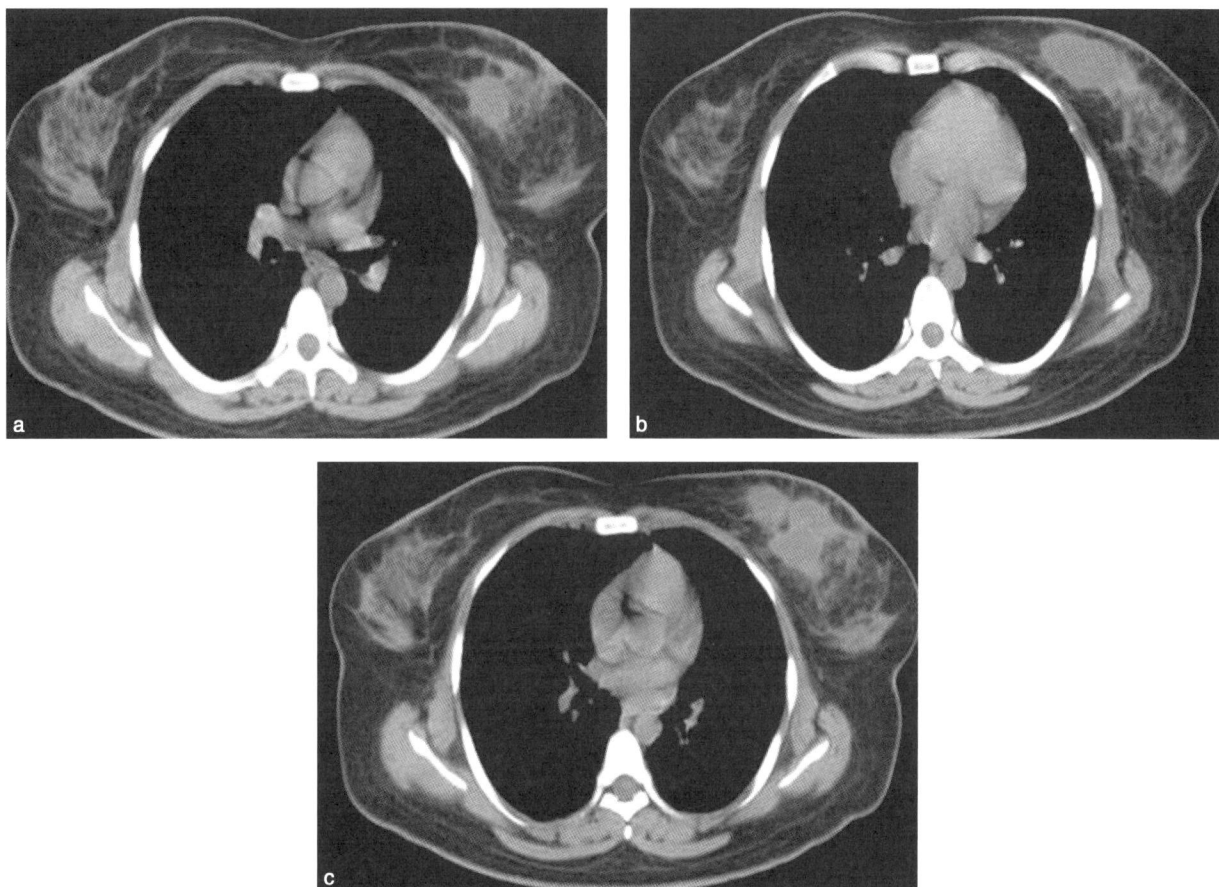

CT 表现：左侧乳腺见不规则的囊性低密度肿块，似可见分隔，边界尚清晰。（a，b，c 为不同层面）

图 2-4-22 左侧乳腺结核

（三）MRI 表现

表现为结节状、团片状、囊状长 T_1、长 T_2 信号，T_1WI 呈周围等信号、中间低信号影，T_2WI 呈周围高信号、中间低信号影。SPAIR 呈高信号，信号不均、边缘不清，附近脂肪间隙模糊、局部不连续。部分可见结节与邻近皮肤呈 "窦道" 样相连（图 2-4-23）。

（四）超声表现

表现为乳腺单个或多个低回声包块，内部回声不均匀，可见小暗区，可呈规则或不规则形，部分可呈弥漫性条索样改变。乳腺结核的超声声像图缺乏特异性，容易出现漏诊误诊，应尽量使用高频探头、彩色多普勒，必要时在超声引导下穿刺活检，提高超声对乳腺结核的诊断正确率（图 2-4-24）。

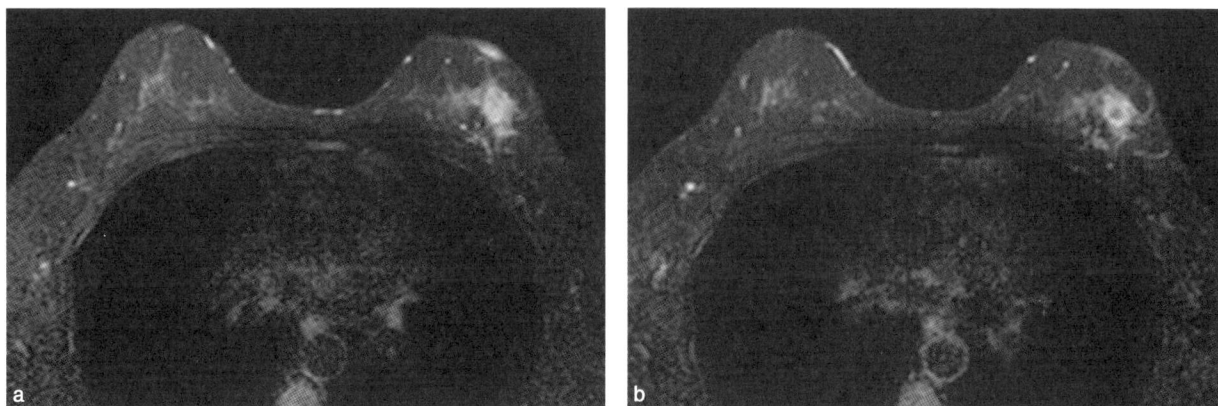

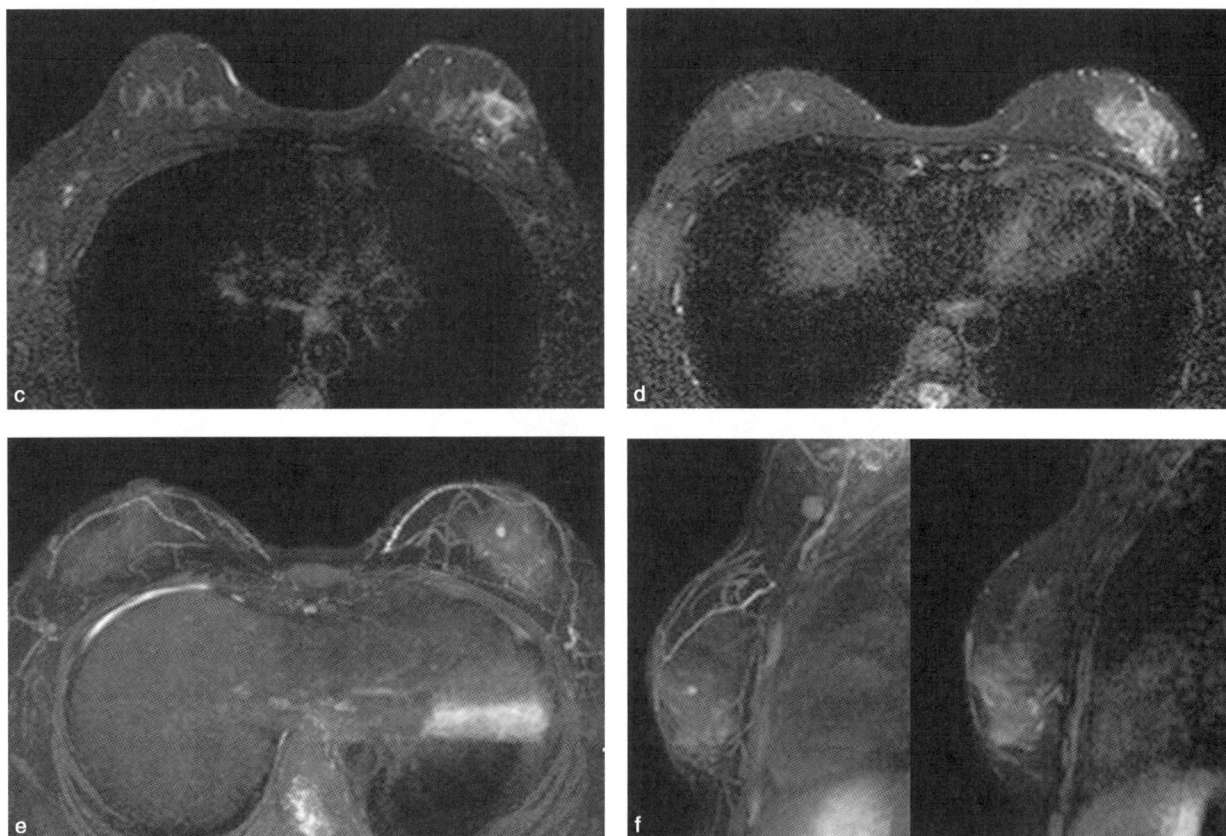

a、b、c、d、e、f 图左侧乳腺外上象限可见结节状异常信号影，大小约 18mm×15mm，T₁WI（a，b，c）呈周围等信号、中间低信号影，T₂WI（d，e，f）呈周围高信号、中间低信号影，结节与邻近皮肤呈"窦道"样相连，右侧腋窝内可见稍大淋巴结，左侧腋窝未见增大淋巴结。

图 2-4-23　左侧乳腺结核

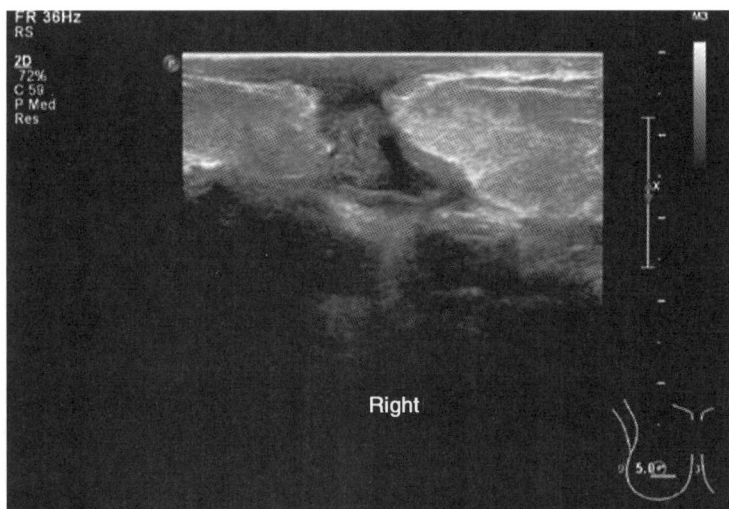

右乳内见团片状混合性回声团，边界不清，形态不规则，内部回声不均，见散在无回声区，可见宽 0.5cm 窦道，与体表相通。

图 2-4-24　右侧乳腺结核

第四节　结核性心包炎

结核性心包炎常见的影像学检查方法有胸部 X 线检查、经胸超声心动图（TTE）、心脏 CT 及心脏 MRI（CMRI），这些检查技术能够在心包疾病的诊断、预测、治疗评估中提供更完整的信息。

一、结核性心包炎影像学检查方法的优化

（一）X 线检查

可以显示心脏形态及大小、心包钙化，以及是否合并肺结核、胸腔积液、上腔静脉扩张、肺淤血、肺水肿等间接征象，但对结核性心包炎的诊断及鉴别诊断意义甚微。

（二）经胸超声心动图（TTE）

能够为心包病变提供形态学及血流动力学相关信息，价格相对低廉，是临床首选的影像检查方式。但很多情况下（肺部疾病、肥胖、术后、哮喘等）经胸超声心动图声窗受限，无法提供准确信息。

（三）心脏 CT

不受体型或肺部病变的影响，能够为心包病变提供更可靠的解剖及功能信息，能够减少运动伪影，对心包厚度、心包积液、心包钙化的评价具有优势，静脉注射对比剂后可以更好地评价心包增厚的情况。心脏 CT 除了直接评估心包解剖结构外，还可以观察心室异常、胸腔积液、腹水、肝静脉扩张等间接征象。心脏 CT 主要的优势是成像速度快、三维数据采集、准确评估心包厚度及心包钙化，劣势是存在电离辐射、有时需要利用碘对比剂、多数厂家机器无法在自由呼吸状态下评价心室功能以及价格较贵等。

（四）心脏 MRI

亦不受体型或肺部病变的影响，通过使用不同的扫描序列，能够在心室充盈、心室运动协调性及血流异常等情况下评估心包结构。自由呼吸序列能够在整个呼吸循环过程中观察室间隔运动，从而评估心室运动的协调性。结核性心包炎的 MRI 成像序列包括电影成像（自由呼吸序列）、黑血序列（观察解剖）、心肌运动标记序列（评估与心包黏连的心肌运动改变）、相位对比序列（测定心输出量、心脏血流及分流）以及延迟强化序列（评估心包炎症）等。心脏 MRI 的优势是无电离辐射、不需使用肾毒性对比剂，具有较高的空间、时间分辨率，便于评估组织结构、功能异常，同时延迟强化程度与心包感染严重程度成正比。心脏 MRI 劣势主要是设备使用中被检者存在一些禁忌证、扫描时间相对较长、肾小球滤过率＜30ml/（min·1.73m^2）或血液透析患者无法使用钆对比剂以及检查费用较昂贵等。

二、结核性心包炎影像学表现

（一）X 线表现

结核性渗出性心包表现为心影增大，当积液达到 300～500ml 中量时，立位心影呈"烧瓶状"，仰卧位呈球形。1 000ml 以上大量积液时，心界向两侧普遍扩大，上腔静脉增宽，双侧心缘的弧形消失（图 2-4-25）。

结核性缩窄性心包炎表现为约 1/3 的病例 X 线平片可以发现心包钙化（图 2-4-26）。无心包钙化者，可见心影轻度增大和少量胸腔积液，或心缘变直，各弓境界不清或消失，心缘模糊或黏连，上腔静脉增宽，左心房增大等征象。

（二）CT 表现

结核性渗出性心包炎表现为心包内见液体密度影（CT 值 12～40Hu）及心包增厚，腔静脉增宽、左右心房扩大及胸腔积液等异常征象，和/或并发肺内、纵隔内的淋巴结核病灶（图 2-4-27、图 2-4-28）。

结核性缩窄性心包炎表现为心包增厚厚度＞3mm，严重者其厚度可达 5～50mm，较厚的部位常在腹侧心包，心包腔消失，增厚的心包一般不能分出脏、壁层。在心外膜下脂肪与心包积液间可见增厚甚至钙化的脏层心包。心包钙化可为斑点状、斑块状、片状或线状，主要分布于右心室膈面、左心缘等处。在心包缩窄程度较重的晚期，心室腔狭小、变形及室间隔扭曲（图 2-4-29、图 2-4-30、图 2-4-31）。

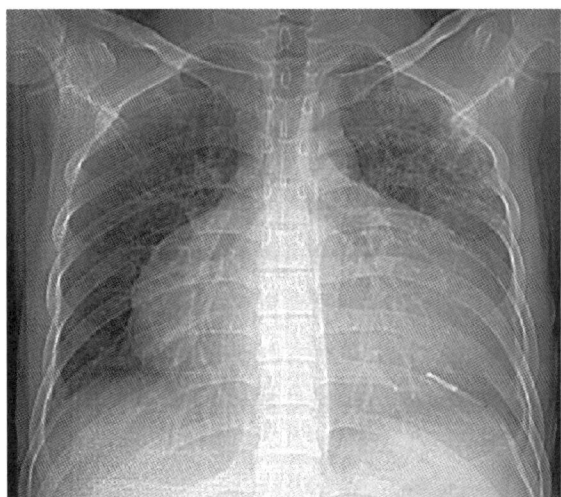

胸部正位片心脏普大，正常弧度消失，呈烧瓶样，心包腔内见引流管；双肺上叶见斑片样高密度影。

图 2-4-25　结核性渗出性心包炎

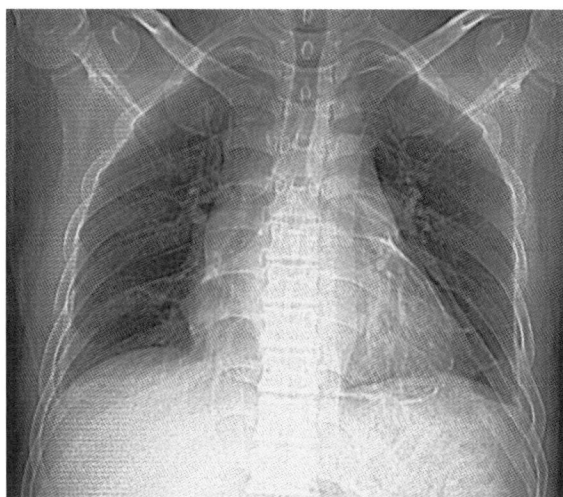

胸部正位片心脏呈"三角形"改变，左右心缘平直，左心外缘及膈面可见弧形钙化。

图 2-4-26　结核性缩窄性心包炎

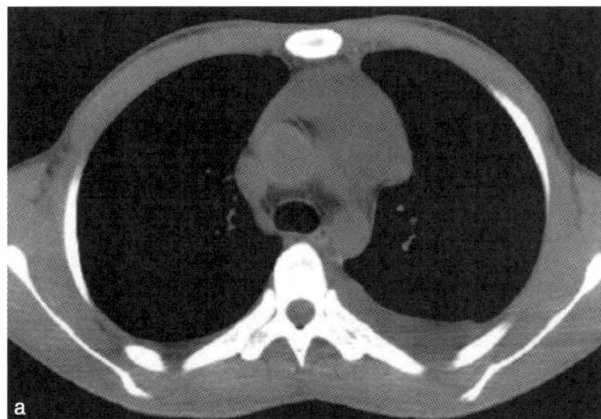

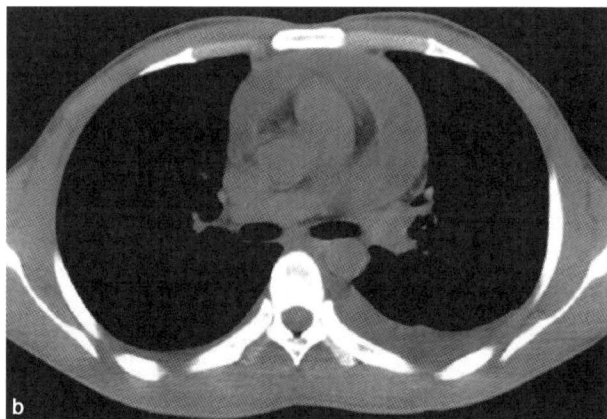

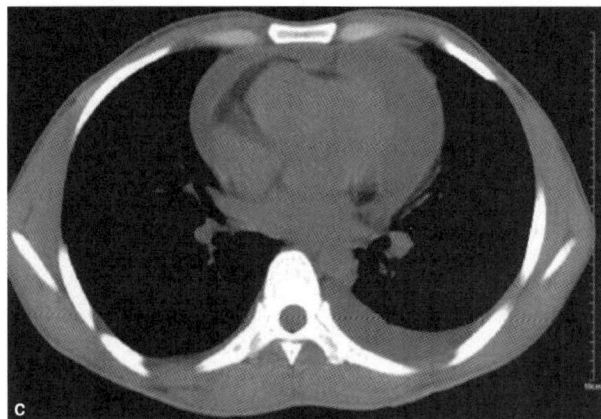

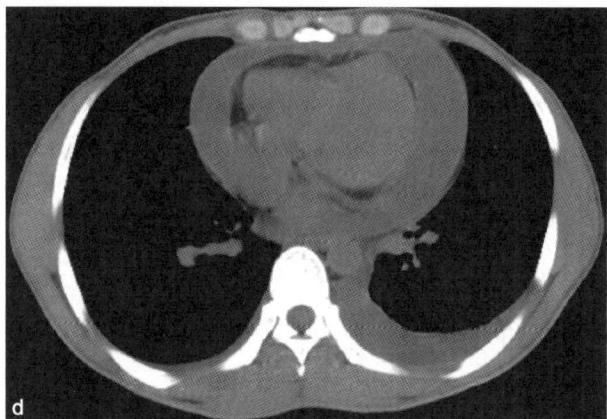

胸部 CT 平扫纵隔窗心包脏壁层显示，心包腔内见积液，脏层心包与心腔之间的脂肪间隙清晰，左侧胸膜腔内见弧形液体密度。

图 2-4-27　结核性渗出性心包炎

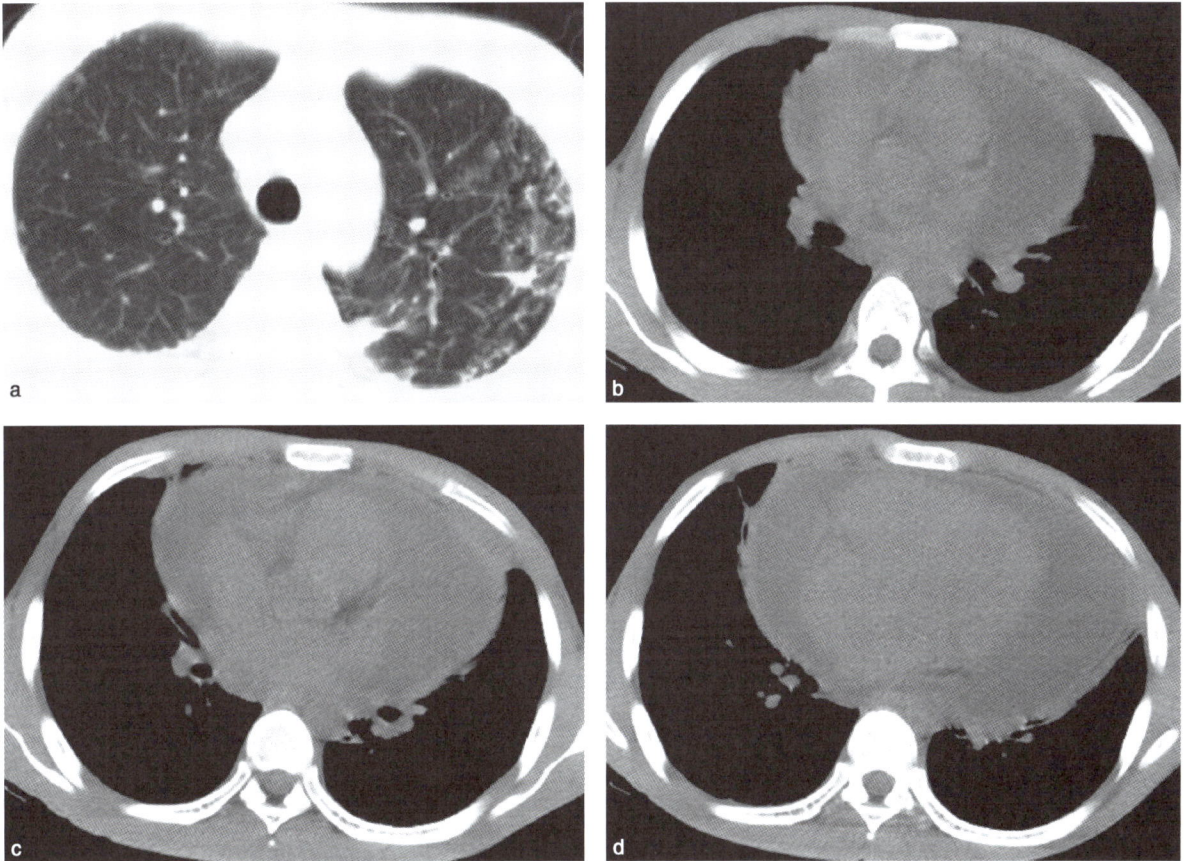

a. 胸部 CT 平扫肺窗左肺上叶斑点及斑点样高密度灶；b，c，d. 胸部 CT 平扫纵隔窗心包腔内有积液。

图 2-4-28　结核性渗出性心包炎

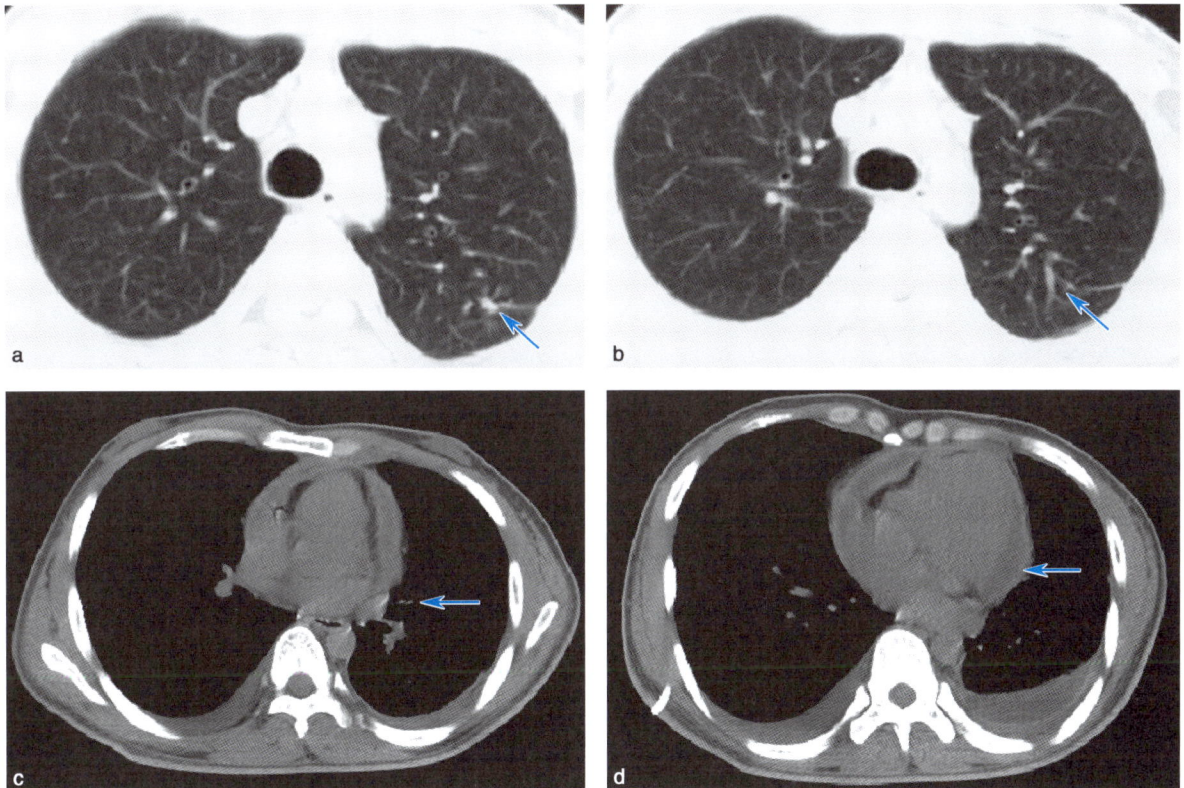

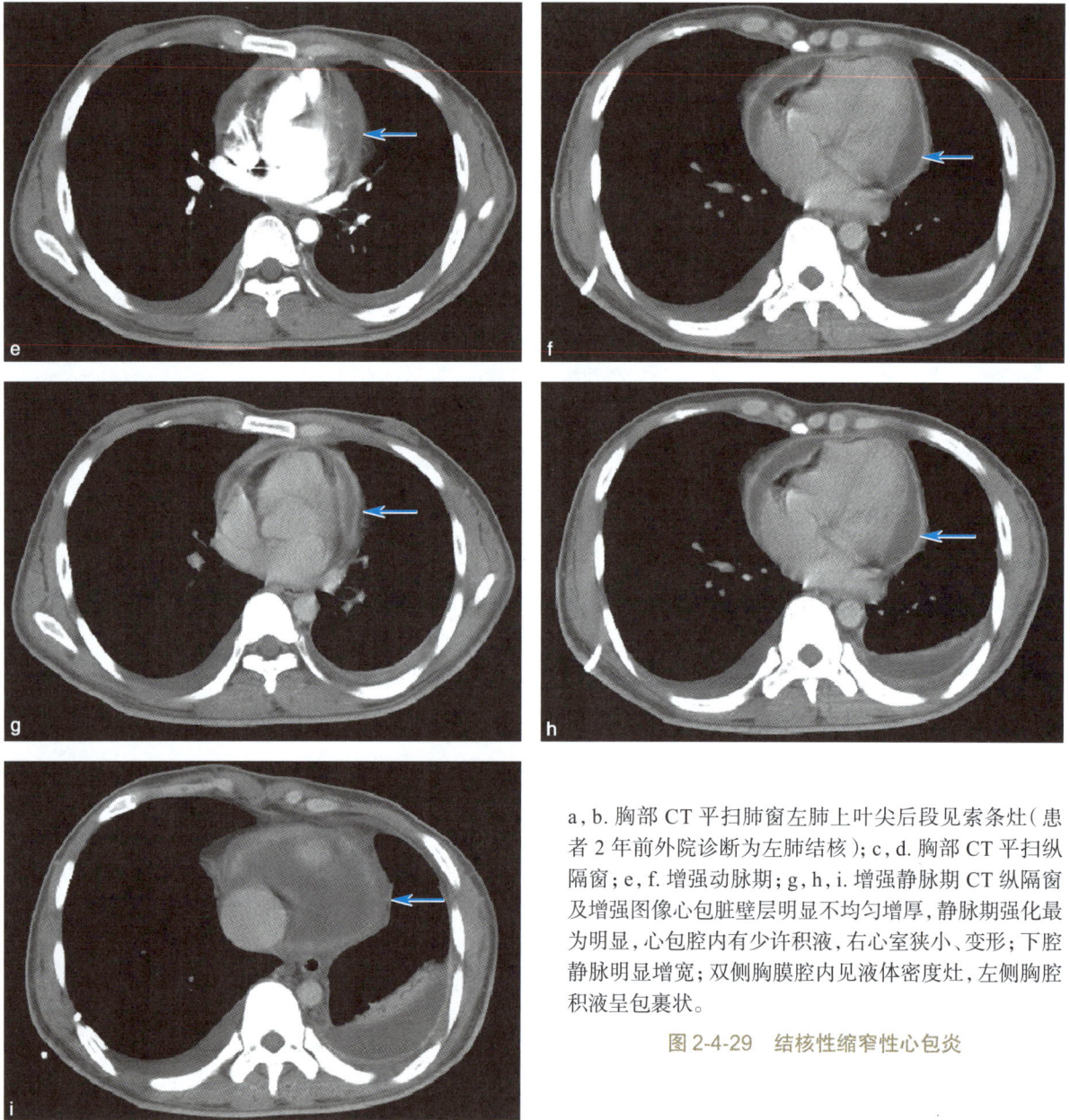

a，b. 胸部 CT 平扫肺窗左肺上叶尖后段见索条灶（患者 2 年前外院诊断为左肺结核）；c，d. 胸部 CT 平扫纵隔窗；e，f. 增强动脉期；g，h，i. 增强静脉期 CT 纵隔窗及增强图像心包脏壁层明显不均匀增厚，静脉期强化最为明显，心包腔内有少许积液，右心室狭小、变形；下腔静脉明显增宽；双侧胸膜腔内见液体密度灶，左侧胸腔积液呈包裹状。

图 2-4-29 结核性缩窄性心包炎

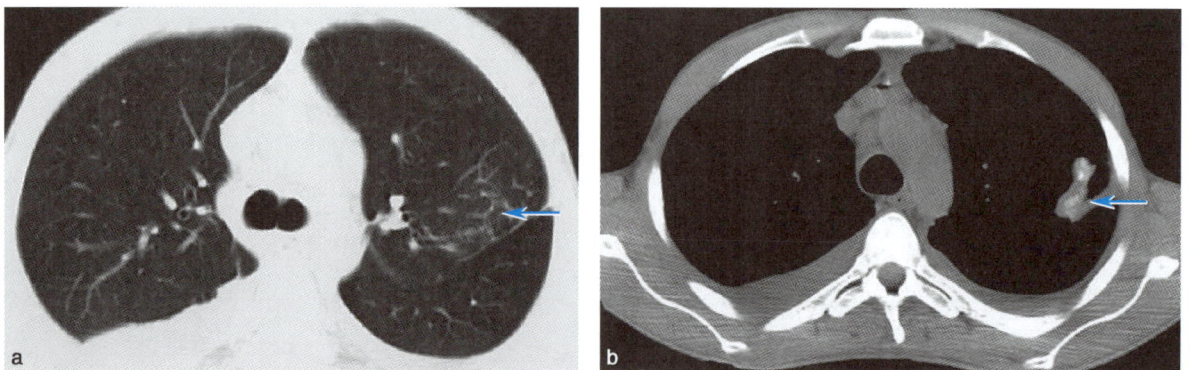

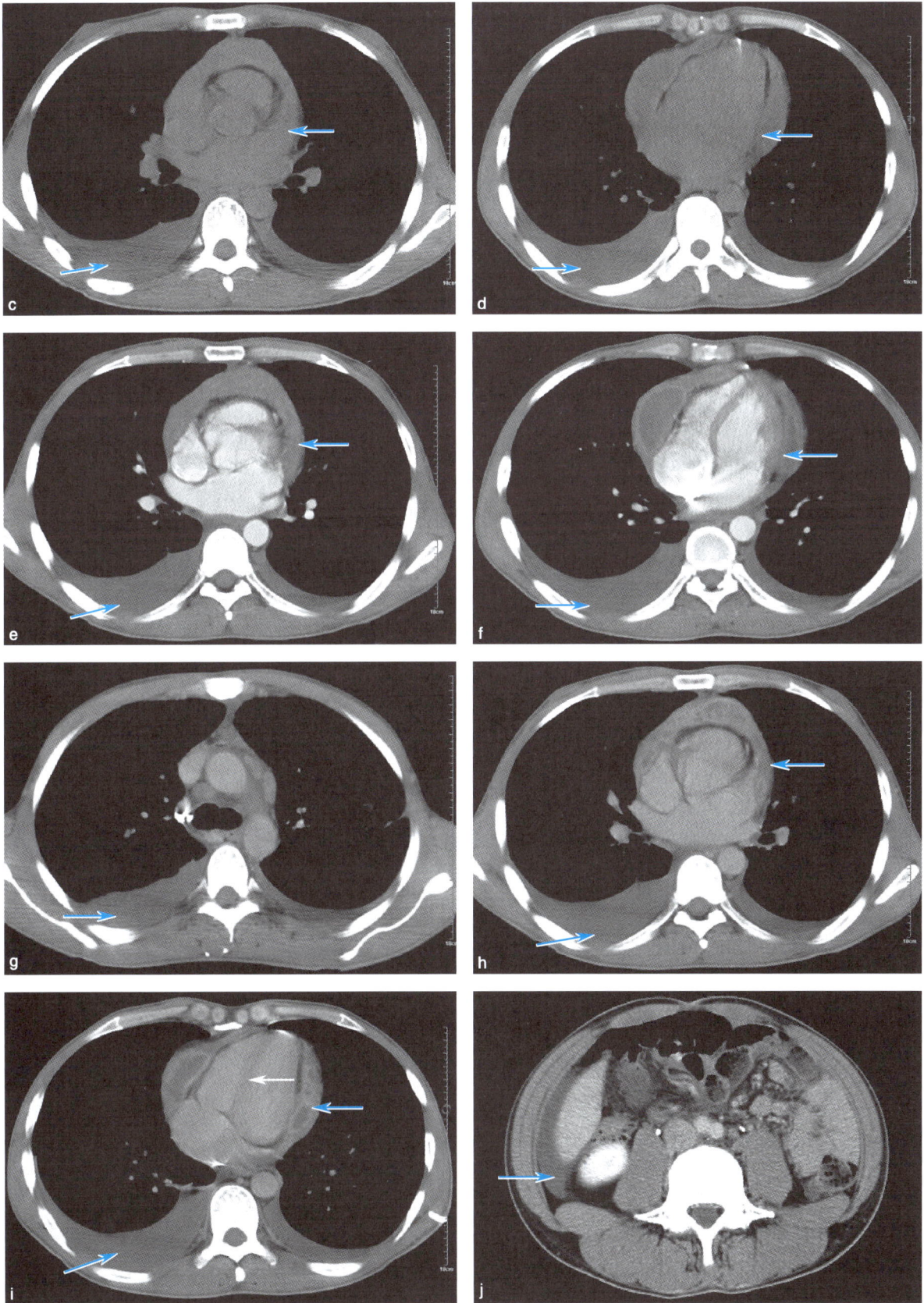

a. 胸部 CT 平扫肺窗左肺上叶尖后段见斑片样高密度影，边缘模糊，斜裂前移；b，c，d. 胸部 CT 平扫纵隔窗左肺上叶片条状致密影内见钙化点，心包腔及双侧胸膜腔内见积液；e，f. 增强动脉期；g，h，i. 增强静脉期心包脏壁层明显增厚、黏连，可见多个囊腔，壁层心包厚约 5mm，轻度强化；右心室狭小，室间隔扭曲；下腔静脉增宽（白箭）；j. 腹部 CT 肝周见少许积液。

图 2-4-30 结核性缩窄性心包炎

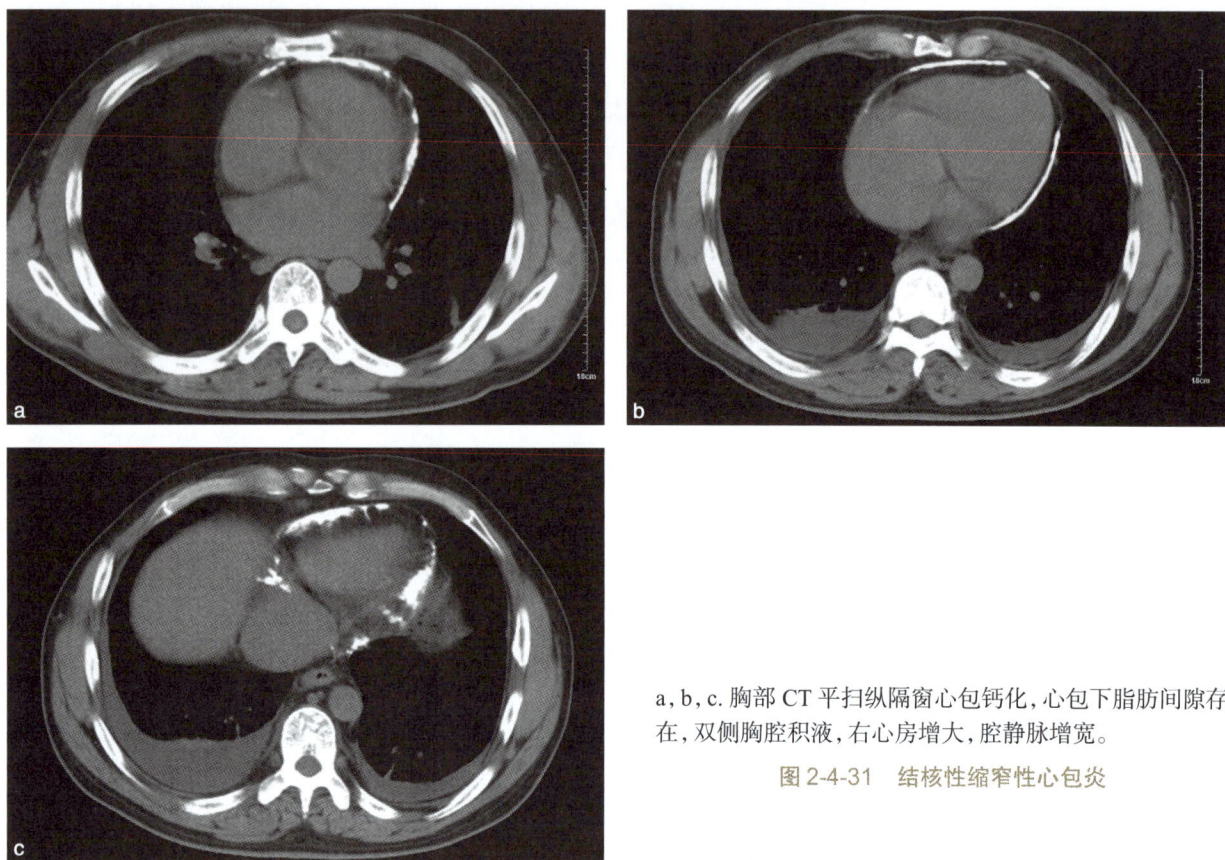

a,b,c.胸部CT平扫纵隔窗心包钙化,心包下脂肪间隙存在,双侧胸腔积液,右心房增大,腔静脉增宽。

图2-4-31　结核性缩窄性心包炎

（三）超声表现

结核性渗出性心包炎超声声像图表现为心包腔内见液性暗区,量少时一般仅局限于左室后壁后方,可伴有脏壁层心包膜增厚,一般厚薄不均匀,液暗区内常见条絮状或飘带状回声,有时呈"网格状"（图2-4-32）。

结核性缩窄性心包炎超声声像图表现为心包膜弥漫性增厚,厚薄不一,内回声欠均匀,常无法分清脏、壁层胸膜,一般伴有双房增大等继发心脏改变,增厚的心包膜内可见斑点状、斑片状钙化强回声（图2-4-33）。

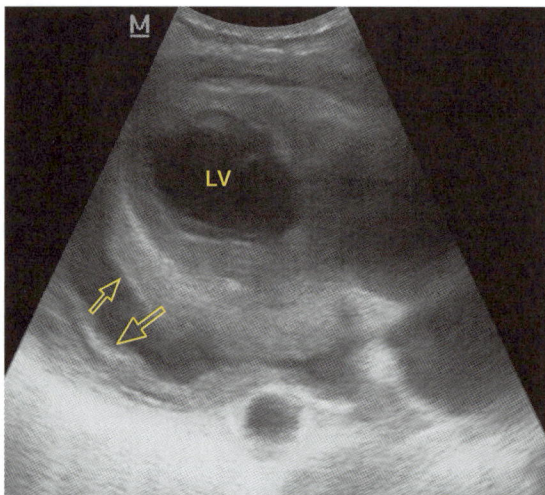

脏壁层心包膜不均匀增厚（小箭头所指为不规则增厚的脏层心包膜,大箭头所指为增厚的壁层心包膜）,两者之间为心包积液。

图2-4-32　结核性渗出性心包炎

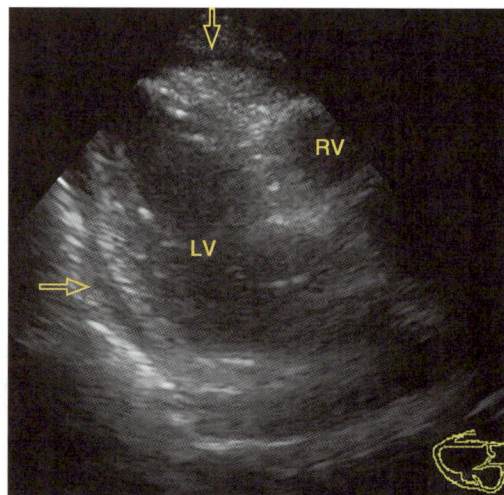

心包腔内见环条状弥漫性增厚的心包膜回声。

图2-4-33　结核性缩窄性心包炎

（四）MRI 表现

结核性心包炎在增强后的 MRI 有特征性改变：T_1WI 显示增厚的心包与心肌的图像信号相同，T_2WI 显示增厚心包内层损伤面为低信号（因腔内血细胞及纤维素所致），心包腔内可见长线形低信号（为肉芽组织及干酪样坏死物）。增强后，增厚的心包壁层与脏层呈双轨样强化。

第五节　腹腔结核

常用的腹腔结核诊断方法有 X 线、B 超、CT、磁共振检查，它们各有优势，我们应当根据实际情况选择更优的检查方法。

一、腹腔结核影像学检查方法的优化

（一）X 线

X 线平片检查简单易行，适用于考虑合并急腹症情况。但由于腹部结构对于 X 线透射的自然对比度差，X 线平片检查能力有限。腹平片不能显示病变的直接征象，仅能显示钙化、肠管扩张、积气积液，腹腔内积气等。（钡餐、碘油、泛影葡胺）胃肠造影检查能显示空腔脏器腔内轮廓、位置、形态、大小等；气钡双重造影可显示黏膜，但对于配合程度及技术要求较高，空腔脏器壁本身结构不能显示，且检查干扰因素多，结果的准确率较差。此外，造影检查一般在透视下进行，大大增加患者辐射剂量。

（二）超声

超声能实时显示实质脏器的正常结构与大多数异常改变，可较好显示腹膜腔结构、腹腔积液，可用于腹水定位、腹腔脏器病变的初筛。但人为干预因素较多，无法保证成像质量，对于显示病灶特征性能力有限，对空腔脏器、腹膜腔网膜、系膜显示能力有限。

（三）CT

避免了 X 线图像解剖和病灶相互重叠的情况，密度分辨力大大提高，对腹腔及腹膜后病灶的显示和鉴别诊断明显优于常规 X 线，并可以通过调整灰阶变化（窗宽、窗位）突出重点观察的病灶的特点。注射对比剂可以加大组织对比度，并可了解血液动力学状态，辅助判断病变部位及性质。例如，结核的增殖性病灶由于血供并不丰富常表现为延时强化。是目前最常用的腹腔及腹膜后病变的检查方法。

（四）MRI

多参数成像及较高的软组织分辨力，可更精确地识别正常解剖、辨认不同病理组织。多相位增强扫描，有利于更加精确地分析病灶血液动力学的特征，尤其是在腹腔范围内。对于结核性腹膜炎的诊断和鉴别诊断又增加了一项有力的武器。不足为检查时间较长，形成伪影复杂影响图像分析，对钙化显示不如 CT 直观。

腹腔结核病检出主要依赖于 CT 及磁共振检查。

二、腹腔结核的影像学表现

（一）结核性腹膜炎

结核性腹膜炎（tuberculous peritonitis）是由结核分枝杆菌引起的一种慢性、弥漫性腹膜感染。腹腔结核感染可由肠结核、肠系膜淋巴结结核、输卵管结核直接蔓延或其他原发结核感染灶内的结核菌随淋巴、血行播散而来。

1. X 线表现

（1）渗出型结核性腹膜炎：表现为腹部膨隆，密度增高，腹腔内脏器轮廓显示不清，腹脂线模糊，由于腹水推挤积气肠道影位于中上腹，或肠道气体间距离增宽。

（2）增殖型（黏连型）结核性腹膜炎：表现为局部肠道积气影增宽、增多，位置较为固定，常常出现不同程度肠梗阻表现。

（3）干酪型结核性腹膜炎：表现为肠管气体受压及肠管增宽，积气增多（肠管黏连）。三种类型腹膜炎常常合并存在。不能显示腹腔结核直接征象,淋巴结结核不能检出。

2. **CT 表现**　典型表现为腹水和腹膜炎。

（1）渗出型结核性腹膜炎:腹水量可多可少,可以是游离性,也可以是局限性;腹膜炎主要表现为网膜、系膜、腹膜增厚,增强扫描延时期可以有轻中度强化。

（2）增殖型（黏连型）结核性腹膜炎:一般腹水量比较少或无,腹腔内脏器广泛黏连,常固定于腹后壁或腹前壁,并容易出现不同程度的肠梗阻,表现为大小不一的肠管,不同程度的气液平面,网膜、系膜、腹膜明显增厚,凹凸不平,甚至可见看见粟粒样或小结节状病灶,增强扫描可见轻中度强化。

（3）干酪型结核性腹膜炎:腹水多为包裹性,可为结核性脓肿,溃破后可出现肠穿孔、腹壁瘘、粪瘘、阴道瘘等表现;网膜增厚明显,可表现为结节状、污迹状、饼状病灶,系膜增厚多表现为包绕血管的结节状、带状或肿块样软组织病灶,腹膜增厚可见到结节状病灶,CT 增强延时扫描可见结节状、环状强化;有时可见增厚腹膜黏连固定。增殖型结核性腹膜炎与干酪型结核性腹膜炎常常可见不同程度肿大的肠系膜淋巴结（图 2-4-34）。

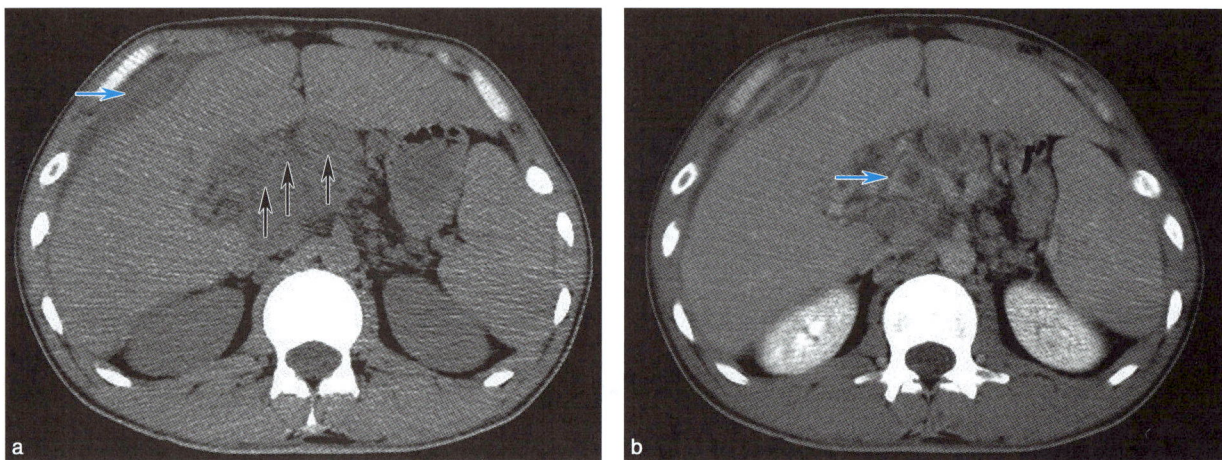

a. CT 平扫示腹膜增厚（蓝色箭头）,并可见干酪性结核瘤形成呈较低密度病灶,肠系膜淋巴结肿大呈较低密度病灶（黑色箭头）; b. 增强扫描可见环状强化（蓝色箭头）。

图 2-4-34　增殖型结核性腹膜炎肠系膜淋巴结肿大

3. **MRI 表现**

（1）渗出型结核性腹膜炎:增厚网膜、系膜及腹膜多表现为稍模糊长 T_1 长 T_2 信号病灶,DWI 多表现高信号;腹水多表现为长 T_1 长 T_2 信号,增强延时扫描多表现为中度强化。

（2）增殖型（黏连型）结核性腹膜炎:可以比较清楚显示网膜、系膜、腹膜凹凸不平增厚及细小结节影,呈等偏长 T_1 长 T_2 信号病灶,随纤维组织增多,T_2WI 信号减低。DWI 多为高信号,随纤维组织增多,信号减低。增强延时扫描呈轻中度强化（图 2-4-35）。

（3）干酪型结核性腹膜炎:系膜增厚组织多呈较长 T_2 等偏长 T_1 信号病灶,较大软组织肿块影可信号不均匀,延时增强扫描表现为结节状、环状中等强化（图 2-4-36）。此外,病程较长,可以出现不同程度钙化,现阶段检查技术中,CT 显示钙化优于常规磁共振检查。

（二）胃肠结核

消化道结核最常累及回盲部,胃结核是人体各器官结核感染中最罕见的部位。引起胃肠结核最常见的原因是带菌唾液或食物直接吞入,其次是经血和淋巴管播散,也可见于邻近结构或器官结核灶直接浸润。

1. **X 线（钡餐）表现**　无 X 线特征征象,仅能显示胃肠道腔内及黏膜的改变,不能显示胃肠道壁内的病变。

（1）渗出病灶:早期往往缺乏阳性表现,随病程进展,可表现为局限性或广泛性黏膜粗乱,但胃肠道

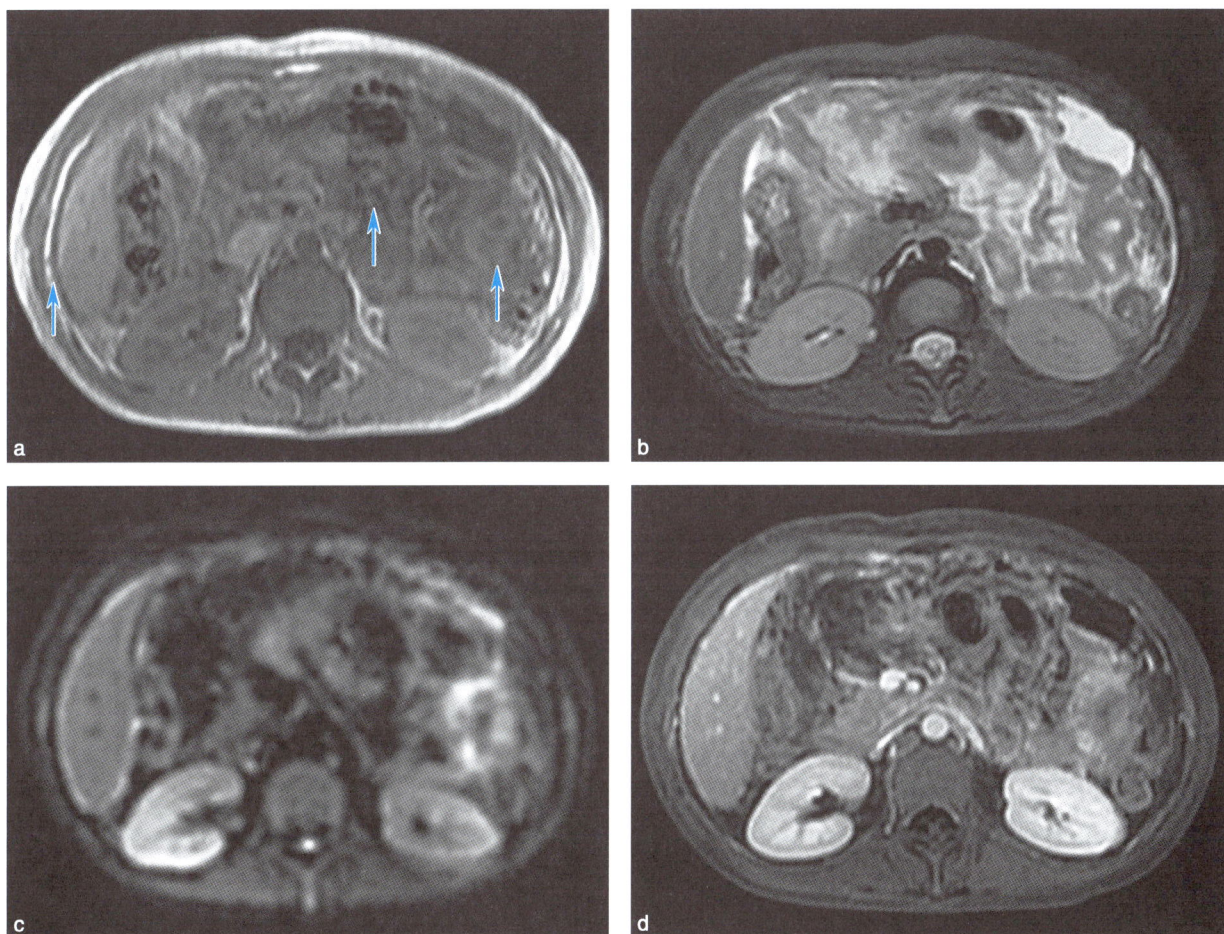

a. 腹膜、系膜及网膜明显增厚（箭头所指），凹凸不平，可见细小结节病灶，T₁WI 呈等偏低信号；b. T₂WI 呈等偏高信号并可见少量腹水呈长 T₁ 长 T₂ 信号改变；c. 增厚腹膜、网膜及系膜 DWI 呈高信号；d. MRI 增强延时扫描轻、中度强化。

图 2-4-35 增殖型结核性腹膜炎

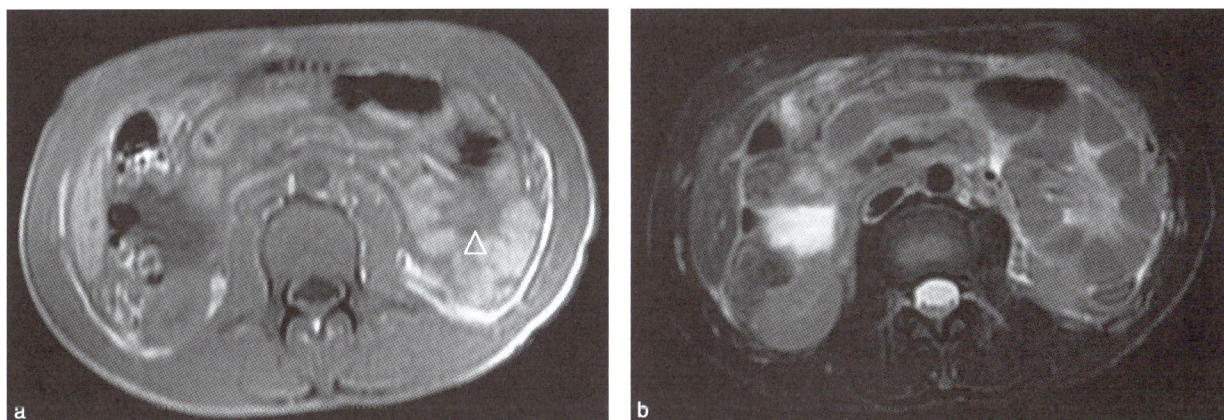

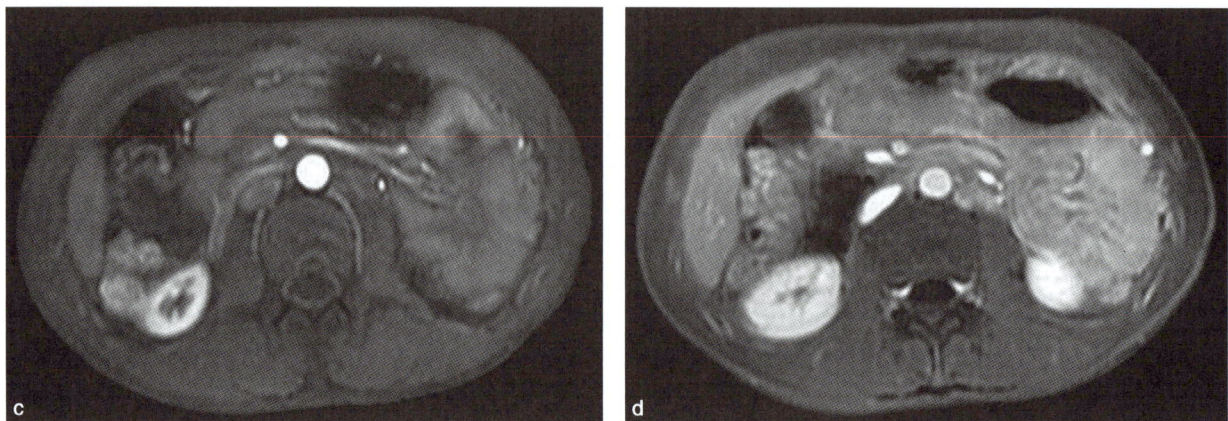

a. T_1WI、b. T_2WI. 腹膜、网膜及系膜肿胀，边缘模糊，呈较长 T_1 较长 T_2 信号改变，左侧肠系膜呈肿块状（饼状）改变（见△），右侧肾前间隙包裹腹水呈长 T_1 长 T_2 信号；c. MRI 增强扫描早期腹膜、系膜及网膜强化不明显；d. MRI 增强扫描延时期腹膜、系膜及网膜中等度强化，可见系膜血管略显增多。

图 2-4-36　干酪坏死为主腹膜炎

壁尚光滑、柔软，钡剂通过顺畅。

（2）增殖病灶：常常表现为小充盈缺损征象。

（3）干酪坏死灶：多表现为充盈缺损及龛影（图 2-4-37）。胃肠道结核纤维增生可导致局部区域的缩窄，导致胃形态改变，缩窄以上胃腔明显扩张，肠腔缩窄可以引起不同程度肠梗阻，淋巴结外压也可导致胃肠道腔的狭窄。此外，炎症刺激会引起病变肠段激惹征象明显。

2. CT 表现

（1）渗出病灶及干酪坏死灶为主的胃肠道结核：可以显示胃肠道壁明显增厚，肠腔狭窄，黏膜皱襞消失，有时可伴有周围淋巴结的肿大和系膜增厚，少数结肠肠壁可以有偏侧性增厚（＞0.3cm），息肉样凸起较少见。增强扫描胃肠道壁可出现不同程度强化，空回肠肠壁强化可以表现为三种形式，即多层状（三层）、双层状和均匀强化（图 2-4-38）。

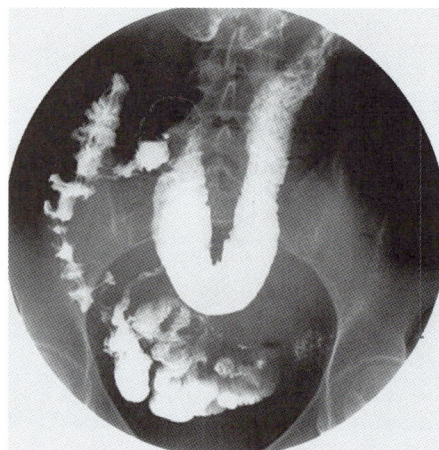

升结肠黏膜增粗、紊乱，肠壁斑点样、锯齿样龛影，回盲瓣变形，盲肠变形，呈囊袋样钡剂存留。

图 2-4-37　肠结核

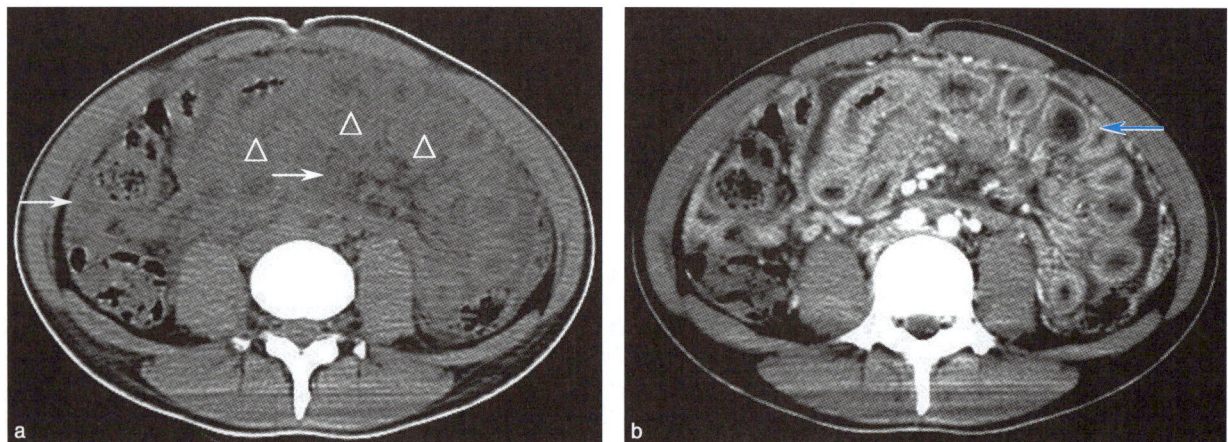

a. CT 平扫小肠壁弥漫性增厚（见△），肠系膜增粗，模糊，网膜、腹膜不均匀增厚（见→），肠壁之间充填水样密度病灶；b. CT 增强扫描延时期增厚肠壁可见多层状强化（箭头所示），增厚腹膜、网膜及系膜中等度强化，增厚腹膜凹凸不平，可见细小粟粒样结节状病灶。

图 2-4-38　小肠结核

（2）增殖病灶为主的胃肠结核（增生型）：胃肠道壁增厚，黏膜凹凸不平，可有结节影突入腔内。增强扫描形成的结节影可有边缘轻中度强化。

3. MRI 表现

（1）渗出病灶及干酪坏死灶为主的胃肠结核：形态改变类同 CT，肿胀增厚肠壁表现为均匀或混杂长 T_2 信号，DWI 呈高信号，增强扫描强化性质类同 CT（图 2-4-39）。

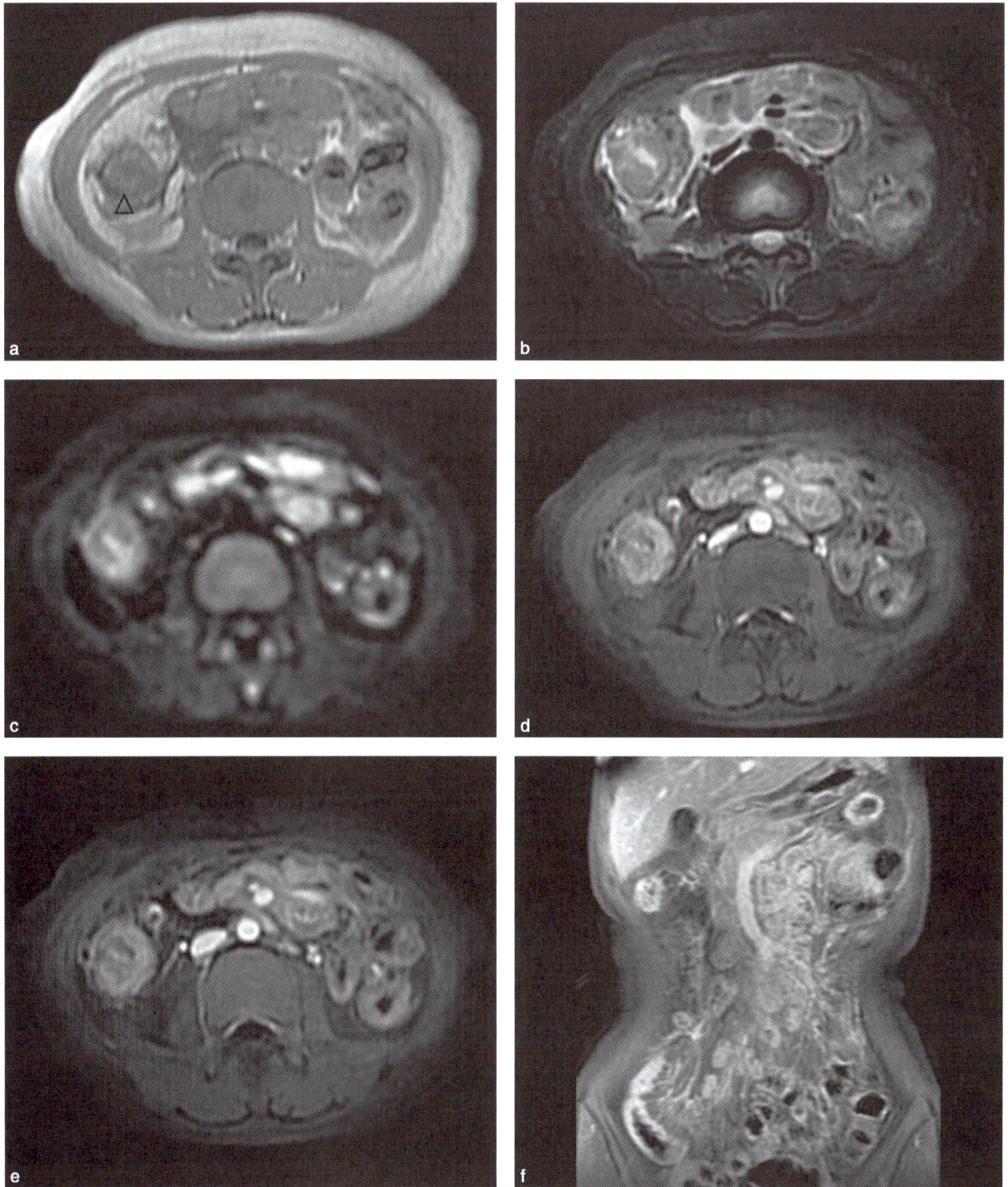

a. 小肠壁弥漫性肿胀增厚，以回盲部为主（见 △），T_1WI 呈混杂等信号；b. T_2WI 呈混杂稍高信号；c. DWI 肠壁可见斑片状高信号病灶；d、e. MRI 增强扫描可见肠壁不均匀强化，肠壁可见多层状及双层状强化；f. 降结肠中下部肠壁增厚，较均匀强化，此外可见肠壁间腹水呈长 T_1 长 T_2 信号改变，并可见系膜增厚。

图 2-4-39 肠结核

（2）增殖病灶为主的胃肠结核（增生型），类同 CT。

（三）肝结核

肝结核多数继发于全身粟粒性结核，经肝动脉血行播散到肝，临床较为少见，一般不出现肝病的临床症状，临床上很难作出肝结核的诊断。原发性肝结核系指结核累及肝脏，且肝结核成为其全部临床表现的原因，或者当发生肝结核时，其他部位的结核病灶已自愈或非常隐匿而未发现，肝脏为唯一发现结核的器官。

1. X 线表现　不能显示肝结核的特征，一般不用来做肝结核的诊断，仅可显示肝内钙化结节，不能与肝内胆管及胆结石鉴别，有时可显示增大的肝脏轮廓。

2. CT 表现

（1）渗出病灶：病程早期病灶＜0.5cm 者，CT 检查较难发现，或仅表现为肝脏肿大，密度不均匀或密度减低；随病程进展，病灶表现为多发或弥漫粟粒状小结节病灶（直径＜2.0cm），影像学可见肝肿大和细小结节病灶。对非钙化性病灶直径＜0.5cm 者，CT 多难以发现。增强扫描多不强化。

（2）增殖病灶：表现为结节病灶，大小不等，一般表现为单发或多发低密度灶，边缘光滑，境界清晰，较大病灶内部密度欠均匀，有时可见斑点状或簇状钙化灶。增强扫描肝动脉期结核性肉芽肿中度强化，门静脉期及延时期强化幅度明显低于肝实质（图 2-4-40）。较大的完全为肉芽组织组成的结节病灶须与原发性肝癌鉴别。

（3）干酪坏死灶：病灶中心明显干酪样液化坏死，脓腔形成时，即称结核性肝脓肿。呈低密度囊性病灶，有时 CT 值近似于水的 CT 值，可见薄的囊壁及钙化灶；增强扫描多不强化，有时可见边缘强化，门脉期显示清楚（图 2-4-41）。有学者认为"成簇征"或"蜂窝征"是提示肝结核诊断的重要 CT 征象。

此外，肝包膜受累可表现肝包膜增厚，密度增高，有时伴有肝包膜钙化或包膜下积液，增强扫描可轻

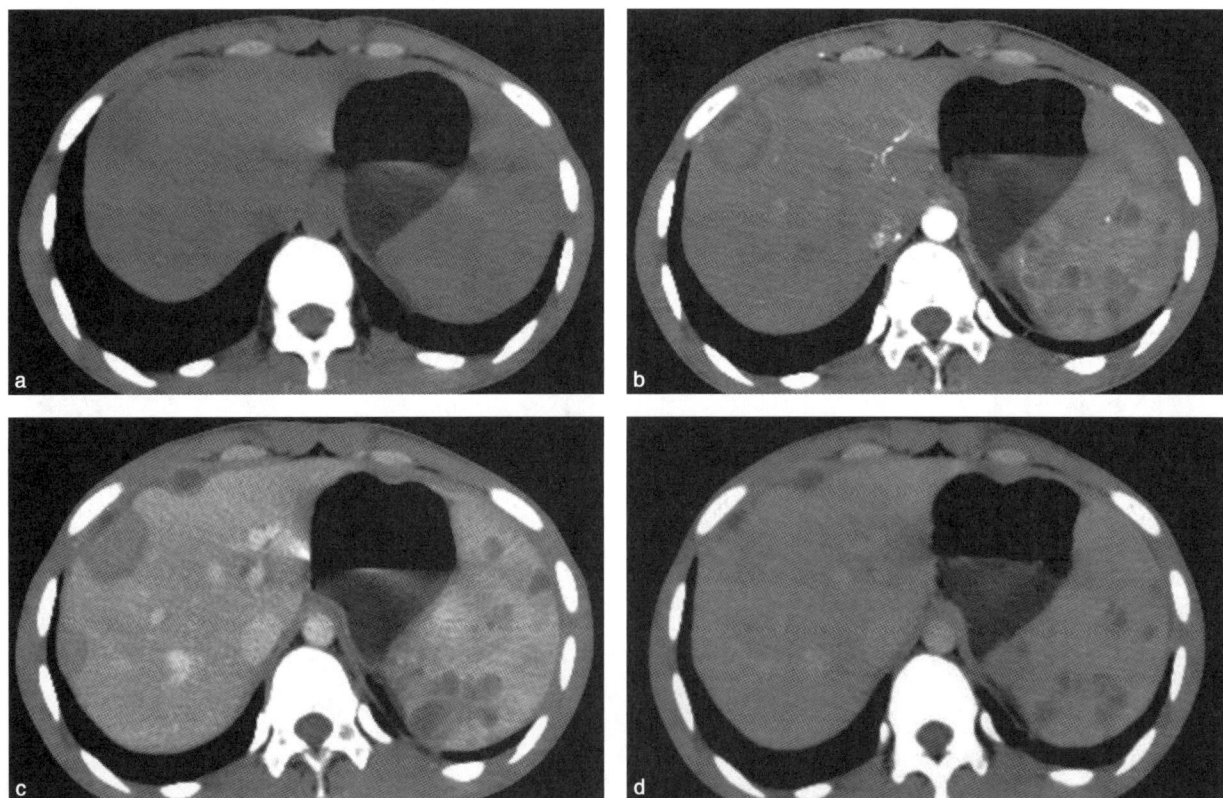

a. 肝、脾内见多发类圆形及斑片样低密度病灶，边界不清；b, c. 动脉期及门静脉期，病灶呈轻中度强化，低于周围正常组织，边缘见环形低密度病灶，肝被膜下椭圆形的低密度病灶，呈环形强化；d. 延迟期，肝被膜下环形低密度病灶显示较明显，脾内多发低密度病灶密度差异较前明显。

图 2-4-40　肝、脾多发结核灶

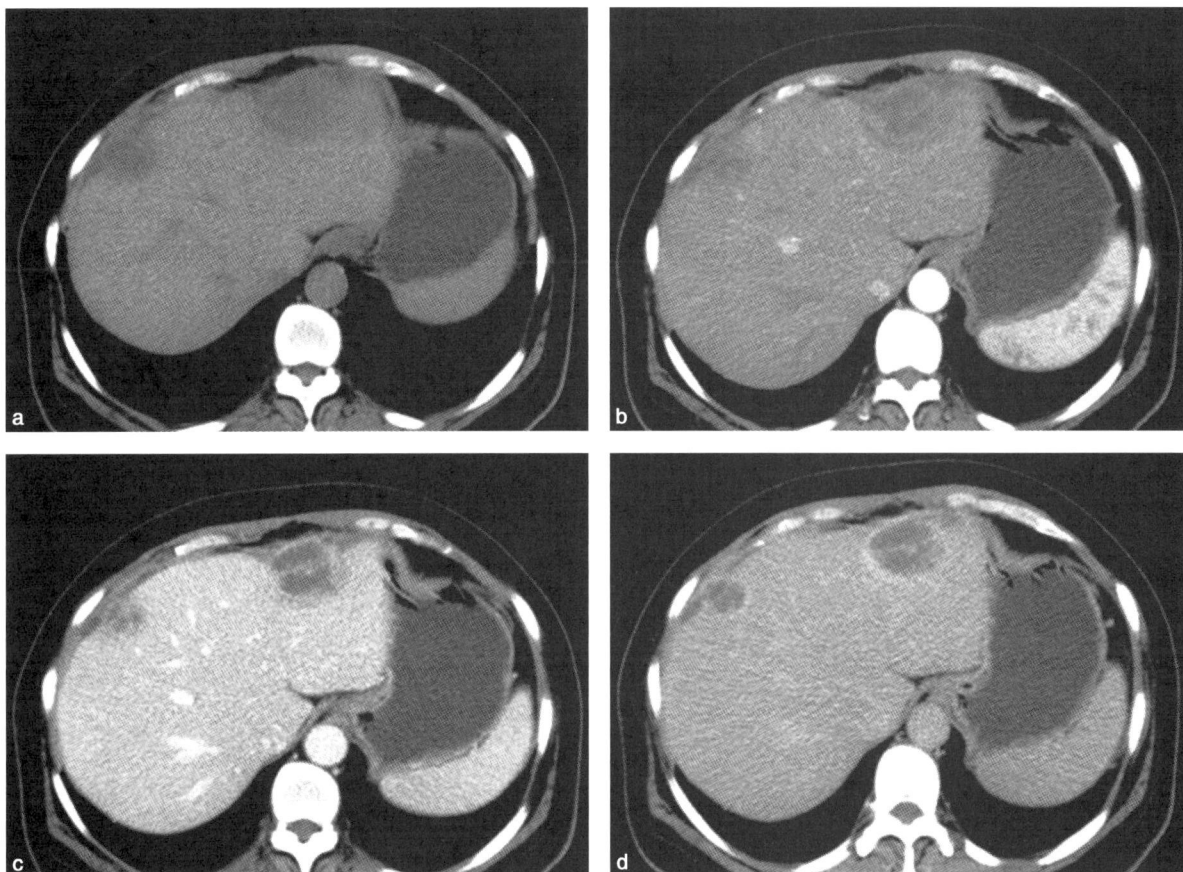

a. 肝被膜下见两个类圆形混杂密度病灶，可见稍高密度包膜，边界欠清；b、c、d. 增强扫描病灶呈环形强化，内可见分隔，其内低密度病灶未见强化。

图 2-4-41　结核性肝脓肿

度强化，表现为环状强化。结核病灶累及肝内胆管可形成肝内胆管炎，很少见，表现为肝内胆管不规则扩张或胆管壁弥漫性点状钙化，沿胆管结构的钙化是特征性征象；增强扫描可见胆管壁强化。

3. MRI 表现

（1）渗出病灶：病程早期，直径＜0.5cm，难以发现，可表现为肝体积增大，或肝脏信号不均匀，可表现为轻度肝水肿，T_2WI 与脾脏信号接近或略高于脾脏信号；随病程进展，病灶呈粟粒状长 T_1 长 T_2 信号病灶，边缘较清晰，增强扫描病灶多不强化。DWI 病灶呈高信号（图 2-4-42）。

（2）增殖病灶：较长 T_1 较长 T_2 信号灶，可显示低信号包膜，边缘光滑，境界清晰。较大结节病灶内信号可不均匀，可见斑点状短 T_2 信号改变或更长 T_2 信号改变，考虑为钙化或液化坏死灶。纤维化病灶表现为等 T_1 较短 T_2 信号。增强扫描结核性肉芽肿表现为动脉期中等度强化，门静脉期及延时期强化幅度明显低于肝实质，但部分包膜强化可高于肝实质。DWI 结核性肉芽肿表现为高信号病灶（图 2-4-43）。

（3）干酪坏死灶：结核性脓肿表现为长 T_1 长 T_2 信号，外围干酪坏死灶表现为等偏长 T_1 较短 T_2 信号，内中可以出现稍短 T_1 信号，考虑脂质沉积或早期钙盐沉积所致，推测亦可为病灶内出血所致。DWI 干酪坏死灶呈高信号。增强扫描干酪坏死灶不强化，门静脉期包膜可见中等强化，蜂窝状或多环强化具有重要的诊断价值。磁共振检查对钙化不敏感，缺乏特征性，较大钙化灶表现为长 T_1 短 T_2 信号。粟粒性肝结核推测可表现为"脏污"样改变。

（四）脾结核

脾结核多为全身性血行播散性结核的一部分，原发脾结核罕见。近年来，随着结核耐药菌的出现及免疫功能低下患者的增多，脾结核的发现率逐年增加。

1. X 线表现不能显示脾结核的特征，一般不用来做脾结核的诊断，仅可显示脾区钙化结节。

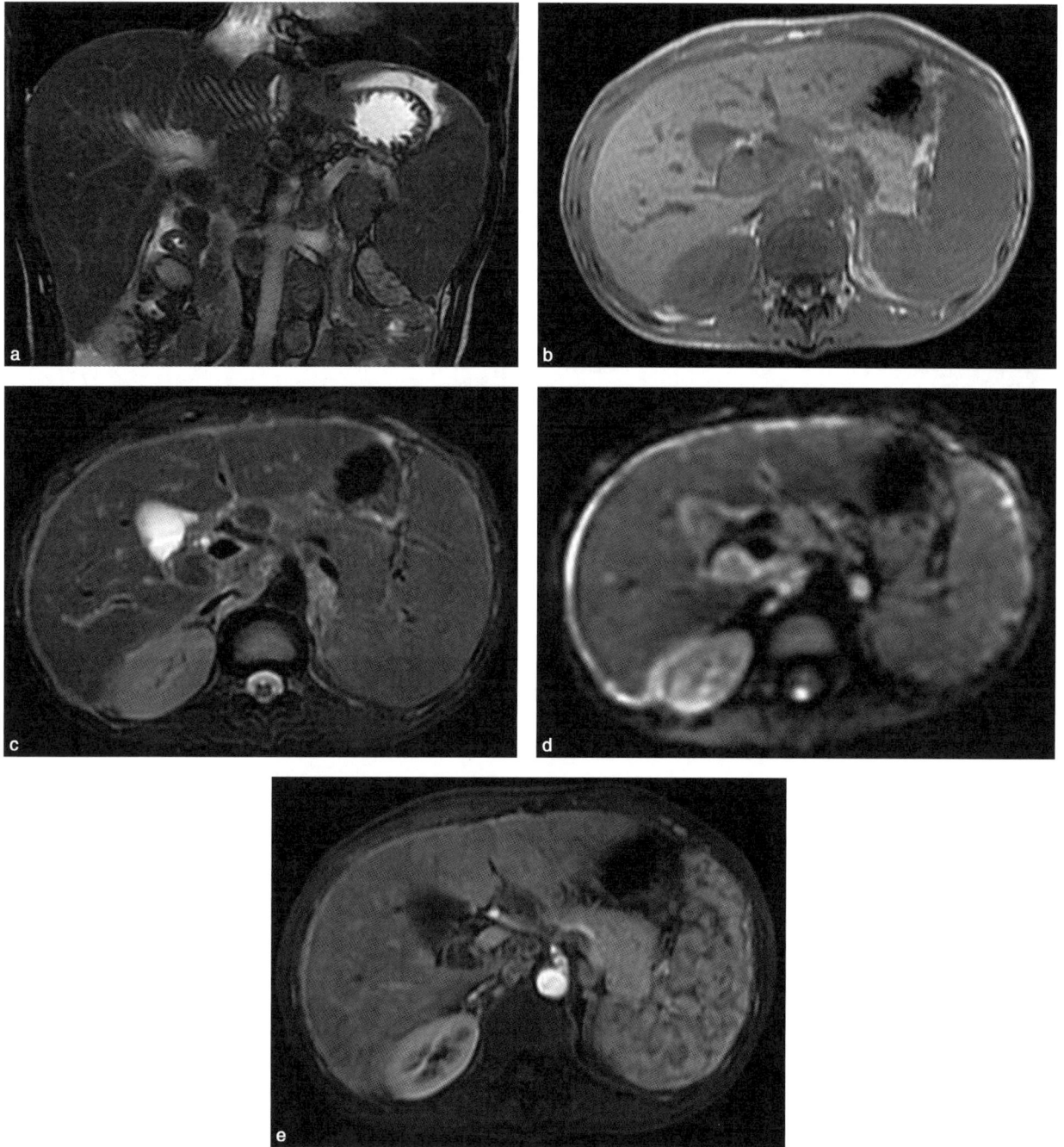

a. 肝、脾弥漫肿大，腹膜及肠系膜不均匀增厚；b. T$_1$WI肝、脾弥漫粟粒样斑点状等信号病灶，脾脏前外侧部及后内侧部部分信号稍高，增厚腹膜呈等脾脏信号灶；c. T$_2$WI肝、脾病灶呈稍高信号灶，肝脾信号几乎相等（提示肝水肿），增厚腹膜呈较高信号；d. DWI呈高信号；e. 增强晚期病灶与肝实质分界更为清晰，增厚腹膜较明显强化。此外，腹膜后尚可见数枚小淋巴结。

图 2-4-42　以渗出为主肝、脾结核

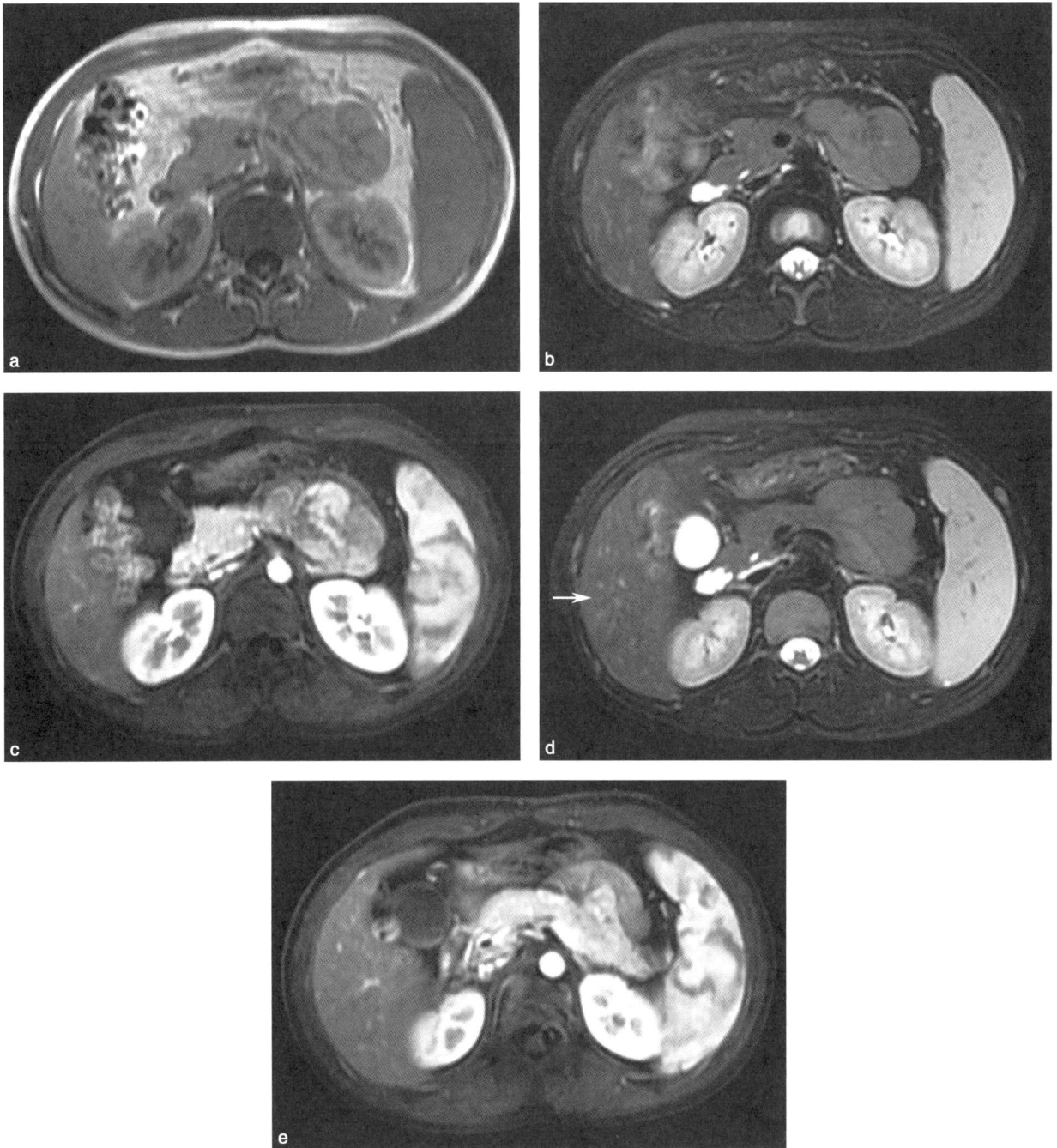

a. T₁WI 病灶呈等信号，未能显示；b. T₂WI 病灶呈较高信号，边缘较清；c. MRI 增强扫描延时期可见病灶中等度强化；d. 同一患者上方层面肝右叶可见小斑点状长 T₂ 信号病灶；e. 延时期中等度强化。

图 2-4-43　肝结核增殖病灶

2. CT表现一般为脾脏弥漫性增大

（1）渗出病灶：多由血行播散至脾脏，早期渗出病变由于体积较小（<0.2cm），病灶难以显示，或仅表现为脾脏体积弥漫性轻中度肿大，密度减低或不均匀，随病程进展，表现为脾脏内弥漫分布粟粒状低密度灶，境界清楚，增强扫描各期多不强化。

（2）增殖病灶：多表现为结节状低密度病灶，直径0.5～3cm，边缘多不清晰，较大结节密度可不均匀，部分结节影内可见斑点状钙化灶。增强扫描可见环状强化，部分以肉芽组织为主的结节可以有轻度强化，因强化幅值明显低于脾脏实质，往往掩盖了病灶本身强化（图2-4-40）。

（3）干酪坏死灶：表现为多个干酪性结节灶相互融合，液化坏死形成较大的囊性病变，呈不均匀低密度改变，周围可以伴有卫星灶。增强扫描部分表现为边缘环状强化。

3. 磁共振表现一般脾脏弥漫性增大

（1）渗出病灶：早期病变体积较小（<0.2cm），病灶难以显示，或仅表现为脾脏体积弥漫性肿大，信号不均匀，随病程进展，表现为弥漫分布粟粒状长T_1长T_2信号病灶，境界较清晰，增强扫描一般不强化，DWI呈高信号影（图2-4-42）。

（2）增殖病灶：多表现为结节状长T_1长T_2信号，较大结节信号不均匀，如病灶内纤维化程度较高，则T_2可呈等信号或较长信号。增强扫描可见边缘强化，结节以肉芽肿为主，可见轻度强化，结节强化幅度易受脾脏实质强化干扰，了解病灶是否强化，可做减影观察，DWI多呈高信号。

（3）干酪坏死灶：干酪坏死灶多呈等T_1较短T_2信号，液化坏死呈长T_1长T_2信号，较大病灶信号多不均匀，增强扫描部分可见边缘环状强化，DWI呈高信号（图2-4-44）。

（五）胰腺结核

胰腺结核是胰腺慢性特异性感染性疾病，临床上较为罕见，该病常继发于身体其他部位的结核。一般情况下，腹部结核很少累及胰腺，可能与胰酶作用阻止结核分枝杆菌着床有关。近年来，随着结核耐药菌的出现及免疫功能低下患者的增多，胰腺结核的发现率逐年增加。

1. X线表现　一般不用于做胰腺结核的诊断。仅可显示胰腺区域钙化。

2. CT表现　最常累及胰头部，其次是胰体部和胰尾部。

（1）渗出病灶：早期病灶较小，CT不能显示，或仅表现胰腺体积肿大，类似急性胰腺炎，胰腺密度减低，胰缘欠清，周围脂肪间隙模糊。增强扫描轻度强化。

（2）增殖病灶：胰头部最常见，呈结节状低密度改变，可伴有斑点状钙化灶。增强扫描可见病灶轻中度强化或边缘环状强化。

（3）干酪坏死灶：多个干酪坏死灶融合成不均匀软组织密度肿块病灶或低密度结节病灶，液化坏死形成囊性低密度病灶，可伴有斑点状钙化灶。增强扫描干酪坏死灶不强化，表现为边缘轻度强化。

若病变累及胰钩突，则会引起梗阻性胆总管、胰管扩张。此外，胰腺结核多伴有腹内胰外结核表现，如胰周淋巴结结核、腹腔内淋巴结结核、结核性腹膜炎、肝脾结核等。

3. 磁共振表现　胰腺结核的累及部位及形态学改变与CT类同。

（1）渗出病灶：类同CT，增大胰腺表现为T_1WI呈较低信号，与脾脏相似，T_2WI呈高信号，信号强度高于肝脏。DWI呈高信号。增强扫描可不均匀轻度强化。

（2）增殖病灶：结核肉芽肿呈较长T_1较长T_2信号改变，随纤维组织增多，表现为T_1WI呈等偏低信号，T_2WI呈等偏低信号。DWI肉芽肿呈高信号，随纤维组织增多，信号减低。增强扫描肉芽组织中等度强化，随纤维组织增多，强化幅值减低，部分呈边缘强化。

（3）干酪坏死灶：干酪病灶呈等偏长T_1信号，较短T_2信号，液化坏死呈长T_1长T_2信号，一般干酪坏死灶呈混杂长T_1长T_2信号改变，DWI呈较高信号。增强扫描可出现多房状或分隔样强化，干酪坏死灶不强化。磁共振增强扫描还可以显示病变周围的血管结构有无明显受累，即病变与肠系膜上静脉等血管结构之间脂肪间隙存在，借此与胰腺癌鉴别。

（六）肾上腺结核

肾上腺结核多由结核血行播散所致。是引起原发性肾上腺皮质机能低下的主要原因。肾上腺结核病

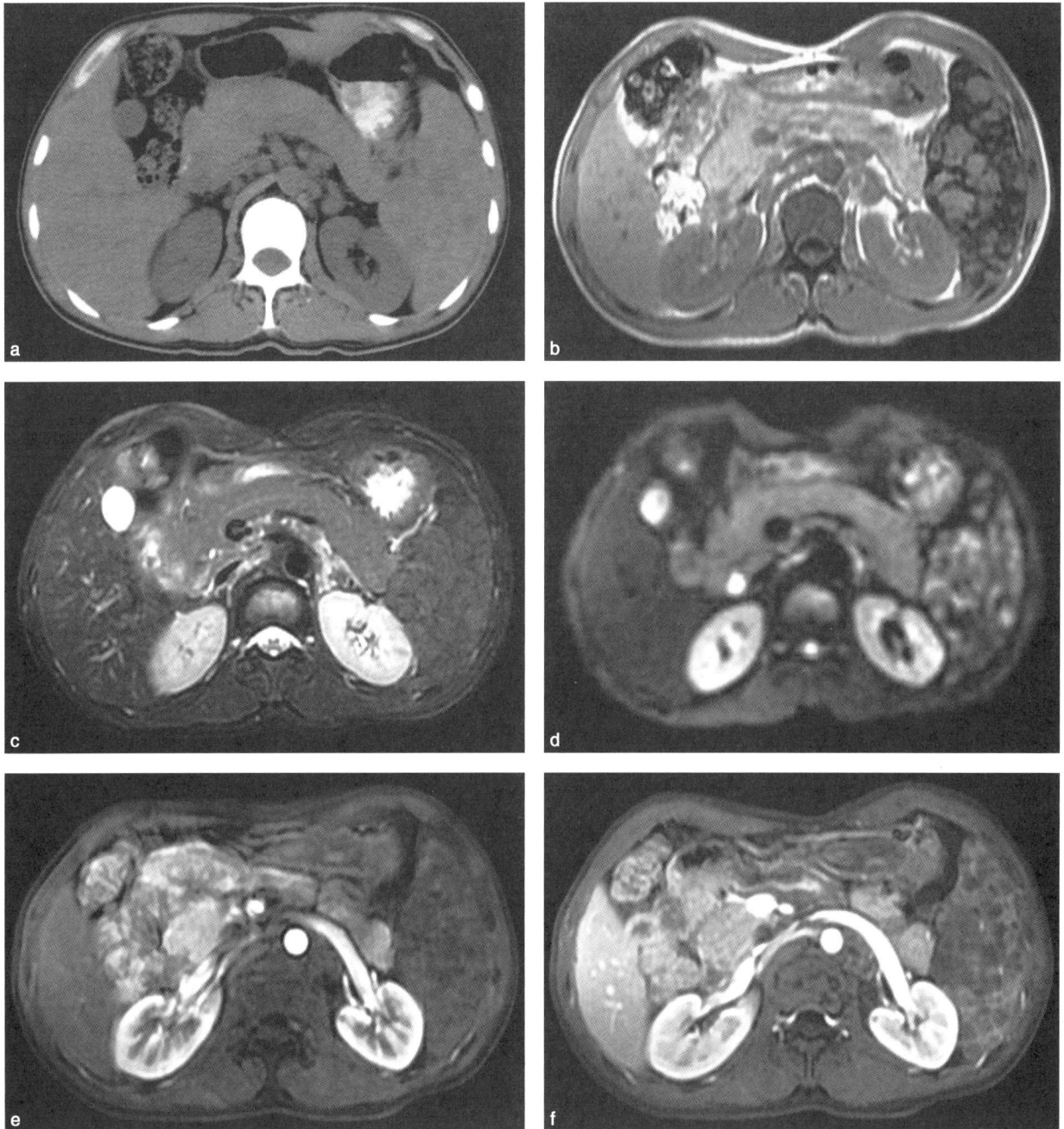

a. CT 平扫可见脾脏体积稍有增大，其内见多发结节状及融合团块状稍低密度病灶，腹膜后见数枚小淋巴结；b. T₁WI 可见病灶呈中等信号（高于脾实质，接近正常肝实质），腹膜后见数枚信号略低于脾脏信号小淋巴结；c. T₂WI 可见病灶呈较低信号，腹膜后见数枚较低信号小淋巴结；d. DWI 可见脾脏信号不均匀，内中见多发结节状高信号或环状高信号改变；e，f. MRI 增强扫描病灶早期不强化，延时期可见边缘强化。小淋巴结早期不强化，延时期边缘环状强化。

图 2-4-44　以干酪坏死灶为主的脾结核

变可导致肾上腺髓质和几乎全部的皮质均被破坏。

1. **X 线表现** X 线表现几乎不用于肾上腺结核诊断,仅能显示肾上腺区钙化征象。

2. **CT 表现**

(1)渗出病灶:几乎不能显示,仅表现为肾上腺体积增大,密度不均匀,增强扫描多不强化。

(2)增殖病灶:结节状低密度病灶,边缘不清晰,增强扫描病灶小结节状(肉芽肿)或环状强化。

(3)干酪坏死灶:多为不规则形肿块病灶,密度不均匀,可见多发低密度影,病灶内可见斑点状钙化灶。增强扫描可见边缘环状强化及内部分隔状强化(图 2-4-45)。肾上腺多有弥漫性肿大。

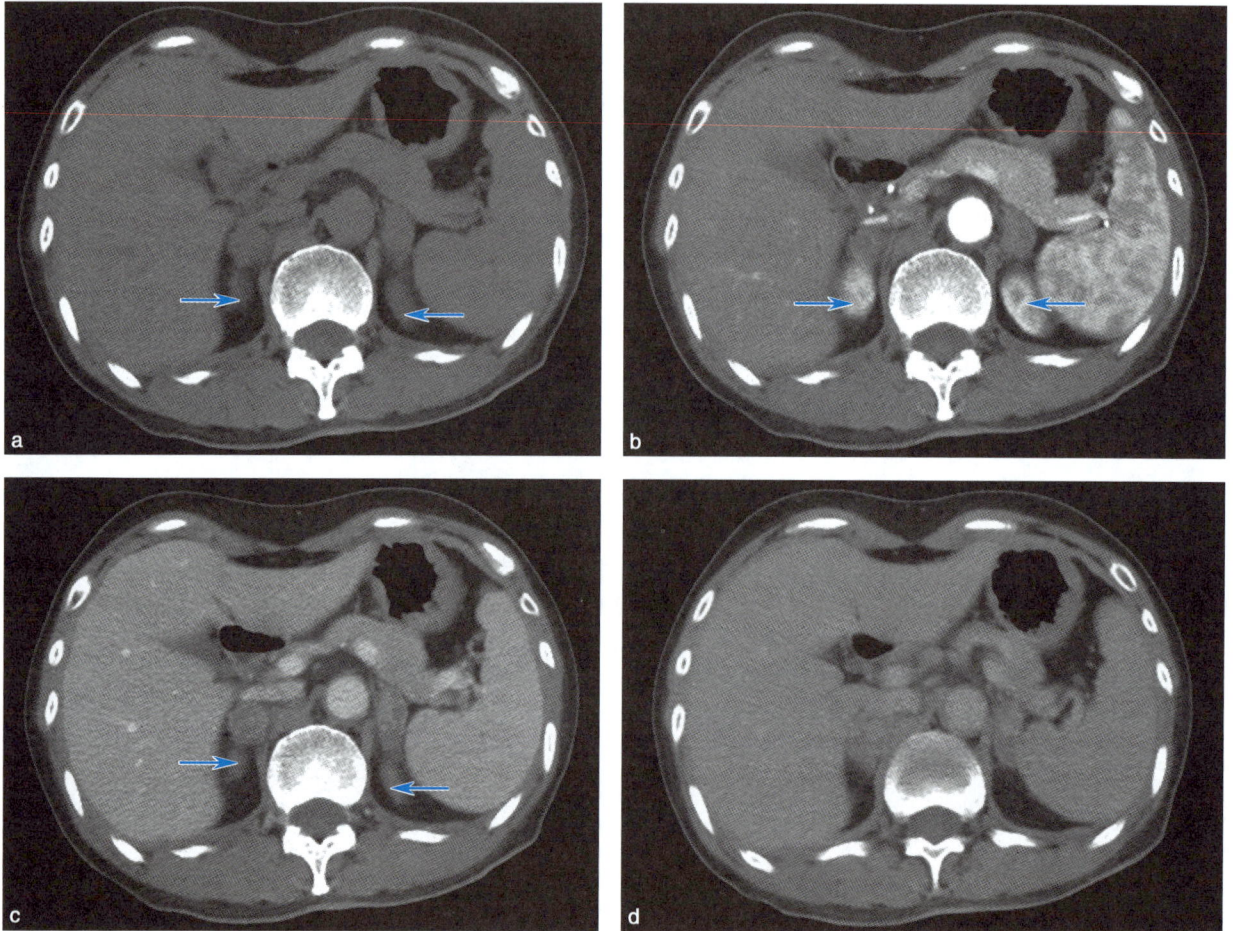

a. 平扫;b. 动脉期;c. 静脉期;d. 延时期。双侧肾上腺呈结节样增大,注入对比剂后内部明显不均匀强化,静脉期显著,延迟期内部低密度灶可见强化,肾上腺边缘呈环形强化(箭头所示)。

图 2-4-45 双侧肾上腺结核

3. **磁共振表现** 磁共振表现在形态学上与 CT 类似。

(1)渗出病灶:几乎不能显示,仅表现肾上腺体积增大,信号不均匀(图 2-4-46),增强扫描多不强化。DWI 多呈高信号。

(2)增殖病灶:肉芽肿呈结节状较长 T_1 较长 T_2 信号,边缘欠清晰(图 2-4-46),随其内纤维成分增多,T_2WI 可呈等信号或较低信号。增强扫描肉芽肿呈结节状强化,随纤维组织增多,强化幅度减低,大部呈边缘强化。DWI 呈高信号。

(3)干酪坏死灶:干酪病灶呈等偏长 T_1 信号较短 T_2 信号,液化坏死呈长 T_1 长 T_2 信号改变。增强扫描多为环状、分隔状强化。DWI 呈高信号(图 2-4-47)。肾上腺结核如以纤维化、瘢痕及钙化为主,则肾上腺体积缩小或恢复正常体积,出现较特征性的等信号、短 T_2 信号病灶(所有序列均呈低信号)。常规磁共振显示钙化不及 CT(图 2-4-48)。

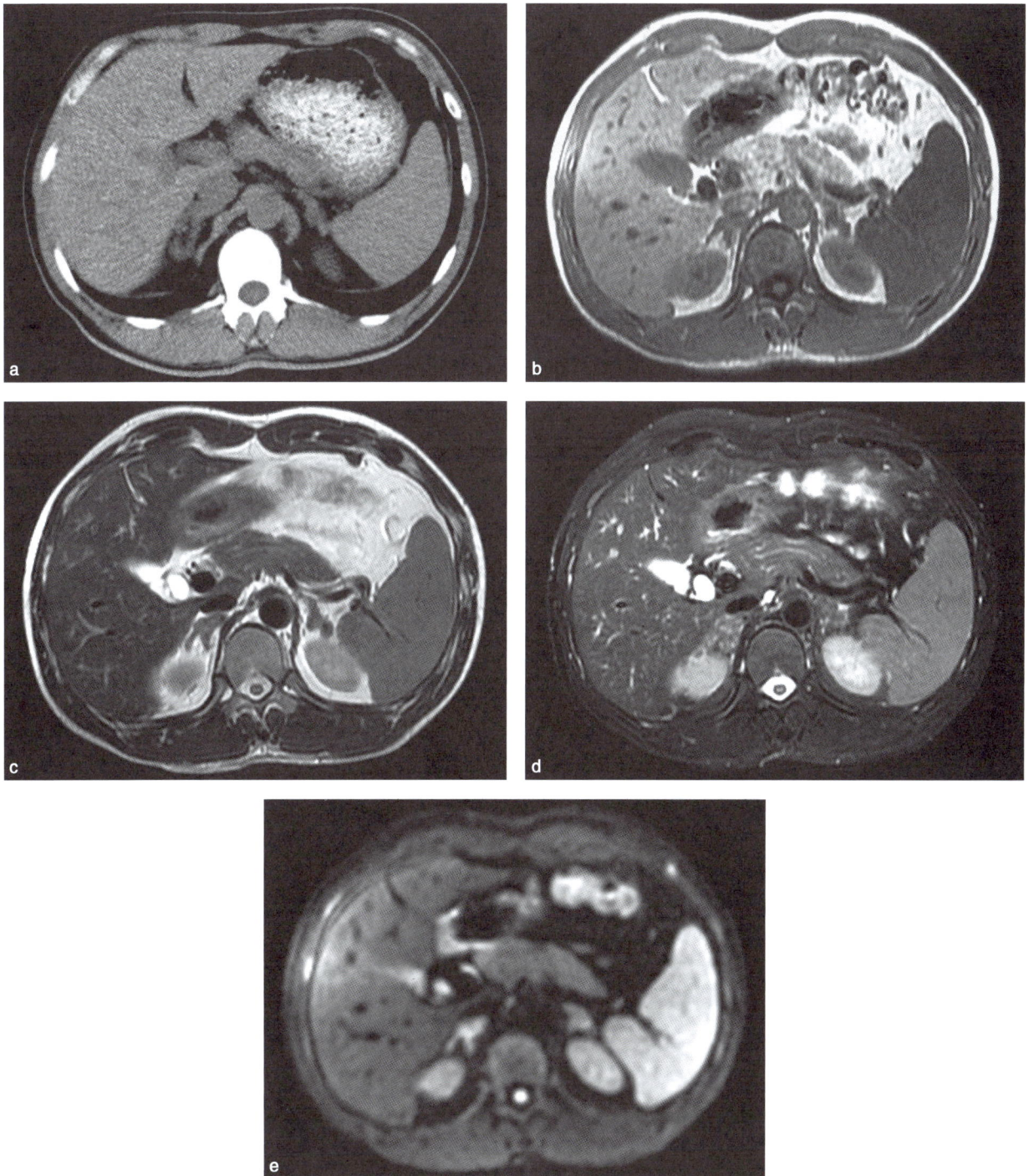

a. CT 平扫见双侧肾上腺体积弥漫性增大，密度稍欠均匀；b. MRI 平扫见双侧肾上腺体积弥漫增大，信号不均，呈等 T_1 信号（近似于肝脾信号之间）等 T_2 信号；c. 右侧肾上腺内斑点状较长 T_2 信号病灶，左侧肾上腺斑点状较短 T_2 信号病灶；d. T_2 脂肪抑制图像见弥漫增大双侧肾上腺内均有较高信号斑点状病灶，以右侧为主；e. DWI 见双侧肾上腺内斑点状高信号病灶。

图 2-4-46 渗出病灶及增殖病灶同时存在的肾上腺结核

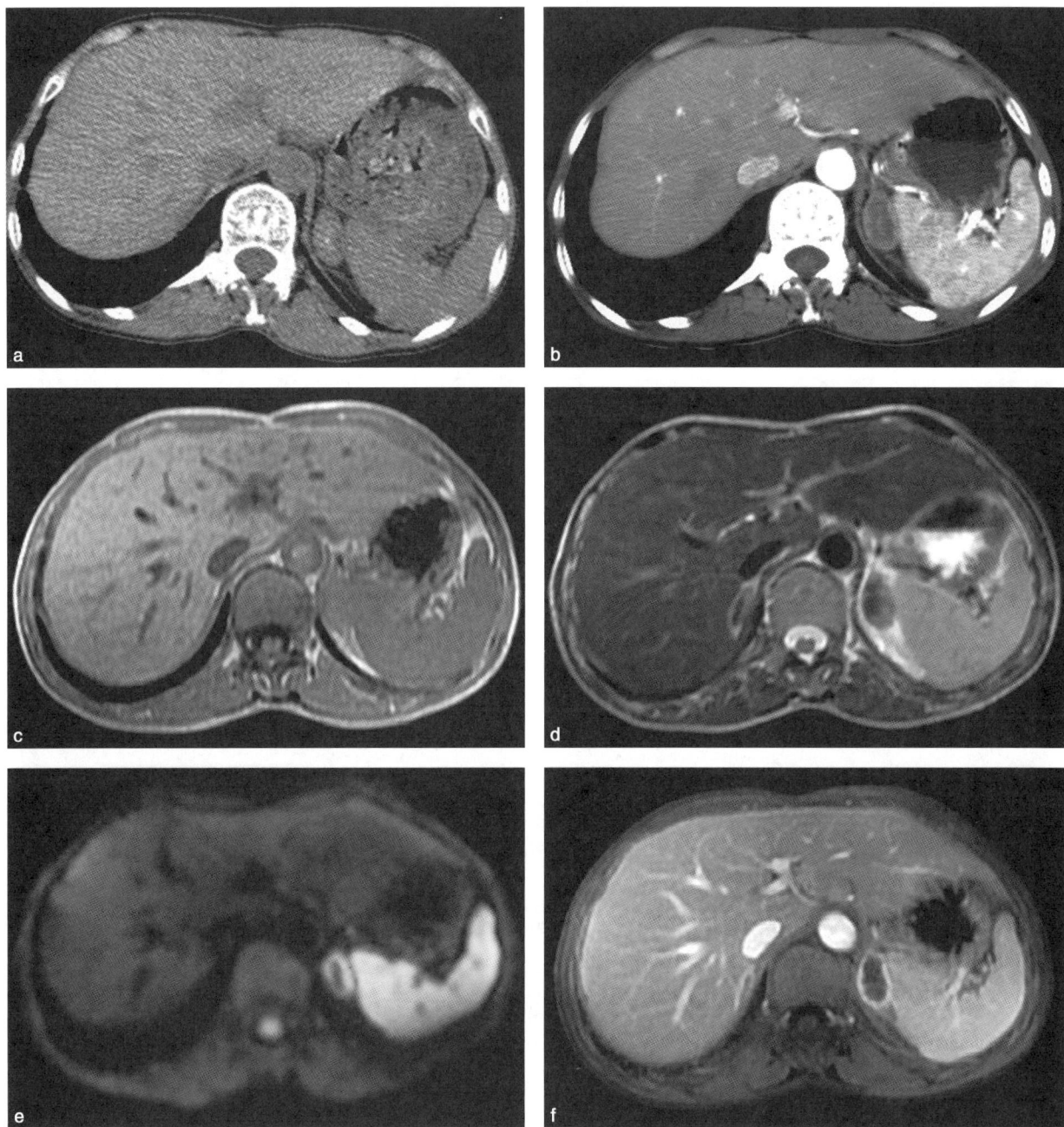

a. CT 平扫可见左侧肾上腺体积弥漫性增大，中间可见斑点状钙化灶，轮廓清晰；b. CT 增强扫描可见病灶环状强化，中间似见弧形强化；c. T$_1$WI 左侧肾上腺弥漫增大，信号与脾脏接近；d. T$_2$WI 左侧增大肾上腺边缘呈较高信号，中间呈低信号；e. DWI 左侧增大肾上腺环状高信号；f. 增强 MRI 左侧增大肾上腺呈中度环状强化。

图 2-4-47　干酪坏死灶为主的肾上腺结核

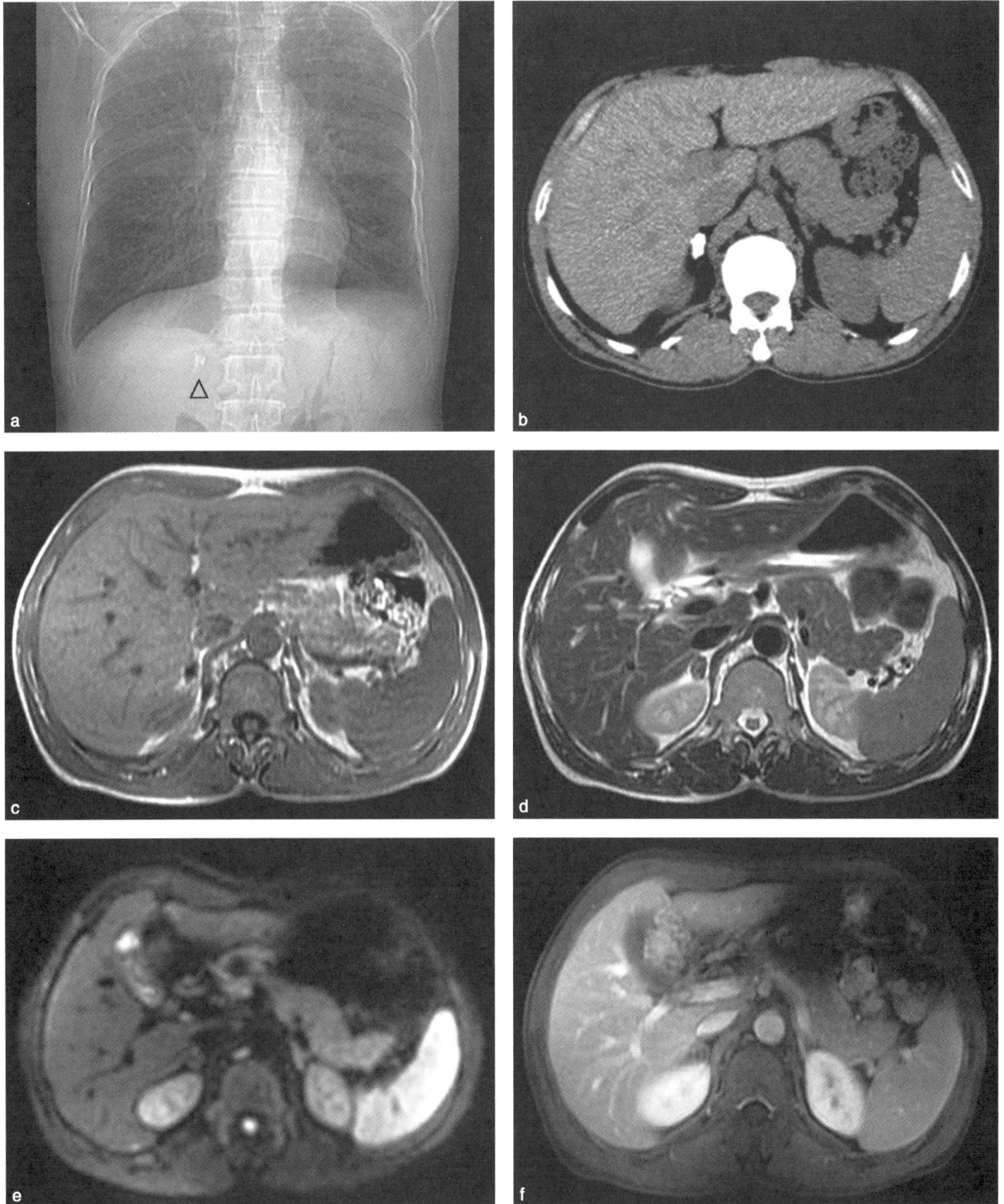

a. 平片可见右侧肾上腺区结节状钙化灶（见△），此外可见胸部结核病灶；b. CT可见右侧肾上腺区结节状钙化灶；c, d, e, f. 磁共振平扫呈结节状长 T_1 短 T_2 信号病灶，DWI呈较低信号，增强扫描似见边缘轻微强化。

图 2-4-48　肾上腺结核结节状钙化灶

第六节　泌尿、男性生殖系结核

X线腹部平片对泌尿、男性生殖系结核诊断价值有限。超声图像肾结核缺乏特性。高频多普勒超声检查对附睾结核具有重要的诊断价值。CT检查可以准确测量肾脏形态大小，辨别肾实质瘢痕，清晰显示肾盂、肾盏变形，肾盂及输尿管壁增厚，肾实质空洞及不同类型的钙化，已很大程度上取代静脉尿路造影（intravenous urography，IVU）等检查。

一、泌尿、男性生殖系结核影像学检查方法的优化

（一）X线腹部平片
诊断价值有限，可显示肾脏的大小及肾脏、输尿管、膀胱和其他泌尿生殖系器官的钙化。

（二）肾结核的超声
肾结核的超声图像缺乏特异性，常表现为肾盏或肾盂扩大，当积水较严重时，不容易区分肾盏与肾盂，这时的图像对肾积水与肾结核脓肾，肾结石与肾结核钙化，肾囊肿合并感染与肾结核脓疡等鉴别有一定的困难，更不能评价肾脏的功能，故在诊断过程中必须密切结合其他临床资料。

高频多普勒超声检查对附睾结核具有重要的诊断价值，它可以清晰地显示病变的物理性状、血流分布情况、病变与周围组织的毗邻关系及周围组织的受累情况，具有无创、价廉、可重复性等特点，可作为附睾结核的首选辅助检查方法。

（三）静脉尿路造影（intravenous urography，IVU）
可观察尿路全貌及其排泄情况，是否有肾盂肾盏的扩张或狭窄、肾脏脓腔形成、皮质瘢痕、输尿管强直和狭窄等，进而了解肾脏功能、双侧尿路及膀胱的情况。但是由于早期肾盏受累可因肠气重叠、肾盏旁回流而不易发现，只有当肾小盏或一组肾盏完全破坏，肾皮质大量破坏形成不规则空洞，输尿管增粗，膀胱挛缩时，才可提出明确诊断，且晚期由于肾实质破坏严重，肾功能失常使患肾不显影或显影浅淡而定性困难。所以对于一侧肾脏不显影或显影延迟以及一侧上尿路严重梗阻而无其他明确原因者，应行逆行性肾盂造影（retrograde urography，RGU）。但是，逆行肾盂造影是一种创伤性检查，且由于肾结核常伴有明显纤维化，引起肾盂或肾盏根部狭窄，逆行造影难以使对比剂进入肾盂肾盏。肾实质内的破坏性病变，如肾实质空洞尚未破入肾盂肾盏之前或合并纤维化时，静脉肾盂造影及逆行肾盂造影均难以使对比剂进入空洞，从而无法显示病变，对于输尿管结核，IVU仅从形态上显示输尿管僵直、"串珠样"改变，很难提供管壁增厚的情况。

（四）CT检查［含计算机体层成像尿路造影（computed tomography urography，CTU）］
可以准确测量肾脏形态大小，辨别肾实质瘢痕，清晰显示肾盂、肾盏变形，肾盂及输尿管壁增厚，肾实质空洞及不同类型的钙化。分别做实质期、皮质期、肾盂期或延迟期扫描可更好地观察实质及肾盂、肾盏腔的改变情况。多层螺旋CT（MSCT）薄层容积采集扫描及其三维后处理技术一次检查便可从不同角度观察输尿管情况，可清楚地显示出病变部位、范围、大小及周围组织间关系。当今已很大程度上取代IVU等检查。由于辐射的原因，CT一般不用于检查附睾、睾丸本身。

（五）磁共振尿路成像（magnetic resonance urography，MRU）检查
属于临床诊断尿路疾病的新方法，其不需要对比剂就可以清晰显示肾盂、肾盏及输尿管的结构和形态，可对患者的上尿路梗阻情况进行无创性检查，对碘过敏、IVU不显影或显影不良且诊断不明确的患者可应用MRU检查了解上尿路形态，协助诊断和选择治疗方案。MRU对中晚期肾结核患者的肾皮质改变，肾实质内脓腔或空洞形成、肾盂输尿管壁增厚等征象显示具有明显的特异性，因此，MRU可作为IVU检查的辅助手段用于肾结核的诊断。

对于男性生殖系结核，MRI可清晰显示病变及其与周围组织的关系，甚至可以观察前列腺、精囊腺的情况，多序列成像分析病变的信号特点，推测其可能组织学成分，及对其进行的增强扫描检查为鉴别诊断提供了更多的依据，有助于病变的正确诊断。

二、泌尿、男性生殖系结核影像学表现

(一)肾结核

1. **X 线腹部平片**　可以显示肾脏的大小及肾脏的钙化(图 2-4-49)。

2. **超声**　早期肾结核肾脏无明显破坏,超声声像图多无改变,而中晚期肾结核超声表现为肾盏、肾盂扩张、积水、积脓、萎缩、钙化或以上所述混合存在,结合病史及其他检查可作出诊断。根据超声图像特点,结合病理发展的进程,可归纳为以下七类:结节型、囊肿型、积水型、积脓型、萎缩型、钙化型、混合型(图 2-4-50)。

3. **IVU**　肾盏边缘不光滑如虫蛀状,肾盏失去杯形;肾盏消失,肾实质出现对比剂;肾盏颈狭窄、僵直、局限性肾盏积水;输尿管壁虫蚀样改变、僵直、管腔狭窄(图 2-4-51)。

4. **CT 表现**　肾髓质多发空洞或脓腔形成,常呈囊状低密影并围绕肾盂呈花瓣状排列,瓣壁较薄,规整(图 2-4-52、图 2-4-53);部分病灶内出现弧线状、沙砾状、结节样钙化;肾盂、膀胱壁及输尿管增厚,管腔狭窄或扩张;肾皮质局部

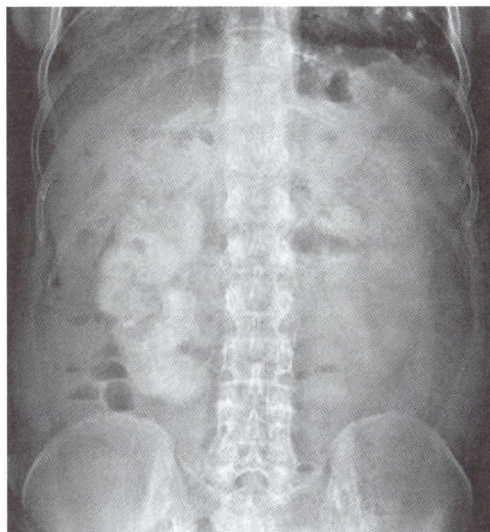

腹部正位片右肾缩小,轮廓清晰,全肾呈钙化。

图 2-4-49　右肾结核

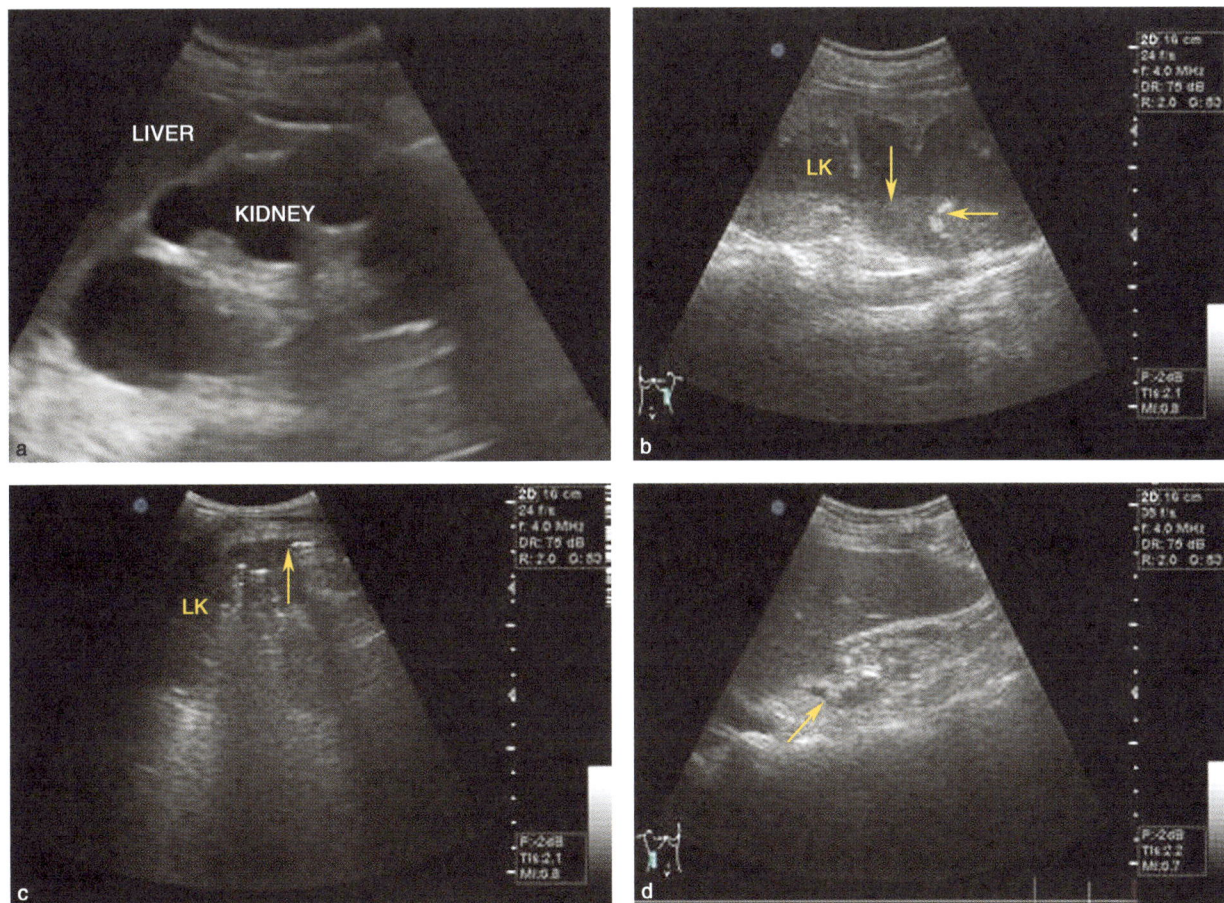

a. 囊肿型肾结核,右肾肾小盏结构破坏,形成多个囊性暗区,实质明显变薄甚至消失;b. 积脓型肾结核,左肾肾盂明显扩张,液暗区内见积脓形成的平面(箭头所指处),肾盂壁见钙化强回声(箭头所指处);c. 钙化型肾结核,肾实质内见多个斑点状、斑片状强回声(箭头所指处),后伴明显声影;d. 萎缩型肾结核;右肾明显萎缩,肾实质明显变薄,与集合系统分界不清。

图 2-4-50　肾结核

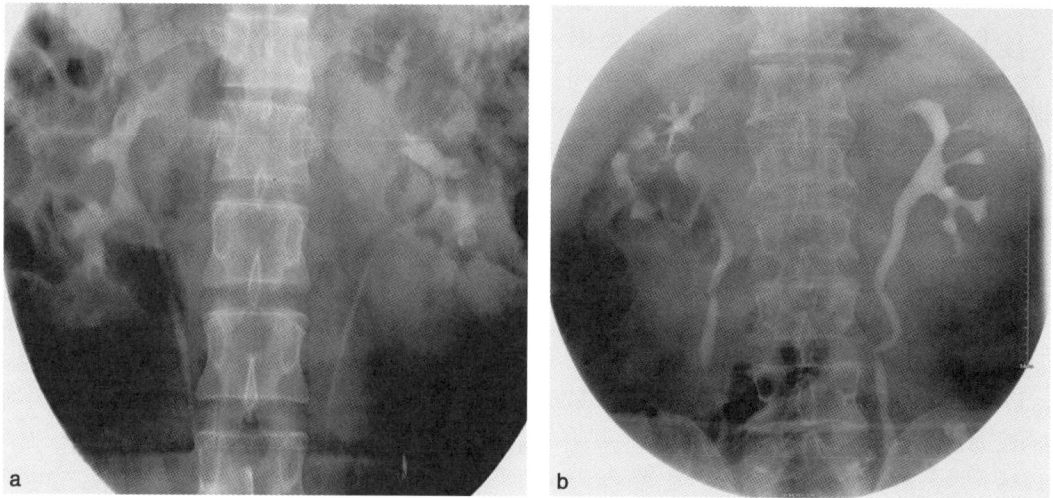

a. 左肾下肾盏边缘毛糙，杯口有虫蚀样破坏，肾盂积水，输尿管僵硬；b. 右肾肾盂、肾盏严重破坏，并多发脓肿，有瘘管与肾实质脓肿相通，呈小水潭样改变。

图 2-4-51　肾结核

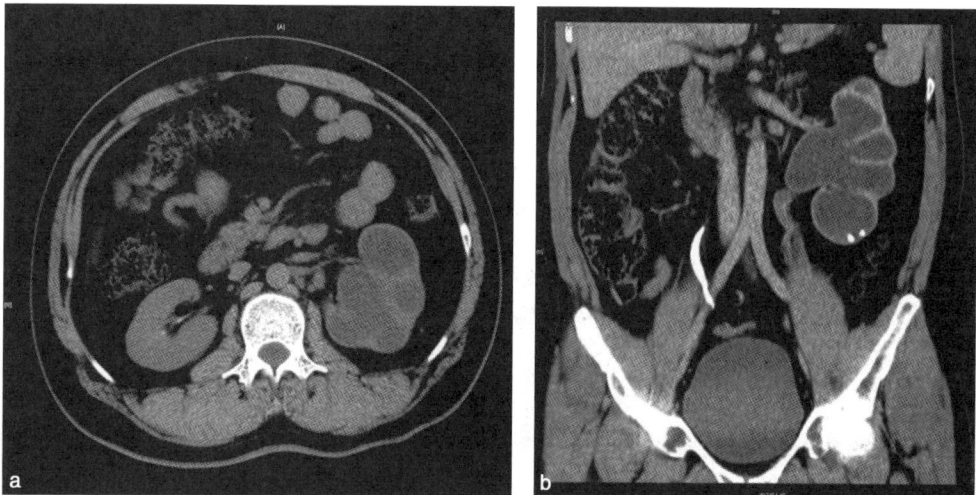

a. CT 平扫左肾髓质多发脓腔形成，呈囊状低密影并围绕肾盂呈花瓣状排列，肾皮质普遍萎缩变薄，肾盂及输尿管增厚，管腔扩张；b. 左肾增强 CT 冠状位重建显示左肾脓腔壁结节样钙化，输尿管扩张与狭窄相间。

图 2-4-52　左肾结核

或普遍萎缩变薄（图 2-4-54）；晚期主要表现为肾脏形态明显萎缩，钙盐沉积，当全肾广泛钙化时输尿管完全闭塞。肾功能完全丧失即形成肾自截（图 2-4-55）。增强扫描动静脉期病灶无强化，排泄期可见对比剂进入空洞，填充囊腔，并可见分层现象，肾盏扩张、变形，表现较为典型。

（二）输尿管结核

1. **X 线腹部平片**　输尿管区有时可见钙化。

2. **超声**　输尿管管壁增厚，走行僵硬，回声增强（图 2-4-56），管腔狭窄甚至完全梗阻，输尿管壁上可出现不规则、斑点状钙化强回声。

3. **IVU**　早期输尿管失去正常的柔软度，管腔不均，边缘不整，并有虫蚀样残缺。晚期输尿管缩短、僵硬，呈喇叭口样或串珠样，最终引起狭窄和梗阻，狭窄上方输尿管和肾盂扩张积水。

4. **CT**　输尿管结核表现为管壁不均匀增厚、管腔变窄，其间可见扩张的输尿管，增厚的输尿管壁边缘不整毛糙，增强后轻-中度增强，以实质期明显，输尿管腔呈串珠状改变（图 2-4-57，图 2-4-58）。

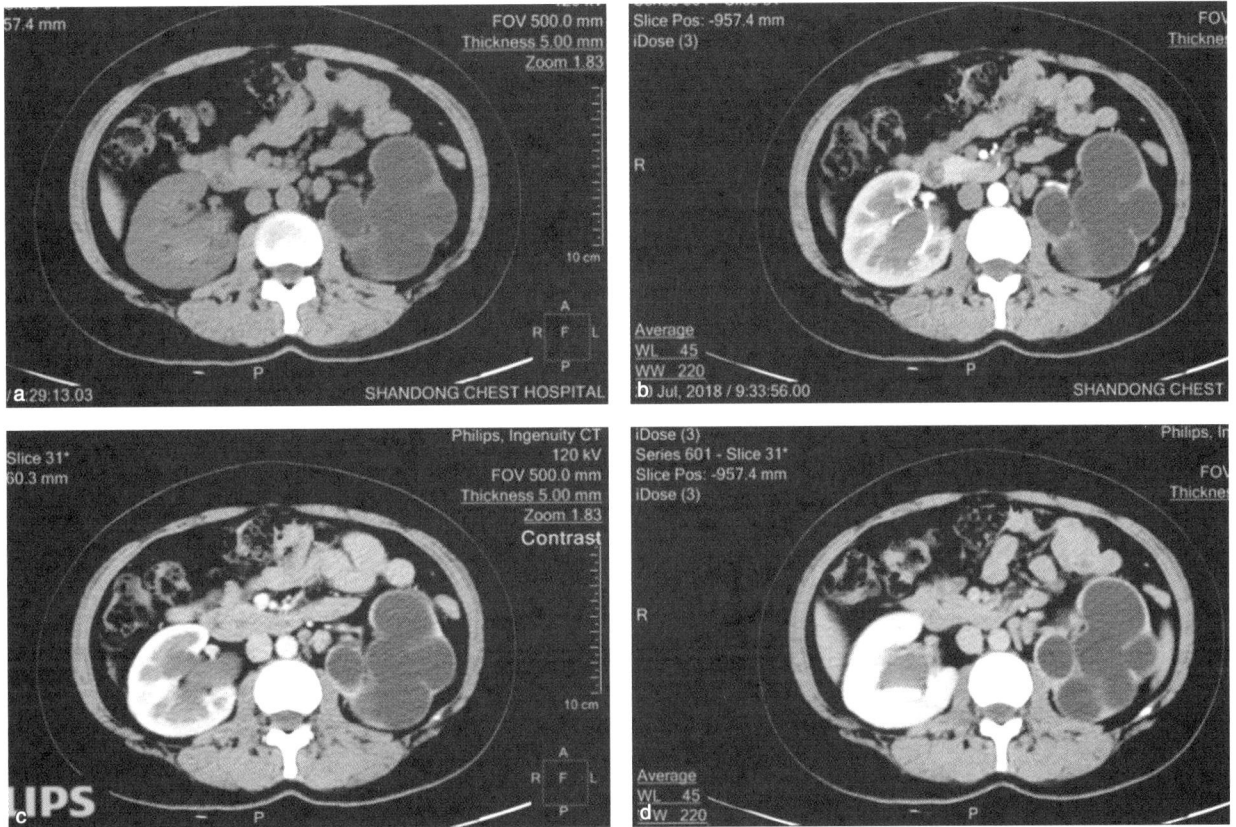

a.肾脏 CT 平扫；b，c，d.肾脏增强 CT 扫描左肾肾盏积液或积脓，肾皮质普遍萎缩变薄，肾盂及输尿管增厚，管腔扩张。右肾盂、肾盏积水。

图 2-4-53　左肾结核

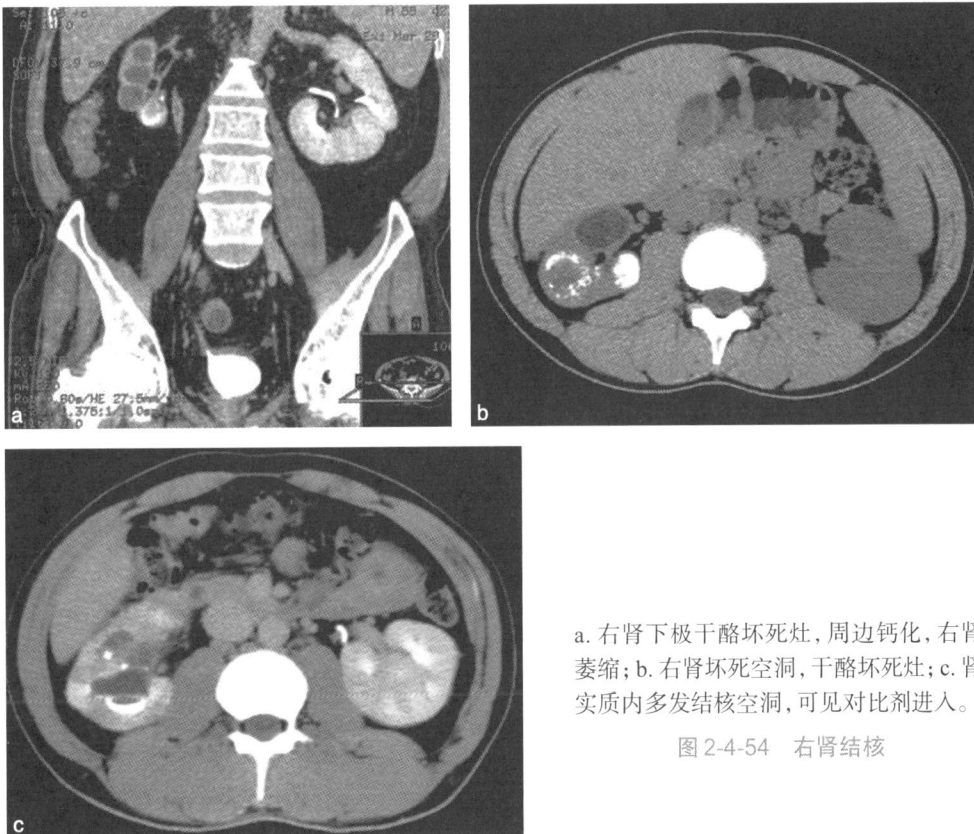

a.右肾下极干酪坏死灶，周边钙化，右肾萎缩；b.右肾坏死空洞，干酪坏死灶；c.肾实质内多发结核空洞，可见对比剂进入。

图 2-4-54　右肾结核

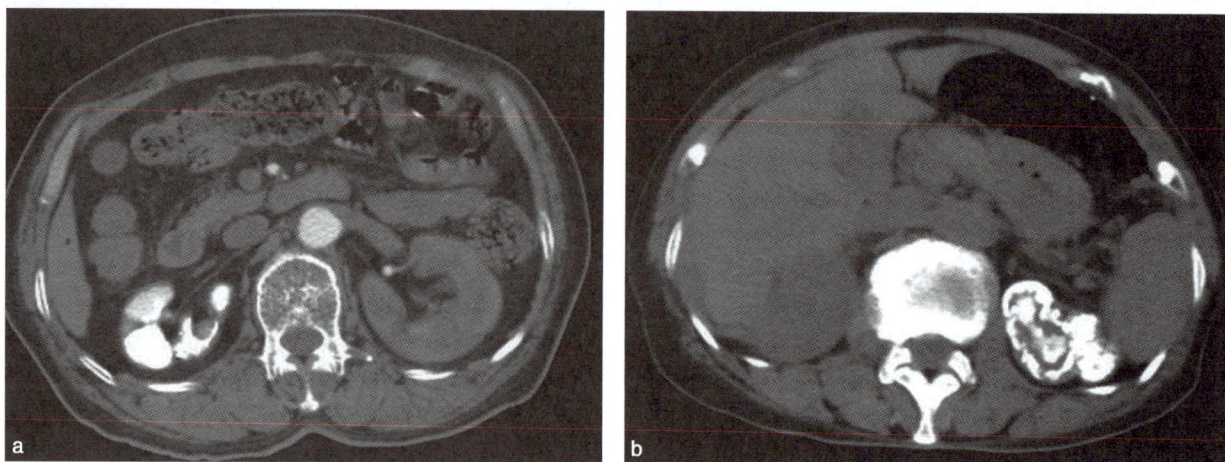

a. 右肾自截,仍有干酪坏死灶;b. 左肾自截,仍有干酪坏死灶。

图 2-4-55 肾自截

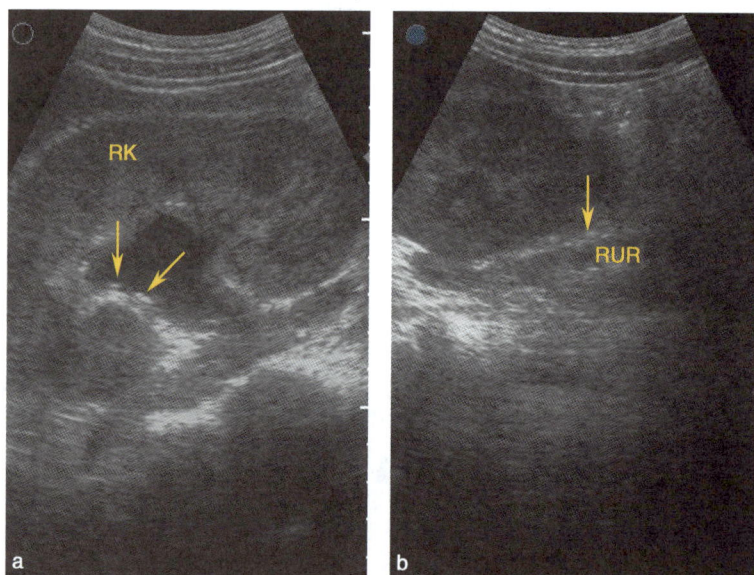

a. 肾盂扩张,肾盂壁钙化;b. 输尿管壁明显增厚,管腔消失。

图 2-4-56 输尿管结核

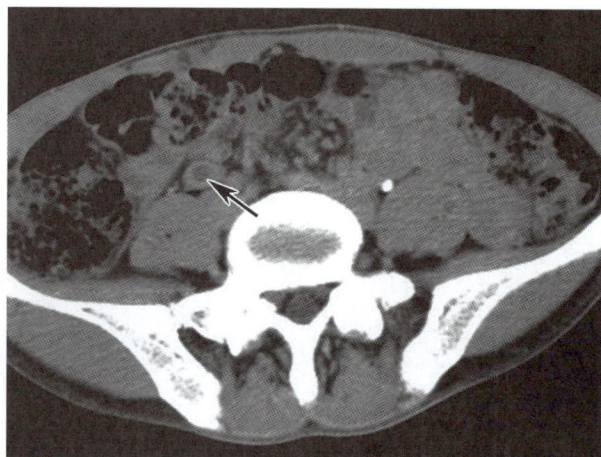

增强 CT 显示右侧输尿管壁明显不均增厚,管腔环形强化的干酪坏死灶(箭头所示)。

图 2-4-57 右输尿管结核

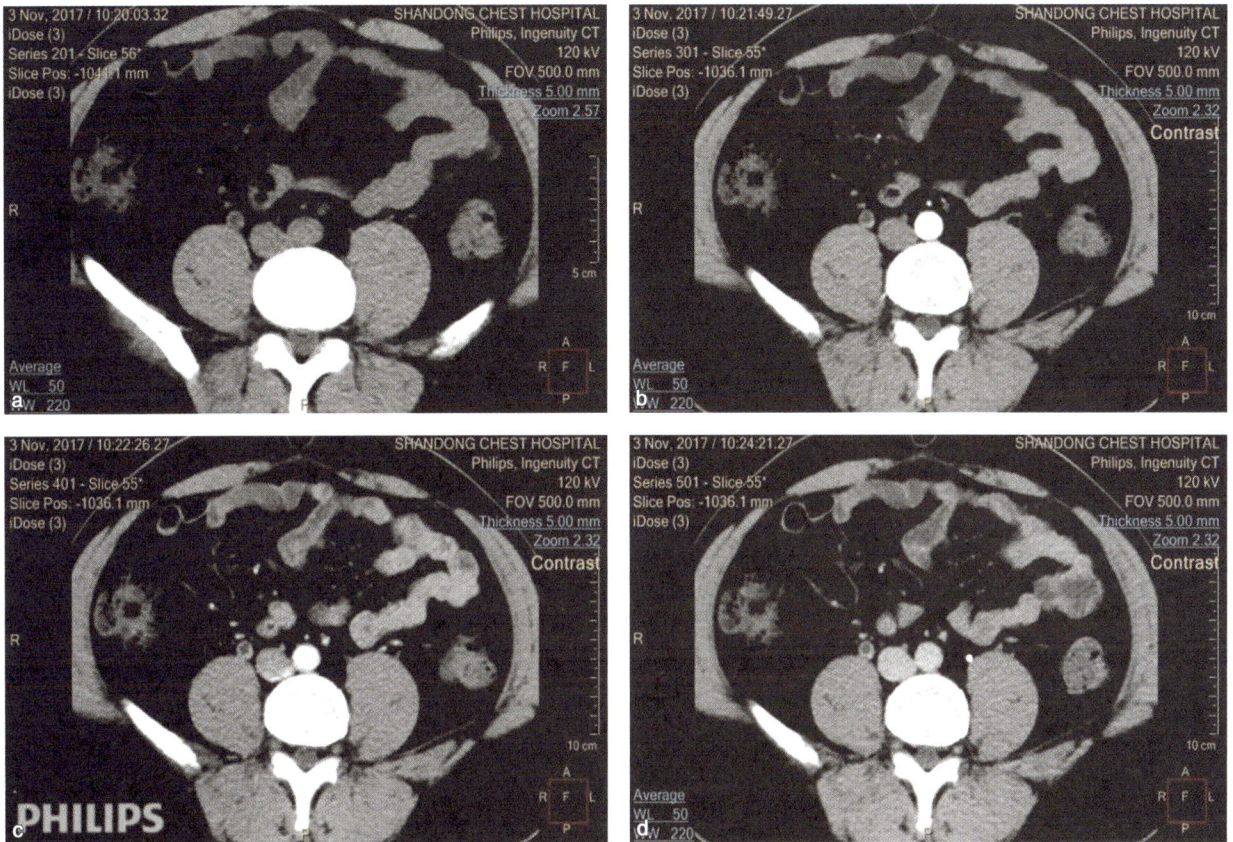

a. CT平扫右侧输尿管壁明显不均增厚；b，c，d.增强CT分期扫描，输尿管不均质中度强化。

图 2-4-58　右输尿管结核

（三）膀胱结核

1. X线腹部平片　膀胱区偶见不规则线条状钙化。

2. 超声　早期彩超表现无特异性，仅为膀胱壁增厚、毛糙。当形成肉芽肿、纤维增生、干酪坏死肿块时可见膀胱内呈占位性病变样改变（图2-4-59）。膀胱结核的彩超表现无明显的特异性，所以超声诊断时应密切结合临床，有条件时应争取做病理检查，以便确诊。

3. CT　膀胱容积明显缩小，管壁增厚，轮廓毛糙（图2-4-60）。有时可表现为由结核病灶引起的充盈缺损，类似膀胱癌。少数可见膀胱壁钙化，呈不规则条索状或斑片状，为钙质沉积在膀胱壁上而形成。

（四）附睾及睾丸结核

1. 超声检查　由于附睾结核病理改变的多样性，决定了其超声图像回声的不均匀性，它可以表现为实性、囊实混合性或强回声钙化灶，但多数时候表现为低回声结节，其特点为形态不规则，边界不清楚，内部回声不均匀。患侧睾丸鞘膜腔内常可见积液。当病变侵犯睾丸时，高频超声可显示睾丸内不规则低回声结节。结核结节干酪样坏死易溶解形成寒性脓肿，高频超声表现为形态不规则的液性暗区、透声差，附睾结核发生干酪坏死后易与阴囊壁黏连，形成阴囊壁实性结节或寒性脓肿，破溃后形成窦道，经久不愈。附睾结核病灶内的血流信号多不丰富（图2-4-61）。

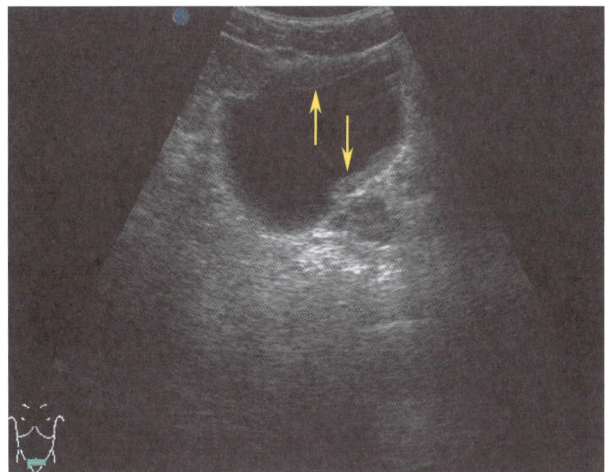

膀胱壁增厚（箭头），并可见占位性病变样改变（箭头）。

图 2-4-59　膀胱结核

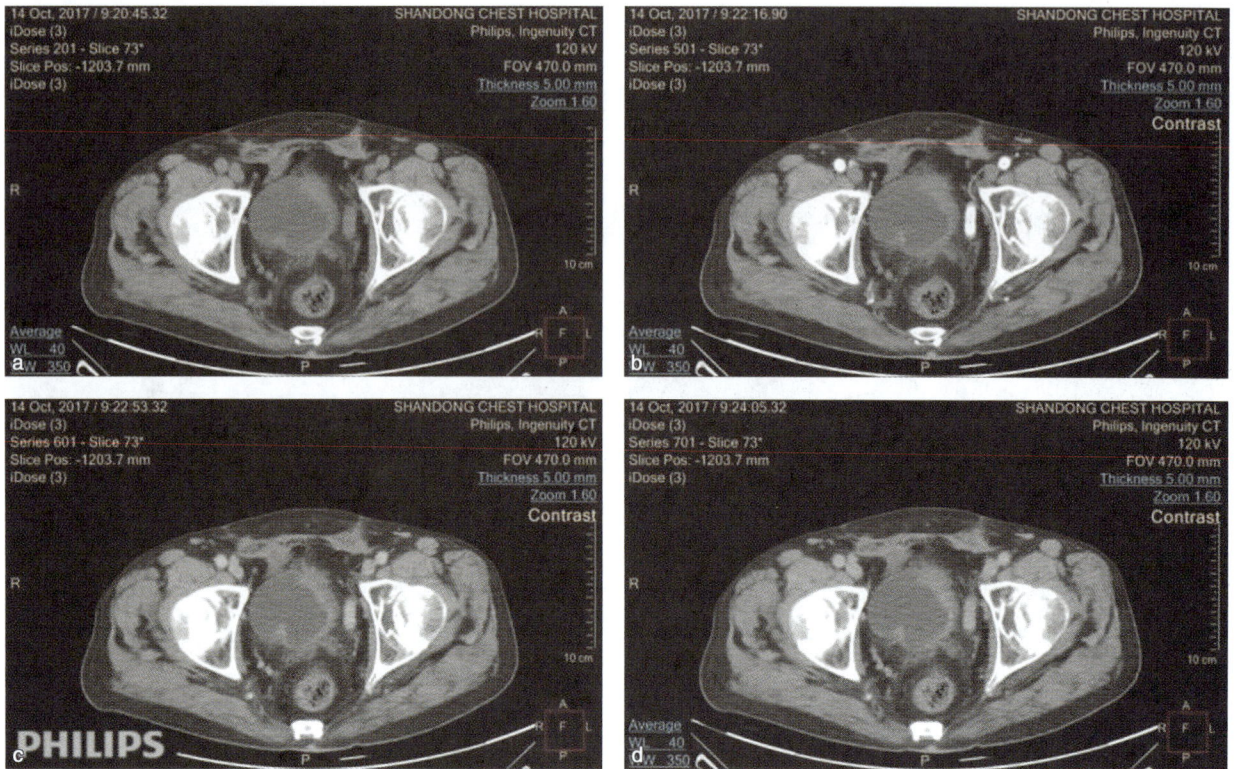

a. CT 平扫膀胱缩小、变形，管壁不均增厚，轮廓毛糙；b，c，d. 增强 CT 显示增厚的膀胱壁呈轻 - 中度强化，以延迟期显著。

图 2-4-60　膀胱结核

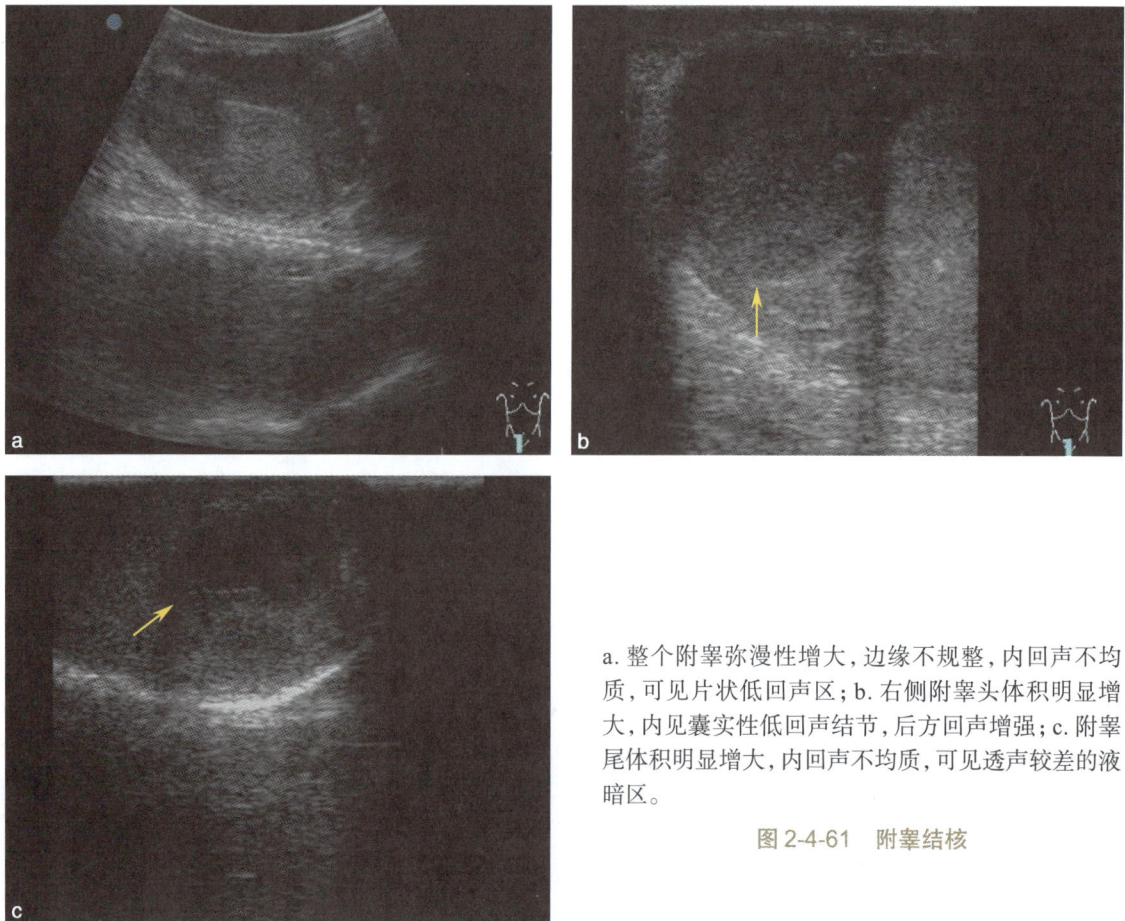

a. 整个附睾弥漫性增大，边缘不规整，内回声不均质，可见片状低回声区；b. 右侧附睾头体积明显增大，内见囊实性低回声结节，后方回声增强；c. 附睾尾体积明显增大，内回声不均质，可见透声较差的液暗区。

图 2-4-61　附睾结核

2. CT 表现　患侧附睾及睾丸普遍增大或局部增大,密度不均匀,形态不规则,边界不清,实质内可见钙化灶,并可见坏死液化区,病变与包膜分界不清,有时可因睾丸鞘膜内积液而见液性低密度区(图 2-4-62,图 2-4-63)。增强扫描病灶不均匀强化,坏死区不强化,其周围呈环形强化。附睾及睾丸实质内的钙化灶、环形强化是附睾及睾丸结核较为特征性的 CT 表现,包膜与阴囊隔融为一体而显示不清为其另一特点。

3. MRI 表现　取决于病变的成分,无明显特异性;T_1WI 多呈低信号或稍高信号,可以不均匀;T_2WI 病变主体呈低信号,但内部信号不均匀,可见斑点状高信号灶,病变边界不清;DWI 呈等或稍高信号。附睾结核病变较大时,睾丸可有受压改变。

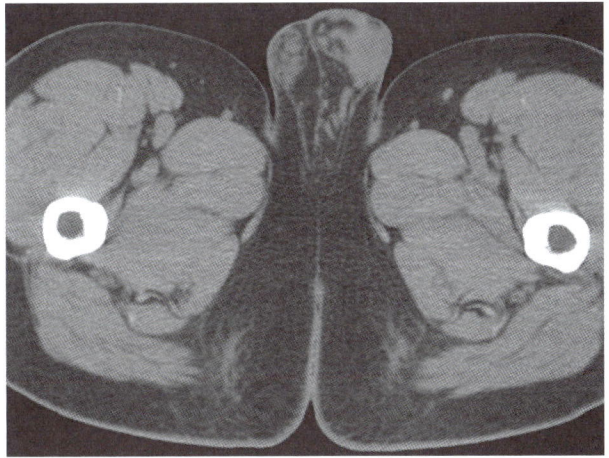

左侧附睾头增大,密度不均匀,内可见坏死区,病灶与包膜分界不清。

图 2-4-62　附睾结核

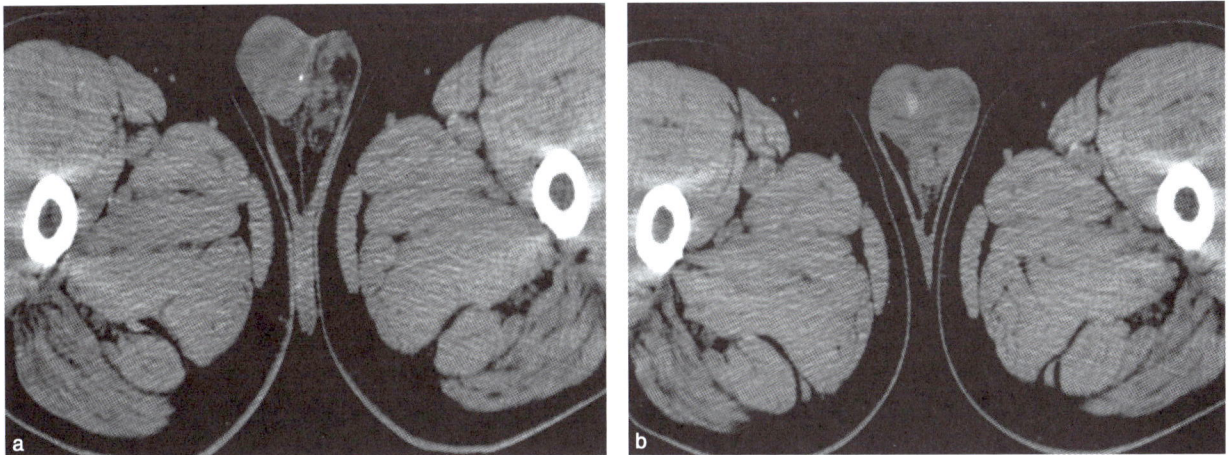

a. 右侧附睾、睾丸增大,密度不均匀,内可见低密度结节灶;b. 实质内见点状样钙化灶,包膜与阴囊隔融为一体。

图 2-4-63　附睾、睾丸结核

第七节　骨关节及脊柱结核

骨关节结核常用的影像学检查方法有 X 线检查、CT 及 MRI 检查,因冷脓肿就诊的患者,偶尔会运用超声波扫描,这些检查技术能够在诊断、预测、治疗评估中提供更完整的信息。

一、骨关节结核影像学检查方法的优化

(一) X 线检查

骨关节结核最基本影像学检查方法,可以显示骨关节的形态,了解是否存在较明显骨质破坏、骨质疏松,关节间隙是否狭窄,对钙化、边缘硬化以及特征性的沙粒状死骨的显示以及对病变的跟踪随访有很大价值,对软组织肿胀也能有　定的提示。

(二) CT

可以弥补 X 线摄片的影像重叠及软组织结构分辨力不高的缺点,提高了病变的检出率和诊断的准确性,尤其是对微小的沙粒状死骨、碎骨片的显示率以及对脓肿的位置、大小及其与周围大血管、器官的关

系。对于一些疑难病例,还可以进行 CT 引导下穿刺活检诊断。

（三）MRI

具有多方位、多参数成像等优势,对于关节软骨、滑膜及肌肉软组织病变范围的显示优于 X 线摄片和 CT,对结核性关节炎的分型及对脊柱结核椎体跳跃式受累的显示具有优势。

二、骨结核影像学表现

（一）长骨结核

发生于骨骺与干骺端者相对较多,发生于骨干髓腔者少见。

1. **X 线表现** 表现为圆形、类圆形或分叶状局限性骨质破坏,边缘清楚,中央可见细小死骨,周围可见少量不规则骨质硬化;结核病变常可跨越骺板,而发生于骨骺的结核早期即可侵犯关节。长骨结核通常无骨膜反应或骨膜反应轻微。长骨的骨骺与干骺端结核的 X 线表现可分为中心型和边缘型两种类型,骨骺结核多为中心型,干骺端结核的中心型和边缘型的发生率相仿（图 2-4-64）。

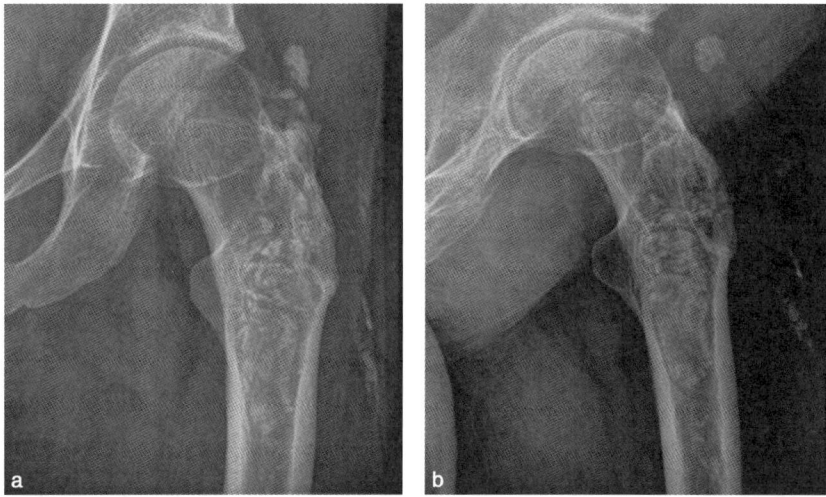

a. 左股骨上端 X 线平片正位、斜位左股骨大转子骨质破坏;b. 其下髓腔内见大小不等的致密影,外侧软组织内见钙化灶。

图 2-4-64 左股骨干结核

（1）中心型:病变早期 X 线表现为局限性骨质疏松,骨小梁变细、中断或消失;随着病变发展,X 线平片上可见圆形或类圆形骨质破坏区,且范围逐渐增大,其内可见沙粒样死骨,病灶边界逐渐清晰;晚期可见囊状骨质破坏区,骨质破坏区的部分边缘可见骨质硬化,死骨可以缩小、吸收或消失,骨质破坏的边缘显示光滑,骨质密度增高,骨质破坏区内充满纤维瘢痕组织,通常提示病变趋向愈合。骨质破坏区跨越骨骺线,为骨骺与干骺端结核的特征性表现。

（2）边缘型:该种类型的结核病灶常见于骺板愈合后的干骺端,其病变范围往往小于骺板愈合前发生的干骺端结核的病变范围。早期 X 线表现为局灶性骨质疏松或局灶性骨质破坏;随着病变的进展,可出现不规则溶骨性破坏或骨质缺失区,病灶多偏侧性生长,骨质密度减低区有较清楚的边缘;病史更长者骨质破坏区的边缘可出现硬化,骨质破坏区逐渐移行于正常骨组织中。

2. **CT 表现** 与传统 X 线平片相比,CT 可以更加清晰地显示骨质破坏的形态与范围,多呈圆形或类圆形溶骨性破坏区,边缘多较清楚;CT 还可以敏感地发现病灶内细小死骨与钙化影;并有助于显示骨破坏区是否穿越骨骺板以及是否有骨膜反应及周围软组织肿胀等累及的范围（图 2-4-65）。

3. **MRI 表现** MRI 除了明确 X 线平片上发现的骨质破坏区外,还可以清晰地显示更广范围的骨髓浸润,判定病变是否穿越骺板以及周围软组织是否肿胀等改变。结核病变在 T_2WI 图像上表现为不均匀的高信号影,T_2WI 脂肪抑脂相（T_2WI-FS）对这一特征的显示更为清楚;在病变修复期,增生的肉芽组织可

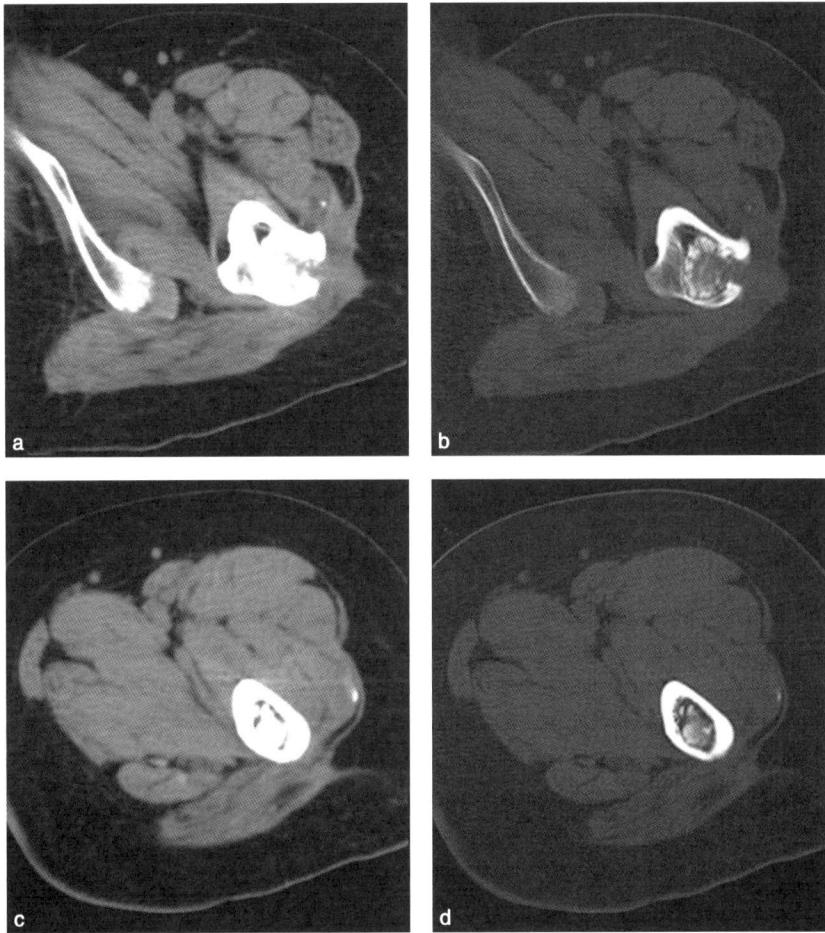

a. 左股骨上段轴位 CT 平扫软组织窗（大转子水平）左股骨大转子区骨质缺损旁软组织肿块阴影；b. 左股骨上段轴位 CT 平扫骨窗（大转子水平）左股骨大转子区骨质缺损内见斑片状钙化密度影，系死骨；c. 左股骨上段轴位 CT 平扫软组织窗（骨干水平）左股骨骨干骨髓腔内高密度影，另左股骨外直肌内斑点状钙化阴影，邻近皮下筋膜窦道形成；d. 左股骨上段轴位 CT 平扫骨窗（骨干水平）左股骨骨干骨髓腔内骨质密度不均匀增高，其内见沙粒样死骨。

图 2-4-65 左股骨干结核

以在增强 MRI 检查中显示出明显的强化，没有强化的区域代表坏死组织或脓肿腔。

4. 鉴别诊断

（1）化脓性骨髓炎：急性化脓性骨髓炎早期表现为髓腔密度增高，继而出现局部骨破坏，可见骨膜反应，并可见局限性骨皮质增厚，累及皮质侧和髓腔侧。慢性化脓性骨髓炎骨质增生硬化明显，可表现为单纯性骨质疏松，骨质增生硬化区可见圆形或卵圆形小空洞及死腔，腔内可见致密的小死骨。

（2）软骨母细胞瘤：好发于青少年，干骺端多房囊状骨质破坏，有轻度硬化边，常同时侵犯骨骺，病灶内常见钙化。

（二）短管状骨及短骨结核

短管状骨及短骨结核较少见，主要包括指（趾）骨结核、掌（跖）骨结核、跗骨结核。

1. X 线表现 指（趾）骨结核亦称结核性指（趾）骨炎，常为双侧多发，好发于近节指（趾）骨。病变早期可见局部软组织肿胀，患指（趾）呈梭形增粗和局部骨质疏松，随着病变进展，骨松质内出现虫蚀样或卵圆形骨质破坏，或呈多房性骨质缺损（图 2-4-66）。在短管骨干髓腔内的病变不断膨胀、推移和破坏骨皮质，并向外膨隆，骨膜下不断有新生骨形成，最终导致短管骨干失去正常的形态而呈气臌状，典型者结核病灶位于短管骨的中央，长径与骨干长轴一致。

跗骨结核 X 线表现为局限性骨质疏松及小的骨质缺损区，病变进展逐渐形成圆形或卵圆形透光区（图 2-4-67），以跟骨中心为多见，病变边缘可硬化或模糊。

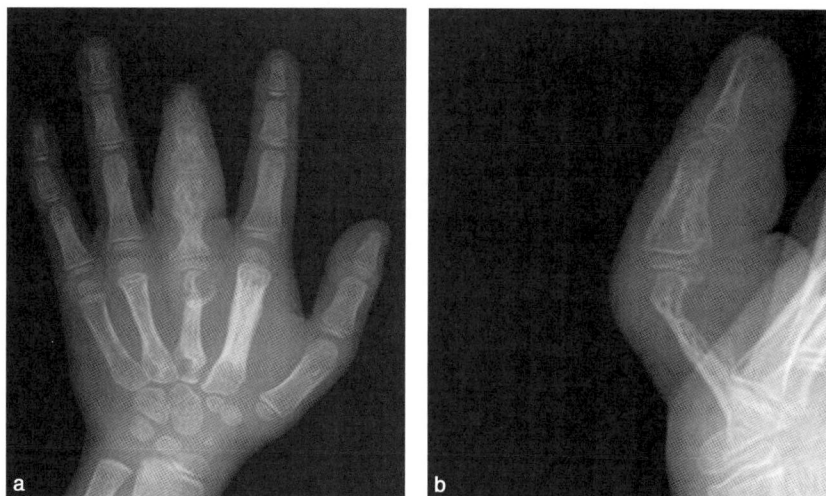

a. 右手 X 线正位片, 第Ⅲ掌骨近远端骨骺类圆形骨质缺损区, 有膨胀性改变, 边缘骨质硬化, 远端骨骺软骨板早期骨融合, 第三近中远节指骨不均匀增粗变短; b. 右手中指侧位片, 第Ⅲ掌骨掌侧骨质部分缺如。

图 2-4-66　右手第Ⅲ掌骨指骨结核

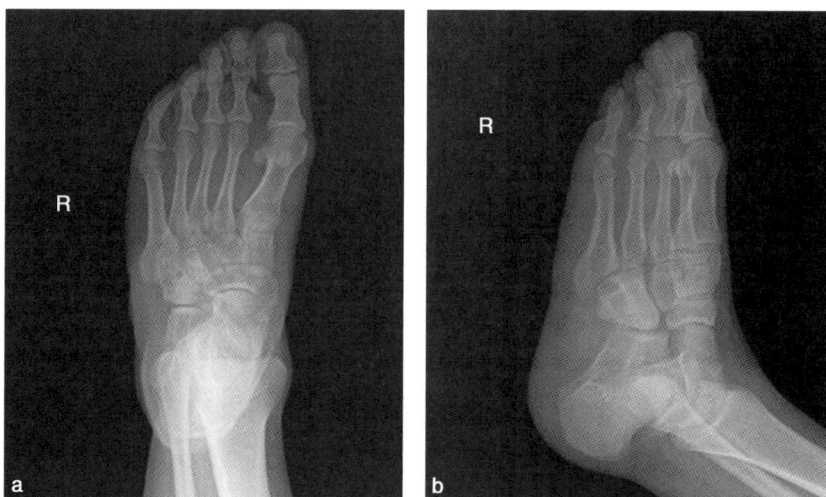

右足 X 线平片正斜位右骰骨边缘见不规则骨质缺损区, 边缘可见硬化, 其内沙粒样死骨, 周围软组织肿胀。未累及周围关节。(a 为正位片, b 为斜位片, R 为右侧)

图 2-4-67　右足骰骨结核

　　2. CT 表现　　CT 可发现早期和轻微的骨质破坏、病灶内是否有微小死骨、是否继发病理性骨折以及周围软组织肿胀等。较明显的跗骨结核 CT 上表现为中央或偏侧性骨质吸收破坏, 边缘不整, 病变可以穿破邻近的骨皮质, 周围多无明显增生硬化(图 2-4-68)。

　　3. MRI 表现　　MRI 可以更加清晰地显示骨质病变的范围及骨膜反应的改变, 还有助于发现髓腔病灶内小的干酪样坏死性脓肿, 在 T_1WI 与 T_1WI 脂肪抑制图像上脓腔均呈低信号, 为干酪样坏死物质, 脓肿的壁呈稍低信号; 有时在腔内可显示肉芽组织结节, 增强扫描时, 结节与脓肿壁均出现强化, 呈 "靶点征", 具有一定的特征性。

　　4. 鉴别诊断

　　(1) 内生软骨瘤: 内生软骨瘤开始于干骺端, 随骨骼的生长逐渐移向骨干, 病变呈局限性膨胀性、骨质破坏, 骨皮质变薄, 无骨膜反应, 病灶内部可见斑片状、结节状钙化, 其中囊状透亮区内的钙化影被认为是诊断内生软骨瘤的主要依据。而骨结核溶骨性破坏区内有形态不规则的死骨, 周围常有骨质疏松表

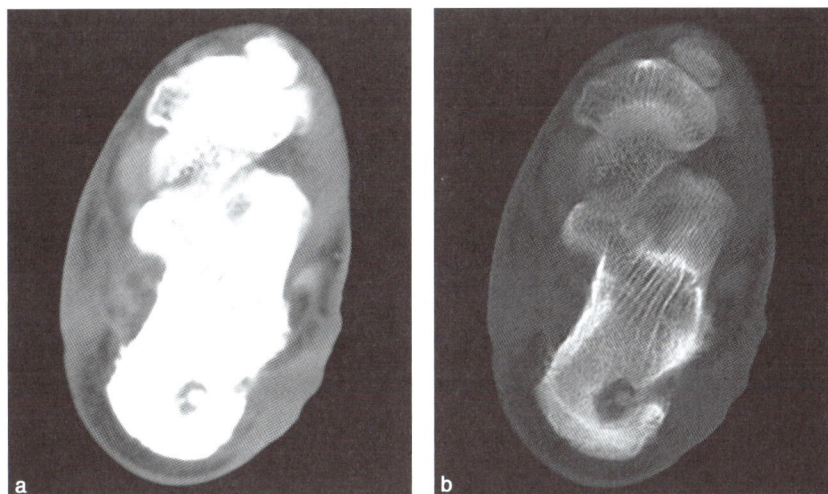

a. 跟骨 CT 平扫轴位软组织窗，跟骨结节见类圆形骨质缺损，其内见斑片状稍高密度影，外侧软组织肿胀；b. 跟骨 CT 平扫轴位骨窗，跟骨结节穿凿样骨质缺损，边缘见硬化，周围骨小梁模糊，前方骨小梁间隙增粗。

图 2-4-68　跟骨结核

现，周围软组织肿胀，邻近关节多有受累。

（2）痛风：痛风早期主要为关节周围继发于软组织内的痛风石的急性炎性反应，可表现为仅有软组织的增厚而无明显痛风结节出现。偏侧性穿凿样和囊状骨破坏、外翘状骨质缺损是痛风性关节炎特征性的 X 线征象。

（3）骨髓炎：跟骨骨髓炎在足部跗骨中较多见，多系血源性骨髓炎。临床上起病急剧，可出现发热、局部红肿、疼痛等症状。影像上的好发部位多在跟骨的体部与结节部，主要表现为广泛的溶骨性破坏和多数小死骨形成，无骨膜反应。

三、扁骨及不规则骨结核影像学表现

扁骨及不规则骨结核包括颅骨结核、髂骨结核、锁骨结核、肋骨结核等。

1. X 线表现　局限性骨密度减低，继而逐渐发展为明显的骨质破坏，表现为圆形或卵圆形穿凿样骨质缺损，边界较清晰，可伴有局部软组织肿胀。

2. CT 与 MRI 表现　CT 骨窗可较平片更好显示骨质破坏的形态与范围，有助于发现病变的范围、大小与累及部位（图 2-4-69，图 2-4-70），CT 软组织窗易于发现软组织内的小死骨（图 2-4-71）。MRI 扫描主要显示病灶内部的结构和信号表现模式及周围软组织脓肿的部位与范围。

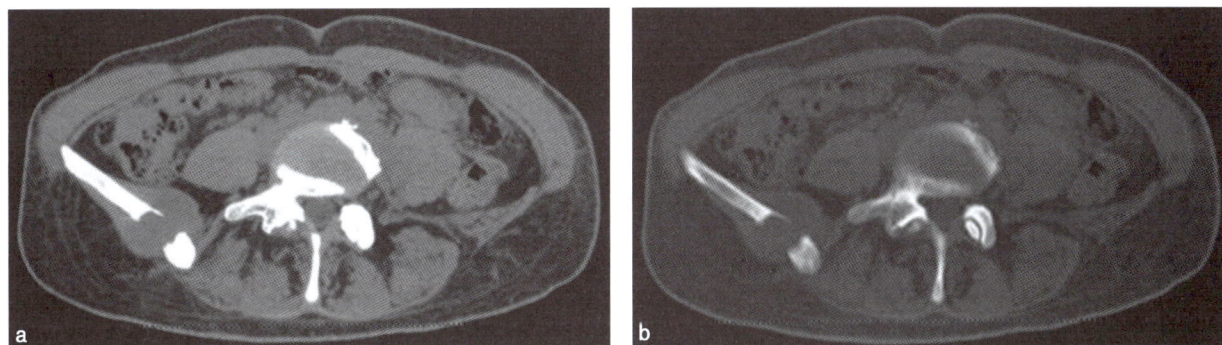

a. 骨盆 CT 平扫轴位软组织窗，右侧髂骨骨质破坏区周围软组织肿胀，伴脓肿形成；b. 骨盆 CT 平扫骨窗，右侧髂骨局部骨质溶骨性破坏。

图 2-4-69　髂骨结核

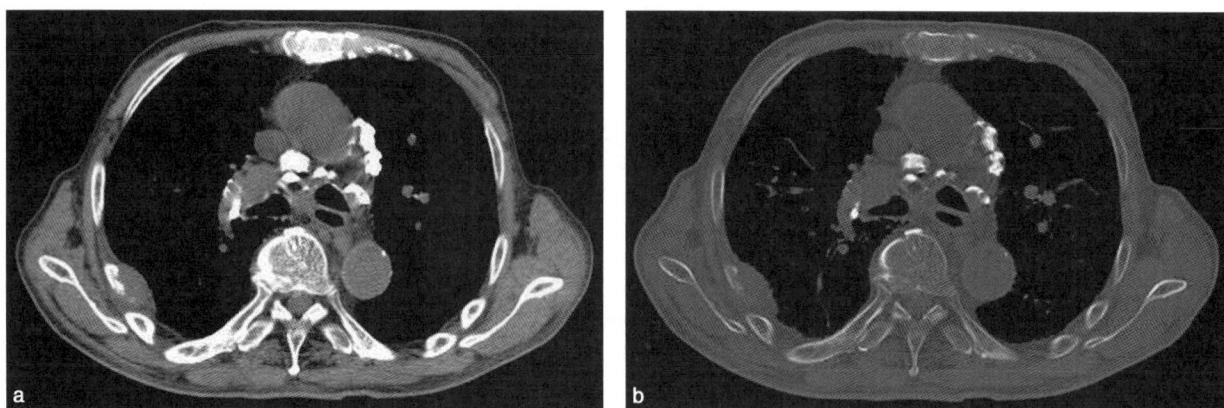

a.胸部CT平扫轴位软组织窗右侧第6肋骨骨质破坏区周围软组织肿胀,其内见斑点状高密度死骨;b.胸部CT平扫轴位骨窗右侧第6肋骨局部骨质溶骨性破坏,主要累及内前缘。

图2-4-70 肋骨结核

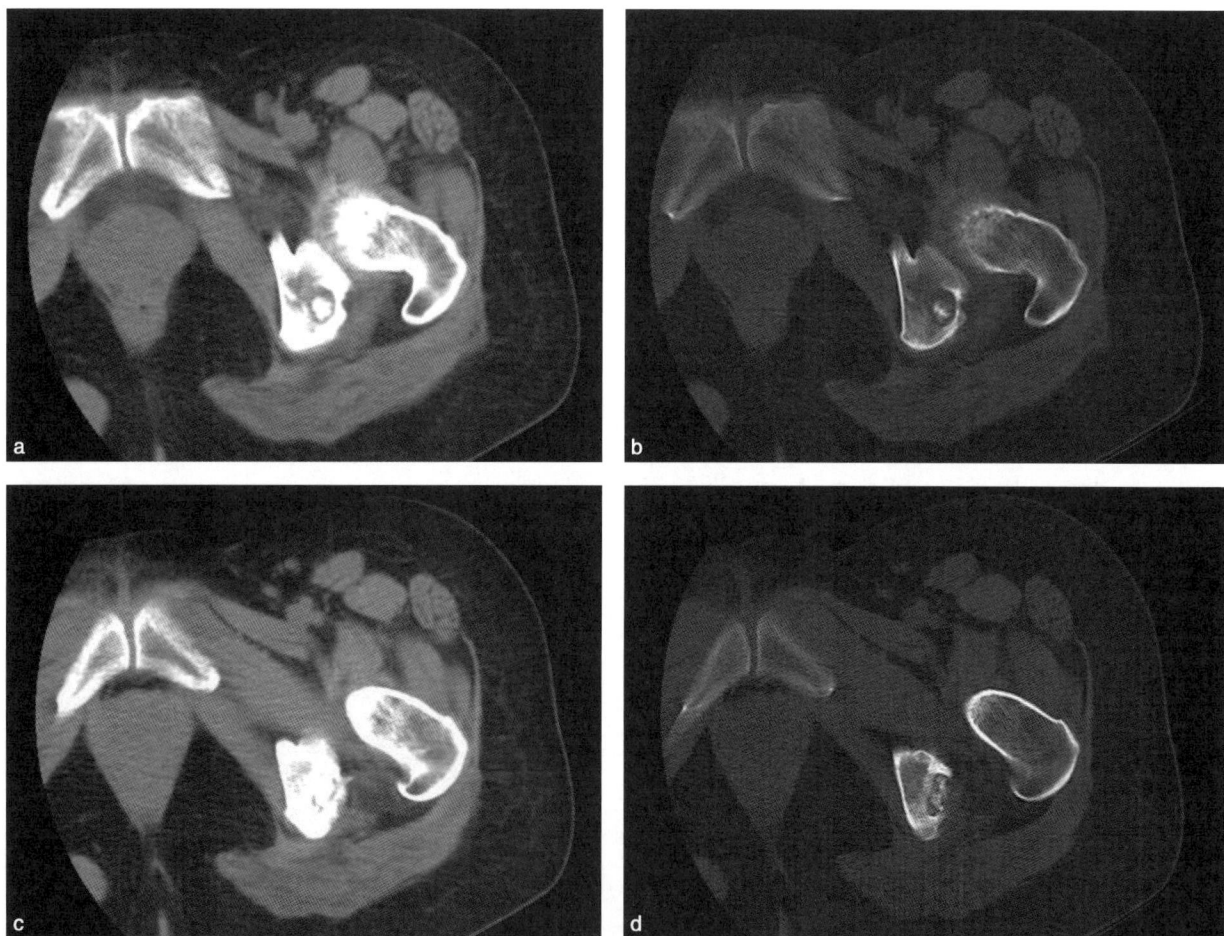

盆腔平扫a、c软组织窗轴位左侧坐骨结节内见骨质密度减低区,其内斑片状高密度影,相邻肌肉萎缩,脂肪增多;盆腔平扫b、d骨窗轴位左侧坐骨结节类圆形骨质破坏伴部分边缘硬化,其内见骨枢征。

图2-4-71 坐骨结核

3. 鉴别诊断

（1）骨髓瘤：好发于老年男性，临床上主要表现为进行性加重的全身性骨骼疼痛。影像学表现为伴有软组织肿块形成的穿凿样溶骨性骨质破坏，骨质破坏区边界清楚，骨质硬化少见；颅骨、脊柱与四肢骨的近端可同时受累。尿液中可检测出本周蛋白，骨髓穿刺检查有助于确定诊断。

（2）转移瘤：本病多有原发恶性肿瘤病史，一般多见于中老年患者。影像学上表现为多发圆形或类圆形溶骨性骨质破坏区，病灶周围骨密度正常。

四、结核性关节炎影像学表现

（一）髋关节结核

1. X 线表现 早期平片仅表现为关节囊肿胀，密度增高，髋部骨质疏松，髋关节间隙可增宽。进展期 X 线表现为骨质疏松加重，关节间隙变窄。骨型髋关节结核病变多位于股骨头骨骺部、颈部以及髋臼的上方，可见不规则或糜烂性破坏。晚期 X 线表现为髋臼明显的骨质破坏，髋关节半脱位或脱位，关节间隙明显狭窄或消失，伴有较多骨质增生。关节囊附近可见残余脓肿内点片状钙化。如关节周围组织挛缩则导致关节纤维强直；如继发化脓性感染则可出现关节骨性强直（图 2-4-72）。

2. CT 表现

（1）骨型：①骨质破坏（以股骨头和髋臼最多见）；②患侧臀部、下肢肌肉萎缩，而关节周围软组织肿胀、脓肿形成也是髋关节结核的特点；③关节腔内、关节周围软组织或脓肿内出现钙化也提示结核（图 2-4-73）。典型征象：Phemister 三联征，包括近关节的骨质疏松，周围的骨坏死和缓慢的关节腔狭窄。除儿童外，疾病早期缺乏骨硬化和骨膜反应。

（2）滑膜型：单纯滑膜结核早期可见周围软组织肿胀，关节腔积液，局限性骨质疏松，关节间隙增宽，逐渐关节软骨和股骨头骨质侵蚀破坏，关节面模糊不规则，晚期关节狭窄。

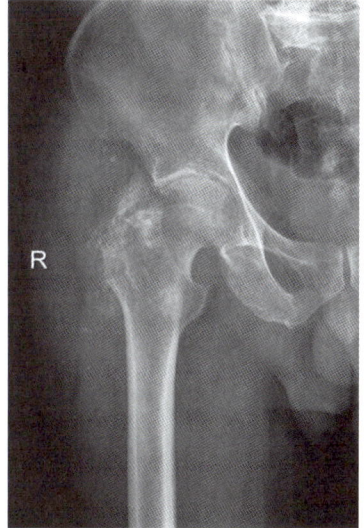

右髋关节平片，右侧股骨大转子骨质破坏，右髋关节间隙变窄，周围软组织肿胀伴多发斑片状钙化。R：右。

图 2-4-72 右髋关节结核

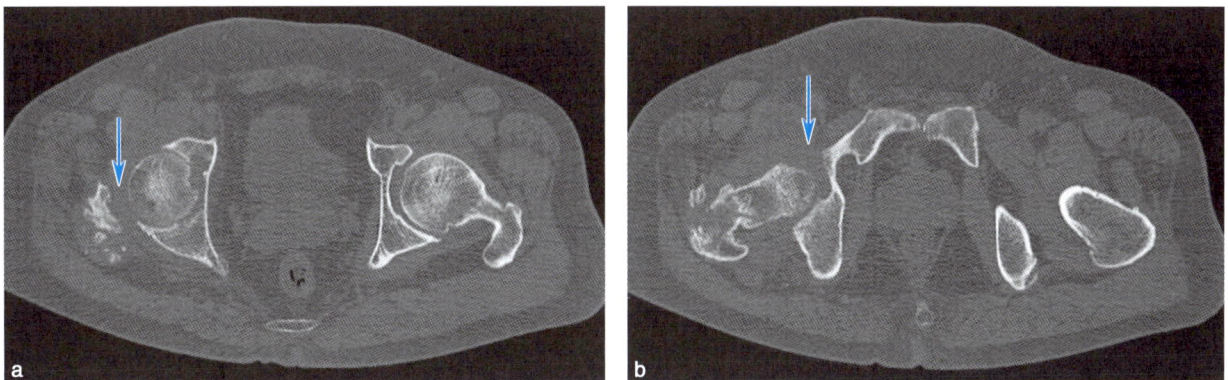

a. 骨盆 CT 平扫右侧髋臼、右侧股骨头及右侧股骨大转子局部骨质吸收、破坏；b. 右髋关节间隙狭窄，右髋关节周围软组织肿胀伴其内斑点状钙化影。

图 2-4-73 右髋关节结核

3. MRI 表现

（1）关节间隙增宽或变窄，关节腔积液呈长 T_1 长 T_2 信号，脂肪抑制像为高信号（图 2-4-74）。

（2）关节骨破坏。

（3）关节滑膜不均匀增厚，增强扫描明显强化。

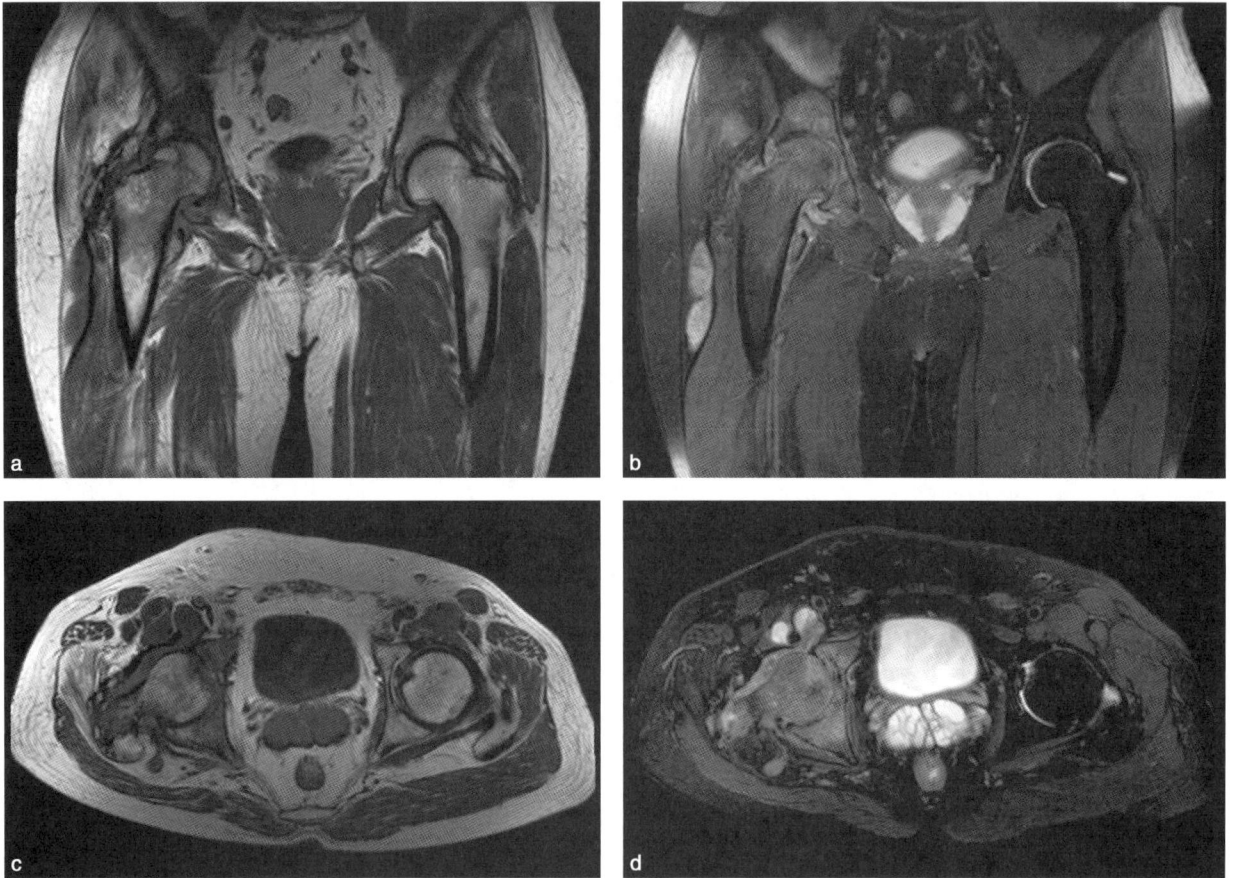

a，c.冠状位及轴位 T_1WI 右侧股骨头及右侧股骨大转子局部骨质呈高低混杂信号，右侧臀部及大腿肌肉群较左侧萎缩；
b，d.冠状位及轴位压脂 T_2WI 右侧髋臼、右侧股骨头及右侧股骨大转子广泛骨髓水肿，关节周围滑囊肿胀。

图 2-4-74　右髋关节结核

（4）关节周围见囊状长 T_1 长 T_2 信号，DWI 呈高信号，增强扫描囊壁明显强化。

（5）关节周围及间隙内见多发条状长 T_1 长 T_2 信号影。

（6）髋关节脱臼。

4. 鉴别诊断

（1）化脓性髋关节炎：多为急性发病，一般有高热、寒战等感染中毒症状。关节软骨和关节面迅速破坏，骨破坏同时伴有增生硬化，常常短期内出现关节间隙狭窄或消失，最后形成骨性强直。软组织弥漫性肿胀，无明显肌肉萎缩。MRI 检查早期化脓性髋关节炎往往骨髓水肿范围较大且边缘模糊。

（2）类风湿性关节炎：类风湿性关节炎常常对称性侵犯多个关节，关节间隙变窄出现较早，骨质破坏相对少见。在 MRI 上多表现为关节滑膜增厚伴明显强化，关节积液，骨质破坏及骨髓水肿少见。实验室检查血清学类风湿因子阳性。

（二）膝关节结核

1. X 线表现

（1）滑膜型：X 线平片早期表现为关节肿胀，关节间隙增宽；随后，膝关节骨质疏松明显，关节间隙逐渐变窄，关节边缘非承重部位及关节中心软骨下骨性关节面出现糜烂性骨质破坏，常为关节上下对称性受累，继而出现关节间隙非对称性狭窄；邻近软组织肿胀（图 2-4-75）。患儿则骨骺可较健侧增大或提早骨化。

（2）骨型：中心型平片可呈磨玻璃样改变，死骨吸收后形成空洞，呈类圆形或不规则透亮区。边缘型表现为骨质边缘区虫蚀样或溶骨性破坏，边缘较清晰，一般无死骨形成（图 2-4-76）。两者均可演变成全关节结核，严重者出现纤维性或骨性强直、关节畸形及脱位。

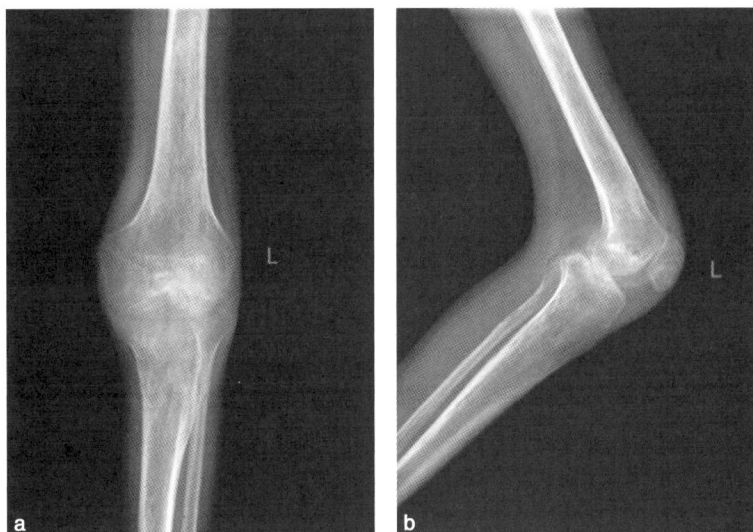

a. 膝关节正位片；b. 膝关节侧位片。L 为左侧。膝关节骨质疏松改变，关节面骨质破坏，关节间隙狭窄，周围软组织呈梭形肿胀。

图 2-4-75 膝关节滑膜型结核

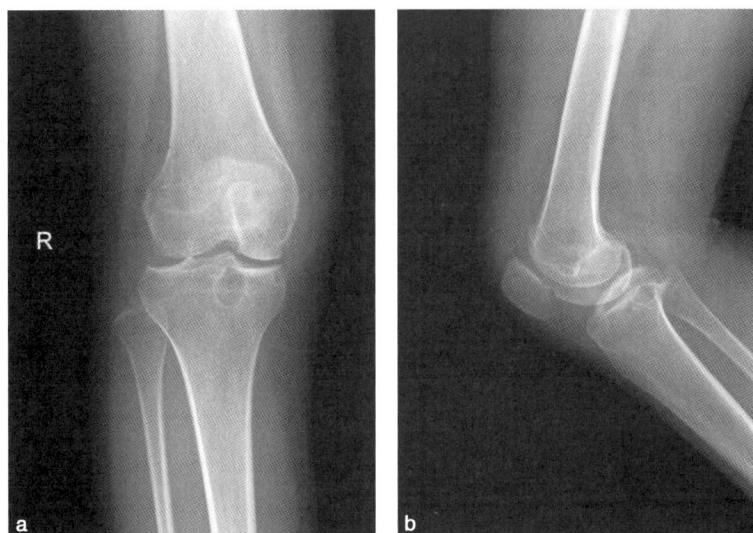

a. 膝关节正位片；b. 膝关节侧位片。R 为右侧。胫骨上段近关节面下椭圆形透亮影，周缘硬化，尚未累及关节面。

图 2-4-76 膝关节骨型结核

2. CT 表现 CT 检查能发现早期骨小梁模糊、细微的骨质破坏、死骨形成及周围骨质疏松等情况；可以判断骨质破坏的具体部位、破坏程度及继发改变，还能显示关节积液、周围冷脓肿以及病灶内坏死骨和沙粒样钙化影，CT 还能了解脓肿累及范围以及有无瘘管形成，这对结核的诊断治疗有重要意义（图2-4-77）。

3. MRI 表现

（1）滑膜型：早期滑膜增厚、膨隆，呈长 T_1 长 T_2 信号，内见不规则低信号影，MRI 增强后，肉芽组织增生的滑膜及活动性病灶可出现较明显强化，而病灶内 T_2WI 低信号影则无明显强化，这是膝关节滑膜结核重要影像特征。关节腔积液以髌上囊较多见。随着病变发展，MRI 表现取决于其成分，T_2WI 上常见较低信号的干酪样坏死或纤维组织。当结核累及软骨时，可见软骨模糊消失和信号改变。由于增生滑膜影响，造成半月板Ⅰ～Ⅲ度变性及交叉韧带部分断裂显示不清（图 2-4-78）。

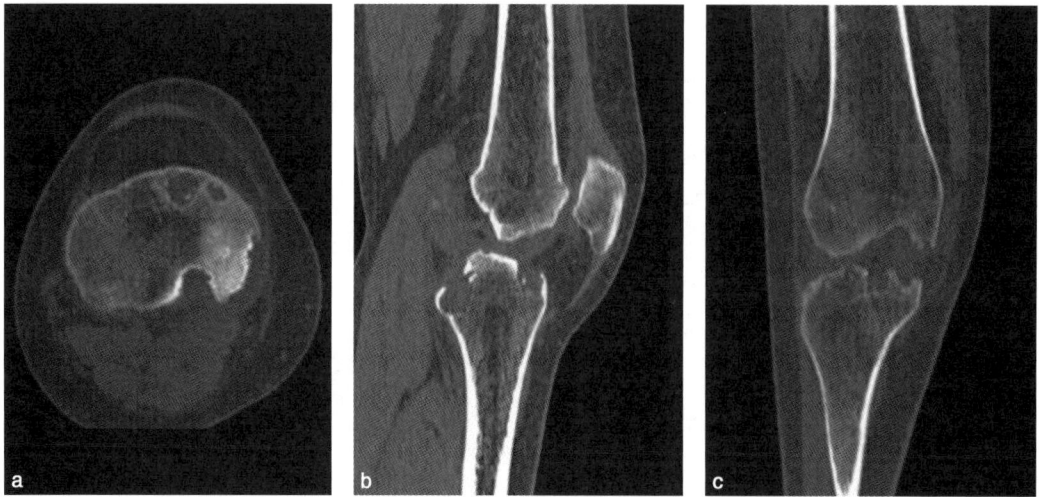

a. CT 轴位图像；b. 三维重建矢状位图像；c. 三维重建冠状位图像。胫骨上段关节面下多发穿凿样骨质破坏，累及关节面，破坏区边缘硬化。

图 2-4-77 膝关节骨型结核

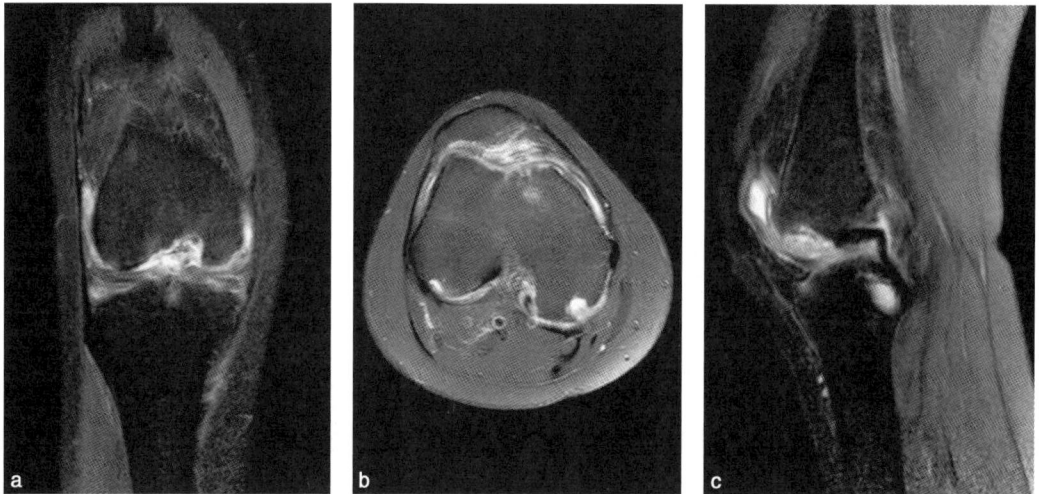

a. 冠状位 b. 轴位 c. 矢状位。压脂 T_2WI 股骨下段及胫骨上段关节面下呈斑片状高信号骨髓水肿，膝关节周围软组织肿胀，滑膜增厚，关节腔少量积液。

图 2-4-78 膝关节滑膜型结核

（2）骨型：可见骨髓水肿表现；骨质破坏表现为虫蚀样改变，呈长 T_1 长 T_2 信号，软骨大面积剥脱（图 2-4-79）。骨质破坏严重可出现大量死骨形成。关节积液与滑膜可进入破坏的骨质内。

4. 鉴别诊断

（1）退行性骨关节炎：本病好发于中老年人。首先出现关节软骨的改变，然后出现滑膜水肿、渗出、增生、骨化甚至游离体形成。滑膜水肿表现为冠状位 T_2WI 沿关节囊分布走行的条带状高信号，信号强度低于关节积液信号。关节软骨局部增厚、模糊、中断。关节间隙变窄，关节面见骨质增生。

（2）滑膜软骨瘤病：好发于中青年，病变以滑膜表面形成软骨性或骨性软骨性小体为特征。滑膜灶状或多结节状增厚。X 线平片上典型结节表现为同心圆状高密度影。CT 发现位于关节囊内的钙化或骨化的游离体，T_2WI 压脂序列为稍高信号的则为未钙化游离体，增强后可见游离体边缘环状强化。

（三）踝关节结核

1. X 线表现

（1）滑膜型：主要表现为骨质疏松及软组织肿胀。随病程进展，滑膜增厚加重，关节间隙可进行性狭

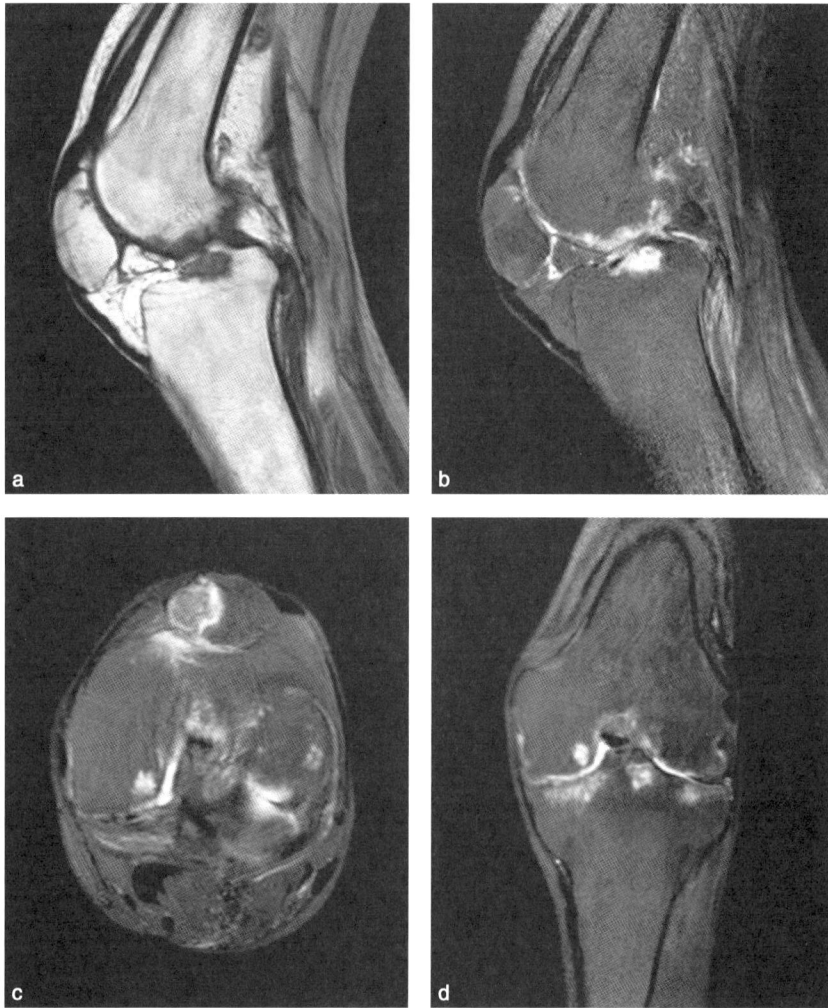

a. 矢状位 T$_1$WI 股骨下段及胫骨上段近关节面下斑片状低信号影；b, c, d. 矢状位、轴位及冠状位压脂 T$_2$WI 股骨下段及胫骨上段关节面下呈斑片状高信号骨髓水肿，关节面软骨明显变薄，髌骨内侧死骨呈高信号。

图 2-4-79 膝关节骨型结核

窄，呈不对称性。

（2）骨型：多表现为骨型关节面模糊、不规则或边缘骨质破坏（图 2-4-80）。典型骨质破坏呈圆形或"穿凿样"。病情严重患者胫腓骨远端可出现广泛骨膜反应，呈"葱皮样""花边样"改变。

2. CT 表现 病变早期或活动期，关节囊积液多积聚在踝关节前方及后方跟腱两侧，关节间隙变宽。随着病变进展，滑膜增厚明显、肉芽组织填充关节腔。晚期破坏区骨质硬化关节部分骨性融合，骨性强直，关节广泛破坏。CT 在显示软骨下骨面虫蚀样骨质破坏、松质骨内"穿凿性"破坏、胫腓联合分离、死骨及关节囊积液、肉芽组织等更具诊断价值（图 2-4-81）。CT 还有助于发现平片不易显示的结核脓肿和窦道。当脓液穿破关节囊时，在周围软组织内形成寒性脓肿，CT 表现为单囊或多囊状低密度，个别呈蜂窝状。

3. MRI 表现

（1）滑膜病变：可见不规则的 T$_2$WI 低信号条状、突起状结节或团块影，液体信号积聚于结节状团块间；在矢状位及横断位可见增生的滑膜充填于踝关节前方及后方关节腔。增强后关节囊增厚的滑膜呈明显强化（图 2-4-82）。

（2）骨质病变：骨质异常表现为骨皮质中断，正常骨髓高信号为异常的骨髓水肿及骨质破坏信号所取代。在短反转时间反转恢复序列（short time of inversion recovery，STIR）中，骨质破坏在 T$_1$ 加权像表现

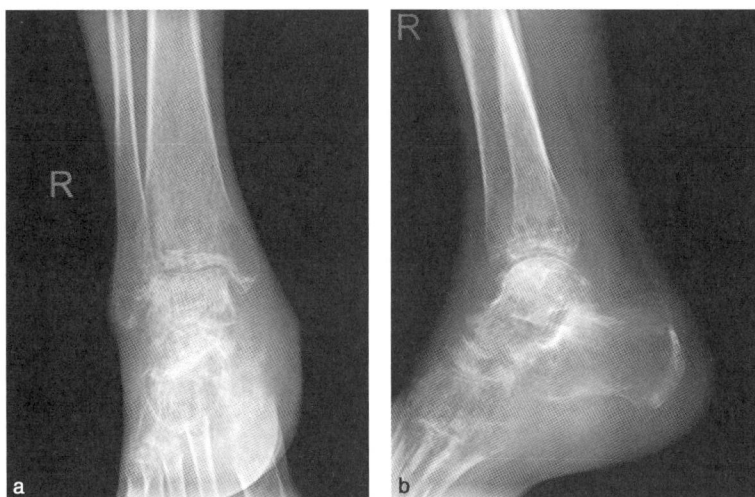

踝关节正侧位片踝关节骨质疏松，关节间隙不对称明显狭窄，胫腓骨远端、距骨、跟骨局部骨质破坏，伴踝关节周围软组织肿胀。

图 2-4-80　踝关节结核

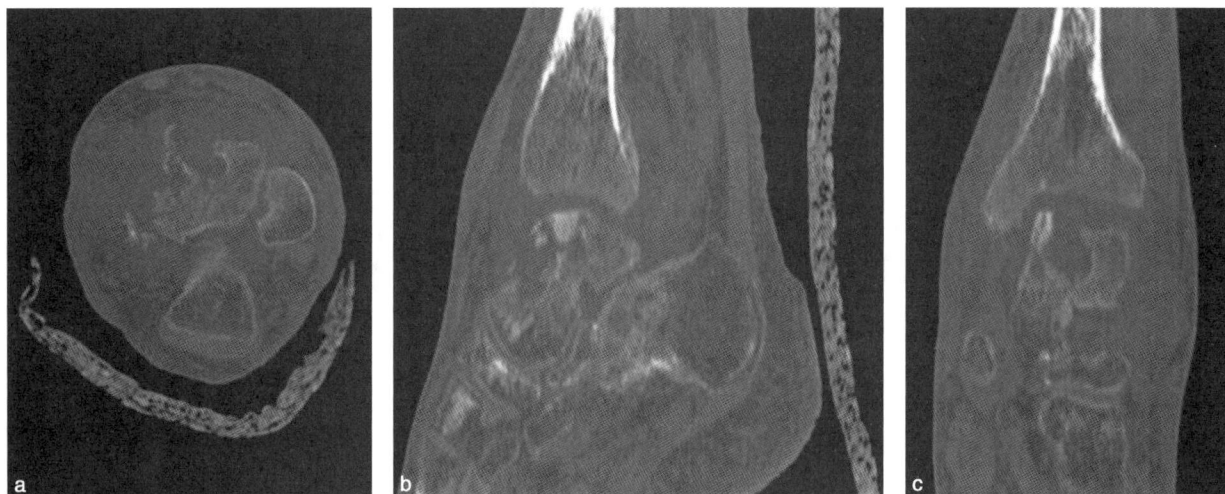

轴位 CT 及 MPR 矢状位、冠状位重建右踝跟骨、距骨近关节面呈穿凿样骨质破坏，边缘硬化，部分高密度死骨形成，关节间隙狭窄，周围软组织肿胀。

图 2-4-81　踝关节结核

为骨质中较均一的低信号阴影，在 T_2 加权像表现为骨质内高中低的混杂信号。增强后骨髓内炎性改变可出现片状强化（图 2-4-82）。其他表现：关节腔积液；关节软骨病变（软骨表面毛糙不平、软骨局部缺损变薄、软骨全层缺失及大面积剥脱）；韧带病变（韧带周围滑膜增生）；踝周冷脓肿、窦道形成。

4. 鉴别诊断

（1）陈旧性踝关节扭伤：有反复扭伤及非正规治疗史。多见骨质不规则增生，无软组织脓肿形成。

（2）色素沉着绒毛结节性滑膜炎：该病穿刺可见血性浅咖啡色液体，可触及大小不等结节。关节边缘可见溶骨性破坏。MRI 可见较多关节积液和滑膜增厚，由于增厚的滑膜上反复出血，可见含铁血黄素沉着，T_1WI、T_2WI 均呈低信号。

（四）骶髂关节结核

临床多采用 Kim 分型，Ⅰ型：关节间隙增宽，关节面模糊；Ⅱ型：关节面糜烂，见小锯齿状缺损；Ⅲ型：关节明显破坏，髂骨和骶骨面囊状缺损，边缘硬化；Ⅳ型：关节明显破坏，脓肿形成，部分伴关节半脱位，或累及椎体。一般认为 KimⅠ、Ⅱ型可药物保守治疗，KimⅢ、Ⅳ型应手术治疗。

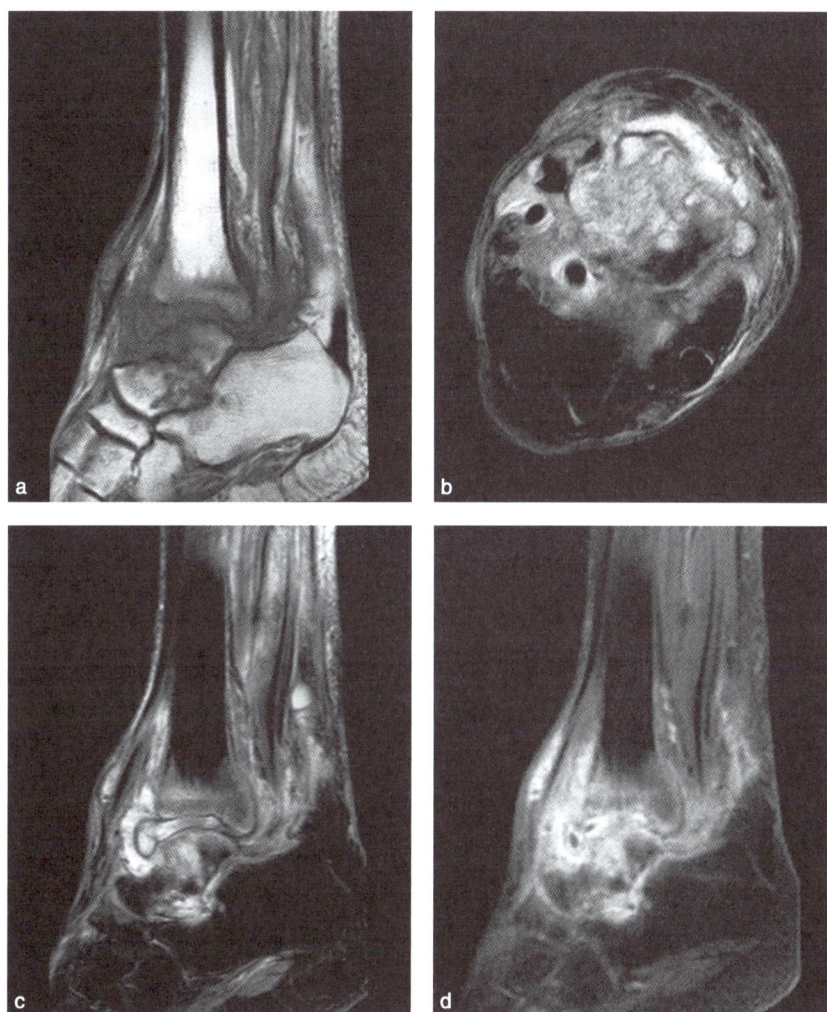

a. 矢状位 T_1WI，胫骨下端及距骨骨髓多发斑点状低信号影；b、c. 轴位、矢状位压脂 T_2WI，胫骨下端及距骨斑片状高信号骨髓水肿，关节间隙变窄，滑膜增厚，周围软组织肿胀；d. 矢状位压脂增强 T_2WI，胫骨下端及距骨内斑片状强化，滑膜及周围软组织明显强化。

图 2-4-82　踝关节结核

1. **X 线表现**　骨型多发生于骶前关节前下 1/3 髂骨松质骨，骨质破坏呈圆形或椭圆形，严重者可出现死骨。滑膜型表现为骶髂关节面不同程度模糊或糜烂。骶髂关节结核易出现冷脓肿和窦道。

2. **CT 表现**

（1）关节内破坏：关节面小锯齿状破坏、糜烂，关节面硬化。

（2）局灶性骨质破坏：可明确定位骨质破坏部位、大小、范围及周围骨质硬化现象（图 2-4-83）。

（3）死骨：骨质破坏区及相应软组织内可见条片状死骨块或散在斑点状高密度钙化灶。

（4）周围脓肿或窦道形成：为边界较清的圆形或椭圆形囊状肿物，其内可有钙化或死骨片；窦道内壁不光整，可见高密度颗粒钙化影。

（5）关节畸形或强直：部分骶髂关节半脱位。

3. **MRI 表现**　滑膜增生、骨髓水肿信号。虫蚀样骨质破坏病灶，在 T_1WI 上表现为低信号，

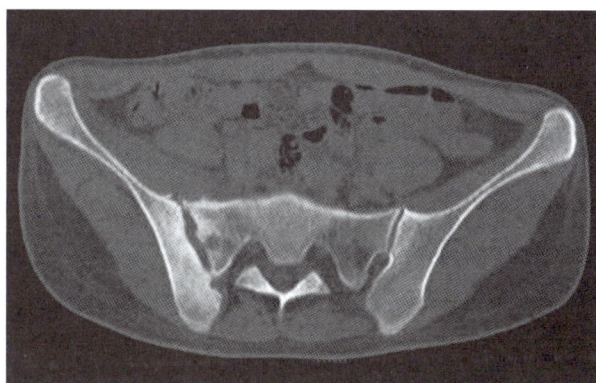

CT 平扫右骶髂关节面下骨质密度增高及骶骨右翼局部骨质破坏，右骶髂关节间隙稍增宽。

图 2-4-83　右骶髂关节结核

T_2WI 上表现为高低混杂信号。冷脓肿 T_1WI 上呈低信号，T_2WI 呈中高低混杂信号，脂肪抑制序列上为明显高信号（图 2-4-84）。骨质硬化位于关节两侧的骨板下（多为髂侧）。

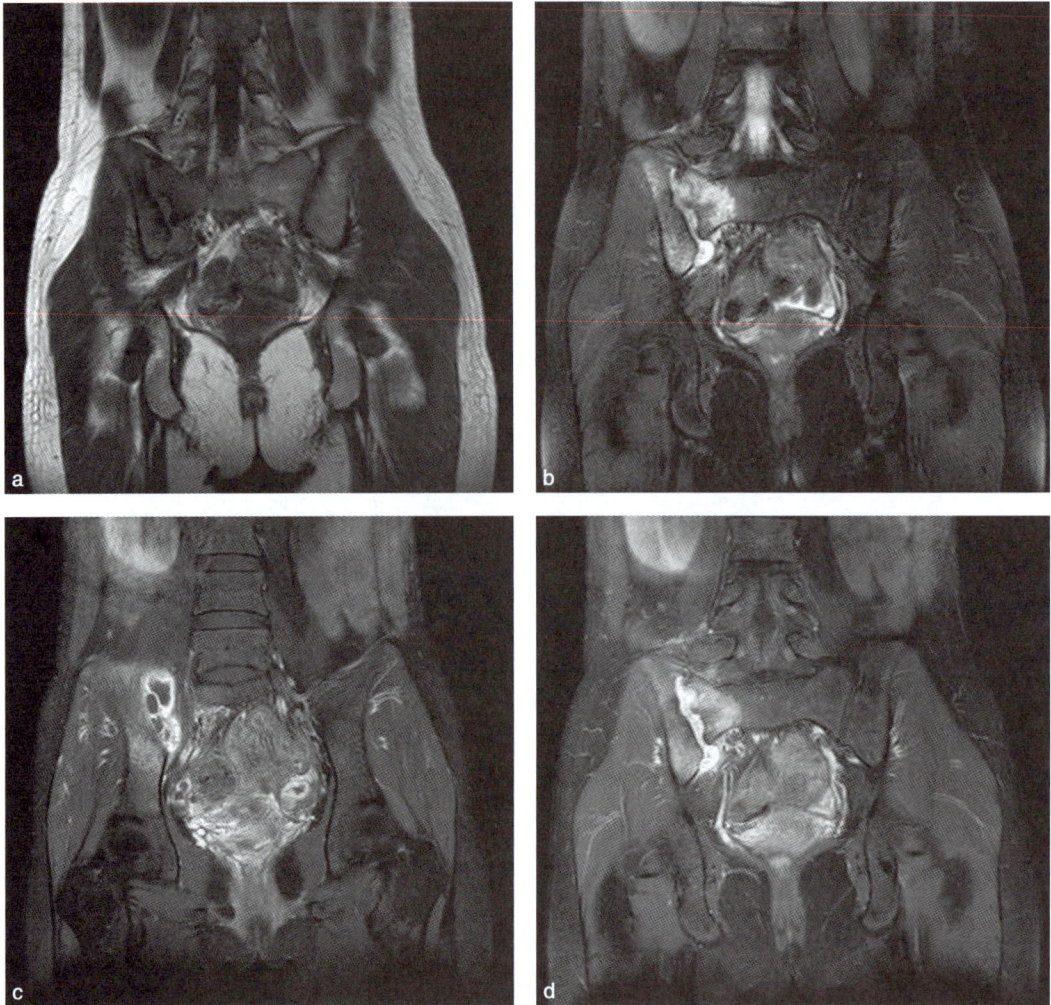

a. 冠状位 T_1WI，近右侧骶髂关节面骨质信号减低，局部骨质破坏；b. 冠状位压脂 T_2WI 近右侧骶髂关节面下骨质信号增高，关节间隙增宽；c, d. 冠状位压脂增强 T_1WI 近右侧骶髂关节面骨质呈片状强化，关节间隙周围脓腔呈环形强化。

图 2-4-84　右骶髂关节结核

4. 鉴别诊断

（1）强直性脊柱炎：影像学表现为双侧骶髂关节硬化性改变，且多累及骶髂关节上半部，随后骶髂关节边缘不整齐、硬化、关节间隙狭窄、融合并累及脊柱呈现"结节状"改变。无脓肿。

（2）骶髂关节致密性骨炎：多发生于中年女性。髂骨耳状面呈均匀性密度增高硬化区，上宽下窄呈三角形或新月形，外缘模糊不清，不累及骶髂关节。

（五）肩关节结核

1. X 线表现　滑膜型早期可见肩关节软组织肿胀，骨质疏松。骨型多见股骨头、解剖颈及肩胛盂大小不等溶骨性破坏，有时可见死骨（图 2-4-85）。

2. CT 表现　滑膜型肩关节周围及腋窝软组织肿胀，伴单个或多个囊性低密度影，可相互沟通。骨型：肱骨头变形、肩关节间隙变窄，骨质破坏，累及肩胛盂，破坏边缘伴骨质硬化，伴散在死骨形成（图 2-4-86）。

3. MRI 表现　肩关节周围软组织内单发或多发长 T_1 长 T_2 信号，肱骨头可见长 T_1 混杂 T_2 信号，T_2 压脂呈稍高信号，并可见骨质破坏。增强扫描见周围软组织内囊状影边缘环形强化。晚期关节周围见长 T_1 短 T_2 纤维组织及骨质增生（图 2-4-87）。

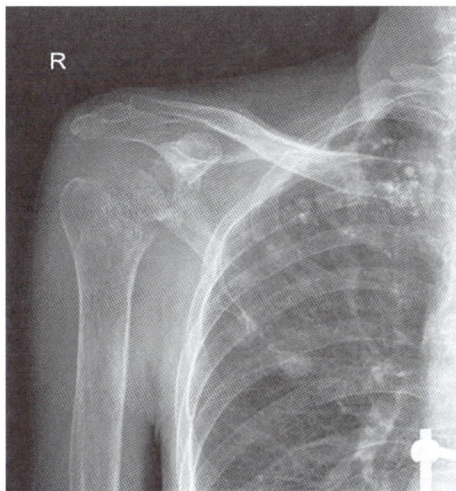

右肩关节正位片右肱骨近端、右肩关节盂骨质破坏,部分死骨形成,右肩关节间隙不对称狭窄,伴右肩关节软组织肿胀。

图 2-4-85 肩关节结核

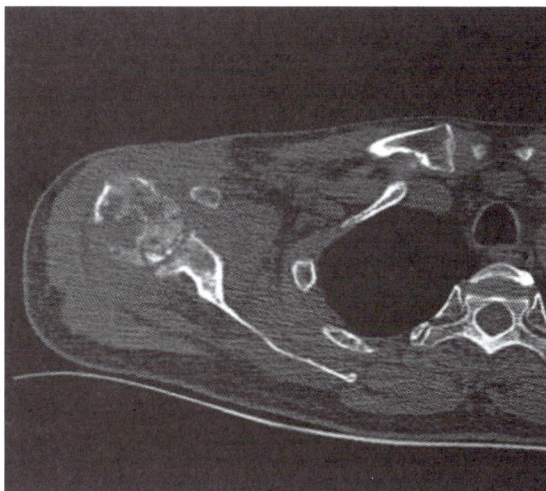

右肩关节平扫,右肱骨头多发不规则骨质破坏,累及关节面,右肩关节间隙变窄。

图 2-4-86 肩关节结核

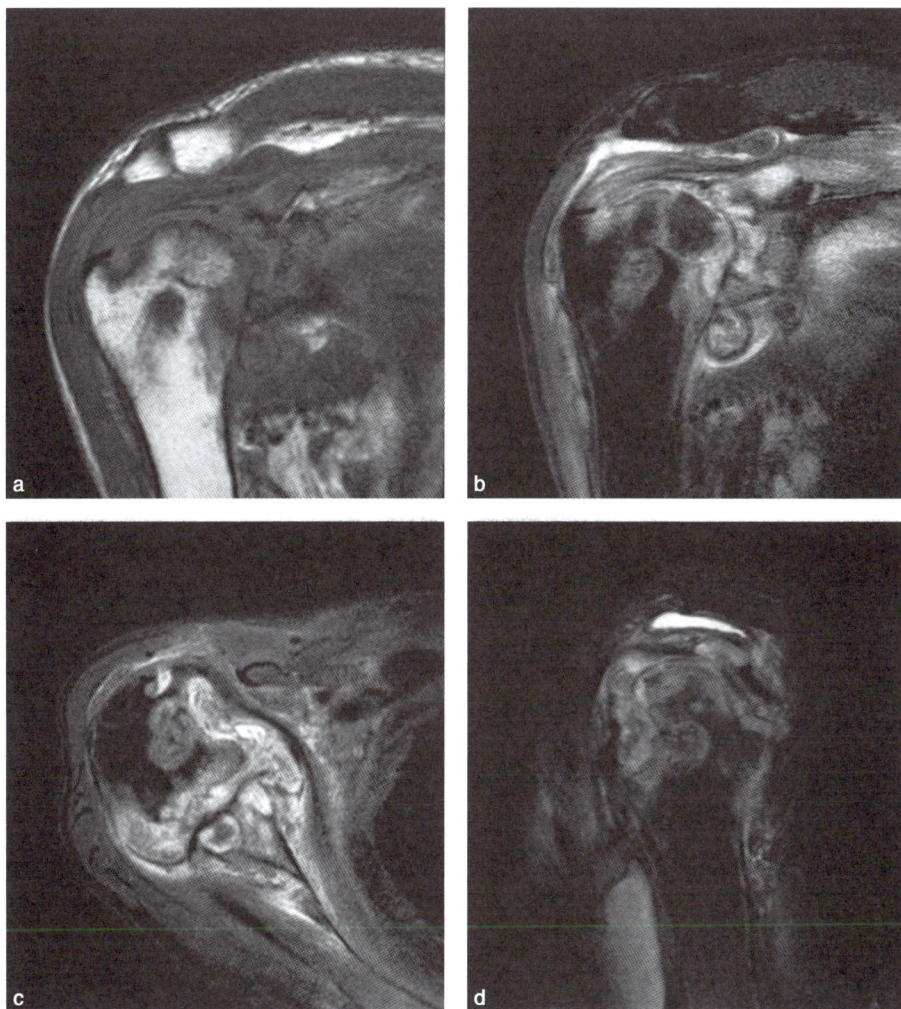

a. 冠状位 T_1WI,右侧肱骨上段及关节盂多发骨质破坏,见散在斑片状低信号影,冈上肌肌腱增粗;b,c,d. 冠状位、轴位及矢状位压脂 T_2WI,右肩关节构成骨多发骨质破坏伴骨髓水肿,右侧冈上肌肌腱增粗,信号增高;右肩关节滑囊增厚、肿胀;右肩关节间隙模糊不清,右肩关节积液。

图 2-4-87 肩关节结核

151

4. 鉴别诊断

（1）骨性关节炎：多发生在中老年人。多表现为关节面不光整或关节间隙轻度变窄，多见冈上肌腱、肩峰下滑囊钙化。

（2）化脓性关节炎：临床表现红肿热痛明显，数日即可出现关节间隙狭窄，骨质破坏多在关节面接触部位，多见明显软组织脓肿。

（六）肘关节结核

1. X 线表现　早期可见肘部软组织肿胀和局部骨质疏松，进而可见骨性关节面模糊、中断。骨质破坏最常见是尺骨鹰嘴及肱骨内外侧髁，外侧髁多见。

2. CT 表现　CT 在显示肘关节软组织肿胀、骨质疏松以及肱骨、尺桡的关节面骨质破坏的程度与范围等方面具有较高价值（图 2-4-88），尤其在显示骨质破坏区的死骨更优。

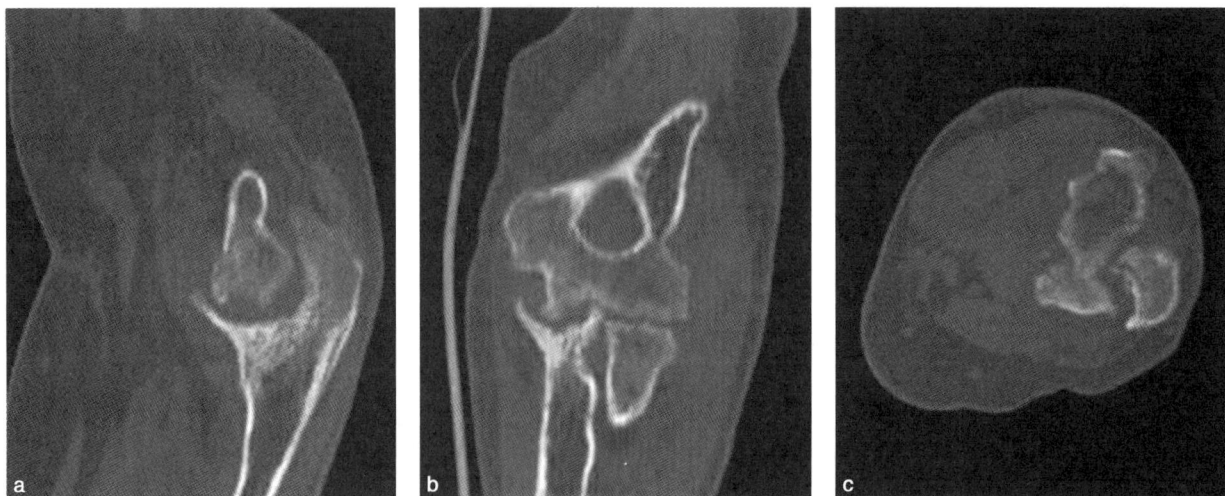

a. 三维重建矢状位；b. 三维重建冠状位；c. 轴位。CT 右肘关节面毛糙，关节间隙变窄，近关节面不规则骨质破坏及硬化。

图 2-4-88　肘关节结核

3. MRI 表现　MRI 在发现早期滑膜病变更敏感。晚期关节内和骨破坏区的纤维组织和骨质增生则表现为低信号。当形成脓肿时，脓肿在 T_2WI 和 STIR 序列图像上脓液呈不均匀的中等或高信号，增强后呈边缘强化（图 2-4-89）。

4. 鉴别诊断

（1）退行性骨关节炎：多表现为关节间隙不对称性狭窄，关节面骨质硬化和变形，关节边缘唇样骨质增生，关节面下假囊肿形成和关节内游离体等改变。

（2）化脓性关节炎：炎性反应明显。早期可见关节囊肿胀及周围软组织水肿、关节间隙增宽及轻度骨质疏松；较早破坏关节软骨，晚期可见关节间隙狭窄及骨质破坏与增生、关节骨性强直等。

（七）腕关节结核

1. X 线表现　早期腕骨骨质疏松和软组织肿胀，进而骨小梁模糊，腕骨轮廓不完整，晚期腕骨可变小（图 2-4-90）。骨型结核多开始于桡骨远端，很少有死骨形成。晚期腕关节间隙明显狭窄或消失。儿童腕关节结核患侧骨化中心出现较早。

2. CT 表现　CT 可清晰显示腕关节结核骨质疏松部位及周围软组织肿胀，骨质破坏区、边缘情况及关节间隙是否狭窄（图 2-4-91）。

3. MRI 表现　MRI 对显示腕关节积液、滑膜增厚和骨质破坏更清晰，呈长 T_1 长 T_2 信号；增强时滑膜与肉芽组织可呈明显不均匀强化（图 2-4-92）。

4. 鉴别诊断

（1）类风湿关节炎：常对称性侵及腕关节，以累及滑膜与软骨为主。多表现为骨质疏松、关节面糜烂

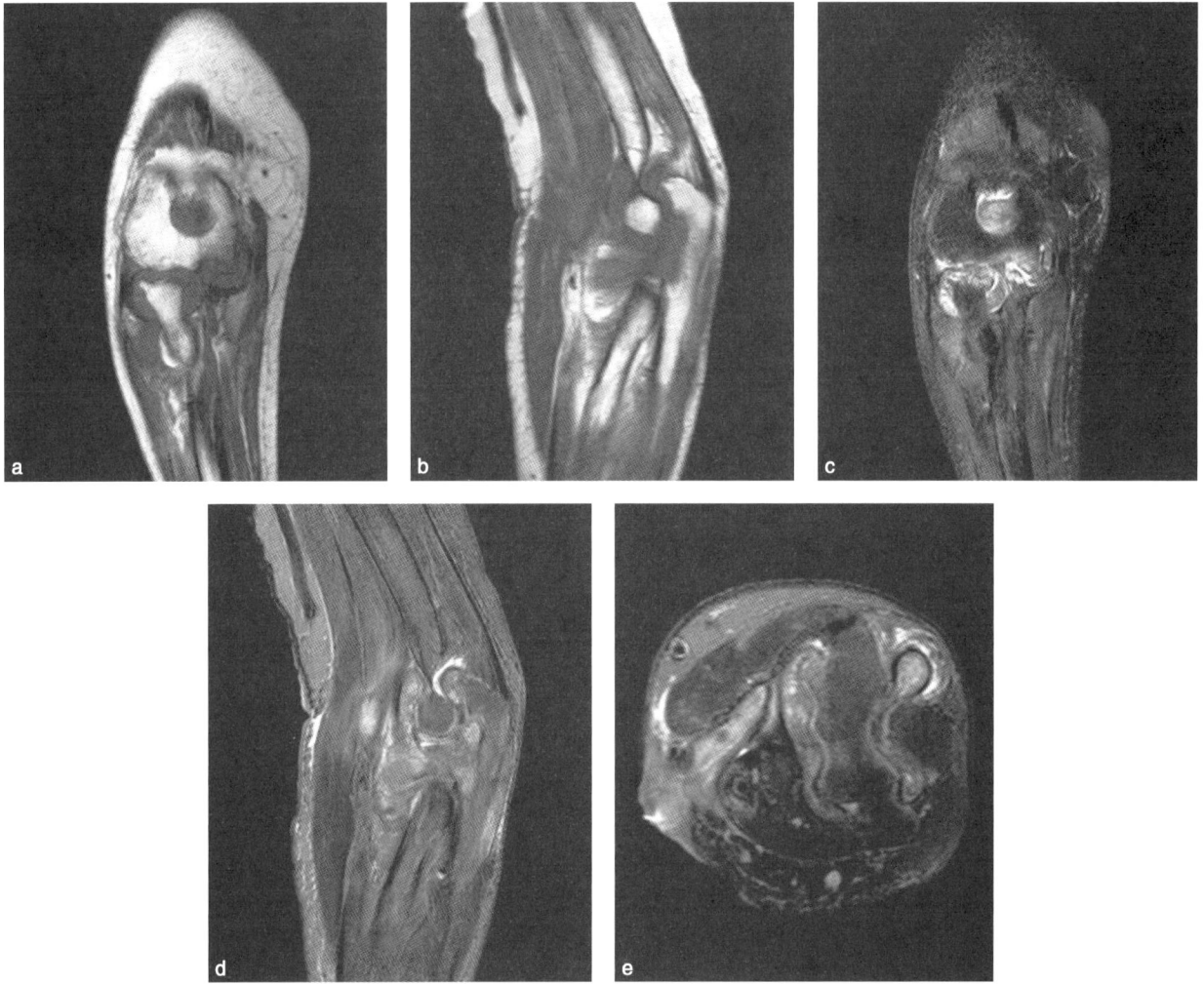

a、b. 冠状位及矢状位 T_1WI 右肱骨、尺骨、桡骨关节面下骨质破坏，伴多发斑片状低信号；c、d、e. 冠状位、矢状位及轴位压脂 T_2WI 右肘关节构成骨近关节面多发骨髓水肿，右肘关节间隙变窄，滑膜增厚，周围软组织肿胀。

图 2-4-89　肘关节结核

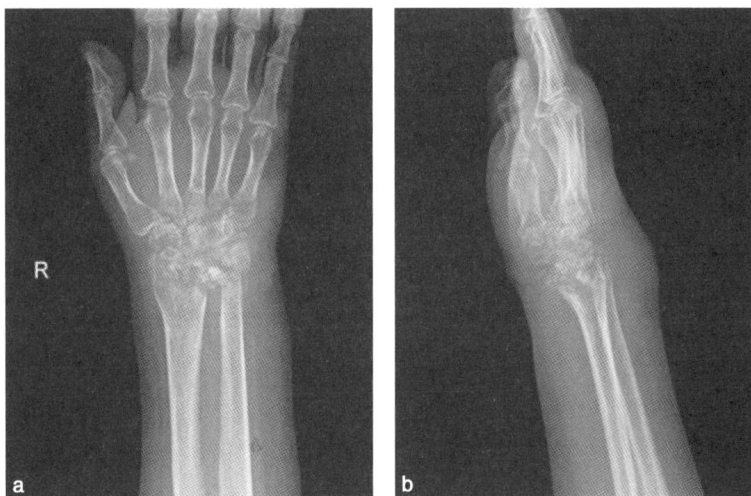

a. 右腕关节正位片；b. 右腕关节侧位片。右腕关节间隙明显不规则狭窄或消失，关节构成骨多发虫蚀样骨质缺损，部分死骨形成，第 2～5 掌骨基底部亦侵蚀破坏，周围软组织肿胀。

图 2-4-90　腕关节结核

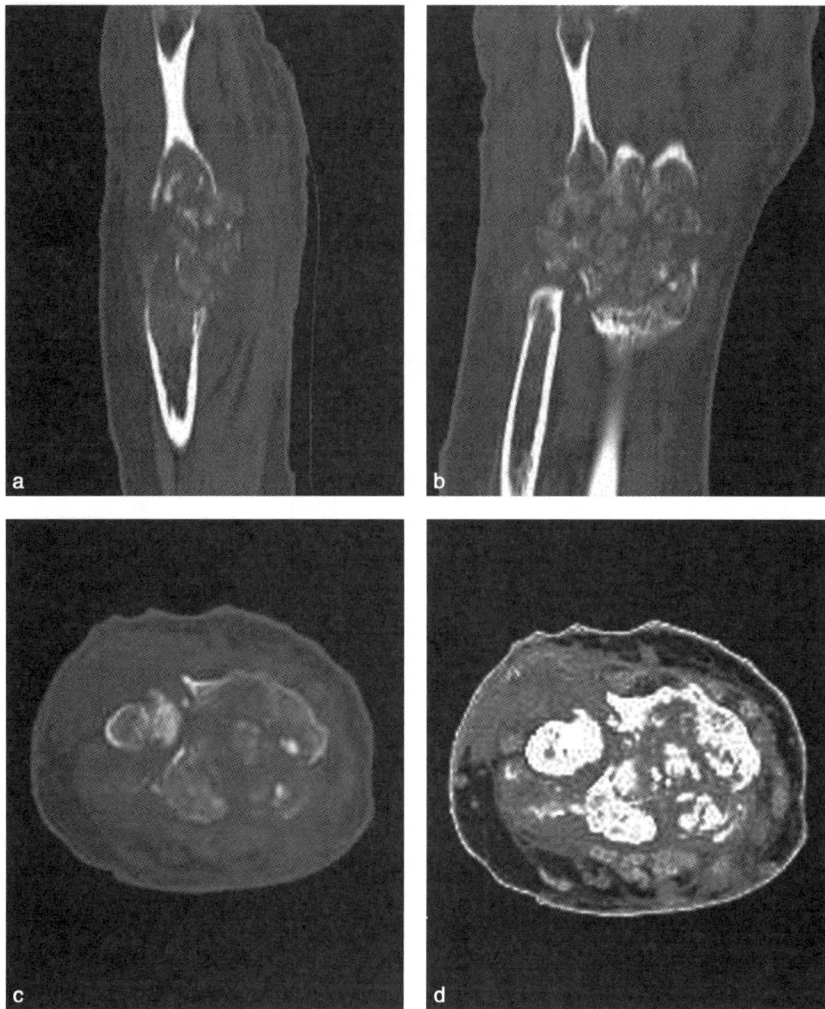

a，b，c. MPR 矢状位、冠状位重建及 CT 骨窗平扫，右腕骨普遍性骨质疏松，近关节面不规则骨质破坏及死骨形成，关节间隙不规则变窄、消失；d. 右腕 CT 平扫软组织窗，右腕关节软组织肿胀，其内见斑点状死骨。

图 2-4-91 腕关节结核

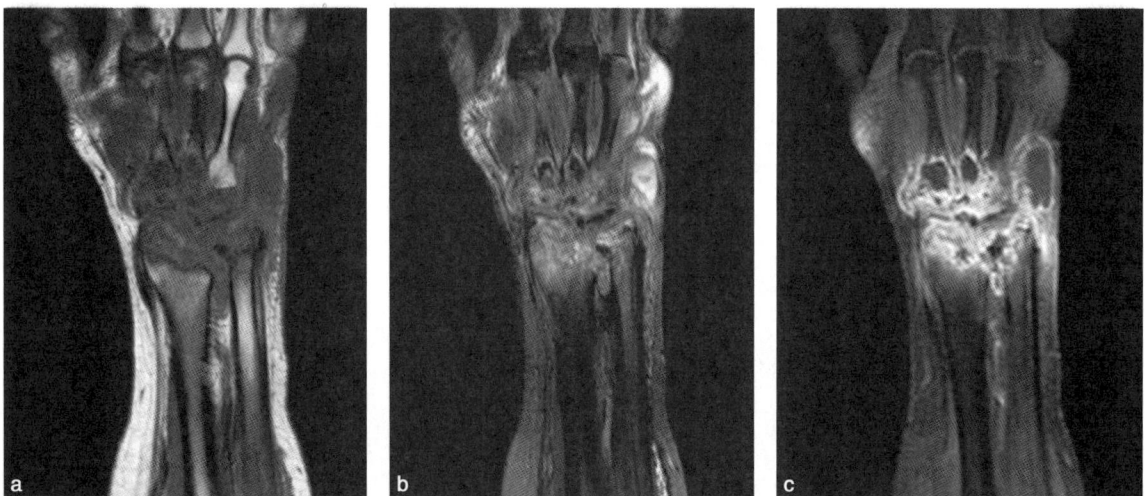

a. 冠状位 T₁WI，右腕骨、尺桡骨远端多发骨质破坏，呈低信号；b. 冠状位压脂 T₂WI 右腕骨、尺桡骨远端骨质骨髓水肿，右腕关节间隙狭窄，周围软组织肿胀伴信号增高；c. 冠状位压脂增强 T₁WI，示右腕骨、尺桡骨远端骨质破坏区及滑膜明显强化，内侧软组织内脓肿壁呈环形强化。

图 2-4-92 腕关节结核

及小囊状骨缺损，多出现在骨边缘。严重者出现关节间隙变窄、半脱位。一般不出现脓肿、窦道及死骨。

（2）痛风性关节炎：好发于指（趾）间小关节，以第1跖趾关节最为好发。关节边缘呈小囊状或类圆形骨质缺损，界清，无明显骨质疏松，局部可见密度稍高痛风石。

（八）其他少见部位关节结核

1. **胸锁关节结核**　本病常累及单侧关节，胸锁关节间隙可不规则狭窄，跨关节面软组织肿胀或肿块。早期关节面模糊，后期轻度骨质硬化，有时可见泥沙样死骨（图 2-4-93）；增强呈弥漫性或环形强化。MRI病变呈长 T_1 长 T_2 信号，增强时关节滑膜与肉芽组织病变不均匀强化。

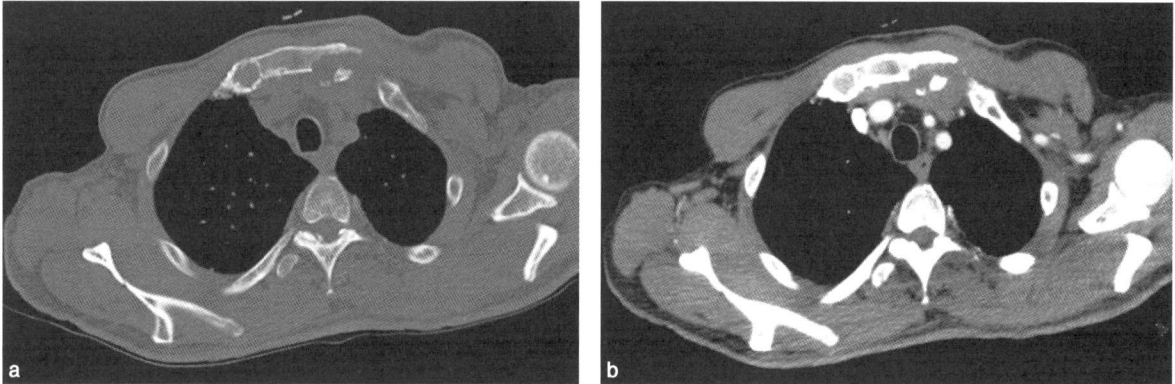

a. CT 平扫骨窗，两侧胸锁关节不对称，左侧胸锁关节间隙消失，关节面模糊，胸骨左缘骨质破坏；b. CT 平扫软组织窗，左侧胸锁关节周围软组织肿胀。

图 2-4-93　胸锁关节结核

2. **耻骨联合结核**　X 线及 CT 显示耻骨联合间隙假性增宽，两侧耻骨缘不同程度虫蚀样或囊状骨质破坏及边缘增生硬化，病灶内见多发斑点状钙化及泥沙样死骨，肌间隙模糊，部分可见脓肿形成（图 2-4-94）。

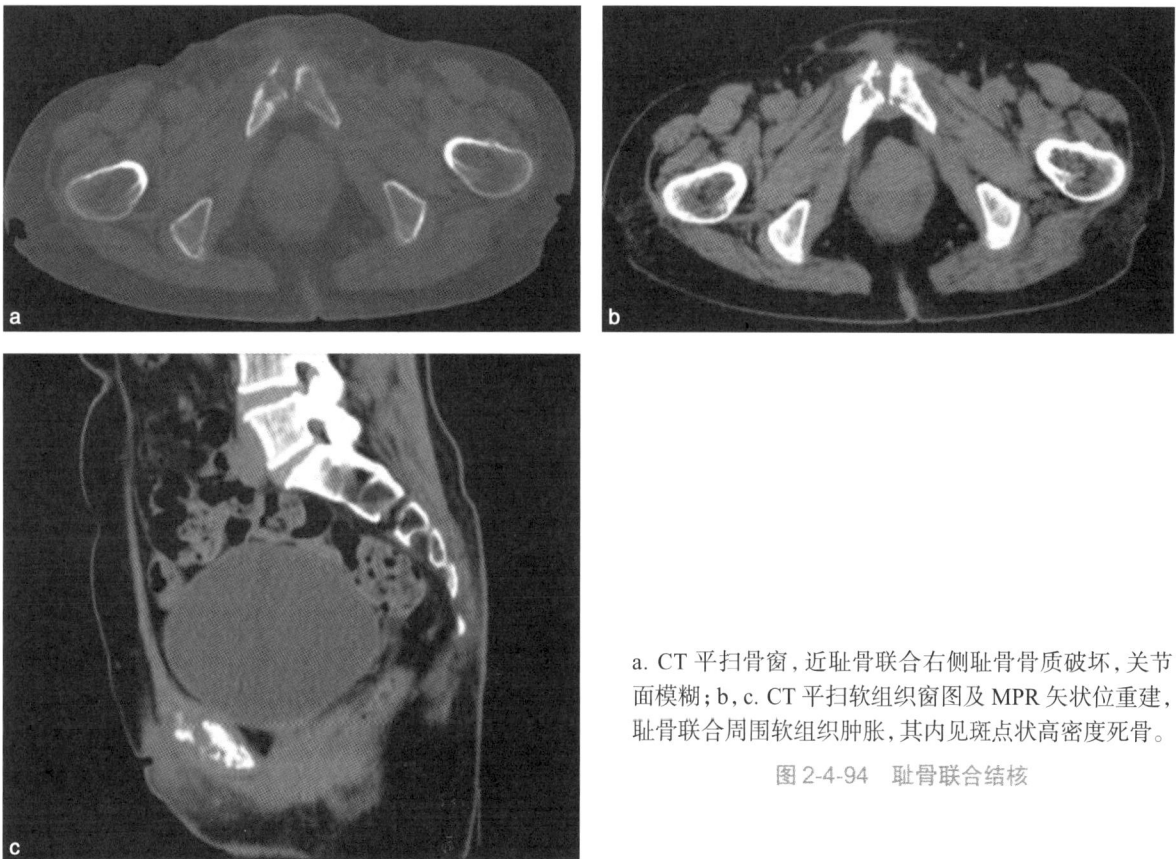

a. CT 平扫骨窗，近耻骨联合右侧耻骨骨质破坏，关节面模糊；b，c. CT 平扫软组织窗图及 MPR 矢状位重建，耻骨联合周围软组织肿胀，其内见斑点状高密度死骨。

图 2-4-94　耻骨联合结核

五、脊柱结核影像学表现

（一）X线表现

1. **骨质破坏**　主要引起松质骨的破坏，由于骨质破坏和脊柱承重的关系，常使椎体塌陷变扁。根据骨质最先破坏的部位，可分为：中央型、边缘型、韧带下型及附件型。

（1）中央型：多见于胸椎，椎体内圆形或不规则的骨缺损区，边缘不清，可有小死骨（图 2-4-95）。

（2）边缘型：是最常见的脊柱结核类型，腰椎结核多属于此型。椎体破坏开始于椎体的上下缘，病变向椎体和椎间盘侵蚀蔓延，使椎体破坏扩大，椎间隙变窄（图 2-4-96）。

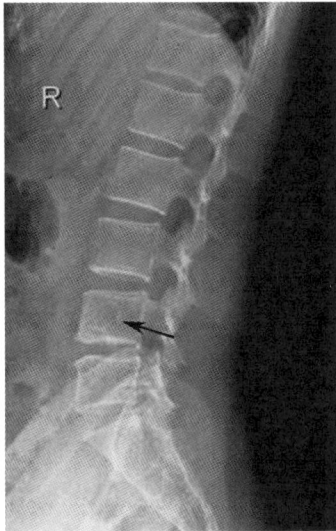

腰椎侧位片（R，右侧腰椎；箭头所指为病变）L4 椎体内见类圆形骨质破坏，呈略低密度，病灶周缘可见硬化边。

图 2-4-95　腰椎结核中央型

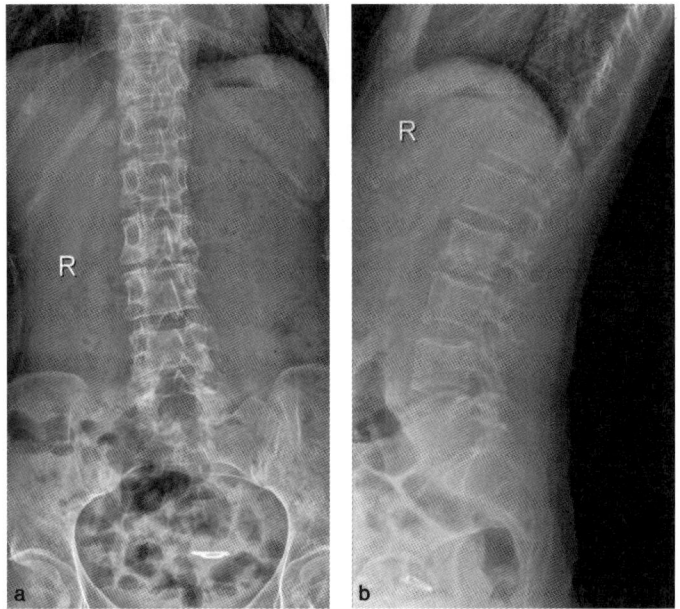

a. 腰椎正位片 L2 椎体下缘不规则骨质破坏；b. 腰椎侧位片 L2～L3 椎间隙变窄。R：右。

图 2-4-96　腰椎结核边缘型

（3）韧带下型：亦称椎旁型，主要见于胸椎前纵韧带下，可上下蔓延累及连续数个椎体，常使椎体前缘骨质破坏或凹陷（图 2-4-97）。

（4）附件型：少见，包括棘突、横突及椎弓、椎板、小关节突结核，累及关节突时常跨越关节（图 2-4-98）。

2. **椎间隙狭窄或消失**　因相邻两椎体的软骨被破坏，椎间盘完全破坏，相邻破坏的椎体相互融合，为诊断脊柱结核的重要依据（图 2-4-99）。

3. **脊柱后凸畸形**　为脊柱结核常见征象，可伴有侧弯，通常多见于少年儿童的胸椎结核，因病变广泛，多数椎体受累所致。

4. **冷脓肿形成**　颈椎结核引起的咽后壁脓肿表现为咽后壁软组织影增宽，并呈弧形前突；胸椎结核引起的椎旁脓肿表现为胸椎两旁梭形软组织肿胀影；腰椎结核引起腰大肌脓肿表现为腰大肌轮廓不清，脓肿可向下流入髂窝。

5. **死骨与新骨形成**　死骨较少见，有时见于脊椎中央型结核，表现为沙粒状死骨。

（二）CT 表现

CT 能清晰显示骨质破坏、椎旁脓肿、死骨和软组织内钙化。表现为不同程度和形态的骨质破坏、死骨形成、椎间盘破坏与椎间隙狭窄、脊柱后凸或侧突畸形、冷脓肿形成与硬膜囊受压等。脊柱结核的骨质破坏可分为以下 5 种类型。

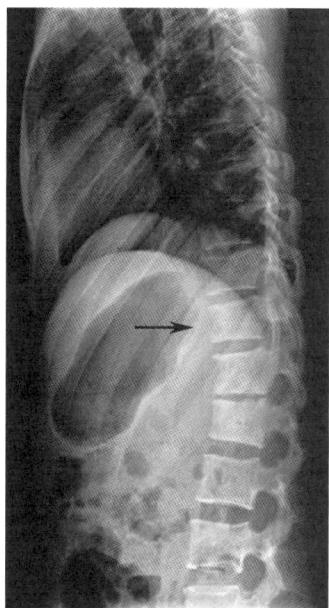

胸腰段侧位片 T10～T12 椎体前缘骨质破坏（箭头所示），T11～T12 椎间隙变窄。

图 2-4-97　胸椎结核韧带下型

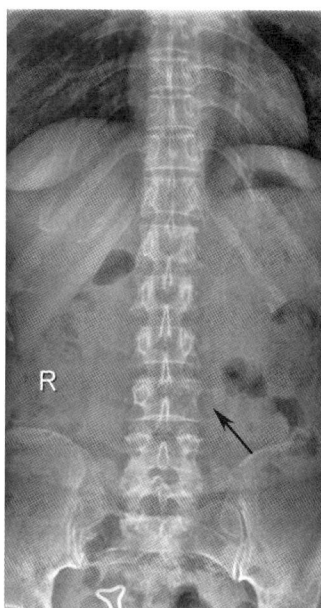

腰椎正位（R，右侧腰椎；箭头所指为病变）L3 椎体左侧横突骨质破坏。

图 2-4-98　腰椎结核附件型

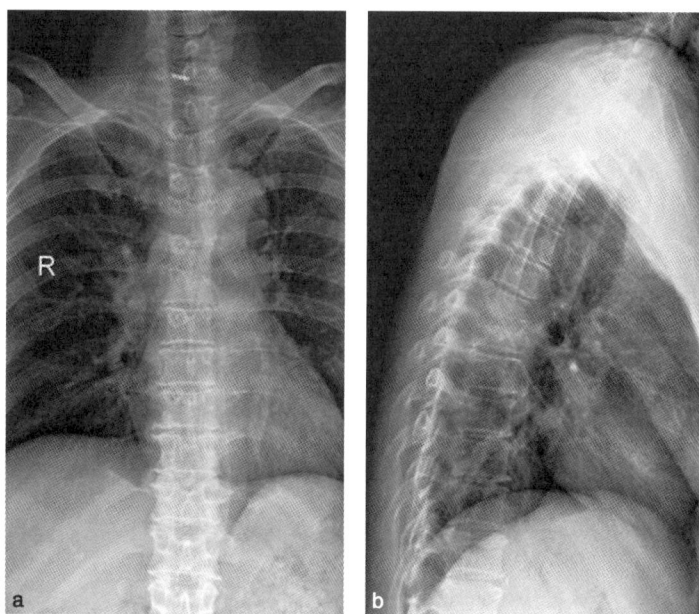

a. 胸椎正位片 T5、T6 椎体相对缘骨质破坏；b. 侧位片 T5～T6 椎间隙消失。

图 2-4-99　胸椎结核伴椎间隙消失

1. **局灶破坏硬化型**　即骨破坏周围形成硬化带，硬化带围绕的低密度区内为结核性肉芽肿或干酪样坏死物质，可见沙粒样或小斑块状死骨（图 2-4-100 ）。

2. **碎裂型**　椎体多有体积膨大，其内可有不同形态的碎骨片，基本保持原椎体外形与轮廓，但严重破坏者也可表现为受累椎体的整体结构丧失，表现为碎骨片超出椎体的范围，游离到周围肿胀的软组织内（图 2-4-101 ）。

3. **溶骨型**　为椎体内大片状无骨结构的低密度区，向周围穿破骨皮质，破坏区边缘模糊（图 2-4-102）。

4. **骨膜下型**　表现为沿椎体前缘或前侧缘不规则的骨质破坏，呈虫蚀样或鼠咬样（图 2-4-103 ）。

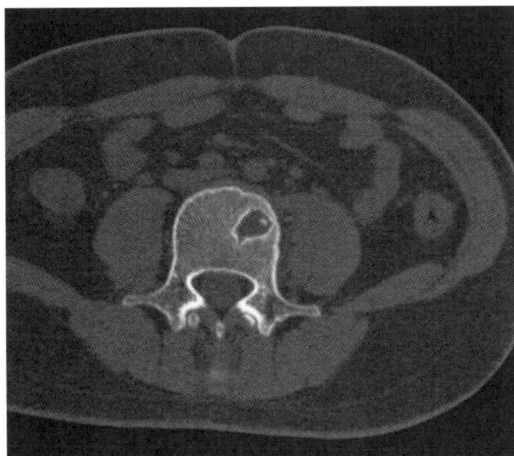

平扫 CT 骨窗，腰椎椎体内局限性低密度区，硬化边缘较清楚，其内见斑点状死骨。

图 2-4-100　腰椎结核局灶破坏硬化型

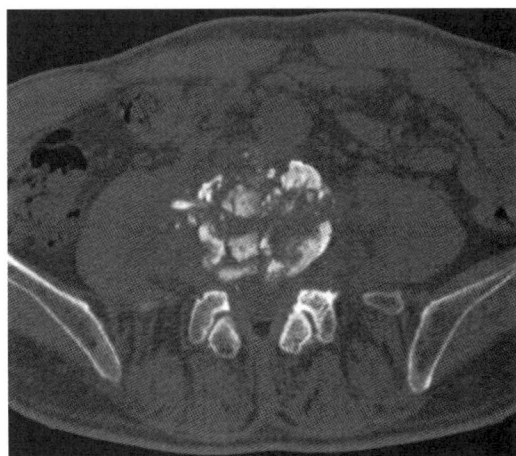

平扫 CT 骨窗，腰椎椎体明显骨质破坏，其内伴有大量形态各异的骨碎片，椎体形态尚存，椎旁脓肿内亦可见骨碎片及钙化影。

图 2-4-101　腰椎结核碎裂型

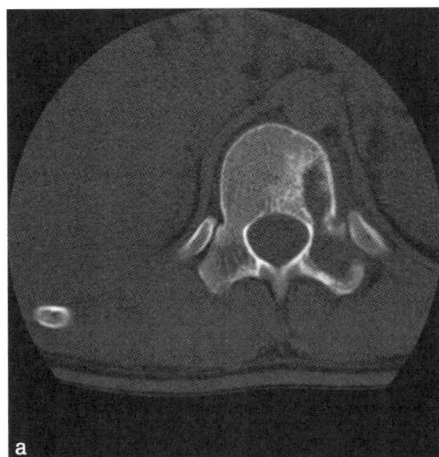

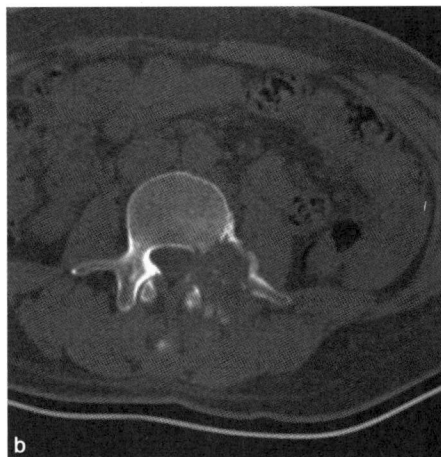

平扫 CT 骨窗，T11、L3 椎体左侧附件呈溶骨性骨质破坏。

图 2-4-102　胸、腰椎结核溶骨型

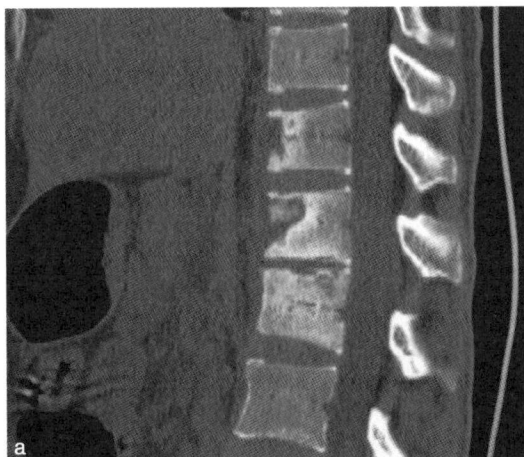

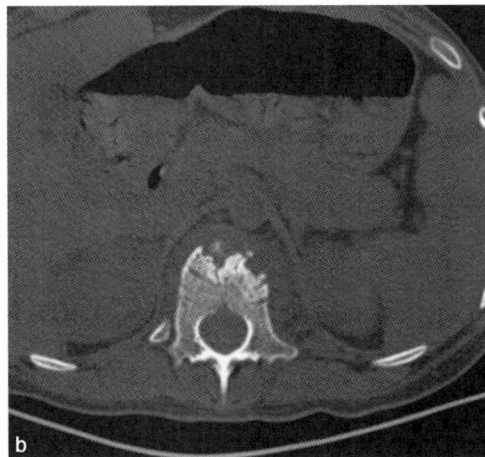

a. 三维重建矢状位，T10～T12 椎体前缘虫蚀样骨质破坏，T11 椎体前部坏死区内斑片状死骨，T11～T12 椎间隙狭窄；b. CT 轴位胸椎前缘骨质破坏，周围软组织肿胀。

图 2-4-103　胸椎结核骨膜下型

5. **混合型**　即以上多种类型的骨质破坏形式混合存在。

（三）MRI 表现

MRI 对死骨及钙化的显示和鉴别不如 CT，但 MRI 对显示病变脊椎及椎旁软组织的信号改变优势明显，同时可清晰显示椎间盘破坏、椎间隙狭窄及消失等改变。

1. **脊椎骨炎**　早期 MRI 表现为骨髓水肿，呈局限性或弥漫性，呈长 T_1 长 T_2 信号，边界不清。

2. **椎骨破坏**　椎体骨质破坏区呈长 T_1 长 T_2 信号，受累椎体可出现强化（图 2-4-104）。

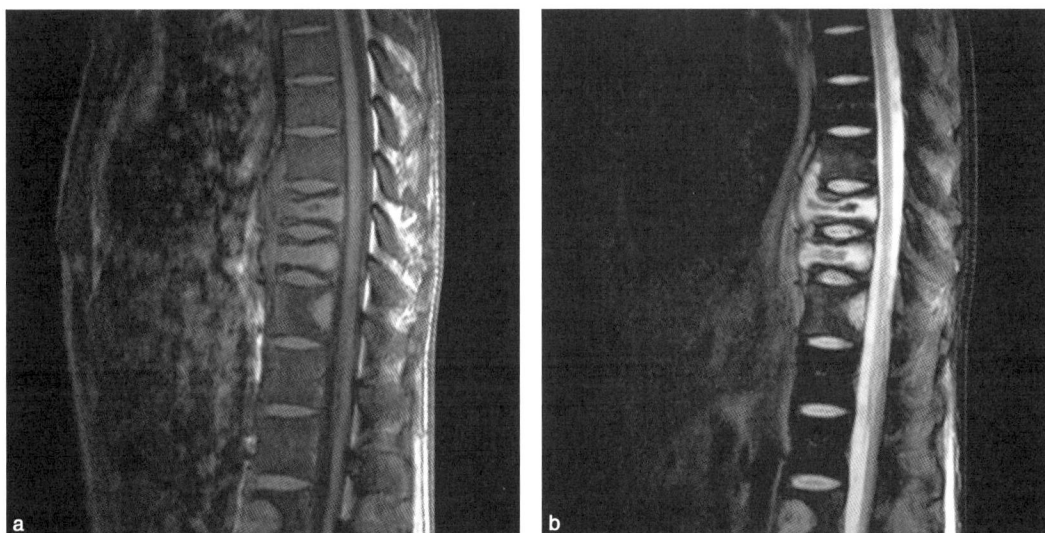

a. 矢状位压脂增强 T_1WI，T6、T7 椎体变扁，T6～T8、T11 椎体骨质破坏区为高信号；b. 矢状位压脂 T_2WI 骨质破坏区为高信号，T6、T7 椎体破坏区高信号内见条片状低信号残留骨质。

图 2-4-104　胸椎结核椎体骨质破坏

3. **椎间盘破坏**　受累椎间盘表现为 T_1WI 低信号或略高信号，髓核先破坏受累；T_2WI 呈混杂高信号；早期即可椎间隙变窄；增强后受累椎间盘有异常强化。

4. **椎旁软组织病变**　包括肉芽肿和脓肿。脓肿常见：T_1WI 呈低或等信号，T_2WI 可见多房或单房的高信号脓腔，有厚薄不等的包膜，内有纤维分隔黏连，脓腔周边环状强化；椎旁肉芽肿为沿椎周均匀分布，呈相对均匀的强化（图 2-4-105）。

5. **椎管内病灶和神经根受累**　脊柱结核破坏较重的椎体后方常形成硬膜外脓肿，位于后纵韧带下，病灶常局限，多不超过病变椎体范围，T_1WI 呈等信号、T_2WI 呈略高信号（图 2-4-106）；如其内干酪样坏死成分较多，在 T_2WI 上可呈低信号。脊柱结核可进一步侵犯硬膜囊，引起结核性硬膜炎和蛛网膜炎，甚至累及神经根形成神经炎，后者表现为沿硬膜或神经根走行的不规则强化。

（四）鉴别诊断

大多数脊柱结核不难诊断，但有些不典型的脊柱结核需与下面疾病鉴别。

1. **化脓性脊柱炎**　化脓性脊柱炎患者多发病急骤，病程较短，受累脊椎多为轻微的骨质破坏，明显脊柱畸形罕见。化脓性脊柱炎以腰椎受累多见，病变分布与脊柱结核相似，以相邻 2 个脊椎受累最常见，单脊椎受累少见；化脓性脊椎炎患者由于发病急骤，附件受累亦罕见，椎旁脓肿范围较脊柱结核小且钙化较少。

2. **脊柱转移瘤**　患者年龄多较大，有原发肿瘤病史，病变多发生于椎体中后部和附件，病灶内少或无死骨、钙化，椎间盘受累罕见，椎间隙多保持正常；椎旁软组织肿块范围局限。

3. **布鲁菌性脊柱炎**　该病特点为病灶分布于腰椎，其中以第 4 腰椎体发病率最高，骨破坏灶小而多发，多局限于椎体边缘，病灶周围明显增生、硬化，新生骨组织中有新破坏灶形成，椎间盘破坏轻，少或无椎旁脓肿形成。

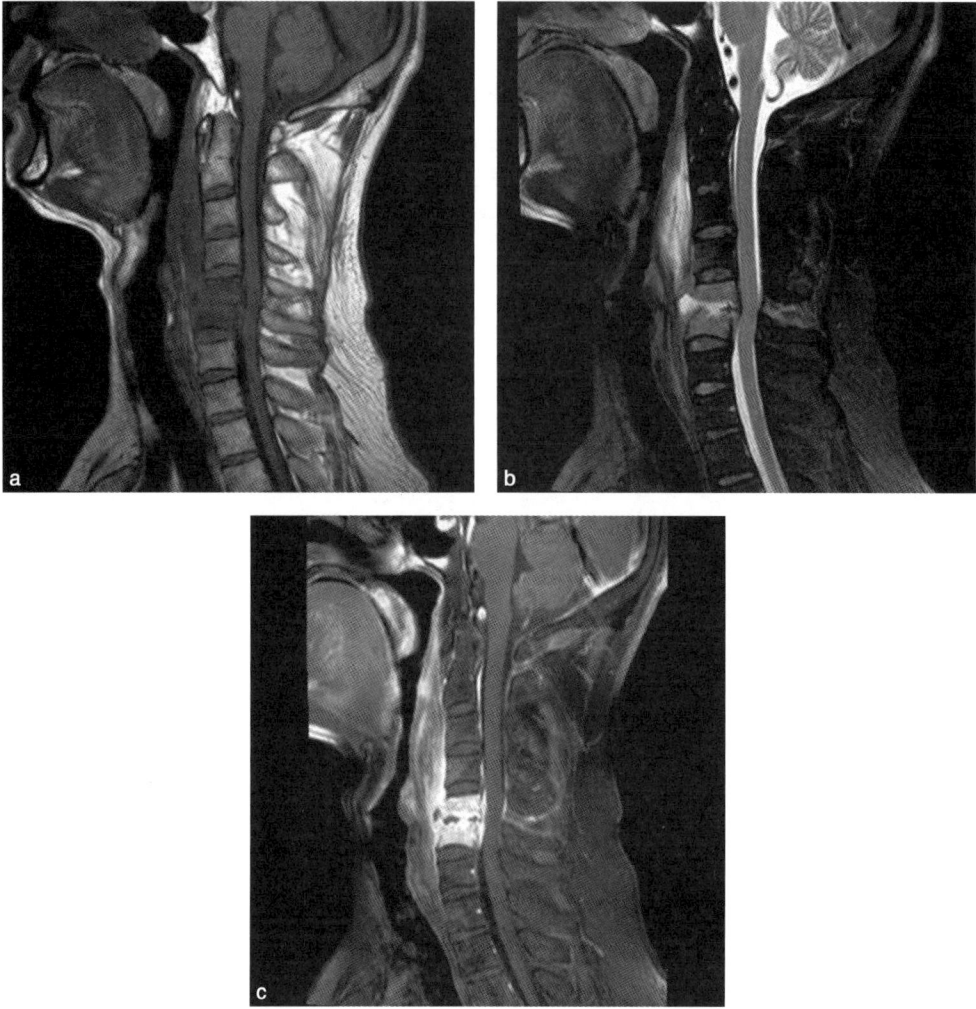

a. 矢状位 T_1WI C5、C6 椎体骨质破坏，呈低信号，C5～C6 椎间隙狭窄，咽后壁软组织增厚；b. 矢状位压脂 T_2WI，C5、C6 椎体骨质破坏，呈高信号，咽后壁及椎体前缘高信号脓肿形成；c. 矢状位压脂增强 T_1WI，C5、C6 椎体强化明显，咽后壁增厚软组织强化明显，咽腔狭窄。

图 2-4-105　颈椎结核咽后壁脓肿

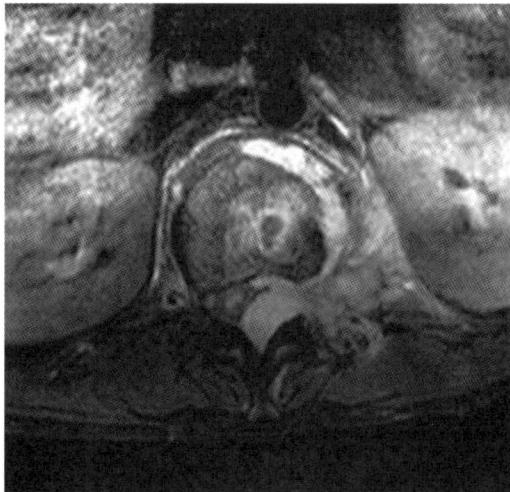

核磁 T_2WI 示左侧腰大肌脓肿经左侧椎间孔向椎管
内突入

图 2-4-106　椎管内病灶累及神经根

第八节　淋巴结结核

全身 800 多个淋巴结中，约 300 个位于颈部，在淋巴结结核病患者中，以颈部淋巴结结核最为多见，占淋巴系统结核病 80%～90%。本节以颈部及腹盆腔淋巴结结核为例，解析不同检查方法对淋巴结结核检查的效力以及相应的影像学表现。

一、颈部淋巴结结核影像学检查方法的优化

（一）超声检查

通过对淋巴结的大小、形态、内部回声及血供特点等进行多方面综合分析，曾经为淋巴结的定性诊断提供丰富的依据，但超声检查由于其成像对一些病变表现有较多重叠，不能检出微小淋巴结病变，而且影像质量的优劣、诊断的准确性均取决于检查者的技术素质。同时，由于难以检查到深部的淋巴结，如气管食管沟淋巴结和咽后淋巴结等，现用于颈部淋巴结病变的超声检查减少，逐渐被 CT 取代。

（二）CT 检查

1. CT 能检出临床上不能触及的淋巴结，尤其是位于深部的淋巴结，如咽后组、上部颈深组、气管食管旁沟淋巴结，这些淋巴结直径即使增大到 1.5cm 以上，一般也不能触及，而 CT 易于发现。

2. 当临床上触及固定的较大淋巴结时，提示有结外侵犯的可能，CT 可以清楚显示，表现为淋巴结轮廓不清楚，邻近肌肉、血管、神经等结构模糊或被掩盖。

3. 当淋巴结肿块直径大于 3cm 时，根据经验，一般由多个淋巴结融合而成，CT 可具体显示淋巴结的个数。

4. CT 增强扫描可反映颈部淋巴结结核的病理改变，可见多种病理形态及病理阶段同时存在，为颈部淋巴结的定性诊断提供可靠依据。例如，Ⅲ型（分房样强化或周边强化，周围脂肪层闭塞）、Ⅳ型（大于 2cm 的大单房）最多见。

（三）MRI 检查

MRI 具有良好的软组织分辨力，能多方位、多平面直接成像，MRI 较 CT 更能全面、客观反映颈部淋巴结结核不同病理阶段的特征，尤其是对病理变化发展的第二、三阶段明显优于 CT。对颈淋巴结结核诊断、分期和指导治疗具有显著的实际运用优势。MRI 与 CT 检查相比无射线辐射，MRI 对比剂过敏的潜在危险性小。

（四）PET 及 PET/CT 融合显像

PET/CT 是近年来应用于临床的一种非创伤性的、用于探测体内放射性核素分布的核医学显像技术。PET/CT 提供的是组织代谢的功能影像，具有显像直观、易于辨认的特点。许多研究证实，PET/CT 对颈部淋巴结结核的鉴别，尤其是颈淋巴结转移癌的诊断价值明显优于 CT 和 MRI，但 PET/CT 的最大不足之处是空间分辨率不高、解剖结构显示不清。PET/CT 融合扫描系统将 MSCT 和 PET 整合在一起，患者只需一次检查，即可完成 2 次扫描，通过图像重建融合技术形成叠加的图像，它既具有 PET 的功能成像，又具有 CT 的高空间分辨率，提供了真正的解剖代谢图像。

超声、CT、MRI、PET 及 PET/CT 融合显像各有所长。在评价局部淋巴结时，超声价廉，CT、MRI 的分辨率高，定位准确。PET/CT 的检查费用虽然昂贵，但可以同时显示局部淋巴结转移和淋巴结周围结构，并能对恶性淋巴结肿瘤转移灶的代谢特征进行监测。随着各种灌注成像技术的应用，使功能学与形态学相结合，为颈部淋巴结病变的鉴别诊断提供了更有价值的参考指标。

二、颈部淋巴结结核的影像学表现

（一）CT 表现

参考术前 CT 检查，并根据 Lee 等（1994）的标准对颈部淋巴结核分型。

Ⅰ型：结节型或肉芽肿型，起病缓慢，一侧或双侧有一至数个淋巴结肿大，质较硬，散在而可活动，无黏连，平扫呈均匀的软组织影，增强后呈较明显均匀强化，无坏死，周边无黏连（图 2-4-107）。

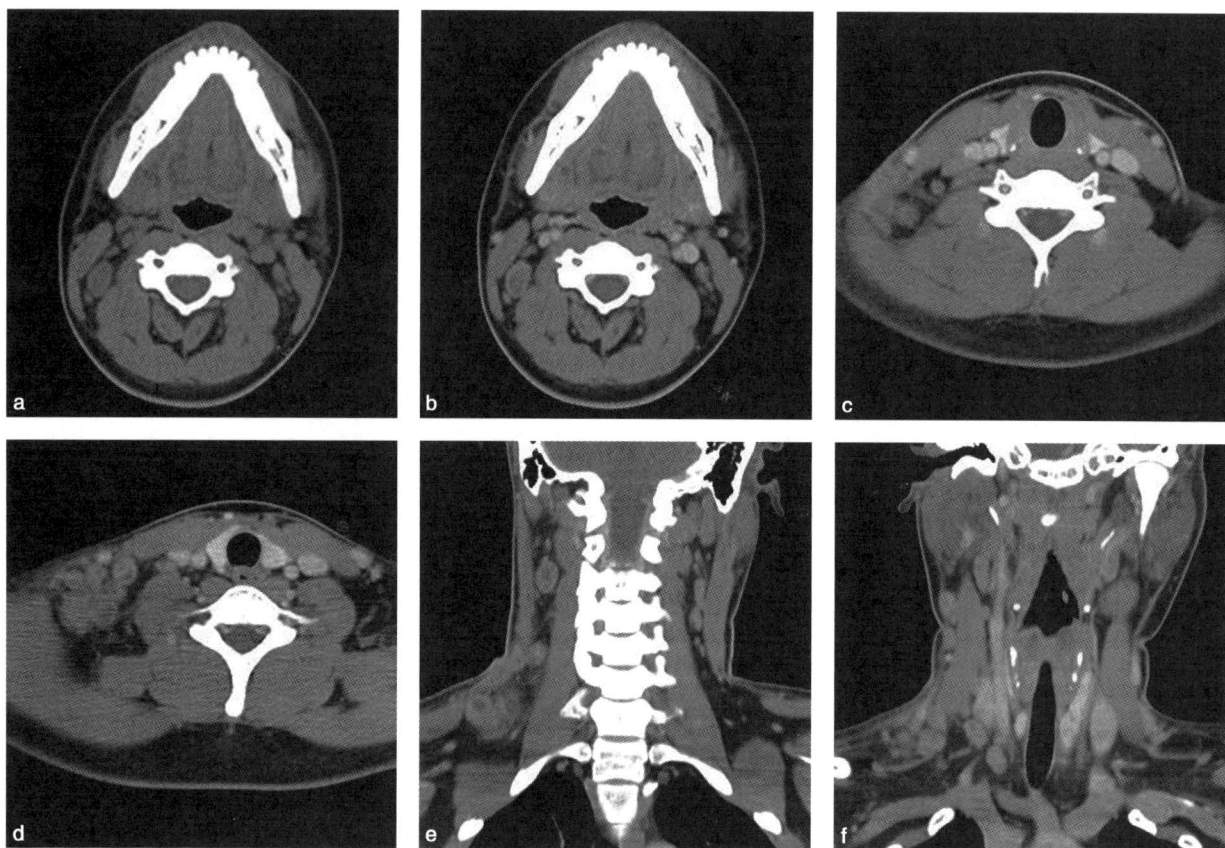

a. 右侧颈内静脉淋巴结上、中、下及颈后三角淋巴结组、右锁骨上窝可见多发软组织密度影，多数平扫呈等密度，右侧胸锁乳突肌内侧淋巴结内部密度欠均匀，呈稍低密度，周边可见等密度的壁，淋巴结边界较清楚，周围脂肪间隙存在；b、c、d、e、f. 增强后多数呈结节状强化，部分中心见少许无强化区，部分呈环形强化。该病例以Ⅰ型为主，右侧锁骨上区及胸锁乳突肌后方淋巴结内较多干酪坏死物，增强后环形强化为主，表现为Ⅱ型。

图 2-4-107 颈部淋巴结结核（Ⅰ、Ⅱ型）

Ⅱ型：CT 平扫病变中心有干酪性坏死时可见低密度坏死区，增强扫描边缘呈环状强化，其周围脂肪间隙存在（图 2-4-108）。

Ⅲ型：CT 平扫表现为多房性中心低密度区，增强时多呈周边不规则厚壁强化，伴周围脂肪间隙闭塞。

Ⅳ型：CT 平扫可见较大的融合低密度区，增强扫描可见边缘厚且不规则的环状强化，淋巴结正常结构消失，周围脂肪间隙消失（图 2-4-109）。

各型单独存在者称为单纯型，多种形态同时存在者称为混合型（图 2-4-110）。

（二）MRI 表现

依据不同病理阶段的病理结果并扩散分析 MRI 特点分为 4 型。

Ⅰ型（Ⅰ期或第一阶段）：结核结节及肉芽肿形成，MRI 表现病变淋巴结正常或略肿大，界面光滑，T_1WI 略低信号，T_2WI/DWI 及 T_2WI-SPAIR 高信号，增强呈明显均匀实性强化。

Ⅱ型（Ⅱ期或第二阶段）：淋巴结干酪样坏死，淋巴结包膜未坏死，无黏连，周围脂肪间隙清晰。此期出现淋巴结结核较为典型的 MRI 表现为中心 T_1WI 呈均匀稍低信号，T_2WI 及 T_2WI-SPAIR 呈不均匀高信号，即高信号的结节或团块中心可见更高信号的坏死区，周边环状等信号或稍低信号。增强扫描呈环形不均匀强化。

Ⅲ型（Ⅲ期或第三阶段）：浸润型，MRI 表现同Ⅱ型相似，不同于Ⅱ型的是病灶周围脂肪间隙消失。淋巴结内部结构更加混杂，各淋巴结间融合，周围间隙模糊伴片状炎性渗出信号，增强呈环形融合状强化（图 2-4-111）。

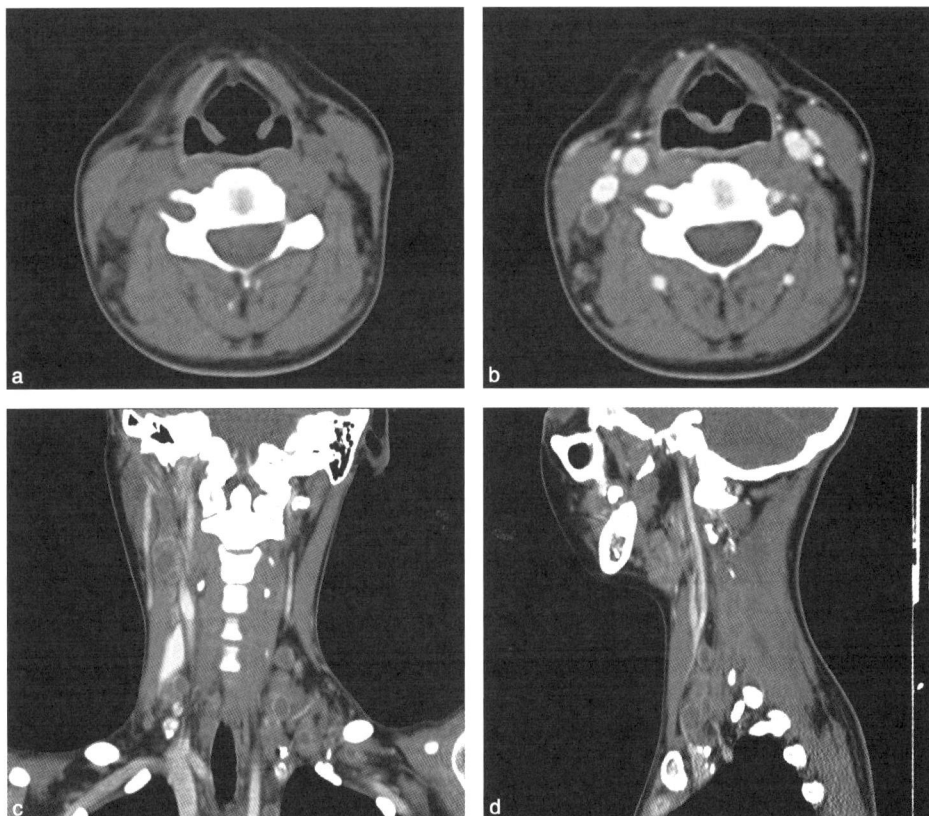

a. 右侧颈内静脉淋巴结上、中、下及颈后三角淋巴结组，左侧颈内静脉淋巴结下组、双锁骨上窝可见多发软组织密度影，呈串珠样分布，平扫呈等密度；b，c，d. 增强后呈环形强化，部分与邻近软组织分界欠清。扫描层面上纵隔见多个类似强化的淋巴结。本例淋巴结周围脂肪间隙基本存在，以Ⅱ型为主。

图 2-4-108　颈部淋巴结结核（Ⅱ型）

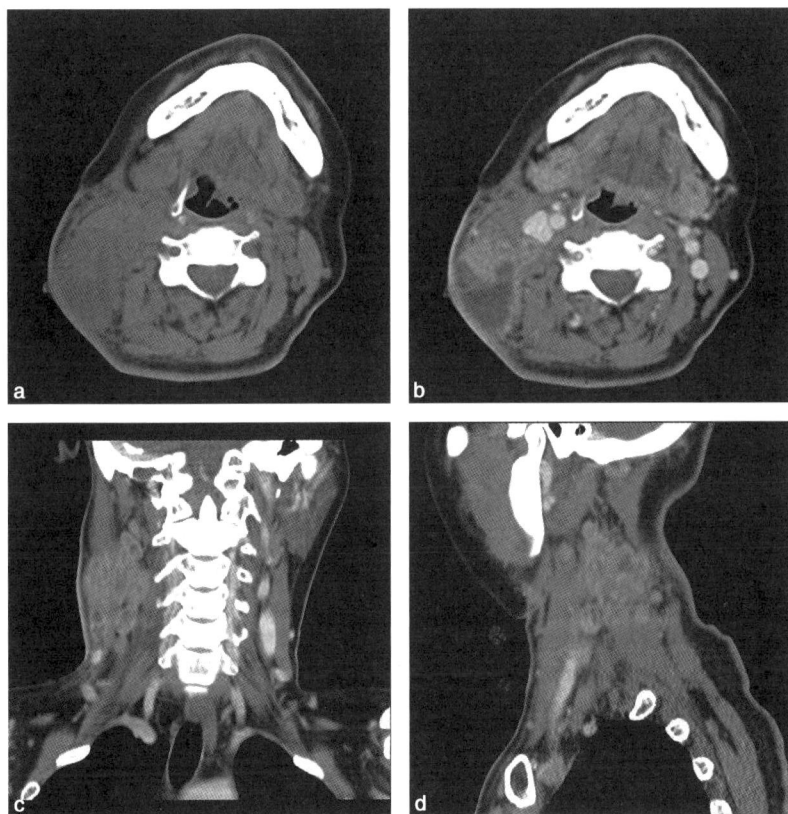

a. 右侧颈内静脉淋巴结上、中、下组及颈后三角淋巴结组可见多发结节状、团块状软组织密度影，平扫呈等密度及稍低密度，内部密度欠均匀，与邻近软组织分界不清。右侧胸锁乳突肌受压推移；b，c，d. 增强及 MPR 示右侧颈部病变呈不均匀强化，以边缘强化为主，肿大的淋巴结包膜破坏、融合黏连，周围可见炎性浸润，脂肪间隙模糊、消失。

图 2-4-109　颈部淋巴结结核（Ⅳ型）

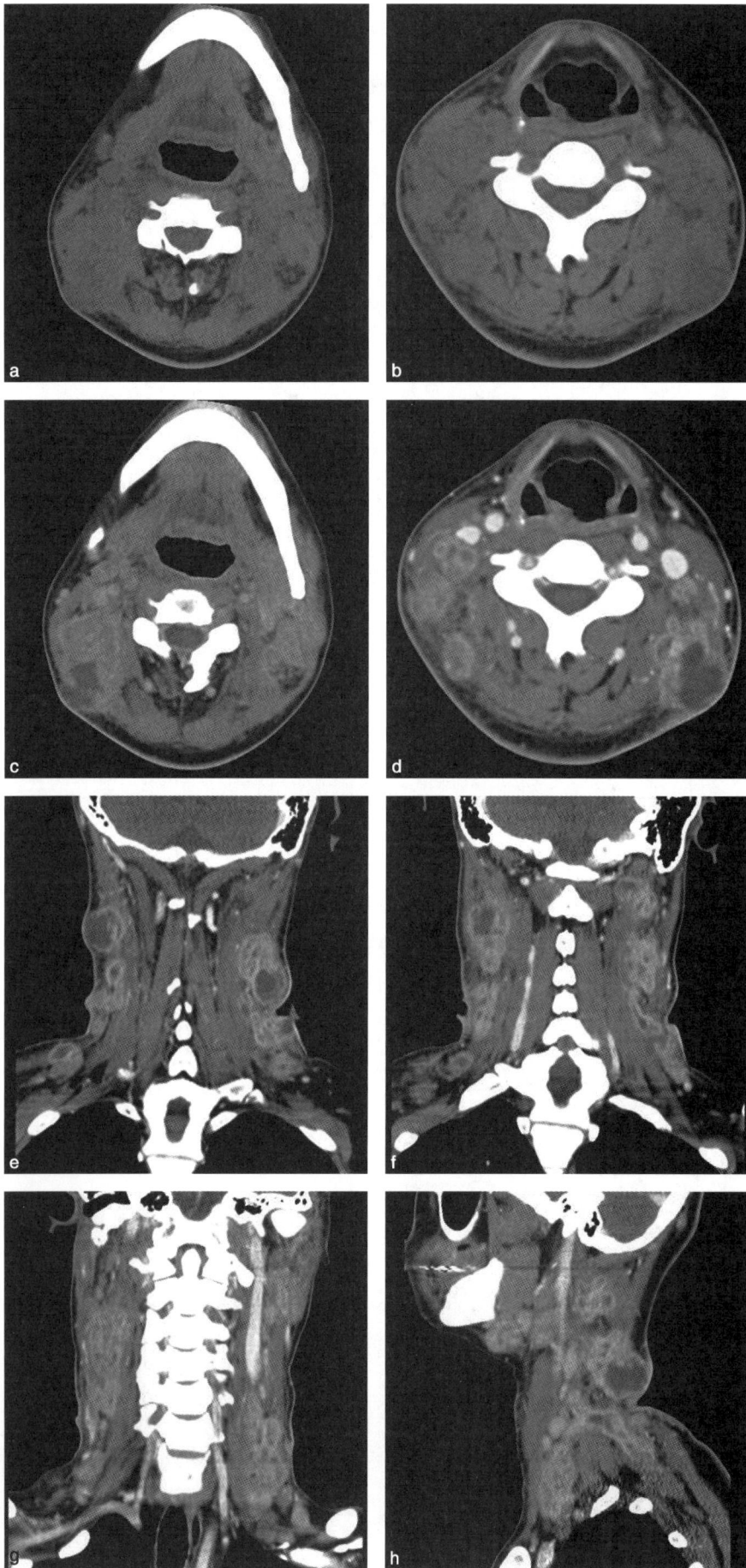

a、b. 左侧颌下、双侧颈内静脉淋巴结上、中、下及颈后三角淋巴结组、双侧咽旁间隙可见多发软组织密度影,平扫呈稍低密度,内部密度欠均匀,多数边界模糊不清,周围脂肪间隙显示不清、部分消失;c,d,e,f,g,h. 增强后病灶呈不均匀边缘强化,呈串珠样分布,可见多个淋巴结融合呈大片状及梅花状(g,h),少数呈边界清楚的结节状均匀强化。双侧颈后三角淋巴结融合,形成脓肿,包膜破溃达皮下。本例为Ⅰ~Ⅳ型混合存在,以Ⅲ、Ⅳ型为主。

图 2-4-110 混合型颈部淋巴结结核

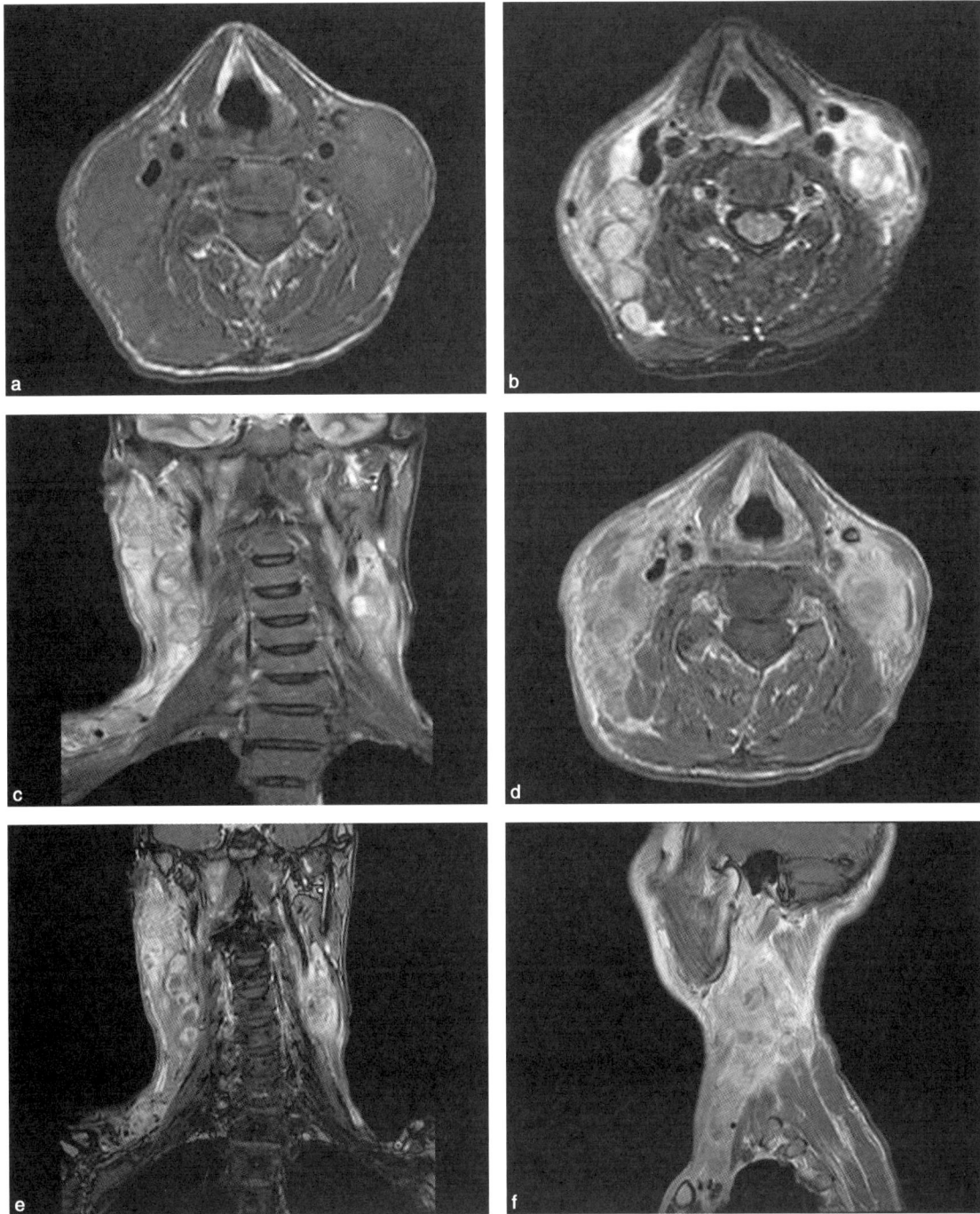

a. T$_1$WI；b，c，d. 为 T$_2$STIR，双侧颈静脉链上、中、下组及右侧锁骨上窝及浅表淋巴结见多发结节影，T$_1$WI 呈等信号及稍低等信号，T$_2$WI-STIR 呈不均匀稍高信号，部分边缘呈较高信号，周围包膜呈低信号，左侧淋巴结失去正常形态，包膜不完整，邻近软组织见炎性浸润、水肿，信号增高，周围脂肪间隙模糊、消失，右侧胸锁乳突肌肿胀，信号增高；e，f. 增强后呈不均匀边缘强化为主，中心见斑片状无强化的等信号区为干酪坏死组织，中变强化部分为炎性肉芽组织，部分呈均匀结节状轻度强化。

图 2-4-111　颈部淋巴结结核（Ⅲ型）

Ⅳ型（Ⅳ期或第四阶段）：脓肿型，MRI 表现为肿大融合且信号混杂的淋巴结，周围炎性浸润、脓肿及窦道形成，坏死区 $T_2WI\text{-}SPAIR$ 呈明显高信号，增强可显示边缘厚且不规则的强化的环壁及窦道，部分呈多房状及分隔状强化。淋巴结干酪样坏死破溃并向周围侵犯。

（三）诊断与鉴别诊断

颈部淋巴结结核需与慢性淋巴结炎、恶性淋巴瘤、转移癌等疾病鉴别。颈部肿大的淋巴结主要根据淋巴结形态、大小、边缘、病灶内部强化的改变来鉴别其良恶性。一般认为淋巴结厚环强化（强化环的厚度大于淋巴结直径的 20%），结核的可能性比转移性的大 1 倍，结核的环状强化表现为更不规则。

1. **淋巴结炎**　Ⅰ型淋巴结结核和淋巴结炎鉴别有一定困难，因为两者影像上表现相似。慢性淋巴结炎多由口腔、鼻咽部慢性炎症引起，受累淋巴结直径多为 0.5～1cm，边界清，质地较软，颈淋巴结结核直径多大于 2cm，质地为中等或硬者占 80.8%。Ⅱ型及Ⅲ型的淋巴结结核应与化脓性淋巴结炎鉴别，后者其肿大的淋巴结常为单发，环状均匀强化、壁厚，且无明显壁结节和钙化，而淋巴结结核常为多发，可出现分隔状强化。巨大淋巴结增生症影像学特征较显著，呈多个结节，大小不一，有的可达 5cm 以上，平扫时密度均匀，增强扫描病变有显著强化，较易鉴别。

2. **转移性淋巴结**　患者多数年龄较大，有原发肿瘤，尤其是头颈部原发肿瘤病史（大部分为鳞状细胞癌），转移性淋巴结发生部位与原发肿瘤的淋巴引流区域相关。转移淋巴结多发于上颈部，可有多个淋巴结的融合现象，甚至中央部分出现低密度坏死区。淋巴结增大到一定程度，可致血管转移。转移性淋巴结多为椭圆形或类圆形，边缘强化病变者边缘形态较规则，厚环者多，分房样强化者很少，钙化少见，周围脂肪层多清晰，并多可找到原发肿瘤的证据。

结核性淋巴结常失去淋巴结正常结构，相互融合成团状，并与邻近的肌肉等组织黏连，伴有周围肌肉脓肿，皮下脂肪层会出现渔网状改变，周围皮肤常增厚及破溃，转移性淋巴结则少见此征象。

3. **淋巴瘤**　颈部淋巴瘤多为双侧边缘清晰的肿大淋巴结，内多无液化坏死，CT 增强扫描呈轻中度的均匀强化。淋巴瘤较转移性淋巴结和淋巴结结核更不容易出现皮质不规则增厚和中心坏死及包膜外侵犯。此外，淋巴瘤的肿瘤细胞主要沿淋巴管道侵袭及蔓延，对血管的破坏相对较弱，血流的改变较晚。

颈部淋巴结肿大的同时，常可见其他如胸、腹以及浅表淋巴结肿大。CT 表现：颈部淋巴结的增大除在颈动脉间隙区外，还可在其他部位出现，多表现为大血管附近结节状软组织影，较小时边界清，较大时常融合成团状呈不规则形态或分叶状。肿块增强不明显或以周边部分增强为主，还可见中央部分无增强的低密度不规则坏死区。淋巴瘤早期多为单侧性，晚期可见双侧及其他部位的淋巴结增大。淋巴瘤主要表现为均匀强化，一般无坏死，即使在肿块巨大时，也仅见中心小片坏死。转移淋巴结及淋巴瘤常可出现淋巴结融合，但转移性淋巴结的融合常常分界不清，有别于淋巴瘤的淋巴结融合。

三、腹盆腔淋巴结结核的影像学表现

由于腹盆腔淋巴结结核以非血路传播为主，所以淋巴结结核主要分布与淋巴管的引流关系密切，好发区域为肠系膜、门腔间隙、肝十二指肠韧带、肝胃韧带、腹主动脉周围腰二椎体以上区域淋巴结。而腹盆腔淋巴结结核的病理变化常以炎症渗出、增殖和干酪性坏死和钙化混合存在，所以其影像也表现为多样性。

本病影像学特征：腹盆部淋巴结肿大，增强见典型的环形强化或蜂房样强化，出现斑点或斑片状钙化，进一步提示结核的可能。结合临床所见及结核中毒症状，一般不难做出诊断（图 2-4-112～图 2-4-114）。

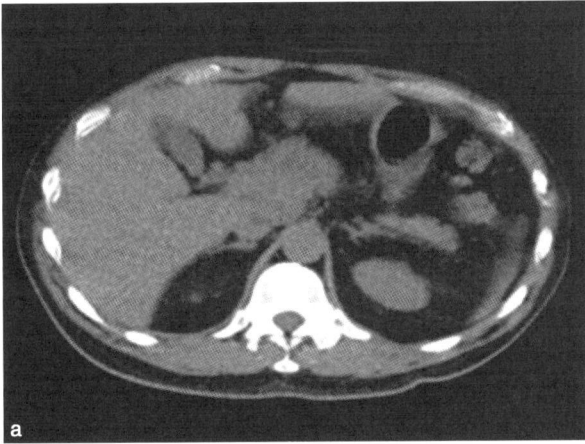

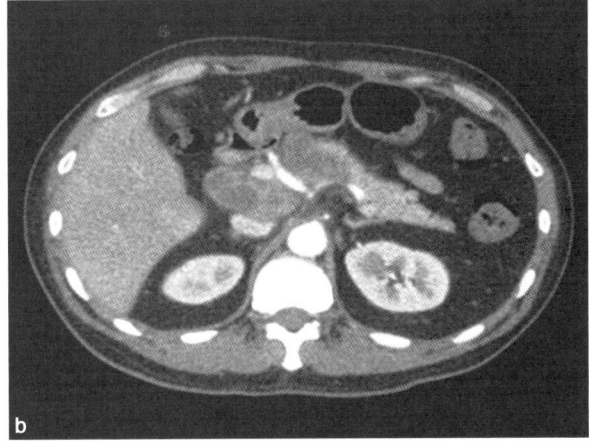

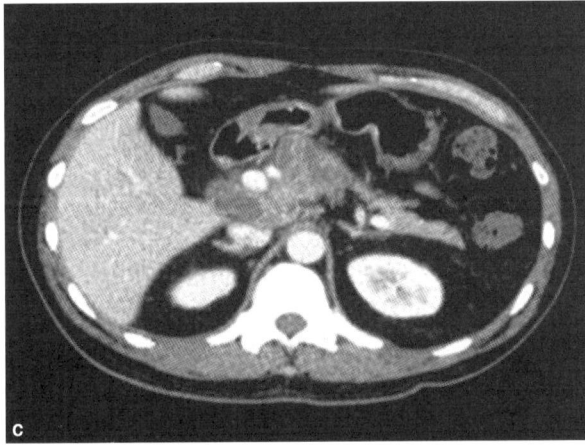

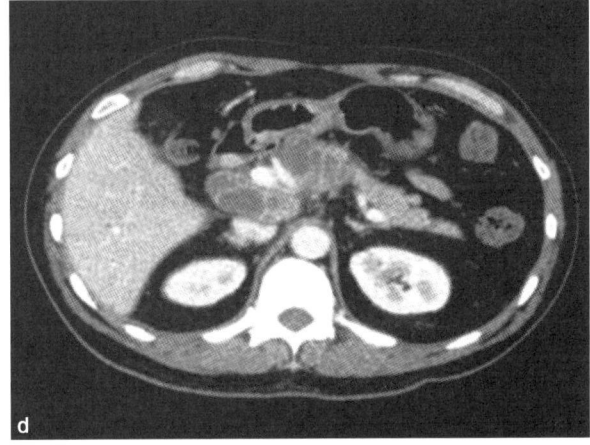

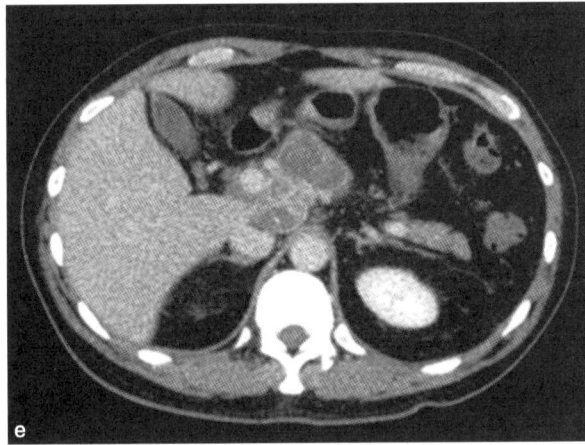

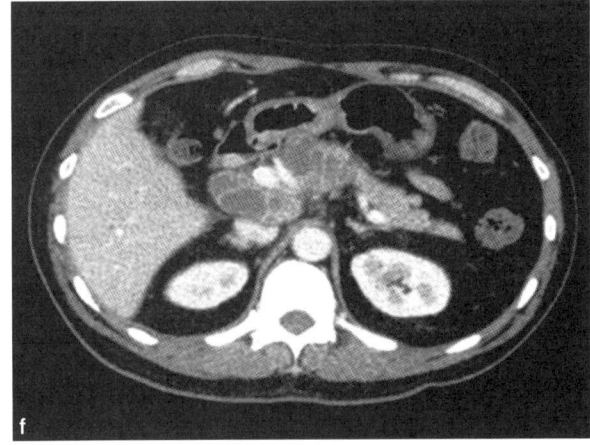

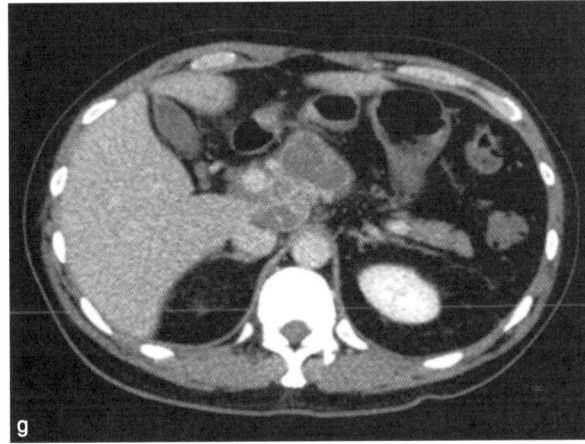

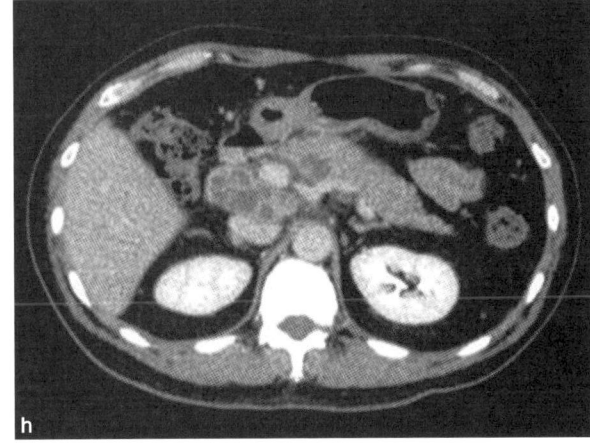

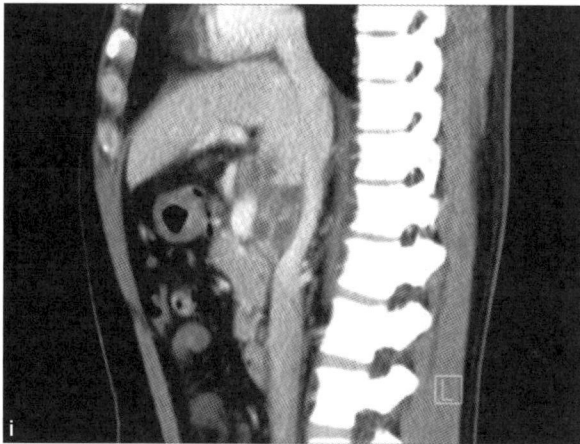

a. 平扫：肝门区、门腔间隙见多发、大小不等、类圆形、稍低密度肿大淋巴结，部分融合呈团状，周围组织受压移位，边缘欠清。增强扫描：(b. 动脉期；c, d. 静脉期；e, f, g, h. 平衡期；i. 矢状位重建)病灶呈延迟环形、分房样强化，边缘尚清。

图 2-4-112　肝门、门腔间隙淋巴结结核

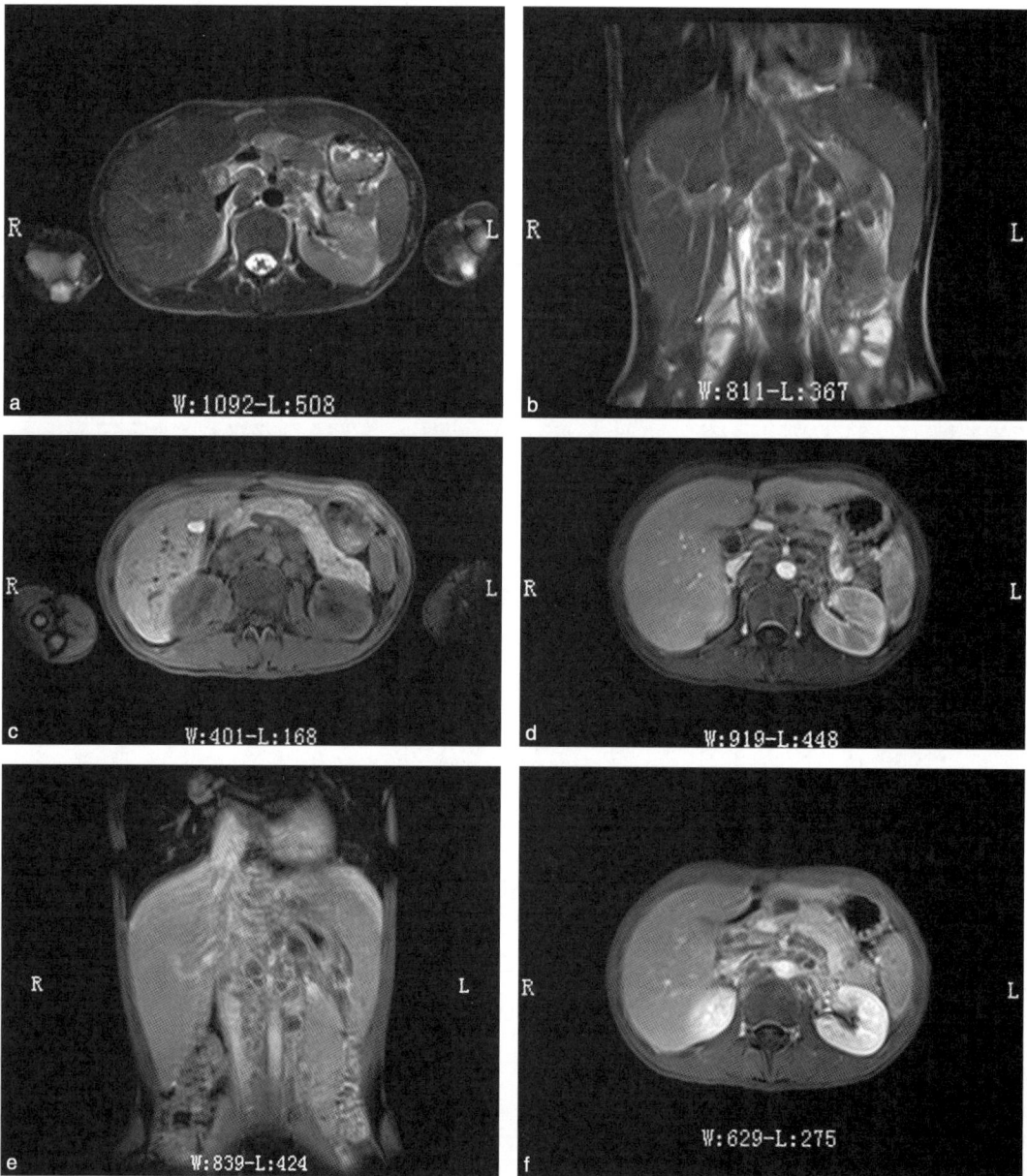

a, b. MRI 轴面、冠状面 T_2WI，肝门区、肠系膜、腹主动脉旁肿大淋巴结呈等信号、低混杂信号，边界尚清；c. T_1WI 轴面平扫示，病灶呈等低信号；d, e, f. 增强动脉期、门脉期及延迟期，病灶呈均匀略延迟环形强化，内部未见强化，边界清楚。

图 2-4-113　腹腔内多发淋巴结结核

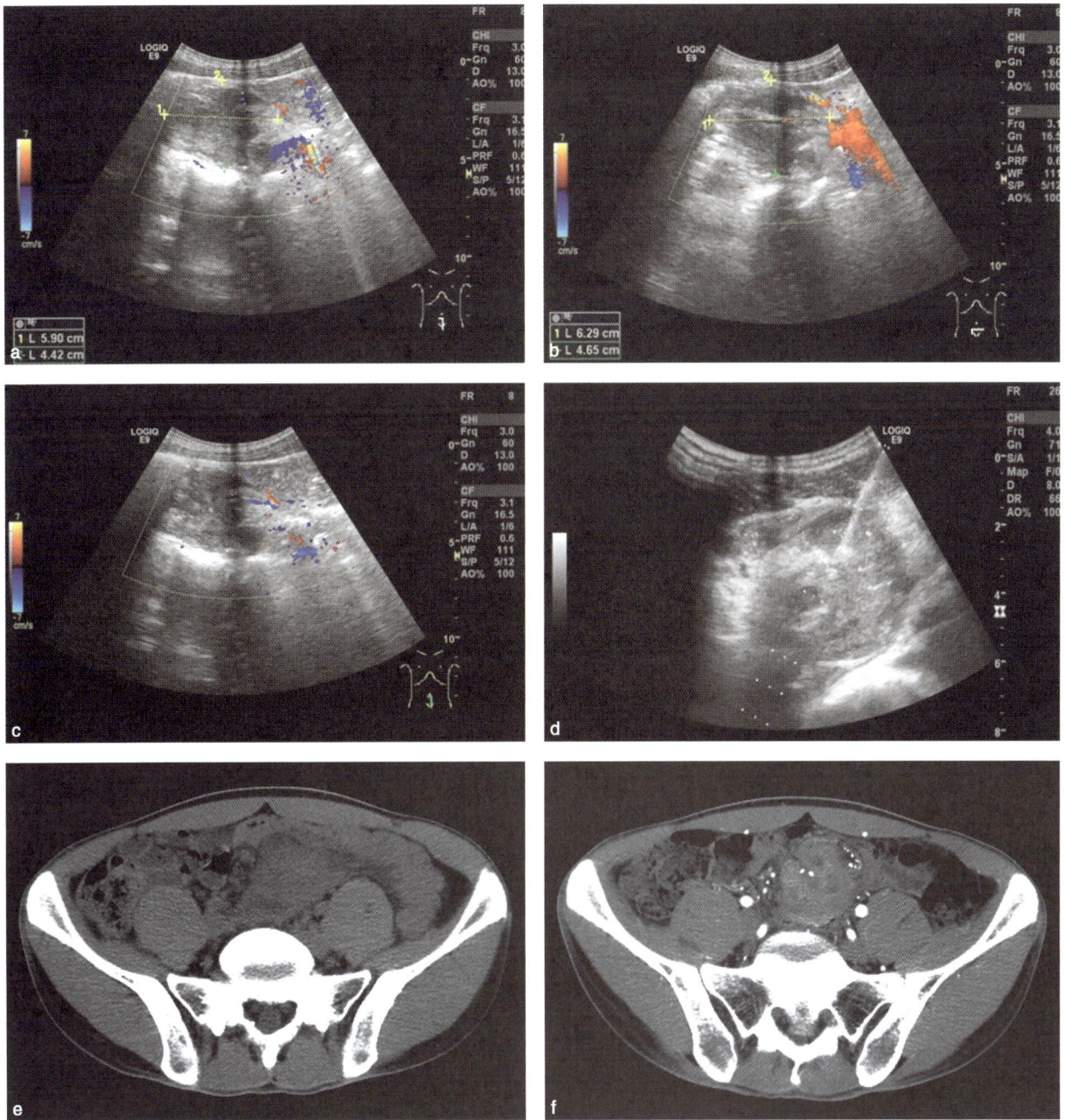

a,b,c,d.超声检查,下腹腔见一大小约50mm×60mm×40mm低回声包块,边界清晰,形态欠规则,内回声欠均匀,彩色多普勒血流成像(CDFI)显示实质性低回声包块内部及周边见点状血流信号;e.CT平扫轴位:下腹部类圆形软组织密度肿块影,密度不均,边缘模糊;f.增强扫描:肿块中度强化,内见散在小片状无强化灶。

图2-4-114 下腹部淋巴结结核

参考文献

［1］沈海林，郭亮，胡春洪，等.颅内结核性脑膜炎的MRI诊断［J］.临床放射学杂志，2000（7）：408-410.

［2］吕圣秀，李春华，戴欣，等.276例颅内结核的临床及CT影像学特征分析［J］.重庆医学，2014，43（36）：4884-4886.

［3］王忠，李忠，文明，等.MRI在颅内结核及其并发症诊断中的优越性［J］.中国临床研究，2012，25（1）：22-24，3.

［4］解中福，刘梅力，张蕾莉，等.颅内结核瘤的影像学诊断［J］.实用放射学杂志，2000（12）：712-714.

［5］刘怀军，张琳，武柏林，等.颅内结核病的影像学研究［J］.中国医学影像技术，2002（2）：123-125.

［6］刘甫庚，潘纪成，唐代荣，等.胸部X线摄影术与CT诊断胸壁结核的对照研究［J］.中华放射学杂志，2006（2）：181-185.

［7］张在鹏，刘国兵，曾俊杰，等.胸壁结核的影像学评价［J］.放射学实践，2013，28（7）：767-769.

［8］潘电享，叶青.胸壁结核的超声影像表现及其临床应用价值［J］.医学影像学杂志，2011，21（11）：1689-1691.

［9］和燕斐，杨瑞.胸骨结核CT诊断及临床应用价值［J］.临床放射学杂志，2018，37（10）：1708-1711.

［10］张惠霞，黄永红，吕涵青.乳腺结核X线误诊分析［J］.实用放射学杂志，2003（4）：359-361.

［11］张蒂荣，李泉水.肾结核的综合影像诊断［J］.临床医学影像杂志，1998（02）：57-58，75.

［12］全昌斌，贾树林，由昆，等.肾结核的CT诊断［J］.中国医学影像学杂志，2000（4）：262-265.

［13］叶印泉，芦春花，梁利民，等.静脉肾盂造影、CT及磁共振尿路成像在肾结核的诊断价值及对比分析［J］.实用临床医学，2010，11（2）：95-96.

［14］孟亚丰，邱雨，帕米尔，等.泌尿系结核的影像诊断［J］.临床放射学杂志，2000（8）：504-507.

［15］胡学梅，胡道予，夏黎明，等.肾结核的MRI表现：附12例分析［J］.放射学实践，2006（3）：281-283.

［16］全昌斌，陶成云，黎晓林，等.肾结核的影像学比较［J］.中国医学影像技术，2000（3）：33-35.

［17］张润.109例肾结核X线诊断分析［J］.实用放射学杂志，1993（12）：706-709.

［18］于坤银，虞春堂，曾盛.IVP、CT对肾结核的影像对照：附16例分析［J］.实用放射学杂志，1999（5）：38-39.

［19］董宇均，闵德庆，吴鹏程.肾结核的CT诊断与误诊分析［J］.实用放射学杂志，2004（1）：60-62.

［20］曹吉怀，康立清，张春霞，等.布鲁菌病脊柱炎与脊柱结核的CT及MRI鉴别诊断［J］.放射学实践，2013，28（2）：196-199.

［21］郎宁，苏敏英，袁慧书，等.MRI动态增强扫描对脊柱结核和脊柱转移瘤的鉴别诊断价值［J］.中国医学影像学杂志，2015，23（5）：373-376，387.

［22］万向荣，程国勤，周士富.脊柱结核的CT诊断与鉴别诊断：附52例分析［J］.实用放射学杂志，1998（7）：22-23.

［23］徐嬿，杨贤卫，郑芸，等.脊柱结核和非结核性脊柱炎的MRI影像鉴别［J］.临床放射学杂志，2015，34（6）：960-966.

［24］张树清，巴奇，龚沈初，等.脊柱结核的比较影像学研究［J］.医学影像学杂志，2005（4）：301-304.

［25］张银刚，焦宁，李靖，等.脊柱结核的影像学分析［J］.实用放射学杂志，2004（1）：54-56.

［26］李慎江，赵勇，吴寿臣，等.CR、CT、MRI在脊柱结核诊断中的临床价值［J］.中国矫形外科杂志，2007（13）：1002-1004，1035.

［27］史丽静，田建明，汪剑，等.MRI在脊柱结核诊断中的应用价值［J］.临床放射学杂志，2008（2）：227-230.

［28］余日胜，李蓉芬，魏芳，等.腹内淋巴结结核的影像学诊断［J］.中华结核和呼吸杂志，2000（12）：715-717，785.

［29］戴金武，周新华.直径大于2.0厘米的成人纵隔淋巴结结核CT增强表现［J］.中国防痨杂志，2007（1）：31-33.

［30］贺伟，谢汝明，周新华.颈部淋巴结结核的CT表现［J］.中国防痨杂志，2004（04）：23-25，66.

［31］金晓来，李建平.彩色多普勒超声对颈部淋巴结结核早期诊断中的价值［J］.医学影像学杂志，2014，24（4）：626-628.

［32］樊艳青，谭正，黄枫，等.颈部淋巴结结核的MRI和CT影像特征与病理学对照分析［J］.放射学实践，2013，28（6）：628-631.

［33］赵大伟，袁春旺，张立洁，等.AIDS肺门纵隔淋巴结结核的影像学表现［J］.中华放射学杂志，2005（7）：772-775.

［34］吕平欣，周新华，谢汝明，等.成人原发型肺结核的CT表现［J］.中华放射学杂志，2004（1）：15-19.

［35］谢汝明，周新华，马大庆，等.成人纵隔淋巴结结核CT增强表现及其病理对照观察［J］.中华放射学杂志，2005（6）：641-645.

［36］刘甫庚，潘纪成，吴国庚，等.成人纵隔淋巴结结核的CT诊断［J］.中华放射学杂志，2001（9）：15-18.

第五章 肺外结核病超声诊断

超声检查具有便捷性高、可及性好的优势,在肺外结核病的评估中具有非常重要的地位。常规的二维灰阶超声成像和彩色多普勒成像能够提供普通的断面捷普成像信息和血流灌注信息,这些信息对于评估肺外结核病病变的部位、层次、扩展以及炎症状况具有重要的作用。超声引导下的穿刺活检和引流也是肺外结核病诊断和治疗的重要手段。

第一节 肺外结核病超声应用技术

随着超声技术的进步和发展,很多新技术的应用为肺外结核病的诊疗提供了更好的帮助。下面介绍几种新的超声技术在肺外结核病中的应用。

一、超高频超声成像

我们知道,诊断超声的发射频率越高,其图像分辨率就越高,但是穿透力会降低。而对于手指、足趾等更为表浅的结构,我们通常可以选择 15MHz 以上的频率检查,可以分辨出细微至 1mm 以下的病变。在对皮肤等更为表浅的结构进行扫查的时候,甚至可以使用 20MHz 以上的超高频进行扫查。采用这样的超高频探头可以清晰显示皮肤的各层次,对于累及皮肤的结核病的识别几乎接近于低倍显微镜的水平。

二、超声全景(宽景)成像技术

常规的超声扫查视野有限,在遇到较大范围的病变时,有限的超声扫查视野使检查者不能充分掌握病变的范围以及与邻近结构的位置关系,从而影响对病变的准确分析。

超声全景(宽景)成像技术就能够极大地弥补常规超声检查的这一缺陷。超声全景(宽景)成像技术是一种不需要增加和改变仪器硬件系统,仅仅依靠计算机的软件技术就可以实现的一种成像技术。超声全景(宽景)成像技术实质上是一种图像分析和融合技术,它是通过分析探头的平稳移动过程中获得的相邻图像间的差异,将图像相同部分融合,不同部分扩展的方式来实现的。理想的超声全景(宽景)成像软件能够计算出探头移动的速度、方向等,使最后完成的全景图像更真实、不扭曲。在评估累及大范围软组织的结核病变中非常有用(图 2-5-1)。

三、微泡增强超声成像技术

利用微泡增强剂,可以显示病变内部的血流灌注情况。超声微泡增强剂一般采用磷脂包裹惰性气体的小微泡,微泡的直径一般为数微米,能够顺利通过肺循环。一般采用低机械指数谐波成像技术,能够实时显示组织内的血流灌注情况。利用增强超声技术能够帮助医生评估病变内部的富血供区和乏血供区,对于评估肺外结核病的坏死区非常灵敏,高度特异(图 2-5-2)。

此外,还有三维成像技术、弹性成像技术、超微血流成像技术等新技术,均能够为肺外结核病的诊断提供丰富的信息,这些技术的综合应用,能够大大提高超声医生对肺外结核病的诊断和鉴别诊断能力。

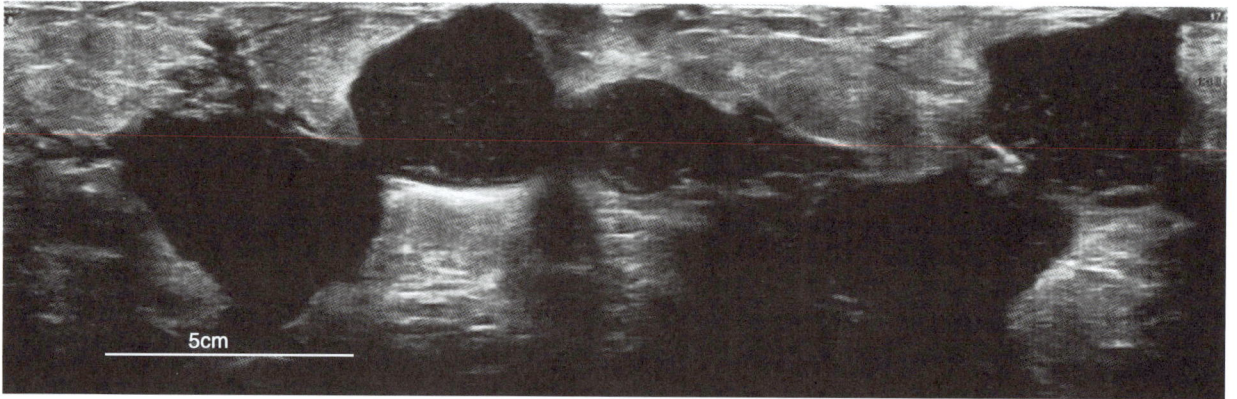

图 2-5-1　全景超声显示乳腺区长度约 25cm 的巨大结核性脓肿

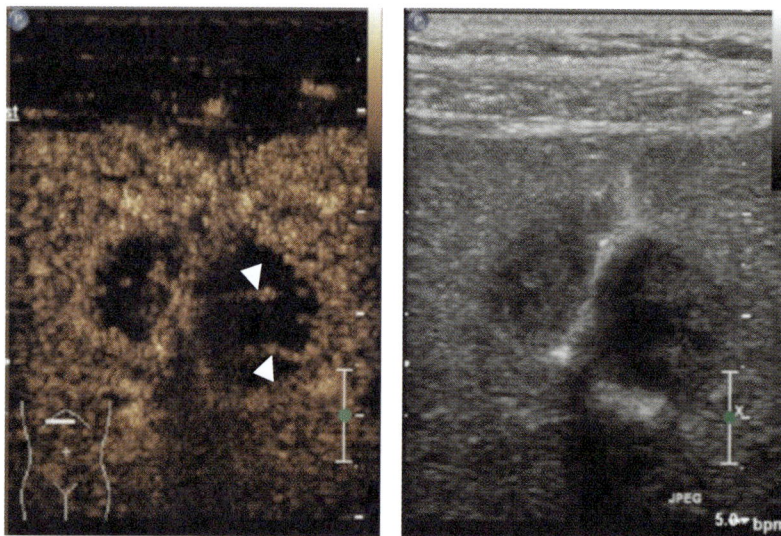

增强模式下（左图）显示病变内部大部分为无强化的坏死区，内部伴有可强化的分隔（三角箭头所示）。

图 2-5-2　肝内结核灶的增强超声成像

第二节　肺外结核病声像图表现

肺外结核病涉及部位广泛，病变发生发展阶段不同，因此在超声检查声像图上表现变化多样，缺乏特异性的超声征象将它们与其他非结核性病变鉴别开。本节将总结一些肺外结核病的一般规律，尽管这些规律的特异性不高，但是一个病变中可疑特征越多，诊断结核的可能性就越高。

一、钙化

钙化灶是结核病的最常见的特征。肺外结核病的钙化可以表现为大块状、颗粒状、细点状等。钙化的部位可以发生在病变的中心区，也可以发生在病变的周缘区。总之，肺外结核病的钙化没有规律性的形态，也缺乏规律性的分布特征（图 2-5-3）。

二、坏死

干酪样的坏死是结核病最常见的坏死类型。在肺外结核病中，干酪样坏死表现为易碎的、无结构的细胞碎片，在声像图上显示混合回声改变。同样，肺外结核病常常还伴有渗出、积液等含液性区域，这些含液性区域与干酪样坏死组织混杂在一起，共同构成非常复杂的声像图表现。实时超声检查的振动探头

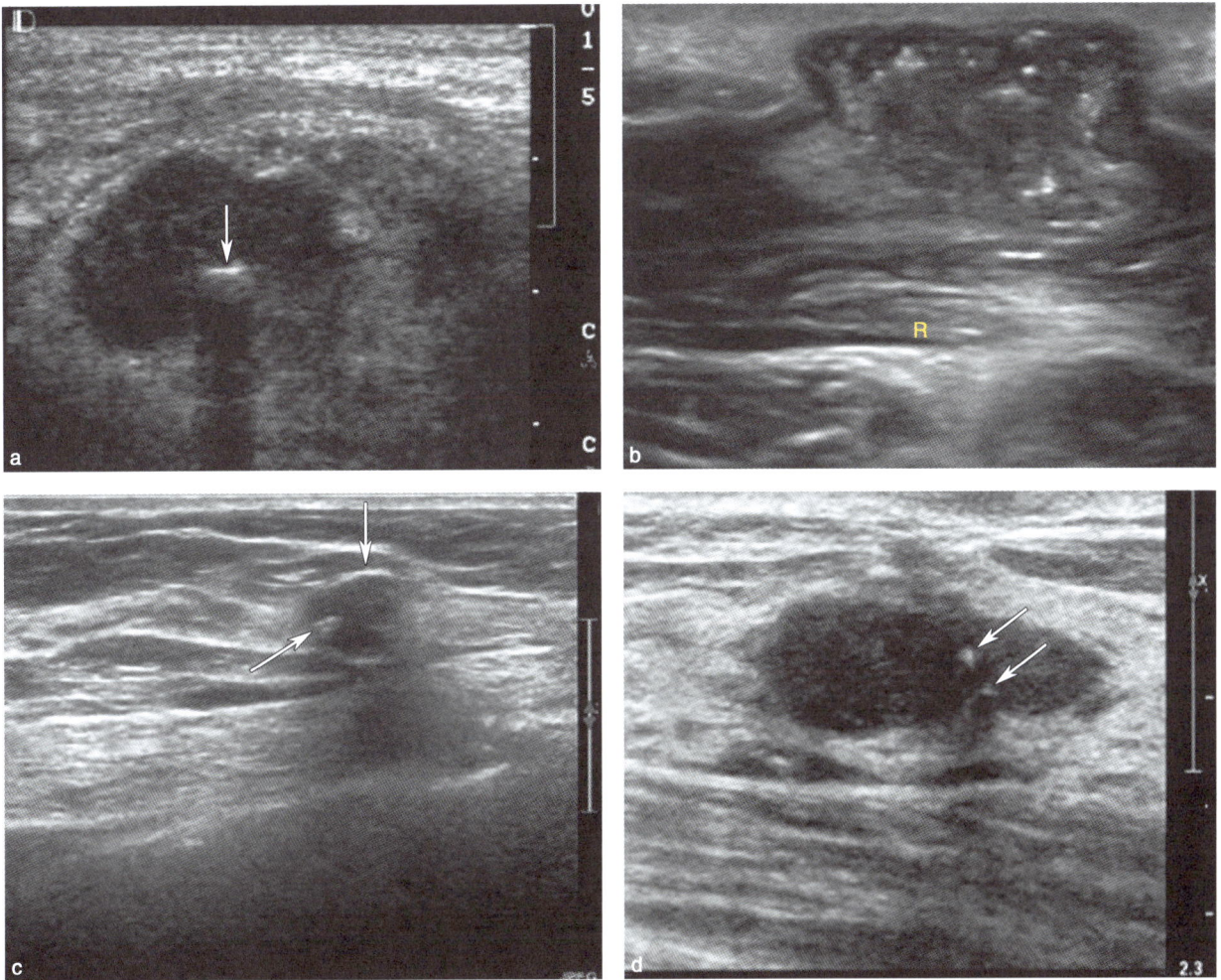

a. 淋巴结核中心的块状钙化；b. 乳腺区结核性脓肿内的散在点状钙化；c. 皮下软组织结核灶边缘和内部颗粒状钙化灶；d. 乳腺结核肉芽肿内部的点状钙化灶。

图 2-5-3　肺外结核的钙化灶

可以发现这些含液性区域的流动性，对于识别这些坏死灶非常有帮助。增强超声检查对于特别小的坏死灶非常灵敏，必要时可以使用（图 2-5-4）。

三、边缘模糊

由于局部浸润、炎性水肿、渗出等改变，肺外结核病在多数情况下表现为边界模糊的特征，这与肿瘤性病变有明显的区别。通常在回声较低的病灶周围可见回声偏高的回声带（图 2-5-5）。

四、结构破坏

结核灶可以造成组织结构的破坏，在声像图上表现为器官实质部分的虫噬样改变、包膜的连续性中断，软组织筋膜结构的破坏、淋巴结血管树的移位变形等。骨与关节周围的结核灶可以造成骨结构的破坏和缺失，靠近皮肤的病灶可造成破溃等（图 2-5-6）。

五、靶征

结核病的靶征是指唯一实质脏器内的实性结核灶的影像学特征。在声像图上表现为实性低回声结节中心具有高回声或钙化中心。这一征象缺乏特异性，在白念珠菌感染、布鲁氏菌感染以及转移瘤中都可能看到（图 2-5-7）。

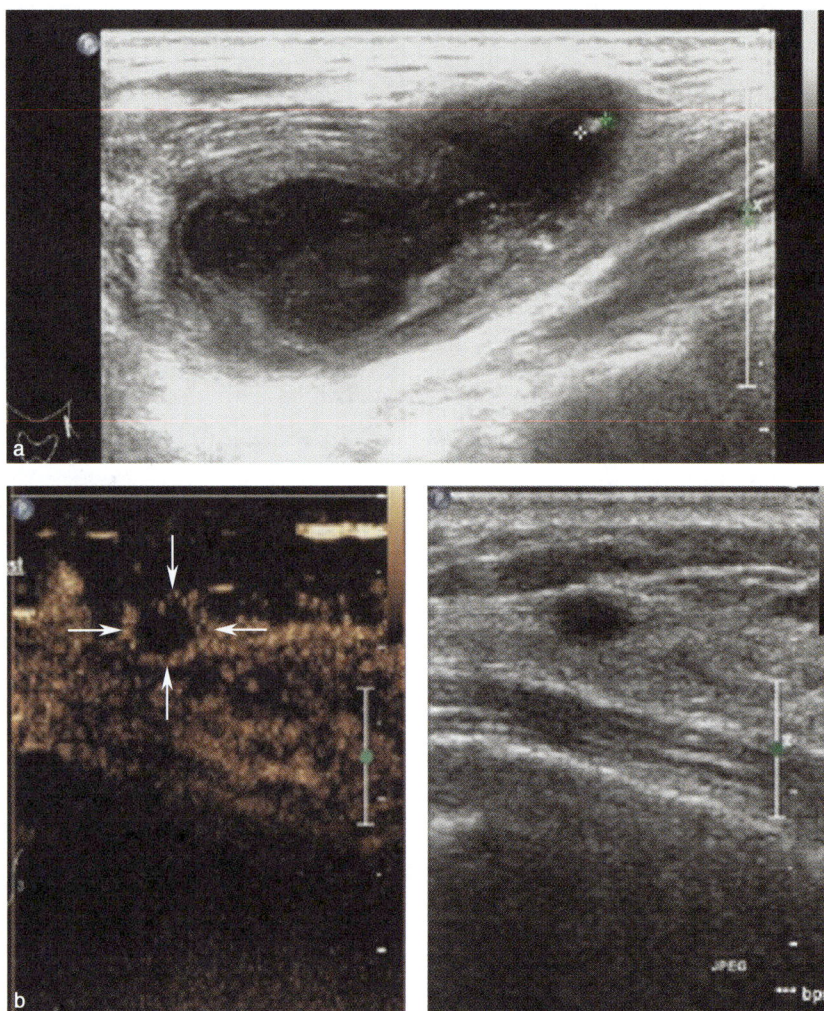

a.颈部淋巴结核内的坏死液化,内部大量的絮状漂浮物为干酪样坏死物;b.乳腺内的小结核病灶在增强超声模式下显示为周边环形强化,内部为无强化的坏死灶(箭头)。

图 2-5-4　肺外结核病的坏死灶

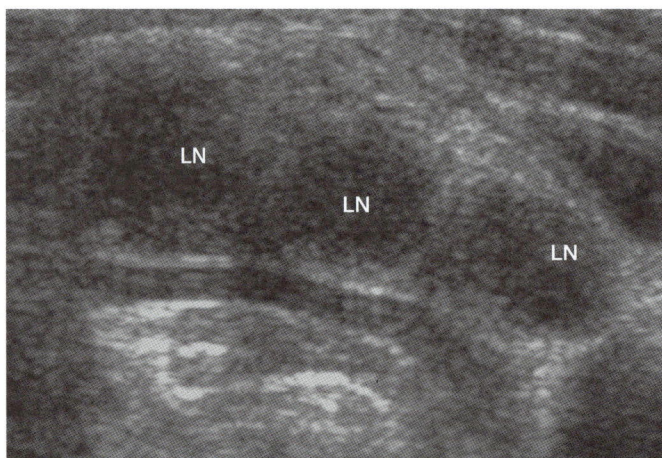

呈串珠状排列的肿大淋巴结(LN)周围境界模糊。

图 2-5-5　颈部淋巴结核

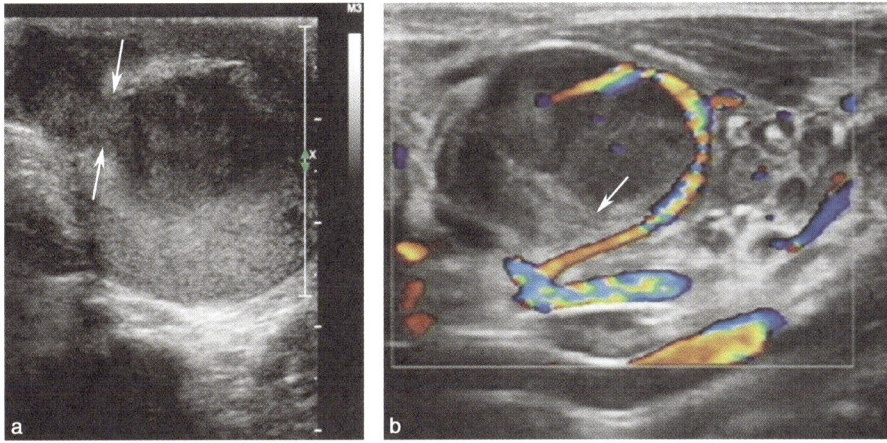

a.睾丸结核导致白膜连续性中断(箭头);b.淋巴结核导致淋巴结门结构(箭头)破坏伴有血管移位。

图 2-5-6 结核灶造成的结构破坏

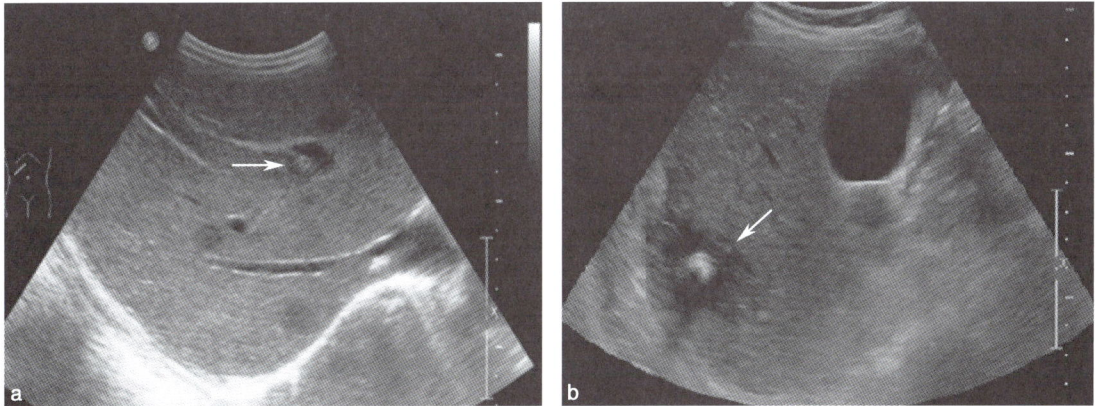

a.肝结核,肝内多个低回声结核灶,其中箭头所示病灶呈现"靶征";b.布鲁氏菌感染肝内形成的布鲁氏菌瘤也呈现为"靶征"。

图 2-5-7 靶征

六、不典型改变

结核性病变在软组织内形成的结核病灶在影像学上缺乏特征性改变,这些病变具有所谓的"四不像"特征:既不像典型的肿瘤性病变,也不像典型的炎症性病变,既不像恶性病变,也不像良性病变。反过来讲,它既可能模仿肿瘤性病变,也可能模仿非肿瘤性病变;既可能模仿良性病变,也可能模仿恶性病变(图 2-5-8)。

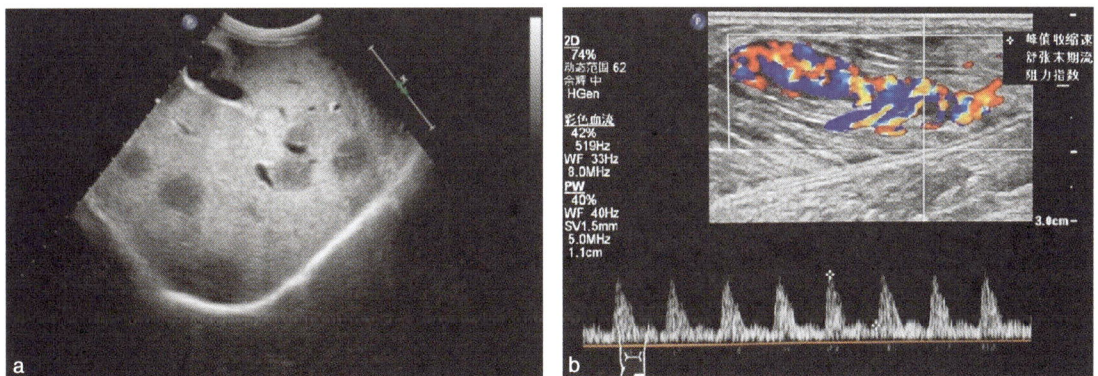

a.肝内多发结核灶表现出类似肝转移瘤的特征;b.小腿肌肉内的结核肉芽肿,声像图上呈现为类似血管瘤的特征。

图 2-5-8 肺外结核病灶可以与其他病变表现出相似的声像图特征

第三节　常见肺外结核病的超声诊断

超声成像具有安全无创、实时动态、可重复性强、操作简便等优势,传统超声在临床已广泛普及,主要包括二维超声和彩色多普勒超声,传统超声因分辨率低,对病灶内部血流显示并不敏感,在结核病领域的应用范围多局限在引导结核性胸、腹腔积液穿刺引流。超声造影及介入性超声技术发展,使得肺外结核病灶检出率提高,已从诊断步入治疗领域,应用范围更加广泛。

一、肾结核

肾结核是泌尿生殖系统结核的一部分,占肺外的15%～20%。多伴有肺结核,在影像学上会导致不同的和引人注目的影像学特征。

结核病可累及肾实质和集合系统(肾盏、肾盂、尿管、膀胱和尿道)并导致不同的临床表现和影像学表现。在肾实质、肾盏和肾盂的超声声像图表现因为病变进展期的不同而不同。超声表现是非特异性的和多变的,取决于疾病的阶段。

肾结核早期多表现为正常肾脏声像图或深在实质内边界不清的小局灶性皮质病变。可以伴有或不伴有钙化。

肾结核进展期声像图表现为肾盏附近乳头状结构破坏伴有低回声肿块。肾实质扭曲变形,可以显示连接到集合系统的不规则低回声肿块(图2-5-9);一般不伴有肾盂扩张;可见肾盂内黏膜增厚,集合系统结构紊乱,回声混杂,可伴有或不伴有输尿管和膀胱受累。近膀胱壁内输尿管口有高回声病灶或钙化(肉芽肿)。可以出现局灶性或弥漫性脓腔,破坏正常的肾结构。

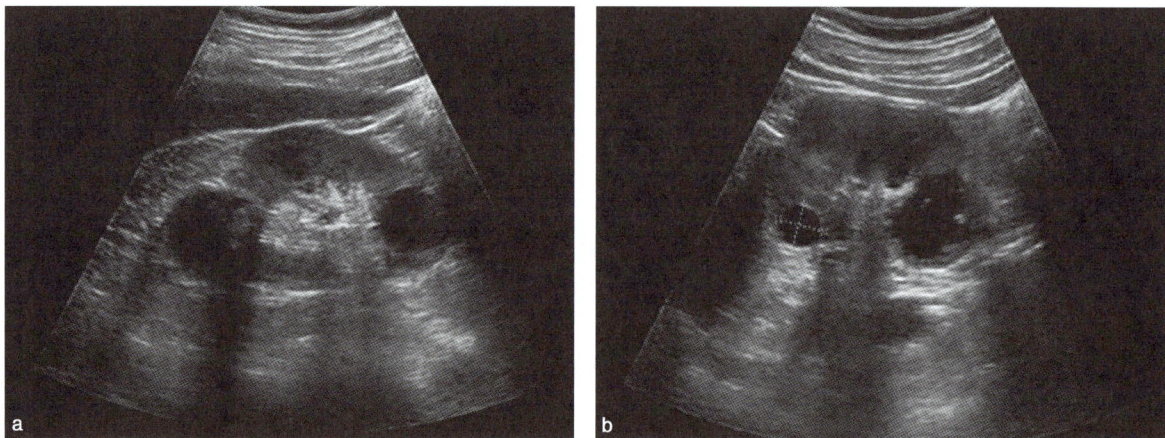

图片显示,肾脏肿大,肾盏附近乳头状结构破坏伴有低回声肿块,肿块线集合系统延伸。

图2-5-9　进展期肾结核声像图

肾结核终末期声像图表现为小而皱缩的肾脏,像"纸一样薄"的皮质和密集的营养不良性小钙化,可能类似于慢性肾病。最终,肾脏区会形成完全钙化的病灶,即所谓的"肾自截"(图2-5-10)。

在检测肾结核以下改变时,超声检查不如CT灵敏:肾盏、肾盂或输尿管异常;等回声实质团;小钙化;与集合系统连通的小空腔。

二、膀胱结核

膀胱结核多伴发有肾脏结核。声像图表现为明显增厚的膀胱壁和体积减少的膀胱。膀胱明显收缩且容量小,伴有弥漫性不对称膀胱壁增厚。双侧可见近端输尿管积水同时常伴大量腹水。顶针膀胱(thimble bladder)是一个描述性术语,用于描述膀胱结核导致的膀胱壁增厚和膀胱体积缩小,通常用于描述从进展期泌尿生殖结核的改变(图2-5-11)。

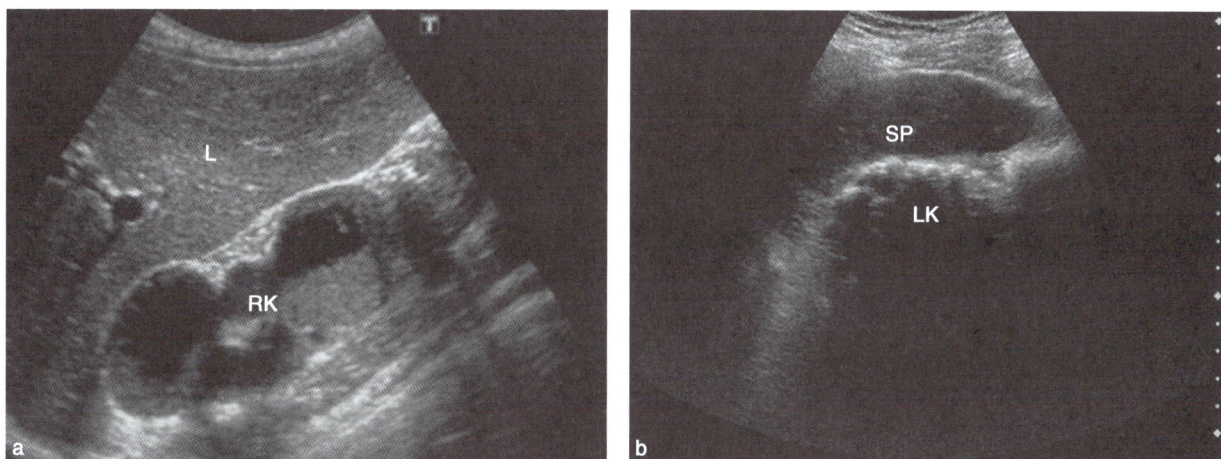

a. 右肾终末期肾结核，肾脏小而皱缩，皮质像"纸一样薄"，集合系统内积液和沉渣。b. 左肾终末期肾结核，肾脏完全钙化。
L：肝脏；SP：脾脏；RK：右肾；LK：左肾。

图 2-5-10　终末期肾结核

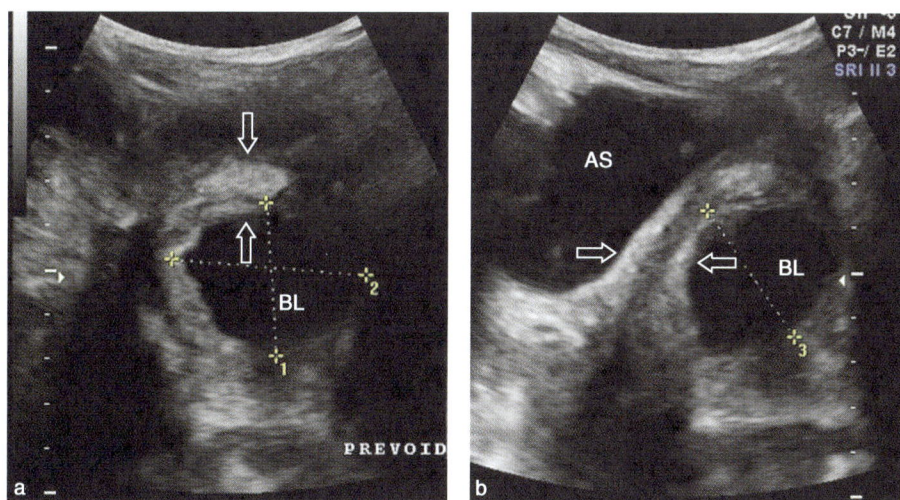

膀胱壁不规则增厚（空心箭头间距）；膀胱容量减小；AS：腹水；BL：膀胱。

图 2-5-11　膀胱结核（顶针膀胱）

三、肝脾结核

肝脾结核通常由原发感染部位的血源性传播引起，通常来自肺结核。在病理上已知有两种类型的损伤：微结节（常见）和大结节（罕见）。

超声声像图通常可见非特异性特征改变，包括肝、脾肿大和脓肿形成。肝脾实质内可能有小的低回声结节（粟粒型）或较大的低回声肿块样区域（图 2-5-12）。

根据肝脏结核的病变部位，可将其分为实质型肝结核、包膜型肝结核。从声像图的特征上来看，实质型肝结核可以表现为无回声型、低回声型、混合回声型以及高回声型，甚至可以表现为强回声型的特点。高回声型和强回声型多为愈合过程中纤维化和钙化的结果（图 2-5-13）。

增强超声检查在肝脾结核灶的鉴别诊断中具有一定的价值。肝脾内结核灶通常为不均匀增强，后者病灶走位呈环状高增强，内见分隔样增强。肝结核灶大体上具有以下强化特征：①肝结核增强超声表现为动脉期结节快速整体或环状增强，内部见分隔样或结节样高增强或等增强，动脉期或门脉早期开始廓清，门脉期与延迟期结节呈低增强。也可以表现为各期均无增强。②增强超声表现随着病程变化而改变，与病程长短及病理形态密切相关（图 2-5-14）。

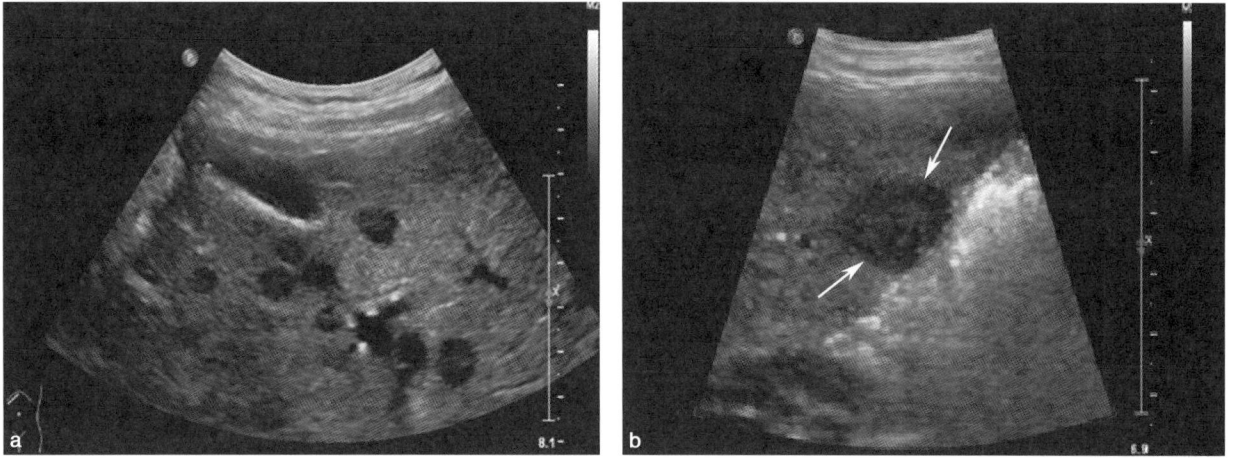

a.多发微小结节型；b.大结节型。

图 2-5-12　肝结核

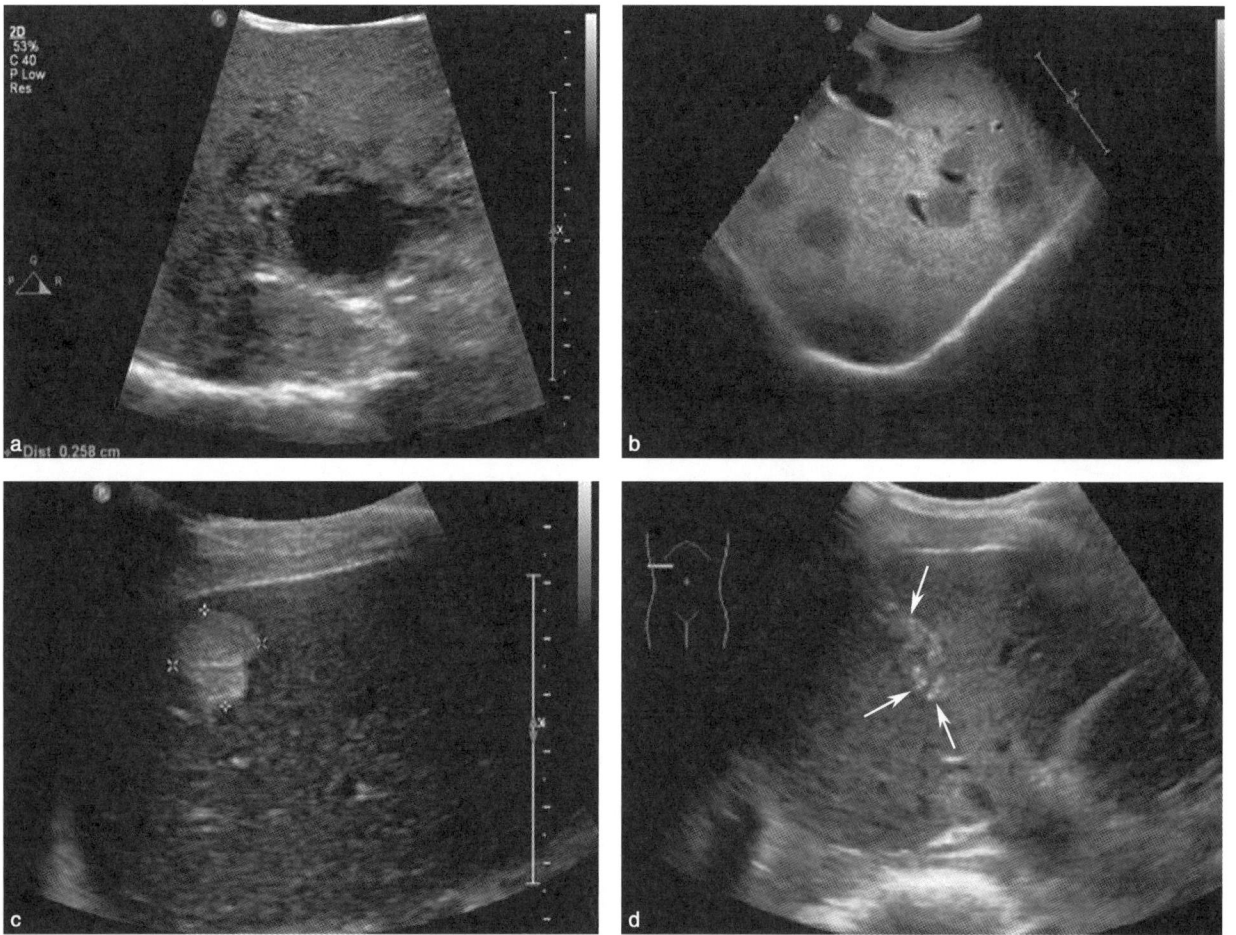

a.无回声型；b.低回声型；c.高回声型；d.强回声型。

图 2-5-13　不同回声类型的肝脏结核灶

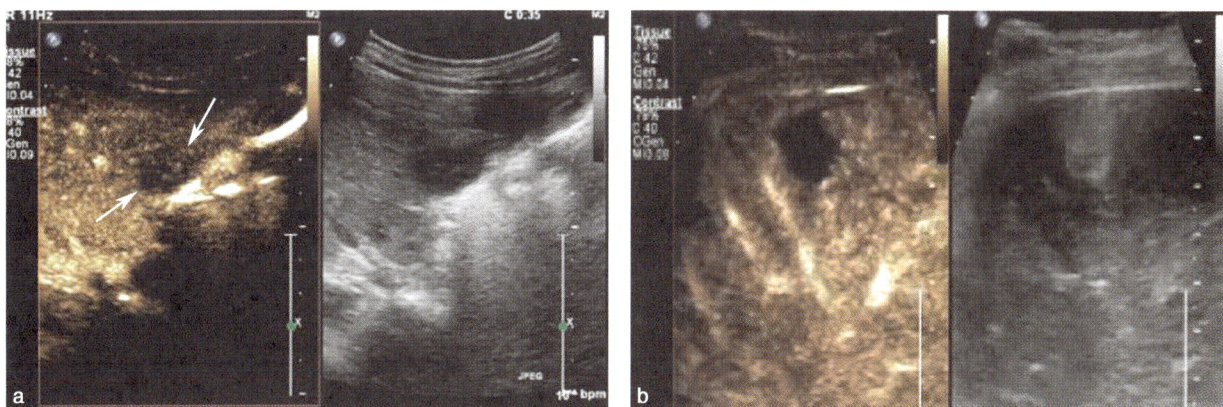

a.动脉期呈低增强；b.病灶周边环形增强，内部无增强。

图 2-5-14　两例肝脏结核灶的不同强化模式

　　累及肝脏包膜的结核称为包膜型肝脏结核，是肝脏结核的一种特殊类型。其形成机制目前还不明确，可能与结核性腹膜炎密切相关。也有学者认为是右侧膈肌结核性脓肿突破膈肌侵犯肝包膜所致。声像图上分为局限于包膜外的病灶、累及肝实质的包膜破坏的病灶以及累及肝实质但包膜连续性尚好的病灶（图 2-5-15）。

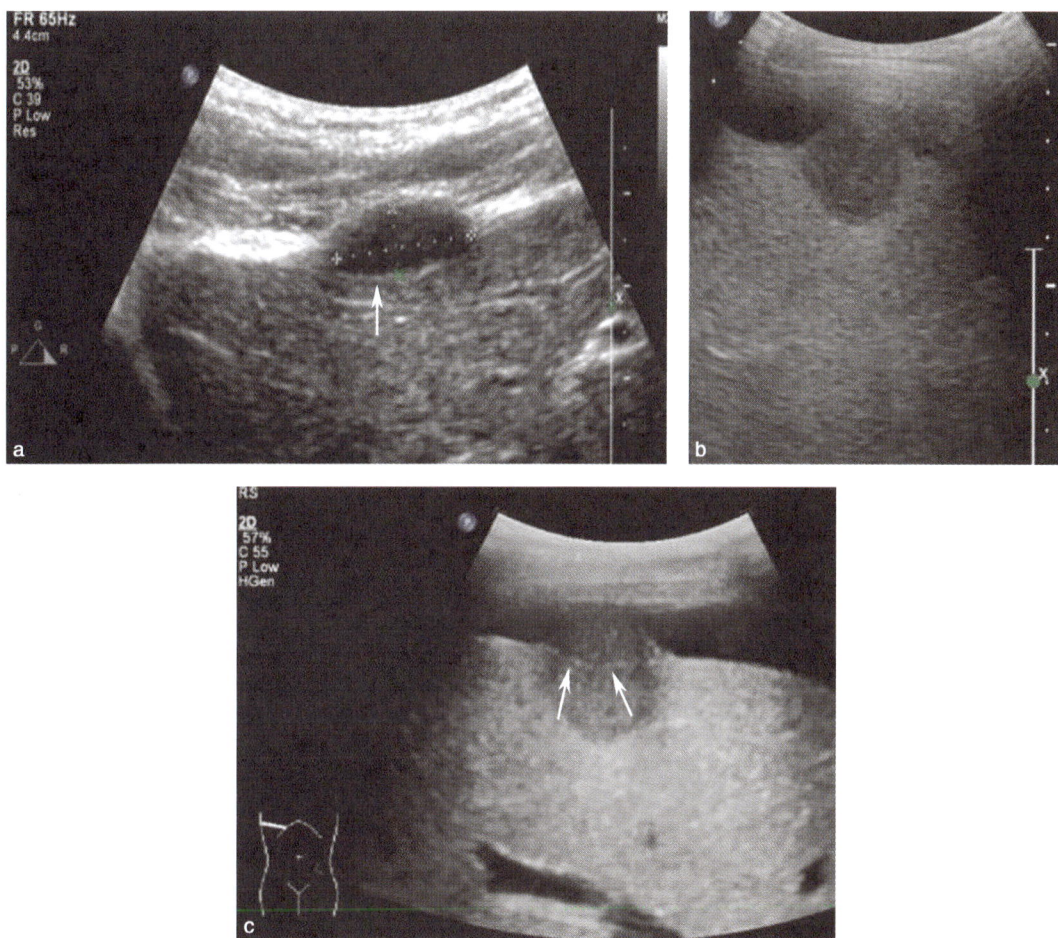

a.局限于包膜外的病灶；b.累及肝实质伴有包膜破坏；c.累及肝实质但包膜连续性尚好（箭头所示为肝包膜）。

图 2-5-15　肝包膜性结核的三种类型

增强模式下肝脏动脉期结节所属肝段可出现一过性的增强，呈楔形或三角形，门脉期与实质期此肝段与其余肝脏组织增强强度一致。肝脏结核结节所致的周边肝组织非特异性炎导致了门静脉或肝静脉及其分支内血栓形成，影响了肝脏血供模式，使该处肝组织由门脉供血占优势转为肝动脉供血占优势的血供模式；也可能是肝脏结核病程进展的征象。肝段一过性增强并非肝脏结核所特有，也可见于肝脓肿及肝恶性肿瘤等病变。

四、结核性心包炎

结核性心包炎的诊断和治疗监测中，超声心动图是第一线成像方法。可以识别可能带有纤维蛋白束的心包积液以及并发症，如心脏压塞或表明心包收缩的舒张功能受损。大量的纤维索条和心包壁增厚是结核性心包炎不同于其他心包炎的特征表现（图 2-5-16）。

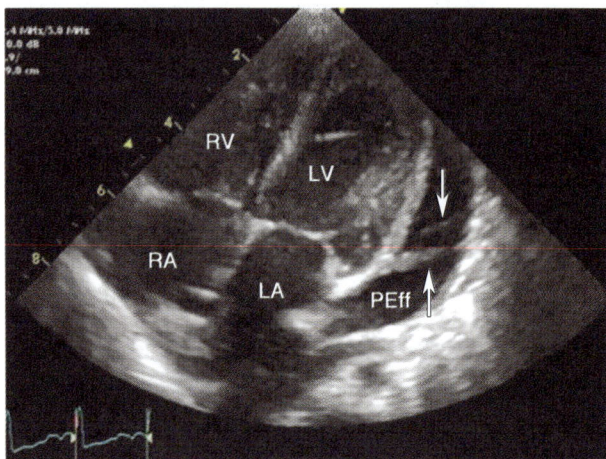

五、结核性腹膜炎

结核性腹膜炎是影响腹膜的肺外结核，经常与其他形式的胃肠道结核相关。超声声像图上表现为弥漫性腹膜增厚，壁层腹膜常见不规则低回声增厚，也可表现为不规则结节状改变，这些结节通常彩色血流多普勒显示较丰富的血流信号。几乎均可见不等量的腹水，腹水内常伴有交织的薄纤维素强回声分隔。腹腔内脏器黏连、活动度减低。网膜和肠系膜增厚、回声增强。大网膜的外观可以发生从条纹状、交替回声带，到结节状和低回声等的不同改变。可以显示局部肠壁厚度。早期疾病可能表现出明显的肠系膜淋巴结肿大并伴有肠系膜增厚，可以涉及腹膜后、胰周和门静脉周围淋巴结。增大的淋巴结回声可能增强，或可能包含代表干酪样变的中央低回声病灶（图 2-5-17）。

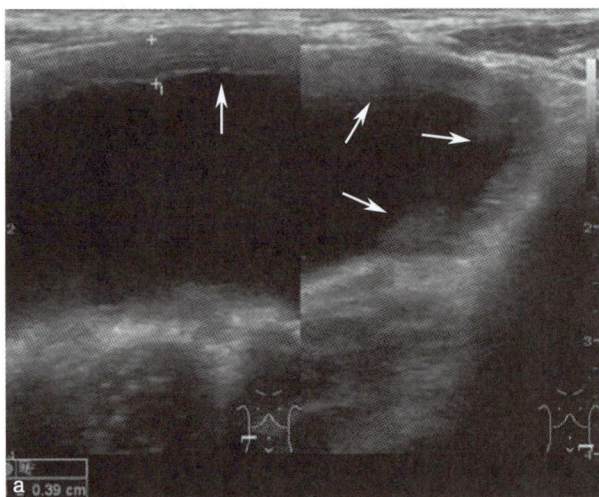

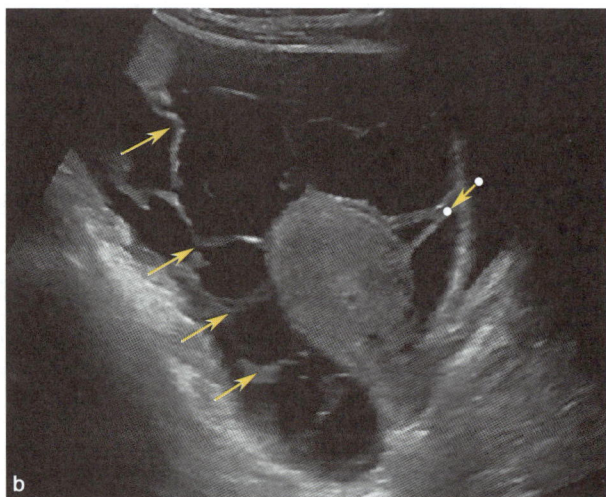

RV：右心室；LV：左心室；RA：右心房；LA：左心房；PEff：心包积液。箭头所示为纤维索条。

图 2-5-16　结核性心包炎超声心动图

a.腹腔积液，腹膜增厚（箭头所示）并回声增高；b.盆腔积液，其内伴有大量强回声纤维索条（箭头所示）。

图 2-5-17　结核性腹膜炎

六、结核性乳腺炎

结核性乳腺炎通常被认为是一种肉芽肿性乳腺炎。

根据该疾病的临床、放射学和病理学表现,可以有三种类型的乳腺结核。

1. **结节型结核病**　以边界清楚、生长缓慢、无痛的肿块为特征。通常,增大的肿块浸润皮肤,导致疼痛和溃疡,并形成窦道排出坏死物。这个过程使得与乳腺癌的鉴别非常困难。

2. **扩散型或者播散性结核性乳腺炎**　以多病灶为特征,可导致窦道形成。覆盖的皮肤增厚,并可能出现疼痛性溃疡,腋窝淋巴结经常被累及。

3. **硬化型结核病**　过度纤维化是主要特征,生长缓慢,脓腔形成非常罕见。临床上有一个坚硬无痛的肿块,伴有乳头内陷。

超声检查时大约 60% 乳腺结核表现为可能有低回声肿块,大约 40% 可能有局灶性或广泛的导管扩张。一半的病例可能有超声检测到的腋窝淋巴结肿大。结节型在腺体内见低回声结节或囊实性结节,呈梭形、圆形或不规则形,边界清晰或不清晰,内部回声不均匀,部分结节内可见点状、条状、斑片状强回声,或内见无回声及点状、絮状等回声或高回声漂浮。完全液化时可形成脓肿。有些囊实性结节型乳腺结核为胸膜结核侵犯至乳腺所致(图 2-5-18a)。扩散型或者播散性结核性乳腺炎的腺体层内见低回声或混合回声病灶,内部回声不均匀,边界不清晰,形态不规则,病灶浅侧可见条状或管状低回声,突破皮肤层,与体表相通(图 2-5-18b)。硬化型表现为腺体内低回声结节,通常边界清,少血供(图 2-5-18c)。

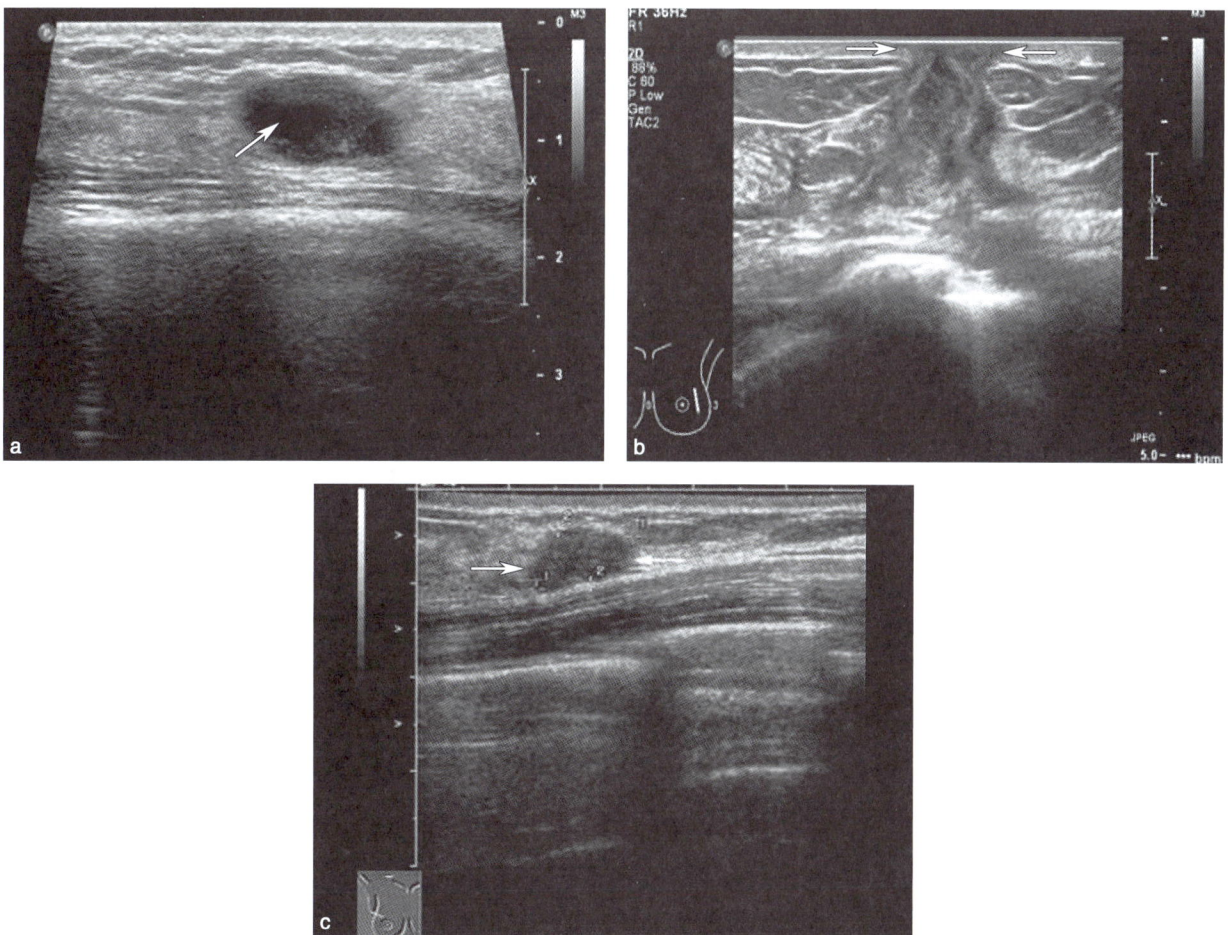

a.结节型(箭头所示为液化坏死区);b.扩散型(箭头所示为窦道);c.硬化型(箭头提示病变边界较清)。

图 2-5-18　乳腺结核

七、阴囊结核

阴囊结核是相对少见的肺外结核。包括结核性睾丸炎和附睾炎。占泌尿生殖结核 3%。表现为无痛或轻微疼痛的阴囊肿块,因此很难与典型的阴囊肿块如肿瘤或梗塞相鉴别。由于前列腺和精囊的逆行延伸以及血源性扩散,感染通常首先影响附睾,治疗不及时会影响睾丸。超声检查声像图显示,阴囊结核通常始于附睾尾部和输精管。

结核性附睾炎:表现为弥漫性异质低回声为主的附睾增大或固有的局灶性结节状低回声病变,钙化灶很常见。彩色多普勒通常表现为血流增加,可与梗死相鉴别。与其他非结核感染不同,双侧受累很常见(图 2-5-19)。

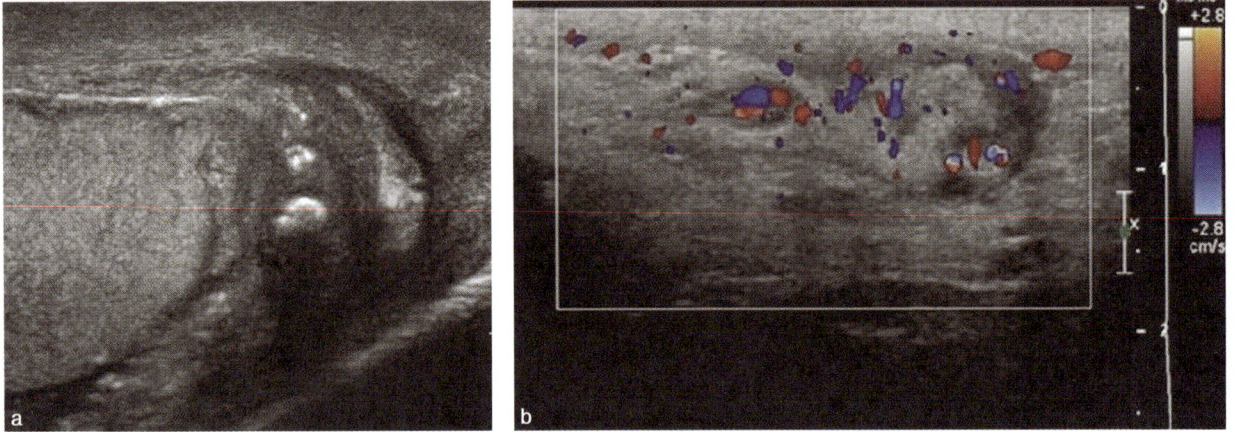

a.附睾尾部不均质增大,内部伴有明显的钙化灶;b.附睾弥漫性不均质肿大,彩色多普勒显示血流较多。

图 2-5-19 附睾结核两例

结核性睾丸炎:通常与之前的附睾炎相关。可以表现为不同的超声声像图模式(图 2-5-20):①弥漫性增大的不均匀睾丸回声减低;②弥漫性增大的均匀性睾丸回声减低;③睾丸增大伴有不均匀低回声大

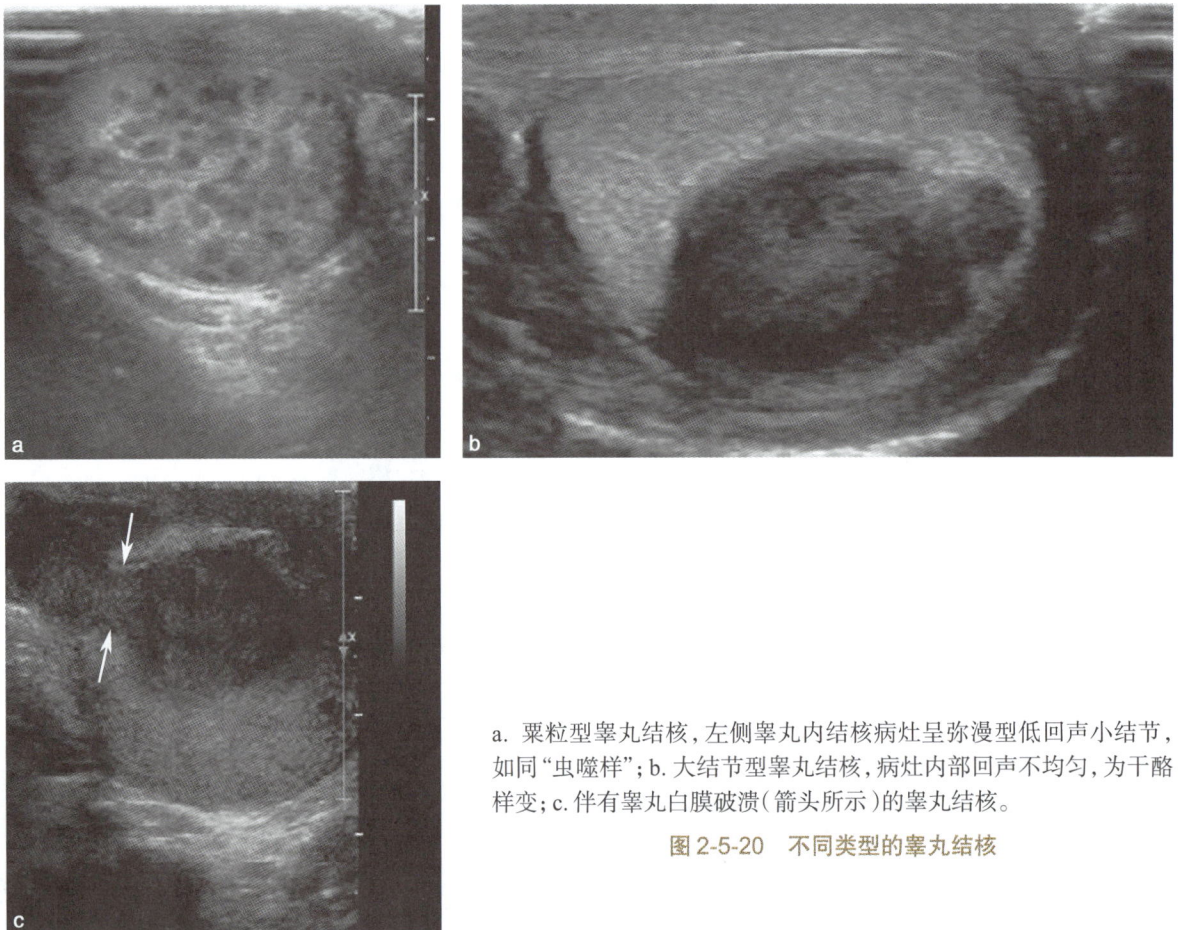

a. 粟粒型睾丸结核,左侧睾丸内结核病灶呈弥漫型低回声小结节,如同"虫噬样";b. 大结节型睾丸结核,病灶内部回声不均匀,为干酪样变;c.伴有睾丸白膜破溃(箭头所示)的睾丸结核。

图 2-5-20 不同类型的睾丸结核

结节;④睾丸增大伴有多发性小低回声结节(粟粒型)。

结核性睾丸炎睾丸实质内的病灶常常呈现为所谓"虫噬样"改变,这一征象具有一定的特征性。

其他相关发现还包括:阴囊皮肤增厚、阴囊窦道形成、阴囊鞘膜积液、阴囊脓肿、睾丸外钙化(附睾和鞘膜)。

与其他类型的睾丸附睾炎相比,不均匀增大的附睾在结核性附睾炎中比非结核性附睾炎更常见(通常表现为均质)。双侧受累在结核性附睾睾丸炎中更常见。抗生素治疗附睾-睾丸炎失败,应高度怀疑结核为病因。肺或其他肺外结核感染的存在使得阴囊表现更可能是结核性附睾-睾丸炎。一般来讲睾丸结核一定合并附睾结核,但附睾结核不一定合并睾丸结核,睾丸结核以弥漫型结节最多见。窦道形成以及睾丸内弥漫性结节呈蚕噬样变睾丸结核的特征性超声表现。超声造影有助于鉴别睾丸结核灶是否液化坏死。怀疑睾丸结核时,应仔细追踪附睾、输精管有无增粗、结节等表现,有助于其诊断。

八、结核性淋巴结炎

结核性淋巴结炎,也被称为淋巴结核和淋巴结结核,是肺外结核中比较常见的类型。超声是一种很好的一线检查,因为不仅能够评估淋巴结病,而且能够引导细针穿刺细胞学检查。灰阶成像和细针穿刺细胞学检查(fine needle aspiration coytology,FNAC)联合应用鉴别淋巴结良恶性,其敏感性为92%,特异性为97%。

伴有以下征象时建议诊断结核性淋巴结炎可能性高于淋巴结恶性肿瘤性病变。这些声像图特征主要包括:淋巴结结节黏连成团或串珠状排列;周围软组织水肿回声增强;多普勒检查在帮助区分结核性感染和坏死性转移疾病方面特别有用。反应性淋巴结(包括结核性淋巴结炎的淋巴结)显示明显的血管分布,但大多局限于淋巴门处,而恶性淋巴结显示更多的外周/包膜周围血管分布。

淋巴结结核的典型超声表现为多个肿大淋巴结呈串珠样排列或融合成团,边界模糊、不锐利,淋巴结回声不均匀、内部结构杂乱,部分甚至全部液化坏死十分常见,慢性期可见淋巴结内块状强回声钙化灶,周围软组织水肿,淋巴结结核的特异性征象表现为淋巴结包膜破溃,向周围软组织内蔓延,有时可见窦道形成。彩色多普勒血流成像(CDFI):受累淋巴结内无或极少见到血流信号,相邻融合淋巴结之间的隔膜上可见血流信号,另可见血流截断现象、门样血流位移现象。鉴别诊断:①恶性淋巴瘤:呈极低回声,接近无回声,典型者可见筛网状回声,可见残存的淋巴门结构及相邻淋巴结融合,CDFI:可见门型为主血流信号,血流明显增多;②转移淋巴结:典型的恶性肿瘤淋巴结转移表现为类圆形、低回声淋巴结,长径/短径<2,淋巴门结构消失,常见无回声坏死区,硬度最大(坚硬如石);③反应性增生/淋巴结炎:常见于急慢性感染、药物等,常多发,表现为椭圆形淋巴结,质软,长径/短径>2,仍保留有强回声的淋巴门结构,而淋巴结结核时,淋巴门结构多被破坏,多发淋巴结反应性增生时,一般无淋巴结融合生长现象(图2-5-21,图2-5-22,图2-5-23)。

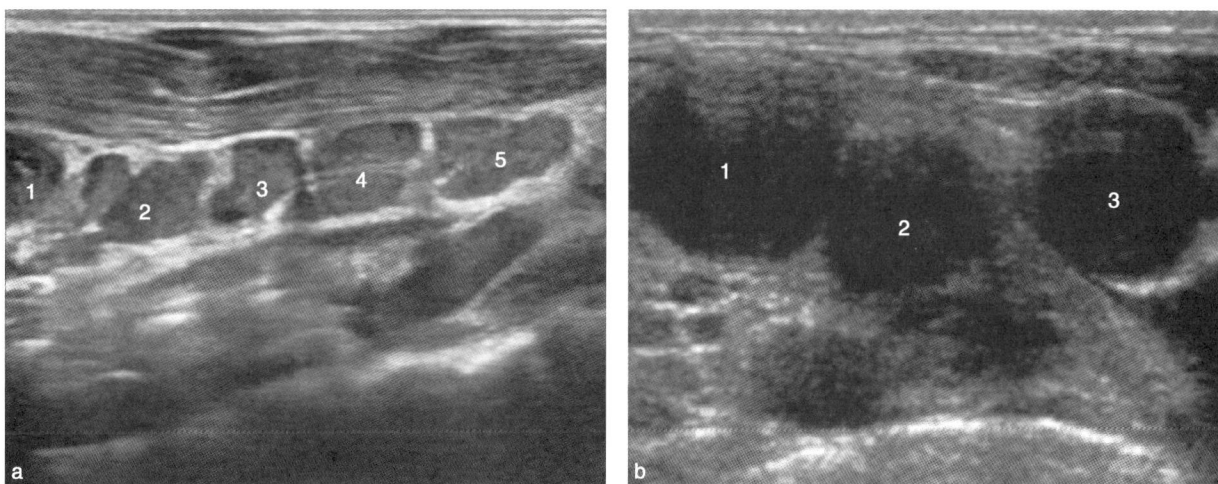

a和b均显示淋巴结呈串珠状排列,界限不清。

图2-5-21　两例淋巴结核声像图

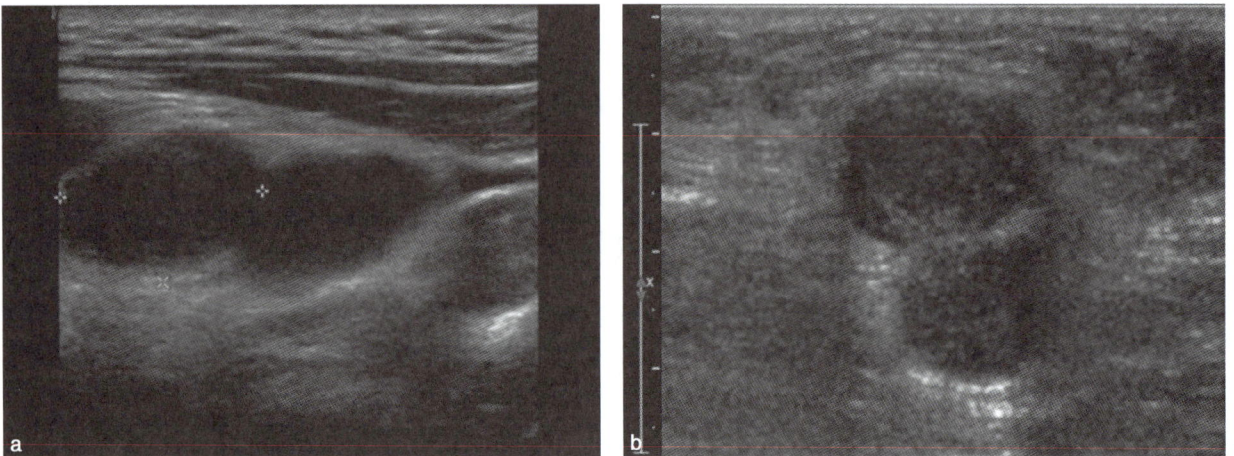

a和b均显示淋巴结内有坏死灶。两例淋巴结周围均可见水肿导致的回声增强。

图 2-5-22　两例淋巴结核声像图

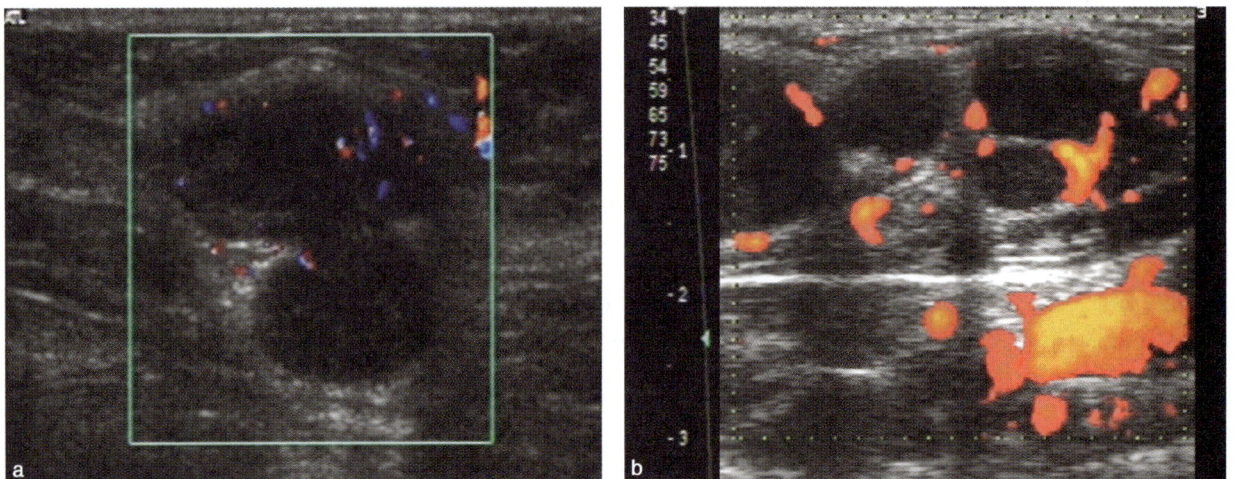

a.显示淋巴结为乏血供,血流分布于周缘区;b.显示血流分布于融合成团的淋巴结呈隔膜处。

图 2-5-23　两例淋巴结核彩色多普勒声像图

　　肺外结核病可以发生于任何部位,除了上述相对比较常见的部位外,还可能累及骨关节系统、神经系统、女性生殖系统等。对于骨关节系统和神经系统结核,超声检查缺乏优势,一般不作为一线的检查手段使用。对于女性生殖系统结核,超声检查能够提供一定的诊断证据。

　　可以看出,肺外结核病的超声声像图表现复杂,不同的疾病发展阶段出现各种各样的声像图改变,总体单一特征的特异性不高,但是结合结核病史,并综合多种声像图变化和多模态检查手段能够提高医生对于肺外结核病的鉴别诊断能力。

第四节　超声引导下穿刺活检和引流

　　超声作为一种能够实时显示的影像技术,它可以引导针对肺外结核病的各种介入操作。超声引导下的诊断性和治疗性操作可以根据需要放置不同类型的穿刺针和导管。

　　超声和CT都可以作为影像学辅助导向技术。在多数情况下,超声引导比CT更有优势,特别是从便携和方便的角度考虑。实时超声引导可以更清晰、实时显示进针的方向和针尖的位置。

　　超声引导下介入操作通常在局部麻醉下进行,可应用或不应用镇静剂。对经皮穿刺针和导管的定位可在实时超声下完成,通常需要使用导向穿刺架,训练有素的医师也可以在超声监视下徒手穿刺。自20

世纪 70 年代开始，对超声可以显示的肺外结核病各种介入操作几乎都在超声引导下完成，其中包括穿刺活检、脓肿引流、造瘘术等（图 2-5-24）。

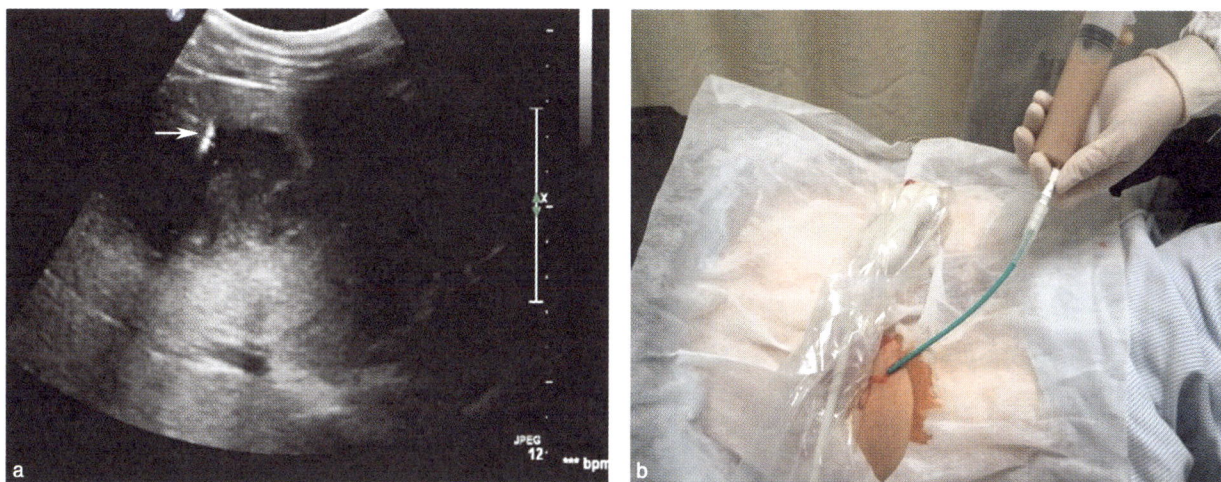

a. 引流管；b. 超声引导下结核性肝脓肿穿刺置管引流术中。（箭头：引流管）

图 2-5-24　超声引导下结核性肝脓肿穿刺置管引流术

与其他影像检查如 CT 或 MRI 相比，超声引导介入操作有相当多的优点。

超声引导下介入操作迅速，仅在数分钟内就可完成，这一优点对在急诊室的和需要择期检查的患者来说极为有用。超声引导下介入操作可反复进行，可用于确定临床结果和评价临床变化也很必要。超声扫查极富多样性，多种探头适用于各个解剖部位。超声仪器携带方便，这是其他任何影像仪器不能相比的。

超声引导下介入操作可在任何地方开展：诊室、急诊室、手术室、重症监护病房或床旁。当患者因病情危重或病情不稳定而不能移动时，超声发挥了很大作用，其应用的广泛性得到了充分体现。超声具有很高的性价比，而且超声影像检查较为安全。患者不需要暴露在放射线下，诊断性超声的生物效应也是微乎其微。

超声检查的主要局限性是解剖或机械因素会干扰图像的获取。脂肪、空气和骨骼都是引起混淆的因素，可以影响病变的显示。腹壁越厚，图像分辨率越低。在上腹部，肋骨限制了探头的放置，可能会影响到穿刺入路的选择。肠气也是超声引导下肝胆介入操作中最常见的障碍。患者适当的准备（如空腹等）和各种操作手法的使用可克服部分干扰。

参考文献

[1] HARISINGHANI M G, MCLOUD T C, SHEPARD J A, et al. Tuberculosis from head to toe[J]. Radiographics, 2000, 20(2): 449-470.

[2] JUNG Y Y, KIM J K, CHO K S. Genitourinary tuberculosis: comprehensive cross-sectional imaging[J]. AJR Am J Roentgenol, 2005, 184(1): 143-150.

[3] VAN HOVING D, GRIESEL R, MEINTJES G, et al. Abdominal ultrasound for diagnosing abdominal tuberculosis or disseminated tuberculosis with abdominal involvement in HIV-positive individuals[J]. Cochrane Database Syst Rev, 2019, 9 (9): CD012777.

[4] MALAI MUTTARAK, WILFRED C G. PEH, BANNAKIT LOJANAPIWAT, et al. Tuberculous epididymitis and epididymo-orchitis[J]. American Journal of Roentgenology, 2001, 176(6): 1459-1466.

[5] HICKEY A J, GOUNDER L, MOOSA M Y, et al. A systematic review of hepatic tuberculosis with considerations in human immunodeficiency virus co-infection[J]. BMC Infectious Diseases, 2015, 15: 209.

[6] LEE H J, KIM J W, HONG J H, et al. Cross-sectional imaging of splenic lesions: radiographics fundamentals online

presentation[J]. Radio Graphics, 2018, 38(2): 435-436.

[7] BURRILL J, WILLIAMS C J, BAIN G, et al. Tuberculosis: a radiologic review[J]. Radiographics, 2007, 27(5): 1255-1273.

[8] TATCO V, MEJIA-SANTOS M M, UY J A. The many faces of hepatic tuberculosis[J]. TB Corner 2015, 1(2): 1-6.

[9] SKOURA E, ZUMLA A, BOMANJI J. Imaging in tuberculosis[J]. Int J Infect Dis, 2015, 32: 87-93.

第六章　结核病介入诊断

同其他疾病一样,结核病的正确诊断依赖于对患者病史、临床表现及必要的辅助化验检查结果的综合分析。临床上有时以常规检查手段难以获得病原学、病理学证据,往往需要采取介入技术(interventional technology)来提供帮助。近几年来,随着介入诊断技术的不断发展,无论在肺结核还是在肺外结核病诊断方面,介入技术都显示出了较大的优越性。借助介入技术,不但可以直视机体局部有无病变,还可以取得活检组织、刷检物、冲洗及灌洗液等各种标本,进行病原学、病理学及分子生物学等检测。

本章主要述及肺外结核诊断中所涉及的介入诊断学方法,如针对气管支气管结核、胸膜结核及纵隔淋巴结结核诊断所使用的支气管镜、胸腔镜、纵隔镜等,以及其他肺外结核病所涉及的喉镜、腹腔镜、关节镜及宫腔镜等介入诊断技术。

第一节　支气管镜检查术

支气管镜(bronchoscope)是用于呼吸道、肺脏检查诊断及介入治疗的一种精密仪器。依据支气管镜材质结构、成像原理及功能不同,可分为硬质支气管镜(rigid bronchoscope)、可弯曲支气管镜(flexible bronchoscope)、纤维支气管镜(fiber bronchoscope)、电子支气管镜(electronic bronchoscope),常规检查型支气管镜、治疗型支气管镜及荧光支气管镜(fluorescence bronchoscope)、窄谱支气管镜(narrow-spectrum bronchoscope)、超声支气管镜(ultrasound bronchoscope)及超细支气管镜(superfine bronchoscope)等特殊类型支气管镜。

支气管镜检查术(bronchoscopy)是呼吸科、结核科临床上最常用的介入诊断手段之一。通过支气管镜可直接观察气道壁、管腔内情况及气道动力学改变;同时还可以经支气管镜通过刷检、灌洗、活检(气道内、末梢、透壁及超声引导下等活检)等方式获得标本,进一步行细菌学、病理学、免疫学及分子生物学等化验检查,为气管支气管结核、肺结核及肺门纵隔淋巴结结核等结核病诊断提供介入诊断学依据。

一、支气管镜检查适应证及禁忌证

1. 适应证

(1)不明原因慢性持续性咳嗽、咳痰、咯血、喘鸣、声嘶及呼吸困难,需要进一步明确诊断者。

(2)痰液病理学、胸部X线、CT等影像学检查有异常发现。痰中发现癌细胞或可疑癌细胞的进一步检查。影像学提示肺部结节状或团块状密度增高影、肺不张、阻塞性肺炎、弥漫性病变、肺门或纵隔淋巴结肿大、气管支气管狭窄,以及原因未明的胸腔积液等。

(3)疑诊肺结核或耐药肺结核,痰抗酸杆菌阴性或无法取得痰液标本,需获得细菌学等证据者。

(4)疑诊气管支气管结核,有下列情况之一者:①肺结核患者咳嗽、气促、呼吸困难等临床症状与肺部病灶范围、严重程度不相符。②肺结核患者X线胸部透视或胸片显示存在阻塞性肺炎、肺充气不良、肺不张、局限性肺气肿及多叶段广泛病灶。胸部CT平扫、高分辨率CT、气管及支气管多维重建技术等,提示气管、支气管内壁粗糙、不光滑或伴有叶、段支气管狭窄及闭塞。③肺结核患者抗结核化学治疗过程中出现患侧病灶增多、增大，出现支气管播散病灶、张力性空洞。肺结核患者抗结核化学治疗后，肺内病变有吸收好转，但咳嗽等症状仍无明显改善。④痰抗酸杆菌阳性而肺部无结核病灶者。

（5）胸部开胸手术术前检查。

（6）疑诊气管支气管气道瘘者。

（7）合并支气管肺部感染性疾病的病因学诊断。通过保护性标本刷或支气管肺泡灌洗（BAL）获取标本进行微生物学培养等。

2. 禁忌证

（1）严重心血管疾病，如严重心律失常、急性心肌梗死（4周以内）、心功能不全、冠心病、主动脉瘤及严重高血压或高血压急症者。

（2）严重呼吸功能不全，呼吸衰竭者。

（3）多发性肺大疱。

（4）严重肺动脉高压，肺部病变高度疑诊支气管动静脉瘘者。

（5）严重上腔静脉梗阻综合征。

（6）严重出血倾向、凝血功能障碍者。

（7）活动性大咯血，咯血停止2周以内者。

（8）全身情况极度衰竭者。

二、支气管镜检查操作规程

1. 术前准备

（1）一般准备

1）详细询问病史，仔细进行体格检查，完善胸部影像学、心肺功能、血小板计数、凝血功能等检查，明确是否具有支气管镜检查诊断及介入治疗适应证、禁忌证。

2）进行乙型病毒性肝炎、丙型病毒性肝炎、梅毒、AIDS等传染病学指标检查。

3）抗凝处理：口服抗凝剂治疗的患者，术前停用2～3天或应用维生素 K_3 或维生素 K_4；处于抗凝剂情况下，使用肝素抗凝，并将其凝血酶原时间国际标准化比（international normalized ratio，INR）降至2.5以下。

4）术前4小时禁饮食，术前2小时禁饮水。

5）知情同意：申请医院伦理委员会批准。对患者及家属有告知的义务，征得患者、家属同意并签署书面知情同意书。

（2）器械及药物准备

1）支气管镜及治疗机系统：支气管镜、光源及成像系统、呼吸内镜医用工作站及冷冻机等治疗机系统等。

2）所用器械及药品：如细胞刷、活检钳、灌洗标本收集管、穿刺活检针、注射器、给药针、给药导管、所给予麻醉药物及抗结核药物、导引丝、球囊导管、气道支架等。

3）抢救用物及药品：术中监护用心电图、血压及血氧饱和度监护仪，除颤器，气管插管，肾上腺素等抢救用药品。

2. 麻醉 分为局部麻醉、镇静镇痛、静脉复合麻醉及全身麻醉。

（1）局部麻醉

1）口腔及鼻咽部麻醉：采用麻醉药喷射器喷入1%盐酸丁卡因（tetracaine hydrochloride）或2%盐酸利多卡因（lidocaine）1～3ml于口腔或鼻腔、咽喉部，以便麻醉两侧咽弓、悬雍垂、舌中部、咽后壁、会厌部分。

2）雾化吸入麻醉：采用超声雾化器、氧气导入面罩等将1%盐酸丁卡因3～5ml或2%盐酸利多卡因3～5ml雾化吸入呼吸道。

3）气道内麻醉：可应用支气管镜进入气道内后补充给药、环甲膜穿刺给药、利用喉镜气道内注射给药等多种方法，一般每次给予 2% 盐酸利多卡因 5～10ml 等，以便充分气道麻醉。

（2）镇静镇痛：在上述局部麻醉基础上，可给予镇静镇痛药物，以达到解除患者焦虑及恐惧、减轻疼痛及其他伤害性刺激，提高支气管镜检查或介入治疗的安全性及舒适性的目的。

目前有以下几种用药方式。

1）镇静药物应用：术前 30 分钟给予地西泮 5～10mg 或咪达唑仑 5～10mg 肌内注射，或者术前给予地西泮 5～10mg 或咪达唑仑 2.5～5mg 缓慢静脉注射。

2）镇痛药物应用：一般于术前 5～10 分钟给予芬太尼 0.05～0.15mg 缓慢静脉注射，2 分钟起效，药效持续时间为 30 分钟。

3）镇静镇痛药物联合应用：一般应用咪达唑仑 3～5mg，芬太尼 0.1～0.15mg。

（3）静脉麻醉及全身麻醉：重症患者、介入治疗手段较复杂、估计术中可能发生大出血或呼吸功能不全等的患者，应实施气管插管或喉罩应用，间断人工气囊按压或呼吸机机械通气，丙泊酚等静脉内给药的静脉复合麻醉，以及联合其他药物应用的全身麻醉。

一般情况下，丙泊酚麻醉诱导阶段成人初始剂量每 10 秒约给药 4ml（40mg），麻醉维持所需的给药速率通常为 4～12mg/（kg·h）。

全身麻醉必须由专业麻醉师实施，需要麻醉师提供特殊的麻醉服务，检测患者生命体征，并根据需要适当给予麻醉药物或者其他治疗，被称为监测下的麻醉管理（monitored anesthesia care，MAC）。

（4）注意事项：麻醉药物过敏反应及其用法用量。目前国内大多数将"局部麻醉＋镇静镇痛"称为"无痛支气管镜技术"，鉴于肺脏解剖学特点，"无痛支气管镜技术"概念不太合适，应将这种用药后患者处于清醒或者随时可以唤醒、呼吸稳定的镇静镇痛状态命名为"清醒镇静（conscious sedation）"。

3. 患者体位　患者一般多采用仰卧位，也可采用坐位等体位。仰卧位时术者一般站在患者头侧，床旁吸痰、患者坐位等操作时术者应站在患者右侧面向患者。无论何种体位，总的要求是患者体位舒适、术者操作方便、便于术中观察患者变化。

4. 进镜路径　原多采用鼻腔进镜法，随着经支气管镜特殊检查手段不断出现［如超声支气管镜（endobronchial ultrasound，EBUS）等］，介入治疗手段广泛开展（如球囊扩张术、冷冻术等），因支气管镜外径较大、下鼻甲肥大等因素，患者经鼻腔进镜困难或操作时痛苦大，因而近几年有逐渐被经口腔进镜法取代的趋势。

但须注意：经口腔进镜法具有支气管镜容易被患者咬伤、患者咳痰不易自行排除而导致口腔积痰等缺点；支气管镜进入声门裂时两种进镜方法操作手法不同。

5. 操作实施　支气管镜检查诊断或介入治疗时要求术者技术熟练、手法轻柔、操作准确无误。具体操作要点参见支气管镜在检查诊断方面应用部分，以下为操作目的包括的大致内容。

经支气管镜可进行以下检查诊断项目：肉眼观察，刷检、保护性刷检，经支气管活检，支气管冲洗、支气管灌洗、支气管肺泡灌洗、经支气管肺末梢活检、经支气管针吸活检、超声引导下经支气管针吸活检（EBUS-TBNA），自荧光支气管镜检查，窄谱支气管镜检查及经支气管镜电磁导航检查，"无痛"支气管镜检查等检查诊断技术。

6. 术中监护　术中应监测及观察患者生命体征变化，遇到严重并发症应立即停止操作，并积极处理。

7. 术后处理

（1）专人护送患者回病房。密切观察患者生命体征变化，观察有无大咯血、呼吸困难等严重并发症，若发生应积极处理。

（2）口头或书面告知患者家属：局麻患者术后 2 小时方可进食、进水，静脉麻醉及全麻患者术后 6 小时方可进食、进水；对使用镇静剂的患者，最好有人陪伴，检查后 24 小时内不要驾车、签署法律文件或操作机械设备；老年患者、重症患者当日应有人陪夜。

（3）送检活检、刷检、灌洗及针吸穿刺等标本，进行病理学、细菌学（如：抗酸杆菌、普通菌及真菌等）及分子生物学等化验检查。

（4）支气管镜等清洗、消毒及治疗机系统等保养维护。

（5）书写支气管镜检查诊断、介入治疗报告及相关医疗文书。

三、支气管镜在检查诊断方面应用

1. 直接观察　经监视系统、目镜等可直接观察以下内容。

（1）观察项目

1）气道壁情况：气管支气管黏膜是否存在充血、苍白、水肿、粗糙、肥厚、萎缩、溃疡、结节、隆起、瘢痕、瘘口及碳末沉着，软骨环是否清晰、完整、断裂，血管是否充盈、迂曲、怒张等。

2）管腔情况：气管支气管管腔是否狭窄、闭塞、扩张、外压、扭曲，管腔内是否存在分泌物、新生物、血液、异物、结石，分嵴是否变钝、饱满，是否存在支气管异常分支等。

3）动力学情况：声带是否麻痹，隆突是否固定，气管支气管是否软化等。

（2）气管支气管炎性改变常见镜下表现为：气管支气管黏膜充血、水肿、粗糙、肥厚、黏液分泌物增多、狭窄等。

（3）支气管肺癌常见镜下表现为：管腔内新生物及管腔阻塞、外压性狭窄、黏膜粗糙凸凹不平、血管怒张等。

（4）气管支气管结核常见镜下表现为：气管支气管黏膜充血、水肿、粗糙、肥厚、溃疡、瘢痕、瘘口及炭末沉着，管腔内肉芽肿、坏死物，管腔狭窄、闭塞、软化等多种改变。依据某种病理学改变为主，目前人为划分为炎症浸润型、溃疡坏死型、肉芽肿增殖型、瘢痕狭窄型（管腔狭窄型、管腔闭塞型）、管壁软化型及淋巴结瘘型共Ⅰ～Ⅵ型。

2. 钳夹活检或经支气管活检　支气管镜检查时，气道内发现新生物、病灶等，经支气管镜利用活检钳可直接进行钳夹活检（forceps biopsy，FB）或称经支气管活检（transbronchoal biopsy，TBB），活检组织标本行病理学等检查、检测。

（1）活检术操作要点：①将支气管镜送至支气管内新生物及黏膜改变处，调整支气管镜位置及方向，使新生物及黏膜改变正好位于视野正中。②将钳头关闭的活检钳经支气管镜活检钳工作通道送至新生物及黏膜改变之处。③嘱助手打开活检钳钳头，术者将活检钳向病灶推进并卡压住新生物及黏膜改变处，嘱助手关闭活检钳。④术者取出活检钳。⑤活检物预处理，置入4%甲醛溶液或95%酒精中固定等待送检，行病理学、抗酸杆菌等检查化验。

（2）操作经验及注意事项：①若无大出血，可如此反复取4～6块活组织，但前提条件是要保证患者生命安全。②若新生物表面较多坏死物，应先用钳子除去部分坏死物，待露出新鲜肉芽组织后再进行局部活检，可提高诊断的阳性率。③活检钳进出支气管镜活检钳工作通道时，切记活检钳前端咬合口必须处于闭合状态。④上叶尖段等部位病灶活检时，病灶所属气道与气道自然走向夹角较大，支气管镜前端往往处于极度弯曲状态，若在活检钳不易被推出的情况下强行推出易损伤支气管镜。可先稍推出活检钳，再以手柄操作将支气管镜前端及活检钳一并弯曲并推进到目的位置。活检结束退出活检钳发生气道内嵌顿时，尽量向气道远端推送支气管镜并轻轻退出活检钳。

3. 刷检　对于中心型、周围型病变，尤其是段、亚段以下气道所属周围型病变，可进行刷检（brush biopsy，BB）取得标本进行细胞学、细菌学等检查。刷检包括普通毛刷（common brush，CB）刷检、保护性毛刷（protected-specimen brush，PSB）刷检。

（1）刷检术操作要点：①将支气管镜送至支气管内病灶、病灶所属支气管处，调整支气管镜位置及方向，使支气管内病灶、病灶所属支气管正好位于视野正中。②将刷检毛刷经支气管镜工作通道送至病灶、病灶所属支气管处。③术者将刷检毛刷向病灶、病灶所属支气管内推拉数次，将毛刷头回缩到支气管镜活检钳工作通道内（普通毛刷刷检）或保护性外套内（保护性毛刷刷检）。④拔出支气管镜。⑤将毛刷头伸出支气管镜工作通道，涂片数张于载玻片上，以4%甲醛溶液或95%酒精固定进行病理学检查，或自然干燥送检抗酸杆菌等细菌学检查；将保护性毛刷头伸出保护性外套并浸入无菌生理盐水中，所形成的标本备行细菌学培养、细胞因子、肿瘤标志物等检测，也可制备成普通刷片送检病理学、细菌学等检查。

（2）操作经验及注意事项：①刷检时手法应轻柔，以防止大出血发生。②气道内感染严重者建议使用保护性毛刷刷检，以防止刷检标本被污染及感染播散。③上叶尖段等夹角较大部位病灶刷检时，注意事项同活检时操作。

4. 支气管冲洗与支气管肺泡灌洗　依据灌洗部位、灌洗液量及操作时间等差异分为支气管冲洗（bronchoal washing or lavage，BW or BL）与支气管肺泡灌洗（bronchoalveolar lavage，BAL）。上述两种方式取得的支气管冲洗液（bronchoal washing or lavage fluid，BWF or BLF）或支气管肺泡灌洗液（bronchoalveolar lavage fluid，BALF）标本可送检行病理学、细菌学及分子生物学等检查，弥补常规支气管镜检查的不足，临床上称之为"液相活检"。

（1）标本留取、保存、预处理及实验室检测操作要点

1）标本留取：将支气管镜送至支气管内病灶、病灶所属支气管口，于支气管镜与负压吸引管之间连接冲洗液回收装置，经支气管镜活检钳工作通道或专用灌洗管快速注入灭菌生理盐水，每次 20～40ml，冲洗后利用 50～100mmHg 负压回收冲洗液。支气管肺泡灌洗液留取方法基本同支气管冲洗液，只是生理盐水用量不同及冲洗深度不同，经支气管镜向局部支气管、肺泡注入灭菌生理盐水，稍后进行抽吸而获取支气管、肺泡表面被覆液与灌入生理盐水混合液的一种方法。生理盐水每次 25～50ml，总量 100～250ml，一般不超过 300ml。

2）判定冲洗液、灌洗液是否合格：判断标准为回收率＞40%，没有大气道分泌物混入，存活细胞占95% 以上，红细胞＜10%（除外创伤/出血因素），上皮细胞＜3%，涂片细胞形态完整、无变形、分布均匀。

3）标本保存：收集标本需用硅化的玻璃容器或塑料容器，灌洗液在温度 25℃条件下可保存 4 小时，如果送检时间大于 4 小时，应 4℃冰箱保存，可以储存 24 小时。如果需要检测可溶性物质，上清液需要储存在 −80℃环境。

4）标本预处理及实验室检查：回吸收液体标本可直接送检抗酸杆菌、罗氏培养、快速培养、鉴定培养及药物敏感试验等结核病学及病理学等肿瘤学方面检测，也可以经预处理后进行计数白细胞总数、计数细胞活性，进行细胞涂片、细胞染色、特殊染色、细胞分类计数、淋巴细胞亚群分析等方面化验检测。

（2）操作经验及注意事项：①支气管肺泡灌洗时，应使用 25～37℃灭菌生理盐水。②负压吸引压力应为 25～100mmHg，防止负压过大过猛。③支气管冲洗、支气管肺泡灌洗有可能导致部分病变沿气道播散、种植，操作时应注意保护健康气道及所属肺组织，尽可能针对段支气管及亚段支气管以下气道进行，提倡使用带气囊的保护性封堵导管进行定向冲洗、灌洗。

5. 经支气管镜肺活检术　当肺部尤其是肺周围具有病变，而支气管镜检时气道内未发现异常改变，可依据影像学提示的肺部病灶位置，经所属引流支气管进行经支气管镜肺活检术（transbronchial lung biopsy，TBLB）。

（1）TBLB 操作要点：①将支气管镜送至肺内病灶所属引流支气管处。②将钳头关闭，活检钳经支气管镜活检钳工作通道送至肺部病灶所属气道口。③术者将活检钳推入引流支气管，至向前推不动为止，回拉活检钳 1～2cm。④嘱助手打开活检钳，术者将活检钳向前推进直至推不动为止，嘱助手关闭活检钳。⑤术者取出活检钳。若无大出血，可如此反复取 2～3 块组织。⑥活检物经固定等预处理后送检，行病理学、抗酸杆菌等检查化验。

（2）操作经验及注意事项：①TBLB 前应进行胸部 CT 平扫及增强扫描，对血管瘤、动静脉瘘等肺血管病变具有排除作用，以避免 TBLB 时损伤周围肺血管。②TBLB 容易并发自发性气胸，应在活检 1 小时后进行胸部影像学检查，以确定气胸是否存在；应通过口头及书面形式告知已行 TBLB 的患者，在离开医院后仍有发生气胸的可能，若离开医院患者当日应有人在家中陪夜。③行上叶尖段等夹角较大部位病灶TBLB 时，注意事项同普通活检（TBB）时操作。

6. 经支气管壁针吸　依据 CT 等影像学发现支气管壁外新生物、肺门及纵隔内淋巴结肿大，可实施经支气管壁针吸活检术（transbronchial needle aspiration biopsy，TBNA）。

（1）TBNA 操作要点：①将支气管镜送至支气管内拟穿刺处，调整支气管镜位置及方向，使部位正好位于视野正中。②将带外鞘的针吸活检针经支气管镜活检钳工作通道送出支气管镜远端至穿刺处。

③嘱助手推动针吸活检针出保护外鞘。④术者利用突刺法、直行法、咳嗽法等使针尖刺入目标中心部位。⑤嘱助手以注射器负压吸引穿刺针的尾部,抽吸完成后退针吸活检针到保护鞘内。⑥术者拔带外鞘的针吸活检针出支气管镜。⑦助手推针吸活检针出保护鞘,推动注射器排出针吸物。⑧涂片数张于载玻片上,以4%甲醛或95%酒精固定或自然干燥,送检病理学及细菌学检查化验。

（2）操作经验及注意事项:①TBNA前应进行胸部CT平扫及增强扫描,利于指导定位,同时对血管瘤、动静脉瘘畸形等肺血管病变具有排除作用。②TBNA时应细心操作,出针、回针时应避免损伤支气管镜,穿刺时应避免损伤血管,尤其是动脉血管。③为提高TBNA阳性率,可实施病灶处多部位多点TBNA。④普通针吸活检针较细,一般仅能获得涂片细胞病理学证据。⑤TBNA时具有一定盲目性,气道内超声支气管镜引导下的TBNA(EBUS-TBNA)代表TBNA现代临床发展的方向。

7. 支气管内超声引导下针吸活检术　支气管内超声引导下针吸活检术(endobronchial ultrasound-guided transbronchial needle aspiration,EBUS-TBNA)是经支气管壁针吸活检术(TBNA)的改进方法,相对于TBNA,EBUS-TBNA避免了穿刺的盲目性并有时可取得组织学标本。临床上适于纵隔/肺门淋巴结肿大、靠近气道的肺内或气道周围病变的鉴别诊断;纵隔/肺门淋巴结评估,如原发性肺癌术前淋巴结分期、原发性肺癌术后淋巴结转移评估、原发性肺癌化疗后纵隔淋巴结再分期、转移性肿瘤的化疗效果评价;表皮生长因子受体(epidermal growth factor receptor,EGFR)突变基因检测标本的取得。

（1）EBUS-TBNA操作要点

1）超声内镜的置入:调整超声支气管镜角度把镜头稍稍下弯,经口腔置入超声支气管镜。

2）充盈水囊:向水囊内注入生理盐水使之充盈膨胀,与检查部位尽可能大地接触,以期获得最佳视觉效果。注入0.5ml生理盐水以利观察纵隔淋巴结,注入0.3ml生理盐水以利观察肺门淋巴结,可根据内镜图像来最终确认水囊充盈情况。

3）寻找目标:调整内镜先端部方位,使淋巴结的最大直径呈现在超声图像的中央位置。超声下观察标志性血管,可用来识别不同部位的淋巴结。超声彩色多普勒模式可用以确认和分辨淋巴结和周围血管的关系,并判断淋巴结内的血流情况。记录淋巴结位置分组、大小及数量等特征。

4）置入穿刺针并固定穿刺针组件:由术者把专用穿刺针插入超声支气管镜的工作孔道,助手协助用扣锁固定穿刺针于超声支气管镜上。

5）调节穿刺针套管的位置:超声支气管镜先端部保持平直状态,松开套管调节旋钮,调节穿刺针套管的位置使之稍稍伸出工作孔道并在内镜下可见。

6）确定穿刺点、进针位置及深度:再次用超声扫描确定病变位置并测量穿刺深度。同步显示的内镜图像可用于定位及穿刺点选择,穿刺点的选择可根据气道的解剖标志来决定(软骨间的位置)。

7）调整穿刺针并固定穿刺深度:松开穿刺针上深度调节固定装置,依据上述测量的穿刺深度锁定穿刺针。

8）病变的穿刺:在超声探查监视下,术者以右手持握穿刺针,缓慢向下用力推进入穿刺病灶内;助手将穿刺针内腔导丝抽出,把专用负压注射器或普通注射器连接到穿刺针尾部接口处,将注射器调整到负压状态;在超声探查监视下,术者连续反复抽插带着负压的穿刺针10~20针。

9）退出穿刺针:每部位穿刺结束时,于穿刺针仍停留在病灶内时取下负压注射器,把穿刺针退回到套管内,听到归位时发出的咔嗒声,旋紧固定锁使穿刺针处在套管内安全位置,连套管一起将穿刺针组套退出内镜工作孔道。

10）标本处理:将穿刺针导丝插入穿刺针内腔,把最先挤出的抽吸物置于载玻片上,进行现场快速细胞病理学检查;将随后挤出的标本尤其是组织条状标本以甲醛溶液固定,送行组织病理学等检查;拔出穿刺针腔内导丝,穿刺针末端接空注射器,把穿针内残留的抽吸物以及空气吹到载玻片上或离心试管内,进行细胞病理学、抗酸杆菌等其他相关检查。

（2）操作经验及注意事项:①超声支气管镜先端部有凸式探头,视野方向呈前上斜35°,超声支气管镜在水囊没有充盈的状态下在内镜界面看不到超声探头,所以要调整进镜角度当心超声支气管镜的先端部造成气道意外损伤。②置入穿刺针、进穿刺针穿刺及退出穿刺针时,切记使穿刺针套管处于保护状态,以免损伤超声支气管镜。置入穿刺针时，超声支气管镜前端部应处于相对平直状态，当穿刺针套管前端已出超声支气管工作通道后，方可弯曲前端部。③穿刺时助手要协助固定超声支气管镜，防止发生内镜移位，以免给患者造成不必要的伤害。④为获得最佳检查效果，每个病灶及肿大淋巴结处最好能穿刺3次（每次10～20针），若能获取组织条穿刺2次即可，现场细胞学也尤为重要。⑤在纵隔淋巴结肿大诊断敏感性、特异性方面，超声支气管镜与纵隔镜无统计学差异，但经超声支气管镜具有一定局限性，无法完成针对第3、5、6区肿大淋巴结的穿刺术。⑥进行EBUS-TBNA的工作人员，尤其是术者，必须经过专业培训，方可上岗操作。

四、支气管镜检查并发症及处理

随着当今科技发展，支气管镜在呼吸领域应用已很安全，且为常用的检查方法，但支气管镜检查治疗为有创、介入操作，其并发症仍时有发生，并发症多表现为少量出血，偶可发生麻醉药物过敏、呼吸功能不全及心肌梗死等严重并发症，极少数情况下甚至危及生命。

1. **麻醉等药物过敏** 术前使用的麻醉药物（丁卡因、利多卡因等）、介入治疗中局部给予的抗结核药物等均可引起过敏反应。轻者表现为迟发型皮疹，重者表现为速发型过敏性哮喘、过敏性休克。给予前一定要详细询问药物过敏史，给予时尤其是第一次使用时密切观察患者反应，一旦发生上述重症过敏现象应立即急救，休克时处理原则同过敏性休克等。

2. **出血** 出血是支气管镜检查治疗时最常见的并发症。进镜黏膜损伤，活检、刷检、针吸等组织损伤，治疗时介入损伤等为出血原因。少量出血不治自愈，中等量以上出血需采取气道内肾上腺素稀释液喷洒联合垂体后叶素或血凝酶等静脉注射等方法止血，大量出血及窒息的急救关键在于保持呼吸道通畅等措施的实施。至于临床上常用的肾上腺素稀释液的浓度问题，目前有关资料较为混乱，笔者认为以1∶100左右为宜，浓度太低无局部止血效果，但缺乏统计学依据。

3. **低氧血症** 支气管镜进入后，部分呼吸道阻塞、患者紧张而不能进行正常呼吸运动等均可引起低氧血症，表现为呼吸困难，一般稳定后或加强吸氧即可缓解，若合并支气管痉挛则引起呼吸衰竭。PaO_2低于60mmHg，进行支气管镜检查有生命危险。

4. **呼吸道痉挛** 喉痉挛、支气管痉挛很少发生，但发生时呼吸困难较为严重。多与操作不当、麻醉不足、药物过敏等多种原因有关。一旦发生应立即停止检查，保持呼吸道通畅仍为重中之重，给氧、解痉、镇静和激素等药物应用有助于缓解痉挛症状。

5. **喉头水肿** 喉头水肿多发生于小儿、操作粗暴及时间过长、药物过敏等情况。一旦发生应立即停止检查，术后发生应严密观察，处理基本同呼吸道痉挛，肾上腺糖皮质激素气道雾化吸入具有防治作用，必要时可行气管切开。

6. **心律失常** 心律失常多表现为窦性心动过速、房性或室性期前收缩、ST段下移或Q-T间期延长等，严重则表现为心脏骤停。主要是与低氧血症及原发心脏疾患有关，所以对患有器质性心脏疾病患者应严格掌握适应证、禁忌证。针对术中发生的不同类型心律失常分别处理，窦性心动过速者不需用降低心率药物，给氧、镇静及停止操作即可缓解。

7. **高血压危象及脑血管意外** 高血压患者恐惧、未服用抗高血压药物，支气管镜操作时间过长或是过于粗暴的操作，均可诱发高血压危象甚至脑出血。术前做好充分准备，术中给予吸氧、生命体征监测等可以预防此现象的发生。一旦发生应即时给予吸氧、降低颅内压等急救措施。

8. **心肌梗死或心搏骤停** 原有心血管疾病患者及高龄患者，术中紧张、缺血、缺氧等因素可诱发心肌梗死；充分术前准备，操作轻柔避免粗暴，术中给氧，术中加强监护等可减少心肌梗死发生。一旦发生，立即停止操作，积极抢救。

9. **感染** 接受支气管镜检查或治疗后临床上部分患者可出现肺部继发感染。常见原因为内镜及所用器械等消毒不严格、上呼吸道感染种植到下呼吸道或分泌物吸入肺内、患者年老体弱抵抗力下降继发感染等。严格消毒注意无菌操作等，是预防继发感染最好的措施。严重者可局部、全身应用抗生素。

10. **发热** 部分患者支气管镜检查或治疗术后发热，体温多为低热，多于24小时内恢复正常。各种刺激如支气管、肺局部吸引、活检、刷检、灌洗等触发了呼吸道和肺泡内的炎症反应，肺泡内巨噬细胞和单核细胞活化，释放炎性介质和内源性致热源如肿瘤坏死因子（TNF）、白细胞介素 1β（IL-1β）、IL-6、中性粒细胞集落刺激因子（G-CSF）等，引起全身的炎症反应，其特征是发热、乏力和外周血白细胞升高。

11. 气胸　支气管检查肺泡末梢活检、扩张治疗气道撕裂伤、激光或高频电刀损伤气道等情况下均可引起气胸，部分为纵隔气肿。小于 30% 的少量气胸嘱患者卧床休息、氧疗等 7～10 天即可治愈；大于 30% 气胸则应给予胸穿抽气、闭式引流等；顽固气胸应行胸膜固定术、开胸缝扎术。

12. 气道梗阻、气道穿孔、气管-食管瘘　气道内较大肿瘤、结核肉芽肿，进行检查或介入治疗时支气管镜插入阻塞，介入治疗后局部坏死物未及时清理，组织水肿或出血等，均可导致气道梗阻。介入治疗的球囊扩张术可导致气道撕裂，热效应消融术可导致气道穿孔、气管-食管瘘。术前严格掌握指征，术中注意清理分泌物、坏死物及出血，并发症出现时应积极处理（如停止操作、封堵瘘口等）。

13. 死亡　死亡为最严重并发症，发生率为 0.07%～0.13%。主要因操作时心跳呼吸骤停、出血窒息、脑血管意外、心肌梗死等抢救无效。因而，对于高龄、患有心脏原发器质病变者应严格掌握适应证。

第二节　胸腔镜检查术

胸腔镜（thoracoscope）是用于胸膜、胸膜腔及肺脏疾病介入诊断及微创治疗的一种精密仪器。依据胸腔镜材质结构、成像原理及功能不同，可分为硬质胸腔镜（rigid thoracoscope）、半硬质胸腔镜（semirigid thoracoscope）、普通胸腔镜（thoracoscope）、电视胸腔镜（video assisted thoracoscope）。

我国结核病及胸部肿瘤发病率较高，大量胸膜病变、肺部病变、胸内病变患者需要诊断、鉴别诊断及手术等治疗，胸腔镜检查术（thoracoscopy）为解决上述诸问题提供了帮助。胸腔镜与现代电视摄影技术相结合产生了电视胸腔镜，电视胸腔镜技术具有便于操作观察、创伤小、痛苦轻、恢复快和对外观影响小的优点，它的临床应用改变了一些胸部疾病的诊疗理念，在重新界定某些疾病的诊断及治疗适应证、禁忌证和手术入路方面有了很大进展，在我国胸部结核病的诊治方面有广泛的应用前景。目前，临床上主要用"内科"胸腔镜进行胸膜疾病、肺周边病灶及肺门淋巴结等介入诊断，用"外科"胸腔镜进行肺切等微创介入手术，即电视胸腔镜外科手术（video-assisted thoracic surgery，VATS）。

一、胸腔镜检查适应证及禁忌证

1. 适应证

（1）胸膜病变：①胸膜腔积液，胸膜腔穿刺抽液检查化验无法确诊，需要与恶性胸膜病变鉴别者；②以增殖为主的胸膜病变，需要与原发性恶性胸膜病变鉴别者；③必须取得结核性胸膜炎确诊病理学依据者。

（2）肺部弥漫性病变：肺部弥漫性病变需鉴别诊断者。对于可疑粟粒性结核无法与转移性肿瘤或其他肺部间质性病变相鉴别，可通过胸腔镜取得组织标本，进行病理学、微生物学等检查。

（3）肺外周型孤立性小病灶：孤立性肺外周型小病灶需鉴别诊断者。对影像学发现的肺外周型孤立性小病灶与肿瘤等疾病无法鉴别时，可通过胸腔镜取得组织标本，进行病理学、微生物学等检查。

（4）肺门或纵隔淋巴结肿大：肺门或纵隔淋巴结肿大需鉴别诊断者。淋巴结结核、淋巴瘤、淋巴结转移癌及结节病等无法鉴别时，可通过胸腔镜检查，很容易取得肿大淋巴结，进行病理学、血管紧张素转换酶（angiotension converting enzyme，ACE）等检查。

2. 禁忌证

（1）严重心血管疾病，如严重心律失常、急性心肌梗死（4 周以内）、心功能不全、冠心病、主动脉瘤及严重高血压或高血压急症者。

（2）严重呼吸功能不全，呼吸衰竭者。

（3）严重出血倾向、凝血功能障碍者。

（4）全身情况极度衰竭者。

（5）伴有急性胸膜腔内非特异性感染者。

（6）胸膜腔广泛黏连者。

二、胸腔镜术前准备及术后处理

1. 术前准备

（1）一般准备

1）详细询问病史，仔细进行体格检查，完善胸部影像学、心肺功能、血小板计数、凝血功能等检查，明确是否具有胸腔镜检查诊断适应证、禁忌证。

2）进行乙型病毒性肝炎、丙型病毒性肝炎、梅毒、AIDS 等传染病学指标检查。

3）抗凝处理：口服抗凝剂治疗的患者，术前停用 2～3 天或应用维生素 K_3 或维生素 K_4；处于抗凝剂情况下，使用肝素抗凝，并将其凝血酶原时间国际标准化比降至 2.5 以下等。

4）知情同意：申请医院伦理委员会批准。对患者及家属有告知的义务，征得患者、家属同意并签署书面知情同意书。

（2）器械及药物准备

1）胸腔镜、光源及成像系统、呼吸内镜医用工作站等。

2）所用器械及药品：如活检钳、麻醉药物等。

3）抢救用物及药品：术中监护用心电图、血压及血氧饱和度监护仪、除颤器、气管插管、肾上腺素等抢救用药品。

2. 麻醉　多为局部麻醉，对精神紧张者可采用静脉复合麻醉，VATS 时需全身麻醉。

3. 术中监护　术中应检测及观察患者生命体征变化，遇到严重并发症发生应立即停止操作，并积极处理。

4. 术后处理

（1）专人护送患者回病房或监护室。密切观察患者生命体征变化。

（2）口头或书面告知患者家属，静脉麻醉及全麻患者术后 6 小时方可进食、进水。

（3）送检活检组织等标本，进行病理学、细菌学（如：抗酸杆菌、普通菌及真菌等）及分子生物学等化验检查。

（4）胸腔镜等清洗、灭菌及主机系统等保养维护。

（5）书写胸腔镜检查介入诊断报告及相关医疗文书。

三、胸腔镜检查操作

1. "内科" 胸腔镜检查术

（1）胸膜腔空间判断及建立：胸腔镜操作的前提条件是至少有 6～10cm 的胸膜腔空间，以确保胸腔镜手术安全进行。若 B 超检查显示胸膜腔空间较小，需行人工气胸术。经胸穿或已有的胸腔闭式引流管注入过滤空气 400～800ml，行胸部透视检查，明确胸膜腔内气体量及安全胸膜腔空间是否建立。

（2）体位及切口选择：患者取健侧卧位。切口多选择在患侧胸壁腋中线第 6～7 肋间，但包裹性积液者应根据胸腔 B 超及胸部影像学选择合适部位。

（3）镜检实施：①麻醉后用手术刀在选定肋间的下面肋骨上缘与肋间平行做约 1.0cm 切口，切开皮肤和皮下组织。②以血管钳钝性分离肋间肌、壁层胸膜至胸膜腔。③置入胸腔穿刺套管（Trocar）。④经 Trocar 插入胸腔镜。⑤依次观察胸膜腔、壁层胸膜、脏层胸膜、横膈、肺表面等改变。⑥发现可疑病变，通过胸腔镜活检钳工作通道放入活检钳，在直视下钳取数块，行组织病理学检查。

2. "外科" 胸腔镜检查术

（1）体位及切口选择：患者健侧卧位。胸腔镜手术常规切口：腋中线第 7、8 肋间为观察孔；腋后线第 6、7 肋间，腋前线第 4、5 肋间两个切口为操作孔；三个切口的连线呈倒立三角形。

（2）镜检实施：①气管插管全身麻醉。②在预定肋间（一般为腋中线第 7、8 肋间）的下面肋骨上缘与肋间平行做长约 1.5cm 切口，切开皮肤和皮下组织。③用血钳钝性分离肋间肌、壁层胸膜至胸膜腔，形成人工气胸致肺萎陷。④用手指伸入切口探查胸膜腔，如无黏连，置入胸腔镜。⑤在胸腔镜引导下做第2、3切口作为操作孔。⑥依次观察胸膜腔、壁层胸膜、脏层胸膜、横膈、肺表面等改变。⑦发现可疑病变，通过操作孔放入专用器械，在直视下钳取数块，送行组织病理学检查；根据探查及活检病理结果，用胸腔镜专用的器械进行肺或胸膜腔病变切除术。

3. 胸腔镜操作经验及注意事项

（1）胸腔镜是一种有创的介入诊断方法，适用于各种无创诊断和创伤较少的诊断方法应用后仍未能确诊者。

（2）仅以介入诊断为目的者，尽可能使用"内科"胸腔镜。

（3）为提高确诊率，介入诊断中尽可能通过快速冰冻切片病理学明确诊断，或应尽可能多点、多处取活检。需进一步介入治疗时，尤其是VATS时，应通过快速冰冻切片病理学尽快明确诊断。

（4）肺双侧弥漫性病变，通常行右侧肺活检，因为右肺肺裂多，取肺标本比较容易。

（5）肺组织内部小于1cm的结节，术前应有较精确的影像学定位，术中可通过观察脏层胸膜的变化、用器械在可疑部位的滑动来探查，必要时可经切口插入手指触摸探查，防止漏诊。

（6）在取活检过程中，如果损伤到血管及其分支，应内镜下使用缝合器结扎，钛夹夹闭，氩气刀、高频电刀等热消融术处理损伤的血管。

（7）应避免在心包、膈神经走行部位活检，如果活检时损伤心包，应同时行心包开窗术。

（8）术后应常规放置胸膜腔闭式引流管，并保持引流管通畅，尽快促使肺复张。

四、胸腔镜检查并发症及处理

电视胸腔镜检查术作为微创介入技术，操作中不可避免会出现各种并发症。

1. 胸膜腔内出血　胸腔镜介入活检术后24小时内胸膜腔引流量100～300ml为正常，活动性出血为严重并发症，需要及时处理。

（1）活动性出血诊断：①术后引流液鲜红，连续3小时引流量大于200ml/h。应排除患者体位改变、残留积血因重力作用短时间排出增多的情况。②引流出的血液很快凝固。③胸膜腔内活动性出血可导致肺压迫性不张，表现为胸闷、呼吸困难、术侧呼吸音低或消失；活动性大量出血可表现为不同程度的低血容量性休克。④影像学提示术侧胸腔大量高密度影，纵隔移位；B超探查示胸膜腔内大量积液；胸膜腔穿刺可抽出大量血性液体（活动性出血表现）。

（2）活动性出血原因：①术中血管结扎线术后脱落，淋巴结活检后止血不充分，损伤的血管未及时止血等均可导致术后胸膜腔内大出血。②术后肺组织膨胀不充分，存留残腔导致创面持续渗血。③胸壁切口止血不彻底，手术结束时Trocar拔除创面压力缓解等。

（3）活动性出血处理：①大出血时应首先补充有效循环血容量，休克时按低血容量休克积极抢救处理。②出血凶猛，短时间出现休克症状甚至生命体征发生变化，应在抢救休克同时果断胸腔镜或开胸手术探查止血。③全身止血药物应用。

2. 肺漏气　术前人工气胸术后给予胸膜腔充分闭式引流，气胸未消失而表现为持续漏气。肺漏气是VATS常见并发症。

（1）肺漏气诊断：患者完全清醒状态下观察胸腔引流管，漏气判断标准为：0级，无漏气；1级，用力咳嗽时漏气；2级，轻咳或深呼气末漏气；3级，平静呼气末即有漏气。

（2）肺漏气原因：①肺或脏层胸膜活检术时肺实质破损，分离胸膜腔黏连时脏层胸膜剥离破损、肺撕裂伤。②电视胸腔镜外科手术（video-assisted thoracic surgery，VATS）肺活检术时，因肺气肿、肺实质炎症等因素存在，切割缝合器的钉孔愈合不严密或缝线撕裂肺实质。③老年患者、抽烟患者，第一秒用力呼气量占用力肺活量百分率（$FEV_1\%$）低于80%、肺弥散功能差、肺上叶病变、严重胸膜黏连、长期应用类固醇类药物、合并慢性阻塞性肺疾病（COPD）或糖尿病等均是肺持续漏气的高风险因素。

（3）肺漏气处理：肺漏气可导致术后胸膜腔引流管放置时间延长，增加胸膜腔感染及支气管胸膜瘘形成机会，肺限制性通气功能障碍，应积极处理。

1）1、2级肺漏气一般不需要特殊处理，大多于术后7天内通过胸膜腔闭式引流自然愈合。

2）2、3级肺漏气患者，一般引流时间超过7天，容易伴发感染或呼吸衰竭，须使用抗生素控制和预防感染。必要时应使用调压瓶胸膜腔持续负压吸引，胸膜腔内黏连剂行胸膜腔黏连固定术等措施处理。

3）若长期肺漏气不愈合，则须考虑再次行胸腔镜下或开胸手术修补漏气肺组织。

3. 支气管胸膜瘘　支气管胸膜瘘是支气管与胸膜腔之间相互交通而形成的异常通道即瘘管，多由肺术后感染、肺内病灶溃破等原因形成。其是肺手术涉及胸膜腔内的严重并发症之一，临床处理非常棘手，是胸外科学界公认的一大难题。

（1）支气管胸膜瘘诊断：①患者咳嗽或平静呼吸时，大量气泡及引流物从胸膜腔闭式引流管中排出，引流液为深褐色伴有泡沫或脓液。②频发性咳嗽、咳脓性胸液样痰。其程度与瘘口大小、胸膜腔脓液量及患者体位改变等有关。③临床有高热等全身性感染症状。大量咳痰后由于脓液外排，发热等症状会有相应缓解。④影像学显示患侧液气胸；支气管镜检查有时可发现支气管残端瘘口；胸腔镜有时可发现肺表面瘘口。⑤胸膜腔内注入亚甲蓝，多可咳出。

（2）支气管胸膜瘘原因：①同上述肺漏气形成原因。②VATS肺切除术时支气管残端过长、全肺切除、结核组织残留及合并肺内感染等。

（3）支气管胸膜瘘处理：主要是引流、瘘口封堵及消灭脓腔。

1）引流与冲洗：应常规行胸膜腔闭式引流，引流可能感染和已经发生感染的胸腔积液，避免支气管残端浸泡在受污染的胸腔积液中；以生理盐水、抗生素等进行胸膜腔局部冲洗；嘱患者定时转换体位，保持引流通畅。取胸腔引流液细菌培养并做药敏试验，指导临床选取合适的抗生素控制感染。

2）瘘口封堵术：经支气管镜支气管残端瘘口处注射封堵剂或放置封堵器；经胸腔镜肺表面瘘口局部清除分泌物和坏死组织，注射封堵剂或缝合瘘口等。

3）胸廓成形术：彻底清除脓腔壁附着的脓苔和炎性肉芽肿，利用有良好血供的肋间肌瓣填塞修补瘘口，塌陷胸壁，消除脓腔。

4）加强营养支持治疗，改善全身营养状况。

第三节　纵隔镜检查术

纵隔镜（mediastinoscope）是用于纵隔疾病介入诊断及微创治疗的一种精密仪器。依据纵隔镜成像原理不同，可分为普通纵隔镜（mediastinoscope）和电视纵隔镜（video assisted mediastinoscope）。

纵隔镜的用于临床已有60余年的历史。1954年，Harkend等应用喉镜行纵隔检查开创了纵隔介入的先河。1959年，Carlens首次报道一种手术技术——标准的颈部纵隔镜术（standard cervical mediastinoscopy，SCM），后在北美及世界各地传播应用。1966年，McNeil和Gmsberlain将上述传统的纵隔镜手术发展为胸骨旁纵隔镜术（parasternal mediastinoseopy，PSM）。1976年，Deslanuriers等报告了扩大的颈部纵隔镜术（extended cervical mediastinoseopy，ECM），使传统纵隔镜的应用范围扩大。1965年国内傅尧箕医师完成了首篇纵隔镜手术报道，掀开了我国纵隔镜手术历史的第一页，其后国内纵隔镜术发展较慢。20世纪90年代，随着电视纵隔镜（video-mediastinoscope）的出现，进一步拓展了纵隔镜的应用范围，其不仅仅是作为一种检查手段在临床使用，而且作为纵隔等疾病的介入治疗手段。近年来，纵隔镜在国内外逐渐被应用于结核病临床，但报道较少。

一、纵隔镜检查适应证及禁忌证

1. 适应证

（1）纵隔增宽、纵隔内病变性质不明确者。

（2）肺癌诊断明确，经影像学检查提示纵隔淋巴结转移者，决定肺癌的分期和手术适应证、放疗的范围以及疾病的预后。

（3）气管周围病变鉴别诊断。

（4）纵隔疾病介入治疗,如较大结核性淋巴结肿大摘除、结核性脓肿的引流、纵隔气肿的治疗、缩窄型心包摘除等。

（5）代替胸腔镜检查术。

2. 禁忌证

（1）严重心血管疾病,如严重心律失常、急性心肌梗死(4周以内)、心功能不全、冠心病、主动脉瘤及严重高血压或高血压急症者。

（2）严重呼吸功能不全,呼吸衰竭者。

（3）严重出血倾向、凝血功能障碍者。

（4）全身情况极度衰竭者。

（5）患主动脉弓动脉瘤、严重上腔静脉梗阻综合征、纵隔胸膜炎、巨大甲状腺肿者。

（6）曾行正中胸骨切开术、气管切开术、纵隔镜检查术及纵隔放射治疗术者。

（7）严重颈关节炎、颈部损伤、颈椎强直,胸部脊椎后凸,小儿或身材十分矮小者。

二、纵隔腔镜术前准备及术后处理

1. 术前准备

（1）一般准备

1）详细询问病史,仔细进行体格检查,完善胸部影像学、心肺功能、血小板计数、凝血功能等检查,明确是否具有纵隔镜检查诊断适应证、禁忌证。

2）进行乙型病毒性肝炎、丙型病毒性肝炎、梅毒、AIDS 等传染病学指标检查。

3）抗凝处理:口服抗凝剂治疗的患者,术前停用 2～3 天或应用维生素 K_3 或维生素 K_4;处于抗凝剂情况下,使用肝素抗凝,并将其凝血酶原时间国际标准化比降至 2.5 以下等。

4）知情同意:申请医院伦理委员会批准。对患者及家属有告知的义务,征得患者、家属同意并签署书面知情同意书。

（2）器械及药物准备

1）纵隔镜、光源及成像系统、呼吸内镜医用工作站等。

2）所用器械及麻醉药品:如分离钳、活检钳、电凝吸引器、电刀等常规器械,开胸手术包及胸骨锯等备用器械,异丙酚等麻醉药物。

3）抢救用物及药品:术中监护用心电图、血压及血氧饱和度监护仪、除颤器、气管插管、肾上腺素等抢救用药品。

2. 体位及麻醉　患者取仰卧位,肩部垫高,头颈部应尽量后仰。根据纵隔镜检查术的入路途径,可选择全麻或局麻,为安全起见目前国内外常规采用全麻。

3. 术中监护　术中应检测及观察患者生命体征变化,遇到严重并发症发生应立即停止操作,并积极处理。

4. 术后处理

（1）专人护送患者回病房或监护室。密切观察患者生命体征变化。

（2）口头或书面告知患者家属,静脉麻醉及全麻患者术后 6 小时方可进食和进水。

（3）送检活检组织等标本,进行病理学、细菌学(如抗酸杆菌、普通菌及真菌等)及分子生物学等化验检查。

（4）纵隔镜等清洗、灭菌及主机系统等保养维护。

（5）书写纵隔镜检查介入诊断报告及相关医疗文书。

三、纵隔镜检查操作

1. 标准的颈部纵隔镜术(SCM)

（1）适应证:主要适用于病变位于上纵隔,第 2、3、4 和 7 组淋巴结及气管周围病变。

（2）操作要点

1）于胸骨切迹上1横指做横切口,长3～4cm。依次切开皮肤、皮下组织、气管前肌肉组织至气管前筋膜。

2）以食指紧贴气管前壁及侧壁向下缓慢、轻柔钝性分离气管前、无名动脉及主动脉弓后间隙,分离至隆突分叉水平及左右支气管旁,并以手指进行探查。

3）上述分离完成后,将纵隔镜沿气管前壁插入气管前间隙。在纵隔镜插入后,用纵隔镜的纵隔镜剥离器、金属吸引器钝头或银夹钳带小纱球来分离手指不能到达或不能分开的区域。纵隔镜下观察到病变部位时,适当张开纵隔镜管的下叶,以便视野更加广阔。一般观察顺序为：气管与气管旁区、隆凸左右主支气管、右上叶支气管、头臂干、主动脉弓、右肺动脉、奇静脉、左喉返神经、食管。重点区域是：气管前区、隆凸下区、气管右侧区和气管支气管区。危险区为：气管左区因包括有左颈总动脉和主动脉弓。

4）纵隔镜到达指定区域,在直视下用纵隔镜剥离器、金属吸引器钝头、银夹钳带小纱球小心分离肿大的淋巴结或肿块,直到边界清楚为止。

5）淋巴结或肿块充分剥离出后,用活检钳摘出。

6）术后严密止血。可用止血纱布压迫、银夹、明胶海绵及电凝止血等方式止血。用生理盐水冲洗手术野。依据不同疾病治疗术式决定是否放置引流管。

7）缝合关闭颈部创口。

2. 扩大的颈部纵隔镜术（ECM）

（1）适应证：主要适用于标准纵隔镜检查术难以实现的病变,位于左肺上叶及第5、6组淋巴结肿大的患者。

（2）操作要点：①首先应进行标准纵隔镜术,术后未达到目的或阴性时,拔出纵隔镜。②以食指于胸骨柄后触及斜向右上方走行的头臂干及下面的主动脉弓。手指紧贴主动脉弓表面经无名动脉三角向前下方分离,于无名静脉后方形成以隧道至第5、6组淋巴结。③退出手指,沿隧道放入纵隔镜。④余同标准纵隔镜检查术。

3. 胸骨旁纵隔镜术（PSM）

（1）适应证：主要适用于标准胸腔镜术难以实现的主动脉窗、主动脉周围淋巴结肿大等病变。

（2）操作要点：操作要点基本同SCM、ECM,只有切口部位及分离部位不同。

1）紧靠第2肋间胸骨旁2cm做长3～4cm的皮肤横切口,逐层切开胸壁皮下和肌肉,在第2肋间第3肋上缘用电刀切开肋间肌,注意勿损伤胸廓内动静脉,必要时可切断之并分别结扎。

2）以食指在胸骨旁自胸膜外向胸骨后纵深钝性分离、探查,将胸膜及膈神经推向外侧,进入前纵隔间隙及主动脉窗,建立胸骨旁隧道。

3）退出手指,沿胸骨旁隧道放入纵隔镜。

4）余同SCM、ECM检查术。

4. 其他路径纵隔镜术（other paths mediastinoscopy） 纵隔镜可代替胸腔镜术,如可侧卧位腋中线第7肋间做3～4cm皮肤切口,紧贴第8肋上缘,以电刀切开肋间肌肉、脏层胸膜,插入纵隔镜进入胸膜腔,可进行胸膜活检、胸膜黏连等治疗术。

四、纵隔镜操作经验及注意事项

1. 纵隔镜插入时,绝对不能插入未经钝性分离过的区域。

2. 纵隔镜活检时,因充分暴露肿大淋巴结、病变等活检目标,若辨别不清,应进行试验性的穿刺。

3. 分离、活检时应特别注意,以免误伤奇静脉、喉返神经、心包膜等血管与神经。

4. 因纵隔镜检查术中发生严重并发症等,可能需要即时转为开胸手术,术前应准备好开胸手术器械和胸骨劈开器械,以备急用。

5. 纵隔镜检查术创伤大于消化道超声（endoscopic ultrasound, EUS）、气道超声（endobronchial ultrasound, EBUS）内镜检查,条件允许时可考虑应用超声内镜检查术替代纵隔镜检查术。

五、纵隔镜检查术并发症及处理

1. **出血**　小量出血或渗血，通常不需处理；如不能自行止血，可先用纱布压迫、明胶海绵填塞、电凝、用钛夹钳闭出血处等方法止血；针对上述方法仍无法控制的大量出血，应开胸止血。

2. **喉返神经、膈神经损伤**　操作者需熟悉纵隔解剖结构及操作视野的组织结构，以防损伤喉返神经、膈神经。经颈纵隔镜检查术时应尽量咬取气管右侧的组织标本，避免行气管左侧的组织探查；尽量将确定的组织标本钝性大部分分离后再咬取；若要行检查左纵隔淋巴结时，应避免过度的电凝止血等。

3. **气管、支气管损伤**　操作者动作太大或电凝过度易发生。对于漏气不严重的病例，一般可通过局部可吸收止血纱布填塞、生物胶封堵破裂口治愈；损伤大者，留置纵隔排气引流管观察数日，通常能自行愈合；对太大的气管或支气管破裂口，需及时开胸修补。

4. **气胸**　多发在分离、探查时没有紧贴气管，钳取组织与胸膜有黏连等时，造成胸膜撕裂。对少量气体，如患者无严重不适，可不必处理，待其自行吸收，高浓度吸氧利于气胸消散；如气体量多，肺组织受压严重，且引起患者呼吸困难者，需行胸腔穿刺抽气。上述处理无效者，应行闭式引流等处理。

5. **食管损伤**　常发生在隆突下淋巴结过度分离造成，食管损伤多数引起纵隔炎，在术后晚期出现。须采取禁食、引流、抗感染及营养支持等，绝大多数患者能保守治疗；重者，需手术修补。

6. **纵隔感染**　纵隔感染属于临床难治的纵隔镜术后并发症。对确诊的纵隔严重感染，须及时切开引流并进行抗感染治疗。临床操作者注意无菌概念，严格遵守操作规范，术中避免损伤气管、食管，充分止血、术后生理盐水冲洗、术后放置引流管及抗生素应用可防止其发生。

7. **术后心律失常**　对于心肺功能差的老年患者，注意围术期的心脏保护措施。对于术后纵隔积液或出血因素引起的心律失常，须及时行纵隔穿刺或引流术。

第四节　经皮肺及胸膜穿刺活检术

经皮肺穿刺（percutaneous lung biopsy）、胸膜穿刺活检术（percutaneous pleural biopsy），在呼吸系统疾病临床诊断治疗中的应用已有很多年历史。随着影像技术、穿刺针及穿刺技术的改进，以及病理诊断水平的不断提高，经皮穿刺活检术成功率、诊断准确率明显提高，该介入诊断技术已成为胸膜及肺部疾病诊断的重要手段之一。

一、经皮肺及胸膜穿刺活检术适应证及禁忌证

1. **适应证**

（1）经皮肺穿刺活检术：肺内病变，经其他检查手段不能明确诊断，有下列情况之一者。①肺内孤立性病灶，尤其是周围性病灶；②肺部弥漫性病变；③影像学等检查高度怀疑肺癌或肺部转移癌，无手术指征或术前为明确诊断者。

（2）经皮胸膜穿刺活检术：①不明原因的胸膜增厚、胸膜结节、胸膜肿块者。②不明病因的胸腔积液。

2. **禁忌证**

（1）严重心血管疾病，如严重心律失常、急性心肌梗死（4周以内）、心功能不全、冠心病、主动脉瘤及严重高血压或高血压急症者。

（2）严重呼吸功能不全，呼吸衰竭者。

（3）严重出血倾向、凝血功能障碍者。

（4）全身情况极度衰竭者。

（5）高度均质性肺气肿者，疑为肺血管性病变（如肺动脉瘤、肺动静脉瘘）、肺棘球蚴感染者，存在肺大疱、局限性肺气肿、囊肿、囊腔样病灶而穿刺针道又必须经过者，为经皮肺穿刺活检术禁忌证。

（6）脓胸患者为经皮胸膜穿刺活检术禁忌证。

二、经皮肺及胸膜穿刺活检术术前准备及术后处理

1. 术前准备

（1）一般准备

1）详细询问病史，仔细进行体格检查，完善胸部影像学、心肺功能、血小板计数、凝血功能等检查，明确是否具有经皮肺穿、胸膜穿刺活检术适应证、禁忌证。

2）进行乙型病毒性肝炎、丙型病毒性肝炎、梅毒、AIDS 等传染病学指标检查。

3）抗凝处理：口服抗凝剂治疗的患者，术前停用 2～3 天或应用维生素 K_3 或维生素 K_4；处于抗凝剂情况下，使用肝素抗凝，并将其凝血酶原时间国际标准化比降至 2.5 以下等。

4）知情同意：申请医院伦理委员会批准。对患者及家属有告知的义务，征得患者、家属同意并签署书面知情同意书。

（2）器械及药物准备

1）CT 机、X 线机及 B 超等影像设备及医用工作站等，一般选择 CT 引导下穿刺活检。

2）所用器械及麻醉药品：如穿刺切割针及发射枪、注射器等器械，盐酸利多卡因等麻醉药物。

3）抢救用物及药品：术中监护用心电图、血压及血氧饱和度监护仪，除颤器、气管插管、气管切开包、吸痰器等急救设备，氧气、肾上腺素、利多卡因及尼可刹米等急救用药。预准备胸腔闭式引流装置。

2. 体位及麻醉 患者取健侧卧位，多选择局部麻醉。

3. 术中监护 术中应检测及观察患者生命体征变化，遇到严重并发症应立即停止操作，并积极处理。

4. 术后处理

（1）专人护送患者回病房或监护室。密切观察患者生命体征变化。

（2）送检抽吸物行细胞病理学、切割活检物行组织病理学检查，并可行细菌学（如抗酸杆菌、普通菌及真菌等）及分子生物学等化验检查。

（3）书写纵隔镜检查介入诊断报告及相关医疗文书。

（4）影像设备及系统等保养维护。

三、经皮肺及胸膜穿刺活检术操作

1. 穿刺路径设计 首先进行胸部 CT 扫描，根据肺部或胸膜病灶最大层面、无肋骨及肩胛骨重叠、皮肤至病灶最短距离三要素确定穿刺点，根据 CT 扫描所显示的目的病灶确定穿刺的路径即方向、角度及深度，在与病灶相对应的胸壁体表穿刺点标记或放置金属标记物。

2. 穿刺活检要点

（1）常规消毒，铺盖无菌巾，用 1% 盐酸利多卡因做局部浸润麻醉。

（2）嘱患者深呼吸后屏气，经肋间隙从下一肋骨上缘进针，CT 引导下按事先定位路径迅速将穿刺针刺入到目的病灶（肺部病灶、增厚胸膜）内部。

（3）通过影像设备检查穿刺针所在位置有无偏差，若有偏差，应做相应调整。

（4）当确认穿刺达病灶内时，拔出针芯接注射器进行负压抽吸，确定穿刺针不在肺泡或血管内之后进行穿刺活检针切割活检。

（5）拔出穿刺针，以敷料覆盖穿刺点。

（6）通过影像设备检查有无气胸、血胸发生。

四、经皮肺及胸膜穿刺活检术操作经验及注意事项

1. 术前应充分利用影像学资料准确定位，选择最佳进针穿刺部位与路径。

2. 尽可能选用较细穿刺活检针并减少进针次数，减少气胸、出血等并发症发生率。

3. 在拔出穿刺针前，应接上注射器，边负压吸引边退出，可减少病变沿针道播散的发生率。

4. 为了提高取材的阳性率，可多点、多方向穿刺，使穿刺点在病灶内呈扇形分布，但应注意有可能增

加气胸、出血等并发症的发生率。

5. 经皮肺及胸膜穿刺活检术为介入诊断技术,提倡在 CT 引导下实施,不建议在普通 X 线、B 超引导下进行。

五、经皮肺及胸膜穿刺活检术并发症及处理

1. **气胸** 为最常见的并发症,多数在操作完成再次胸部 CT 扫描时发现,也有操作结束时未发现气胸发生,随后 24 小时内出现。气胸发生与所使用穿刺活检针的粗细、类型、穿刺次数及病变性质有关。发生气胸,按气胸处理原则积极处理。

2. **血胸** 绝大多数为少量出血,无须特殊处理。如果出血量较大、患者出现生命体征变化(呼吸困难、血压下降、脉率增速),则应给予止血、补充血容量、胸腔插管引流等治疗,必要时采取手术止血。

3. **咯血** 多为少量咯血,可给予镇静、止血药物处理。咯血量较大、较频繁者,按大咯血处理原则积极处理。

4. **肺栓塞** 非常罕见,但后果非常严重。发生原因与气体进入肺静脉有关,诱发因素包括术中剧烈咳嗽、拔出针芯后未及时连接注射器、病灶邻近较大的肺静脉或者穿刺针贯穿肺静脉等。一旦发生肺栓塞,应积极抢救处理。

5. **感染** 很少见。严格无菌操作可避免其发生。发生感染积极抗感染治疗。

6. **肿瘤种植转移或感染播散** 穿刺活检后肿瘤细胞或感染病变可沿针道种植转移或播散到邻近肺、胸膜、胸膜腔及胸壁。

第五节 胃镜检查术

胃镜检查术(gastroscopy)是通过胃镜对食管、胃和十二指肠内腔进行观察,从而进行诊疗操作的方法。经过近一个世纪的发展,胃镜已经由最初的硬式内镜发展到软式电子胃镜,其临床应用也由简单的观察、诊断发展到精确诊断和微创治疗相结合,成为胃肠道疾病重要的诊疗手段。

一、胃镜检查适应证及禁忌证

1. **适应证**

(1)有上消化道症状,包括上腹不适、胀、痛、胃烧灼感及反酸、吞咽不适、哽噎、嗳气、呃逆及不明原因食欲降低、体重下降、贫血等。

(2)上消化道钡餐造影检查不能确定病变或症状与钡餐检查结果不符者。

(3)原因不明的急(慢)性上消化道出血或须做内镜止血治疗者。

(4)须随访的病变,如溃疡病、萎缩性胃炎、癌前病变等。

(5)高危人群(食管癌、胃癌高发区)的普查。

(6)须做内镜治疗者。

2. **禁忌证**

(1)食管、胃、十二指肠急性穿孔。

(2)严重心、肺、肾、脑功能不全及多脏器功能衰竭者。

(3)精神病及意识明显障碍不能合作者。

二、胃镜术前准备及术后处理

1. **术前准备**

(1)一般准备

1)详细询问病史,仔细进行体格检查,完善胸部影像学、心肺功能、血小板计数、凝血功能等检查,明确是否具有胃镜检查及治疗的适应证、禁忌证。

2）进行乙型病毒性肝炎、丙型病毒性肝炎、梅毒、AIDS 等传染病学指标检查。

3）抗凝处理：口服抗凝剂治疗的患者，术前停用 2～3 天或应用维生素 K_3 或维生素 K_4；处于抗凝剂情况下，使用肝素抗凝，并将其凝血酶原时间国际标准化比降至 2.5 以下。

4）术前禁食 6～8 小时。已做钡餐检查者须待钡剂排空后再做胃镜检查。幽门梗阻患者应禁食 2～3 天，必要时术前洗胃，最好排空大小便。

5）知情同意：申请医院伦理委员会批准。对患者及家属有告知的义务，征得患者、家属同意并签署书面知情同意书。

（2）器械及药物准备

1）胃镜、光源主机、活检钳、细胞刷，必要的各种治疗器械、麻醉药品等。

2）抢救用物及药品：术中监护用心电图、血压及血氧饱和度监护仪，除颤器、气管插管、肾上腺素等抢救用设备和药品。

2. **麻醉**　多为局部麻醉，对精神紧张者可采用静脉复合麻醉。

（1）咽部麻醉：检查前 15 分钟用 2%～4% 利多卡因或普鲁卡因喷雾或口含，也可含服麻醉祛泡糊剂。有麻醉药过敏史者可不用麻醉。

（2）不必常规应用镇静剂、解痉剂，对个别精神紧张或胃肠蠕动强者可在检查前 15 分钟肌内注射阿托品 0.5mg 或丁溴东莨菪碱 10mg，或行清醒镇静麻醉。

3. **术中监护**　术中应监测及观察患者生命体征变化，遇到严重并发症发生应立即停止操作，并积极处理。

4. **术后处理**

（1）专人护送患者回病房或监护室。密切观察患者生命体征变化。

（2）口头或书面告知患者家属，局部麻醉患者 2 小时后允许进食，静脉麻醉患者术后 6 小时方可进食、进水。

（3）送检活检组织等标本，进行病理学、细菌学及分子生物学等化验检查。

（4）胃镜等清洗、灭菌及主机系统等保养维护。

（5）书写胃镜检查介入诊断报告及相关医疗文书。

三、胃镜检查操作

1. **患者体位**

（1）患者取左侧卧位，头部略向前倾，双腿屈曲。

（2）如患者有活动假牙，宜取出，松解领口和裤带，轻轻咬住牙垫。

2. **插镜**

（1）单手法：术者面向患者，左手持内镜操纵部，右手在距离镜端 20cm 处持镜，使镜面对准患者舌根部，将镜端自牙垫中插至咽后壁，左手调节旋钮方向，使之顺利到达咽喉部。嘱患者做吞咽动作，顺势轻柔地插入食管。切忌用暴力硬插。

（2）双手法：少数患者不能有效做吞咽动作，或单手法插镜困难时，可用双手法插镜。先将牙垫套于镜身，用左手示指试探患者咽喉部，右手持镜端送入口腔（务必使镜面方向或先端部弯曲弧度与舌根部相平行）。在左手示、中二指中间将镜插至咽喉部。如有阻力，应调整插镜方向，切忌强行通过。

3. **胃镜检查次序**　插镜后，内镜直视下，从食管上端开始循腔进镜，依次观察食管、贲门、胃体、胃窦、幽门、十二指肠。在退镜时依次从十二指肠、胃窦、胃角（低位翻转）、胃体、胃底贲门（高位翻转）、食管退出。依次顺序全面观察，应用旋转镜身、屈曲镜端等方法，观察上消化道全部，如黏膜色泽、光滑度、黏液、蠕动及内腔的形状等。如发现病变，应确定其性质、范围及部位，并详细记录。并进行摄影、活检及细胞学取材。

4. **摄影**　摄影应在观察完毕、活检前进行。摄影时应保持视野清楚，注意将病变目标的特征从不同方向显示，并使病变得到可显示部位的标志背景的衬托。

5. **活体组织检查**　良、恶性局灶性病变应取 4 块以上的黏膜,立即放入 4% 甲醛液(10% 福尔马林)固定,并贴标签避免错误。弥散性病变的黏膜应按食管、胃分瓶固定。须做快速尿素酶试验者应在幽门前区取 1 块以上标本,立即放入试剂盒内测试。

6. **细胞学取材**　应在活检后,检查结束前进行。移开活检钳阀门,换刷子阀门。经刷子阀门插入细胞刷,在病变及其周围轻轻擦拭。刷后应将刷子退至活检孔前端出口处,然后随内镜一同拔出。做 2～4 张涂片。涂片结束后立即放在 95% 乙醇中固定送检。

7. 检查结束前应抽吸胃内气体,同时退镜。

四、胃镜检查并发症及处理

1. **咽部感染**　咽部病变,可因咽部损伤继发感染,甚至发生咽部蜂窝织炎或咽后壁脓肿。应予休息及抗生素治疗。

2. **食管穿孔**　为严重甚至致死性并发症,尤其并发纵隔炎者,须抗生素治疗、手术缝合或引流治疗。

3. **胃穿孔**　不如食管穿孔严重,须抗生素及手术缝合治疗。

4. **出血**　因黏膜损伤或活检时取组织太深、撕拉过度所致。出血量不多时,多能自行停止;如出血过多,应内镜下止血。

5. **心血管意外**　可因咽喉迷走神经反射引起,有个别心搏骤停病例。根据当时心脏情况,应予以相应的处理,包括吸氧、抗心律失常药物、复苏术等。

6. **颞下颌关节脱位**　患者因用力咬牙垫而恶心时,易发生颞下颌关节异常运动引起脱位,可采用手法复位。

第六节　结肠镜检查术

电子结肠镜检查是目前诊断大肠疾病特别是大肠癌及癌前病变的首选方法。它可以清楚观察大肠黏膜的细微变化,如炎症、糜烂、溃疡、出血、色素沉着、息肉、癌症、血管瘤、憩室等病变。此外,随着内镜技术的进步和相关配件的研发,既可以通过肠镜的器械通道送入活检钳,取标本组织进行病理检查,也可以进行镜下息肉切除、止血、病灶标志物定位和特殊染色处理等。广泛开展此项检查,可提高早期大肠癌的发现率,还能对癌前期病变和大肠息肉及时治疗。

一、结肠镜手术适应证及禁忌证

1. **适应证**

(1)原因不明的下消化道出血。

(2)原因不明的慢性腹泻、便秘、腹痛、腹胀。

(3)钡剂灌肠发现有异常。

(4)不能排除大肠或末端回肠的肿物。

(5)原因不明的低位肠梗阻。

(6)某些炎症性肠病须做鉴别和确定累及范围及程度。

(7)大肠某些良性病变为除外恶性变。

(8)大肠息肉和癌诊断已明确,为了确认其他部位有无伴发性病变。

(9)行结肠镜下治疗。

(10)大肠某些疾病药物治疗的随访。

(11)大肠癌手术后,大肠息肉摘除后随访。

(12)大肠肿瘤的普查。

2. **禁忌证**

(1)疑有大肠穿孔、腹膜炎。

（2）严重心、肺、肾、肝及精神疾病。

（3）多次开腹手术或有肠黏连者，应慎行结肠镜检查。

（4）妊娠期可能会导致流产或早产。

（5）大肠炎症性疾病急性活动期为相对禁忌证。

（6）高热、衰弱、严重腹痛、低血压者，最好待病情稳定后再行结肠镜检查。

（7）不合作者及肠道准备不充分者为相对禁忌证。

二、结肠镜术前准备及术后处理

1. 术前准备

（1）一般准备

1）详细询问病史，仔细进行体格检查，完善胸部影像学、心肺功能、血小板计数、凝血功能等检查，明确是否具有结肠镜检查及治疗的适应证、禁忌证。

2）进行乙型病毒性肝炎、丙型病毒性肝炎、梅毒、AIDS 等传染病学指标检查。

3）抗凝处理：口服抗凝剂治疗的患者，术前停用 2～3 天或应用维生素 K_3 或维生素 K_4；处于抗凝剂情况下，使用肝素抗凝，并将其凝血酶原时间国际标准化比降至 2.5 以下等。

4）检查前 3 天少渣饮食，检查前 1 天流质饮食，检查日上午禁食。检查前晚泻药清肠或清洁灌肠。目前有更简便的清肠方法，可根据不同要求按说明书使用。

5）知情同意：申请医院伦理委员会批准。对患者及家属有告知的义务，征得患者、家属同意并签署书面知情同意书。

（2）器械及药物准备

1）结肠镜、冷光源、活检钳、注射针、圈套器、高频电发生器、细胞刷、吸引器、润滑油、麻醉药品等。

2）抢救用物及药品：术中监护用心电图、血压及血氧饱和度监护仪，除颤器，气管插管，肾上腺素等抢救用药品。

2. 麻醉　对精神紧张者可采用静脉复合麻醉。

3. 术中监护　术中应检测及观察患者生命体征变化，遇到严重并发症，应立即停止操作，并积极处理。

4. 术后处理

（1）专人护送患者回病房。密切观察患者生命体征变化。

（2）口头或书面告知患者家属：局部麻醉术后 2 小时方可进食、进水，静脉麻醉患者术后 6 小时方可进食、进水。由清淡易消化的流食逐渐过渡至正常饮食。

（3）送检手术标本，进行病理学、细菌学及分子生物学等化验检查。

（4）肠镜清洗、消毒及治疗机系统等保养维护。

（5）书写检查诊断、介入治疗报告及相关医疗文书。

三、结肠镜检查操作

1. 患者体位　患者取左侧卧位，常规做肛门指检，除外肛门狭窄和直肠肿物。

2. 镜检实施

（1）循腔进镜是结肠镜操作的基本原则，即视野中见到肠腔才能插镜，否则要退一下结肠镜再找肠腔。

（2）进镜中常有几个急弯肠段，如乙状结肠、降结肠交界处，脾曲、肝曲；找肠腔如有困难，可根据见到的肠腔走行方向行滑行插入，一般滑行插入 20cm 左右即现肠腔；如滑进很长距离仍不见肠腔，应该退镜另找方向再插镜。

（3）插镜时应该无明显阻力，若有剧烈疼痛，切忌盲目滑进和暴力插镜。

（4）在通过急弯肠段后，有时虽见到肠腔但仍不能进镜，相反有时会退镜，这时要退镜并钩拉取直镜身、缩短肠管,使结肠变直,锐角变钝角,再通过。若插入仍有困难,可改变患者体位或腹壁加压,避免传导支点和阻力的产生。

（5）整个插入过程要尽量少注气多吸气。

（6）一定要在视野中见到回盲瓣和阑尾口才能认为镜端已抵达盲肠,插入成功。

（7）必要时可通过回盲瓣插入回肠末端 20～40cm。

（8）结肠镜观察和治疗应在插入内镜时就开始,但重点应在抵达盲肠后退镜时进行,应按先近端后远端的顺序进行。

（9）见到阳性病变应取活检组织 2～4 块,立即放入 4% 甲醛（10% 福尔马林溶液）,并贴好标签。

四、结肠镜检查并发症及处理

1. **穿孔**　发生率为 0.11%～0.26%,最常见为乙状结肠穿孔,结肠穿孔一旦确诊应立即手术。腹腔外穿孔一般无须手术,予以禁食补液,抗感染治疗,1～2 周后穿孔会自行愈合,腹膜后及皮下气肿可自行吸收。

2. **出血**　发生率为 0.07%,大部分经镜下止血和保守治疗可以痊愈。

3. **浆膜撕裂**　也称不完全穿孔,较少见,一般不须特殊治疗,会自行愈合。

4. **肠绞痛**　一般为检查刺激所致,无特殊意义,能自行缓解。

5. **心血管意外**　结肠镜检查对心血管影响极其轻微,原有严重冠心病或心律失常者应慎重施行。

6. **呼吸抑制**　大部分与术前应用镇静或麻醉剂有关,一旦发生应立即复苏治疗。

第七节　腹腔镜检查术

腹腔镜（laparoscope）源于希腊语,其意是通过一种内镜进行腹腔内检查和治疗。腹腔镜根据光源位置分型,分为热光源及冷光源两种;根据使用目的分型,分为窥诊用腹腔镜、手术腹腔镜和超声腹腔镜;根据腹腔镜管能否弯曲,分为直筒型和前端可弯曲型;根据视野角方向分型,分为前向型、侧向型、侧前向型。

一、腹腔镜手术适应证及禁忌证

1. **内科疾病适应证**

（1）难以确诊的肝炎、肝硬化等。

（2）肝脏肿瘤。

（3）原因不明的肝脾肿大、黄疸、腹水、慢性腹痛等。

（4）需在镜下活检或其他联合检查者。

（5）需行腹腔镜手术者。

（6）需行急诊腹腔镜检查者。

2. **外科疾病适应证**

（1）腹腔肿瘤术前需确诊转移者。

（2）门静脉高压症或其他开腹术前确定手术适应证。

（3）急腹症术前确诊手术适应证。

（4）需行腹腔镜手术者。

3. **妇科疾病适应证**

（1）原发不孕或继发不孕要求明确输卵管是否通畅者。

（2）输卵管造影不通或不能明确下结论者。

（3）前次输卵管通液或造影正常,但超过半年仍不孕者。

（4）怀疑子宫内膜异位症或盆腔黏连者。

4. 禁忌证

（1）急性心肺功能不全。

（2）急性化脓性腹膜炎症。

（3）腹腔内广泛黏连。

（4）膈疝。

（5）出现凝血功能障碍者。

（6）精神失常或不肯合作者。

（7）腹腔疑有部分黏连者。

（8）腹壁侧支循环血管过多过粗者。

（9）慢性充血型心力衰竭。

（10）全身状态过度衰弱者。

（11）过度肥胖及过度胃肠胀气者。

（12）腹腔巨大肿瘤。

（13）腹壁有各种较广泛的皮肤病者。

二、腹腔镜术前准备及术后处理

1. 术前准备

（1）一般准备

1）详细询问病史，仔细进行体格检查，完善胸部影像学、心肺功能、血小板计数、凝血功能等检查，明确是否腹腔镜检查诊断适应证、禁忌证。

2）进行乙型病毒性肝炎、丙型病毒性肝炎、梅毒、AIDS 等传染病学指标检查。

3）抗凝处理：口服抗凝剂治疗的患者，术前停用 2~3 天或应用维生素 K_3 或维生素 K_4；处于抗凝剂情况下，使用肝素抗凝，并将其凝血酶原时间国际标准化比降至 2.5 以下。

4）月经干净 3~7 天，经净后无性生活。

5）知情同意：申请医院伦理委员会批准。对患者及家属有告知的义务，征得患者、家属同意并签署书面知情同意书。

（2）器械及药物准备

1）腹腔镜、光源主机、气腹针、注气用胶管、穿刺针、活检钳、细胞刷、必要的各种治疗器械、麻醉药品等。

2）抢救用物及药品：术中监护用心电图、血压及血氧饱和度监护仪，除颤器、气管插管、肾上腺素等抢救用设备和药品。

2. 麻醉 根据患者要求可全身麻醉或静脉麻醉。

3. 术中监护 术中应监测及观察患者生命体征变化，遇到严重并发症发生应立即停止操作，并积极处理。

4. 术后处理

（1）专人护送患者回病房或监护室。密切观察患者生命体征变化。

（2）口头或书面告知患者家属，静脉麻醉及全麻患者术后 6 小时方可进食、进水。

（3）送检活检组织等标本，进行病理学、细菌学（如抗酸杆菌、普通菌及真菌等）及分子生物学等化验检查。

（4）腹腔镜等清洗、灭菌及主机系统等保养维护。

（5）书写腹腔镜检查介入诊断报告及相关医疗文书。

三、腹腔镜检查操作

1. 患者体位 患者保持空腹并排空膀胱及直肠进入镜检室。以内科或外科疾病为主的镜检，采取自

然仰卧位于手术台上,以诊治妇科疾病为主的镜检,取膀胱截石位。使骨盆与脊柱的倾斜角度约达 30°,以便人工气腹后的腹腔气体,尽可能多地充满盆腔。

2. **入路途径**　内科疾病的镜检,多以中上腹脏器的疾病为主要检查目的,故插镜部位常选在脐部周围。外科镜检的切口插镜部位,与内科疾病类似,以急腹症或以肝胰脾外伤出血或肿瘤破裂出血为诊治目的者,其插镜部位应选在拟诊治的目标脏器对侧,距离应保持 8~10cm,如对胆石症和胆囊炎行腹腔镜下胆囊摘出术,其切口插镜部位一般选在脐窝内或其上下正中线上,方适于手术操作和指导胆囊摘出。以妇科疾病为诊疗目的腹腔镜检查,切口插镜部位多选在脐下 0.5~1.0cm 处的正中线上,也有选在脐窝内下侧者。

3. **镜检实施**

(1)建立人工气腹:气腹针的穿刺部位一般在脐下部,是预计放置主套管的位置。用消毒纱布彻底消毒脐孔并清除污垢,术者用手或借助组织钳、巾钳等暴露脐部,用尖刀在脐部正中纵向或上下缘横向做 1~1.5cm 的切口,提起腹壁,用气腹针进行垂直穿刺。通过听声音、注气实验、负压观测等方法确认气腹针的位置。

(2)灌注 CO_2:确定气腹针进入腹腔内之后,将气腹针的尾端连接 CO_2 导管接头,检查预先设定好的充气流量和腹腔压力,打开开关进行充气。开始充气时,气体流量设定为低流量(0.5~1L/min),使 CO_2 缓慢进入腹腔,防止腹压急骤升高,影响心肺功能。腹腔内压力达到 3mmHg 时,可以调整为中流量(3~5L/min),直至维持设定腹腔压力(成人为 12~14mmHg,未成年人 8~12mmHg)。

(3)放置套管:当气腹压力达到预期设定值时,拔出气腹针,准备置入套管。有主套管和工作套管。主套管又叫内镜套管,是腹腔镜进入腹腔的通道;工作套管又叫辅助套管,各种手术器械通过工作套管进入腹腔,进行手术操作,或协助牵开邻近组织器官,便于显露。置入主套管主要选择在脐孔,是进入腹腔的首枚套管,根据目镜的直径,可选择 10mm 或 5mm 的套管针。主套管的置入方法有穿刺法和开放法两种。穿刺法具体步骤为完成人工气腹后,腹腔内压力应达到 13mmHg,拔出气腹针,用巾钳提起腹壁,在原穿刺点戳入套管针,穿刺针进入切口后,术者将套管针穿刺方向与腹壁平面垂直,用手腕力量稳定而缓慢地旋转推进,当有落空感时,改为 45° 再向前推进约 1cm,拔出套管针芯,打开套管针上侧的充气阀门即可听到腹腔内气体逸出所发出的"嗞嗞"声,提示套管针已进入腹腔,置入腹腔镜,确定套管进入腹腔后,连接 CO_2 导管,持续充气,保持腹腔内压力。此项操作是腹腔镜手术中最为危险的步骤,术者须小心谨慎,切不可暴力操作,防止穿刺锥刺破肠管或血管等意外发生。若既往有腹部手术史或腹腔内巨大肿瘤的患者,可采用开放置管法。在距离原手术瘢痕至少 2~3cm 处,选位做 2~3cm 的切口,切开皮肤、皮下组织至腹膜,用手指伸入腹腔探查,如有黏连应先进行分离。在直视下置入套管外鞘,去除巾钳,在皮肤上做一荷包缝合,收紧缝线,防止漏气,连接 CO_2 导管,持续充气,保持腹腔内压力。开放置管法可避免误伤内脏,但戳孔大而松,容易导致漏气,而且在操作过程中套管鞘容易脱出,因此,须选用有防止漏气和固定装置的套管。根据不同手术方式选择置入工作套管的大小、数目和穿刺位置,常用的套管直径是 5mm 和 10mm 两种,一般选用 2 个工作套管,在进行比较复杂的手术时,也可选用 3 个甚至 4 个工作套管。各个穿刺点之间应尽量拉开距离,避免器械的操作杆在腹腔内交叉而互相碰撞。穿刺前先检查气腹是否充足,根据选择套管的直径,用尖刀做皮肤切口后使用套管针进行穿刺。工作套管穿刺时,一般都在腹腔镜监视下进行,穿刺成功后,拔出针芯,留置套管,置入手术器械。

(4)术毕取出腹腔镜头及其他器械,放净腹腔内 CO_2 气体,注意防止肠管随气体疝入伤口。

(5)缝合切口。

四、腹腔镜检查并发症及处理

1. **穿刺并发症**

(1)相关因素:①气针及第一 Trocar 穿刺为"盲穿"。②腹膜后血管位置的变异。③有腹部手术史者,腹腔内黏连有腹部血管损伤,包括腹膜后大血管、盆腹腔脏器血管或大网膜血管以及腹壁血管的损伤,其中腹膜后大血管为最严重的并发症。④穿刺技术。

（2）处理：①腹膜后大血管的损伤应开腹手术处理。②大网膜或者脏器血管损伤可电凝止血或者缝合止血。③腹壁血管的损伤可压迫、缝合或者电凝，术后腹壁血肿可进行非手术治疗，必要时手术治疗。

2. 气腹相关并发症

（1）相关因素：①CO_2气体进入腹膜外间隙。②CO_2气体的吸收。③CO_2进入血管。

（2）处理：①皮下气肿可自行吸收，一般不需要特殊处理。②气胸或者气栓应马上停止手术，输液、吸氧，必要时穿刺排气。

3. 能量器械相关并发症

（1）相关因素：电手术器械（电凝或者电切）、激光、超声刀可以造成电损伤或者热损伤如肠道、膀胱输尿管损伤等。

（2）预防：正确使用各种能量器械。

4. 出血

（1）相关因素：①附件手术中卵巢血管及卵管系膜的血管出血。②子宫手术中子宫血管出血。③淋巴结切除或者其他腹膜外手术操作中盆腔各级血管的出血以及肠系膜血管的出血。

（2）处理：①电凝治疗。②缝合止血。③必要时开腹止血。

5. 胃肠道损伤

（1）相关因素：①腹部手术史、胃肠胀气、腹腔内黏连。②穿刺技术差或者能量器械使用不当。

（2）处理：①术中发现的破裂，可进行腹腔镜下或者开腹修补。②术后高度怀疑肠道损伤者，应及时开腹探查。

6. 泌尿系的损伤

（1）相关因素：①输尿管膀胱与子宫附件解剖位置相比邻。②盆腔黏连或者解剖不清或者手术视野受限，增加手术的困难性及损伤的机会。③手术技术相对不熟练。

（2）处理：①术中发现的膀胱输尿管损伤，应在腹腔镜镜下或者开腹修补。②术后发现的膀胱损伤，先非手术治疗，保留尿管长期开放2周，同时预防性应用抗生素，非手术治疗失败则手术治疗。③术后早期（24小时内）发现的输尿管损伤，手术治疗为主；术后晚期发现的输尿管损伤，则先考虑膀胱镜下输尿管内置双"J"管，置管困难或者拔管后仍漏尿者，则应手术治疗。

7. 麻醉并发症

（1）并发症类型：

1）心肺功能异常：血压升高，心率加快，心律不齐；血PO_2下降、PCO_2升高；严重时心肺功能衰竭。

2）误吸：胃内容物反流气道内造成误吸。

（2）预防：①术前进行心肺功能的评估。②术前空腹6小时以上或者排空胃内容物。③麻醉方式以全麻为首选，有利于手术的放松以及术中的监测。④气腹的压力不宜过高，以不超过16mmHg为宜。

8. 术后疼痛

（1）相关因素：①肋间或者肩膀的疼痛与CO_2气腹和残留气体的吸收有关。②切口的疼痛与手术的直接创伤有关。

（2）处理：对症治疗。

9. 感染

（1）相关因素：①腹腔炎症未愈者。②术前有腹腔感染者。③手术出血多，止血不满意，术后继发感染者。

（2）处理

1）抗生素治疗：包括针对需氧及厌氧菌的抗生素，最好根据药敏结果选择抗生素。

2）支持疗法。

3）脓肿形成者，可穿刺或者切开引流，必要时手术引流。

10. 腹壁切口疝

（1）相关因素：①切口过大；②腹壁筋膜薄弱；③切口感染。

（2）处理：手术修补。

11. 神经的损伤

（1）相关因素：①手术中上肢或者臀部受压；②患者体型过瘦。

（2）治疗：非手术治疗如针灸或者理疗，一般可自愈。

12. 恶性肿瘤术后肿瘤切口种植

（1）相关因素：机制不清，可能与肿瘤本身的特性以及手术有一定关系。

（2）治疗：手术切除，不影响预后。

第八节　宫腔镜检查术

宫腔镜技术是微创外科的重要组成部分，宫腔镜的发展改变着传统妇科疾病的诊断和治疗格局，它具有创伤比值小、效价比值高、术后恢复迅速和不切除子宫等符合患者生理与心理要求的特点，通过直接观察或放大观察，明确或协助明确疾病的性质和范围，指导活组织检查，避免或减少因盲目诊刮引起的对子宫内膜病变的漏诊或误诊。是目前妇科微创伤技术临床应用成功的典范。目前已和开腹手术、阴式手术、腹腔镜手术一起成为妇科的四大基本手术方式。

一、宫腔镜手术适应证及禁忌证

1. 适应证

（1）宫腔镜检查：①绝经前及绝经后异常子宫出血。如子宫内膜癌、老年性子宫内膜炎、子宫内膜息肉、子宫黏膜下肌瘤等引起的出血。②不孕症、不育症以及反复流产和妊娠失败的宫内及颈管因素的检查。③评估超声诊断发现宫腔（包括内膜）异常者，以及子宫输卵管碘油造影发现宫腔异常者。④阴道脱落细胞检查发现癌或可疑癌细胞，不能用宫颈来源解释者。⑤子宫内膜增生过长的诊断及随访。⑥子宫内膜癌和颈管癌手术前病变范围观察。⑦宫内节育器取出困难时定位。⑧宫腔黏连的诊断。⑨性交后试验，经输卵管插管吸取输卵管液检查活动精子。

（2）宫腔镜治疗：①宫腔镜下疏通输卵管。②宫腔镜下选择性输卵管插管通液。③宫腔镜下经输卵管插管注药治疗输卵管妊娠。④宫腔镜下输卵管插管进行粘堵绝育，以及精子、卵子、受精卵注入用于辅助生殖。⑤宫腔内异物取出术。⑥黏膜下肌瘤摘除术。⑦嵌顿宫内节育器取出术。⑧子宫纵隔切开术。⑨宫腔黏连分离术。⑩子宫内膜切除术。

2. 禁忌证

（1）急性子宫内膜炎、急性或亚急性盆腔炎。

（2）阴道炎、急性宫颈炎、急性颈管炎。

（3）严重心肺功能不全。

（4）慢性盆腔炎。

（5）不孕症患者的月经后半期，以免损害巧遇的受孕。

（6）宫内孕（绒毛活检例外）。

（7）宫腔过度狭小或颈管过窄、颈管坚硬难以扩张者。

（8）宫颈恶性肿瘤。

二、宫腔镜术前准备及术后处理

1. 术前准备

（1）一般准备

1）详细询问病史，仔细进行体格检查，完善胸部影像学、心肺功能、血小板计数、凝血功能等检查，明确是否具有宫腔镜检查及治疗的适应证、禁忌证。

2）进行乙型病毒性肝炎、丙型病毒性肝炎、梅毒、AIDS 等传染病学指标检查。

3）抗凝处理：口服抗凝剂治疗的患者，术前停用 2～3 天或应用维生素 K_3 或维生素 K_4；处于抗凝剂情况下，使用肝素抗凝，并将其凝血酶原时间国际标准化比降至 2.5 以下。

4）术前 4 小时禁饮食，术前 2 小时禁饮水。

5）知情同意：申请医院伦理委员会批准。对患者及家属有告知的义务，征得患者、家属同意并签署书面知情同意书。

（2）器械及药物准备

1）宫腔镜、光源主机、活检钳、细胞刷、必要的各种治疗器械、麻醉药品等。

2）抢救用物及药品：术中监护用心电图、血压及血氧饱和度监护仪，除颤器、气管插管、肾上腺素等抢救用设备和药品。

2. 麻醉 诊断性宫腔镜可不用麻醉，手术性宫腔镜可在颈管麻醉、黏膜麻醉、宫颈旁阻滞麻醉、静脉麻醉、鞍麻、硬膜外麻醉、气管内插管全麻下进行。

3. 术中监护 术中应监测及观察患者生命体征变化，遇到严重并发症发生应立即停止操作，并积极处理。

4. 术后处理

（1）专人护送患者回病房。术后 6 小时内密切观察血压、脉搏、心率变化。注意出血情况，若出血较多，可选用缩宫素 10U 肌内注射；酚磺乙胺（止血敏）500mg，肌内注射或静滴；酚磺乙胺 1～3g+氨甲苯酸 0.3g+维生素 C 1～3g+5% 葡萄糖溶液 500ml，静滴。抗生素静滴 1 天，预防感染。一过性发热，可用吲哚美辛（消炎痛）25mg 塞入肛门和/或加入柴胡液内服。

（2）口头或书面告知患者家属：局麻患者术后 2 小时方可进食、进水，静脉麻醉及全麻患者术后 6 小时方可进食、进水；对使用镇静剂的患者，最好有人陪伴，检查后 24 小时内不要驾车、签署法律文件或操作机械设备；老年患者、重症患者当日应有人陪夜。

（3）送检手术标本，进行病理学、细菌学及分子生物学等化验检查。

（4）宫腔镜清洗、消毒及治疗机系统等保养维护。

（5）书写检查诊断、介入治疗报告及相关医疗文书。

三、宫腔镜检查操作

1. 纤维宫腔镜的操作方法

（1）患者体位：患者术前排空膀胱，取截石位。

（2）入路途径：0.5% 碘伏或消毒液常规消毒外阴及阴道，放置阴道窥器后再次用消毒液消毒阴道及宫颈。镜检前必须排空镜体内的空气，注意膨宫压力及流速要适中。

（3）诊断性纤维宫腔镜

1）将软性外套管套在纤维镜前端，以手指把软性外套管的前端固定在离物镜端约 2cm 的部位。拨动操纵杆使物镜端的镜头上下移动，直视下从子宫颈外口插入物镜，观察宫颈管。

2）全面观察宫颈管后，将宫腔镜插入宫腔内，先停在子宫颈内口的稍上方全面观察宫腔。

3）继续将纤维镜插进，顺序观察宫腔前壁、左侧子宫角、左输卵管开口、宫腔后壁、右侧子宫角、右输卵管开口，而后观察子宫底。

4）检查完毕，在退出镜子时再度详细观察宫颈管，因此处难以膨胀，易出现诊断错误。

5）纤维镜体与软性外套管无法一起插入宫腔时，可把软性外套管固定在宫颈管内后，只把镜体向前推入宫腔，进行观察。插不进去时，以宫腔探针来找寻插入方向及用宫颈把持钳固定宫颈。如果宫腔探针可插入，但子宫颈内口非常狭窄时，可用 1～2 号宫颈扩张器稍微加以扩张。勉强用力把纤维镜往前推进，可能折断镜体内的玻璃光导纤维而损伤影像。

（4）治疗性纤维宫腔镜：①常以诊断用纤维镜作诊断后，如需要做直视下活检、取出宫内节育器等处置时，接着在无麻醉下，将适用的微型钳插入操作孔道进行治疗。②全软性治疗性纤维镜：使用的微型钳除传统的小钳子外，也可用大型的林氏钳。③软硬性治疗性纤维宫腔镜：由于镜体前端的弯曲功能配合镜轴的回旋功能,比较容易到达宫腔内的目标物,经操作孔插入微型钳进行治疗,如镜体插入困难,则需要扩张宫颈及麻醉。

2. 硬性宫腔镜的操作方法

(1)诊断性硬性宫腔镜:主要用于对诊断性纤维镜所发现的宫腔内病变需要做更详细的观察时。镜体由宫颈一边观察一边插入,插入宫腔内以后,回转镜轴柄,将斜视镜片对准目标物进行观察。观察顺序与纤维镜同。

(2)治疗性硬性宫腔镜:从宫腔镜的操作孔道插入微型钳子做直视下活检或取出宫腔内的息肉。因外鞘径线较大,常需要做宫颈扩张及麻醉。

四、宫腔镜检查并发症及处理

1. 子宫穿孔　诊断性宫腔镜时罕见,肌瘤切除、子宫内膜切除及纵隔切除时发生率为 1%～2%,主要为机械性损伤。一经发现,立即停止手术。经后穹窿穿刺吸净腹腔内灌洗液,对症处理。

2. 出血　因切割过深,术中止血不彻底,或宫缩不良引起。可用止血药、缩宫素,必要时重新电凝止血。

3. 心搏及呼吸骤停　为预防此并发症,CO_2 最大流量不超过 100ml/min,CO_2 压力不超过 26.67kPa(200mmHg),通常用 4.0～9.3kPa(30～70mmHg),并预防 CO_2 气栓或严重酸碱平衡失调。

4. 低钠水中毒　大量灌流液吸收入血循环,导致血容量过多及低钠血症,严重者可引起死亡。为预防低钠水中毒必须严格测量宫腔出入水量,进入循环量不应超过 1L。一旦发生低钠水中毒,立即停止手术,利尿,治疗低钠血症,纠正电解质及酸碱平衡紊乱。

5. 右旋糖酐作为膨宫剂可发生过敏、凝血障碍、肺水肿、急性呼吸窘迫综合征。为预防并发症应询问过敏史,严格控制出入量,进入循环量不应超过 500ml。

6. 高血糖　见于葡萄糖液体进入循环过多的状况中。进入循环量的糖不能超过 1L。

7. 宫腔黏连及宫腔积血　B 超下切开黏连带,放出积血。

8. 周期性腹痛　有些患者术后经血减少、腹痛,严重腹痛用镇痛药无效时,偶须切除子宫。

9. 子宫内膜炎、盆腔炎　严格掌握阴道炎、宫颈炎禁忌证,严格无菌操作。必要时用抗生素预防。无证据表明宫腔镜检查使子宫内膜癌发生盆腔播散。

第九节　关节镜检查术

关节镜是一种观察关节内部结构的直径 5mm 左右的棒状光学器械,是用于诊治关节疾患的内窥镜。依据功能及操作部位不同,关节镜分为膝关节镜、髋关节镜、肩关节镜、肘关节镜、踝关节镜、腕关节镜、脊柱内镜等。关节镜的基本构造是一个光学系统,中央是采集图像的棒镜系统,周围是导入光源的光导纤维,外面是金属保护鞘。通过在皮肤上建立 0.8～1.0cm 微小切口,将关节镜放入关节内,并在其后方接驳摄像和显示设备,可直接观察关节内形态和病变,并通过使用特殊器械,对关节内疾病进行治疗,从而避免许多关节切开手术。关节镜技术已被广为接受,现在已经成为标准的诊断方法和治疗技术。

一、关节镜手术适应证及禁忌证

1. 适应证

(1)诊断性关节镜术:①使用非侵入性检查手术仍不能明确诊断的关节内伤病;②关节内不明原因的肿痛、滑膜炎症的检查与活检、关节软骨损伤的检查等;③关节急性损伤早期的检查,以明确伤病的部位及损伤程度,正确指导手术与术后康复。

(2)切开手术前的检查:切开手术前利用关节镜检查,明确伤病的性质、病变的部位、损伤的程度,有利于指导切开手术,同时可避免不必要的切开探查,减少手术的盲目性。

(3)术前评价:用于切开手术之前全面了解关节内病损的程度,评价预后。

（4）术后再观察：对于重建和修复手术的效果评价，一方面通过临床主观和客观评分以及影像学检查，另一方面术后的关节镜二次观察，也是重要手段，这对于知道术后康复，改进手术技术有重要意义。

（5）关节镜下手术。

2. **禁忌证**

（1）严重心血管疾病，如严重心律失常、急性心肌梗死（4周以内）、心功能不全、冠心病、主动脉瘤及严重高血压或高血压急症者。

（2）严重呼吸功能不全，呼吸衰竭者。

（3）严重出血倾向、凝血功能障碍者。

（4）关节周围的感染。

（5）关节内的瘤样病变。

（6）急性关节损伤。

（7）全身情况极度衰竭者。

二、关节镜术前准备及术后处理

1. **术前准备**

（1）一般准备

1）详细询问病史，仔细进行体格检查，完善胸部影像学、心肺功能、血小板计数、凝血功能等检查，明确是否具有关节镜检查及治疗的适应证、禁忌证。

2）进行乙型病毒性肝炎、丙型病毒性肝炎、梅毒、AIDS 等传染病学指标检查。

3）抗凝处理：口服抗凝剂治疗的患者，术前停用 2～3 天或应用维生素 K_3 或维生素 K_4；处于抗凝剂情况下，使用肝素抗凝，并将其凝血酶原时间国际标准化比降至 2.5 以下。

4）术前 4 小时禁饮食，术前 2 小时禁饮水。

5）知情同意：申请医院伦理委员会批准。对患者及家属有告知的义务，征得患者、家属同意并签署书面知情同意书。

（2）器械及药物准备

1）关节镜、辅助设备如患肢固定装置、重力灌注系统、关节冲洗泵、光源、显示系统及摄像记录系统等。

2）所用器械及药品：关节镜器械分为手动器械、电动器械及一些特殊器械。手动器械包含探针、手动切割钳、持物钳、镜下手术剪、刀具和铁具等。电动器械如关节刨削器等。关节镜手术有时会用到一些特殊器械，如半月板修复缝合套管缝针器、交叉韧带重建器械、各种缝合锚钉、缝合推结器、射频汽化器和激光器等。其他如止血带、麻醉药物等。

3）抢救用物及药品：术中监护用心电图、血压及血氧饱和度监护仪，除颤器、气管插管、肾上腺素等抢救用设备和药品。

2. **麻醉**　麻醉的选择除了要遵循简便、安全、有效的原则外，更要根据关节镜技术不同的诊疗用途、手术时间的长短、患者的具体情况及手术医师对各种麻醉的认识等情况综合考虑。总体来说，对肩、髋关节镜手术通常采用全身麻醉，对膝和踝关节多采用椎管内麻醉，对肘、腕及四肢小关节也可考虑神经根阻滞或局部浸润麻醉的方式。具体手术方案的制订还要根据患者情况、医师习惯，以及对手术时间和难度的综合评估来定。

（1）局部麻醉：局部麻醉药物可选用低浓度的普鲁卡因或利多卡因。首先在各进镜、器械的穿刺点部位进行局部麻醉，然后将麻醉药注射进关节腔内通过局部滑膜吸收浸润进行关节腔内麻醉。关节腔内局部应用麻醉药时，可酌情加入少量肾上腺素（高血压者、心脏病者忌用），有利于止血、减少毒性反应和延缓局麻药的吸收。加入肾上腺素的浓度为 1/50 万（50ml 局麻药中加肾上腺素 0.1mg）到 1/20 万（20ml 局麻药中加肾上腺素 0.1mg）。麻醉及关节腔内用药时要严格掌握用药量，防止超过使用剂量，并要注意副作用和并发症。

（2）神经阻滞麻醉：外周神经阻滞可有效阻止疼痛刺激的传入，防止中枢敏化和神经可塑性的发生，与全身麻醉和椎管内麻醉相比，对心肺和胃肠道功能的影响小、血流动力学稳定、无须留置尿管、术后并发症少，对于危重和高龄患者优势更加突出。对于肘关节、腕关节甚至手指小关节镜手术，通常颈丛或臂丛神经阻滞麻醉已经可以提供很好的效果。颈丛或臂丛麻醉于注药后 10～20 分钟内产生作用，麻醉的维持时间则取决于局麻药的时效。短效局麻药如普鲁卡因可维持 2 小时，中效局麻药如利多卡因可维持 2～4 小时，长效局麻药如布比卡因可维持 5～6 小时，甚至 10 小时以上。术前的访视很重要，如患者颈短、肥胖、引不出异感点、精神紧张、不配合，或者估计手术时间较长，患者不能耐受时，应以采用全麻的方式为宜。

（3）椎管内麻醉：椎管内麻醉是将局部麻醉药物注入椎管内选择性地阻滞脊神经的麻醉方法，这是国内下肢关节镜手术最常用的麻醉方法。椎管内麻醉可分为蛛网膜下腔阻滞麻醉（腰麻）和硬膜外腔阻滞麻醉（硬膜外麻醉）两种。

1）蛛网膜下腔阻滞麻醉：适用于膝关节镜手术，尤其对需要上止血带手术者，对止血带局部压迫反应更为轻微。常用局麻药为利多卡因或布比卡因，利多卡因一般用量为 100mg，最高剂量为 120mg，常用浓度为 2%～3%，起效时间为 1～3 分钟，维持时间为 75～150 分钟。布比卡因常用剂量为 8～12mg，最多不超过 20mg，一般浓度为 0.5%～0.75%，起效时间需 5～10 分钟，可维持 2～2.5 小时。血管收缩药可减少局麻药吸收入血，从而延长麻醉时间，常用的血管收缩药有麻黄碱、肾上腺素及去氧肾上腺素。除了血管收缩药外，局麻药中尚需加入一些溶剂，以配成重比重液、等比重液或轻比重液，以利药物的弥散和分布。重比重液常通过加 5% 葡萄糖溶液。利多卡因重比重液常用 2% 利多卡因 60～100mg，加入 5% 葡萄糖液 0.5ml 及 0.1% 肾上腺素 0.25ml 或去氧肾上腺素 3mg，混匀后即可应用。布比卡因重比重液取 0.5% 布比卡因 2ml 或 0.75% 布比卡因 2ml，加 10% 葡萄糖 0.8ml 及 0.1% 肾上腺素 0.2ml 配制而成。

2）硬膜外腔阻滞麻醉：有单次与连续两种。连续硬膜外麻醉可经留置的硬膜外管分次注入局麻药物，从而保持连续麻醉状态。局麻药可用 2% 利多卡因或 1% 罗哌卡因。

3）腰麻与硬膜外麻醉联合应用：联合麻醉多用于膝关节镜手术，局麻药用量小，通常为硬膜外阻滞时局麻药用量的三分之一，血浆中局麻药浓度较低，大大减少了局麻药的中毒发生率，并且术后可以使用患者硬膜外自控镇痛。

（4）全身麻醉：重症患者、介入治疗手段较复杂、预计手术时间较长、估计术中可能发生大出血或呼吸功能不全等患者，应实施气管插管或应用喉罩，间断进行人工气囊按压或呼吸机机械通气，给予丙泊酚等静脉内给药的静脉复合麻醉，以及联合其他药物应用的全身麻醉。一般情况下，丙泊酚麻醉诱导阶段成人初始剂量每 10 秒约给药 4ml（40mg），麻醉维持所需的给药速率通常 4～12mg/（kg·h）。

3. **术中监护**　术中应监测及观察患者生命体征变化，遇到严重并发症，应立即停止操作，并积极处理。

4. **术后处理**

（1）专人护送患者回病房或监护室。密切观察患者生命体征变化。

（2）口头或书面告知患者家属，静脉麻醉及全麻患者术后 6 小时方可进食、进水。

（3）送检活检组织等标本，进行病理学、细菌学及分子生物学等检查。

（4）清洗、灭菌及照明系统等保养维护。

（5）书写关节镜检查介入诊断报告及相关医疗文书。

三、关节镜手术操作

关节镜手术操作原则基本相同，但根据关节部位与手术在手术体位选择、关节镜入路、使用器械、是否在止血带条件下手术等方面的不同，会有其特殊性。下面重点以膝关节镜手术为代表进行介绍。

1. **体位选择**　膝关节镜手术主要采用仰卧位，但根据术者的习惯和要求，也可采用仰卧屈双膝 90°体位、仰卧患膝自然垂放于床边体位以及侧卧位。

（1）仰卧位：仰卧位双膝放在手术台上不予以下垂，术者与助手均站立位操作，助手位于术者同侧

（患肢侧）协助手术。术中根据不同手术要求，可在床上进行屈膝（前交叉韧带重建），垂放于床边，或在助手的协助下进行膝内外搬动作以扩大内外侧间隙（半月板切除）。该体位进行手术时要使手术台摇高，注意小腿下垂时要防止最下部被污染。

（2）仰卧屈双膝90°：将手术床脚底板垂直下摇90°或将其撤掉（非电动手术床），使膝部正处于手术台折转水平、双膝自然下垂。此种体位术者、助手可采取站位和坐位，坐位手术可将患侧小腿放在术者双股部之间，便于操作。

（3）仰卧患膝自然垂放于床边体位：术者和助手在患膝侧手术床边坐位手术（需要时可站立），患膝侧小腿自然垂放在术者双股部之间，可由术者根据手术随意调整膝关节体位与角度方向，便于操作。此种方法无须将手术台脚底板摇下，对侧下肢平放在手术台上，该体位较为便利适用，利于手术操作。

（4）侧卧位：健侧膝关节侧卧体位（患侧膝关节在上方），适用于关节镜与膝后侧进路联合手术的病例。关节镜用以检查处理关节内损伤，同时指导决定是否进行后进路手术时采用该体位手术，便于术中调整改变体位进行下一步手术操作。

2. **关节镜入口选择** 膝关节镜入口部位的选择对完成镜下手术非常重要，不正确的选点可能使关节镜及器械不能顺利正确到位，直接影响手术操作。

（1）标准入口

1）前外侧入口：常规屈膝90°位，位于外侧膝关节线上1cm与髌腱外侧缘1cm的交界处，在外侧膝眼处。

2）前内侧入口：定位于内侧关节线上1cm与髌腱内侧缘1cm交界处。

3）外上侧入口：位于髌骨外上角上方2.5cm的股四头肌腱外缘。

4）后内侧入口：该入口在内侧副韧带后方、后内侧关节线上1cm、股骨后内髁缘后1cm处，即股骨内髁后内缘与胫骨后内缘之间的小三角区、屈膝90°可以触摸到。

（2）辅助入口

1）内上侧入口：位于髌内上角2.5cm与股内肌腱内缘。

2）前正中（经髌腱）入口：在前内外侧入口之间，位于髌尖下方1cm髌腱中央部位。

3）后外侧入口：屈膝90°位、腓骨小头后缘的向上延长线与股骨干后缘沿线的相交点处，即髂胫束下缘、股二头肌腱上缘与股骨外髁后外缘之间、后外关节上方2cm处，注意勿损伤腓总神经。

4）其他辅助入口：还有许多辅助入口辅助手术操作。如髌中入口、辅助性内外侧入口等，可根据手术需要选用。

3. **膝关节镜手术检查方法**

（1）操作顺序：①放置入水管，连接灌洗系统。②确定关节镜入口、切口、穿刺、置入关节镜套管，冲洗干净。③入关节镜进行检查（常用关节镜为直径4mm的30°斜面视镜）。④检查后根据所发现病损情况酌情进行处理。

（2）检查顺序：膝关节镜按顺序检查应采取先由上至下再由内向外，最后两侧的方式进行。由于从一侧标准入口置镜，很难进入各腔室的所有部位检查整个关节腔内结构。因此，需要调换置镜入口，改变关节镜方向，方可完成全面探查。临床上常先取前外侧入口置镜，从髌上囊开始探查，逐渐向下至髌股关节面，再向下至髁间窝，然后观察内侧室，最后至外侧隐窝，然后改换前内侧入口置镜，检查外侧室和内侧隐窝。后内侧室经前内入路亦可以观察，后外侧室经前外入路亦可以观察。

4. **髋关节镜手术检查方法** 在髋关节镜中，患者可取仰卧位或侧卧位，多数医师喜欢取仰卧位。两种体位下的关节镜技术均要将患者放在牵引床上，患肢牵引分离，牵引时要着重对足踝部及会阴区加以保护，以免造成神经损伤等严重的牵引并发症，并且严格控制牵引时间。比较理想的是在手术台下配置专门负责C形臂和牵引床的器械师。由于髋关节间隙窄、深在，且关节囊厚切，入路的建立需要通过术中C形臂透视监测下穿刺完成。建议常规使用30°、4.5mm的关节镜，用70°关节镜辅助观察有助显露。

5. **踝关节镜手术检查方法** 下肢平放在手术台上即可以满足手术操作。手术入路及踝关节腔内注入含有肾上腺素的生理盐水30～40ml使踝关节充盈。切开皮肤3mm，然后用钝头穿刺锥及套管进行踝关节穿刺,穿刺锥进入踝关节前外侧间室,用同样的方法做前内入口。交替使用前内和前外入路,全面检查踝关节各部位。前内侧间室主要观察内侧踝关节及胫距关节、胫距韧带,前中央间室观察胫距关节软骨及胫骨远端的前唇和距骨颈的骨赘。距骨的跖屈背伸活动可使观察更加充分。前外侧间室主要观察外侧踝关节、胫距关节和距腓前韧带。后侧间室可全面观察胫距关节的后部、下胫腓后韧带。

6. 肩关节镜手术检查方法　肩关节镜手术在麻醉和体位上有别于其他关节的特殊性,通常需要在全麻下完成。所采用的体位有侧卧位或沙滩椅位,侧卧位可能为最常用的体位。侧卧位时需要对肩关节进行适当的牵引。在肩关节镜检查时,出血可能妨碍观察,因为肩关节镜和器械进入组织的部位较膝关节的组织厚且富于血管,且不能使用止血带。除关节镜电刀外,有 3 种方法有助于关节内止血:①关节镜加压泵灌注系统;②冲洗液内加入 1∶1 000 的肾上腺素;③术中控制性降压,维持收缩压在 11.97～13.30kPa(90～100mmHg),可能是最有效的方法。但是对于处于"沙滩椅位"的老年患者,控制性降压要谨慎。

四、关节镜手术并发症及处理

关节镜手术是一项微创手术,但同其他外科手术一样,也有一定的手术并发症。而且随着手术例数不断增加,手术时或手术后并发症也越来越多。其中大部分属轻微并发症,并不影响术后最终效果。详细制订术前和术中计划,遵循手术操作的基本原则,多数并发症是可以避免的。

1. 关节内损伤

(1)关节软骨损伤:由于关节腔是一个相对狭窄的手术操作空间,任何手术操作用的器械使用不当均可造成关节软骨面的损伤。关节软骨损伤难以自行修复。手术时正确选择关节镜入口、良好充盈关节腔、保证手术视野清晰等均是手术中防止关节软骨损伤的关键。同时手术者的操作要轻柔、准确、避免粗暴行为。关节软骨很脆弱易损,任何器械的不恰当操作均可造成其损害。应予以重视,认真加以预防,将关节软骨损伤降到最低。

(2)半月板损伤:手术时关节镜入口选点过低、手术刀和穿刺器均可造成半月板前角损伤,同时手术器械反复伸入关节腔内操作亦可损伤半月板。因此,正确选择关节镜入口,保证置入的关节镜和器械均位于胫股关节隙和髁间窝内非常重要,对关节镜检查与操作亦有很大影响。

(3)脂肪垫损伤:前内外侧入路过于偏近髌腱或前正中入路时,器械和关节镜将要穿过脂肪垫,反复操作,会引起脂肪垫损伤、出血、变性、纤维化及增生,引起术后膝前疼痛。

(4)腘肌腱损伤:腘肌腱位置较深在,如果术中视野不清楚,没有在直视下进行外侧半月板切除手术,不论是创削器、推刀、钩刀还是咬切钳,均可能引起腘肌腱损伤,造成其全部或部分断裂。

(5)十字韧带损伤:如果在关节镜下切除半月板不当,可将十字韧带在髁间的附着处切除。如切割刀、手术剪方向错误时,前交叉韧带尤易损伤。电动刨削器在接近髁间窝操作时,软组织易被吸入,滑膜和韧带可进入器械切割孔内,导致韧带损伤。应及时关闭吸引装置,将器械切割孔转向韧带背面。

2. 关节外损伤

(1)韧带、肌腱损伤:膝关节内侧辅助入路,或使用强力外翻膝关节,试图扩大膝内侧间隙,可引起膝胫侧副韧带损伤。尤其在应用大腿固定器时,更易发生此类损伤。经膝中央入路时若动作粗暴反复操作可引起髌韧带损伤。应用此方法时,需做纵行切口,若定位正确,操作轻柔,髌韧带损伤并不常见。肩关节镜进行手术操作时,避免肩袖外侧入路。否则会引起冈上肌或冈下肌的明显磨损和断裂,或产生瘢痕,引起明显的撞击症状和肩峰下黏连。经踝前方入路定位时应标记胫前肌、腓骨肌、趾伸肌,可避免附近肌腱损伤。

(2)血管损伤:关节镜手术操作引起的血管损伤虽不多见,但属严重的破坏性损伤。它可以由器械直接穿透或撕裂损伤血管,也可以由于液体过度外渗压迫血管。经膝后内侧入路可伤及大隐静脉,肩关节前方入路可伤及头静脉,踝前中央入路可伤及胫前动脉,踝后内侧入路易损伤胫后动脉,应切忌直接损伤这些重要血管。肘前方入路会损伤肱动脉,应选择在肘前窝中线的内侧或外侧。由膝前方入路经髁间窝观察后侧间隙结构,进行半月板后部的切除或修补时不适当的技术操作均可损伤血管。肩关节镜检查时多见的是因液体外渗过多压迫腘血管而引起栓塞。

（3）神经损伤：关节附近的感觉和运动神经均可被损伤，特别是皮肤浅表神经因数量众多、分布不定，经多处入路操作时偶然损伤难以避免。最常见的是股神经的髌下支或缝匠肌支损伤。多数仅表现为感觉减退，少数病例会产生疼痛性神经瘤，需手术切除。应用关节镜缝合外侧半月板后角时需注意勿伤及腓总神经，应用大腿固定器时过度内翻膝部亦可引起腓总神经损伤。当肩关节前或后入路进点太低，易损伤腋神经而引起三角肌瘫痪。进行肩关节镜检查时需行上肢牵引，拉开肩关节间隙以便于观察，如牵拉用力过大，可引起臂丛神经不同程度损伤。踝后外侧入路，可引起腓肠神经损伤；肘前外侧入路、前内侧入路可引起浅神经及尺神经的损伤。

3. **器械断裂**　关节镜专用器械较为精细，手术中暴力使用或不当操作是引起器械断裂的主要原因。此外，不合理地使用器械亦可引起断裂，器械老化也可增加断裂的可能性。器械断裂多发生在细小、有活动关节和薄弱易折处，如探针尖部断裂、半月板钩刀头部断裂、半月板剪刀在关节支点受力处断裂（半月板咬切钳亦如此），利用小刀片处理半月板前角时刀片断裂等。取器械断裂遗留金属异物时，要充分注意其移动性，可移动到关节内、外侧隐窝，半月板下方，腘肌腱沟内、后关节腔室等，有些较锐利的尖端部会进入滑膜软组织内，给寻找取出造成很大的困难。镜下寻找不到的情况下需要借助 X 线定位，有些须切开取出。预防的关键是术中要正确合理选用器械，小心操作，防止强行暴力使用。

4. **止血带的并发症**　关节镜手术时常规应用止血带对于减少关节腔内出血，保持镜下视野清晰是必需的，但同时也会产生肢体暂时性神经麻痹和缚止血带处疼痛的并发症。通常发生在手术耗时过长的情况下。防止并发症的方法是在止血带下铺好软垫，仔细监护止血带的压力，上肢不超过 300mmHg，时间少于 60 分钟，下肢不超过 600mmHg，时间少于 90 分钟。止血带引起的神经麻痹一般是轻度的，在几天至几个星期内可以恢复。

5. **关节血肿**　关节血肿是最常见的术后并发症，发生率达 5%～42%。常见于双侧支持带松解和外侧半月板全切除术后。在外侧支持带松解术中，膝外上侧血管常被切断。当外侧半月板全切除时，膝外下动脉可在腘肌裂孔的前方被断裂。在手术中可采用电凝止血、加大关节冲洗量、关节腔内注入麻黄碱等方法控制出血。术后采用加压包扎、负压引流等方法止血。

6. **血栓性静脉炎**　血栓性静脉炎是潜在的最危险的并发症，所幸此并发症在关节镜术后并不常见。使用止血带和大腿固定器可能会增加该并发症的发生。如患者在手术后发生膝关节周围疼痛，应立即做静脉造影，并给予适当的治疗。及时采取有效措施，这一并发症完全可以预防。

7. **液体外溢及筋膜间隔综合征**　灌注液外溢达膝关节周围软组织是常见的情况，液体外溢到大腿前方软组织不会引起大的问题，也不妨碍操作。若液体灌注入滑膜层，则可引起滑膜隆起或脂肪垫膨大，妨碍关节镜的观察。进水套管放置不当，入路的穿孔直径过大，液体灌注压力过高是主要原因。若不能确定进水套管是否在关节腔内，则不应灌注液体，而需要重新定点进针。采取髌骨外上侧面进针比较安全，能够防止液体外溢进入小腿胫前间隙或大腿后侧。另外，应尽量缩小入路穿孔，注入压力不宜过高。肩关节镜液体外溢对腋部神经血管产生明显的压迫。筋膜间隔综合征是液体外溢引起的特别危险的并发症。当膝关节囊有撕裂时发生这种并发症的可能性大。因此，伴有侧副韧带损伤的膝关节不稳定是行关节镜手术的禁忌证。它不仅增加了筋膜间隔综合征的机会，而且液体扩散到组织中增加了手术修复的难度。

8. **关节感染**　包括入路切口感染和关节内感染。尽管关节镜手术创伤小，手术操作迅速，加之有灌注液的操作冲洗，明显降低了感染率，但仍有感染发生的可能性。手术操作迅速、缩短手术时间、彻底冲洗、术中有效止血防止术后关节内血肿等是预防感染的有效措施。

9. **滑膜疝和滑膜窦道**　由于关节镜入路切口过大，脂肪小球和滑膜组织可通过入口形成疝。通常膝外侧入口发生率较高。常在皮下出现结节状囊肿，一般无症状，术后加压包扎数星期即可消失，无须特殊的治疗。若滑膜疝持续存在并有症状，则可在局麻下切开皮肤进行关节囊缝合修复。滑膜窦道也是罕见的，常发生在缝合反应或线头脓肿后，一般并不产生明显的关节内感染，但应接受抗生素治疗，渗出液培养，膝关节制动两个星期，直至窦道自行愈合，很少需要手术关闭。

第十节 泌尿外科内镜检查术

泌尿系内镜包括尿道膀胱镜、输尿管镜、经皮肾镜等。尿道膀胱镜是泌尿外科必备的内腔镜设备之一，尿道膀胱镜是泌尿外科最常用的设备之一，主要用于下尿路（尿道和膀胱）疾病的检查和治疗，也可通过输尿管插管用于上尿路疾病的诊断。下尿路疾病的治疗主要有膀胱结石破碎、取异物、膀胱肿瘤电灼等。尿道膀胱镜主要有硬性镜及软性镜两类，均由光源、观察镜及操作部分组成。由于膀胱镜自身的完善及光学系统改进，根据膀胱镜原理制成了经尿道输尿管肾镜，可直接检查肾盂及输尿管状况，并可进行一些疾病的治疗。同时还制成经皮肾镜，可经腰背部皮肤穿刺后放入肾内进行诊断和治疗。至此，整个泌尿系均可使用内镜进行直视检查及治疗。

一、泌尿系内镜检查适应证及禁忌证

1. 尿道膀胱镜检查适应证及禁忌证

（1）适应证：①明确外科血尿的出血部位及原因。②诊断膀胱尿道肿瘤。③膀胱尿道移行上皮肿瘤保留膀胱手术后定期复查。④诊断膀胱尿道的结石、异物、畸形及尿道狭窄、膀胱瘘等。⑤评估泌尿系统外疾病对膀胱的影响。⑥对上尿路病变行逆行造影，明确肿瘤、结石、梗阻的部位和程度，从上尿路获取尿样进行细胞学检查、细菌培养、尿常规检查、找抗酸杆菌等。⑦电灼小的膀胱肿瘤。⑧取出异物，粉碎并取出较小的结石。⑨通过输尿管导管向肾盂灌注药物，治疗乳糜尿。⑩放置输尿管导管或支架管，以引流尿液，预防和治疗输尿管狭窄等。

（2）禁忌证：①泌尿男性生殖系统的急性炎症如急性膀胱炎、尿道炎、前列腺炎、附睾炎等，是绝对禁忌证。②膀胱容量过小，如小于50ml则观察不满意，存在膀胱穿孔的危险；结核性膀胱挛缩更容易穿孔，是绝对禁忌证。③尿道狭窄是造成膀胱镜检查失败的主要原因，未考虑到此可能，遇到阻力仍用力，可造成尿道损伤、假道、直肠损伤等。④一周内尽量避免重复膀胱镜检查。⑤严重出血倾向、凝血功能障碍者。⑥女性月经期。⑦某些原因不能耐受检查者，如体质极度虚弱、精神疾病等。

2. 输尿管镜检查适应证及禁忌证

（1）适应证：①尿细胞学阳性而膀胱镜检查正常者的评估。②既往患上尿路移行细胞癌的监测。③静脉/逆行肾盂造影检查中发现的充盈缺损的评估。④未确诊的肉眼血尿。⑤尿路结石中下段输尿管结石，保守治疗无效，或上段输尿管结石，体外冲击波碎石术（extracorporeal shock wave lithotripsy，ESWL）无效，或停留时间比较长，可能有输尿管水肿结石嵌顿，可以使用输尿管镜尽量原位碎石取石。⑤输尿管狭窄的内镜治疗。⑥肾盂输尿管连接部梗阻的逆行内镜治疗。⑦上尿路移行细胞癌的活检/切除。⑧取出移位的输尿管导管。

（2）禁忌证：①全身性出血性疾病未控制、重要脏器严重疾病不适合手术和传染性疾病活动期的患者。②病变远端输尿管狭窄，无法用输尿管镜同时解决。③尿道狭窄尿道扩张不成功。④泌尿系统急性感染性疾病，需先行控制感染。⑤身体严重畸形，不能摆截石位。⑥女性月经期。

3. 经皮肾镜检查适应证及禁忌证

（1）适应证：①肾结石，包括多发性结石、铸形结石、鹿角形结石、开放手术残留和复发肾结石。②ESWL无法粉碎的结石和ESWL术后残留结石，ESWL后严重结石。③输尿管上段L2以上、长径>1.5cm的输尿管结石；或结石1cm以上息肉包裹或由于肾积水致输尿管弯曲，ESWL无效，输尿管镜手术失败。④各种梗阻性或不明原因的肾积水。⑤手术后上尿路梗阻，感染积脓。⑥肾结石合并肾漏斗部狭窄。⑦特殊肾结石孤立肾、移植肾或马蹄肾合并结石，肾盏憩室结石。

（2）禁忌证：①未能控制的全身出血性疾病。②结石合并同侧肾肿瘤。③严重心脏疾病和肺功能不全不能耐受手术者。④未纠正的重度糖尿病和高血压者。⑤极度肥胖，腰部皮肾距离超过20cm以上，建立皮肾通道有困难者。⑥相对禁忌证为服用阿司匹林、华法林等抗凝药物者，此类患者须停药2～4周才可以进行手术。

二、泌尿系内镜术前准备及术后处理

1. 术前准备

（1）一般准备

1）详细询问病史，仔细进行体格检查，完善胸部影像学、心肺功能、血小板计数、凝血功能等检查，明确是否具有泌尿系内镜检查诊断及介入治疗适应证、禁忌证。了解是否有尿道狭窄和前列腺、尿道手术史，若有则需用尿道镜在直视下插管、观察尿道。还需要了解 B 超或静脉肾盂造影的结果，如怀疑上尿路病变，则在膀胱镜检查同时行逆行造影、留取肾盂尿等，避免患者在膀胱镜检查后才发现存在上尿路病变，造成重复膀胱镜操作的痛苦。

2）进行乙型病毒性肝炎、丙型病毒性肝炎、梅毒、AIDS 等传染病学指标检查。

3）抗凝处理：口服抗凝剂治疗的患者，术前停用 2~3 天或应用维生素 K_3 或维生素 K_4；处于抗凝剂情况下，使用肝素抗凝，并将其凝血酶原时间国际标准化比降至 2.5 以下。

4）知情同意：申请医院伦理委员会批准。对患者及家属有告知的义务，征得患者、家属同意并签署书面知情同意书。

（2）器械及药物准备

1）泌尿系内镜及治疗机系统：泌尿系内镜、光源及成像系统、治疗机系统等。

2）所用器械及药品：如活检钳、异物钳、剪刀、高频电极、输尿管导管、麻醉药品等。

3）抢救用物及药品：术中监护用心电图、血压及血氧饱和度监护仪，除颤器、气管插管、肾上腺素等抢救用设备和药品。

2. 麻醉

麻醉包括表面麻醉、椎管内麻醉、镇静镇痛、全身麻醉。

（1）表面麻醉：膀胱镜检查可采用尿道黏膜表面麻醉。临床上最常用药为 2% 利多卡因、0.5% 丁卡因、2% 达克罗宁。

（2）椎管内麻醉：蛛网膜下腔神经阻滞麻醉适用于感觉特别敏感、膀胱壁深部病变或须施行手术的男性患者。用 100~120ml 普鲁卡因于第 4、5 腰椎间缓慢注入蛛网膜下腔。低位硬膜外阻滞麻醉适用于门诊患者，一般注入 2% 普鲁卡因或 2% 利多卡因 20~30ml，15~20 分钟，可得到满意麻醉效果。

（3）镇静镇痛：在局部麻醉基础上，可给予镇静镇痛药物，以达到解除患者焦虑及恐惧、减轻疼痛及其他伤害性刺激，提高检查治疗的安全性及舒适性的效果。

（4）全身麻醉：适用于清醒状态不能配合完成手术、硬膜外阻滞麻醉或其他麻醉方法有禁忌的患者。

3. 术中监护

术中应检测及观察患者生命体征变化，遇到严重并发症发生应立即停止操作，并积极处理。

4. 术后处理

（1）专人护送患者回病房。密切观察患者生命体征变化。

（2）口头或书面告知患者家属：局麻患者术后 2 小时方可进食、进水，静脉麻醉及全麻患者术后 6 小时方可进食、进水；对使用镇静剂的患者，最好有人陪伴，检查后 24 小时内不要驾车、签署法律文件或操作机械设备；老年患者、重症患者当日应有人陪夜。

（3）送检手术标本，进行病理学、细菌学及分子生物学等化验检查。

（4）泌尿系内镜清洗、消毒及治疗机系统等保养维护。

（5）书写检查诊断、介入治疗报告及相关医疗文书。

三、泌尿系内镜检查操作

1. 膀胱镜检查方法

（1）患者体位：一般采用膀胱截石位，患者仰卧于检查台上，臀部靠近台边缘，两大腿屈曲与躯干成 45° 角并稍外展，小腿置于检查台的撑脚架上。必要时通过升降检查台的前段或后段，调整患者体位，便于窥观，双腿不能托得太高，以免会阴部软组织绷紧，增加不适感。

（2）插入路径

1）男性：先用闭孔器的镜鞘盲插。左手向上拉直阴茎悬垂部，与腹壁成直角，以消除尿道的耻骨前弯曲，右手以示指、中指间夹持镜鞘后端，将镜鞘插入舟状窝；然后继续轻柔插管，到达尿道球部时受阻；此时左手适当牵拉阴茎头，同时右手将镜鞘后端向下放至水平，以使镜鞘前端克服尿道的耻骨下弯曲，自行滑入后尿道和膀胱。一旦进入膀胱镜鞘，前后移动和左右转动应该没有阻力。

2）女性：左手分开小阴唇显露尿道外口，右手同时持镜鞘和光源。镜鞘进入尿道外口后，前端略向下压以绕过耻骨联合，很容易进入膀胱。镜鞘进入膀胱后，后端向下放。

（3）操作方法：插管后，撤出闭孔器，测残余尿，观察尿液性状，留尿样培养等。接好光源、灌注液和摄像头。左手握持摄像头，将摄像头的图像方向固定，调清焦距；右手持镜，两手配合，根据观察镜的视角，通过镜子的进退、摆动、旋转等进行观察。如果尿液混浊，先冲洗膀胱并将混浊尿液完全放出，再行观察。观察膀胱一般使用 70° 的观察镜，首先找到三角区和其远侧的输尿管间襞，在输尿管间襞两侧旁 1～2cm 处分别寻找两侧输尿管开口；输尿管口收缩时，可观察到清亮尿液喷出，有折光性，搅动膀胱内的灌注液。再将膀胱镜后退至近膀胱颈部，整体观察膀胱一遍。观察顺序为：三角区、右侧壁、前壁、左侧壁、后壁，然后重点观察病变部位及输尿管口喷尿的性质。最后再观察膀胱颈一周，按照截石位膀胱颈对应的时钟刻度进行描述。正常黏膜要快速扫过，重点观察病变部位的特点，如肿瘤的部位、数量、形态、大小、有蒂无蒂及蒂的粗细，以及周围黏膜的情况。膀胱内病变大小的判定，一般规律是：直接通过目镜观察时，物镜距目标 2.5cm，看到的像与实物相同；如果物镜紧贴目标，则放大 4 倍。镜鞘上的刻度有助于估计物镜与肿瘤间的距离，通过监视器观察图像时，14ft（1ft=2.54cm）监视器可将物像放大 10 余倍，所以病变大小的判定需要根据经验，如与输尿管导管上刻度对比或与活检钳头对比等，或根据体外用已知尺寸的物品进行观察得到的经验。根据病情需要，进行活检、逆行造影或放置输尿管支架管等。

2. 输尿管镜操作方法

（1）患者体位：输尿管镜一般采用截石位。头低臀高位的截石位可使肾脏向头端移动，有利于拉直输尿管，适合女性患者。改良截石位有利于输尿管镜操作而适合绝大多数患者，改良截石位即健侧下肢抬高，患侧下肢下垂，使远端输尿管前移。该体位使骨盆向患侧倾斜，导丝插入输尿管口和放入输尿管的角度由锐角变为钝角而变得容易。同时，患者健侧髋部充分外展，以允许操作者在抬高的下肢下方自由操作。但该体位对有髋关节活动受限疾患的患者禁用。

（2）插入路径：经尿道放入膀胱镜或直接放入输尿管镜，找到输尿管开口，逆行插入导丝或输尿管导管，注意不要太深，以免引起出血或推走结石。输尿管口如果比较紧，可以用金属橄榄头扩张器或用气囊导管先行扩张；也可以先行留置输尿管导管，3 天后再行输尿管镜操作。

（3）操作方法：将输尿管镜沿导丝或导管贴近输尿管开口，灌注泵稍微加大压力，冲开输尿管口，用镜尖挑起导丝或沿导丝表面滑入输尿管口，输尿管壁间段有时比较紧，可以沿导丝稍微旋转用力或旋转镜体 180°，使接物镜斜面向前上方，将输尿管镜放入输尿管。输尿管镜进入输尿管后，尽量降低灌注泵的注水压力，以免将结石冲走。进镜要慢，有时镜体将黏膜搓起，放镜时阻力增大，可以稍微退镜并轻摆镜体，然后再进镜。输尿管镜置入后沿导丝找到病变处，根据情况进行碎石、输尿管狭窄段扩张、输尿管肿瘤切除和异物取出等。处理完毕后，退出输尿管镜，直视下沿导丝放入输尿管支架管［双 J 管（double J stent）］，1 个月后拔除。如果输尿管损伤很轻微，也可以留置输尿管导管 1～7 天后拔除，或不留置导管。一般需留置导尿管，1～7 天后拔除。

3. 经皮肾镜检查方法

（1）患者体位：一般采用俯卧位，肾区腹部下垫一小枕使腰背成一低拱状平面，使患者感觉舒适，C 形臂 X 线可垂直透视便于选择定位穿刺。选择该体位时，手术者的操作姿势较为自然，观察范围较大，手术速度较快，结石取净率较高。在一些不能采用俯卧位或需结合其他治疗方法的特殊情况下，可采用特殊体位，包括平仰卧位、侧卧位、患侧垫高的斜仰卧位或结斜仰卧位。

（2）穿刺路径：对于输尿管上段结石、肾盂结石、肾下盏结石以及合并肾盂输尿管连接部梗阻

（ureteropelvic junction obstruction，UPJO）须同时做内切开者的入路多选择中盏途径，穿刺点常选第 11 肋间腋后线和肩胛下线之间的区域。

（3）操作方法：先取截石位，向患侧输尿管内插入输尿管导管，术中经导管注水使肾盂积液便于穿刺。选择穿刺点进行穿刺，穿刺成功，逐渐扩张至所需的工作通道的大小。腔内碎石与取石从经皮肾工作通道中插入微创肾镜或输尿管镜，进入肾集合系统观察检查，应用不同碎石工具对结石进行碎石取石。碎石过程中应注意以下几方面。

1）保持视野清晰。

2）对肾集合系统进行观察检查时，通过转动和摆动微创肾镜的角度，有顺序地进行观察，通常首选观察肾盂，再通过肾盂观察输尿管上段，最后再观察各个肾盏。

3）通过调整鞘的深浅与角度，稍固定结石，气压弹道碎石机从结石一角或边缘开始，采用间断连击的方法碎石，使破碎的结石块不易散落在其他肾盏，稍大的用取石钳取出，细小的碎石，利用逆行导管和灌注泵的加压冲洗，或利用负压系统直接吸出，可加快取石速度，提高结石的取净率。

4）结石清除后，将微创肾镜从肾盂进入输尿管，直视下将斑马导丝插入输尿管到达膀胱拔除逆行导管，沿斑马导丝顺行放置双 J 管。

5）使用微创肾镜再次观察检查肾盂和各肾盏，冲洗、钳取残留小结石及血凝块。

6）取石完毕后，放置相应的肾造瘘管。

四、泌尿系内镜检查并发症及处理

1. 膀胱镜检查并发症及处理

（1）并发症

1）尿路刺激症状：多数症状轻微，持续 1～2 天。

2）血尿：部分患者出现，一般不严重，持续 1 天左右，与术者的熟练程度、手法和患者的膀胱尿道病变、痉挛有关。

3）发热：尿道热，一过性尿道致热原的吸收或革兰氏阴性菌的菌血症，表现为高热、寒战。

4）尿道或膀胱损伤：尿道损伤易发生于前列腺部，形成假道，膀胱损伤很少发生。

5）直肠损伤：是严重的并发症，由操作不规范、暴力所致。

6）尿道狭窄：反复膀胱镜检查容易造成尿道外口、前尿道、膜部狭窄。

7）腰痛：逆行造影推药压力过大、注药过量造成肾绞痛。

8）肾积脓、败血症：在肾积水逆行感染引流不畅时发生。

（2）预防及处理

1）严格遵守无菌原则。

2）操作中应轻柔，禁止暴力；如发生尿道损伤，须留置尿管、耻骨上穿刺造瘘引流，无须修补；如膀胱损伤发现及时，应充分引流；如膀胱穿孔通入腹膜腔，则需手术治疗。

3）上尿路引流不畅者，逆行造影前给予抗生素，逆行检查时对比剂中加入庆大霉素。

2. 输尿管镜检查并发症及处理

（1）并发症

1）输尿管黏膜损伤：输尿管黏膜损伤一般较轻，有少量出血，可以继续手术，术后留置导管后可以很快愈合，一般不造成输尿管狭窄。

2）输尿管黏膜撕脱或输尿管断裂：输尿管镜手术最严重的并发症。

3）输尿管镜术后发热：较常见，对症处理后可缓解。但有输尿管梗阻感染或肾积脓时，术中冲水压力大或手术时间长，可以引起感染中毒性休克和尿源性败血症。

4）术后肾绞痛：系由于术中冲水压力过大尿液外渗、输尿管水肿或血块阻塞输尿管所致。

5）输尿管狭窄或闭锁：主要由于输尿管壁的损伤造成，术中应该尽量避免输尿管损伤。

6）膀胱输尿管反流：本病偶有发生，如果不伴有尿路感染，无须处理。

（2）预防及处理

1）输尿管镜操作时要注意动作轻柔，尽量减少损伤。

2）小的黏膜撕脱（长度＜5mm）可以先留置导管观察，否则须立即开放手术，视损伤部位和长度采用输尿管膀胱吻合术、肠代输尿管或自体肾移植术。损伤一般出现在试图钳夹或使用套石篮取较大结石时，因此较大结石应该先碎石。

3）如果术前有感染，应尽量控制后再行输尿管镜手术，必要时可先行肾造瘘。术中和术后注意使用敏感的抗生素。

3. 经皮肾镜检查并发症及处理

（1）并发症

1）术中及术后早期出血：术中出血可发生在穿刺过程中、通道建立过程中、碎石操作过程中等环节。最常见的出血部位来源于通道本身。穿刺部位不准确、扩张手法不正确或者肾解剖结构变异均可以导致肾实质的出血。手术操作过程中突然出现的视野偏红、模糊不清多由于肾盏盏颈撕裂导致。还有一种常见的术中出血是由坚硬、锐利的结石或碎石器划伤对侧壁引起。

2）术后迟发出血：术后迟发性出血多为动静脉瘘或者假性动脉瘤造成。

3）集合系统损伤：肾集合系统的损伤主要出现在扩张过程或碎石过程中。在通道建立过程中，使用扩张器逐步扩张通道时力量过大，扩张过深导致对侧集合系统黏膜撕裂或压开，引发集合系统穿孔。碎石过程中不恰当地使用碎石设备，可以造成肾盂肾盏黏膜的损伤。

4）尿源性脓毒血症：感染性结石患者术后出现脓毒血症的比例明显高于非感染性结石患者。肾功能不全也增加了上述风险。尿源性脓毒血症也是泌尿系感染发展过程中的一个环节，其最终可以发展成为感染中毒性休克。

5）周围脏器损伤：如胸腔损伤、肠道损伤、肝脾损伤、液体外渗及吸收、近端输尿管狭窄等。

（2）预防及处理

1）选择最佳的穿刺部位是预防出血的最关键因素。在超声或者X线定位下明确肾集合系统的结构，保证穿刺针从肾盏穹窿部进入肾集合系统至关重要。联合膀胱软镜或输尿管软镜及钬激光进行"多镜联合"可以减少术中所需通道及出血。

2）对于术后出血的患者，嘱其多卧床休息，多饮水，给予止血药物治疗往往能缓解。如保守治疗效果不佳，应及早选择高选择性肾动脉栓塞术。栓塞成功后可保留大部分患肾功能。

3）集合系统的损伤重在预防，在保证穿刺针进入集合系统后，初步估计导丝的位置，可以通过B超来明确导丝的位置是否正确。在逐步扩张通道的同时可以通过扩张器前端触碰导丝来确定深度，防止通道过深。

4）术前完善血、尿常规检查，明确有无泌尿系感染的存在。留尿培养，根据尿培养及药敏结果术前给予预防性抗感染治疗，直至泌尿系感染明显好转或消失。术中穿刺发现的肾盂尿液浑浊或者是脓性分泌物，应留取细菌培养和药敏实验，留置肾造瘘管保持通畅引流，术后给予抗生素对症处理直至引流液清亮。术中保持肾盂内低压是非常重要的，对于感染石或结石合并感染，以及结石负荷较大，预计手术、灌注时间较长的患者，建议采用标准通道，配合负压吸引装置，在尽量小的水流灌注下尽快清除导致梗阻的结石。

5）周围脏器损伤重在预防，术前通过影像学检查明确周围脏器的大致位置，最大限度地减少损伤的风险。

第十一节 喉镜检查术

喉镜是用于喉咽部检查诊断及介入治疗的一种精密仪器。依据喉镜材质结构、成像原理及功能不同，包括间接喉镜、硬质喉镜（直接喉镜、悬吊喉镜、支撑喉镜）、动态喉镜以及软性喉镜（纤维喉镜和电子喉镜）。喉镜可对喉咽及喉部进行检查，还可进行刷检、活检、息肉摘除、异物取出等手术。

一、喉镜检查适应证及禁忌证

1. 适应证

（1）各种症状、明确病因：咽痛或咽部不适；声嘶、咳痰带血；回抽涕中带血、耳鸣、听力下降；鼻塞、鼻出血、流脓涕、头痛等。

（2）颈部淋巴结转移癌，可疑原发灶来自头颈部，查找原发灶。

（3）可疑鼻咽喉部肿瘤，需要取活检明确诊断。

（4）鼻咽喉部肿瘤治疗效果评价及治疗后随访。

（5）鼻咽喉部异物取出。

（6）间接喉镜检查有困难或观察不满意。

（7）防癌普查（如血清学提示 EB 病毒抗体滴度升高）。

2. 禁忌证

（1）检查不能合作或无法配合（年龄过小、精神异常、精神过度紧张患者或智力有明显障碍者）。

（2）一般情况不能耐受检查，如严重的高血压及心律失常，新近发生的心肌梗死或有不稳定心绞痛发作史，脑出血，脑梗死，严重心、肺功能障碍，全身情况极度衰竭。

（3）不能纠正的出血倾向，如凝血功能严重障碍、尿毒症及严重的肺动脉高压等。

（4）严重的上腔静脉阻塞综合征，因喉镜检查易导致喉头水肿和严重的出血。

（5）内镜插入困难或易因内镜插入致危险者。

二、喉镜检查操作规程

1. 术前准备

（1）一般准备

1）详细询问病史，仔细进行体格检查，完善胸部影像学、心肺功能、血小板计数、凝血功能等检查，明确是否具有喉镜检查诊断及介入治疗适应证、禁忌证。

2）进行乙型病毒性肝炎、丙型病毒性肝炎、梅毒、AIDS 等传染病学指标检查。

3）抗凝处理：口服抗凝剂治疗的患者，术前停用 2～3 天或应用维生素 K_3 或维生素 K_4；处于抗凝剂情况下，使用肝素抗凝，并将其凝血酶原时间国际标准化比降至 2.5 以下。

4）术前 4 小时禁饮食，术前 2 小时禁饮水。

5）知情同意：申请医院伦理委员会批准。对患者及家属有告知的义务，征得患者、家属同意并签署书面知情同意书。

（2）器械及药物准备

1）喉镜及治疗机系统：喉镜、光源及成像系统、医用工作站及冷冻机等治疗机系统等。

2）所用器械及药品：如细胞刷、活检钳、穿刺活检针、注射器、所给予麻醉药物、导引丝、球囊导管、气道支架等。

3）抢救用物及药品：术中监护用心电图、血压及血氧饱和度监护仪，除颤器、气管插管、肾上腺素等抢救用设备和药品。

2. 麻醉　喉镜检查的麻醉属于表面麻醉，包括鼻腔麻醉和咽喉部麻醉。

（1）鼻腔麻醉：鼻腔麻醉选择的麻药主要是 1% 的丁卡因或 2% 的利多卡因，常须配合减充血剂以收缩鼻甲。鼻腔麻醉主要有以下三种方法。

1）棉签式麻醉：将棉签蘸上局麻药水，沿下鼻甲或中鼻甲表面探入鼻腔，寻找总鼻道较宽敞的通道进入，将局麻药与鼻甲及鼻中隔黏膜反复接触，然后将棉签停留在鼻道内，待局麻药起效后行鼻腔进镜检查。

2）喷雾式麻醉：一般借助综合诊疗台的麻醉喷枪来完成，当从前往后喷洒麻药时不可将麻醉喷枪过伸，以免造成鼻腔或鼻甲黏膜损伤，甚者可造成明显的鼻腔出血。

3）滴入式麻醉：患者需取仰卧位，将麻药滴入双侧鼻腔内，麻药可以选用液体，也可选用凝胶或胶浆类,鼻腔黏膜基本能够全覆盖到,流入咽部可以嘱患者吞下。

（2）咽喉部麻醉:常用的咽喉部麻醉方法有如下几种方法。

1）喷雾式麻醉:将2%的丁卡因20ml倒入容量为50ml的喷雾壶内,嘱患者发"啊——"音,将喷头对准喉咙深部,每次喷雾5～6下,间歇2～3次,每次间隔1～2分钟,舌肥厚患者采用无菌纱布轻轻向外牵拉,嘱其将舌头伸出,充分暴露喉部来喷麻药,麻醉起效后,受检者会有吞咽感觉麻痹、喉咙梗阻感,记录患者麻醉起效时间及耗药量。

2）雾化或超声雾化吸入式麻醉:雾化瓶内倒入2%丁卡因3～5ml,加入0.9%氯化钠注射液10ml,氧流量为6～8ml/min,受检者取坐位,将雾化嘴含于口内,嘴唇轻轻闭上,尽量深呼吸,使雾化微粒沉降于鼻咽喉深部,再由双孔鼻孔向外呼出,全部药液喷完时间10～15分钟。

3）经喉镜下或经导管喷洒式麻醉:注射器抽取2%利多卡因通过喉镜的活检孔道或经鼻腔插入细导管将麻药注入到下咽和喉部,喷洒在黏膜表面,具有较强的针对性,能够深入到下咽和喉部,对下咽和喉部的麻醉效果较好。

4）口含-咽下式麻醉:常用胃镜检查时使用的2%利多卡因胶浆10ml,通常含3～5分钟后慢慢咽下,使口咽和下咽部黏膜表面与麻药接触而产生麻醉效果,但对喉部麻醉效果较差。

5）环甲膜穿刺麻醉:用5ml注射器抽取1%丁卡因或2%利多卡因,经环甲膜穿刺,针尖有落空感时表示已经进入喉的声门下区,迅速注入麻药,注射完毕后立即让患者坐起,嘱其咳嗽。环甲膜穿刺法是下呼吸道黏膜表面麻醉效果最好的方法,但是该方法不能覆盖到口咽到下咽。环甲膜穿刺术常会给患者带来顾虑,该麻醉方法目前已很少采用。

3. 患者体位　咽喉镜检查时患者可采用两种体位,分别是卧位和坐位。卧位时检查者站在患者头侧,坐位时,检查者位于患者对面。在行内镜下活检及治疗性操作时,卧位要优于坐位,患者配合度好,更易于术者操作。

4. 进镜路径　患者取仰卧位,头部摆正,嘱患者肌肉放松,术中避免咳嗽。左手握内镜操作部,右手持内镜插入部前端送镜,尽量保持内镜插入部在接近直线状态。经左、右鼻腔分别进镜,窥清鼻甲方向,沿总鼻道空间较宽敞通道送至鼻咽腔,此时令患者闭嘴用鼻腔吸气,使软腭下降,鼻咽部解剖部位展开,鼻咽和口咽之间的通道开放,镜体可顺利进入口咽。沿咽后壁向下探查,达到腭垂稍下方位置,嘱患者发"咿——"音,使舌根部和软腭收缩,可观察到舌根、双侧扁桃体下极和双侧咽会厌皱襞以及下咽和喉部的远景,嘱患者做伸舌动作,可显露出会厌谷。沿咽后壁继续向下,达到会厌尖水平稍下方位置,可以观察到下咽和喉部的全貌解剖结构,嘱患者连续发"咿——"音,可以观察到双侧声带的运动情况,观察双侧梨状隐窝是否对称,在声带内收梨状隐窝显露时探入梨状隐窝内部进行观察。如果要贴近喉部及探查到声门下,常需要在喉部喷洒局麻药,待麻药起效后可贴近观察声带及探查到声门下区。经口腔进镜时,需要用牙垫,先观察口腔的硬腭、牙龈、颊黏膜和磨牙后区,然后嘱患者发"yi"音时,软腭收缩,口咽腔显露,可观察到软腭及口咽左、右侧壁情况。在患者发"咿——"音时沿咽后壁向下探查,可以观察到下咽及喉部情况。检查完毕后,放松左手内镜操作部的弯曲控制钮,慢慢退镜,退镜时再次对各个解剖分区进行观察,以免误诊。鼻腔进镜时,不易引起患者恶心,口腔进镜,患者常易产生明显的恶心反射,因此操作时要求动作轻柔、快捷,以减少恶心所致的不适反应。

5. 操作实施　喉镜检查诊断或介入治疗时要求术者技术熟练、手法轻柔、操作准确无误。

经喉镜可进行以下检查诊断项目:肉眼观察,刷检、活检、圈套、冷冻、激光等检查诊断技术。

6. 术中监护　术中应监测及观察患者生命体征变化,遇到严重并发症发生应立即停止操作,并积极处理。

7. 术后处理

（1）专人护送患者回病房。密切观察患者生命体征变化。

（2）口头或书面告知患者家属:局麻患者术后2小时方可进食、进水。

（3）送检活检、刷检及穿刺等标本,进行病理学、细菌学及分子生物学等化验检查。

（4）喉镜等清洗、消毒及治疗机系统等保养维护。

（5）书写喉镜检查诊断、介入治疗报告及相关医疗文书。

三、喉镜在检查诊断方面应用

1. **直接观察** 包括鼻腔（鼻甲和鼻中隔），后鼻孔，鼻咽（圆枕、咽隐窝、咽鼓管开口、顶壁、后壁和软腭鼻咽面），口咽（软腭、扁桃体、口咽后壁、咽会厌襞及舌根），下咽（梨状隐窝、后壁和环后区），喉部（杓会厌襞、杓区、会厌喉面和舌面、会厌谷、假声带、声带和声带活动以及声门下），以及口腔（硬腭、颊黏膜、牙龈和磨牙后区）。

2. **活检** 插入前，助手要先关闭钳瓣，再递于术者，助手要一手握住操纵手柄，另一手要托住钳身，钳身尽量不形成锐角。术者在插入活检钳时避免用力过猛，尽量使镜身处于自然伸直状态，尤其是要松开内镜操作部大拇指控制的角度控制钮，让内镜前端弯曲部保持伸直状态，在看到活检钳前端金属部分露出来以后再调整角度钮，对准病灶进行活检。取完活检后准备将活检钳抽出时，也是首先要放开大拇指控制的角度控制钮，恢复到内镜自然伸直状态，再将活检钳抽出，但要避免用力过猛。如钳取组织较大，钳瓣不能闭合时，力戒强行抽出，可将钳子与内镜同时退出。

3. **刷检** 刷检一般放在活检之后。在细胞刷头部伸出内镜活检钳道时，术者将刷头平行地反复接触病灶表面，同时助手不断地转动手柄部，尽可能使毛刷四周都能刷取到细胞。其后刷头退至外套管内，抽出细胞刷。退出体外的细胞刷立刻在备好的载玻片上反复涂抹，尽可能使细胞涂抹均匀。待涂片稍干后，放入装有固定液的玻璃瓶内。在玻璃瓶上标上患者姓名，连同申请单一起送检。

4. **圈套术** 对于较大的息肉样病变，单纯使用活检钳摘除病变将费时费力，可以使用圈套器套入息肉的蒂部，接通高频电。助手拉紧收缩圈套器，使用电凝模式，将息肉一次性完整切除，比较简便快捷，若基底还有少许息肉残留，可在电子喉镜下用活检钳修整创面。息肉回收时速度要快，避免息肉误吸或误咽。要将圈套器迅速抽出，利用活检孔道的吸引功能将息肉吸在内镜的前端，不要松开吸引按钮，慢慢与内镜一起拔出到体外进行息肉回收。

四、喉镜检查并发症及处理

喉镜检查及治疗过程是比较安全的，内镜操作过程中会引起疼痛，内镜活检后会有少量出血，都是短时的，通常不会引起严重并发症。除了要避免患者出现心脑血管意外等情况，鼻咽喉镜检查还要注意表面麻醉药物中毒或过敏及喉痉挛两种现象，这些并发症常会导致患者死亡，要格外引起谨慎。

1. **表面麻醉药物中毒或过敏** 表面麻醉药物中毒或过敏主要由丁卡因所引起，利多卡因极少出现。丁卡因中毒或过敏，主要表现在中枢神经系统或心血管系统，对中枢神经和心血管有明显抑制作用，丁卡因表面麻醉出现过敏性休克理论上系速发型变态反应，为Ⅰ型变态反应，一旦发生，来势凶险，发展迅速，若抢救不及时、不正确，患者随时可能死亡。临床表现主要有呼吸道阻塞症状，如急性喉头水肿，支气管痉挛，肺水肿所致的胸闷气促，循环衰竭所致的面色苍白、脉搏细弱、血压下降，中枢神经系统因脑组织缺氧引起头昏眼花、意识丧失、抽搐、大小便失禁等，很快发展到昏迷和心跳呼吸骤停。

处理原则：①一旦发生过敏，应采取常规抗过敏措施，立即停止与可疑过敏原接触，给0.1%肾上腺素皮下注射或静脉注入，继以5%葡萄糖液滴注，维持静脉给药畅通。严重病例应及早静脉注射地塞米松10~20mg或琥珀酸氢化可的松200~400mg。可酌情选用抗休克药物如去甲肾上腺素、间羟胺（阿拉明）等。同时给予血管活性药物，并及时补充血容量。②保持呼吸道通畅和机体氧供。对常规抢救无效者和严重阵挛性惊厥者必须保障呼吸道通畅，气管插管或切开和机械通气是重要抢救措施，能够挽救大多数患者生命。

2. **喉痉挛** 喉痉挛指喉部肌肉反射性痉挛收缩，使声带内收，声门部分或完全关闭而导致患者出现不同程度的呼吸困难甚至完全性的呼吸道梗阻。喉痉挛是麻醉过程中少见的并发症，易发生于麻醉诱导期和苏醒期。频频咳嗽是喉痉挛的先兆。根据喉痉挛的程度分为三度。①轻度喉痉挛：仅真声带发生痉挛性收缩，使声门变窄，随呼吸气流可发出调低的喉鸣音。②中度喉痉挛：真假声带均发生痉挛性收缩，但声门并未完全关闭，因气流明显受阻而发出调高、粗糙的喉鸣音，出现呼吸"三凹征"（吸气时锁骨上窝、胸骨上窝、肋间隙同时发生凹陷的征象）。③重度喉痉挛：咽喉部肌肉皆进入痉挛状态，声门紧闭，使呼吸道完全梗阻，因无气流通过，反而无任何声音，患者很快呈发绀状态，意识丧失，瞳孔散大，心搏微弱甚至骤停。

出现喉痉挛的处理原则：①立即停止一切刺激和手术操作。②轻提下颌可缓解轻度喉痉挛，面罩加压纯氧吸入。③在吸氧的同时应用静脉或吸入麻醉药加深麻醉，直至喉痉挛消失。④对重度喉痉挛，紧急情况下可采用16号以上粗针行环甲膜穿刺给氧或行高频通气。⑤如果上述处理无效，可应用短效肌肉松弛药来改善氧合或协助进行气管插管，一般主张给予小剂量的琥珀胆碱（0.1mg/kg），不仅可使喉痉挛得到迅速缓解，而且对自主呼吸的干扰轻。

内镜检查时喉痉挛的预防：①问病史，以前无发生喉痉挛以及呼吸道痉挛的病史。②喉部检查时表面麻醉要充分，不要过度刺激声门区。③患者咳嗽剧烈、有明显的呼吸困难时应立即停止内镜检查操作。④避免浅全麻状态下行口腔、咽腔内的各种操作。⑤及时清除呼吸道分泌物、血液等。

参考文献

［1］中华医学会结核病学分会，《中华结核和呼吸杂志》编辑委员会. 气管支气管结核诊断和治疗指南（试行）［J］. 中华结核和呼吸杂志，2012，35（8）：581-587.

［2］中华医学会呼吸病学分会介入呼吸病学学组. 成人诊断性可弯曲支气管镜检查术应用指南（2019年版）［J］. 中华结核和呼吸杂志，2019，42（8）：573-590.

［3］刘志学. 内镜介入在呼吸疾病诊疗领域应用前景无限（访首都医科大学附属北京胸科医院内镜诊疗中心主任丁卫民教授）［J］. 中国医药导报，2019，16（12）：1-3.

［4］丁卫民，唐神结，傅瑜. 重视气管支气管结核的早期正确分型分期诊断［J］. 中华结核和呼吸杂志，2021，44（3）：167-169.

［5］中国医师协会整合医学分会呼吸专业委员会. 内科胸腔镜诊疗规范［J］. 中华肺部疾病杂志（电子版），2018，11（1）：6-13.

［6］李兆申，王天骄. 内镜技术在消化系统疾病诊断与治疗中的研究进展［J］. 中华消化外科杂志，2018，17（9）：886-890.

［7］张颖，段华，张师前. 2020年美国妇产科医师学会和美国妇科腔镜医师协会《子宫腔内病变的宫腔镜诊治专家共识》解读［J］. 中国实用妇科与产科杂志，2020，36（9）：907-910.

［8］赵仁峰，韦仕洋. 妇科微创技术的应用研究现状［J］. 微创医学，2019，14（2）：121-124.

［9］刘琳琳，黄晓武，夏恩兰. 子宫内膜结核的宫腔镜检查和组织病理学诊断分析［J］. 国际妇产科学杂志，2018，45（2）：203-206.

［10］艾尼瓦尔·艾力，李健，阿不都合力里，等. 腹腔镜探查诊断与鉴别诊断腹腔结核的临床分析（附38例报告）［J］. 中国防痨杂志，2016，38（6）：510-512.

［11］田云，肖勋刚，赵昀，等. 膝关节结核外科治疗进展［J］. 中南医学科学杂志，2019，47（5）：550-553.

［12］刘玉杰，李春宝. 髋关节镜发展的历程与思考［J］. 中国矫形外科杂志，2022，30（5）：385-387.

［13］孙颖浩. 国微创泌尿外科发展现状［J］. 微创泌尿外科杂志，2012，1（1）：3-5.

［14］曾彦恺，王永锋，陈跃东，等. 腔镜下检查及活检在泌尿系结核诊断中的价值［J］. 国际泌尿系统杂志，2019，39（2）：271-274.

［15］艾誉峰，刘红兵，徐红，等. 原发性和继发性喉结核的临床特征比较分析［J］. 临床耳鼻咽喉头颈外科杂志，2021，35（1）：38-41.

［16］庄佩耘. 喉结核的频闪喉镜表现［J］. 中华耳鼻咽喉头颈外科杂志，2017，52（8）：585.

［17］FU Y, DING W M. Diagnosis and interventional therapy by bronchoscopy［M］//LU Y C, WANG L X, DUAN-MU H J, et al. Handbook of global tuberculosis control. New York：Springer, 2017：235-253.

［18］VIEIRA L M N, CAMARGOS P A M, IBIAPINA C D C. Bronchoscopy simulation training in the post-pandemic world［J］. J Bras Pneumol, 2022, 48（3）：e20210361.

［19］AVASARALA S K, LENTZ R J, MALDONADO F. Medical thoracoscopy［J］. Clin Chest Med, 2021, 42（4）：751-766.

［20］YAP K H, PHILLIPS M J, LEE Y C. Medical thoracoscopy：rigid thoracoscopy or flexi-rigid pleuroscopy？［J］. Curr Opin Pulm Med, 2014, 20（4）：358-365.

［21］AZOUR L, LIU S, WASHER S L, et al. Percutaneous transthoracic lung biopsy：optimizing yield and mitigating risk［J］. J

Comput Assist Tomogr, 2021, 45(5): 765-775.

［22］DE COSMO G, LEVANTESI L, DEL V M. Sedation in digestive endoscopy：innovations for an old technique［J］. Minerva Anestesiologica, 2020, 86(5): 565-570.

［23］ROMANCZYK M, ROMANCZYK T, LESINSKA M, et al. The relation of esophagogastroduodenoscopy time and novel upper gastrointestinal quality measures［J］. Eur J Gastroenterol Hepatol, 2022, 34(7): 763-768.

［24］KIM S Y, KIM H S, PARK H J. Adverse events related to colonoscopy: global trends and future challenges［J］. World J Gastroenterol, 2019, 25(2): 190-204.

［25］PARK S Y, LEE J K, KIM J W, et al. A nationwide survey on the facilities and personnel for endoscopic sedation: results from 50 qualified endoscopy units of teaching hospitals accredited by the Korean Society of Gastrointestinal Endoscopy (KSGE)［J］. Clin Endosc, 2021, 54(6): 843-850.

［26］TEH J L, SHABBIR A, YUEN S, et al. Recent advances in diagnostic upper endoscopy［J］. World J Gastroenterol, 2020, 26(4): 433-447.

［27］CASARIN J, CIMMINO C, ARTUSO V, et al. Minilaparoscopy in gynecology: applications, benefits and limitations［J］. Minerva Obstet Gynecol, 2021, 73(2): 179-184.

［28］HU W G, FENG J Y, WANG J, et al. Ureteroscopy and cystoscopy training: comparison between transparent and non-transparent simulators［J］. BMC Med Educ, 2015(15): 93.

［29］CRACCO C M, KNOLL T, LIATSIKOS E N, et al. Rigid-only versus combined rigid and flexible percutaneous nephrolithotomy: a systematic review［J］. Minerva Urol Nefrol, 2017, 69(4): 330-341.

［30］AGARWAL R, GUPTA L, SINGH M, et al. Primary laryngeal tuberculosis: a series of 15 cases［J］. Head Neck Pathol, 2019, 13(3): 339-343.

第七章　肺外结核病治疗

肺外结核病的治疗原则与肺结核相仿,有效的化学药物治疗是治愈结核病的基础。虽然有些部位的结核病灶需要手术等手段清除,但由于结核感染的特殊性,肺外结核病灶常由血源或淋巴管道播散所致,因此肺外结核病即使接受外科手术治疗,在手术前、手术后均需要进行有效的化学治疗,以期尽可能抑制、杀灭体内的结核分枝杆菌,避免术中播散及术后复发。

第一节　常用的结核病治疗药物

正确使用抗结核药物是结核病患者治愈的关键,但在临床应用中经常出现不合理用药的现象,如:无指征的预防用药,抗结核药物品种、剂量的选择错误,给药途径、给药次数及疗程不合理等。抗结核药物的不规范使用不但不能治愈结核病患者,还会使结核病患者产生耐药性,而耐药患者不但难以治愈,还将对健康人群产生更大的威胁。

一、一线抗结核药品

(一)异烟肼(isoniazid,INH,H)

1. **药理作用及作用机制**　对结核分枝杆菌具有强大的杀菌作用,是全效杀菌药。对非结核分枝杆菌中的堪萨斯分枝杆菌亦有抑菌作用。对其他细菌、病毒无作用。对结核分枝杆菌的最低抑菌浓度(minimum inhibitory concentration,MIC)为$0.02\sim0.05\mu g/ml$,可杀灭细胞内或细胞外的结核分枝杆菌。异烟肼的作用机制未明,其杀菌作用可能通过多种方式进行:①阻碍结核分枝杆菌细胞壁中磷脂和分枝菌酸的合成,致细胞壁通透性增加,细菌失去抗酸性而死亡。②异烟肼在菌体内被氧化为异烟酸,而取代烟酰胺,形成烟酰胺腺嘌呤二核苷酸(NAD)的同系物,干扰酶的活性,使之失去递氢作用,结果氢自身氧化成过氧化氢(H_2O_2),从而杀灭或抑制结核分枝杆菌的生长。③异烟肼可使NAD降解而影响脱氧核糖核酸(DNA)的合成。异烟肼与结核分枝杆菌的某些酶所需的铜离子结合,使酶失去活性而发挥抗菌作用。

2. **体内代谢过程**　异烟肼分子量小,口服后几乎完全吸收。生物利用度达90%,口服300mg的剂量,$1\sim2$小时达高峰浓度,$1\sim4$小时血药浓度达$0.6\sim3.4\mu g/ml$,6小时后下降至$0.2\mu g/ml$,24小时后在血中仍可测到。分布容积(Vd)为$0.61\mu g/ml\pm1.1\mu g/ml$,蛋白结合率$0\sim10\%$,药物可分布到全身组织和体液,可透过血脑屏障进入蛛网膜下腔,并可进入胸膜腔、腹膜腔、心包腔、关节腔等。在正常脑脊液中的浓度为血中浓度的20%,在患结核性脑膜炎时可增加40%~60%,并可进入干酪病灶,淋巴结和寒性脓疡中。服药24小时后口服量的50%~70%从尿中排出,1%由粪便中排出。长期服用在血液和组织中无蓄积现象,尿中可见少量异烟肼原形。异烟肼在体内以乙酰化方式失去活性,乙酰化的速度受基因控制,分为快型和慢型。74.4%的中国人和大部分亚洲人是快乙酰化型,快型与慢型的半衰期分别为1.1小时±0.1小时、3.1小时±1.1小时。虽然快乙酰化型失活快,但仅在每周1次用药时快型、慢型者出现疗效的差异,每周2次以上用药,其疗效无差异。

3. **适应证**　异烟肼适用于除对异烟肼高度耐药的结核病以外的各类型结核病的治疗,也是结核病预防治疗的首选药物。适用于初治、复治、对异烟肼低度耐药、耐多药结核病和广泛耐药结核病的治疗；各种肺外结核，如结核性脑膜炎、结核性腹膜炎、结核性心包炎，及消化道、泌尿生殖系统结核、淋巴结结核、骨关节结核等。也是结核性脑膜炎的必选药物。单药应用易产生耐药，故需联合利福平（或利福喷丁），吡嗪酰胺和乙胺丁醇（或链霉素）治疗初治结核病，亦可联合除上述药物以外的其他抗结核药物，用于复治病例和对该药尚敏感的耐药病例的治疗。对异烟肼低度耐药的耐多药、广泛耐药病例在选择药物受限制的情况下，也可采用大剂量[16～20mg/（kg·d）]异烟肼治疗。

4. **不良反应**

（1）末梢神经炎：初期表现末梢皮肤感觉异常或蚁走感，多为两侧对称性改变，进而出现指/趾末端麻木、疼痛、四肢无力和关节软弱。常规用量（0.3g/d）时，很少发生末梢神经炎，提高用量[10～20mg/（kg·d）]该反应显著增加。鉴于体外试验显示维生素 B_6 能降低异烟肼的抑菌力，因此大剂量应用时主张每日加用维生素 B_6 0.03～0.1g，一般治疗剂量时无须加用。营养不良、酗酒、孕妇及伴有糖尿病的患者易发生末梢神经炎，可加用维生素 B_6。

（2）中枢神经系统障碍：表现欣快感，记忆力减退，注意力不集中等。亦可出现兴奋、抑郁、头晕、头疼、失眠、嗜睡甚至精神失常。有癫痫或精神病史者可诱发其发作。

（3）肝损害：大剂量服用易造成肝损害，与利福平并用时肝损害发生率提高，原因是利福平为肝药酶的诱导剂，可促进异烟肼代谢，使之产生较多的乙酰肼而加重肝损害。造成血清谷丙转氨酶或/和谷草转氨酶水平升高，常规用量时，一过性血清转氨酶水平升高较为多见，嗜酒者能增加肝炎的发生率，严重时造成肝细胞性黄疸。轻者仅表现单项转氨酶升高不需停药，但在保肝治疗的同时，如果血清转氨酶水平持续升高及出现黄疸，必须停药。

（4）过敏反应：偶有药物热，药疹，皮疹及肝肾功能损害。

（5）其他少见的不良反应：食欲减退、恶心、呕吐、贫血、白细胞减少、男性乳房发育、阳痿、月经失调、心动过速、皮质醇增多症。异烟肼加速糖原的分解，使血糖升高，亦可抑制甲状腺素的合成而造成甲状腺功能降低。

5. **注意事项**

（1）常规用量无须加用维生素 B_6，以免降低异烟肼的抗菌能力。

（2）为延缓产生耐药，增强疗效，异烟肼必须与其他抗结核药物联合应用。与利福平和对氨基水杨酸钠联合，可增强异烟肼疗效。对血行播散性结核病如结核性脑膜炎、急性粟粒型肺结核等，可适当增加剂量，延长疗程至1年或1.5年。

（3）密切观察肝功能变化，用药期间定期检测肝功能，肝功不良者、孕妇、嗜酒者须慎用。有精神障碍、癫痫病病史者禁用。

（4）异烟肼1日剂量空腹顿服，可以提高其血药浓度。由于抗酸药（如氢氧化铝等）有抑制其吸收的作用，故不宜同服。

（5）异烟肼有抑制双香豆素类抗凝血药、苯妥英类药物代谢的作用，导致这些药物血药浓度增高，作用增强；与皮质激素并用可降低异烟肼的药效，故并用时需酌情调整用药剂量；异烟肼还可升高氨茶碱血药浓度，两药并用时注意氨茶碱的毒性反应。

6. **用法用量**　成人口服，1次0.3g，每日1次顿服。采用间歇疗法时按体重，≥50kg者0.6g，<50kg者0.5g 每二日或三日1次顿服；异烟肼低度耐药者可用16～20mg/（kg·d），急性粟粒型肺结核、结核性脑膜炎时适当增加剂量，每日0.4～0.6g。肌内注射一日0.3g，1次或分3次。静脉滴注：一日0.3～0.6g稀释后滴注。雾化吸入：0.1～0.2g溶于10ml生理盐水中。

（二）利福平（rifampicin，RFP，R）

1. **药理作用及作用机制**　利福平具有广谱抗菌作用，对结核分枝杆菌、非结核分枝杆菌、麻风杆菌、革兰氏阳性菌、革兰氏阴性菌均有杀菌作用。高浓度时可抑制某些病毒、沙眼衣原体的生长。利福平单药应用时病原体会迅速产生耐药性，故临床主要联合其他抗结核药物用于结核分枝杆菌感染的治疗。对结核分枝杆菌和其他分枝杆菌的最低抑菌浓度（MIC）为0.39～1.56μg/ml。最低杀菌浓度（MBC）0.78～

3.125μg/ml，对细胞内、细胞外、任何生长环境、生长状态的结核分枝杆菌均有杀菌作用，是一种完全杀菌药。作用机制：利福平与细菌的 DNA 指导的 RNA 聚合酶的 β 亚基结合，干扰信使 RNA（mRNA）的合成，进而妨碍其 RNA 的合成，抑制结核分枝杆菌的生长和繁殖，导致细菌死亡。

2. **体内代谢过程**　患者口服利福平后可以对其进行迅速而较为完全的吸收，当胃内有食物或同时口服对氨基水杨酸钠时妨碍其吸收。口服利福平 600mg，2 小时达高峰血药浓度，峰值浓度达 5.88～12.24μg/ml，有效血药浓度可维持 12 小时，分布至全身脏器和体液，肝、胆、肾和肺浓度自高向低依次排列，亦可分布到胸膜腔、腹膜腔、心包腔、关节腔、空洞、房水和胎儿循环中，脑脊液中较少，但脑膜炎时渗入增加。利福平在肝脏代谢，30%～60% 从胆汁排出，并经肠内重吸收，形成肝肠循环，使血液和脏器组织保持较高而持久的浓度。当肝、胆功能障碍时，特别在胆道阻塞时，其血药浓度比正常高 3～4 倍，利福平血清蛋白结合率为 75%～80%，正常人 10%～20% 由尿排出，60% 从粪便排出，少量从泪液、汗液、痰液、唾液排出。

3. **适应证**　主要用于非耐利福平的各类型初、复治肺结核病、肺外结核病（结核性脑膜炎、结核性胸膜炎、结核性腹膜炎、结核性心包炎、关节结核、淋巴结核、泌尿生殖器结核等）和各种非结核分枝杆菌病的治疗，但必须与异烟肼等其他抗结核药物联合应用，以提高疗效，延缓耐药的发生。亦可用于非耐利福平的耐药结核病、骨关节结核和淋巴结核伴有瘘管者的局部用药。

4. **不良反应**

（1）肝毒性：表现为血清转氨酶水平升高，肝肿大，严重时伴有黄疸，胆道梗阻者更易发生。多数患者表现为一过性血清转氨酶水平升高，肝损害多见于与其他抗结核药物特别是异烟肼合并用药时，促使异烟肼加速代谢为乙酰肼而增加肝毒性。老年人、孕妇、长期嗜酒者，营养不良和患有慢性肝病者较易发生肝损害。

（2）过敏反应：间歇用药较每日连续用药更易发生过敏反应。在间歇用药时，每周 2 次以下用药较每周 3 次以上用药发生过敏反应的机会更多。过敏反应多数表现为药物热、皮肤瘙痒、皮疹，严重者导致剥脱性皮炎；亦可同时出现肝、肾功能损害，严重时造成功能衰竭；造血系统表现为嗜酸性粒细胞增多、血小板减少、粒细胞减少、血色素减少；还可出现蛋白尿、血尿、管型尿、少尿甚至急性肾功能衰竭；严重时可发生过敏性休克等。

（3）药源性流感样综合征（类流感样综合征）：表现寒战、高热、头痛、呼吸困难、全身酸痛、关节痛等。

（4）胃肠道症状：恶心、呕吐、腹胀。

（5）类赫氏反应：是主要在利福平强大的杀菌作用下，结核分枝杆菌于短期内大量迅速死亡而释放的菌体成分引起的病灶周围变态反应。多发生在用利福平治疗 2～3 个月的初治肺结核患者，治疗中出现渗出性胸膜炎或纵隔淋巴结肿大，即所谓利福平引起的"暂时性恶化"，但患者痰菌阴转，结核中毒症状消失，对这类患者继续原方案治疗，即可使病变吸收，病情好转或痊愈。

（6）可致胎儿畸形，如必须使用，建议孕 16 周后开始应用。

5. **注意事项**

（1）必须空腹服用，宜于进餐前 2 小时用药。

（2）严重肝病患者，胆道梗阻者和处于孕期前 3 个月的患者禁用利福平，慢性肝病、肝功能不全者，和处于孕期 3 个月以后的孕妇亦须慎用，并定期检查肝功能。

（3）利福平为肝药酶诱导剂，可加速双香豆素类抗凝血药、降糖药、洋地黄类、糖皮质激素、氨苯砜及避孕药的代谢，使其作用降低，与上述药物并用时，需调整其剂量。

（4）使用利福平时应视情况每月检查肝功能。

（5）对氨基水杨酸钠、巴比妥类、利眠宁等药物，可降低利福平的吸收和血药浓度，与利福平并用时宜相隔 8 小时。

（6）由于利福平单用可使病原体迅速发生耐药性，不宜作为一般抗生素应用。

（7）服药后，尿、唾液、汗液等排泄物可呈橘红色，尤以尿液更加明显，但无害。

6. 用法用量

（1）抗结核治疗：成人，口服，一日 0.45～0.60g，空腹顿服，每日不超过 1.2g；1 个月以上小儿每日按体重 10～20mg/kg，空腹顿服，每日量不超过 0.6g。

（2）脑膜炎奈瑟氏球菌带菌者：成人 5mg/kg，每 12 小时 1 次，连续 2 日；1 个月以上小儿每日 10mg/kg，每 12 小时 1 次，连服 4 次。

（3）老年患者，口服，按每日 10mg/kg，空腹顿服。

（三）利福喷丁（rifapentine，RFT，L）

1. **药理作用和作用机制**　为利福霉素类药物的衍生物，抗结核抗菌谱同利福平。而抗结核活性比利福平强 2～10 倍，对结核分枝杆菌的最低抑菌浓度 0.195～0.39μg/ml，比利福平低 67%～89%，最低杀菌浓度 0.195～0.78μg/ml，比利福平低 80%～94%，具有长效的强杀菌作用。临床主要用于治疗结核分枝杆菌的感染。对各种生长状态和各种生活环境的结核分枝杆菌均有杀灭作用，是全效杀菌药。作用机制与利福平相同。利福喷丁的半衰期明显长于利福平，是利福平的 1.56～1.7 倍，故可用于间歇治疗。

2. **体内代谢过程**　基础试验显示口服利福喷丁胶囊 400mg 后，2～3 小时达血药峰值浓度 16.8μg/ml 高于利福平。吸收迅速而完全，有效血药浓度维持 5～6 日，明显长于利福平（利福平仅 1 日），体内分布同利福平，但其在骨皮质和网状结构的浓度均较利福平高。经肝代谢并形成肝肠循环，经胆汁和尿排出，其半衰期 32.8 小时，比利福平明显延长，是利福平的 4.05 倍。

3. **适应证**　主要用于治疗非耐利福喷丁的各系统、各种类型的初治、复治的结核病和非结核分枝杆菌病；亦需要与其他抗结核药物联合应用，对骨关节结核的疗效肯定，并可治疗对利福霉素类以外的其他抗结核药物耐药的病例。

4. **不良反应**　利福喷丁的肝毒性发生率低于利福平。多数患者的肝损害呈可逆性变化，表现为一过性血清转氨酶水平升高，肝肿大。亦有过敏反应发生，表现皮疹、药物热等。少数患者可出现轻度粒细胞，血小板减少。少见胃肠反应，但有动物实验显示有致畸作用。

5. **注意事项**

（1）与利福平有交叉耐药性，对利福平产生耐药的结核分枝杆菌、理论上对利福喷丁也有耐药性。虽然利福喷丁的最低抑菌浓度明显低于利福平，但从目前的资料显示，耐多药结核病不主张采用其他即使是新型利福霉素类药物替代治疗。

（2）原则上空腹服用，但有报告显示脂肪餐后服用有利于其吸收。

（3）肝功能不全和处于孕期 3 个月以上孕妇须慎用，处于孕期 3 个月以内的孕妇禁用利福喷丁。其余注意事项同利福平。

6. **用法用量**　成人体重≥50kg，600mg 每周 2 次；体重<50kg，450mg 每周 2 次，顿服。

（四）利福布汀（rifabutin，RFB，B）

1. **药理作用及作用机制**　利福布汀与利福平或利福喷丁一样，具有抗菌谱广、抗菌作用强、毒性低、长效和副作用小的优点。该药对结核分枝杆菌，麻风杆菌和非结核分枝杆菌如堪萨斯分枝杆菌、海分枝杆菌，尤其对鸟复合分枝杆菌有较强的杀菌作用。对革兰氏阳性球菌、金黄色葡萄球菌、表皮葡萄球菌、化脓链球菌、脑膜炎奈瑟氏球菌、军团菌、流感嗜血杆菌、沙眼衣原体等有抗菌作用。

作用机制同利福平，利福布汀对结核分枝杆菌的抗菌活性是利福平的 2～4 倍。对 H37Rv 株的最低抑菌浓度为 0.16mg/L，低于利福平的 1.25mg/L。利福布汀对敏感菌株的最低抑菌浓度≤0.06μg/ml，优于利福平的最低抑菌浓度<0.25μg/ml，其最低杀菌浓度为 0.125～0.25μg/ml。对巨噬细胞内结核分枝杆菌的杀菌力强于利福平，最低杀菌浓度达 0.125μg/ml。利福布汀能穿透细胞膜进入细胞内并在细胞内保持较高的药物浓度，因此有很强杀菌力，比利福平高 3～5 倍，利福布汀于细胞内、外的药物浓度比为（9∶1）～（15∶1），而 RFP 只有 5∶1。因其对细胞内和细胞外的结核分枝杆菌均有杀菌作用，故是完全的杀菌药。鉴于利福平与利福布汀有完全交叉耐药性，WHO 建议所有对利福平表现出耐药的患者不宜考虑应用利福布汀治疗。

2. **体内代谢过程**　利福布汀在酸性环境中不易被破坏，故口服后可以较完全吸收。口服利福布汀

300mg，2 小时达高峰血药浓度，峰值浓度 0.4～0.6μg/ml，有效血药浓度可维持 12～30 小时，半衰期 10～18 小时。因其具有高脂溶性的特点，吸收好，分布容积大，平均分布容积 9.3L/kg，能迅速渗透到全身组织和器官并能长时间维持高浓度，亦可分布到病灶和巨噬细胞、淋巴细胞中，组织中浓度以肝、肺为最高，亦可进入脑脊液；口服 RFB 300mg，最高药物浓度达 0.37mg/L，肺中浓度比血浆高 5～10 倍。当与食物同服时吸收延缓，但生物利用度（AUC）无明显变化；代谢同利福平。利福布汀在肝脏通过氧化、去乙酰化作用产生二十多种代谢产物，由肾、粪便排泄。口服利福布汀后仅有 8% 以药物原型排出，静脉给药后 72 小时利福布汀和其他代谢物 44% 由肾排出，因此肝、肾损害者应减少剂量。96 小时经粪便总排出量达 30%～49%。

3. 适应证　主要用于不适宜采用利福平的结核病患者和 HIV 双重感染者的抗结核治疗以及非结核分枝杆菌病的治疗。在美国被用于 HIV 或 AIDS 患者合并鸟复合分枝杆菌病的治疗。

4. 不良反应　不良反应的发生与药物剂量明显相关。

（1）肝损害：可引起转氨酶升高，黄疸发生率大约为 0.4%。

（2）过敏反应：表现为皮疹、药物热。

（3）血液系统损害：可引起白细胞减少、血小板减少，贫血发生率约 0.4%。

（4）消化系统反应：以恶心、呕吐多见，腹痛发生率 0.4%。

（5）肌肉、关节疼痛。

5. 注意事项　利福布汀干扰细胞色素 P450 3A（CYP3A）的酶系统，凡是需要该酶参与代谢的药物与利福布汀合并用药时，其血药浓度均被降低。同时又因利福布汀本身也是通过 CYP3A 代谢的，故任何抑制 CYP3A 的药物都将增加利福布汀的血药浓度。如在 HIV 感染 /AIDS 合并各种机会性感染治疗时，有以下表现。

（1）与抗真菌药联合用药：对 HIV 感染合并真菌感染者，采用利福布汀每日 300mg，每日齐多夫定（zidovudine）500mg 和氟康唑（fluconazole）200mg 持续 2 周治疗后，利福布汀的 AUC 增加 82%，浓度峰值增加 88%。但氟康唑的药代动力学并不受利福布汀的影响；与伊曲康唑（itraconazole）每日 200mg 联用时，伊曲康唑的 AUC 和血药浓度峰值分别下降 70%～75%。

（2）与抗肺孢子菌药联合用药：HIV 感染患者每日利福布汀 300mg 与氨苯砜 50mg（不能用复方新诺明者）联用时，氨苯砜的 AUC 下降 27%～40%；如与复方新诺明联用，可使后者的 AUC 下降 15%～20%，但复方新诺明并不改变利福布汀的药代动力学。

（3）与抗逆转录病毒制剂联合用药：HIV 感染患者每日使用利福布汀 300mg 时，地拉韦啶的 AUC 下降 80%，浓度峰值下降 75%；地拉韦啶会使利福布汀 AUC 增加 100%。

（4）与克拉霉素联合用药：HIV 感染者每日利福布汀 300mg 与克拉霉素联用，克拉霉素的 AUC 下降 50%，而利福布汀的 AUC 则增加 75%。

（5）利福布汀还影响口服避孕药的药代动力学，可使口服避孕药的 AUC 和浓度峰值均降低。

6. 用法和用量　剂量 0.3g/d，口服。

（五）吡嗪酰胺（pyrazinamide，PZA，Z）

1. 药理作用及作用机制　吡嗪酰胺仅对人型结核分枝杆菌有较强的抗菌作用。抗结核分枝杆菌的作用受环境因素的限制，在酸性环境中吡嗪酰胺可发挥较强的杀菌作用，在 pH 为 5.5 时杀菌作用最强，对酸性环境中以及吞噬细胞内缓慢生长的结核分枝杆菌是目前最佳的杀菌药物。吡嗪酰胺在体内的抑菌浓度 12.5μg/ml，达 50μg/ml 时可杀灭结核分枝杆菌。在细胞内抑制结核分枝杆菌的浓度比在细胞外低 91%，对中性和碱性环境中的结核分枝杆菌几乎无抑菌作用。作用机制尚不明了，可能与吡嗪酸有关，吡嗪酰胺促使菌体内的酰胺酶脱去酰胺基，转化为吡嗪酸而发挥抗菌作用。另因吡嗪酰胺在化学结构上与烟酰胺相似，通过取代烟酰胺而干扰脱氢酶阻止脱氢作用，妨碍结核分枝杆菌对氧的利用而影响细菌的正常代谢，使之死亡。

2. 体内代谢过程　口服 1.0g，血药浓度 2 小时达高峰浓度 45μg/ml，15 小时仍维持在 10μg/ml。广泛分布于全身各组织并可透过血脑屏障，5 小时后在脑脊液中的浓度与血药浓度相近，半衰期 6 小时。口服后吸收迅速,经肾排出,尿中浓度较高,仅 4% 为原型,约 30% 转化为吡嗪酸随尿排出。

3. **适应证**　用于治疗各系统、各类型的结核病。常与异烟肼、利福平联合用于初治结核病的强化期,起到协同杀菌作用,是短程化疗的主要用药之一,亦是结核性脑膜炎除异烟肼以外的必选药物。与其他抗结核药物无交叉耐药。吡嗪酰胺是治疗各种耐药结核病的备选药物之一。

4. **不良反应**

(1)肝脏损害:引起转氨酶升高,肝肿大。长期大剂量应用时可发生中毒性肝炎,造成严重肝细胞坏死、黄疸、血浆蛋白减少等。肝损害与剂量和疗程有关,常规用量下较少发生肝损害,剂量>2g/d 肝损害表现明显,老年人、酗酒和营养不良者肝损害的发生率增加。胃肠症状表现为食欲不振、恶心,严重时呕吐。

(2)痛风样关节炎:是因吡嗪酰胺的代谢物吡嗪酸抑制了尿酸的排出,使排出量比正常减少 1/2～1/3 而造成的高尿酸血症导致痛风性关节炎,表现为关节酸痛、肿胀、强直、活动受限、血尿酸增加。与利福平合用时,由于利福平能抑制肾小管对尿酸的重吸收,可减轻其关节痛症状。

(3)过敏反应:表现为药物热、皮疹、光敏反应等。

(4)偶可引起溃疡病发作,低色素性贫血及溶血反应。

5. **注意事项**

(1)吡嗪酰胺必须与异烟肼、利福平等药物联合应用,单用易产生耐药性。与异烟肼合用可促进和加强其杀菌灭菌作用,使组织中结核分枝杆菌失去增殖能力,与氟喹诺酮类药物联合有协同杀菌作用。

(2)慢性肝病、高尿酸血症、糖尿病、肾功能不全、卟啉病患者慎用,孕妇和痛风患者禁用。

(3)吡嗪酰胺的毒性作用与用药剂量相关,故成人每日剂量以不超过 1.5g 为宜。

(4)定期检测肝功能和做血尿酸检查。

6. **用法用量**　成人常用量,与其他抗结核药联合,每 6 小时按体重 5～8.75mg/kg,或每 8 小时按体重 6.7～11.7mg/kg,最高每日 3g。治疗异烟肼耐药菌感染时可增加至每日 60mg/kg。小儿除必要情况,通常不宜应用,必须应用时应充分权衡利弊。①吡嗪酰胺亦可采用间歇给药法,每周用药 2 次,每次 50mg/kg。②吡嗪酰胺单用治疗结核病时,细菌易产生耐药性,因此常与其他抗结核病药联合应用。疗程可能须持续 1～2 年,甚至数年或无限期应用。③肝功能减退者除非必要,通常不宜采用吡嗪酰胺。肾功能减退者应用时不需要减量。成人每日顿服 30～35mg/kg,体重 50kg 以下者,每日 1.5g;50kg 以上者,每日 2g;75kg 以上者每日 2.5g。儿童每日 20～25mg/kg。

(六)**乙胺丁醇(ethambutol,EMB,E)**

1. **药理作用及作用机制**　右旋体乙胺丁醇对结核分枝杆菌有较强的抑菌作用,对其他细菌和病毒则无抑制作用。乙胺丁醇仅对各种生长繁殖状态的结核分枝杆菌有作用,对静止状态的细菌几乎无影响。最低抑菌浓度 5μg/ml,抑菌活性在 pH 6.8～7.2 时最高,对耐异烟肼,链霉素的菌株仍有效,与异烟肼、利福平、链霉素、吡嗪酰胺联合应用则有延缓病原体耐药性产生的作用,与其他抗结核药物无交叉耐药。作用机制尚未阐明,主要是乙胺丁醇与二价锌离子络合,干扰多胺和金属离子的功能,以及影响戊糖代谢和脱氧核糖核酸,核苷酸的合成。从而抑制结核分枝杆菌的生长。

2. **体内代谢过程**　口服乙胺丁醇 750mg,2 小时达高峰血药浓度 5μg/ml,有效浓度保持 20 小时,24 小时后血中浓度仅存留 10% 左右,半衰期 4 小时。不易透过血脑屏障,但结核性脑膜炎时脑脊液中的药物浓度约为血药浓度的 15%～40%,可达到足够治疗的浓度。血浆蛋白结合率为 20%～30%。乙胺丁醇 70% 由尿中排出,10%～20% 经粪便排出。肝功能正常者一般体内无蓄积,但肾功能障碍时,乙胺丁醇排出减少而引起蓄积。

3. **适应证**　适用于各型肺结核和肺外结核,尤其适用于不能耐受链霉素注射的患者。近年来,经大规模人群临床试验,已证明其与异烟肼、利福平、吡嗪酰胺联合应用于结核病化疗的强化期可取代链霉素。同时乙胺丁醇有增强化疗疗效和延缓耐药性产生的作用,这也是链霉素所不及的。

4. **不良反应**

(1)视神经损害:为乙胺丁醇最严重的毒性反应,发生率与使用剂量成正比。视力损害偶可突然发生,但多数患者在用药半年左右出现。出现视力障碍前多有眼睑瘙痒、眼窝痛、流泪、畏光等症状。视力损害多伴有辨色力下降。视力损害表现为视力减退,视野缩小或视神经炎。和异烟肼联合用药时可加重对视神经的损害;酗酒者、糖尿病患者视力损害发生率较其他患者增加且程度严重。

（2）末梢神经炎:少数患者用药后,出现四肢麻木、蚁走感、触觉减弱、疼痛、关节酸软等症状,营养不良和糖尿病患者大剂量应用时更易发生。轻症停药数日后症状即可消失,重者须用 B 族维生素（维生素 B_6、维生素 B_1）治疗。

（3）过敏反应:表现为发热、皮疹,严重时出现剥脱性皮炎,血小板减少性紫癜及过敏性休克。

（4）胃肠道反应:少数患者有食欲不振、恶心、呕吐等反应。

（5）偶见肝功能障碍、高尿酸血症、精神障碍、粒细胞减少、低血钙等。罕见动眼神经障碍,听力减退和癫痫发作。

5. 注意事项

（1）抗结核治疗中须与其他抗结核药物联合用药,以增强疗效,减少耐药性的发生。

（2）定期做视力、视野、眼底、色觉的检查,老年人、糖尿病患者和营养不良者应增加检查次数。治疗中出现视觉障碍应视情况减量或停药,发生视神经炎时立即停药,并予大剂量 B 族维生素治疗。

（3）糖尿病已发生眼底病变者禁用乙胺丁醇;肾功能不良者,慢性酒精中毒者,高尿酸血症、痛风患者,孕妇,老年人,糖尿病患者应慎用,婴幼儿禁用。

（4）氢氧化铝能减少乙胺丁醇的吸收,并具有抗甲状腺素的作用,可引起其功能低下,故两药不宜同时应用。

6. 用法及用量　口服,体重≥55kg 者 1.0g/d,<55kg 者 0.75g/d,每日 1 次顿服。采用间歇治疗时每次 1.0～1.25g,1 次顿服,每周 2～3 次。

（七）链霉素（streptomycin,SM,S）

1. 药理作用及作用机制　链霉素为氨基糖苷类的广谱抗生素,具有较强的抗结核分枝杆菌的作用。对结核分枝杆菌、布鲁氏菌属、鼠疫耶尔森菌、土拉弗朗西斯菌及肉芽肿鞘杆菌也具有良好的抗菌作用,对金黄色葡萄球菌、肠道革兰氏阴性杆菌作用较弱。对链球菌、铜绿假单胞菌无效。因仅对吞噬细胞外的结核分枝杆菌具有杀菌作用,故为半效杀菌药。其作用机制为阻碍结核分枝杆菌蛋白质合成的多个环节,主要通过干扰氨酰基 -tRNA 和核蛋白体 30S 亚单位结合,抑制 70S 复合物形成,因而抑制肽链的延长,影响蛋白质合成致细菌死亡。

2. 体内代谢过程　肌内注射 0.5～1.0g 后,2 小时达血液高峰浓度 20～40μg/ml,约为结核分枝杆菌最低抑菌浓度的 30 倍。有效血药浓度 5～10μg/ml 可维持 12 小时,并可渗入胸膜腔、腹膜腔、心包腔、关节腔等体液中,但难以透过血脑屏障,脑膜炎时脑脊液中浓度可达到有效浓度。链霉素易透过胎盘进入胎儿循环,胎儿血药浓度为母血药浓度的 50%,与血清蛋白结合率为 20%～30%,肌内注射 0.5g 后,50%～60% 于 24 小时内由尿中排出,1% 经肝、胆排出体外,肾功能正常时体内无蓄积,当肾功能减退时排出量大为减少,仅达 2% 左右。在体内的半衰期为 2.4～2.7 小时。

3. 适应证　主要用于治疗各系统的各类型结核病,多用于复治肺结核的强化期。链霉素与 β- 内酰胺类抗生素,大环内酯类抗生素合用,治疗革兰氏阴性杆菌引起的败血症、肺炎、尿路感染、肠道感染等。对鼠疫、布鲁氏菌病有良好的效果。

4. 不良反应

（1）对第八对颅神经的毒性作用:主要损害前庭和耳蜗神经,并与年龄增长和剂量增大成正比。前庭神经损害出现早而多见,表现为眩晕、头痛、恶心,严重时发生平衡失调,在光线阴暗环境中更加明显。耳蜗神经损害表现为耳鸣,听力减退,耳聋等,由于链霉素进入内耳淋巴液的浓度高于其他组织,因而易造成损伤,耳聋多在持续耳鸣后出现,停药后耳聋难以恢复。链霉素可经胎盘进入羊水和胎儿循环,妊娠者使用易造成婴幼儿先天性耳聋。

（2）肾毒性:常与耳毒性同时出现,其受损程度随链霉素剂量和疗程的增加而增多。主要损害近端肾小管,致上皮细胞退行性变和坏死,引起蛋白尿、管型尿。一般停药后可恢复,严重时发生氮质血症,肾功能衰竭。

（3）神经肌肉阻滞：有阻滞乙酰胆碱和络合钙离子的作用，可引起面部、口唇、四肢麻木。腹腔注入1g以上，偶可引起呼吸麻痹等，可加重乙醚麻醉或应用肌肉松弛药者神经肌肉接头点的阻滞。

（4）过敏反应：以皮疹、药物热、嗜酸细胞增多症多见，偶可引起血管神经性水肿、紫癜、过敏性休克，后者的发生率低于青霉素，但死亡率往往较高。

5. 注意事项

（1）用于抗结核治疗时必须与其他抗结核药物联合应用，以延缓病原体耐药性的产生，多用于强化期的抗结核治疗。

（2）链霉素不易透过血脑屏障，不能作为鞘内注射用药，避免引起椎管的黏连和堵塞。

（3）孕妇和哺乳者应慎用，妊娠3个月以内禁用链霉素，防止造成婴幼儿先天性耳聋。

（4）老年人和慢性肾功能不全者，易造成蓄积中毒，须慎用，必须应用时应酌情减少用量或间歇应用，并定期检查尿常规和测定肾功能。

（5）由于链霉素在碱性条件下有较好的杀菌、抑菌作用，故可在经碱性溶液冲洗后注入胸腔治疗结核性脓胸。

（6）由于氨基糖苷类药物存在单项交叉耐药的特点，用药顺序为链霉素、卷曲霉素、卡那霉素或丁胺卡那霉素。一般认为后者已耐药，以不选择其前者为宜。

（7）用药前必须做链霉素皮肤过敏试验，有链霉素过敏史者禁用。

（8）用药期间严密观察头晕、耳鸣、听力减退等反应。

6. **用法及用量**　成人，0.75g每日1次，肌内注射，疗程2～3个月，视具体情况可延长疗程。60岁以上老年人酌情减少注射次数或减少用量，0.5g每日1次或0.75g隔日1次。

二、二线抗结核药品

（一）卡那霉素（kanamycin，KM）

1. **药理作用及作用机制**　对结核分枝杆菌有较强的抑菌作用，但不如链霉素。除铜绿假单胞菌外对革兰氏阳性菌如大肠埃希菌、克雷伯杆菌、变形杆菌、沙门菌和耐青霉素的金黄色葡萄球菌等亦有抑菌作用。对非结核分枝杆菌和其他细菌、病毒无作用。在结核病治疗中，主要作为对链霉素耐药的病例治疗方案的配伍用药。其抑菌作用机制是与结核分枝杆菌30S亚单位核糖体结合，干扰蛋白质的合成，阻止细菌生长。

2. **体内代谢过程**　肌内注射0.5g，1小时达血药浓度高峰，可维持12小时；并可渗入胸膜腔、腹膜腔、心包腔；不易透过血脑屏障，虽然脑膜炎时可进入蛛网膜下腔，但脑脊液中的药物含量不能达到有效浓度。半衰期2.5小时，用药后24小时内由尿中排出。肾功能正常时体内无蓄积，当肾功能减退时其排出量明显减少。

3. **适应证**　主要用于各种结核病，特别对链霉素已耐药，对本药仍敏感的复治、耐药结核病的治疗。亦可用于其他细菌性感染的治疗。

4. **不良反应**

（1）对第八对颅神经的毒性：对耳蜗神经毒性大于链霉素，而对前庭神经损害较链霉素轻。

（2）肾毒性：主要损害肾小管，引起蛋白尿，严重者出现管型尿、血尿及肾功能减退。在氨基糖苷类药物中，卡那霉素的肾毒性最大。

（3）神经肌肉阻滞：主要表现为箭毒样反应，引起面部、口唇麻木，严重者偶有心肌抑制和呼吸衰竭。

（4）过敏反应：同链霉素，但较少发生过敏性休克。

5. **注意事项**

（1）用于抗结核治疗时，须与其他抗结核药物配伍，由于与链霉素等氨基糖苷类有单项交叉耐药，故须注意临床用药顺序。链霉素耐药时再考虑采用本药。

（2）其他药物不良反应同链霉素。

6. 用法用量　成人结核病,常规用量 0.75g,肌内注射,每日一次,疗程 2 个月。老年患者用量酌减,0.5g 每日 1 次或 0.75g,肌内注射,隔日 1 次。

(二)丁胺卡那霉素(amikacin,AMK,AK)

1. 药理作用及作用机制　为氨基糖苷类广谱抗生素,具有较强的抗结核分枝杆菌作用,对非结核分枝杆菌亦有良好的抗菌作用。对大肠埃希菌、克雷伯菌,沙雷氏菌、不动杆菌等均有抗菌作用。抗结核治疗主要用于对链霉素耐药者的治疗,其作用机制同卡那霉素。

2. 体内代谢过程　静脉滴注 7.5mg/kg 后,1.5 小时达血药浓度高峰,维持 12 小时,可广泛分布于组织和体液中,可进入胸、腹膜腔,但不能透过血脑屏障。24 小时内 94%～98% 的药物由尿中排出,肾功能障碍者排出量显著减少。

3. 用途、不良反应和注意事项　同卡那霉素。

4. 用法用量　常规用量 0.4g,肌内注射,不能耐受注射部位疼痛者亦可静脉滴注,每日 1 次。老年人酌减。

(三)卷曲霉素(capreomycin,CPM)

1. 药理作用和作用机制　是环形多肽类药物,对结核分枝杆菌和部分非结核分枝杆菌如堪萨斯分枝杆菌具有抑菌作用。但作用不及链霉素,而略强于卡那霉素。对结核分枝杆菌的最低抑菌浓度 3.13～6.25μg/ml,卷曲霉素易产生耐药性,并且与卡那霉素有单向交叉耐药作用,故须注意用药顺序。作用机制同氨基糖苷类抗生素。

2. 体内代谢过程　肌内注射后 1～2 小时达血液高峰浓度,迅速分布到全身组织和体液中,并可进入胸膜腔腹膜腔,但不能透过血脑屏障,可通过胎盘进入胎儿循环,大部分药物从肾脏排出。

3. 适应证　主要用于结核病复治和各种耐药结核病治疗。目前在耐多药结核病治疗中是首选的注射剂。虽然各种不同注射剂中会发生相互交叉耐药,但卡那霉素、丁胺卡那霉素耐药后,发生卷曲霉素耐药的报道较多,因此,多数国家在治疗耐多药结核病时,多先选择应用卷曲霉素。

4. 不良反应

(1)卷曲霉素可致电解质紊乱,造成低血钾、低血钠、低血钙等,严重者出现抽搐、昏迷。

(2)其他毒性反应,同氨基糖苷类药物。但听神经损害程度低于链霉素,而肾毒性较链霉素多见并较严重,亦有神经肌肉阻滞作用。

5. 注意事项

(1)用药中注意定期做电解质检查。

(2)必须与其他抗结核药联合应用。

(3)儿童不宜应用,孕妇禁用,哺乳期慎用。

(4)其他注意事项同氨基糖苷类药物。

6. 用法用量　常规用量 0.75g,肌内注射,每日 1 次,疗程 2 个月。

(四)氟喹诺酮类药(fluoroquinolone,FQ)

1. 药理作用及作用机制　氟喹诺酮类药虽然不是以治疗结核病为适应证上市的,但这类药物均有不同程度的抗结核分枝杆菌和非结核分枝杆菌的作用,氟喹诺酮类药物又具有优异的组织、细胞渗透能力,故被引入抗结核治疗中。当前用于结核病治疗的药物有左氧氟沙星(levofloxacin,Lfx)和莫西沙星(moxifloxacin,Mfx)。氟喹诺酮类药物抗菌谱较广,对细胞内、外的人型结核分枝杆菌和除鸟复合分枝杆菌以外的其他非结核分枝杆菌有不同程度的杀菌、抑菌作用。对 H37Rv 株结核分枝杆菌的最低抑菌浓度,莫西沙星为 900.25μg/ml),左氧氟沙星为 0.5μg/ml,新一代氟喹诺酮类药物莫西沙星在巨噬细胞中的最低杀菌浓度为 0.5μg/ml。氟喹诺酮类药与其他抗结核药无交叉耐药性、被 WHO 推荐为治疗耐多药结核病的首选药物。

氟喹诺酮类药物作用于结核分枝杆菌脱氧核糖核酸(DNA)旋转酶(Ⅱ型 DNA 拓扑异构酶),致使结核分枝杆菌染色体上 DNA 链断裂,并抑制 DNA 旋转酶 A 亚单位,从而抑制 DNA 的复制、转录达到抗菌目的。

2. 体内代谢过程　氟喹诺酮类药物，口服后吸收良好，能迅速分布全身组织、器官和体液。并可渗入吞噬细胞、巨噬细胞、多形核细胞和深层组织。结核性脑膜炎时氧氟沙星在脑脊液中的浓度超过血药浓度的 60%，口服氟喹诺酮类药物 1～2 小时，以左氧氟沙星达高峰血药浓度最高（20μg/ml）。左氧氟沙星、莫西沙星在肺组织中的浓度高于血药浓度，给药后肺中浓度可高达 22μg/ml，各药浓度可较长时间维持在最低抑菌浓度和最低杀菌浓度以上，杀菌活性可持续 24 小时。左氧氟沙星半衰期为 12 小时，氧氟沙星半衰期为 7 小时。当喹诺酮类与含铝、镁或含钙药物合用时，影响其吸收，如与硫酸亚铁同服时吸收可降低 70%～90%。氟喹诺酮类药物经肝代谢，部分药物可形成肝肠循环，经肠排出，部分由肾排出。

3. 适应证

（1）敏感结核病：对于初治和复治敏感结核病，在一线抗结核药物不能组成有效治疗方案时，可考虑使用左氧氟沙星。

（2）异烟肼耐药结核病：WHO 耐药结核病治疗指南推荐，左氧氟沙星可替代异烟肼用于治疗异烟肼耐药但左氧氟沙星敏感的结核病。

（3）耐多药结核病（MDR-TB）/利福平耐药结核病（RR-TB）：包括利福平单耐药结核病（rifampicin mono-resistant tuberculosis，RMR-TB）和利福平多耐药结核病（rifampicin poly-resistant tuberculosis，RPR-TB），WHO 耐药结核病治疗指南推荐，左氧氟沙星（750～1 000mg/d）用于治疗 MDR/RR-TB，是首选的核心药物，当与其他可以引起 Q-T 间期延长的药物组成耐药结核病治疗方案时，在氟喹诺酮类药物中应首选左氧氟沙星。

（4）耐药、重症及难治性结核性脑膜炎：氟喹诺酮类药物治疗耐多药和利福平耐药肺结核（MDR/RR-TB）结核性脑膜炎的推荐同上肺结核，基于氟喹诺酮类药物良好的血脑屏障通透性，以及结核性脑膜炎治疗的危急性，中华医学会结核病学分会在《抗结核药物超说明书用法专家共识》中推荐使用氟喹诺酮类药物用于重症及难治性结核性脑膜炎，提高结核性脑膜炎的疗效、减轻合并症、挽救患者的生命。

4. 不良反应

（1）中枢神经系统损害：表现为头痛、眩晕、失眠、多梦。重者出现幻觉、抑郁、精神错乱，甚至引起癫痫发作。中枢神经系统刺激作用呈剂量依赖性，氟喹诺酮有阻断抑制中枢神经介质 γ-氨基丁酸与受体的结合，而致中枢神经系统兴奋的作用，停药后症状逐渐消失，国外报道发生率 1.5%～9%，其发生率与药物剂量和脑组织病理损害有关。同时采用非甾体消炎镇痛药亦可加重此作用。

（2）过敏反应表现为药物热、皮肤过敏反应包括皮肤瘙痒、风疹、皮疹，多为麻疹样斑丘疹，亦有脓疹样红斑表现。严重者可出现过敏性休克、喉头水肿。光敏性皮炎的发生率为 0.04%～28%，其发生率与光照和药物使用剂量密切相关，表现为红斑、大疱疹，严重时出现全身红斑、糜烂、剥脱性皮炎。光敏反应的发生率由高至低，依次为司帕沙星、环丙沙星、氧氟沙星、莫西沙星。

（3）胃肠反应：以食欲不振、恶心、呕吐、腹胀、腹泻多见。

（4）肝、肾毒性：多表现为一过性血清转氨酶水平升高，亦有肝功能衰竭的报道，肾功能损害多表现为间质性肾炎，因此，对喹诺酮药物过敏的患者更应注意肝、肾功能的变化。

（5）血液系统毒性：偶可引起白细胞降低、血色素降低、溶血性贫血等表现。

（6）骨关节损害：表现为关节痛，停药后可自行恢复，但动物试验显示氟喹诺酮类药物对幼龄动物有关节软骨损害，并影响其发育。

（7）肌腱炎：个别患者出现肌腱疼痛、肿胀，严重时出现肌腱断裂。

（8）QT 间期延长。

5. 注意事项

（1）用药后避免日光照射，也可涂抹防晒霜预防光敏毒性。

（2）避免与含铝、镁、铁、锌制剂同服，防止干扰喹诺酮吸收。如必须使用此几种制剂应在氟喹诺酮用前 6 小时或用后 2 小时服用。

（3）与茶碱、咖啡因等药物并用时，常因喹诺酮干扰细胞色素 P450 系统而减少茶碱在体内的消除，故须注意调整剂量或做血药浓度监测，预防茶碱中毒。

（4）有精神病史者、癫痫病史者禁用该药。

6. **用法用量**　左氧氟沙星一日量为 0.5～0.6g，1 次口服，用于耐多药结核病治疗，剂量可达 0.7～1.0g/d，或莫西沙星 0.4g/d。

（五）贝达喹啉（Bedaquiline，Bdq）

1. **药理作用及作用机制**　贝达喹啉是二芳基喹啉类的代表药物，通过抑制结核分枝杆菌 ATP 合成酶而发挥抗结核分枝杆菌的作用。贝达喹啉能够与 ATP 合成酶低聚物亚基 C 相结合，影响 ATP 合成酶质子泵的活性，导致 ATP 合成受阻，从而阻止结核分枝杆菌中的 ATP 能量供应，发挥抗菌及杀菌作用。贝达喹啉的作用机制与传统的抗结核病药物的作用机制不同，因而贝达喹啉无交叉耐药性，并对敏感菌株、多药耐药菌株以及休眠菌的抗菌活性较高。

2. **体内代谢过程**　贝达喹啉经口服后 5 小时内可达到最大血药浓度。在研究的最高剂量范围内，C_{max} 和药时曲线下面积（area under the curve，AUC）与给药剂量成正比。贝达喹啉与含约 22g 脂肪的标准餐（热量共 558kcal）同服时的相对生物利用度较空腹服药时增加约 2 倍，因此，贝达喹啉应与食物同时服用，从而提高其生物利用度。贝达喹啉的血浆蛋白结合率＞99.9%，在中央隔室的分布容积可达 164L。贝达喹啉在肝脏中氧化降解为 N- 单去甲基代谢物（M_2），与母体化合物相比，M_2 的人体平均暴露量为 23%～31%。M_2 抗结核分枝杆菌的活性较贝达喹啉低 67%～80%，因此，对临床无明显疗效，但 M_2 血浆浓度可能与 Q-T 间期延长有关。贝达喹啉及其代谢物 M_2 的平均终末消除半衰期约为 5.5 个月。贝达喹啉以原型通过肾脏排泄的量≤0.001%。

3. **适应证**　WHO 及我国耐药结核病治疗指南推荐贝达喹啉作为 MDR/RR-TB 治疗方案必选药物之一。

4. **不良反应**

（1）死亡率增加：在一项安慰剂对照试验中，观察到本品治疗组的死亡风险（9/79，11.4%）较安慰剂治疗组（2/81，2.5%）增加。仅在不能另外提供有效的治疗方案时，才服用本品。

（2）Q-T 间期延长：患者服用本品后可能出现 Q-T 延长。同时服用可延长 Q-T 间期的药物可能引起叠加的 Q-T 间期延长作用。监测心电图，出现明显的室性心律失常或者 QTcF 间期＞500ms 时，应停用本品。

（3）肝毒性：与其他未联合本品的结核治疗药物相比，本品联合应用其他结核治疗药物时报告的肝脏相关的药物不良反应更多。服用本品时应避免饮酒、摄入含酒精的饮料和使用其他肝脏毒性药物，尤其是肝功能受损的患者。

（4）药物相互作用：在本品治疗期间，应避免与强效细胞色素 P4503A4 酶（CYP3A4）诱导剂，例如利福霉素类（利福平、利福喷丁和利福布汀）或中效 CYP3A4 诱导剂，例如依法韦仑，进行联用，其全身暴露量及治疗作用可能减弱；与强效 CYP3A4 抑制剂联用时可能增加贝达喹啉的全身暴露量，从而可能提升发生不良反应的风险。

（5）其他不良反应：恶心、关节痛、头痛、血淀粉酶升高、咯血、胸痛、食欲减退和/或皮疹。

5. **注意事项**　患者在下列情况下禁用或慎用贝达喹啉。

（1）对本品过敏，严重心脏、肝脏、肾脏等功能不全者，QTcF 间期＞500ms（经重复心电图证实）者，禁用或慎用贝达喹啉。

（2）本品在孕妇、哺乳期妇女、65 岁以上老年人中的安全性和有效性尚未确定，列为相对禁忌证，不推荐使用。

（3）≥6 岁儿童在收益大于风险时可谨慎使用，＜6 岁儿童列为相对禁忌证，不推荐使用。

（4）治疗过程中需要监测心电图及肝肾功能、电解质。

6. **用法用量**　推荐剂量是 400mg，口服，每日 1 次，用药 2 周；然后 200mg，每周 3 次，用药（每次服药至少间隔 48 小时）22 周（治疗的总持续时间是 24 周）；总持续时间是 24 周。更长期治疗的数据非常有限。在有广泛耐药的患者中，在治疗 24 周之后认为必须使用本品以获得根治时，只可根据具体情况将本品用水整片吞服，并与食物同服。

（六）利奈唑胺（linazolid，Lzd）

1. **药理作用及作用机制**　利奈唑胺抗结核分枝杆菌的作用机制为与核糖体 50S 亚基结合，抑制 mRNA 与核糖体连接，阻止 70S 起始复合物的形成，从而在翻译的早期阶段抑制细菌蛋白质合成。利奈唑胺具有较强的抗分枝杆菌作用，其抗结核分枝杆菌的最低抑菌浓度值为 $0.125\sim1\text{mg/L}$，对敏感菌株和耐药菌株具有同等的活性，对快速增殖期和静止期菌群均有抗菌作用。

2. **体内代谢过程**　口服给药后，利奈唑胺吸收快速而完全。给药后 $1\sim2$ 小时达到血浆峰浓度，绝对生物利用度约为 100%。所以，利奈唑胺口服或静脉给药无须调整剂量；动物与人的药代动力学研究均证明利奈唑胺能快速地分布于灌注良好的组织，可以通过血脑屏障，组织浓度高。利奈唑胺的血浆蛋白结合率约为 31% 且有浓度依赖性；非肾脏清除率约占利奈唑胺总清除率的 65%。稳态时，约有 30% 药物以利奈唑胺的形式、40% 以代谢产物的形式、10% 以代谢产物的形式随尿排泄。

3. **适应证**　WHO 指南推荐利奈唑胺作为治疗 MDR-TB 的核心药物之一，用于耐药、重症及难治性结核性脑膜炎（TBM）治疗，包括利福平耐药性结核性脑膜炎（RR-TBM）、耐多药结核性脑膜炎（MDR-TBM）、广泛耐药结核性脑膜炎（XDR-TBM）、病原学确诊或临床高度怀疑的重症 TBM（明显的意识障碍、持续高热及反复惊厥、顽固性颅内高压、脑膜脑炎型、脊髓型）或常规抗结核方案治疗效果不佳的难治性 TBM。

4. **不良反应**

（1）利奈唑胺最常见的不良事件为腹泻、头痛和恶心。其他不良事件有呕吐、失眠、便秘、皮疹、头晕、发热、口腔念珠菌病、阴道念珠菌病、真菌感染、局部腹痛、消化不良、味觉改变、舌变色、瘙痒。

（2）利奈唑胺上市后见于报道的不良反应有骨髓抑制（包括贫血、白细胞减少、各类血细胞减少和血小板减少）、周围神经病和视神经病（有的进展至失明）、乳酸性酸中毒。这些不良反应主要出现在用药时间过长（超过 28 天）的患者中。

（3）利奈唑胺合用 5-羟色胺类药物时，选择性 5-羟色胺再摄取抑制药的患者中，有 5-羟色胺综合征的报道。

5. **注意事项**　利奈唑胺用于抗结核治疗时间可长达 18 个月，在治疗过程中需要严密监测下列情况：①二重感染；②骨髓抑制（血色素、白细胞、血小板下降）；③周围神经炎，如视力下降。根据情况及时减量或停药。

6. **用法用量**

（1）成人 RR-TB、MDR-TB 及 XDR-TB

1）降阶梯疗法：利奈唑胺初始剂量为 600mg/次，2 次/d，$4\sim6$ 周后减量为 600mg/次，1 次/d；如果出现严重不良反应时可减为 300mg/d，甚至停用；口服或静脉滴注均可，同时服用维生素 B_6；总疗程为 $9\sim24$ 个月。

2）中低剂量疗法：利奈唑胺剂量为 600mg/d，如果出现严重不良反应时可减为 300mg/d，甚至停用；口服或静脉滴注均可，同服维生素 B_6；总疗程为 $9\sim24$ 个月。

（2）儿童 RR-TB、MDR-TB 及 XDR-TB：12 岁以上儿童建议的利奈唑胺剂量为 10mg/（kg·次），1 次/8h，不宜超过 900mg/d；$10\sim12$ 岁儿童建议的利奈唑胺剂量为 10mg/（kg·次），1 次/12h，不宜超过 600mg/d；总疗程为 $9\sim24$ 个月。口服或静脉滴注均可。目前尚无 10 岁以下儿童长期使用利奈唑胺的报道。

（3）耐药、重症及难治性结核病：RR-TBM、MDR-TBM、XDR-TBM 参照以上推荐。利奈唑胺治疗重症及难治性 TBM 的推荐剂量为：成人、12 岁及以上儿童患者建议利奈唑胺 600mg，1 次/12h，静脉滴注或 600mg，2 次/d，口服；<12 岁儿童建议按 10mg/（kg·次），1 次/8h，静脉滴注或口服，不宜超过 600mg/d。总疗程不超过 2 个月。

（七）氯法齐明（clofazimine，Cfz）

1. **药理作用及作用机制**　本品不仅对麻风分枝杆菌有缓慢杀菌作用，与其他抗分枝杆菌药合用对结核分枝杆菌、溃疡分枝杆菌亦有效。此外还具有抗炎作用，对治疗和预防 Ⅱ 型麻风反应结节性和多形性红斑等均有效。其抗菌作用可能通过干扰麻风杆菌的核酸代谢,与其 DNA 结合,抑制依赖 DNA 的 RNA 聚合酶,阻止 RNA 的合成,从而抑制细菌蛋白的合成,发挥其抗菌作用。本品的抗炎作用可能与稳定细胞溶酶体膜有关。

2. **体内代谢过程**　本品口服吸收率个体差异大,在 45%～62%,与食物同服可增加其吸收。由于药物的高亲脂性,主要沉着于脂肪组织和网状内皮系统的细胞内,被全身的巨噬细胞摄取,分布至肠系膜淋巴结、肾上腺、皮下脂肪、肝、胆、胆汁、脾、小肠、肌肉、骨、乳汁和皮肤中,组织浓度高于血药浓度,脑脊液内浓度低。本品从组织中释放及排泄缓慢,每日口服 100mg 和 300mg,平均血药浓度分别为 0.7mg/L 和 1mg/L。每日口服 300mg,连续 2 个月或更长时间,血药峰浓度为 1mg/L。单次给药后消除半衰期约为 10 日,反复给药后消除半衰期至少为 70 日。口服单剂 300mg 后,50% 以原型在粪便中排出,2 小时内以原型及代谢产物经尿排泄仅为微量,占 0.01%～0.41%。3 天内,11%～66% 的药物经粪、胆汁排泄。少量由痰液、皮脂、汗液排泄,乳汁中也含有药物。

3. **适应证**

(1)作为治疗瘤型麻风的选用药,通常应与氨苯砜联合使用。

(2)与利福平或乙硫异烟胺联用于耐砜类药物的菌株所致的感染。

(3)可用于红斑结节性麻风反应和其他药物引起的急性麻风反应。

(4)亦可与其他抗结核药联用于 AIDS 患者合并非结核分枝杆菌病。

4. **不良反应**

(1)皮肤黏膜着色为其主要不良反应。服药 2 周后即可出现皮肤和黏膜红染,呈粉红色、棕色,甚至黑色。着色程度与剂量、疗程成正比。停药 2 月后色素逐渐减退,1～2 年褪完。本品可使尿液、汗液、乳汁、精液和唾液呈淡红色,且可通过胎盘使胎儿着色,但未有致畸报道。应注意个别患者因皮肤着色反应而导致抑郁症,曾有报道,2 例患者在皮肤色素减退后,因精神抑郁而自杀。

(2)70%～80% 用本品治疗的患者皮肤有鱼鳞病样改变,尤以四肢和冬季为主。停药后 2～3 月可好转。

(3)本品可致食欲减退、恶心、呕吐、腹痛、腹泻等胃肠道反应。

(4)个别患者可产生眩晕、嗜睡、肝炎、上消化道出血、皮肤瘙痒等症状。

(5)个别患者可产生皮肤色素减退。

(6)个别报道发生阿-斯综合征。

(7)偶有服药期间发生脾梗死、肠梗阻或消化道出血而需进行剖腹探查者。因此应高度注意服药期间出现急腹症症状者。

5. **注意事项**

(1)有胃肠病史或肝功能损害,及对本品不能耐受者慎用。

(2)应与食物或牛奶同时服用。

(3)为防止耐药性产生,本品应与一种或多种其他抗麻风药物合用。

(4)本品治疗伴红斑结节麻风反应的多种杆菌性麻风时,如有神经损害或皮肤溃疡征兆,可与肾上腺皮质激素合用。

(5)多种杆菌性(界线型、界线-瘤型和瘤型麻风)麻风疗程应持续 2 年以上,甚至终生给药。

(6)每日剂量超过 100mg 时应严密观察,疗程应尽可能短。

(7)对诊断的干扰:可致红细胞沉降率加快、血糖、白蛋白、血清氨基转移酶及胆红素升高,血钾降低。

(8)用药期间,患者出现腹部绞痛、恶心、呕吐、腹泻时,应减量、延长给药间期或停药。

6. **用法用量**

(1)成人 RR-TB、MDR-TB 及 XDR-TB

1)降阶梯疗法:氯法齐明初始剂量为 200mg/d,8 周后减量为 100mg/d;总疗程为 9～24 个月。

2)100～200mg/d,口服;应全疗程给药,总疗程为 9～24 个月。与食物同服可减少胃部不适并改善吸收。

（2）儿童 RR-TB、MDR-TB 及 XDR-TB：推荐儿童剂量为 1mg/（kg·d），最大剂量为 200mg/d。如果需要较低的剂量，可以隔日给药，不宜将软胶囊打开。儿童接受氯法齐明治疗时应每月检查心电图，观测 QTc 间期是否延长。应告知儿童及其监护人皮肤颜色的变化，如能耐受，氯法齐明应全疗程给药。

（3）耐药、重症及难治性 TBM：RR-TBM、MDR-TBM 及 XDR-TBM 参照以上推荐。虽然氯法齐明穿透血脑屏障的研究数据有限，但仍认为其可用于中枢神经系统感染，治疗重症及难治性 TBM 的推荐剂量为 100～200mg/d，口服，全疗程给药。

（八）环丝氨酸（cycloserine，Cs）

1. 药理作用和作用机制　对结核分枝杆菌及革兰氏阳性球菌和革兰氏阴性杆菌均有抑制作用，对结核分枝杆菌的最低抑菌浓度为 10～20mg/L。本品结构与 D-丙氨酸近似、通过抑制 D-丙氨酸消旋酶的活性，阻碍 L-丙氨酸转录为 D-丙氨酸-D-丙氨酸二肽，导致糖胺聚糖的前体物尿嘧啶核苷酸复合物不能合成，最终阻碍细胞壁合成。

2. 体内代谢过程　口服后吸收良好，2～4 小时达高峰血药浓度、可广泛分布全身体液和组织中，脑脊液中浓度与血药浓度近似，主要经肾脏排出，当肾功能减退时，排出量减少，可产生蓄积而中毒。

3. 适应证　主要用于复治、耐药和耐多药结核病治疗。是当前治疗耐多药结核病除注射剂和 FQ 以外的首选二线口服药。

4. 不良反应

（1）可致中枢神经系统反应，表现为头晕、头痛、记忆力减退、抑郁、嗜睡，严重者出现抽搐、惊厥、意识模糊、精神失常。

（2）其他毒性反应：可有胃肠道反应及药物热。

5. 注意事项

（1）用药中严密观察有否不良反应的发生，及时做出处理。

（2）必须与其他抗结核药联合应用。

（3）与异烟肼联合用药时，加重该药中枢神经系统不良反应的程度。该药与苯妥英联合用药可增加后者作用。

6. 用法用量

口服：成人每天 0.5～1g，初始 2 周可每次 0.25g，每天 2 次，最大剂量为每天 1g；儿童每天 5～20mg/kg，分 2～4 次服用，首剂用半量。

（九）德拉马尼（delamanid，Dlm）

1. 药理作用及作用机制　德拉马尼可抑制结核分枝杆菌细胞壁中分枝菌酸的合成。体外试验显示，德拉马尼对多种结核分枝杆菌临床分离株具有抗菌活性，包括对一线治疗药物乙胺丁醇、异烟肼、吡嗪酰胺、利福平和链霉素耐药的菌株；对细胞内结核分枝杆菌和牛分枝杆菌也有抗菌活性；此外，对引发人类结核病的结核分枝杆菌复合物有抗菌活性，包括结核分枝杆菌、非洲分枝杆菌、牛分枝杆菌、田鼠分枝杆菌、山羊分枝杆菌和海豹分枝杆菌。德拉马尼在低氧环境中抗结核病的疗效强于其他抗结核病药物。

2. 体内外代谢过程　当与标准餐一起服用时，德拉马尼的口服生物利用度提高，大约是空腹条件下的 2.7 倍。德拉马尼的血浆暴露增加低于剂量的增加比例。德拉马尼可高度结合所有血浆蛋白，总蛋白结合率≥99.5%。德拉马尼的表观分布容积较大（Vz/F 为 2 100L）。德拉马尼主要在血浆中由白蛋白代谢，细胞色素 P4503A4 酶（CYP3A4）介导的代谢程度较低。尚未阐明德拉马尼的完整代谢特征，如果发现有效的未知代谢产物，有可能会与其他合并用药发生药物相互作用。已经发现的代谢产物未表现出抗分枝杆菌活性，但某些代谢产物会导致 QTc 间期延长，主要是 DM-6705。已发现的代谢产物的浓度在 6～10 周后逐渐增加至稳态。德拉马尼从血浆中的消除半衰期为 30～38 小时。德拉马尼不经尿液排泄。

3. 适应证　在因耐药或耐受性原因而无法组成有效治疗方案的指征下，本品可作为联合治疗方案的一部分，用于成人耐多药肺结核患者的治疗。

4. 不良反应

（1）接受德拉马尼最佳背景治疗方案（OBR）治疗的患者中，发生率最高的不良反应（发生率＞10%）

包括恶心（32.9%）、呕吐（29.9%）、头痛（27.6%）、失眠（27.3%）、头晕（22.4%）、耳鸣（16.5%）、低钾血症（16.2%）、胃炎（15.0%）、食欲减退（13.1%）及乏力（11.3%）。

（2）ECG QT 间期延长：2 期和 3 期临床试验中服用德拉马尼片每日总剂量 200mg 的患者，经安慰剂校正后 QTcF 与基线相比，平均增加幅度分别为 4.7～7.6ms（1 个月）和 5.3～12.1ms（2 个月）。QTcF 间期＞500ms 发生率的范围，在服用德拉马尼片每日总剂量 200mg 的患者中为 0.6%（1/161）～2.1%（7/341），在服用安慰剂+OBR 的患者中为 0%（0/160）～1.2%（2/170），然而与基线相比 QTcF 变化幅度＞60ms 的发生率范围，在德拉马尼片每日总剂量 200mg 给药组的患者中为 3.1%（5/161）～10.3%（35/341），在安慰剂给药组的患者中为 0%（0/160）～7.1%（12/170）。

（3）心悸：服用德拉马尼 100mg+OBR 每日两次的患者，心悸的发生率为 8.1%（发生率分类为常见），相比之下服用安慰剂+OBR 每日两次的患者为 6.3%。

5. **注意事项**

（1）没有连续服药 24 周以上的治疗相关数据。

（2）没有治疗以下疾病的临床数据：①肺外结核病（例如中枢神经系统、骨骼）；②结核分枝杆菌复合菌群以外的分枝杆菌导致的感染；③结核分枝杆菌潜伏感染。

（3）没有关于德拉马尼联合治疗药物易感性结核分枝杆菌的临床数据。

（4）德拉马尼耐药：根据 WHO 建议，德拉马尼必须在 MDR-TB 的联合治疗方案中使用，以防止产生耐药性。治疗期间已经出现德拉马尼耐药。当与少数几种具有预期活性的药物和/或当附加药物不属于最有效的抗结核分枝杆菌药物同时使用时，德拉马尼的选择性耐药风险似乎会增加。

（5）Q-T 间期延长：在接受德拉马尼治疗的患者中观察到了 Q-T 间期延长。在治疗前 6～10 周，Q-T 间期延长随时间缓慢增加，之后保持稳定。QTc 间期延长与德拉马尼主要代谢产物 DM-6705 密切相关。血浆白蛋白和 CYP3A 分别可调节 DM-6705 的形成和代谢。

建议在德拉马尼治疗开始前获得心电图（ECG）检查结果，在整个德拉马尼治疗期间每月检查一次。如果在德拉马尼首次给药前或治疗期间观察到 QTcF＞500ms，则不应开始给药或停止德拉马尼治疗。如果男性/女性患者在德拉马尼治疗期间 QTc 间期持续时间超过 450/470ms，则这些患者应该接受频率更高的心电图监测。同时还建议在基线时检查血清电解质，如果结果异常则进行纠正。

（6）对有心脏事件风险因素的患者不得启动德拉马尼治疗，除非经权衡潜在获益大于潜在风险。此类患者在整个德拉马尼治疗期间应该接受高频率的心电图监测。

6. **用法用量**

（1）推荐剂量为一次 100mg，一日两次，连续服用 24 周。

（2）老年患者（＞65 岁）：尚无老年人群用药数据。

（3）肾功能损伤患者：对于轻度和中度肾功能损伤的患者，无须调整剂量。尚无德拉马尼在重度肾功能损伤患者中的应用数据，因此，不建议在该人群使用德拉马尼。

（4）肝功能损伤患者：对于轻度肝功能损伤的患者，无须调整剂量。不建议中度至重度肝功能损伤患者使用德拉马尼。

（5）儿科人群：德拉马尼在儿童和 18 岁以下青少年中的安全性和有效性尚不明确。尚无可参考数据。

（6）服药方法：餐后口服。

（十）亚胺培南-西司他丁（imipenem-cilastatin）

1. **药理作用及作用机制**　本品为亚胺培南和西司他丁组成的复方制剂。亚胺培南为碳青霉烯类抗菌药。西司他丁钠为肾脱氢肽酶抑制剂，可限制亚胺培南在肾脏中的代谢。

亚胺培南的杀菌活性源于对细胞壁合成的抑制。亚胺培南与大肠埃希菌的青霉素结合蛋白（PBP）1A、PBP1B、PBP2、PBP4、PBP5 和 PBP6，铜绿假单胞菌的 PBP1A、PBP1B、PBP2、PBP4 和 PBP5 具有最大亲和力。杀菌作用与 PBP2 和 PBP1B 的结合有关。亚胺培南对 β-内酰胺酶（包括革兰氏阴性和革兰氏阳性菌产生的青霉素酶和头孢菌素酶）具有高度稳定性，可有效抑制对多数 β-内酰胺类抗菌药物存在固有耐药性的某些革兰氏阴性菌（例如，铜绿假单胞菌、沙雷氏菌属和肠杆菌属）所产生的 β- 内酰胺酶。研究结果显示，亚胺培南 - 西司他丁对结核分枝杆菌有一定的抗菌活性，治疗结核病和耐药结核病有一定的临床疗效。WHO 在 2011 年和 2014 年"耐药结核病治疗指南"及我国"耐药结核病化学治疗指南"中将亚胺培南 - 西司他丁列为第 5 组疗效不确切药物，2016 年 WHO 将其归为治疗 MDR-TB 的可以添加的药物。我国缺乏亚胺培南 - 西司他丁治疗 MDR-TB 或 XDR-TB 的临床经验和资料。

2. **体内外代谢过程**　给健康受试者静脉输注注射用亚胺培南西司他丁钠（泰能）250mg、500mg、1 000m 20 分钟后，亚胺培南的血药峰浓度范围分别为：12～20μg/ml、21～58μg/ml、41～83μg/ml，对应的平均血药峰浓度分别为 17μg/ml、39μg/ml 和 66μg/ml。4～6 小时内亚胺培南血浆浓度下降到 1μg/ml 以下或更低。

亚胺培南在血浆中的半衰期是 1 小时。在 10 小时内，约 70% 的亚胺培南在尿中以原药形式重吸收，随后在尿中就检测不到药物排泄。亚胺培南的剩余部分（不具抗菌活性的亚胺培南代谢物）在尿中回收，通过粪便排泄清除的亚胺培南基本为零。

西司他丁是肾脏中脱氢肽酶 -1 的特异性抑制剂，能有效减少亚胺培南代谢，因此亚胺培南和西司他丁同时给药可使尿和血浆中都能达到具有抗菌作用的亚胺培南浓度。

静脉输注泰能 250mg、500mg、1 000mg 20 分钟后，西司他丁的血药峰浓度范围分别为：21～26μg/ml、21～55μg/ml、56～88μg/ml，对应的平均血药峰浓度分别为 22μg/ml、42μg/ml 和 72μg/ml。西司他丁的血浆半衰期约为 1 小时。胃肠外给药 10 小时后 70%～80% 给药剂量的西司他丁在尿中完整回收。

3. **适应证**

（1）MDR/RR-TB：WHO 指南推荐，在 A、B、C 三组药物仍不能组成有效治疗方案时，可使用亚胺培南 - 西司他丁。

（2）耐药、重症及难治性 TBM：亚胺培南 - 西司他丁脑脊液渗透率高，WHO 耐药治疗指南及中华医学会结核病分会《抗结核药物超说明书用法专家共识》推荐在 RR-TBM、MDR-TBM 和 XDR-TBM 治疗 A、B、C 三组药物仍不能组成有效治疗方案时，可使用亚胺培南 - 西司他丁；对于重症及难治性结核性脑膜炎，WHO 也推荐可使用亚胺培南 - 西司他丁，但在治疗儿童 TBM 时可引起惊厥，而美罗培南很少致惊厥，因此，在儿童 TBM 时常选用美罗培南。

4. **不良反应及注意事项**

（1）本品禁用于对本品任何成分过敏的患者。

（2）本品与其他 β- 内酰胺类、青霉素类和头孢菌素类抗生素有部分交叉过敏反应。已有报道，大多数 β- 内酰胺类抗生素可引起严重不良反应（包括过敏性反应）。因此，在使用本品前，应详细询问患者过去有无对 β- 内酰胺类抗生素的过敏史。若在使用本品时出现过敏反应，应马上停药并做相应处理。

（3）合并碳青霉烯类用药，包括亚胺培南，患者接受丙戊酸或双丙戊酸钠会导致丙戊酸浓度降低。因为药物相互作用，丙戊酸浓度会低于治疗范围，因此癫痫发作的风险增加。增加丙戊酸或双丙戊酸钠的剂量并不足以克服该类相互作用。一般不推荐亚胺培南与丙戊酸 / 双丙戊酸钠同时给药。当患者癫痫发作经丙戊酸或双丙戊酸钠良好控制后，应考虑非碳青霉烯类的其他抗生素用于治疗感染。如果必须使用本品，应考虑补充抗惊厥治疗（参阅药物相互作用）。

（4）对在使用抗生素过程中出现腹泻的患者，应考虑诊断假膜性结肠炎的可能。

（5）本品与其他 β- 内酰胺类抗生素一样，可产生中枢神经系统的副作用，如肌肉痉挛、精神错乱或癫痫发作。

（6）肌酐清除率 ≤5ml/（min·1.73m^2）的患者不应使用本品，除非在 48 小时内进行血液透析。

（7）在怀孕妇女使用木品方面，尚未有足够及良好的对照研究资料；在人乳中可测出亚胺培南，如确定有必要对哺乳期妇女使用本品时，患者需要停止哺乳。

5. **用法用量**

（1）成人 RR-TB、MDR-TB 及 XDR-TB：WHO 指南推荐，亚胺培南成人 1 000mg，1 次 /12h 缓慢静脉

滴注,建议同时服用克拉维酸(可用阿莫西林克拉维酸代替)125mg,1次/(8~12h)。体重<50kg的患者建议按30mg/kg,2次/d缓慢静脉滴注。也可肌内注射,不超过1.5g/d,但肌内注射不推荐用于耐药结核病。疗程为6~8个月。

(2)成人耐药、重症及难治性TBM:RR-TBM、MDR-TBM及XDR-TBM的用法和疗程同上。重症及难治性结核性脑膜炎用法同上。

(十一)美罗培南(meropenem)

1. **药理作用及作用机制** 美罗培南为人工合成的广谱碳青霉烯类抗生素,通过抑制细菌细胞壁的合成而产生抗菌作用,美罗培南容易穿透大多数革兰氏阳性和阴性细菌的细胞壁,而达到其作用靶点青霉素结合蛋白(PBP)。除金属β-内酰胺酶以外,其对大多数β-内酰胺酶(包括由革兰氏阳性菌和革兰氏阴性菌所产生的青霉素酶和头孢菌素酶)的水解作用具有较强的稳定性。

2. **体内代谢过程** 据文献报道:健康志愿者5分钟内单次静脉推注美罗培南500mg血峰浓度剂量组52μg/ml,1g剂量组112μg/ml。静脉输注1g美罗培南2分钟、3分钟、5分钟后,得到的血药峰浓度分别为110μg/ml、91μg/ml、94μg/ml。静脉输注500mg美罗培南6小时后,血浆中美罗培南的浓度≤1μg/ml。肾功能正常志愿者间隔3小时给予不同剂量的美罗培南未见蓄积作用。肾功能正常的志愿者静脉注射美罗培南的半衰期约为1小时。

静脉注射美罗培南12小时后,约70%美罗培南以原型从尿中排泄,12小时后尿中几乎不能检出。静脉注射500mg美罗培南,尿中美罗培南的浓度为10μg/ml,并保持5小时以上,健康志愿者每8小时静脉注射500mg美罗培南或每6小时静脉注射1g美罗培南,未见美罗培南在血浆和尿液中蓄积。美罗培南能很好地穿透进入大部分体液和组织中,达到有效浓度。美罗培南在儿童体内的药代动力学参数与成人相似,2岁以下儿童体内美罗培南的半衰期为1.5~2.3小时,药代动力学参数在剂量10~40mg/kg范围内呈良好的线性关系。

肾功能不全患者,美罗培南的血浆清除率与肌酐清除率相关,对肾功能损害患者有必要进行剂量调整。老年患者药代动力学研究表明:美罗培南血浆清除率随年龄增大、肌酐清除率的降低而降低。肝病患者药代动力学研究表明:肝病对美罗培南的药代动力学参数没有影响。

3. **适应证** WHO及中华医学会结核病分会《抗结核药物超说明书用法专家共识》推荐美罗培南用于以下几种情况。

(1)RR/MDR-TB及XDR-TB:在A、B、C三组药物仍不能组成有效治疗方案时,可使用美罗培南。

(2)耐药、重症及难治性TBM:美罗培南血脑屏障穿透率高,脑膜有炎症时脑脊液药物浓度提高,中枢神经系统不良反应发生低,治疗RR-TBM、MDR-TBM和XDR-TBM时,如A、B、C三组药物仍不能组成有效治疗方案时,可使用美罗培南。对于重症及难治性TBM,WHO也推荐可使用美罗培南,尤其适合于儿童结核病。

4. **不良反应** 主要不良反应包括皮疹、腹泻、软便、恶心、呕吐。另外实验室检查值主要异常有谷草转氨酶(GOT)升高,谷丙转氨酶(GPT)升高,碱性磷酸酶(ALP)升高,嗜酸性粒细胞增多。

在应用美罗培南的患者中出现的严重不良反应:过敏性休克、急性肾衰等严重肾功能障碍,伴有血便的重症结肠炎如假膜性结肠炎等,间质性肺炎、PZF综合征、痉挛、意识障碍等中枢神经系统症状,中毒性表皮坏死、重症多形红斑(Stevens-Johnson syndrome),全血细胞减少,无粒细胞症,白细胞减少,肝功能障,黄疸,在同类药品中还有溶血和血栓静脉炎的报道。

在应用美罗培南的患者中出现的其他不良反应包括以下几种。

(1)过敏反应:荨麻疹,发热,皮肤红斑、瘙痒、发红。

(2)血液系统:粒细胞减少,血小板增多或减少,淋巴细胞增多,嗜酸性粒细胞增多,红细胞减少等。

(3)神经系统:头痛、倦怠感。

(4)肝:乳酸脱氢酶(LDH)、谷氨酰转移酶(GTP)、胆红素、尿胆素原升高以及黄疸。

(5)肾:$β_2$微球蛋白升高,血尿素氮(BUN)、肌酐(Cr)上升。

(6)消化系统:腹泻、食欲不振,口腔炎,念珠菌感染,B族维生缺乏等。

5. 注意事项

（1）对本品成分及其他碳青霉烯类抗生素过敏者禁用。使用丙戊酸的患者禁用。

（2）对青霉素类或其他β-内酰胺类抗生素过敏的患者也可对本品产生过敏反应，应慎用。

（3）对本品过敏者，应慎用。

（4）严重肝、肾功能障碍的患者慎用。

（5）进食不良或非经口营养的患者，全身状况不良的患者以及老年人慎用。

（6）有癫痫史或中枢神经系统功能障碍的患者慎用。

（7）肝病患者使用美罗培南应认真监测患者的肝功能。

（8）使用本品时同其他抗生素一样，可能引起不敏感菌过度生长，所以有必要对每个患者进行定期检查。

（9）本品不推荐用于耐甲氧西林金黄色葡萄球菌引起的感染。

（10）在抗生素的使用过程中，可能导致轻微至危及生命的假膜性结肠炎，对使用美罗培南后引起的腹泻或腹痛加剧的患者，应确诊其是否为艰难拟梭菌引起的假膜性结肠炎，同时也认真考虑其他因素。治疗铜绿假单胞菌等单胞菌感染时，应常规进行药物敏感试验。

（11）本品可通过血液透析清除，若病情需要持续使用本品，建议在血液透析后根据病情再给予全量，以达到有效的血浆浓度。

（12）对腹膜透析的患者，目前尚无本品的使用经验。

（13）对肝功能不全患者没有必要进行剂量调整。

（14）美罗培南不应冰冻。使用前摇晃均匀；本品配制后应一次用完。配制及使用时应严格遵循无菌操作。勿让儿童触及药物。

（15）本品对司机及机械操作者能力的影响目前尚无数据可供参考。

6. 用法用量

（1）成人 RR-TB、MDR-TB 及 XDR-TB：WHO 指南推荐，成人 1 000mg/ 次，1 次 /8h，并建议同时服用克拉维酸钾 125mg（可通过阿莫西林克拉维酸钾口服制剂获取克拉维酸钾），1 次 /（8～12h）；也可调整为 2 000mg/d，2 次 /d。须缓慢注射给药，每次需 3～5 分钟以上，静脉滴注需要 15～30 分钟以上。疗程为 6～8 个月。

（2）儿童 RR-TB、MDR-TB 及 XDR-TB：WHO 指南推荐，儿童给药 20～40mg/（kg·次），1 次 /8h。剂量不超过 2 000mg/d。疗程为 6～8 个月。

（3）耐药、重症及难治性 TBM：WHO 指南推荐，治疗 RR-TBM、MDR-TBM 及 XDR-TBM 的用法及疗程参照以上推荐。重症及难治性 TBM 用法同上。

（十二）丙硫异烟胺（protionamide，Pto）

1. 药理作用及作用机制　丙硫异烟胺是异烟肼的衍生物，对结核分枝杆菌和某些非结核分枝杆菌有较强的抑菌作用，对结核分枝杆菌的最低抑菌浓度 0.6μg/ml，高浓度时具有杀菌作用，其作用机制目前尚不十分清楚，主要是阻碍结核分枝杆菌细胞壁的主要成分之一分枝菌酸的合成，影响细胞壁的坚韧性、致密性，导致通透性增加，引起细胞破裂、死亡。亦因在菌体内干扰烟酰胺腺核苷酸脱氢酶的活性而影响脱氧核糖核酸的合成。

2. 体内代谢过程　口服 0.5g，2～3 小时达高峰血药浓度 12μg/ml。口服 1g，3 小时高峰血药浓度为 20μg/ml，9 小时后仍有 3μg/ml，经肾排出体外。能迅速而广泛地分布至各种组织和体液中，组织中的浓度与血药浓度相近，并可透过血脑屏障进入蛛网膜下腔，并能达到有效浓度，亦可进入胸膜腔和干酪病灶中。

3. 适应证　治疗各类型的结核病，常与其他抗结核药物联合应用。多用于复治肺结核、各种耐药病例的治疗，禁用于异烟肼低度耐药者的治疗。可用于不能耐受其他药物治疗者或非结核分枝杆菌病的治疗。

4. 不良反应

（1）胃肠反应：多见食欲不振、恶心、呕吐、反酸、腹部不适、腹泻。

（2）肝功能损害：转氨酶升高、黄疸。

（3）少数患者有糙皮病表现：如舌炎、口角炎、角膜炎。

（4）多发性神经炎：表现蚁走感、抽搐、复视等。

（5）精神障碍：表现为抑郁、失眠。

（6）大剂量应用，偶可引起体位性低血压。

（7）偶可引起痤疮、色素沉着、脱发、皮疹、紫癜、男性乳房发育、甲状腺增生、月经紊乱等。

5. 注意事项

（1）因胃肠反应不能耐受者，可酌情减量分次服用或从小量开始，逐步递增用量。同时采用抗酸药、解痉药等可减轻胃肠反应。

（2）丙硫异烟胺也可引起烟酰胺的代谢紊乱，部分患者宜适当补充 B 族维生素。

（3）营养不良、糖尿病和酗酒者须慎用，长期服用者须定期检测肝功能。

（4）慢性肝病患者、精神障碍患者、孕妇和 12 岁以下儿童禁用。

6. 用法用量 成人一日 0.3～0.6g，分 3 次服用。

（十三）对氨基水杨酸钠（sodium para-aminosalicylate，PAS，P）

1. 药理作用及作用机制 对结核分枝杆菌有选择性的抑制作用，仅作用于细胞外的结核分枝杆菌，最低抑菌浓度 1μg/ml，在对氨苯基甲酸的环境中（如干酪病灶内）其抑菌作用减小，除结核分枝杆菌以外对其他分枝杆菌和细菌、病毒等均无作用。与异烟肼、链霉素联合应用可加强后两者的抗结核作用，与异烟肼联用时由于竞争乙酰化而有助于异烟肼血药浓度增加，故有协同的抗结核分枝杆菌作用，并延缓耐药性的产生。作用机制未完全阐明，一般认为 PAS 的化学结构与对氨基苯甲酸（PABA）近似，PAS 竞争性地替代 PABA 参与结核分枝杆菌的代谢，影响二氢叶酸的合成，造成结核分枝杆菌蛋白质合成受阻，细菌不能繁殖。

2. 体内代谢过程 口服极易吸收，口服 4g，1.5～2 小时达高峰血药浓度 30～100μg/ml，静脉滴注后血药浓度可更高。蛋白结合率 50%～60%，半衰期 3～5 小时。分布全身组织器官和体液，药物浓度由高至低依次为肾、肝、肺。并可渗入到干酪病灶中，其浓度近似于血药浓度，也能分布到胸膜腔、腹膜腔，但不易渗入细胞内和通过血脑屏障，脑膜炎时渗入药物的浓度可达血药浓度的 30%～50%，在肝脏经乙酰化或与葡萄糖醛酸结合而灭活。80% 以上的药物于 7 小时经肾排出，易在酸性尿液中析出结晶，碱化尿液可减少对肾的刺激，增加排出量。

3. 适应证 与其他抗结核药物联合应用治疗各种类型的结核病。但不是首选药，在与异烟肼、利福平，或链霉素组成的联合治疗中，已被乙胺丁醇所取代。但在现阶段可选择用于部分复治、耐药病例的治疗。也可采用本药静脉滴注，有减轻结核中毒症状的作用；且在脑脊液中维持较高浓度，可用于治疗结核性脑膜炎，亦可胸腔注入治疗结核性脓胸。当前该药是治疗耐药、耐多药结核病可选择的口服抑菌药。

4. 不良反应

（1）胃肠道反应：食欲缺乏、恶心、呕吐、腹泻等，严重者造成胃溃疡和出血。静脉滴注时反应轻微或无此反应。

（2）过敏反应：发热、皮疹，亦可引起哮喘、嗜酸性粒细胞增多等。严重者可出现高热，剥脱性皮炎。

（3）肝、肾功能损害：血清转氨酶水平升高多见，严重时有黄疸，血浆蛋白减少，凝血酶原时间延长而引起出血，少见肾功能障碍。

（4）偶可引起粒细胞减少，甲状腺功能降低等。

5. 注意事项

（1）须与其他抗结核药物配伍应用。

（2）可干扰利福平的吸收，与之联用时两者给药时间宜相隔 8～12 小时。

（3）静脉滴注时应在避光条件下进行，药液变色后不宜使用。溶液须新鲜配置并避光保存，避免分解成间位氨基酸引起溶血。

（4）肝、肾功能减退者慎用。

（5）发生过敏反应，须立即停药并进行抗过敏治疗。

（6）定期做肝、肾功能检查。

6. **用法及用量** 口服或静脉滴注 4～12g/d，用生理盐水或 5% 葡萄糖液稀释成 3%～4% 浓度，避光下 2～3 小时滴完，须新鲜遮光配置，变色则不能使用。胸腔内注射用 10%～20% 溶液，10～20ml/ 次。

第二节 肺外结核病化疗方案

自 1944 年首个具有抗结核作用的药物链霉素问世后，50～60 年代先后有异烟肼、对氨基水杨酸、吡嗪酰胺、利福平等抗结核药物上市。如何发挥抗结核药物的最大效能，取得治疗的成功，是对临床医生的挑战。20 世纪中叶 Mitchson 提出的菌群学说为现代结核病短程化学疗法提供了细菌学依据。他将宿主体内的结核分枝杆菌按生长代谢速度分为 A、B、C、D 四群。A 群为快速生长菌群，代谢旺盛，多存在于巨噬细胞以外的空洞或干酪病灶中，多数抗结核药物对其有效，其中异烟肼的作用最强，利福平次之；B菌群为存在于巨噬细胞内酸性环境中生长缓慢的菌群，吡嗪酰胺对该菌群最敏感，发挥作用最强；C 菌群为大部分时间处于休眠状态，仅有短暂突发性旺盛生长的菌群，利福平对该菌群的作用最佳；D 菌群为完全休眠菌。根据 Mitchson 的菌群学说，为达到尽最大可能消灭病灶内的结核分枝杆菌，合理的化疗方案所包括的药物应能杀灭所有生长代谢状态的结核分枝杆菌。

1978 年，我国在总结国内外成功的化疗经验的基础上，结合结核分枝杆菌的代谢特点及抗结核药物的作用特点制订了结核病化疗的基本原则，即"早期、联合、规律、全程、适量"的五项原则。早期是指发现和确诊结核病后立即给药治疗，此时病灶以炎性渗出为主，病灶局部药物浓度高，此时药物主要杀灭活跃生长的 A 菌群。联合指根据病情及抗结核药物的作用特点，联合应用至少两种以上敏感的抗结核药物，以增强和确保疗效，减少耐药菌的产生。规律即有规律地坚持治疗，不可随意更改方案或无故随意停药。适量指根据患者体重、年龄及病情确定给药剂量，发挥最大杀菌以及抑菌作用，同时使用合适的剂量减少药物不良反应的产生。全程指患者必须按照方案所定的疗程坚持治满疗程，尽可能杀死缓慢生长的 B 菌群以及 C 菌群，减少复发的机会。

肺外结核病的治疗在遵循结核病化学治疗原则的基础上，尚需要关注不同部位的结核病特点，主要考虑药物的作用特点，正确选用抗结核药物，组成合理的治疗方案。

一、肺外结核病治疗的药物选择

1. **异烟肼** 分子量 137.14，可以通过血脑屏障，适用于各种部位的异烟肼敏感的结核病治疗，当治疗结核性脑膜炎时，建议剂量为 10mg/kg。

2. **利福霉素类** 包括利福平、利福喷丁、利福布汀。利福平分子量 822.97，脂溶性，当脑膜有炎症时，脑膜通透性增加，可以通过血脑屏障，适用于各种部位的利福平敏感的结核病治疗。

3. **吡嗪酰胺** 分子量 123.12，可以自由透过血脑屏障，组织渗透性好，适用于各类结核病的治疗。

4. **乙胺丁醇** 分子量 277.23，可以通过血脑屏障，适用于各种部位的结核病治疗。

5. **氨基糖苷类药物** 包括链霉素、阿米卡星等，阿米卡星肌内注射 0.5g，1 小时达血药高峰浓度，可维持 12 小时；并可渗入胸膜腔，腹膜腔，心包腔；不易透过血脑屏障，虽然脑膜炎时可进入蛛网膜下腔，但脑脊液含量不能达到有效浓度。

6. **氟喹诺酮类药物** 口服后吸收良好，能迅速分布全身组织、器官和体液。并可渗入吞噬细胞、巨噬细胞、多形核细胞和深层组织。结核性脑膜炎时氧氟沙星在脑脊液中的浓度超过血浆浓度的 60%，口服氟喹诺酮类药物 1～2 小时后，达高峰的血药浓度以左氟沙星最高（20μg/ml）。左氧氟沙星、莫西沙星在肺组织中的浓度高于血药浓度。用于异烟肼、利福平耐药的各类结核病治疗。也推荐用于异烟肼、利福平敏感的重症结核性脑膜炎的治疗中。

7. **贝达喹啉** 贝达喹啉应与食物同时服用，提高其生物利用度，贝达喹啉的血浆蛋白结合率＞99.9%，在中央隔室的分布容积可达 164L。说明书不推荐将其用于肺外结核病的治疗。

8. **利奈唑胺** 利奈唑胺能快速地分布于灌注良好的组织,可以通过血脑屏障,组织浓度高。用于各类异烟肼利福平耐药肺结核及重症结核性脑膜炎的治疗。

9. **氯法齐明** 口服吸收率个体差异大,在 45%～62%,与食物同服可提高其吸收率。由于药物的高亲脂性,主要沉着于脂肪组织和网状内皮系统的细胞内,被全身的巨噬细胞摄取,分布至肠系膜淋巴结、肾上腺、皮下脂肪、肝、胆、胆汁、脾、小肠、肌肉、骨、乳汁和皮肤中,组织中的浓度高于血药浓度,脑脊液内浓度低。不建议用于结核性脑膜炎的治疗。

10. **环丝氨酸** 口服后吸收良好,2～4 小时达高峰血药浓度、可广泛分布全身体液和组织中,脑脊液中浓度与血药浓度近似,适用于各型异烟肼耐药结核病及重症结核性脑膜炎的治疗。

11. **德拉马尼** 分子量 534.48,目前尚无治疗肺外结核病(结核性脑膜炎和骨结核)的数据,不推荐用于肺外结核病的治疗。

12. **美罗培南** 美罗培南能很好地穿透进入包括细菌性脑膜炎患者脑脊液在内的大部分体液和组织中,并达到有效浓度。推荐用于重症及难治性 TBM,尤其适合于儿童 TBM。

13. **丙硫异烟胺** 口服 1g,3 小时高峰浓度为 20μg/ml,9 小时仍有 3μg/ml,经肾排出体外。能迅速而广泛地分布至各种组织和体液中,组织中的浓度与血药浓度相近,并可透过血脑屏障进入蛛网膜下腔,并能达到有效浓度,亦可进入胸膜腔和干酪病灶中。推荐用于异烟肼、利福平耐药的结核性脑膜炎及浆膜腔结核的治疗。

14. **对氨基水杨酸钠** 可在脑脊液中维持较高浓度,推荐用于治疗结核性脑膜炎,亦可胸腔注入治疗结核性脓胸。

二、肺外结核病化疗方案的组成及疗程

1. 根据药敏结果、病变部位,强化期在上述药物中选用 4～5 种抗结核药物,巩固期选用 3～4 种药物。

2. 考虑肺外结核病在发生过程中存在血行播散的过程,因此,肺外结核病的治疗疗程不能低于 9～12 个月,针对骨结核、结核性脑膜炎,化疗药物很难进入到病灶中,需要足够的治疗时间。

3. 在抗结核药物治疗下,针对病灶积极开展局部治疗措施,辅助化学治疗,减少后遗症带给患者的伤害,比如:结核性脑膜炎开展椎管内注药,对包裹性结核性胸膜炎采取胸膜剥脱手术,手术清除死骨,肾结核病肾切除。

第三节 不良反应及处理

药物不良反应(adverse drug reaction, ADR)系指正常剂量的药物用于预防、诊断、治疗疾病或调节生理机能时出现的有害的、与用药目的无关的反应。该定义排除有意的或意外的过量用药及用药不当引起的反应。药物进入人体后除了达到用药的目的外,由于药物结构、代谢的复杂性,也不可避免地会引起与治疗目的无关的反应,如过敏反应、毒性反应、致畸、致突变等反应,为患者带来除原发疾病以外的伤害,在抗结核治疗中需要严密监测不良反应,将不良反应带给患者的伤害降到最低。

一、抗结核药物常见不良反应

1. **恶心、呕吐、食欲缺乏** 是抗结核治疗过程中最多见的不良反应,所有药物均可以引起,以利福平、吡嗪酰胺、丙硫异烟胺、对氨基水杨酸钠多见,一般发生在抗结核治疗早期,主要是药物刺激胃肠道黏膜,产生不适,一般随着抗结核治疗的继续,结核病相关症状得到有效控制,胃肠道适应药物后,症状可减轻或消失。

2. **肝功能损害** 抗结核药物引起的肝损害有两种机制,一种是药物对肝脏的直接毒性,如异烟肼、利福平、吡嗪酰胺、丙硫异烟胺、对氨基水杨酸钠均具有肝脏毒性,可引起单纯血清转氨酶水平升高或同时伴有血中胆红素升高;另一种是机体对抗结核药物过敏产生的免疫损伤累及肝脏,因此无论何种药物,

当其出现过敏反应时，均可引起肝脏损伤，导致血清转氨酶水平升高，甚至急性肝衰竭，危及生命。

3. **肾脏损害**　抗结核药物中链霉素、卡那霉素、阿米卡星、卷曲霉素、利福平、乙胺丁醇具有肾毒性，可引起肾小管损伤及间质肾炎，表现为尿蛋白阳性、血肌酐、尿素氮水平升高，尤其在老年患者及有肾脏基础疾病的患者中，如糖尿病肾病者更易发生肾脏损害。

4. **血液系统不良反应**　有些抗结核药物，尤其是利福霉素类药物可以引起白细胞、血小板减少，以白细胞减少多见，程度可由轻度到重度，极少情况下会出现急性溶血性贫血；利奈唑胺可引起全血减少，尤其在老年患者中比较常见。

5. **电解质紊乱**　卷曲霉素可以引起严重电解质紊乱（低钾、低氯及代谢性碱中毒），患者表现为疲乏无力；患者服用抗结核药物后出现严重胃肠道反应时，如剧烈呕吐，也可引起电解质紊乱。

6. **神经、精神系统不良反应**　异烟肼、丙硫异烟胺、利奈唑胺可引起末梢神经炎，尤其是在糖尿病患者中出现概率较高；氨基糖苷类药物可引起头晕、耳鸣、听力下降，个别患者可出现失聪；乙胺丁醇、利奈唑胺可导致视神经损伤；异烟肼、氟喹诺酮、德拉马尼可引起失眠、头痛；异烟肼、丙硫异烟胺、环丝氨酸、德拉马尼可引起抑郁、自杀倾向、暴力倾向；异烟肼还可导致兴奋、精神分裂，与阿片类药物同用可引起中毒性脑病，出现谵妄等症状。

7. **骨骼、肌肉、关节不良反应**　吡嗪酰胺可导致尿酸排泄障碍，引起关节酸痛等痛风样表现；氟喹诺酮可引起肌腱酸痛，严重者可导致肌腱断裂；氟喹诺酮还可能会影响儿童骨骺发育。

8. **心脏毒性**　主要是 Q-T 间期延长，贝达喹啉及德拉马尼可引起 Q-T 间期延长，在其上市的说明书中均以黑框警告的方式提醒使用者注意；其次，莫西沙星及氯法齐明也可引起 Q-T 间期延长。

9. **皮肤不良反应**　氯法齐明可引起皮肤、黏膜红染，呈粉红色、棕色，甚至黑色，着色程度与剂量、疗程成正比，70%～80% 使用氯法齐明的患者还可出现皮肤鱼鳞病样改变；氟喹诺酮类药物可导致光毒性反应，主要表现为在光照皮肤处出现红肿、发热、瘙痒、疱疹等症状。

10. **过敏反应**　所有抗结核药物均可能引起过敏反应，其表现也多种多样，可有过敏性休克、喉头水肿、皮疹、剥脱性皮炎、药物热；过敏反应可能为单一器官损伤，也可能表现为多脏器损伤，如肝、肾功能损害。

二、抗结核药物不良反应的处理原则

1. 临床用药过程中，一旦发现不良反应，应即刻去除一切可能引起不良反应的因素，包括立即停用所有正在服用的药物（患者既往长期服用的、赖以维持正常生理功能的药物除外，例如心功能不全患者应用的地高辛、利尿药，糖尿病患者的降糖药物等）及可能引起过敏的食物等。

2. 不论出现何种不良反应，都应及时复查肝功能、肾功能、电解质、血常规、尿常规，以便及时发现不良反应所波及到的器官、系统。

3. 根据反应的轻重程度适时选用肾上腺皮质激素。由于肾上腺皮质激素具有阻断抗原抗体复合物形成，抑制肥大细胞释放组胺，降低细胞膜通透性，减少过敏介质形成的作用，其强大的抗炎及免疫抑制作用在保护机体细胞免受抗结核药物所致的超敏反应及毒性反应的破坏中起到了积极的作用。肾上腺皮质激素的应用原则是早期、足量、短程。鉴于患者的原发病为结核病，故肾上腺皮质激素的疗程不宜过长，以早期大剂量冲击疗法为主。早期：即当发现严重的不良反应发生时即刻应用；足量：首剂以甲泼尼龙 40～160mg，或地塞米松 5～10mg 静点或静推，或根据病情酌情应用；短程：冲击剂量视情况应用 1～3 天，病情好转后逐渐减量，肾上腺皮质激素持续应用 1～2 周，不应超过 3 周。

4. **抗组胺药的应用**　原理：H_1 受体拮抗剂与组胺竞争靶细胞上的 H_1 受体而发挥抗组胺作用，其主要药理作用为：①抑制血管渗出和减少组织水肿；②抑制平滑肌收缩，从而拮抗组胺引起的支气管、胃肠道等平滑肌收缩以及毛细血管扩张和通透性增加；③抗胆碱、止痛、麻醉作用。用法：苯海拉明 20mg/次，肌内注射，1～2 次/d；25～50mg/次，3 次/d，口服。盐酸异丙嗪 12.5～25mg/次，3 次/d，口服；25～50mg/次，肌内或静脉注射。扑尔敏 8mg/次，3 次/d，口服。

5. **解毒**　应用特异性解毒药物对抗药物的毒性反应，如原方案中含有异烟肼，则应选用大剂量维生

素 B_6 来解救异烟肼中毒；由吡嗪酰胺引起的尿酸升高可以应用别嘌呤醇或丙磺舒促进尿酸排泄；肝损害可以应用甘草类制、还原型谷胱甘肽、硫普罗宁等进行解毒治疗。

6. 补充液量，促进排泄　根据患者心、肺、肾功能状况，要适量增加静脉补液量，促进药物排泄，尽可能降低损害药物的血药浓度。静脉补液时注意液体出入量及水、电解质平衡，严防发生心功能不全、肺水肿。

三、抗结核药物再用药原则

经停药及对症治疗后，不良反应消退，需要制定新的治疗方案，继续完成抗结核治疗疗程，要结合患者的结核病情、不良反应的程度来选用药物，在保证安全的条件下，制定合理的治疗方案。

1. 由于抗结核治疗为多种药物联合应用，首先仔细分析患者发生不良反应的临床表现，评估不良反应与药物的相关性，结合化验检查结果，分析不良反应为超敏反应还是毒性反应，判断不良反应发生的程度。

2. 避免选用同类已经确定引起严重不良反应的药物。如对利福平过敏，则不应该再选用利福喷丁，如因利福平毒性反应引起血清转氨酶水平轻到中度升高，则可改用利福喷丁；应用异烟肼出现严重精神症状后，不应再选用丙硫异烟胺。

3. 根据不良反应表现，合理选用替代药物。肝脏曾出现不良反应的患者，在肝功能指标恢复正常后应该考虑选用对氨基水杨酸异烟肼片取代异烟肼；利福喷丁取代利福平，利福喷丁可每周一次给药；以喹诺酮类取代吡嗪酰胺；根据年龄及肾脏功能情况选用乙胺丁醇、氨基糖苷类。

4. 加药顺序从引起超敏反应可能性小的药物加起，每种药物之间应间隔 3～5 天，逐一加入，试药期间避免进食易过敏食物。

5. 患者试用药物时应以住院观察为宜，严密观察病情变化，每周查肝肾功能、血尿常规。

第四节　中医中药治疗

结核病属于中医学"痨病"范畴，临床最常见病种是肺痨，也就是现代医学的肺结核。"痨虫"不单侵袭肺脏，还可以四处蔓延，引起肺外病变，比如侵袭于脑髓、损伤脑膜则发为"脑痨"（结核性脑脊膜炎）。上侵喉头、气道，则引起"喉疮失音"（喉结核、声带结核）；下入肠道，则形成"腹中包块""肠鸣""泄泻"（肠结核）；流窜经脉，则发生"马刀侠瘿""瘰疬"（淋巴结结核）；入侵骨髓，又可发生"巴骨流痰"（脊柱骨结核）；下入女性胞宫，则导致月经停闭、不孕，形成所谓"干血痨"（生殖系统结核）等。可见，中医学对结核病的认识，不光局限于肺脏，而且认识到痨病是一个全身性整体病变。肺外结核的病因主要为"痨虫侵袭"和"正气不足"两端，具体病因病机，也因病种各有不相同。如浅表淋巴结结核（瘰疬）主要为病位在少阳经脉，痰瘀湿滞互结所致；骨结核（骨痨）为脾肾不足，痨虫侵袭骨髓所致；结核性脑膜炎主要病机是痰、瘀、热互相胶结，神明闭阻。其治疗基本原则是"一则杀其虫，以绝其根本，一则补其虚，以复其真元"。本节就肺外结核病因病机、传变规律、治则治法做一概述，并选取临床常见病种"瘰疬"（淋巴结结核）、"脑痨（结核性脑膜炎）"进行中医辨证论治举例，以供读者参考。

一、中医病因病机

有关痨病的致病因素，主要有两个方面，一方面为外因感染，"痨虫"伤人；另一方面为内伤体虚，气血不足，阴精耗损。由于脏腑之间有互相滋生、制约的关系，因此在病理情况下，肺脏局部病变，也必然会影响其他脏器和整体，故有"其邪辗转，乘于五脏"之说。病理性质主要为虚实夹杂，兹分述如下。

1. **痨虫传染**　痨虫，又称瘵虫、肺虫，是指引起肺痨的生物性病源。《三因极一病证方论》："诸证虽曰不同，其根多有虫啮其心肺。"《仁斋直指方论》"瘵虫食人骨髓"明确指出瘵虫传染是形成本病的外部因素。直接接触本病患者，"瘵虫"侵入人体而成病，如问病吊丧、看护、骨肉亲属与患者朝夕相处，都是感染的条件。正如《医学正传》所言："其侍奉亲密之人，或同气连枝之属，熏陶日久，受其恶气，多遭传染。"

2. 正气虚弱 "正气存内，邪不可干。"凡先天禀赋不足，后天嗜欲无节，如酒色过度，青年早婚，忧思劳倦，或大病久病失于调治，如麻疹、外感久咳及胎产之后，耗伤气血津液，正气先虚，抗病力弱，则"痨虫"乘虚伤人。如《外台秘要·灸骨蒸法图》，突出"婴孺之流，传注更苦"，说明小儿发育未充，妇女胎产体弱者最易感染。《古今医统大全·痨瘵门》提到"凡人平日保养元气，爱惜精血，瘵不可得而传。惟夫纵欲多淫，若不自觉，精血内耗，邪气外乘"，并提出"气虚血痿，最不可入痨瘵之门，弔丧问疾，衣服器用中，皆能乘虚而染触"，指出青年早婚、摄生不当等导致正气内虚，实是发病的重要内因。生活贫困、营养不良而致正虚，也是患病的重要因素，如《理虚元鉴》即曾指出"因境遇者……贫贱而窘迫难堪"是构成本病的原因之一。

正气不足为肺外结核的内在原因。至于不同病种其累及脏腑又各不相同，如骨关节结核主要为脾肾两亏，清代《医门补要·腰痛日久成龟背痰》曰："脾肾两亏，加之劳力过度，损伤筋骨，使腰胯隐痛，恶寒发热，食少形瘦，背脊骨中凸肿如梅……盖肾衰则骨痿，脾损则肉削"。淋巴结结核为肺脾气虚，邪入少阳所致。而结核性脑膜炎（脑痨）则为先天禀赋不足，肺脾肾三脏俱虚，痨虫上犯心脑，扰动神明所致。

3. 病机传变 痨虫是致病的外因，而正虚是发病的内因，两者之间可以互为因果。一方面正气强弱是发病的关键，同时是肺痨病变传变、转归的决定性因素。因正气旺盛，感染后不一定发病，正气不强则感染后易于致病。发病之后如正气较强，则能抗御痨虫，使病变局限于肺部，而逐渐好转。如正气虚弱，则往往辗转传变，由轻转重。另一方面外因感染也是重要的致病条件，它既是耗伤人体气血的直接原因，又是反映发病后病变发展规律，区别于他病的特殊因素，兹列举常见肺外结核中医病因病机如表2-7-1所示。

表2-7-1 常见肺外结核中医病因病机表

病名	病因			病机	病位	病性
	内因	外因	其他病理因素			
瘰疬（老鼠疮）	肝郁气滞，肺脾气虚	痨虫	痰、瘀、脓毒	肝郁气滞，肺脾不足，痰浊内生，结于颈项	少阳经脉	初期为实，日久为虚
骨痨（骨痿疽、流痰、鹤膝风）	脾肾亏虚		痰浊、湿、热	肾亏脾虚，肉骨失养痨虫乘虚侵袭骨骼	骨髓肌肉	阴虚为主，起始为寒，久则化热，虚实夹杂，阴虚火旺，气血两亏
脑痨（真头痛、痉病、慢惊风）	禀赋不足，脾肾虚弱		痰、瘀、热、风	禀赋虚弱，正气不足，外邪侵入脑府，留恋日久，脾胃受损，真阴消槁槁，虚风内动。	脑府、肝、脾肾	寒热虚实夹杂，正虚为本，邪实为标，痰、热、瘀、风，兼夹证型复杂多变

二、诊断

肺外结核主要借助现代诊疗技术进行明确诊断，可参阅相关章节，不再赘述。

三、治则治法

（一）治疗原则

中医治疗当以补虚培元和抗痨杀虫为原则，如《医学正传·劳极》即提出"一则杀其虫，以绝其根本，一则补其虚，以复其真元"的两大治则。应根据体质强弱分别主次，但尤须重视补虚培元，增强正气，以提高抗病能力。调补脏器重点在肺、脾、肾，应注意脏腑整体关系，同时补益脾肾。具体治法应根据肺外结核不同病种的核心病理病机特点，制定具体治法，如：骨痨（骨结核），在整个病程中，初起为寒，其后为虚热。既有先天不足、肝肾虚损，又有气血失和、痰浊凝聚，为虚实夹杂之候。当期化脓之时，常可出现，寒化为热，阴转及阳，肾阴不足，阴虚火旺，故在中后期常出现阴虚火旺的证候。故须根据不同证候制定温补和阳、托里透脓、补养气血等不同治法。但应注意慎用寒凉之品，免伤胃气，在疾病进程中，因虚可产生痰、瘀、饮等病理产物,亦须辨证立法对治。杀虫主要是针对病因治疗。现代抗结核药物"早期、联合、适量、规律、全程"为肺外结核的基本治疗原则,在此基础上配合中医中药,提高临床疗效。

（二）治法

淋巴结结核的治疗方法为硬结期以消为贵,脓肿托毒消肿,攻补并用,破溃期补养气血,托毒生肌,兼清余邪,常内外治法并用。骨关节结核的治法为温肾壮阳,益气健脾,滋阴养血,扶正祛邪,抗痨杀虫。结核性脑膜炎主要病因是正气虚弱、痨虫侵袭。主要病机是痰、瘀、热互相胶结,神明闭阻。治以化痰、逐瘀、清热和醒神开窍为主。患者大多兼有正气虚的一面,因此在逐邪的同时,应不忘扶正,顾护中焦,平调脾胃,使中气来之有源,增强患者抵抗力。

四、常见肺外结核的中医辨证论治

（一）瘰疬（淋巴结结核）

1. 硬结期

（1）证候:发病初期可发现1～2个无痛的肿块,质稍硬,可活动;随病变进展,形成淋巴结周围炎,黏连成串珠状。肿大的淋巴结及周围黏连成团,自觉疼痛、与压痛加重。局部特征为肿硬,无波动。或伴有午后疲乏、低热、盗汗、体重减轻等全身症状。舌淡红、苔白,脉沉缓或沉弦。

（2）治法:硬结期以理气通络,化痰散结为主,以消为贵,促使硬结消散。

（3）常用方剂:厚朴9g、郁金9g、三棱12g、莪术12g、贝母9g、僵蚕9g、橘络9g、橘皮9g、丝瓜络9g等。

（4）加减:若痰湿较盛,表现为痰多、胸闷、苔腻者,加橘红、橘核、荔枝核等;若寒湿偏重,表现为畏寒肢冷,妇女白带多,舌质淡,脉缓者,加白芥子、肉桂等;若肿块坚硬,加鬼箭羽、透骨草、山慈菇等;若气郁胸闷,食欲不振,加丁香;若肝气郁结、郁久化热,表现为口苦、烦热、急躁易怒者,加黄芩、板蓝根、银柴胡、金龙胆草;若热象明显,明显发热、口干、低热者,加夏枯草、连翘、蒲公英、甘草。

（5）中成药:根据情况可配合如下成药。

1）内消瘰疬片:功能为养阴解毒,软坚散结。

2）小金丹:功能为活血止痛,消结散毒。

3）夏枯草膏（夏枯草）:功能为解郁化结,消肿止痛。

经上述治疗,部分患者瘰疬可缩小,疼痛减轻,经过一段时间的治疗,瘰疬消失。部分患者治疗后肿胀缩小同时伴有中央皮色微红,并出现波动感,治疗上要参照脓肿期的治法,以活血消肿托里为法。

2. 脓肿期

（1）证候:成团的肿块逐渐软化,形成寒性脓肿,继发感染时疼痛剧烈,表皮潮红。局部特征为中间变软,有波动感,欲溃而未溃。或伴有午后疲乏、低热、盗汗、体重减轻等全身症状。舌淡红、苔白,脉弦缓或沉弦而滑。

（2）治法:脓肿期治疗以解毒托里,消肿溃坚为主,托里聚毒,使之收敛,局限,力争内消一线之机。若内消不应,则一方面托里溃坚,聚箍脓毒,使之范围缩小;另一方面促其破溃,使毒随脓解,以防耗伤阴血过多。

（3）内治法

1）方药:皂角刺（炒）9g、花粉9g、白芷9g、赤芍9g、贝母9g、当归（尾）9g、陈皮9g、金银花15g、乳香6g、没药6g等。

2）加减:若气虚明显,表现为气短、神疲、乏力、脉虚者,加党参,黄芪（生）;若血虚明显,表现为面色苍白、乏力者,加鸡血藤、白芍;若寒湿重,表现为畏寒、肢冷、便溏者,加白芥子、肉桂;若毒热盛,表现为低热,口干,局部红肿疼痛明显者,皂角刺,加大金银花剂量（重用）,加白茅根、败酱、蒲公英等。

3）中成药:根据情况,适当配合下列中成药。①夏枯草膏（夏枯草）:功能为解郁化结,消肿止痛。②内消连翘丸:功能为化核软坚等。

（4）外治法:此期局部波动明显者,可配合穿刺,抽出脓汁。同时配合中药外用。此期患者配合中药扶正托里、解毒生肌,效果较单纯西医治疗效果好,能明显缩短疗程。但疗程较长,治疗期间要注意按时换药，无菌操作。

3. 破溃期

（1）证候：脓肿自行破溃，久治不愈，形成窦道或溃疡。局部特征为破溃，流出清稀粉浆样脓汁，夹杂有干酪样败絮样物，伤口久不愈合。或伴有乏力、神疲等全身症状。舌淡红、苔薄白，脉沉缓。

（2）治法：以补气养阴，托里生肌为主，扶助正气，继续托里，使脓毒排尽，瘀去新生。

（3）内治法：根据情况配合中成药八珍丸，功能为补气养血，健脾和胃。

（4）外治法

1）红血药捻：功能为解毒化腐，活血定痛。破溃初期可用。

2）红肉药捻：功能为回阳生肌，活血提脓。破溃日久，疮面发白者可用。

3）芙蓉膏：功能为清热解毒，活血消肿。用于覆盖于疮口表面，以促进愈合。

4）回阳生肌药捻：功能为回阳生肌，补血定痛。用于脓汁已尽，肉芽组织开始生长。

5）紫草膏：功能为解毒消肿，生肌止痛，纳入疮面，用于脓汁已尽，肉芽组织开始生长。

此期患者采用中药内服，补足气血对缩短疗程十分关键。同时中药外用对于创面的愈合也有促进作用。若有下述情况可采用外科手术治疗：经上述治疗3～6个月效果不好者；或脓肿形成，经药物治疗不能控制者；或脓肿形成，合并混合感染者；窦道形成，经治疗3个月不愈或反复发作者；瘘口和/或瘢痕形成影响美观者；等。

（二）骨关节结核（骨痨）

骨结核临床可分为以下三个证型进行辨证论治。

1. 阳虚痰凝

（1）证候：初起患处红、肿、热不明显，病变处隐隐酸痛。继则关节活动障碍，动则疼痛加重。病变初期全身症状不明显。舌淡、苔薄，脉濡细。

（2）治法：温阳通脉，散寒化痰。

（3）方药：阳和汤骨痨汤《外科证治全生集》加减。熟地黄30g，肉桂3g，麻黄2g，鹿角胶9g，川贝母6g，姜炭2g，甘草（生）3g。

外用回阳玉龙膏、阳和解凝膏，配合隔姜灸。

2. 阴虚内热

（1）证候：发病部位形成脓肿，脓液可流向附近或远处，也形成脓肿。若部位表浅，可见漫肿，皮色微红，伴有午后潮热，颧红，夜间盗汗，口燥咽干，食欲减退，或咳嗽痰血。舌红，苔少，脉细数。

（2）治疗：清热托毒。

（3）方药：六味地黄丸合清骨散、透脓散（《小儿药证直诀》《证治准绳》《外科正宗》）加减。熟地黄24g、淮山药12g、茯苓9g、泽泻9g、山茱萸12g、牡丹皮9g、银柴胡5g，胡黄连、秦艽、鳖甲、地骨皮、青蒿、知母各3g，黄芪（生）24g、川芎8g、当归10g、甘草2g。

若脓已成可穿刺抽脓，或切开引流。

3. 肝肾亏虚

（1）证候：病变进一步发展，脓肿破溃后排出稀薄脓液，有时夹有干酪样物，形成窦道。如病变部位在四肢关节，可见患肢肌肉萎缩、关节畸形。病变在颈、胸、腰椎者，可出现颈或背、腰强直，甚至可出现瘫痪。患者形体消瘦，面色无华，畏寒，心悸，失眠，自汗，盗汗。舌淡红、苔白，脉细数或虚数。

（2）治疗：补养肝肾。

（3）方药：左归丸（熟地黄24g、山药12g、枸杞子12g、山茱萸12g、川牛膝9g、菟丝子12g、鹿角胶12g、龟甲胶12g）。

若窦道管口凹陷，周围皮色紫暗，虽脓尽而不易收口，可外用生肌玉红膏。

（4）常用中成药：结核丸［龟甲（醋制）、百部（蜜炙）、鳖甲（醋制）、紫石英（煅）、地黄、熟地黄、天冬、北沙参、牡蛎、阿胶、龙骨、麦冬、蜂蜡、熟大黄、白及、川贝母］，滋阴养血，补肺清热，促进肺空洞钙化。用于肺结核、骨结核的辅助治疗。骨结核患者每次用生鹿角15克煎汤服药。

（三）结核性脑膜炎（脑痨）

结核性脑膜炎治疗以化痰、逐瘀、清热和醒神开窍为主。患者大多兼有正气虚的一面，因此在逐邪的同时，不忘扶正，顾护中焦，平调脾胃，使中气来之有源，增强患者抵抗力。

1. 疫火闭窍

（1）证候：发热，头痛，心烦躁扰，呕吐频频，面色潮红，神昏，或谵语，或喉间有痰，声音嘶哑，或精神不振，眠差，盗汗，或有兴奋，夜间多动，或颈项强直，或有惊厥，舌质干瘦，色红或红绛，苔干或燥，少津液，脉细数。

（2）治法：清热化痰开窍。

1）方药：黄连温胆汤加服安宫牛黄丸。

黄连 10g，半夏 6g，陈皮 9g，土茯苓 4.5g，甘草 3g，竹茹 6g，枳实 6g，生姜 5 片，大枣 1 枚。加安宫牛黄丸内服。

加减：高热甚，并发神昏，用至宝丹以醒神开窍；若神昏，加石菖蒲 10g 化痰醒神；若颈项强直，加葛根 12g、木瓜 10g、蚕沙包煎 10g 以生津柔痉；若夜间盗汗甚，可用六味地黄丸或知柏地黄丸；若呕吐频频，难以服药者，待患者稍事安静后，鼻饲给药。头痛者可针刺百会、印堂、风池、合谷、太冲。月泻法，留针 20 分钟，每日一次。

2）中成药：清开灵注射液，20～40ml 加入 5% 葡萄糖注射液或 0.9% 氯化钠注射液 250～500ml 中，静脉滴注，每日 1 次。清热解毒，化痰活血，醒神开窍。用于疫火内闭证。

2. 瘀阻脑络

（1）证候：头痛日久，颈项强直，或有惊厥、神昏，或发热、夜间盗汗，唇暗或两目暗黑，舌质黯红或有瘀斑，脉涩或弦紧。

（2）治法：活血化瘀通络。

方药：通窍活血汤（赤芍 3g，川芎 3g，桃仁 6g，红花 9g，老葱 6g，生姜 9g，大枣 5 枚去核，人工麝香冲服 0.1g）加减。

加减：头痛甚者，可加延胡索 12g、香附 10g、鸡血藤 15g 行气活血通络止痛；兼因瘀致虚者，可加黄芪 15g、当归（尾）10g 益气活血；若有低热、夜间盗汗，可加知母 10g、黄柏 8g、地骨皮 12g、青蒿 8g 滋阴清虚热。

3. 痰湿蒙蔽

（1）证候：头痛如裂，愠愠欲吐，颈项强直，身热不扬，舌苔腻，脉弦滑。

（2）治法：疏风化痰利窍。

方药：半夏白术天麻汤（《医学心悟》），法半夏 12g，白术（炒）10g，明天麻 10g，土茯苓 14g，全蝎 7 枚，广地龙 10g，僵蚕（炙）10g，广陈皮 8g。

加减：呕吐者加姜汁、竹茹（炒）；身热者加黄芩；神昏痰多者加石菖蒲、南星、川贝母；消化不良者，加山楂（焦），谷芽。

4. 阴虚风动

（1）证候：头痛隐隐，低热不止，神倦瘦疲，精神萎靡，自觉乏力，眠差盗汗，食欲不振，性欲减退，舌质干瘦，色红绛，苔少，脉虚细。

（2）治法：滋阴熄风。

1）方药：大定风珠加减。阿胶烊化 9g，鸡子黄 2 枚，生白芍 18g，生龟甲先煎 12g，干地黄 18g，火麻仁 6g，五味子 6g，生牡蛎先煎 12g，麦冬 18g，鳖甲先煎 12g，炙甘草 12g。

2）加减：若邪热久羁，脉细促，心中憺憺大动者，可用三甲复脉汤；若邪热久羁，阴血不足，虚风内动，筋脉拘急，手足瘛疭或头目眩晕，舌绛苔少，脉细数者，可用阿胶鸡子黄汤。

5. 气阴两虚

（1）证候：头痛隐隐，咽喉干燥，时时欲呕，头晕目眩中带血，或食欲不振，或眠差盗汗，舌红少苔，脉细数。

（2）治法：益气养阴。

1）方药：生脉散合百合固金汤加减。党参9g，麦冬9g，五味子6g，百合12g，熟地黄9g，生地黄9g，当归身9g，白芍6g，桔梗6g，玄参3g，贝母6g，甘草3g。

2）加减：若无肺部症状，可减去贝母；若呕意频频，可加旋覆花布包8g、代赭石先煎20g以降逆止呕；若眠差盗汗，可加黄连3g、肉桂3g、酸枣仁30g、柏子仁20g以交通心肾，养心安神。

6. 脾肾虚衰

（1）证候：发热呕吐，手足抽搐，昏睡无神，面色淡白。大便色青，脉迟缓，指纹青紫。

（2）治法：温补脾肾，平肝熄风。

方药：党参10g，北黄芪6g。土炒白术6g，茯苓6g，附片3g，拿贝6g，橘红3g，鹿角胶6g，天麻3g。远志3g，蝎尾3g，蜈蚣半条，南星3g，干姜3g。

参考文献

［1］周林，王倪. 抗结核药品管理手册［M］. 2版. 北京：人民军医出版社，2011.

［2］成诗明，周林，赵顺英，等. 中国儿童结核病防治手册［M］. 2版. 北京：人民卫生出版社，2017.

［3］王黎霞，成诗明，周林，等. 结核杆菌/艾滋病病毒双重感染防治工作技术指导手册［M］. 2版. 北京：人民卫生出版社，2018.

［4］肖东楼. 抗结核药品不良反应诊疗手册［M］. 北京：人民卫生出版社，2009.

［5］赵雁林，陈明亭. 中国结核病防治工作技术指南［M］. 北京：人民卫生出版社，2021.

［6］JINDANI A, ABER V R, EDWARDS E A, et al. The early bactericidal activity of drugs in patients with pulmonary tuberculosis［J］. Am Rev Respir Dis, 1980, 121(6): 939-949.

［7］JINDANI A, DORE C J, MITCHISON D A. Bactericidal and sterilizing activities of antituberculosis drugs during the first 14 days［J］. Am J Respir Crit Care Med, 2003, 167(10): 1348-1354.

［8］DICKINSON J M, MITCHISON D A. Bactericidal activity in vitro and in the guinea-pig of isoniazid, rifampicin and ethambutol［J］. Tubercle, 1976, 57(4): 251-258.

［9］MITCHISON D A. Basic mechanisms of chemotherapy［J］. Chest, 1979, 76(6 Suppl): 771-781.

［10］BLUMBERG H M, BURMAN W J, CHAISSON R E, et al. American Thoracic Society/Centers for Disease Control and Prevention/InfectiousDiseases Society of America: treatment of tuberculosis［J］. Am J Respir Crit Care Med, 2003, 167(4): 603-662.

［11］TIBERI S, MUÑOZ-TORRICO M, DUARTE R, et al. New drugs and perspectives for new anti-tuberculosis regimens［J］. Pulmonology, 2018, 24(2): 86-98.

［12］LEE M, LEE J, CARROLL M W, et al. Linezolid for treatment of chronic extensively drug-resistant tuberculosis［J］. N Engl J Med, 2012, 367(16): 1508-1518.

［13］BASTOS M L, LAN Z, MENZIES D. An updated systematic review and meta-analysis for treatment of multidrug-resistant tuberculosis［J］. Eur Respir J, 2017, 49(3): 1600803.

［14］GLER M T, SKRIPCONOKA V, SANCHEZ-GARAVITO E, et al. Delamanid for multidrug-resistant pulmonary tuberculosis［J］. N Engl J Med, 2012, 366(23): 2151-2160.

［15］SKRIPCONOKA V, DANILOVITS M, PEHME L, et al. Delamanid improves outcomes and reduces mortality in multidrug-resistant tuberculosis［J］. Eur Respir J, 2013, 41(6): 1393-1400.

［16］DIACON A H, DAWSON R, VON GROOTE-BIDLINGMAIER F, et al. 14-day bactericidal activity of PA-824, bedaquiline, pyrazinamide, and moxifloxacin combinations: a randomised trial［J］. Lancet, 2012, 380(9846): 986-993.

［17］AZUMA J, OHNO M, KUBOTA R, et al. Pharmacogenetics-based tuberculosis therapy research group. NAT2 genotype guided regimen reduces isoniazid-induced liver injury and early treatment failure in the 6-month four-drug standard treatment of tuberculosis: a randomized controlled trial for pharmacogenetics-based therapy［J］. Eur J Clin Pharmacol, 2013, 69(5): 1091-1101.

［18］DONALD P R, SIRGEL F A, BOTHA F J, et al. The early bactericidal activity of isoniazid related to its dose size in pulmonary tuberculosis［J］. Am J Respir Crit Care Med, 1997, 156(3 Pt 1): 895-900.

［19］WEINER M, BENATOR D, PELOQUIN C A, et al. Tuberculosis trials consortium. evaluation of the drug interaction between rifabutin and efavirenz in patients with HIV infection and tuberculosis［J］. Clin Infect Dis, 2005, 41(9): 1343-1349.

［20］DORMAN S E, GOLDBERG S, STOUT J E, et al. Tuberculosis trials consortium. substitution of rifapentine for rifampin during intensive phase treatment of pulmonary tuberculosis：study 29 of the tuberculosis trials consortium［J］. J Infect Dis, 2012, 206（7）: 1030-1040.

［21］PELOQUIN C A, JARESKO G S, YONG C L, et al. Population pharmacokinetic modeling of isoniazid, rifampin, and pyrazinamide［J］. Antimicrob Agents Chemother, 1997, 41（12）: 2670-2679.

［22］MILSTEIN M, LECCA L, PELOQUIN C, et al. Evaluation of high-dose rifampin in patients with new, smear-positive tuberculosis（HIRIF）: study protocol for a randomized controlled trial［J］. BMC Infect Dis, 2016, 16（1）: 453.

［23］GUPTA R, GEITER L J, WELLS C D, et al. Delamanid for extensively drug-resistant tuberculosis［J］. N Engl J Med, 2015, 373（3）: 291-292.

［24］TWEED C D, DAWSON R, BURGER D A, et al. Bedaquiline, moxifloxacin, pretomanid, and pyrazinamide during the first 8 weeks of treatment of patients with drug-susceptible or drug-resistant pulmonary tuberculosis：a multicentre, open-label, partially randomised, phase 2b trial［J］. Lancet Respir Med, 2019, 7（12）: 1048-1058.

［25］CONRADIE F, DIACON A H, NGUBANE N, et al. Treatment of highly drug-resistant pulmonary tuberculosis［J］. N Engl J Med, 2020, 382（10）: 893-902.

［26］王永炎, 张伯礼. 中医脑病学［M］. 北京: 人民卫生出版社, 2007.

［27］黄桂成, 王拥军. 中医骨伤科学［M］. 4 版. 北京: 中国中医药出版社, 2016.

第八章　肺外结核病常用诊疗操作

结核病是由结核分枝杆菌感染所致的慢性传染病,可累及除头发、指甲、牙齿外全身所有器官。肺外结核涉及器官广泛,在临床实践中需要各种临床操作来完成诊断和治疗,了解和掌握这些操作技术是临床医生基本技能。

第一节　体表淋巴结细针穿刺细胞学检查

体表淋巴结穿刺活检术是指通过穿刺针获取体表淋巴结内细胞学或组织病理学标本的临床操作,以协助诊断,可分为细针穿刺细胞学检查(fine needle aspiration cytology,FNAC)和粗针穿刺活组织检查(core needle biopsy,CNB)。细针穿刺细胞学检查又称细胞病理学穿刺或诊断细胞学穿刺,可抽吸出含有细胞或病原体的组织液,通过观察细胞结构和形态变化来诊断,但不能观察细胞间组织结构,因其简单、准确、快速、经济的特点,在临床中广泛应用。粗针穿刺活组织检查又称切割针活检,可切取获得条形组织,不仅能观察细胞结构及形态,还能观察淋巴结皮质、髓质结构。穿刺活检术也常应用于获取其他部位的标本,如甲状腺、乳腺、胸壁、附睾等部位的细胞组织病理学诊断中,通过各种内镜技术还可获得非体表部位穿刺标本。通过影像学引导下穿刺可提高检出率,降低并发症风险,涉及的影像学技术包括 X 线透视、C 形臂锥束 CT、常规 CT、超声及超声造影、MRI、正电子发射计算机体层显像仪(PET/CT),其中常规 CT 和 B 超最为常用。

一、适应证

1. 需明确病变性质的体表孤立结节或肿块、多发结节或肿块等。
2. 怀疑结核感染但支气管镜、痰细胞学检查、痰培养无法获取阳性结果。
3. 已知结核感染但需获取标本行药物敏感性试验。
4. 怀疑恶性的结节或肿块。
5. 已知恶性病变但需明确组织学类型或分子病理学类型(再程活检)。
6. 疾病进展或复发后局部组织学或分子病理学类型再评估(再程活检)。

二、禁忌证

1. 患者有出血倾向,出、凝血功能异常。
2. 患者咳嗽剧烈或因其他原因不能配合。
3. 病变距离颈内动脉等大血管过近者。
4. 穿刺路径上有明显的感染性病变。
5. 病情危重不能耐受。

三、准备工作

1. 完善影像学检查,明确病变部位、形态、大小以及与周围血管关系等,设计穿刺角度、深浅等。

2. 完善实验室检查，了解凝血功能、血常规、感染筛查等情况。

3. 术前建议停用抗凝和抗血小板药物并复查血常规、凝血功能。

4. 签署知情同意书。

5. 酌情予以镇咳药物。

6. 嘱患者术前排尿，对患者进行宣教及心理辅导，缓解紧张情绪，将患者送入经过消毒的治疗室，测量生命体征，备抢救用药。

7. 准备穿刺物品：①20～50ml 注射器，国产 7 号针头（进口 18～21G）；②无菌方巾或洞巾；③纱布；④胶布；⑤碘伏；⑥镊子；⑦无菌棉球；⑧无菌手套；⑨器械车铺台；⑩载玻片、95% 酒精、试管等。

如在超声引导下穿刺，备超声机、耦合剂。

如能请病理科医师到穿刺现场，可提高病理诊断的阳性率，降低误诊率。

四、操作方法

1. 根据病变所在部位，选取坐位或卧位，作触诊查体，探明肿块的大小、深浅、软硬程度，单发或多发，结合影像学检查结果，确定进针部位，做标记。一般选取远离大血管且高起或压痛处进针，尽量沿淋巴结长轴进针。

2. 洗手后戴口罩、帽子，常规皮肤消毒，佩戴无菌手套，铺无菌洞巾。

3. 一手拇指与食指固定淋巴结，一手持针刺入淋巴结内。注意进针深度，固定针头及注射器后，抽拉针栓，一边保持 10～20ml 负压一边进退针，反复进退 3 次左右，可为不同方向，以广泛取材。

4. 不必见针头有组织液即可拔针，拔除针头，注射器吸入空气后连接针头，将针头内的细胞及组织液喷射到玻片上并快速涂片，或喷射到相应送检容器中。

5. 穿刺点消毒并按压止血，以无菌敷料覆盖，并用胶布固定，嘱患者局部避水，减少局部活动。

6. 清理物品，并送检标本，记录穿刺病程。

五、注意事项

1. 饭前穿刺或穿刺前低脂饮食，若抽出物中脂肪含量过多，可影响染色。

2. 若未能获得抽出物时，增加抽吸数次，可在不同方向连续穿刺，若出血较多则停止穿刺，增加穿刺次数并发症的风险增高。

3. 选择穿刺淋巴结时，应选取易于固定的、影像学可疑病变的，淋巴结不宜过小，且应远离大血管。

4. 涂片前注意抽出物性状，一般炎性抽出液色微黄，结核病变呈黄绿色或污灰色黏稠液体，可见干酪样物质。

六、并发症及处理

（一）出血及皮下血肿

1. 术前应根据影像学提示，避开大血管走行，有条件者，可在 CT、B 超引导下行穿刺，以降低出血风险。

2. 术前停用抗凝、抗血小板、抗血管生成药物可降低出血风险及出血量。

3. 嘱患者术后减少局部活动可降低出血风险。

4. 如有少量出血可予以压迫止血。出血量较大时，立即停止穿刺并应用止血药物，密切监测生命体征。

（二）继发感染

如消毒不严格，有继发感染的风险，根据具体情况予以相应处理。

（三）术后窦道

有研究显示，粗针较细针更易出现术后窦道，且病理诊断阳性概率相近，无明显统计学差异，故建议首选细针进行穿刺细胞学检查。

病灶结核分枝杆菌数量多、脓肿破溃且脓液较多者更易形成窦道，操作者可选择从皮下潜行进针，很大程度上可以避免窦道形成。

有文献综述显示，细针穿刺细胞学检查比粗针穿刺活组织检查的肿瘤针道转移风险略低，但两种方法导致肿瘤针道转移的风险都很低，分别为 5/41 468 和 2/1 803。

七、标本送检

取材后可快速于载玻片上涂片，应用 95% 酒精固定，送细胞学检查、Gene Xpert/RIP 检测、结核分枝杆菌培养及药物敏感性试验、二代测序、流式细胞仪检测等。有研究显示，细针抽吸活检组织洗脱液的 TB-DNA PCR、GeneXpert、固体培养、涂片法检测肺外结核的敏感度分别为 68.0%（70/103）、78.6%（81/103）、26.2%（27/103）、16.5%（17/103）。GeneXpert 检测敏感度与 TB-DNA PCR 法比较差异无统计学意义（χ^2=3.0，P=0.083）。

第二节　肾穿刺活检术

肾穿刺活检术是指通过穿刺针获取肾脏细胞学或组织学病理血标本的临床操作。针号可分为 21～27G 的细针穿刺（fine-needle aspiration，FNA）和针号为 17～20G 的粗针穿刺（core needle biopsy，CNB）。为明确弥漫性肾脏病变的病理类型以及提高肾脏肿瘤病理诊断的准确性，临床实践中粗针穿刺更常应用。因为在通常情况下，肾脏于体表难以扪及，故肾穿刺活检术需在透视、CT 或超声引导下进行。多普勒超声还可观察血流情况，避免误穿血管。

一、适应证

1. 考虑为弥漫性肾脏病变，如肾小球肾炎、肾病综合征，以及全身性疾病如糖尿病、高血压病、高尿酸血症、系统性红斑狼疮、血管炎等累及肾脏的疾病。

2. 不明原因血尿及持续性蛋白尿，不明原因的高血压。

3. 急性肾功能衰竭的患者，不除外急进性肾炎时，应尽快行肾穿刺活检，以明确诊断并制定诊疗方案。

4. 慢性肾功能不全，肾脏形态出现改变的。

5. 可疑肾小管及肾间质病变的。

6. 肾移植术后，为鉴别排斥反应、药物毒性反应和肾脏原发病的。

7. 小于 7.0cm 的肾脏占位性病变，影像学诊断不能确定良性或恶性者。

8. 不考虑手术治疗的，为明确肾脏占位性病变病理类型以决定进一步治疗方案的，如肾癌、转移性恶性肿瘤、肾淋巴瘤等。

9. 疑似肾脓肿的。

10. 为指导临床进一步治疗需要重复肾活检的。

二、禁忌证

（一）绝对禁忌

1. 血小板计数过低或明显出、凝血功能异常的。

2. 血压过高。

3. 孤立肾。

4. 有精神症状或不配合穿刺的。

（二）相对禁忌

1. 活动性肾盂肾炎、肾结核、肾盂积水或积脓，肾脓肿或肾周围脓肿。

2. 穿刺部位皮肤感染。

3. 肾动脉瘤。

4. 多囊肾或肾脏大囊肿。

5. 肾脏位置过高（深吸气时肾下极也不能到达第 12 肋）或游走肾。

6. 固缩肾。

7. 过度肥胖。

8. 重度胸腔积液或腹水。

9. 心力衰竭、休克、严重贫血、妊娠、高龄或无法耐受者。

三、准备工作

1. 完善 MRI、CT、超声等影像学检查，选取穿刺部位、设计穿刺角度及进针深度等，一般选取肾下极皮质最厚处。

2. 完善术前检查，监测血压，了解凝血功能、血常规、感染筛查等情况。

3. 术前建议停用抗凝和抗血小板药物并复查血常规、凝血功能。

4. 向患者交代穿刺的必要性，可能的风险性，术后的注意事项等的，并签署知情同意书；可嘱患者提前练习屏气动作。

5. 嘱患者术前排尿，对患者进行宣教及心理辅导，缓解紧张情绪，将患者送入经过消毒的治疗室，测量生命体征，备抢救用药。

6. **准备穿刺用物品**　①穿刺活检针（18G）、穿刺枪、穿刺包、5ml 注射器；②2% 利多卡因；③无菌方巾或洞巾、无菌棉球、无菌手套；④纱布、胶布；⑤碘伏；⑥镊子；⑦器械车铺台；⑧标本瓶、放大镜、吸管、刀、组织固定液或保存液，如 4% 中性甲醛固定液等。

如在超声引导下穿刺，备超声机，耦合剂。

四、操作方法

1. 让患者保持俯卧位，腹部垫枕，一般选取第 12 肋与腋后线交点附近，并结合超声影像所见，酌情调整位置，做好标记。

2. 检查器械完好，将穿刺架固定于超声探头上。

3. 常规消毒铺巾，佩戴无菌手套，应用 2% 利多卡因自皮肤至肾被膜逐层浸润麻醉。

4. 在超声引导下，进穿刺针，接近肾下极包膜时，暂停穿刺，嘱患者屏气，扣动扳机取材。床旁即时观察取材标本，如取材失败，重复穿刺 1 次，总穿刺针数≤3 针。常规取材 2 条组织，长度为 1.0～1.5cm，最多切割次数不超过 4 次，可见 10 个肾小球以上者为穿刺成功。

5. 穿刺完毕后，穿刺点用碘伏消毒，压迫止血数分钟，以无菌纱布加压包扎。

6. 活检取材组织条分别放置于试剂盒内，于 0～4℃保存，送检完成光镜、免疫荧光及电镜检查等。清理物品，记录生命体征，做好穿刺记录。

嘱患者腰部绝对制动 6 小时，平卧休息 24 小时，2 周内避免剧烈运动及震动。术后严密观察有无腰痛、腹部包块、血压、脉搏和尿液性状等。禁止叩击肾区。有肉眼血尿时，应延长卧床时间，一般在 24～72 小时内肉眼血尿可消失。术后 48 小时复查床旁超声，确定有无肾周出血。

五、注意事项

1. 因 CT 和 MRI 诊断肾肿瘤的准确性高达 95% 以上，而肾穿刺活检有较高的假阳性率和假阴性率，且可能出现并发症，故除不能手术治疗的患者外，不推荐将肾穿刺活检作为肾癌诊断的常规检查项目。

2. 对取材的标本必须识别真伪。取材后立即在放大镜下观察标本，可见到暗红色的肾髓质和颜色稍浅淡的肾皮质。在皮质部分可见到模糊的小红点结构，为肾小球，放入固定液中会沉于底部。一般认为光镜检查标本中肾小球数应>10 个，若肾小球数<5 个，诊断的准确性将受到一定影响。

3. 若穿刺路径经过肝脏及肾上腺，可获得相应部位细胞。

4. 自皮质端切 1～2mm 长供电镜检查,再切 3～4mm 供免疫荧光检查,其余部分供光镜检查之用。若标本小于 8mm,一般只做光镜和免疫荧光检查。

六、并发症及处理

大多数并发症很轻微,需要临床处理的并发症仅占 1.2%。

(一)术后出血

最为常见的并发症,镜下血尿发生率约 100%,不需要特殊处理。肉眼血尿发生率 3%～24%,多数在 1～2 天内消失,绝大多数血尿较轻微。

1. **轻度出血** B 超提示肾周包膜下小血肿,直径<5cm,可自行吸收。
2. **中度出血** 有肉眼血尿和/或 B 超显示肾周围包膜下血肿,直径≥5cm,需要住院观察。
3. **重度出血** 术后出现血流动力学不稳定或红细胞比容下降≥6% 或血红蛋白下降 20g/L 以上。

(二)肾周血肿

发生率 48%～85%,大多数为小血肿,无临床症状,可自行吸收,较大血肿发生率 1.3%～7.8%,较大血肿可引起的患者表现为腰腹部疼痛、恶心、呕吐、腹胀等不适,大部分经保守治疗可自愈,如果血肿持续性变大,并伴有血红蛋白、血细胞快速下降、循环不稳定等情况时,则需要立即输血、补液、补充垂体后叶激素、选择性肾动脉造影介入栓塞,必要时需要进行外科手术以控制活动性大出血。

(三)肿瘤针道转移

若应用≤18G 的针头,肿瘤经针道扩散极为罕见(<0.01%)。有综述研究表明,小于针号 20G 的细针穿刺比粗针穿刺的针道转移风险更低,此外针道转移也与肿瘤的病理类型、穿刺次数等相关。肿瘤针道转移的位置通常为针道周围的肾周脂肪组织及皮下组织,尚未有肌肉组织或器官组织(如肝脏)的针道转移的报道。

(四)动静脉瘘

发生率 0.4%～19%,通常无症状,80% 的动静脉瘘在数月内恢复,不需要特殊处理。如肾活检后出现无法解释的高血压,移植肾受者的活检部位通常可闻及血管性杂音应考虑动静脉瘘,多普勒超声检查或肾动脉造影可确诊。多数患者能在 1～2 年内自行吸收,严重者可在选择性动脉造影时采用栓塞治疗。

(五)感染

发生率 0.2%,较为少见,术后一旦确诊,则须抗感染,引流感染病灶等。

(六)其他

气胸、血胸、尿瘘、肾盏-腹腔瘘、结肠穿孔、Page 肾。

七、标本送检

送检完成光镜、免疫荧光及电镜检查,还可送检免疫组织化学染色、分子病理学检测或基因检测。

第三节 耻骨上膀胱穿刺造瘘术

耻骨上膀胱穿刺造瘘术是指用膀胱穿刺针在耻骨上进行膀胱穿刺,后插入导尿管引流尿液的临床操作。

一、适应证

1. 急慢性尿潴留导尿失败者。
2. 不适合长期留置导尿管者或不宜导尿者。
3. 阴茎或尿道损伤、下尿路手术后,留置导尿会影响局部愈合,为确保尿路的愈合须行此项术。
4. 配合经尿道前列腺电切术,缩短手术时间,避免经尿道电切综合征(TUR syndrome)发生。

5. 化脓性前列腺炎、尿道炎、尿道周围脓肿等需要引流尿液者。

二、禁忌证

1. 膀胱无法充盈或充盈不佳者。

2. 已知膀胱肿瘤者。

3. 存在下腹部手术史,腹膜返折与耻骨黏连固定者。

4. 凝血功能障碍。

5. 膀胱挛缩者。

6. 过度肥胖。

三、准备工作

(一)物品准备

1. **穿刺包**　弯盘、止血钳或镊子、孔巾、棉球、纱布、消毒杯、尖手术刀、膀胱穿刺套管针、持针器和缝针、缝线。

2. 10ml 注射器、导尿管(16～18F)、一次性引流袋、无菌手套、胶布。

3. 碘伏、2% 利多卡因。

(二)人员准备

1. 完善 MRI、CT、超声等影像学检查,了解凝血功能、血常规、感染筛查等情况,除外禁忌证。

2. 术前建议停用抗凝和抗血小板药物并复查血常规、凝血功能。

3. 向患者交代该操作的必要性、可能的风险性、术后的注意事项等的,并签署知情同意书,消除患者的紧张心理,以取得患者配合。

4. 局部备皮。

5. 术前确认膀胱已高度充盈。

四、操作方法

1. 洗手,戴口罩、帽子。

2. 患者取平卧位,操作者站立于患者右侧。

3. 耻骨上叩诊,能够叩及胀大的膀胱,确认膀胱已经充盈;常用穿刺切口定位点为下腹部正中线,耻骨联合上方 2～3cm。

4. 常规术野消毒、铺巾。

5. 应用 2% 利多卡因进行局部麻醉,腹壁逐层麻醉,并将注射器在垂直皮肤的角度刺入膀胱,回抽出尿液以确认穿刺部位。对于过度肥胖者可选用心内注射针穿刺,直至抽出尿液为止。

6. 在确定的部位做 1～2cm 的皮肤切口(可根据患者情况来选择横切口还是纵切口),用尖手术刀切开皮肤、皮下筋膜和腹直肌前鞘。

7. 右手持握膀胱穿刺套管针垂直进针,左手固定局部皮肤,缓慢刺入。拔出针芯,可见尿液溢出,同时将套管针外鞘向膀胱腔内深入 2～3cm,目的是防止套管针外鞘脱出膀胱。立刻沿套管针外鞘(半环形)插入与其相应管径的球囊导尿管。

8. 尽量多地插入导尿管,在尿液流出后,向导尿管的球囊内注入生理盐水 10～20ml,拔出套管,并适当外牵导尿管使球囊贴于膀胱壁,以减少尿液外渗,并减少膀胱壁渗血。连接引流尿袋。

9. 固定引流尿袋,引流尿袋要低于膀胱水平,以防止尿液回流,避免感染。

10. 皮肤切口缝合一针并固定造瘘管(导尿管)于皮肤上,若切口没有渗血,可以不缝合。伤口用剪口纱布覆盖,胶布固定。

11. 整理物品,送检标本,脱去手套。

12. 记录导尿时间、尿量、尿液颜色及性质等情况。

五、注意事项

1. 穿刺前避免进餐。

2. 确认膀胱已经充分充盈和注射器试穿是避免穿刺误伤其他器官的重要方法。如膀胱充盈欠佳、无尿潴留，又能置入导尿管，可注入生理盐水 300～400ml，充盈膀胱。

3. 注意穿刺角度，若穿刺角度不当，向上易伤腹腔脏器，向下可能刺入前列腺组织造成出血。

4. 如为血性尿液，可适当加压牵引导尿管以止血，必要时进行膀胱冲洗。

5. 对膀胱过度充盈者，排尿宜缓慢，首次放尿不超过 500ml。膀胱突然减压，可引起膀胱黏膜急剧充血，发生血尿。对于极度衰弱的患者，若腹腔内压力突然降低，大量血液滞留于腹腔血管内，可引起血压突然下降，使患者产生虚脱。

6. 发现尿液混浊、沉淀、有结晶时，应及时送检并行膀胱冲洗。每 2～3 天更换伤口敷料一次；每周更换引流尿袋一次；每月更换造瘘管一次。多饮水，以防止产生膀胱结石。

六、并发症及处理

（一）穿刺误入腹腔和腹腔脏器损伤

伤及肠管是最严重的并发症，应该立即手术修补。多见于曾经有过下腹部手术病史的患者，故有下腹部手术史的患者须在 B 超引导下完成穿刺定位。患者早期局部出现急性腹膜炎表现，应警惕肠管损伤的可能。

（二）膀胱出血和伤口渗血

一般为穿刺针损伤膀胱壁或膀胱壁血管所致，一般较轻微，多数情况下，拉紧球囊导管和缝合切口就能很好地止血，也可应用生理盐水冲洗膀胱止血；血尿明显时，除持续膀胱冲洗外，可适度应用止血药物，必要时行外科手术干预。过度充盈的膀胱突然减压、血小板及凝血功能异常，也可导致膀胱出血。

（三）尿外渗

避免反复穿刺，保证造瘘管道通畅。

（四）造瘘管脱落

一般发生在皮肤切口固定缝线已拆除而造瘘管球囊破裂的情况下，若窦道已形成，可马上重置尿管并妥善固定。

（五）膀胱痉挛或膀胱刺激征

主要表现为尿淋漓、暂时性闭尿和尿性腹痛。留置导尿管刺激、精神紧张、局部组织损伤、膀胱出血、气囊牵拉压迫、膀胱冲洗液的温度过低或速度过快、腹压增高、膀胱尿道感染等原因，均可导致膀胱痉挛。可分为间断发作型（Ⅰ型）和持续发作型（Ⅱ型）。解除诱因，酌情应用地西泮、山莨菪碱、吲哚美辛栓以缓解膀胱区疼痛，还可酌情应用利多卡因膀胱冲洗缓解症状。

（六）感染

与留置造瘘管时间有关，留置造瘘管 1 个月，感染率高达 90%。严格无菌操作，对于感染处理为多饮水、保持造瘘管通畅、膀胱冲洗、定期更换造瘘管等措施，必要时可在留取病原学标本后应用抗生素。

（七）继发膀胱结石

长期留置造瘘管及感染是继发膀胱结石的主要原因。多饮水、保持造瘘管通畅、膀胱冲洗、定期更换造瘘管等措施是防止膀胱结石的重要手段，对于严重的膀胱结石，需要外科干预处理。

第四节 导 尿 术

导尿术是指将导尿管经尿道口、尿道插入膀胱，引出尿液的临床操作。根据解剖特点，又分为男导尿术和女导尿术。

一、适应证

1. 明确诊断。

2. 无菌尿标本的收集及尿细菌培养标本的收集。

3. 测定膀胱对冷热刺激的感觉及膀胱本体觉。

4. 膀胱容量、残余尿量测定,膀胱内压测量,进行尿流动力学检查。

5. 膀胱、尿道造影检查。

6. 膀胱注水试验,了解膀胱破裂是否存在。

7. 探测尿道有无狭窄,及狭窄程度、尿道长度测定。

8. 了解少尿或无尿的原因。

9. 为治疗或观察病情。

10. 各种原因引起的急慢性尿潴留,如尿道外伤、尿道狭窄、尿道结石、前列腺疾病、神经源性膀胱、先天性后尿道瓣膜等所致的尿潴留。

11. 手术前留置导尿管,防止膀胱过度充盈及观察术中尿量。

12. 某些泌尿系统疾病手术后,为促使膀胱功能的恢复及切口的愈合。

13. 膀胱内药物灌注或膀胱冲洗。

14. 危重患者观察尿量。

15. 顽固性尿失禁。

16. 不完全尿道断裂。

17. 前列腺手术后放置三腔气囊导尿管压迫止血。

二、禁忌证

1. 急性下尿路感染,如急性尿道炎、急性前列腺炎、急性附睾炎。

2. 骨盆骨折、尿道损伤试插尿管失败者。

3. 尿道狭窄及先天性畸形无法留置导尿管者。

4. 相对禁忌证为严重的全身出血性疾病及女性月经期。

三、准备工作

(一)物品准备

1. 无菌导尿用物包(男性患者14~18F导尿管,女性患者16~18F,儿童患者6~12F)。

2. 镊子、无菌棉球、碘伏、无菌手套、无菌治疗巾,纱布、一次性垫巾(或小橡胶单及中单)、胶布、快速手消毒液。

3. 方盘及弯盘、20ml注射器1支、生理盐水10~20ml、润滑油袋(内有润滑棉片)、集尿袋。

4. 标本容器。

(二)人员准备

1. 评估患者病情,明确操作的适应证及禁忌证。

2. 向患者交代导尿操作的目的、过程、并发症等,获得患者同意及配合。

3. 嘱患者自己清洗外阴,如不能自理,操作者协助患者进行外阴清洁。

4. 关闭门窗,用屏风或帘子保护患者隐私。

四、操作方法

(一)女导尿术

1. 洗手后戴口罩、帽子。

2. 操作者站在患者右侧,协助患者脱去左侧裤腿,盖在右侧腿上,左侧大腿用被遮盖,露出外阴。

3. 患者取仰卧位,屈髋屈膝,并外展外旋。

4. 铺垫巾于患者臀下。

5. 使用快速手消毒液进行手卫生消毒。

6. 换药弯盘置于患者两腿之间,右手持镊子夹取碘伏消毒棉球消毒阴阜和大阴唇,然后用戴手套的左手,分开患者阴唇,消毒小阴唇和尿道口,顺序为由外向内,自上而下;每个棉球限用1次。

7. 再次快速手消毒液进行手卫生消毒。

8. 将导尿包放在患者两腿之间,按无菌操作原则打开治疗巾包。戴好无菌手套后,取出治疗巾,铺在患者的外阴处并暴露会阴部。

9. 按操作顺序整理用物,取出导尿管并向气囊注水后抽空,检查是否渗漏。用润滑油棉球润滑导尿管前端。

10. 左手用无菌纱布分开并固定小阴唇,右手用镊子夹取消毒棉球,自上而下、由内向外分别消毒尿道口和小阴唇,尿道口应消毒两次;每个棉球限用1次。

11. 根据导尿的目的完成导尿操作。

(1)一次性导尿:左手持续用无菌纱布分开并固定小阴唇,嘱患者缓慢深呼吸放松。用另一把镊子夹持导尿管,对准尿道口轻轻插入4～6cm,见尿液流出后再插入2～3cm。松开左手下移固定导尿管,将尿液引流到集尿袋内至合适量。如须做尿培养,弃去前段尿液,用无菌标本瓶接取中段尿液5ml,导尿完毕,轻轻拔出导尿管,撤下孔巾,擦净外阴。

(2)留置导尿:左手持续用无菌纱布分开并固定小阴唇,嘱患者缓慢深呼吸放松。用另一把镊子夹持导尿管,对准尿道口轻轻插入4～6cm,见尿液流出后再插入5～7cm,将尿液引流至集尿袋内。夹闭导尿管,连接注射器,根据导尿管上注明的气囊容积向气囊注入等量的生理盐水,轻拉导尿管有阻力感,即证明导尿管固定于膀胱内。导尿成功后,撤下孔巾,擦净外阴。集尿袋固定床旁,安置妥当后放开夹闭的导尿管,保持引流通畅。

12. 用胶布将导尿管固定在大腿内侧。

13. 安置患者,协助患者穿好裤子。

14. 整理物品,送检标本,脱去手套。

15. 记录导尿时间、尿量、尿液颜色及性质等情况。

(二)男导尿术

1. 洗手后戴口罩、帽子。

2. 操作者站在患者右侧,协助患者脱去左侧裤腿,盖在右侧腿上,左侧大腿用被遮盖,露出外阴。

3. 患者取仰卧位,屈髋屈膝,并外展外旋。

4. 铺垫巾于患者臀下。

5. 使用快速手消毒液进行手卫生消毒。

6. 换药弯盘置于患者两腿之间,戴无菌手套,右手持镊子用碘伏棉球从外向内消毒会阴部,顺序为:阴阜、大腿内侧上1/3、阴茎背侧、阴茎腹侧、阴囊;左手持无菌纱布包住阴茎,后推包皮,自尿道口螺旋向外,严格消毒尿道口、龟头、冠状沟,每个棉球限用一次。

7. 再次使用快速手消毒液进行手卫生消毒。

8. 将导尿包放在患者两腿之间,按无菌操作原则打开治疗巾。戴好无菌手套后,取出治疗巾,铺在患者的外阴处并暴露阴茎。

9. 按操作顺序整理用物,取出导尿管并向气囊注水后抽空,检查是否渗漏。用润滑油棉球润滑导尿管前端。

10. 左手用纱布包住阴茎,将包皮向后推,暴露尿道口。右手持镊子夹消毒液棉球,再次消毒尿道口、龟头及冠状沟数次,最后一个棉球在尿道口加强消毒。消毒的顺序是从内向外,从上向下;每一个棉球只用一次。

11. 根据导尿的目的完成导尿操作。

（1）一次性导尿：左手继续用无菌纱布固定阴茎并向上提起，与腹壁成 90° 角，嘱患者缓慢深呼吸。用另一把镊子夹持导尿管，对准尿道口轻轻插入 20～22cm，见尿液流出后再插入 2～3cm。松开左手下移固定导尿管，将尿液引流到集尿袋内至合适量。如须做尿培养，弃去前段尿液，用无菌标本瓶接取中段尿液 5ml，导尿完毕，轻轻拔出导尿管，撤下孔巾，擦净外阴。

（2）留置导尿：左手继续用无菌纱布固定阴茎并向上提起，与腹壁成 90° 角，嘱患者张口呼吸。用另一把镊子夹持导尿管，对准尿道口轻轻插入 20～22cm，见尿液流出后再插入 5～7cm，将尿液引流至集尿袋内。夹闭导尿管，连接注射器，根据导尿管上注明的气囊容积向气囊注入等量的无菌溶液，轻拉导尿管有阻力感，即证明导尿管固定于膀胱内。导尿成功后将包皮复位，撤下孔巾，擦净外阴。集尿袋固定于床旁，安置妥当后放开夹闭的导尿管，保持引流通畅。

12. 用胶布将导尿管固定在大腿内侧。

13. 安置患者，协助患者穿好裤子。

14. 整理物品，送检标本，脱去手套。

15. 记录导尿时间、尿量、尿液颜色及性质等情况。

五、注意事项

1. 导尿管如误入阴道，要更换导尿管后再重新插入。

2. 对膀胱过度充盈者，排尿宜缓慢，首次放尿不超过 500ml。膀胱突然减压，可引起膀胱黏膜急剧充血，发生血尿。对于极度衰弱的患者，若腹腔内压力突然降低，大量血液滞留于腹腔血管内，可引起血压突然下降，使患者产生虚脱。

3. 成年男性尿道长 18～20cm，有两个弯曲（耻骨前弯和耻骨下弯）和 3 个狭窄部位（尿道外口、膜部和内口）。

4. 男性患者在插管成功后应注意将包皮复位，以防止包皮嵌顿水肿。

5. 患者离床活动时，用胶布将导尿管远端固定在大腿上，防止导管脱出。

6. 保持尿道口的清洁。女患者用消毒棉球擦拭外阴及尿道口；男患者用消毒液棉球擦拭尿道口、龟头及包皮，每天 1 或 2 次。

7. 每日须定时更换集尿袋，及时排空集尿袋，并记录尿量。

8. 每周更换导尿管 1 次。

9. 长期留置导尿的患者，要训练膀胱反射功能，特别是在拔除尿管前，可采用间歇式夹管方式。夹闭导尿管，每 3～4 小时开放 1 次，使膀胱定时充盈和排空，促使膀胱功能恢复。

10. 对于留置导尿的患者，要注意患者的主诉并经常观察尿液情况，发现尿液混浊、沉淀、有结晶时，应及时送检并行膀胱冲洗。对于置管 3 天以上或明确尿路感染的患者，应给予膀胱冲洗，对于尿量多没有明确感染的患者，可不予膀胱冲洗，而尿量少或无尿的患者则应该每日行膀胱冲洗 2 次。

11. 对于老年前列腺肥大导尿困难的患者，不可强行通过，可从尿道口注入利多卡因 2ml 做尿道黏膜表面麻醉，然后注入液体石蜡 2ml 润滑尿道，选前列腺导尿管（尖头导尿管）缓慢置入。如果还是放不进去，可用一根金属探子支撑尿管，这样可增加尿管的硬度，有助于尿管通过梗阻部位进入膀胱。

六、并发症及处理

（一）感染

包括尿路感染、菌血症、败血症、尿道热。导尿相关尿路感染是导尿术后最常见的并发症，也是医院感染中最常见的感染类型。导尿管相关尿路感染方式主要为逆行性感染。其危险因素来自患者方面和导尿管置入与维护方面。患者方面的危险因素主要包括：患者年龄、性别、基础疾病、免疫力和其他健康状况等。导尿管置入和维护方面的危险因素主要包括：导尿管置入方法、导尿管留置时间、导尿管护理质量和抗菌药物临床使用等。

医务人员应针对危险因素,加强导尿管相关尿路感染的预防与控制工作,包括:①严格掌握留置导尿管的适应证;②置导尿管时严格遵循无菌操作原则;③置管后保持尿液引流通畅,避免打折、弯曲;④任何时候保证集尿袋高度在膀胱水平以下;⑤活动或搬运时夹闭引流管,防止尿液逆流;⑥保持尿道口清洁,定期更换集尿袋和导尿管;⑦鼓励患者多饮水,达到自然冲洗尿路的目的;⑧如患者出现尿路感染,应及时更换导尿管,并留取尿液进行微生物病原学检查,必要时应用抗生素治疗。

（二）损伤

包括尿道损伤、假道形成、尿道狭窄、膀胱穿孔、阴道损伤、肠道损伤。导尿时选择导尿管的型号过大,或者是暴力操作,或者是导尿管突然被外力(如患者烦躁或翻身时)牵拉,有时甚至会将整个导尿管拉出造成尿道损伤;暴力操作还可导致尿道、膀胱,甚至阴道、直肠损伤;导尿管气囊压迫膀胱壁或尿道,也会造成尿道黏膜的损伤;置管后将导尿管固定稳妥,防止脱出,从而避免损伤尿道黏膜。

（三）气囊破裂、碎片残留

导尿管气囊内注入液体过多、压力过大,或者是导尿管自身问题,可能会导致气囊破裂,操作时应注意:①插入导尿管前向气囊注水,检查气囊质量;②根据导尿管上注明的气囊容积向气囊注入等量的无菌溶液;③如发生气囊破裂,请泌尿外科会诊。

（四）导尿管不通畅

导尿管可因尿结晶沉渣或血块堵塞等,引流不畅。医务人员应随时观察尿液引流情况,酌情更换导尿管。

（五）虚脱

身体极度虚弱且膀胱过度充盈的患者一次性大量放尿,可产生虚脱。

（六）血尿

尿道损伤、过度充盈的膀胱突然减压、血小板及凝血功能异常,均可出现血尿。

（七）导尿管拔出困难

若未抽净气囊内的液体,会导致拔管困难。因此,拔管前应确定气囊内的液体完全抽吸干净。必要时行超声检查。

导尿管脱落:注意将气囊打起,并将导尿管用胶布固定牢靠。

（八）膀胱痉挛

主要表现为尿淋漓、暂时性闭尿和尿性腹痛。留置导尿管刺激、精神紧张、局部组织损伤、膀胱出血、气囊牵拉压迫、膀胱冲洗液的温度过低或速度过快、腹压增高、膀胱尿道感染等原因,均可导致膀胱痉挛。可分为间断发作型(Ⅰ型)和持续发作型(Ⅱ型)。解除诱因,酌情应用地西泮、山莨菪碱、吲哚美辛栓以缓解膀胱区疼痛,还可酌情应用利多卡因膀胱冲洗缓解症状。

（九）尿液侧漏

见于膀胱痉挛、导尿管号码不合适、尿管堵塞等。可适当调整尿管位置使其保持通畅。针对病因采取相应处理。

第五节　胸腔穿刺术

胸腔穿刺术是应用穿刺针进入胸腔后抽取胸腔积液或积气,以明确诊断或减轻压迫症状,或通过胸腔给药达到治疗目的的临床操作。

一、适应证

1. **诊断**　胸腔积液病因不明,可做胸腔积液涂片、培养、细胞及生化学检查,从而确定胸腔积液的性质,以进一步明确疾病的诊断。

2. **治疗**

（1）大量胸腔积液或气胸产生呼吸困难等压迫症状,抽出液体或气体促进肺复张,改善呼吸或循环障碍,缓解症状。

（2）胸腔积脓时抽吸脓液治疗脓胸,以减少黏连。

（3）结核性胸膜炎可予以胸腔穿刺后持续引流,以减少黏连。

3. 胸膜腔内给药（抗生素、抗肿瘤药物、黏连剂等）,以行局部治疗。

二、禁忌证

1. 出、凝血功能障碍,血小板减低。

2. 病情垂危、极度衰弱不能耐受者。

3. 剧烈咳嗽或操作不合作者。

4. 病变邻近心脏、大血管及胸腔积液量甚少者,胸膜腔穿刺应特别慎重。

5. 穿刺点局部皮肤感染。

三、准备工作

1. 完善 MRI、CT、超声等影像学检查,选取穿刺部位,做标记;常选择腋前线第 5 肋间,腋中线第 6～7 肋间,腋后线第 7～8 肋间,肩胛下角线第 7～8 肋间。超声还可提示胸腔积液距皮肤距离以及胸腔积液深度、范围,可指导进针深度。

2. 完善术前检查,监测血压,了解凝血功能、血常规、感染筛查等情况。

3. 术前建议停用抗凝和抗血小板药物并完善血常规、凝血功能。

4. 向患者交代穿刺的必要性,可能的风险性,术后的注意事项等,并签署知情同意书。

5. 嘱患者术前排尿,对患者进行宣教及心理辅导,缓解紧张情绪,将患者送入经过消毒的治疗室,测量生命体征,备抢救用药。

6. 物品准备

（1）胸腔穿刺包:内含弯盘、尾部连接乳胶管的 16 号或 18 号胸腔穿刺针、止血钳、孔巾、棉球、纱布、小消毒杯、标本留置小瓶。

（2）碘伏、利多卡因。

（3）5ml 和 50ml 注射器各 1 个、500ml 标本容器、胶布、有靠背的座椅、抢救车、无菌手套。

四、操作方法

1. 洗手后戴口罩、帽子。

2. 患者面向椅背,骑跨在椅子上,两前臂置于椅背上,前额伏于手臂上。或 45° 角仰卧位,前臂置于枕部,充分暴露穿刺部位。

3. 再次确认刺点,在超声标记处听诊、叩诊,明确为积液所在部位。

4. 常规消毒,戴无菌手套,覆盖消毒洞巾。

5. 检查器械,注意穿刺针是否通畅,是否漏气及破损,穿刺针针头是否有倒刺,用止血钳夹住穿刺针后面的胶管,使之不漏气。

6. 助手打开注射器,打开2% 利多卡因安瓿瓶。

7. 2% 利多卡因局部逐层浸润麻醉（穿刺点应选在下一肋骨的上缘）,抽出胸腔积液后可拔针,同时记住进针深度,纱布按压止血。

8. 左手固定穿刺部位皮肤,右手持穿刺针沿麻醉部位经肋骨上缘垂直缓慢刺入,进针后可用注射器将胶管抽成轻微负压,一旦胶管内出现胸腔积液,立即接上 50ml 注射器后,再松开止血钳（此时助手戴好无菌手套后,用止血钳固定穿刺针防止针摆动及刺入肺脏）;注射器抽满后再次用血管钳夹闭胶管才能取下注射器;将抽出液注入专门准备的容器中,反复抽吸。一边抽液一边数抽出液体毫升数。

9. 抽完液体后拔出穿刺针,无菌纱布压迫止血,再次消毒皮肤,覆盖无菌纱布,用胶布固定。

10. 术后嘱患者静卧，穿刺点局部避水，清理物品，记录生命体征，做好穿刺记录。

五、注意事项

1. 局部麻醉应充分，边进针边回抽，回抽无血方可推注利多卡因。

2. 穿刺抽液不可过多过快，严防复张性肺水肿发生。第一次不宜超过 600ml，以后每次不超过 1 000ml。婴幼儿每次抽液不超过 150～200ml，年长儿每次抽液不超过 300～500ml，约 20mg/kg。抽液速度不超过 60ml/min。

3. 穿刺中嘱患者避免深呼吸、咳嗽及转动，必要时可事先服用可待因等。

4. 需要向胸腔内注入药物时，抽液后接上备好的盛有药液的注射器，将药液注入。

5. 抽液后继续临床观察，必要时复查胸透，观察胸腔积液或气胸程度有无好转、有无气胸并发症。

六、并发症及处理

（一）胸膜反应

是指胸膜腔穿刺的过程中，患者出现的连续咳嗽、头晕、胸闷、面色苍白、出汗，甚至晕厥等一系列反应。国内报道发生率为 9.7%～16.8%。导致胸膜反应的原因有麻醉不充分，患者的痛阈较低，患者精神紧张、体质虚弱等。轻者有时不经治疗停止操作即可自行缓解，但重者可发生晕厥甚至休克，如发生严重胸膜反应，立即停止操作，让患者平卧，必要时皮下注射 1∶1 000 肾上腺素 0.3～0.5ml。如既往发生过胸膜反应，可在操作前予以地西泮 5～10mg 肌内注射进行预防。

（二）复张性肺水肿

复张性肺水肿是由于抽液过快、过多，胸内压迅速下降，肺复张后发生肺充血以至肺水肿，主要表现为抽液后呼吸困难明显加重等。如出现上述征象，则应立即停止抽液，进行吸氧、镇静、利尿、扩血管等处理。此种肺水肿一般预后良好，3～4 天内即自行消退。

（三）气胸

气胸由进针过快或过深，或穿刺过程中患者咳嗽、深呼吸、突然改变体位，造成穿刺针刺破脏胸膜引起，也可因为在操作过程中未及时夹闭胶管而使空气漏入胸膜腔而发生。如为少量气胸，可平卧休息，低流量吸氧，多可自行吸收，如果为大量气胸，影响患者通气功能或形成张力性气胸，则应予以胸膜腔闭式引流管排气。

（四）血胸

可因损伤肋间血管、膈肌或者肝脏所致，应立即拔针，局部压迫止血。如出现低血压、出血性休克，需要输血、输液、闭式引流，甚至开胸探查止血。

（五）腹腔脏器损伤

穿刺部位选择过低或穿刺过深，有损伤肝、脾的危险，损伤后有大出血风险，故尽量避免在肩胛下角线第 9 肋间和腋后线第 8 肋间以下进行穿刺。如穿刺后有腹痛表现，及时查腹部 B 超。

（六）胸壁或胸腔感染

主要见于反复多次行胸膜腔穿刺患者。加强操作无菌观念以及保留导管引流来减少穿刺次数可降低感染风险。患者可出现胸壁蜂窝织炎，严重者出现胸腔内感染，甚至脓胸，是较为严重的并发症，应及时完善影像学检查，并做细菌培养及药敏试验，使用适宜抗生素治疗，并进行脓液引流。

（七）其他

皮下气肿、咳嗽、疼痛、局部皮肤红肿感染，对症处理即可。

七、标本送检

记录标本量与性质，根据临床需要可送检胸腔积液常规、生化、酶学、细菌学及细胞病理学、肿瘤标志物、细胞学、分子生物学、二代测序等。

第六节　腹腔穿刺术

腹腔穿刺术常用于检查腹腔积液的性质、抽液减压或向腹腔内注射药物。

一、适应证

1. 诊断性腹腔穿刺

（1）闭合性腹部损伤疑有内脏破裂。

（2）急腹症患者须行穿刺明确有无胃肠穿孔、异位妊娠、急性胰腺炎等。

（3）腹水诊断不明，性质难以确定。

（4）腹腔内实质性肿块诊断性穿刺。

2. 治疗性腹腔穿刺

（1）适量抽取腹水，以减轻患者腹腔压力，缓解腹胀、胸闷、气促、呼吸困难等症状，减少静脉回流阻力，改善血液循环。

（2）腹腔感染或腹腔肿瘤须于腹腔内注入药物。

（3）腹腔灌洗及腹膜透析。

（4）人工气腹。

（5）腹水浓缩回输。

二、禁忌证

1. 出凝血功能严重异常。

2. 广泛腹膜黏连。

3. 明显肠胀气。

4. 对麻醉药物过敏。

5. 穿刺部位皮肤感染。

6. 大量腹水伴有严重水电解质紊乱未纠正。

7. 精神异常、躁动、不能配合，或肝性脑病先兆。

8. 包虫病或巨大卵巢囊肿者。

9. 晚期妊娠。

三、术前准备

1. 操作室消毒。

2. 清洁双手，戴帽子、口罩。

3. 核对患者姓名、性别、床号、病例号，查阅患者近期辅助检查再次核实体征，确定穿刺点皮肤无破损，并以龙胆紫标记。向患者解释说明穿刺目的和流程，消除患者紧张及顾虑。向患者告知：在操作过程中若感头晕、恶心、心悸、呼吸困难等不适，应及时告知医护人员，以便及时处理。

4. 嘱患者穿刺前排空小便，以免穿刺时损伤膀胱。

5. 协助患者摆好体位，测量脉搏、呼吸、血压，量腹围。

6. 准备好腹腔穿刺包、无菌手套、口罩、帽子、2% 利多卡因、0.1% 肾上腺素、阿托品、5ml 注射器、50ml 注射器、消毒用品、纱布、胶布、盛器、量杯、弯盘、500ml 生理盐水、腹腔内注射所需药品、无菌培养皿数只（留取常规、生化、细菌、病理标本）、多头腹带等。检查所有物品及药品包装完好无破损，均在有效期范围内。

四、穿刺步骤

1. **患者体位**　根据病情和需要可取坐位、半坐卧位或侧卧位、平卧位。尽量使患者舒服，以便能够耐受较长的操作时间。一般采用平卧位,如腹腔内液体少,为提高穿刺阳性率,可让患者侧卧或半卧位10分钟后再进行穿刺,必要时也可坐在靠背椅上。

2. **穿刺部位**

（1）左下腹脐与左髂前上棘连线中、外1/3交点,此处可避免损伤腹壁动脉,肠管较游离不易损伤。

（2）脐与耻骨联合连线中点上方1.0cm、偏左或偏右1.5cm处,此处无重要器官,穿刺较安全,且容易愈合。

（3）侧卧位:在脐水平线与腋前线或腋中线之延长线相交处。此处常用于诊断性穿刺。

（4）少量积液,尤其有包裹性分隔时,在B超引导下定位穿刺。

（5）腹腔内实质性肿块应在CT或B超引导下定位穿刺。

3. **消毒、铺巾**

（1）用碘伏进行穿刺点部位的消毒,以穿刺点为中心,消毒直径不小于15cm,第2次消毒范围小于第一次。

（2）戴无菌手套,助手协助打开穿刺包,术者检查包内器械:穿刺针针尖锐利,无锈、无弯曲、无倒刺,穿刺针通畅、密闭性良好、橡胶无老化。

（3）铺消毒洞巾。

4. **局部麻醉**　助手协助术者核对麻醉药品名称及浓度,再次确认患者无麻醉药物过敏史。术者自皮肤至壁层腹膜以2%利多卡因注射液逐层浸润麻醉。边进针边间断负压回抽,逐层麻醉至落空感,回抽无血压,有腹水后方可缓慢推入麻醉药。一手握无菌棉球,拔出麻醉针,棉球按压,记录麻醉针深度。

5. **穿刺抽液**

（1）操作者将与穿刺针连接的橡皮管夹闭,比对麻醉针进针深度,左手固定穿刺部位皮肤。

（2）右手持穿刺针经麻醉点垂直进入腹壁(患者若存在大量腹水时,应采取迷路进针法:右手持穿刺针确认麻醉效果后垂直刺入腹壁,然后在皮下倾斜45°~60°,进1~2cm后再垂直进针),待针尖抵抗感突然消失时,停止进针。

（3）助手以消毒血管钳固定针头,并夹持橡皮导管,操作者逐管抽取腹水,并留样送检。

（4）穿刺结束后拔出穿刺针,碘伏消毒针孔部位,无菌纱布覆盖,局部压迫数分钟,胶布加压固定。

（5）诊断性穿刺可直接用50ml注射器进行。大量放液时可用8号针头,以输液夹调整放液速度并留取化验。

五、穿刺后处理

术后再次测量脉搏、呼吸、血压、量腹围,检查腹部体征。嘱患者平卧休息,观察术后反应。完成操作记录。

六、注意事项

1. 全程无菌操作,避免引起医源性腹腔感染。

2. 术中密切观察患者,如有头晕、心悸、恶心、气短、脉搏增快及面色苍白等,应立即停止操作,并对症处理。

3. 放液不宜过快、过多,肝硬化患者一次放液不超过3 000ml,过多放液可诱发肝性脑病和电解质紊乱。放液过程中注意关注腹水的颜色、性状变化。

4. 若腹水流出不畅,可将穿刺针稍作移动或稍变换体位。若改变穿刺针方向,应将针头退至皮下,改变方向后重新进入腹腔,禁忌穿刺针在腹腔内弧形滑动,以避免损伤腹腔脏器。

5. 注意使针孔位于上方,以免腹水继续漏出。如遇穿刺孔继续有腹水渗漏时,可用蝶形胶布或火棉胶粘贴。大量放腹水后,需束以多头腹带,以防腹压骤降、内脏血管扩张引起血压下降或休克。

6. 若抽出血性液体,应注意区分是穿刺针误入血管还是腹腔内出血,前者抽出的血液很快凝固,后者为不凝血。

7. 避免在手术瘢痕附近或肠襻明显处穿刺。

七、并发症及其处理

1. **麻醉意外**　如患者在使用少量局麻药后出现荨麻疹、咽喉水肿、支气管痉挛、低血压及血管神经性水肿,须考虑麻醉意外。一旦发现须紧急处理,立即静注肾上腺素 0.2～0.5mg,然后用糖皮质激素和抗组胺药。

预防:操作前详细询问过敏史,对有过敏体质的患者,可考虑在使用局麻药前做皮试。

2. **穿刺损伤**　腹腔抽吸出血性液体,如该液体凝固,考虑为穿刺损伤。立即拔出穿刺针,局部压迫止血,必要时予酚磺乙胺注射液、维生素 K_1 等止血药物,监测血色素、腹部症状及生命体征变化。

预防:一般选取常规的穿刺点定位,必要时行 B 超引导下穿刺,发现有肝脾肿大或腹部包块的患者,穿刺前应先做腹部体格检查,穿刺时务必避开,以免造成损伤和出血。

3. **腹腔感染**　如患者于穿刺后继发腹痛、发热症状,出现腹肌紧张、腹部压痛、反跳痛等阳性体征,或腹水培养阳性,须考虑并发腹腔感染。术后应用抗生素防止腹腔继发感染。

预防:严格无菌操作。

4. **休克**　穿刺时或穿刺后患者出现面色苍白、头晕、心慌、气促、恶心等症状,查体发现脉搏增快大于 100 次 /min,血压低于 90/60mmHg,或较基础血压下降 40mmHg,或脉压差小于 20mmHg 时,考虑休克。应立即停止操作,予腹带加压包扎腹部,予以补液、应用血管活性药物等抗休克治疗。

5. **肝性脑病**　肝硬化患者于腹穿后出现焦虑、激动、淡漠、睡眠倒错、健忘等,性格、行为举动异常,出现扑翼性震颤、定向力、计算力下降及语言不清、昏睡或昏迷等表现,考虑并发肝性脑病。通过限制蛋白质饮食、口服乳果糖、灌肠与导泻等减少肠内氮源性毒物的生成与吸收,应用谷氨酸钠(钾)、精氨酸等药物降氨,补充支链氨基酸以减少或拮抗假神经递质,吸氧、脱水以防治脑水肿,及时纠正水电解质、酸碱平衡紊乱等。

预防:放液不宜过多、过快,维持水电解质平衡。

第七节　胃管留置术

一、目的

1. 胃肠减压及胃手术后观察是否出血,通过对胃肠吸出物的判断,观察病情变化和协助诊断。
2. 术后吸出胃肠内气体和胃内容物,减轻腹胀,促进伤口愈合、消化功能的恢复。
3. 解除或缓解肠梗阻所致的症状。
4. 对不能经口进食,如昏迷、口腔疾患及口腔手术后不能张口者,保证其摄入足够的营养。
5. 胃内给药。

二、适应证

1. 急性胃扩张。
2. 上消化道穿孔或胃肠道有梗阻。
3. 急腹症有明显胀气者或较大的腹部手术前。
4. 昏迷患者或不能经口进食者,如口腔疾患、口腔和咽喉手术后的患者。
5. 不能张口的患者,如破伤风的患者。
6. 早产儿和病情危重的患者,以及拒绝进食的患者。
7. 服毒自杀或误食中毒须洗胃患者。
8. 抽吸胃内容物进行胃液检查。

三、禁忌证

1. 鼻咽部有癌肿、急性炎症或严重颌面部损伤的患者。
2. 吞食腐蚀性药物的患者。
3. 精神异常、极度不配合的患者。
4. 食管静脉曲张、上消化道出血、心力衰竭、重度高血压的患者。

四、术前准备

1. 操作室消毒。
2. 清洁双手,戴帽子、口罩。
3. **物品准备**　盛无菌纱块无菌换药碗 1 个、石蜡油棉球、手电筒、治疗巾、棉签、14 号胃管、50ml 注射器、胶布、剪刀、听诊器(必要时用)、小水杯(内盛水)、手套 2 双、胃管标识、别针、必要时备压舌板、皮尺(测量外露长度),手消毒液,医疗废物桶、生活垃圾桶。检查所有物品无破损,均在有效期范围内。
4. 核对患者姓名、性别、床号、病例号,了解患者病史,向患者或家属解释操作目的、过程,取得合作。

五、穿刺步骤

1. 患者取坐位或半卧位,昏迷患者取平卧位,头稍后仰。有义齿者须取下。
2. 颌下铺治疗巾,用湿棉签检查和擦净鼻孔,选择通畅的一侧。
3. 戴手套,检查胃管是否通畅。术者站患者左侧,检查所有物品及药品包,测量置入胃管长度(一般为前额发际至胸骨剑突处,或由鼻尖经耳垂至胸骨剑突的距离,成人 45～55cm,婴幼儿 14～18cm),做好标记,用液状石蜡面前润滑胃管。
4. 术者左手持纱布托住胃管,右手用血管钳夹持胃管前端,自鼻腔轻轻插入 10～15cm 时,根据患者具体情况进行插管。①清醒患者:嘱患者做吞咽动作,顺势将胃管向前推进,直至预定长度。②昏迷患者:将胃管末端置于换药碗内,放在患者口角旁。当插入胃管 14～16cm 时,应用压舌板协助张口,检查胃管是否盘曲在口中,确认无盘曲后,术者用左手将头部托起,使下颌靠近胸骨柄,增大咽部通道的弧度,缓慢插入胃管至预定长度。
5. 插管过程中,观察患者病情变化,若出现恶心、呕吐,应暂停插管,嘱患者做深呼吸;插入不畅时,检查胃管是否盘曲在口腔内;出现呛咳、呼吸困难、发绀时,有误入气管可能,应立即拔管。
6. 检查胃管是否在胃内,确认方法如下。
(1)胃管末端连接注射器抽吸,有胃液被抽出。
(2)置听诊器于胃部,用注射器快速经胃管内注入 10ml 空气,可闻及气过水声。
(3)将胃管末端放于盛水的治疗碗内,无气泡溢出。
确认胃管在胃内后,关闭开口端活塞,用胶布妥善固定胃管于鼻翼及耳垂。
7. 脱手套,洗手,贴标识。

六、术后处理

术后将胃管末端反折,用纱布包好、橡皮圈缠紧、别针固定。整理床单、用物。再次测量脉搏、呼吸、血压,完成操作记录。

七、注意事项

1. 插胃管动作应轻柔,特别是通过食管 3 个狭窄处(环状软骨水平、气管分叉水平、食管通过膈肌处),以免损伤食管黏膜。

2. 胃管应固定牢固,不让脱出,并保持胃管引流通畅,行胃肠减压时应定时记录抽吸量、颜色、性质,并记录 24 小时引流量。

3. 鼻饲给食前必须检查胃管确在胃内时方可喂食,每次喂食量不超过 200ml,温度为 38～40℃,间隔时间不少于 2 小时。

4. 经胃管给药,应将药物研碎,溶解后再注入,并用温水冲洗胃管并夹管 30 分钟。

5. 多次给食、给药后应注入温开水 100ml,以免管腔堵塞。

6. 长期胃管给食者应每日进行口腔护理,每周更换胃管,关注患者胃肠道症状及恢复情况。

7. 拔管时先将吸引装置与胃管分离,捏紧胃管末端,嘱患者吸气并屏气,迅速拔出。

八、并发症及其处理

插管过程中如出现呛咳、呼吸困难,提示误入喉内,应立即拔管重插;如插入不畅时,切忌硬性插入,应检查胃管是否盘在口咽部,可将胃管拔出少许后再插入。

九、拔管指征

肛门排气、肠鸣音恢复、胃肠引流液逐渐减少。拔管前可先夹闭胃管,如无恶心、呕吐、腹胀,方可考虑拔出胃管。

第八节　心包穿刺术

一、目的

1. 抽取心包积液,降低心包腔内压,是急性心脏压塞的急救措施。
2. 通过心包积液,鉴别心包积液的病因。
3. 通过心包穿刺,注射抗生素等药物进行治疗。

二、适应证

1. 心脏压塞时穿刺抽液缓解症状。
2. 判定积液性质、病原学结果或需要获得活检标本。
3. 化脓性心包炎进行排脓或注入药物。

三、禁忌证

1. 出血性疾病、严重血小板减少症及正在接受抗凝治疗的有出血倾向的患者。
2. 穿刺部位感染。
3. 躁动不能配合者。

四、术前准备

1. 操作室消毒。
2. 清洁双手,戴帽子、口罩。
3. 核对患者姓名、性别、床号、病例号,查阅患者近期辅助检查再次核实体征,确定穿刺点皮肤无破损,并以龙胆紫标记。向患者解释说明穿刺目的和流程,消除患者紧张及顾虑。向患者告知:在操作过程中若感头晕、恶心、心悸、呼吸困难等不适,应及时告知医护人员,以便及时处理。
4. 协助患者摆好体位,测量生命体征,开通静脉通路。
5. **物品准备**　消毒弯盘、无菌心包穿刺包(心包穿刺针、注射器、血管钳、纱布、无菌培养试管、洞巾)、碘伏、1% 利多卡因、无菌手套、量杯、抢救用药(0.1% 肾上腺素、阿托品)、超声机、心电图机、除颤仪、简易呼吸器、心电监护、生活垃圾桶、医疗垃圾桶。所有物品及药品包装完好无破损,均在有效期范围内。

五、操作步骤

1. **患者体位**　患者多取坐位或半卧位,术前心电监护记录生命体征。

2. **穿刺部位**

(1)心前区穿刺点:左侧第 5 肋间隙,心浊音界左缘向内 1～2cm 处。

(2)胸骨下穿刺点:左侧肋缘与剑突下相交夹角处。

3. **消毒铺巾**

(1)用碘伏进行穿刺点部位的消毒,以穿刺点为中心,消毒直径不小于15cm,第 2 次消毒范围小于第一次。

(2)戴无菌手套,助手协助打开穿刺包,术者检查包内器械:穿刺针针尖锐利,无锈、无弯曲、无倒刺,穿刺针通畅、密闭性良好、橡胶无老化。

(3)铺消毒洞巾。

4. **局部麻醉**　助手协助术者核对麻醉药品名称及浓度,再次确认患者无麻醉药物过敏史,局部浸润麻醉。

5. **穿刺抽液**　常规心包穿刺应在超声或 X 线引导下穿刺置管引流,掌握好穿刺方向及进针深度,按选定穿刺点保持负压缓慢进针,当进入心包腔阻力突然消失有突破感并有心脏搏动感后停止进针。助手协助固定针头,缓慢抽液。

六、术后处理

穿刺部位无菌纱布覆盖,胶布固定,穿刺处有无渗液,渗液较多应更换无菌纱布,记录心包积液引流量。心电监护,测量生命体征,完成并记录操作记录。

七、注意事项

1. 严格掌握适应证,本操作应由有经验的医师操作,并在心电监护下进行。

2. 术前须进行超声心动图检查,或在超声引导下进行穿刺抽液最为安全。

3. 穿刺前向患者做好解释沟通,消除紧张情绪,嘱其在穿刺过程中勿咳嗽或深呼吸,可适当镇静。

4. 麻醉要充分,避免疼痛引起神经源性休克。

5. 抽液速度宜缓慢,过快、过多抽液使回心血量大量增加,诱发肺水肿。首次抽液量以 100～200ml 为宜,以后可逐渐增加至 300～500ml。同时注意防止空气进入心包腔。

6. 术中密切观察患者的脉搏、面色、心律、心率变化,如有呼吸急促、胸闷等不适,应立即停止穿刺,将患者置于平卧位,并给予适当处理。

7. 术后静卧,24 小时内严密观察脉搏、呼吸及引流情况。

八、并发症及其处理

1. **气胸**　若突发一侧胸痛、气促、呼吸困难等症状,可能是由穿刺针误入肺组织所致,须停止继续穿刺,即刻完善床旁胸部正位 X 线,根据气体量决定是否需要胸腔闭式引流气体。

2. **血胸**　穿刺部位小动脉出血或心包积液污染胸腔所致,一般不需要处理,出血可自行停止,可酌情给予止血对症治疗,动态监测患者血色素变化,极少数情况损伤动脉需要手术治疗。

3. **心包反应**　穿刺时由于刺激迷走神经而引起血压降低、出汗、面色苍白等反应,可给予阿托品防治。

4. **心律失常**　穿刺时刺激迷走神经可出现缓慢性心律失常、低血压。应立即停止操作,静脉注射阿托品 0.5～1mg,肾上腺素 0.3～1mg。

5. 急性肺水肿　多因初次引流过快、过多所致,应立即停止引流,吸氧、心电监护,按照急性肺水肿处理。

第九节　中心静脉穿刺术

一、适应证

1. 外周静脉通路建立困难或条件不好。

2. 对于严重创伤、休克、丢失大量体液,急性循环功能衰竭的危重患者,开通静脉通路,同时监测中心静脉压力,指导临床液体的输入。

3. 长期不能进食(如危重患者、食管手术后患者、需要禁食水的患者),全胃肠外营养治疗,补充热量、营养、电解质。

4. 需要长期输液或静脉抗生素治疗。

5. 建立到达心脏内的通路　放置临时或永久性起搏器、Swan-Ganz 导管、血流动力学监测。

6. 进行大而复杂的手术或手术本身会引起血流动力学显著的变化。

7. 需要输入刺激性药物(如化疗药物、血管活性药物),或需要输入高渗液体(如脂肪乳、氨基酸)。

8. 放置静脉装置　下腔静脉滤器或支架植入。

9. 静脉溶栓治疗。

10. 体外治疗通路:持续肾脏替代治疗、血浆置换等。需要反复输入血液制品。

二、禁忌证

1. 穿刺部位有静脉血栓形成,或已知存在局部感染、解剖异常、血管内装置等。

2. 凝血功能明显障碍,使用溶栓、抗凝血或抗血小板药物。

3. 明显肺气肿。

4. 躁动不能配合者。

三、术前准备

1. 操作室消毒。

2. 清洁双手,戴帽子、口罩。

3. 核对患者姓名、性别、床号、病例号,查阅患者近期辅助检查及病史。与患者家属就操作流程及可能出现的并发症进行沟通。

4. 协助患者摆好体位,持续心电监护。

5. 物品准备　一次性中心静脉导管包(穿刺针、导丝、扩皮器、穿刺导管、固定器、测压器)、无菌手套、碘伏、消毒弯盘、10ml 注射器、利多卡因、无菌敷贴、缝合包(刀片、缝线)、500ml 生理盐水、肝素盐水、输液器、0.1% 肾上腺素、阿托品,生活垃圾桶、医疗垃圾桶。所有物品及药品包装完好无破损,均在有效期范围内。

四、操作步骤

(一)锁骨下静脉穿刺

1. 患者体位　患者去枕仰卧,肩高头低位(15° 左右),头转向对侧,必要时穿刺侧肩部垫高外展,也可使床尾抬高,有利血液回流的同时避免空气进入静脉发生栓塞。

2. 穿刺部位

(1)锁骨下穿刺点:锁骨下缘中点内侧 1~2cm(中、内 1/3 交界处),穿刺针指向胸锁关节。

(2)锁骨上穿刺点:胸锁乳突肌锁骨头外侧 1cm,锁骨上 1cm,低于冠状平面针尖向上 10°~15°,向对侧乳头或胸骨切迹进针。

3. 消毒铺巾

（1）用碘伏进行穿刺点部位的消毒，消毒范围：胸骨切迹至锁骨肩峰端，耳朵至乳头，消毒范围应大于孔巾范围。

（2）戴无菌手套，助手协助打开穿刺包，术者检查包内器械：穿刺针针尖锐利、无锈、无弯曲、无倒刺，穿刺针及静脉导管通畅、密闭性良好、橡胶无老化。中心静脉导管抽取20ml肝素液，密闭输液接头排气备用。

（3）根据无菌操作规范，铺无菌手术巾。

4. 局部麻醉　助手协助术者核对麻醉药品名称及浓度，再次确认患者无麻醉药物过敏史，局部浸润麻醉。麻醉针探寻深静脉位置。

5. 穿刺置管　（锁骨下）针尖指向头部，与胸骨纵轴呈45°，贴近胸壁平面呈15°，以恰能穿过锁骨与第一肋骨的间隙为准，紧靠锁骨内下缘缓慢推进，使穿刺针内形成负压，一般进针3～4cm可有突破感并有静脉血流入注射器，可回抽大量回血，则证明已进入锁骨下静脉。此时再轻轻推进0.1～0.2cm，使穿刺针的整个斜面在静脉腔内，以免呼吸或活动时针尖脱出。左手固定穿刺针，将导丝自针尾缓缓送入，使管端达上腔静脉（置入深度为15～30cm），退出穿刺针。沿导丝置入扩皮导管，充分扩张穿刺通路后退出。沿导丝置入中心静脉导管，右侧置入约16cm，左侧置入约20cm，固定导管后退出导丝。回抽通畅，使用测压器再次确认穿刺针位于静脉内。根据管路用途及患者出血风险，采用肝素钠/盐水冲洗导管，与输液接头连接。

（二）颈内静脉穿刺

1. 患者体位　患者去枕仰卧，肩高头低位（15°左右），头转向对侧，必要时穿刺侧肩部垫高外展，也可使床尾抬高，利血液回流同时避免空气进入静脉发生栓塞。

2. 刺部位　胸锁乳突肌锁骨头与胸骨头之间，颈内动脉的外侧。

3. 消毒铺巾

（1）用碘伏进行穿刺点部位的消毒，消毒范围为耳朵至锁骨，肩膀至前正中线，消毒范围应大于孔巾范围。

（2）戴无菌手套，助手协助打开穿刺包，术者检查包内器械：穿刺针针尖锐利、无锈、无弯曲、无倒刺，穿刺针及静脉导管通畅、密闭性良好、橡胶无老化。中心静脉导管抽取20ml肝素液，密闭输液接头排气备用。

（3）根据无菌操作规范，铺无菌手术巾。

4. 局部麻醉　助手协助术者核对麻醉药品名称及浓度，再次确认患者无麻醉药物过敏史，局部浸润麻醉。麻醉针探寻深静脉位置。

5. 穿刺置管

（1）穿刺入路：依据颈内静脉与胸锁乳突肌之间的相互关系，可分别在胸锁乳突肌的前、中、后三个方向进针。

（2）前路：胸锁乳突肌前缘下1/3，触及颈总动脉搏动，向内推开颈总动脉，右手在颈总动脉外侧0.5cm处进针，针尖指向同侧乳头（此路径易误入颈总动脉）。

（3）中路：胸锁乳突肌锁骨头与胸骨头交界点为穿刺点或锁骨与胸锁乳突肌锁骨头和胸骨头形成的三角区的顶点。锁骨上3～5cm，针尖指向同侧乳头，呈45°进针。临床上一般选用中路穿刺，此点可直接触及颈总动脉，误伤动脉的机会较少，也不易伤及胸膜腔。此处颈内静脉较浅，穿刺成功率高。

（4）后路：在胸锁乳突肌的外侧缘中、下1/3的交点或在锁骨上缘3～5cm处作为进针点，针尖指向胸骨上切迹。

穿刺针内形成负压，一般进针3～4cm可有突破感并有静脉血流入注射器，可回抽大量回血，左手固定穿刺针，将导丝自针尾缓缓送入，退出穿刺针。沿导丝置入扩皮导管，充分扩张穿刺通路后退出。沿导丝置入中心静脉导管，（成人置管深度一般为13～15cm），固定导管后退出导丝。回抽通畅，使用测压器再次确认穿刺针位于静脉内。根据管路用途及患者出血风险,采用肝素钠/盐水冲洗导管,与输液接头连接。

（三）股静脉穿刺

1. **患者体位**　平卧位或头高位,穿刺侧下肢外旋外展,小腿呈90°,穿刺侧臀下可适当垫高。

2. **穿刺部位**　腹股沟韧带下1～2cm,股动脉内侧约1cm处。

3. **消毒铺巾**

（1）用碘伏进行穿刺点部位的消毒,以穿刺点为中心,中间不留白,消毒范围直径至少15cm,消毒范围应大于孔巾范围。

（2）戴无菌手套,助手协助打开穿刺包,术者检查包内器械:穿刺针针尖锐利,无锈、无弯曲、无倒刺,穿刺针及静脉导管通畅、密闭性良好、橡胶无老化。中心静脉导管抽取20ml肝素液,密闭输液接头排气备用。

（3）根据无菌操作规范,铺无菌手术巾。

4. **局部麻醉**　助手协助术者核对麻醉药品名称及浓度,再次确认患者无麻醉药物过敏史,局部浸润麻醉。麻醉针探寻深静脉位置。

5. **穿刺置管**　术者用左手触及股动脉搏动最强处并固定,右手持注射器,使针头与皮肤呈45°角,在股动脉内侧约1cm处朝向头侧刺入,可见暗红色血液,立即固定针头,进针深度约2～3cm,将导丝自针尾缓缓送入,退出穿刺针。沿导丝置入扩皮导管,充分扩张穿刺通路后退出。沿导丝置入中心静脉导管,（成人置管深度一般为18cm）,固定导管后退出导丝。回抽通畅,使用测压器再次确认穿刺针位于静脉内。根据管路用途及患者出血风险,采用肝素钠/盐水冲洗导管,与输液接头连接。

五、术后处理

妥善固定导管,无菌敷贴覆盖穿刺部位,标签记录操作日期。局部压迫24小时。调节流速,协助患者摆好体位。整理用物,完成操作记录。颈内静脉、锁骨下静脉置管后拍摄胸片确认中心静脉导管位置:导管尖端位于第2、3前肋水平,上腔静脉内。

六、注意事项

1. 严格掌握操作适应证,术中严格无菌操作,预防感染。术后每日更换输液装置,每次输液时也应严格无菌操作,消毒导管入口,更换敷贴、肝素帽。

2. 导管引流不畅时,先检查是否打折及脱出,注射器抽取生理盐水,回抽通畅后静脉输入,切忌过度用力冲洗导管致血栓脱落。输注结束及时用肝素钠/盐水封管。

七、并发症及其处理

1. **气胸**　主要是穿刺时进针角度和方向不当所致,无论是颈内静脉还是锁骨下静脉穿刺时,都有穿破胸膜和肺尖的可能,如果仅为少量气胸,不需要特殊处理,可自行吸收。如果针尖在深部改变方向使破口扩大或患者处于正压机械通气状态,气胸会急剧加重甚至形成张力性气胸。此时应停止继续穿刺,完善床旁胸部X线检查,完成胸腔闭式引流,促进肺复张。

2. **血肿、血胸**　如果进针过深,易误伤动脉及穿破胸膜,这时应立即撤针,局部压迫3～5分钟可以止血,之后更换穿刺点或穿刺路径。

3. **感染**　病情允许的情况下,留置时间越短越好,最长7～10天应该拔除或重新穿刺置管。

4. **心律失常**　操作过程中持续心电监护,除颤仪、抢救药品床旁备用。

5. **空气栓塞**　避免血容量过低,穿刺过程中保持头低脚高位（颈内、锁骨下静脉穿刺）,插拔导管时若患者可配合,嘱患者呼气,同时保持中心静脉导管密闭状态。

6. **心肌损伤**　常由于导管太硬或置管太深,心脏的收缩而损伤甚至穿破心房壁,若发现患者出现心脏压塞症状,应及时解除压迫,甚至即刻行心脏直视手术切开心包。

第十节　肘静脉压测定

一、适应证

右心衰竭、心包积液、上腔静脉阻塞、缩窄性心包炎、心源性水肿等疾病进行诊疗时,了解右心房水平的外周静脉压,以间接了解患者心功能情况。

二、禁忌证

严重出血倾向及局部有皮肤软组织感染。

三、术前准备

1. 操作室消毒。
2. 清洁双手,戴帽子、口罩。
3. 核对患者姓名、性别、床号、病例号,查阅患者近期辅助检查及病史。与患者家属沟通操作流程及并发症。
4. 术前嘱患者卧床休息15～30分钟,使全身肌肉放松。
5. **物品准备**　治疗盘、静脉穿刺针针头1个、10ml注射器、18号针头、L形测压管、三通、接头、无菌注射用生理盐水、肝素钠注射液、碘伏、棉签、无菌敷料,生活垃圾桶、医疗垃圾桶。所有物品及药品包装完好无破损,均在有效期范围内。

四、操作步骤

1. **患者体位**　患者去枕平卧,脱下衣袖,上臂外展与身体长轴呈45°～60°,与右心房在同一平面。呼吸困难者取半卧位,平抬手臂高度相当于第二肋间。
2. **穿刺部位**　可在肘部、足部等处取肘前静脉作为穿刺部位。
3. 常规消毒穿刺部位皮肤。
4. **穿刺**　取5ml注射器抽取生理盐水或肝素钠注射液,冲洗测压管,使测压管内充满溶液。将静脉穿刺针与L形测压管相连,行肘前静脉穿刺,确定针头在静脉内后,注入少量生理盐水,观察静脉是否通畅。待测压管内液体平面稳定不再上升时,其高度即为静脉压水平(正常为50～150mmH$_2$O)。

五、术后处理

协助患者摆好体位,整理用物,完成操作记录。

六、注意事项

1. 操作时尽量避免咳嗽,以免静脉回流使得测定值增高。
2. 患者应脱下衣袖,四肢肌肉放松。
3. 穿刺成功后应松开压迫,以免影响测定结果。
4. 避免血管活性药物干扰因素。

第十一节　侧脑室引流术

一、适应证

1. CT或MRI提示脑积水,考虑为颅内压增高,病情危重甚至发生脑疝或昏迷时,若其他降颅压效果不佳,可采用脑室穿刺引流术,作为紧急减压抢救措施。

2. Ⅲ～Ⅳ级脑室内出血患者,意识障碍加重或脑室出血量大伴脑室明显扩张时,穿刺引流血性脑脊液,可减轻脑水肿、清除血肿,可有效减轻脑积水。

3. 开颅术中为降低颅内压、改善手术区的暴露视野,可行侧脑室穿刺引流术。开颅术后尤其在颅后窝术后,为解除反应性颅内高压,也常用侧脑室穿刺引流。

4. 脑室穿透伤者一般缝合硬脑膜后,同时做侧脑室引流减压。

5. 结核性脑膜脑炎患者,行脑脊液置换,以达到引流出炎性脑脊液、减少脑脊液中致热源、加速意识恢复、加速降低脑脊液蛋白浓度、减轻蛛网膜黏连、减少脑积水的发生的目的。

6. 脑脓肿破入脑室后出现脑室炎、脑膜炎及脑脊液循环障碍,进而出现颅内压增高者。

7. 脑室内注入药物,增加脑脊液中药物浓度,以治疗颅内感染或恶性肿瘤蛛网膜下腔转移、溶解血凝块等。

8. 行脑脊液分流手术,放置分流管。

9. 抽取脑室脑脊液做生化和细胞学等检查。

10. 脑室造影及脑室镜检查。

11. 鉴别脑积水的类型,即分别做侧脑室和腰椎穿刺,用染料测试两者是否相通。

12. 监测颅内压力。

二、禁忌证

1. 患者有出血倾向,出、凝血功能异常。

2. 脑血管畸形。穿刺经过位于侧脑室附近的血管畸形时,侧脑室穿刺可引起出血;脑脊液引流过快时,可致动脉瘤破裂出血;脑压过低可能发生硬脑膜下/外血肿,或动脉瘤破裂。

3. 穿刺部位感染、硬脑膜下积脓或脑脓肿。穿刺部位感染者,侧脑室穿刺会导致感染向脑内扩散;硬脑膜下积脓或脑脓肿者,有脓肿破入脑室的危险。

4. 因广泛脑水肿致脑室受压缩小者,穿刺困难,引流也很难起效。

5. 病情危重不能耐受。

三、术前准备

1. 完善头颅 CT 或 MRI 影像学检查,了解侧脑室情况,有无脑积水、脑疝等。

2. 完善实验室检查,了解凝血功能、血常规、感染筛查等情况。

3. 术前建议停用抗凝和抗血小板药物,并复查血常规、凝血功能。

4. 签署知情同意书。

5. 备皮,使用软标尺和记号笔于患者头部标记穿刺点。

6. 除紧急情况外,术前应禁食 4～6 小时。

7. 充分镇静镇痛。

8. 维持气道通畅,必要时可先行气管插管建立人工气道。

9. 常规使用抗菌谱覆盖皮肤菌群的抗生素。

10. **准备穿刺物品** 包括颅骨钻孔器械包,软标尺、记号笔、无菌手套、无菌引流袋、注射器(5ml、10ml 各 1 支)、利多卡因、络合碘、无菌方巾或洞巾等。

四、侧脑室穿刺常见部位

1. **前角穿刺(额角穿刺)** 眉弓上 9cm,中线旁开 2.5cm,穿刺方向与矢状面平行,对准两外耳道假想连线,深度约 5.5cm。此穿刺点临床最为常用,常用于急救性脑室外引流。

优缺点:患者为仰卧位,侧脑室额角较大,易刺中,无脉络丛,便于进行脑室持续外引流术。但该处皮质血管较多,存在大脑半球肿瘤时额角移位较多,导致穿刺困难。

2. **后角穿刺（枕角穿刺）**　穿刺点在枕外隆凸上方4～7cm中线旁开3cm,穿刺方向与矢状面平行,对准眉嵴,深度不超过5～6cm。此穿刺常用于脑室-枕大池分流术和颅后窝手术做持续脑脊液引流。

优缺点:侧脑室后角最大,易刺中,且该处皮质血管少。但患者头部易将引流管压瘪致不通畅,引流管口易受压,容易引起压疮或引流管口感染。

3. **三角区穿刺**　穿刺侧脑室下角时,在耳廓最高点上方1cm,穿刺三角部时,在外耳孔上方和后方各4cm处。均垂直进针,深度为4～5cm。该穿刺部位不常用。

4. **经眶穿刺**　在眶上缘中点下后0.5cm处,向上45°、向内15°进针,深度为4～5cm,可进入前角底部。该穿刺部位不常用。

五、操作方法（以右侧额角穿刺为例）

1. 床头抬高约30°,患者去枕仰卧,用记号笔及软标尺标记穿刺点。

2. 常规消毒,铺巾,利多卡因局部麻醉。用颅骨锥垂直锥钻进颅骨,透颅骨后即可拔出颅骨锥,换穿刺针芯刺破硬脑膜。

3. 将带芯脑室引流管按穿刺方向经颅骨孔缓慢插入脑室,穿刺方向与矢状面平行,对准两外耳道假想连线,深度约5.5cm,见有脑脊液流出后,拔出针芯,及时夹闭引流管。

4. 将引流管固定,接脑室引流袋,其上标记使用日期。穿刺点按压止血后,予消毒并无菌敷料覆盖,悬挂好引流袋,嘱患者局部避水,减少局部活动。

5. 打开引流管观察脑脊液波动情况,查看患者意识和瞳孔。及时复查头颅CT或MRI,明确引流管位置是否合适及有无穿刺导致脑出血。

6. 清理物品,并送检标本,记录穿刺病程。

六、注意事项

1. 应严格确定穿刺点,掌握穿刺方向。需要改变穿刺方向时,应将脑室穿刺针拔出后重新穿刺,不可在脑内转动调整方向,以免损伤脑组织。穿刺不应过急、过深,以防损伤脑干或脉络丛而引起出血。

2. 患者平卧位时,一般引流管出口的高度距侧脑室平面10～15cm（即外耳道水平）。侧卧位时,以正中矢状面为基线,高出15～18cm。如伴有脑积水、脑室肿瘤、颅后凹占位病变者,术后早期可将引流袋挂高,待颅内压力趋于平衡后,再放低引流袋于正常高度。同时根据引流速度或病情在其范围内适当调整高度。

3. 监测引流量、引流液性质、引流管是否通畅。引流管内的引流液随患者的呼吸、脉搏等上下波动,提示通畅,反之则不畅。

4. 穿刺成功后缓慢放出脑室脑脊液10～20ml,引流早期应控制引流速,放脑脊液速度过快可致脑压过低、脑室塌陷,可能发生硬脑膜下/外血肿,还可能因动脉瘤周围压力变动导致动脉瘤破裂。一般引流量小于500ml/d。

5. 严格要求无菌操作,防止感染。引流过久会导致患者出现颅内感染,因此应严格控制引流时间,最好不超过7～10天。若引流液变浑浊或肉眼观察呈毛玻璃样,提示颅内感染,应留取标本送检。避免引流管漏液和逆流,防止引流管外口与脑脊液收集瓶内液体接触,CT复查时夹闭引流管等,都是预防颅内感染的重要环节。双侧脑室引流时,要防止空气通过一侧引流管进入脑室系统。另外,预防性应用抗生素对预防颅内感染也是十分必要的。

6. 拔管之前试行封闭引流管1～2天,无不良反应时可拔管,拔管时应先关闭引流管再拔除管子。拔管后应采取头高位30°,避免发生脑脊液漏,利于静脉回流,还应观察局部渗液情况,若有脑脊液漏出则须及时缝合硬脑膜。

7. 对于高颅压患者在腰穿前进行侧脑室引流降低了脑疝风险,并且,在脑脊液置换过程中可用一定的压力起剥离作用,有利于组织黏连的松解。

七、并发症及处理

（一）硬脑膜下/外血肿

1. 术前停用抗凝、抗血小板、抗血管生成药物可降低出血风险及出血量。

2. 避免放脑脊液过快、过多。

3. 请神经外科会诊，必要时手术清除血肿。

（二）动脉瘤破裂

1. 请神经外科会诊，可能需要紧急开颅手术挽救生命。

2. 必要时暂时行脑动脉阻断。

3. 脑保护措施：如亚低温（32～34℃）降低脑代谢率，血液稀释、增加残余脑血流量等。

（三）继发感染

1. 及时抗感染治疗，拔除或更换引流管。

2. 脑脊液漏时，及时缝合硬脑膜，预防感染。

（四）引流管阻塞

可挤压引流管，将血块等阻塞物挤出，或在严格的无菌操作下用注射器抽吸。切不可用盐水冲洗，以免阻塞物被冲入脑室系统造成脑脊液循环受阻。

参考文献

［1］DOMANSKI H A. Role of fine needle aspiration cytology in the diagnosis of soft tissue tumors［J］. Cytopathology, 2020, 31（4）: 271-279.

［2］张文智, 杨高怡, 钟方明, 等. 颈部淋巴结核超声造影指导下粗细针穿刺活检的对比分析［J］. 中国超声医学杂志, 2019, 35（10）: 884-886.

［3］SHAH K S V, ETHUNANDAN M. Tumour seeding after fine-needle aspiration and core biopsy of the head and neck-a systematic review［J］. British Journal of Oral & Maxillofacial Surgery, 2016, 54（3）: 260-265.

［4］刘启梁, 雷美, 石轶群, 等. GeneXpert MTB/RIF 检测细针穿刺活检组织洗脱液对肺外结核的辅助诊断价值［J］. 中国防痨杂志, 2018, 40（11）: 2.

［5］RENSHAW A A, POWELL A, CASO J, et al. Needle track seeding in renal mass biopsies［J］. Cancer Cytopathology, 2019, 127（6）: 358-361.

［6］郭雪梅, 张和平, 敬雪明, 等. 150 例肾穿刺活检的病理类型与流行病学特征分析［J］. 重庆医学, 2022, 51（8）: 1307-1310, 1314.

［7］赵澄泉, 潘特诺威茨, 杨敏. 细针穿刺细胞病理学［M］. 北京: 北京科学技术出版社, 2014.

［8］DRAGOESCU E A, LIU L. Indications for renal fine needle aspiration biopsy in the era of modern imaging modalities［J］. J Cyto, 2013, 10（1）: 15.

［9］MANNO C, STRIPPOLI G F, ARNESANO L, et al. Predictors of bleeding complications in percutaneous ultrasound-guided renal biopsy［J］. Kidney Int, 2004, 66（4）: 1570-1577.

［10］周大为, 郑丽, 梁发东, 等. 超声引导下经皮肾穿刺活检术后严重出血的危险因素［J］. 影像科学与光化学, 2022, 40（2）: 357-361.

［11］LIM A, O'NEIL B, HEILBRUN M E, et al. The contemporary role of renal mass biopsy in the management of small renal tumors［J］. Front Oncol, 2012（2）: 106.

［12］TAN P H, CHENG L, RIOUX-LECLERCQ N, et al. Renal tumors: diagnostic and prognostic biomarkers. Am J Surg Pathol, 2013, 37（10）: 1518-1531.

［13］吴建辉, 张灿辉, 邓新宇. 体位对胸腔穿刺引起胸膜反应的影响［J］. 当代医学, 2017, 23（18）: 30-32.

［14］JAIN A, MISRA D P, RAMESH A, et al. Tuberculosis mimicking primary systemic vasculitis: not to be missed!［J］. Trop Doct, 2017, 47（2）: 158-164.

［15］赵建华, 李玮, 张杰文, 等. 中枢神经系统结核继发急性脑梗死的临床和 MRI/MRA［J］. 中风与神经疾病杂志, 2011, 28（04）: 364-365.

［16］CHOW K M, CHOW V C, SZETO C C. Indication for peritoneal biopsy in tuberculous peritonitis［J］. Am J Surg, 2003,

185（6）: 567-573.

［17］CHOW K M, CHOW V C, HUNG L C, et al. Tuberculous peritonitis-associated mortality is high among patients waiting for the results of mycobacterial cultures of ascitic fluid samples［J］. Clin Infect Dis, 2002, 35（4）: 409-413.

［18］MAYOSI B M, BURGESS L J, DOUBELL A F. Tuberculous pericarditis［J］. Circulation, 2005, 112（23）: 3608-3616.

［19］胡旭, 邢宝春. GeneXpert MTB/RIF 在结核性心包炎诊断及利福平耐药检测中的应用［J］. 重庆医学, 2019, 48（4）: 698-701.

［20］苏虹, 胡文标, 黄森, 等. 肘静脉压测定指导心力衰竭治疗的临床效果［J］. 中外医疗, 2019, 38（1）: 32-34.

［21］张燕玲, 常国楫, 何花, 等. Ommaya 囊等侧脑室介入法治疗结核性脑膜脑炎并脑积水的疗效分析［J］. 昆明理工大学学报（自然科学版）, 2020, 45（02）: 99-107.

第三篇 各论

第一章 淋巴结结核

当人体暴露于结核分枝杆菌后，少量结核分枝杆菌就可以通过黏膜或者肺泡侵入机体并导致人体感染，结核分枝杆菌可以侵犯人体的各个器官组织，除肺脏是人体最常易受侵犯的器官外，肺外许多器官也可侵及，如分布全身的淋巴结组织。体表淋巴结结核居全身淋巴结结核发病率的首位，占整个淋巴系统结核病的80%～90%，尤其是颈部淋巴结结核最为常见，其次为颌下、腋下、腹股沟等处。深部的淋巴结结核病较为常见的如纵隔肺门淋巴结结核、腹腔淋巴结结核等。

第一节 体表淋巴结结核

总体来说，人的全身有500个以上的淋巴结组织，其中以颈部及纵隔分布最多，颈部150～200个，一般直径在0.5cm以内。体表淋巴结轻度肿大，特别是位于颈前部、颌下、腹股沟者可以见于正常状态。

一、感染途径

1. **直接蔓延** 由已感染的肺尖、肺门及纵隔淋巴结病灶上行直接蔓延到颈下部淋巴结群，也可认为颈部淋巴结结核是原发综合征进展过程的结果。

2. **血行播散** 主要是指肺部病变中的结核分枝杆菌由血行播散至颈部，颈部淋巴结结核是全身结核病的一个局部表现。

3. **多发性原发感染** 有专家认为约20%的颈部淋巴结结核病患者是多发性原发感染所致。在受到结核分枝杆菌严重感染时，可同时发生口咽、颈部淋巴结及肺或肠系膜淋巴结的复合原发感染。

4. **皮肤黏膜接种，形成口咽原发综合征** 此病一般以小儿多见，其主要诊断指标主要有：初始发热；有过敏体外表现；结核菌素试验结果最近转为阳性；口腔、咽或面部有结核感染灶；单侧局限性淋巴结肿大；胸部X线检查显示肺部无结核病变。

二、好发部位

临床上按左右区分，以右侧居多，占68.5%，左侧占31.5%。左右侧好发部位依次为颈上部，约占40%，锁骨上窝部，约占30%，颈下部，约占23%，颌下部，约占7%。

三、合并其他部位的结核

据报告，颈部淋巴结结核约57%合并有肺结核，同时也可能合并其他部位结核，如肠结核、骨结核、皮肤结核等，有的甚至合并重症结核，如结核性脑膜炎、血行播散性结核等。另外，颈部淋巴结结核还可同时合并其他部位淋巴结结核，如纵隔、肺门、腋窝、腹股沟等。

四、临床类型

1. **结节型** 此型起病缓慢，常偶然发现一至数枚无痛性肿块，质地较硬，散在而活动，无黏连，可有轻度压痛。随着病情进展,活动度逐渐减少,甚至黏连成串珠状。

2. **浸润型**　患者往往有明显的淋巴结周围炎,肿大淋巴结融合成团块状,与周围组织和皮肤黏连,活动受限,自觉疼痛与压痛增强,中心部开始干酪坏死。

3. **脓肿型**　如患者上述淋巴结病情未得到控制,肿块逐渐软化,形成冷脓肿。有时出现强烈的疼痛,皮肤发红。如不及时处理,可自行破溃。

4. **溃疡型**　患者局部淋巴结脓肿自行破裂或切开引流,创口长期不愈,形成瘘管或溃疡。

五、诊断及鉴别诊断

（一）体表淋巴结结核病诊断主要依据

1. 有结核病史或结核病接触史。

2. 有全身结核中毒症状,发热,特别是午后低热;结核菌素纯蛋白衍生物（PPD）皮试新近转为阳性或强阳性;血γ干扰素释放试验明显升高;红细胞沉降率、C反应蛋白升高;降钙素基本正常。

3. 有慢性淋巴结周围炎,有单个或质稍硬并成串与周围组织黏连的肿大淋巴结,且淋巴结缓慢肿大、疼痛轻微,或已有波动,表面皮肤发红或脓肿破溃流脓并形成窦道。

4. 胸部X线显示肺部有结核病灶或纵隔、肺门有肿大的淋巴结或钙化灶。

5. 口腔、咽喉部位有结核病变。

6. 颈部CT扫描特别是增强扫描检查有助于对颈部较深部位的淋巴结结核的发现;通常情况下病灶呈现"三多"特点,即病灶数目多、常融合成团、侵犯区域多。平扫表现为肿大的淋巴结中央密度减低,边缘大多清晰,强化扫描时常呈薄壁环形强化或分隔样环形强化,中央密度明显减低。

7. 淋巴结穿刺抽脓找抗酸杆菌,其涂片阳性率约为30%,培养的阳性率为23%～75%,对单个或成串的肿大淋巴结,可行细针（22号）穿刺,各取针尖上和针心的内容物进行涂片染色细胞学检查,方法简单易行,其准确率为79%左右,与病理组织学检查比较。

8. 对一时难以明确诊断者,可给予试验性或诊断性抗结核治疗,动态观察其疗效,以协助诊断。

9. 确诊需组织病理学检查,可分为干酪性和增殖性、混合性和无反应性淋巴结结核,干酪性可表现为中央区干酪坏死,周围有上皮样细胞、淋巴细胞和朗汉斯巨细胞,增殖性表现为无干酪坏死,有网状内皮增生、上皮样细胞和排列不规则的朗汉斯巨细胞。

（二）体表淋巴结结核的主要鉴别诊断疾病

1. **慢性非特异性局限性淋巴结肿大**　此症多为邻近器官的感染传播所致,有时又称慢性淋巴结炎。如头部病灶可传及耳后和乳突淋巴结;口腔、咽部病变可使颌下、颏下淋巴结肿大;受累的淋巴结通常体积较小、数量较少,且较坚实无压痛,合并急性感染时,抗感染治疗通常有效。

2. **非结核分枝杆菌淋巴结炎**　主要致病菌有鸟-胞内分枝杆菌复合群、瘰疬分枝杆菌等,以颈部淋巴结肿大,特别是颌下部及上颌附近的淋巴结受累最为常见,亦可累及耳部、腋下淋巴结。确诊有赖于病原学证据。

3. **结节病**　此病是一种全身性肉芽肿病,可累及全身所有器官,是一种慢性非干酪性肉芽肿性疾病。病变常可累及多处淋巴结,但以双侧肺门淋巴结更多见。淋巴结活检标本中又以锁骨上淋巴结、斜角肌淋巴结、前臂内侧滑车上淋巴结为多。多见于20～40岁的青壮年,其中女性居多。淋巴结中度肿大,最大约2cm,肺门淋巴结肿大者可呈巨块状。淋巴结不与周围组织黏连,病理表现与结核结节相似,但结节病的结节内一般无干酪样坏死,类上皮细胞增生显著,巨细胞数目多但细胞核不呈马蹄形或花环状排列,巨细胞内有星状或同心圆状钙化灶。该病很少累及肠道和肠系膜淋巴结。

4. **恶性肿瘤转移性淋巴结肿大**　通常有原发性恶性肿瘤的病史,局限性淋巴结肿大除常由引流区域组织或器官的非特异性炎症引起外,亦可由淋巴结引流部位的恶性肿瘤淋巴道转移而来。颈淋巴结肿大常由甲状腺癌或鼻咽癌转移而来;左锁骨上窝淋巴结肿大常由胃癌转移;右锁骨上窝或腋窝淋巴结肿大常由肺癌转移而来;腋窝淋巴结肿大亦可由乳腺癌转移而来;腹股沟淋巴结肿大可由阴茎、睾丸肿瘤或下肢肿瘤转移而来。淋巴结坚硬、无痛、进展快、可黏连,局部淋巴结活检病理检查可确诊,发现原发肿瘤病变有助于诊断。

5. **白血病**　各类白血病常伴有全身性或局部浅表的淋巴结肿大,62.2%急性淋巴细胞白血病(ALL)、41%急性髓系白血病(AML)有淋巴结肿大,常为浅表淋巴结肿大,多光滑、无压痛、不黏连、不化脓,质地较硬,常伴发热、胸骨压痛、肝脾肿大、出血、贫血,白细胞显著升高或不升高,确诊需骨髓穿刺检查,骨髓象中原始和幼稚细胞大量增生。

6. **恶性淋巴瘤**　此病以浅表淋巴结无痛性、进行性肿大为特征,全身淋巴结均可累及,但以颈部淋巴结肿大为多见。该病病程发展快,常有发热、消瘦、盗汗、皮肤瘙痒、肝脾肿大、黄疸伴有纵隔及腹腔内淋巴结肿大。淋巴结活检、淋巴结穿刺抽液涂片和淋巴结印片对该病诊断很有价值。霍奇金淋巴瘤(组织细胞为主型)和淋巴上皮样细胞淋巴瘤淋巴结正常结构被破坏,有系列的里-施细胞(RS cell),或单一的淋巴细胞增生。

7. **组织胞浆菌病**　多发生于同时伴有局限性呼吸道感染时的肺门淋巴结,也可发生于因皮肤感染而引起浅表淋巴结肿大。镜下与无坏死的结核结节相似,修复后可发生钙化。如伴有明显的坏死,则与干酪样坏死相似。病变中常有组织细胞增生,体积增大。与结核病最重要的区别点是该病细胞质内吞噬有许多呈圆形或卵圆形的孢子体,其直径1~5μm,过碘酸希夫染色(periodic acid-Schiff stain, PAS stain)或银染可显示菌体。

8. **卡介苗接种引起的淋巴结炎**　卡介苗接种后,注入体内的卡介苗必须经过淋巴道到达全身,因此接种处附近的淋巴结(常为腋窝)有一定程度的组织反应,表现为轻微肿胀,这是正常现象。一般淋巴结肿大不超过1cm,1~2个月后消退。但在卡介苗接种中,由于菌种活力较强、接种对象年龄偏小、注射超量、注射过深或注入皮下、接种方法的不当等,可有少数儿童在接种后1~2周出现发热、皮疹、淋巴结肿大超过1cm的局部淋巴结炎,根据接种史、病史等可与淋巴结结核相鉴别。

9. **弓形虫病**　是由鼠弓形虫感染所致,本病通常在畜牧区较为多见,是一种人畜共患病,该病临床上以青年女性多见,可引起淋巴结、眼、脑、心等器官的病变,其中以淋巴结炎最为常见。病变多累及颌下及耳后淋巴结,常单侧发生,单个或成群。肿大的淋巴结可有轻度压痛,患者可有全身不适或低热,也可无任何症状。

10. **传染性单核细胞增多症**　通常是由EB病毒感染所致,常见颈部淋巴结肿大,尤其是左颈后组的淋巴结多见,其肿大的淋巴结硬度中等,不黏连、不化脓,患者可伴有发热、咽峡炎、皮疹,淋巴结穿刺涂片检查淋巴细胞可达50%~90%,并可见异型淋巴细胞,嗜异性凝集试验阳性率可达80%~90%。

六、治疗

淋巴结结核病的治疗与其他部位的结核病一样,首先需要全身抗结核治疗,常用的药物有异烟肼、利福平、吡嗪酰胺、乙胺丁醇等,因淋巴结结核易反复及部分病灶可能会破溃,故在开始抗结核治疗时其强化期通常不低于3个月,巩固期不低于9个月,不适合短程化疗。化疗的原则仍是早期、联合、规律、适量和全程。我国推荐的治疗方案中,对于无合并症的肺外结核病,原则上采用初治涂阳肺结核化疗方案。同时须采用DOTS策略(directly observed treatment of short course strategy)。具体详见肺外结核病治疗章节。

中医中药在淋巴结结核治疗中可发挥重要作用,因其具有攻毒杀菌、清热解毒、软坚散结、化积消瘰、拔毒敛疮、祛腐生肌等作用。同时有些中药还有提高免疫力作用,可促使破溃的淋巴结伤口早日愈合。

(一)局部治疗

在体表淋巴结治疗过程中,如局部淋巴结还没液化,呈硬结状态时,可行部分抗结核药物局部淋巴结注射,常用的药物有异烟肼注射液、硫酸阿米卡星注射液等。如脓肿形成后,可行局部脓肿穿刺抽脓术,待脓液完全抽吸后可局部注射上述药物,同样有利于病变组织的吸收,促进病情的好转。

(二)手术治疗

过去曾认为手术是淋巴结结核的主要治疗方式,随着化疗方案的不断应用,现在临床上需要手术处理的病例越来越少。但手术作为淋巴结结核治疗的一个重要部分,在以下情况下可以考虑使用。

1. **结节型、炎症型淋巴结结核**　经过化疗后其淋巴结病灶仍不缩小，或反而增大或增多者，特别是肿大淋巴结大于 2cm、经抗结核治疗 2 个月，肿块无明显变化或继续增大者，或肿块大于 3cm 者、或已形成化脓病灶，可考虑行手术淋巴结摘除。

2. **脓肿型淋巴结结核**　淋巴结肿大有波动感、皮色红或暗紫时，应及早切开引流。早期破溃脓肿亦可行引流术，同时应彻底刮净病灶内干酪样坏死物，然后可放入无菌纱条或含异烟肼液的纱条引流。

3. **溃疡瘘管型淋巴结结核**　溃疡型可行病灶清除术。脓肿破溃或手术后形成窦道，局部换药不愈合的窦道，愈合后又复发的窦道等，应做窦道切除手术，并将窦道附近的淋巴结全部切除。

七、体表淋巴结结核疗效判断标准

1. **治愈**　肿大淋巴结消散，溃疡和瘘管完全愈合。

2. **有效**

（1）显效：肿大淋巴结缩小在 90% 以上。

（2）中度：肿大淋巴结缩小在 50%～90%。

（3）轻度：肿大淋巴结缩小在 10%～50%。

3. **无效**　溃疡或瘘管未愈合，肿大淋巴结缩小在 10% 以下。

4. **复发**　溃疡或瘘管复发或治愈肿大淋巴结开始肿大；原已治愈肿大淋巴结之外又出现新的肿大淋巴结结核。

第二节　纵隔及肺门淋巴结结核

纵隔及肺门淋巴结结核通常作为全身性结核病的一部分，大部分属于原发性肺结核的一个亚型，常见于儿童或首次感染结核分枝杆菌的患者，通常起病隐匿，病程较长，且病变早期患者通常因无明显不适症状，不易被发现，临床易被漏诊。近年来临床上成人纵隔肺门淋巴结结核的发病率有逐渐上升的趋势。

一、发病机制

纵隔肺门淋巴结结核是纵隔肺门淋巴结受结核分枝杆菌感染后发生的一种慢性病变，好发于后上纵隔、气管旁、隆突下及支气管旁淋巴结，一般认为成人纵隔肺门淋巴结结核发病机制是原发性结核感染的一部分，也可以是原发感染后的结核病复发。近年来由于肺结核的发病率有所下降，原发感染的发病时间推迟，但最近有报道表明成人胸内淋巴结结核发病率有所增加，发病率增加的原因可能是结核病发病率下降与儿童原发性结核减少而成人的个体易感性增加，故应引起重视。

二、临床表现

因纵隔肺门淋巴结可以有坏死、干酪样变、结核性脓肿或增殖性改变，肿大的淋巴结压迫和/或侵蚀周围的器官、组织而产生相应的临床表现，主要症状有如午后潮热、乏力、盗汗等全身结核中毒症状和/或局部受压和/或侵蚀而引起的干咳、痰中带血，甚至呼吸困难等呼吸道症状，症状缺乏特异性。同时患者临床上还常可见到颈部或全身浅表淋巴结肿大。

三、辅助检查

红细胞沉降率、C 反应蛋白水平等升高，痰检找到抗酸杆菌及痰结核杆菌培养阳性，结核菌素试验大多呈阳性或强阳性反应，血 γ 干扰素释放试验大多数患者呈阳性反应。

X 线或胸部 CT 显示淋巴结肿大涉及肺门和气管旁组织，单独或同时受累，单独累及气管旁淋巴结者为纵隔型，以右侧多见，左侧气管旁淋巴受累必定伴有右侧受累，这是因为左侧淋巴液也向右侧交叉引流，即与肺的淋巴引流有关。结核性肺门及纵隔淋巴结肿大，X 线表现无特异性，病灶多为孤立边缘光整的肿大淋巴结，也可为多发性。多发性常为多个肿大淋巴结融合而呈分叶状，淋巴结内常有钙化。

超声支气管镜下可行肿大局部淋巴结穿刺活检病理检查。

四、鉴别诊断

肺门及纵隔淋巴结肿大原因较多,临床上对于误诊为肿瘤而行手术治疗和误诊为结节病而给予糖皮质激素治疗等常有报道。若两侧肺门及纵隔淋巴结均肿大,须与结节病、恶性淋巴瘤鉴别,若一侧性肺门淋巴结肿大,须与肺癌鉴别,结节病临床症状无或轻微,或临床上具有典型结节病表现,如皮下结节、泪腺肿大、腮腺肿大、眼部疾病等多脏器损害,X 线表现常为双侧肺门受累且为对称性,激素治疗敏感;恶性淋巴瘤常有发热、消瘦、贫血、淋巴结肿大等症状,发展快,X 线表现为双侧肺门受累且为不对称性,常伴胸腔积液,放疗敏感;肺癌临床上有刺激性咳嗽、痰中带血、胸痛等症状,X 线表现为单侧受累,肿块边缘分叶、毛刺、模糊。根据以上的特点综合分析,大多数病例可以区别。

五、治疗

根据接触史和结核中毒症状,颈部或全身浅表淋巴结肿大,结核菌素试验呈阳性或强阳性反应,痰抗酸杆菌涂片、痰结核菌培养、淋巴结活检及 X 线改变特点是可以定性确诊的。若症状不典型及结核菌素试验阴性而鉴别诊断困难时,可考虑给予诊断性抗结核治疗,一般系统性抗结核治疗 1 个月后症状改善,胸部 X 线肺门阴影有不同程度的吸收缩小,个别病例病变吸收缓慢,但若病变不发展,症状有改善,一般也可以诊断。但若抗结核治疗不彻底、不系统,症状可无明显改善,肿大的肺门及纵隔淋巴结不但不缩小,反而增大。因此,对于成人单纯性肺门及纵隔淋巴结结核要有足够的认识,通过综合分析,及早作出诊断,积极抗结核治疗或者诊断性抗结核,以获得正确的诊治,防止病灶扩散,获得满意疗效。

对于增殖性纵隔肺门淋巴结结核压迫气管、支气管引起重度呼吸困难,或压迫其他器官症状严重时,或严重肺不张、淋巴结脓肿穿透破溃形成气管、支气管淋巴瘘者,可考虑外科手术治疗。

第三节　腹腔淋巴结结核

腹腔淋巴结结核与纵隔肺门淋巴结结核类似,通常也是全身其他脏器结核病的一部分,特别是腹盆腔结核病,如肠结核、盆腔结核、结核性腹膜炎等。随着现代检测技术、检查方法及外科手术技术等的不断提升,目前临床上早期发现并单独发病亦不少见。

本病又可分为原发性和继发性两种,腹腔淋巴结结核通常临床上可分为肠系膜淋巴结结核和肠系膜外淋巴结结核两部分,后者主要指位于大小网膜、肝门区、胰周围部及后腹膜等部位的淋巴结结核。

一、病因

腹腔淋巴结结核临床上以中青年患者多见。原发性腹腔淋巴结结核临床上比较少见,可能是腹腔原发综合征的一部分,其产生原因可能是饮用受到结核分枝杆菌污染的牛奶或乳制品,在小肠发生原发灶,结核分枝杆菌进入局部引流的肠系膜淋巴结发生干酪样坏死,从而形成了腹腔原发综合征。肠内原发灶很快自愈或治愈,而淋巴结内结核病变却继续进展,肠系膜根部的淋巴结肿大可导致肠梗阻。当淋巴结发生干酪坏死破溃入腹时,可引起腹膜炎。

继发性腹腔淋巴结结核较原发性临床多见,可见各类人群,本病多继发于开放性肺结核、肠结核或结核性腹膜炎等疾病。年老体弱者、糖尿病患者、长期应用免疫抑制剂者及 AIDS 患者等机体免疫功能下降者更易感染。感染途径主要有血行播散和非血行播散,即肠道感染,结核分枝杆菌通过小肠及结肠直接侵及而引起,通过淋巴道播散和邻近器官直接侵犯,以后者临床上更为常见。一般很少单独存在,同样淋巴结破溃亦可引起结核性腹膜炎。

二、病理表现

腹腔淋巴结结核,因其淋巴结肿大程度不一,数目不等,部位多变,故可广泛多发乃至互相融合呈大团块状,并可与邻近的肠管、大网膜、腹膜等相互黏连。早期淋巴结主要表现为充血、水肿及单核细胞、淋巴细胞浸润等改变,并可逐渐发生干酪化。

原发性肠系膜淋巴结结核,病变愈合后可出现散在或广泛钙化。有时结核性淋巴结亦可继发感染,尤其是继发大肠杆菌感染,可加速淋巴结干酪液化、破溃入腹腔,形成混合性腹膜炎。

临床上常见多种病理改变同时存在,但其基本组织病理学改变通常为以下四种:①结核性肉芽肿性淋巴结炎;②结核性淋巴结干酪坏死;③结核性淋巴结脓肿;④结核性淋巴结钙化。

三、临床表现

临床上不论是肠系膜淋巴结结核还是肠系膜外淋巴结结核,因其均为结核分枝杆菌感染所致,故患者大部分有低热、盗汗、疲乏、消瘦等全身性结核中毒症状,腹痛,少部分患者有腹部肿块、腹水等症状,随着病情的进展,部分患者可以出现肠梗阻、消化道出血、肠瘘等严重表现。根据病变部位及累及范围,分述如下。

1. **肠系膜淋巴结结核**　患者多见于儿童及青少年,发病通常较缓,病程可由数月至数年不等。多数患者有低热,特别是午后低热,当病灶进一步干酪样坏死,并发腹膜炎时则可出现高热。患者常以腹痛、腹泻开始,腹痛部位常位于脐周、左上腹或右下腹,呈局限性、固定性隐痛、钝痛或绞痛,临床也可以表现为阵发性、间歇性发作,因病变主要位于肠系膜根部淋巴结,故疼痛可放射至患者腰部;腹泻与便秘相交替,也可仅有便秘者。但亦有不少患者以腹胀为突出表现或有不规则腹泻。肿大的淋巴结可压迫肠管,引起肠梗阻或不全性肠梗阻,并出现相应的临床症状。

患者早期因轻症,腹部可无阳性体征。随着病变进一步发展,多数患者可触及单个或多个大小不等、部位较深、比较固定的肿大淋巴结。并发肠梗阻时,则可出现肠型,肠鸣音亢进或可闻及高调的气过水声。当并发腹膜炎时,则可在相应部位有显著压痛、肌紧张及反跳痛等急腹症体征。当患者并发慢性腹膜炎时,壁层腹膜增厚,触诊可有揉面感。

2. **肠系膜外的淋巴结结核**　患者因淋巴结病变部位的不同,临床表现差异较大,可以全身表现为主,缺乏腹部症状及体征,也可仅表现为腹部症状。患者常有不同程度的发热、盗汗、消瘦等全身表现。腹部多有压痛,部分患者可触及肿块,少数可合并结核性腹膜炎,亦可引起与肠系膜淋巴结结核相同的各种并发症,特别需要注意由于腹腔内淋巴结结核易于融合黏连,临床上常因扪及肿块或 B 超、CT 检查发现有占位病变而误诊为肿瘤,尤其是胰周围、脾门、肝门、十二指肠韧带、胆囊等周围淋巴结结核,当淋巴结有干酪液化融合、淋巴结周围炎破溃或黏连,可导致局限性腹膜炎,胆总管受压则出现黄疸,肝门、肝静脉血栓、区域性门脉高压等复杂的临床表现。

四、辅助检查

1. **结核菌素皮肤试验**　结核菌素皮肤试验如呈强阳性,对腹腔淋巴结结核诊断有重要意义。Lau 报道低浓度 PPD 皮试强阳性对淋巴结结核诊断的敏感性和特异性分别是 44% 和 49%,但部分患者,特别是免疫功能低下的有基础病者,PPD 皮试为阴性亦不能排除。

2. **影像学检查**　腹腔内淋巴结结核通常分为淋巴组织样增生期(Ⅰ期)形成淋巴结肉芽肿或结节;干酪性坏死期(Ⅱ期及Ⅲ期)即淋巴结包膜破坏,多个淋巴结融合形成团块;空洞期(Ⅳ期)即淋巴结包膜破裂,干酪样物质融合形成空洞。Ⅰ期易与淋巴瘤混淆,Ⅱ～Ⅳ期易被误诊为腹腔内肿瘤性病变。腹腔内淋巴结结核不同时期在影像表现方面具有较大差异,故在诊断时须仔细鉴别。

(1)X 线检查:发现淋巴结钙化,肺部或其他部位有结核病变,特别是腹部平片或透视有时可见腹腔内有单个或多个部分钙化的淋巴结。钙化阴影呈不规则,典型者多沿肠系膜走行分布。X 线钡剂检查常无阳性发现。并发肠梗阻时,则有相应 X 线征象,空回肠有多个阶梯样液平,肝、脾、胰、肾、肾上腺等脏器结构或伴发结核性腹膜炎等,均有助于疾病的诊断。

(2)B 超:腹腔内钙化型淋巴结表现为腹内弥漫性斑点状、斑块状强回声或单发不均匀回声内伴点状强回声。非钙化淋巴结结核多表现为多发淋巴结肿大,病灶<2cm 者主要表现为肿大淋巴结内部呈均匀

低回声，病灶＞2cm 或多个淋巴结融合成较大病变者，呈不均匀回声，部分回声不规则增强，亦可呈现无回声区，经抗结核治疗动态观察，淋巴结缩小或消退，亦可见淋巴结内部回声有不同程度增强等表现。

（3）CT 检查：CT 检查可分为平扫和增强两种方式。平扫可明确腹腔内淋巴结受累范围及分布情况，有利于分型，腹腔内非血行播散型淋巴结受累较为局限，多位于肠系膜根部、肝门区及胰周围部。后腹膜淋巴结较少受累且多位于腰 2～3 椎体以上平面淋巴结。血行播散型为全身结核感染的一部分，常合并肺结核及腹内脏器结核，腹腔内淋巴结广泛受累并常累及腰 2～3 椎体以下平面后腹膜淋巴结；平扫还可以明确淋巴结周边情况和融合情况，病灶＜1cm 的淋巴结边缘清晰，病灶＞1cm 的淋巴结周边缘欠清，半数以上淋巴结有不同程度融合；平扫也可以发现淋巴结钙化，可表现为肿大的淋巴结内的钙化或整个淋巴结钙化，此为结核愈合过程中或愈合后的改变，淋巴结钙化并不常见，但对临床诊断有重要意义。

CT 增强扫描对临床诊断更有价值。因为增强扫描除对淋巴结钙化判断不如平扫外，对淋巴结病变及其受累范围、分布情况、周围情况、是否融合以及对病灶继发征象如胆胰管扩张等显示更加清楚。通常情况下淋巴结环形强化或花环状强化为腹腔内淋巴结结核较为典型的表现。

（4）MRI 检查：腹腔淋巴结结核 MRI 通常显示 T_1WI 呈等或略低信号，T_2WI 呈稍高信号，DWI 呈高信号，增强扫描显示边缘环形强化。而淋巴瘤 MRI 表现为均质软组织信号，DWI 呈均匀高信号，增强扫描呈轻到中度均匀强化。

3. **淋巴结穿刺或摘除病理组织学及细菌学检查**　腹腔镜下腹内淋巴结活检、剖腹探查或 CT、B 超引导下腹腔肿大淋巴结穿刺等均是确诊的重要方法。抗酸染色和结核菌培养是确诊的临床依据。

4. **其他**　患者如合并结核性腹膜炎，其腹水腺苷脱氨酶（adenosine deaminase，ADA）、溶菌酶（lysozyme，Lzm）升高，对诊断有重要意义。同时还可行腹水结核菌培养及抗酸染色，但阳性率低。对于伴肠结核或淋巴结直接侵犯肠道，可行胃肠钡餐造影，对临床诊断有重要参考价值。

18F-氟代脱氧葡萄糖（18F-FDG）、正电子发射计算机体层显像仪（PET/CT）是鉴别腹腔肿大淋巴结良恶性的重要方法，因为炎症、结核等引起的非肿瘤性淋巴结肿大，在 PET/CT 也表现 18F-FDG 摄取增高。

五、诊断及鉴别诊断

（一）诊断

1. **病史**　原发性肠系膜淋巴结结核有饮用未经彻底消毒的牛奶史。继发性患者可伴有空洞性肺结核、肠结核、腹膜结核等病史。

2. **症状和体征**　可有全身的结核中毒症状和相应的腹部症状。儿童和青少年常生长发育迟缓、营养状况较差。发病较慢，病程长，有腹痛、腹泻或便秘。压痛点不固定。随着体位改变而移动。做相关的系统检查可协助诊断。

3. 肠系膜淋巴结结核，可为全身结核病的一部分，故颈部、纵隔、肺门等处并发淋巴结结核时，则易诊断。

（二）鉴别诊断

本病需与腹部肿瘤、恶性淋巴瘤，特别是对于儿童，须与肠系膜淋巴结炎、肠道蛔虫病和其他疾病引起的急腹症相鉴别，主要根据本病临床特点及辅助检查加以区别。

六、治疗

在早期无合并症出现时，药物可治愈，方案与肺结核相同，但疗程宜延长。如出现孤立的较大淋巴结团块，不能与肿瘤鉴别或有肠梗阻等合并症，则可开腹探查及切除。

参考文献

［1］冯斌, 鲁艳荣. 体表淋巴结结核的诊断与治疗［M］. 北京：中国医药科技出版社, 2007.
［2］唐神结, 高文. 临床结核病学［M］. 北京：人民卫生出版社, 2011.

[3] 孙雯雯, 肖和平, 吴蓉蓉, 等. 结核感染 T 细胞斑点试验在临床诊断为肺外结核患者的价值评价[J]. 中国防痨杂志, 2015, 37(7): 784-789.

[4] 贾留群, 龙虹羽, 胡倩婧, 等. Xpert MTB/BIF 试验对肺外结核诊断价值的 Meta 分析[J]. 中华临床医师杂志, 2013, 7(6): 2587-2591.

[5] HANDA U, MUNDI I, MOHAN S. Nodal tuberculosis revisited: a review[J]. J Infect Dev Ctries, 2012, 6(1): 6-12.

第二章　循环系统结核病

结核病同样也可以累及人体血液循环系统,特别是心血管方面,以结核性心包炎最为常见,心肌炎偶见,结核性血管炎大多无临床表现,早期诊断困难,但累及大动脉时可引起临床致死性大出血。

第一节　结核性心包炎

随着有效抗结核药物的广泛应用和公共卫生条件的不断改善,结核性心包炎的发病率在过去 30 年间已经明显下降。在欧美国家,结核性心包炎大约占急性心包炎的 4%、缩窄性心包炎的 6%,然而在发展中国家,结核性心包炎临床仍十分常见,如在南非的某些地区,结核性心包炎是心力衰竭最主要原因的第二位,仅次于风湿性心脏病。非洲发病率高主要与 HIV 感染和 AIDS 有关。文献报告死于结核病合并 HIV 感染或 AIDS 患者尸检发现,高达 80% 的患者心包发现有结核病变。在我国,结核性心包炎仍是临床最常见的心包炎之一,占心包疾病的 21.3%~35.8%,占整个急性心包炎的 62.3%。

结核性心包炎几乎总是继发于患者其他部位的结核病变,但这些病灶本身常可无临床表现,因此有时不易被发现。结核分枝杆菌临床上最常因纵隔淋巴结结核破裂而直接进入心包腔;也可由肺、胸膜、气管支气管、胸骨或脊柱等部位的结核病灶直接蔓延而来;或由淋巴管逆行进入心包,偶尔也可在粟粒型结核或在多发性浆膜炎等基础上由血液播散而来。心包炎也可由非结核分枝杆菌引起。

一、发生机制

结核性心包炎临床可分为急性、亚急性和慢性三期。病变初期心包壁层上出现由纤维蛋白、白细胞及少许内皮细胞所组成的渗出物。这些渗出物可以局限于一处,但更常见的是布满整个心脏的表面。如对于渗出物行活检,较易检出结核分枝杆菌,此时称为急性纤维蛋白性心包炎或干性心包炎。以后病变持续进展,渗出物中液体增加,形成大量的浆液或浆液血性渗出液。渗出液中检测早期可见多形白细胞增多,但 1~2 周后即以淋巴细胞为主。

一般认为,心包积液的产生是由对结核分枝杆菌及其代谢产物中的蛋白成分发生过敏反应所致。研究发现,75% 的急性结核性心包炎患者可检出补体固定的抗肌纤维膜和抗肌浆球蛋白型抗体,提示由抗肌纤维膜抗体调节的细胞溶解过程与渗出性结核性心包炎有关。随着渗出液逐渐被吸收,大量纤维蛋白沉积覆盖于心包壁层,呈蓬松粗毛状,此时病变进入亚急性期。其特点是心包存在典型的结核损害,如肉芽肿性炎症伴上皮样组织细胞和朗格汉斯细胞浸润,同时常有典型的干酪样坏死。慢性期的主要特点是成纤维细胞增生,纤维化和胶原组织代替了肉芽肿性反应,此时心包检查明显增厚,其壁层和脏层黏连而形成坚厚的瘢痕,有时可见钙化,心包腔实际上已经闭塞,最后发生结核性缩窄性心包炎。如心包积液持续存在,可表现为缩窄性心包炎并可发生心脏压塞,属临床危重急症,须紧急处理。结核性心包炎患者如不治疗,缩窄性心包炎的发生率接近 100%,故给予患者及时有效的抗结核治疗对于降低临床缩窄性心包炎的发生非常重要。

临床上,急性干性心包炎一般不影响患者的血流动力学,而渗出性心包炎则可为患者带来显著的血流动力学改变。当心包腔内有了积液,心包腔内的压力便开始升高,随着积液的增加,特别是达到一定限度后,可引起心室舒张期充盈受阻,从而导致心排出量降低,并产生体循环静脉压、肺循环静脉压增高等心脏受压症状,临床称为心脏压塞。临床上心脏压塞的发生与否取决于心包积液的数量、进展速度、心包韧性与心肌功能等因素,大量积液固然可因心包不能无限制地伸展而引起心包内压力急剧上升而发生心脏压塞,少量积液如增长迅速,或增厚的心包膜不能相应地伸展时,临床上也可发生心脏压塞。

在缩窄性心包炎时,坚硬、增厚且缩窄的心包瘢痕压迫心脏,限制了心室的舒张性扩张,使舒张期流入心室的血液明显减少,故表现为心搏量下降,心排出量减少。心排出量减少还可导致肾脏对盐和水的滞留,血容量因而增加。静脉血液回流的过程因有心包缩窄而致血液进入心脏发生困难,因此患者出现静脉压增高的临床表现。左心也受到心包瘢痕的压迫,致肺循环淤血,临床上患者出现呼吸困难。

二、临床表现

患者起病可急可缓,通常可分为结核病的全身反应、心包炎的表现和心脏受压的症状。结核性心包炎患者大部分最初出现发热、盗汗、软弱、疲乏、呼吸困难、食欲减退和体重减轻等非特异性全身症状,而大量咳嗽、咳痰或咯血等提示空洞型肺结核的症状相对少见。

心包炎的表现最典型的为胸痛,胸痛通常表现为胸骨后或心前区疼痛,临床上有些患者此类症状不明显。心前区疼痛和心包摩擦音是急性心包炎的最主要的临床表现及体征。但当心包炎为结核性心包炎时,心前区疼痛不像病毒性或非特异性心包炎那样常见和剧烈,有时仅有胸闷症状,心包摩擦音也较少发现。因此,临床有相当多的患者直到心包积液到中等量甚至大量阶段或发生缩窄性心炎后才来就诊。

心脏受到心包积液压迫,临床上最突出的症状是呼吸困难和心悸。症状的严重程度与心包积液产生的量及速度,同时也与肺脏、气管支气管、大血管受压等有关。此时患者常见的症状为呼吸困难、端坐呼吸、心前区闷胀不适、烦躁不安、上腹部闷胀、腹部膨隆、恶心等。体检可发现心脏增大、窦性心动过速、心包摩擦音、心音遥远、奇脉、低血压、脉压减小、颈静脉怒张、肝大、腹水和踝部水肿等。

当结核性心包炎变成缩窄性心包炎时,患者症状个体差异较大,最主要的临床表现为腹胀、呼吸困难、水肿、心悸等。其他症状如全身疲乏无力、食欲减退、腹部不适、少尿等也相对常见。查体体征主要是腹水、肝脏肿大、颈静脉怒张及下肢水肿等。约半数患者出现奇脉。

三、辅助检查

1. **实验室检查** 血常规一般无明显变化,部分患者可有轻度贫血。红细胞沉降率正常或增快。病程长者可有低蛋白血症。缩窄性心包炎时由于肝脏淤血,长期慢性淤血可致肝硬化,化验肝功能异常。长期肾淤血可致肾实质受损,化验可出现少量红细胞与白细胞、尿比重增高及蛋白尿,严重者甚至出现透明管型和颗粒管型。

心包穿刺液多为草黄色或为血性,化验为渗出液,白细胞数增加,以淋巴细胞和单核细胞为主,蛋白含量>25g/L,Rivalta试验阳性。如病情演变为结核性化脓性心包炎时,化验结果将显示其积液中有大量多核巨细胞,但临床相对少见。

心包积液中找到结核分枝杆菌是诊断结核性心包炎的金标准,但临床上心包积液病原菌的检出率较低,为0~42%;培养可显著提高检出结核分枝杆菌的阳性率,可达53%~70%,但时间较长,限制了其临床应用价值。

心包积液 PCR-TB 检测其阳性率高于涂片与培养方法,Xpert MTB/RIF 技术同样在心包积液检测中可提高结核分枝杆菌阳性率,其敏感性为63.8%,特异性为100%。

2. **结核菌素试验(PPD 皮肤试验)** 大部分患者 PPD 皮肤试验结果为阳性,其中部分呈强阳性反应,在非结核流行国家,因卡介苗非普及接种,其检查如为阳性,则更有临床诊断价值。

3. **γ 干扰素释放试验** 血检测结果阳性有助于结核性心包炎的诊断,特别是心包积液检测如为阳性,则更具疾病诊断价值。

4. **结核抗体** 血清和心包积液的抗结核抗体检测对结核性心包炎的诊断具有参考意义,如行多种结核分枝杆菌抗体联合检测,可提高诊断的敏感性和特异性。

5. X 线检查 对渗出性心包炎有较大价值,可直接提示或证实渗液的存在。心包积液达 250ml 或更多时,心脏阴影可增大;中等量积液(300~500ml)时心影可立位呈烧瓶状,仰卧位呈球形样的改变;大量积液(>1 000ml)时,心影可向两侧普遍性增大,并伴有上腔静脉明显增宽及心膈角变锐等改变。直接 X 线透视下心脏搏动明显减弱或消失。短期内连续摄片,如能发现心影逐步增大,且肺部无明显充血现象,则为心包渗液的有力证据。

缩窄性心包炎时,心脏大小正常或轻度增大,其原因可能是心包增厚或心包腔内仅有少量积液,约半数病例的心影呈三角形,左右心缘都变直。直接 X 线透视下心脏的一侧或两侧搏动减弱或消失。这些搏动显著减弱或消失的部位通常为心包极厚之处,也是外科手术最困难的地方。另外,还有约半数的患者中可见到心包钙化,常表现为沿着心影边缘的一条细而不规则的或不完全的环形白线。这是诊断缩窄性心包炎的一个较为重要的 X 线表现,应仔细寻找。

6. 心电图检查 渗出性心包炎心电图主要改变为 QRS 波的低电压和在多个导联中 T 波平坦或倒置。同时存在这两项改变对缩窄性心包炎有一定的辅助诊断价值。窦性心动过速常见,也可伴有心房颤动等心律失常。结核性心包炎患者一般很少见到急性心包炎时的特征性 ST 段抬高改变。

7. 超声心动图检查 超声是诊断心包积液最实用、最可靠的非侵入性方法,也是临床上目前最简单最方便的检查方法。M 型超声心动图检查心包积液时,可见一个无回声区(液性暗区),将心肌及心包脏层回声与心包壁层回声隔开。二维超声心动图可从各个切面中显示心脏被相对无回声的心包腔液体包围。液体包绕整个心脏,且液体宽度超过 1cm 时,为大量心包渗液,实时检查常可见整个心脏在宽大的液腔中随心动周期而呈大幅度摇摆运动。液体包绕整个心脏,但最大宽度≤1cm 时为中等量心包积液;仅在左室后方存在液体时为少量心包积液。

心脏压塞是心包积液的危急重症,提示心脏压塞的超声心动图特征包括,右心室和/或右心房游离壁的舒张期凹陷,下腔静脉扩张且其呼吸性管径变化程度微小或消失,多普勒超声检查时可发现患者二尖瓣和三尖瓣血流速度的呼吸性变化异常增大,例如,吸气时二尖瓣 E 峰速度比呼气时减低 25% 以上时强烈提示心脏压塞,肝静脉和上腔静脉的多普勒血流频谱也有非常明显的时相性和呼吸性变化。

缩窄性心包炎时,患者较常见的 M 型超声心动图改变有舒张中、晚期的左室后壁平直运动,心房收缩期中室间隔后移所致的 V 形切迹以及紧随其后的过度向前运动、肺动脉瓣提前关闭等。实时二维超声心动图检查时可见下腔静脉扩张且管径的呼吸性变化消失,室间隔来回样"反跳"运动,吸气时房间隔向左移动,缩窄性心包炎时患者心脏及大静脉血流多普勒频谱的改变与心脏压塞时相似。上述征象中,临床没有一项能确诊缩窄性心包炎,故超声检查时应注意寻找尽可能多的征象,以提高诊断的可靠性。超声心动图测量心包增厚,在有心包积液时比较准确,无积液时则常感困难。

8. 胸部 CT 扫描 CT 扫描可显示心包积液的厚度、腔静脉增宽、左右心房增大及胸腔积液等异常征象以及并发肺内、纵隔内的淋巴结结核病灶。此外,CT 是检出心包钙化的首选方法,影像可表现为斑点状、斑块状、片状或线状。当心包积液呈缩窄性心包炎时,其影像表现为心包增厚>3mm,严重者其厚度可达 5~50mm。当心包缩窄程度较重时,可表现为心室腔狭小、变形及室间隔扭曲。

9. 磁共振检查 MRI T_1 加权图像显示增厚的心包与心肌的图像信号相同,T_2 加权图像显示增厚心包内层损伤面为低信号,心包腔内可见长线形低信号,为肉芽组织及干酪坏死物,增强扫描可见增厚的心包壁层与脏层呈双轨样均匀增强,有助于鉴别缩窄性心包炎与限制性心肌疾病,同时发现心包异常增厚、右心房增大和右心室呈管状畸形时,高度提示为缩窄性心包病变。

10. 心导管检查 心导管检查适合缩窄性心包炎的诊断,当心包缩窄时,右心导管检查示肺动脉压力及肺毛细血管压力增高。当右心房压力显著增高,压力曲线中 Y 下降极为明显,整个曲线呈 M 型或 W 型。在右心室压力曲线上,先有一个舒张早期的下陷出现。接着便上升而维持在高平面,形成"平方根符号"征。左心室压力曲线也可出现这种特征性的舒张期"平方根符号"征。

缩窄性心包炎在心导管检查中的另一项特征是平均右房压力、右室舒张末期压力、左房压(或肺毛细血管楔压)和左室舒张末期压力大致相等,都在同一水平上。

心脏压塞时心导管检查也可出现右房压、右室舒张压、肺毛细血管楔压和左室舒张末期压的同等程度增高。但右室压力曲线中无舒张早期下陷，右房压力曲线中无明显的 Y 下降。心包积液 - 缩窄性心包炎时的右心压力曲线与心脏压塞相似，但在心包穿刺抽去心包积液后，转为缩窄性心包炎的曲线图形。

11. 心包活检 心包活检组织病理检查阳性率 10%～20%，因采用多部位取材损伤较大，国外有作者应用经皮穿刺、非手术方式心包镜下直视下心包活检或纤维支气管镜代心包镜活检，可明显提高阳性率。也有作者报告从剑突下经皮穿刺法，用导管介导活检钳行心包活检，阳性率较高，如心包活检组织行病理检查同时行结核分枝杆菌培养与 TB-DNA-PCR 检查，既可提高效率，也可提高阳性率。

四、诊断

结核性心包炎的诊断首先是心包炎的诊断。通常情况下，结核性心包炎患者的心前区剧烈疼痛和心包摩擦音的发生率都不高，因此在急性干性心包炎阶段，很少有患者就诊。凡患者有呼吸困难、心动过速、心脏增大及静脉淤血现象而未能找到通常引起心力衰竭的心脏病时，应想到心包积液的可能，临床应做心电图、X 线和超声心动图等检查以明确诊断。

缩窄性心包炎的症状和体征虽多而杂，且易与其他疾病混淆，但如能对他们全面加以分析及考虑，对较典型的病例都不难作出诊断。临床上凡是患者有腹水、肝肿大、呼吸困难而及时注意到颈静脉是否怒张、奇脉、心搏动较弱、心包叩击音和心包炎的过去史，则诊断更可确定。表现较不典型而有疑问的病例，做 X 线摄影以发现心包钙化，并做心电图和多普勒超声心动图检查，往往对诊断极有帮助。在个别的病例中，有时需要施行心导管术以获取心脏的压力曲线，以及心血管造影和磁共振显像等特殊检查来协助诊断。

心包穿刺积液经染色后涂片检查，或培养后，或豚鼠接种后发现结核分枝杆菌，或者心包组织学活检发现结核分枝杆菌时，临床可确立结核性心包炎的诊断。但心包积液涂片检出结核分枝杆菌的阳性率极低，而结核分枝杆菌在培养基中生长需要 4～8 周，因此，心包活组织检查是一种重要的诊断方法。在早期渗出阶段检查心包积液和心包活检标本，得到肯定性诊断的可能性最大。

下列患者可作结核性心包炎临床诊断：①经培养或组织学检查（痰液、胃液、胸腔积液、肝或骨髓活检等）证实有其他部位结核病的心包炎患者；②结核菌素皮肤试验强阳性，有全身症状如发热、体重减轻和食欲减退，又有大量心包积液的重症患者，尤其是血性积液。③血结核杆菌 γ 干扰素释放试验阳性，特别是心包积液此检查也为阳性者。④心包积液化验呈渗出液。⑤排除其他原因的心包炎，如风湿热、化脓性感染及恶性心包积液。

结核性心包炎的早期治疗对于预后的关系重大。如临床材料很倾向于结核性心包炎的诊断，可一面先开始进行抗结核药物治疗，一面等待培养或接种等特殊检查的结果。抗结核治疗开始后患者症状迅速改善可以反证结核性心包炎的临床诊断。

对于原因不明的急性心包炎患者，在收集临床和实验室检查（包括结核菌素试验）证据的同时，可先给予卧床休息和非激素类抗炎药物治疗。对于心包积液超过 1 周或有心脏压塞表现的患者，应行心包穿刺术，并寻找结核分枝杆菌；同时在痰或胃液中寻找结核分枝杆菌。病程超过 3 周者可做心包活检。病程超过 5 周而患者仍有发热和持续性心包渗液时，可考虑试验性抗结核治疗。

五、鉴别诊断

结核性心包炎须与其他病因的心包炎相鉴别。此外，大量心包积液时心脏明显增大并有心脏压塞表现，须与心肌病或三尖瓣下移畸形伴有心力衰竭等疾病相鉴别。缩窄性心包炎须与肝硬化、结核性腹膜炎、充血性心力衰竭以及限制型心肌病等疾病相鉴别。其中，临床上以缩窄性心包炎与限制性心肌病的鉴别最为困难（表 3-2-1）。

六、治疗

结核性心包炎，特别是大量心包积液，属重症结核病范畴，强化期应联用 3～4 种抗结核药物，其中必

表 3-2-1　缩窄性心包炎与限制性心肌病的鉴别

	缩窄性心包炎	限制性心肌病
急性心包炎病史	多有	无
第三心音奔马律	无	可有
心包叩击音	可有	无
心尖搏动	不能触及	可触及
奇脉	可有	可有
心包钙化（X 线胸片）	50% 患者存在	无
右室与左室舒张压	通常相等	左室舒张压＞右室舒张压
收缩时间间期	PEP/LVEP 比值正常	PEP/LVEP 比值增加
超声或磁共振显像	心包增厚	心包正常
心房收缩期肝静脉反流	呼气时	吸气时
吸气相二尖瓣 E 峰速度降低	＞25%	＜15%

须含有两种或两种以上杀菌药。坚持早期、足量、联合、规律和全程用药，以每日给药为宜。常用的有异烟肼、利福平、吡嗪酰胺和链霉素或乙胺丁醇，联合用药疗程至少 9 个月，并在心包积液结核分枝杆菌培养阴转后继续治疗至少 6 个月。

急性期应住院治疗，对有大量心包积液，尤其发生心脏压塞的患者，临床应及时并反复进行心包穿刺抽液，可迅速减轻压迫症状。有人主张在抽液后向心包内注入异烟肼 20～30mg 和地塞米松 1～2mg，通常禁用利尿剂，即使患者同时存在下肢水肿甚至腹水，因其可使右心室充盈量减少，导致心排出量进一步下降，若心脏压塞症状持续存在，或在抗结核治疗 4～6 周后又发生心脏压塞，提示已发生积液-缩窄性心包炎或缩窄性心包炎，应考虑行心包剥脱术或心包切除术。

对持续存在或复发性心包积液的患者，临床可在足量抗结核药物治疗的基础上同时并用肾上腺皮质激素治疗 6～8 周，常用为强的松 40～60mg/d，以减轻心包炎症，加快心包积液的吸收，降低死亡率。但不能减少发生结核性缩窄性心包炎的危险。如缩窄性心包炎诊断一旦确立，应尽早施行心包切除术，术后继续应用抗结核药物 1 年。

七、预后

结核性心包炎若不及时治疗，通常导致缩窄性心包炎及患者的心脏压塞而死亡。抗结核化疗问世后，及时心包穿刺引流及有效抗结核治疗后，其死亡率已大大下降，除病情本身外，患者预后通常还取决于：①抗结核治疗是否及时和彻底；②心包积液的多少和是否及时彻底穿刺抽液或行心包切除术；③是否并用肾上腺皮质激素。据统计，虽经合理治疗，仍有半数患者会发生心包缩窄。故对于缩窄性心包炎，凡及时施行心包切除术者，临床上大多数能够获得满意疗效。

第二节　结核性心肌炎

由病毒、细菌如白喉杆菌、伤寒杆菌、霉菌等引起的心肌炎已被临床广泛重视，结核分枝杆菌同样也可引起心肌炎。据估计，所有的结核病例中约有 1% 心脏受累，但在急性血行播散性结核、结核性胸膜炎、结核性腹膜炎患者中，心脏受累的发生率达 1.82%。结核性心肌炎通常见于 45 岁以下患者，占报告的 81%，男性是女性的 2 倍，但因临床少见、罕见及重视不够，极易漏诊或误诊。

一、发病机制

儿童和年轻成人相对较易罹患结核性心肌炎。患者总是同时存在其他部位的结核病变。心肌受累最常见的是由肺门或纵隔淋巴结结核的直接蔓延,也可由淋巴管逆行引流而来,或在粟粒型结核时由血行播散引起感染。结核性心包炎时也可直接蔓延到心肌。

心肌结核的组织学类型有三种:①心肌的小结状结核结节,可从豌豆至鸡蛋大小,中央发生干酪性坏死,这种病变通常影响左心室最多,占68%,右心室其次,占43%,右心房占37%,18%的病例出现在左心房。②伴发于全身粟粒型病变的心肌粟粒型结节。③弥漫浸润型少见,通常伴发于结核性心包炎,此型时心肌被含有巨细胞、内皮细胞和淋巴细胞的肉芽组织所弥漫浸润。

结核性心肌炎的发病机制可能是结核分枝杆菌在人体内繁殖旺盛时产生了大量毒素,进入血循环内引起全身性变态反应,当累及心肌时,心肌细胞产生非特异性炎症,或者是毒素对心肌的直接损害,临床表现与其他原因所致心肌炎类似,主要有心悸、胸闷、乏力、心律失常、心电图ST-T改变,重者可出现心源性休克、心力衰竭等。

二、临床表现

患者临床表现与其他原因所致心肌炎类似,主要有心悸、气短、胸闷、全身不适等症状;因其产生系结核分枝杆菌所致,故通常还有午后低热、盗汗、消瘦、乏力等结核中毒全身症状。临床检查有的患者呈顽固性心律失常,长Q-T综合征、心脏传导阻滞、充血性心力衰竭甚至呈心源性猝死。部分病例表现类似急性心肌梗死。故对于急性心力衰竭或瓣膜功能障碍的患者,如同时合并有结核病,应注意鉴别其心脏病变是否系结核所致。

三、临床诊断

临床诊断条件主要有以下几点。

1. 有明显的结核中毒症状,如午后发热、乏力、盗汗等,尤其是患有急性血行播散型结核或浆膜结核。

2. 既往无心脏病,但出现心肌炎表现及症状,如心悸、气急、胸闷不适,查体有以下体征,如心率升高、心律改变、奔马律、心音低、心界扩大等。

3. 心电图示ST-T段改变及心律失常或Ⅰ~Ⅲ度房室传导阻滞或室内阻滞。

4. 除外其他原因的心肌炎和心肌病、冠心病及单纯缺氧性ST-T改变。

5. 症状与体征在抗结核药物治疗后而改善。

结核性心肌炎生前诊断者极少。但结核病患者出现下列情况时应怀疑为心肌受累:心律失常加心房颤动、阵发性室性心动过速、心室颤动或房室传导阻滞;意外发生的充血性心力衰竭;心瓣膜功能异常;发生上腔静脉、右室流出道或肺静脉梗阻征象。这些梗阻性病变分别由位于右房、右室和左房的小结状结核结节所引起。严重的结核性心肌炎导致猝死。

有作者认为,在进展期,各型结核病,尤其是血行播散型肺结核、浆膜结核的患者出现心脏症状时,应及时做心电图、心肌酶等检查,以确定诊断,确诊为心肌炎的患者,尤其是伴有发热、盗汗、乏力的患者,应常规行X线胸部正位片、CT等检查,必要时行血液PCR-TB检测以排除或确定结核病诊断。心脏MRI是诊断心脏浸润性疾病的首选检查方法。FDG-PET/CT成像对结核性心肌炎有较高的诊断价值。心肌结核只能通过心内膜心肌活检病理检查进行明确诊断。

四、治疗

结核性心肌炎的治疗,以抗结核治疗为主,常规应用异烟肼、利福平、吡嗪酰胺、链霉素或乙胺丁醇,在此基础上适当应用糖皮质激素,以减轻免疫反应对心肌的损害,同时给予三磷酸腺苷(adenosine triphosphate,ATP)、维生素C、果糖-1,6-双磷酸(fructose-1,6-bisphosphate)等促进心肌细胞代谢的药物,加速心肌炎症的恢复。

当出现室性心率过速,又无心衰时,可应用普萘洛尔30~60mg/d,当有心衰需洋地黄类药物治疗时,宜用小量(一般用正常量的半量)以免引起中毒,有心源性休克时病死率较高,在常规监护治疗的同时,须应用升压药或扩血管药,如酚妥拉明、硝普钠等加多巴胺,这不但可降低心脏的前后负荷,还可改善心肌的顺应性,有利于心功能的恢复。有心律失常者应分别对症处理,及时治疗,本病一般预后较好。

第三节　结核性血管炎

结核分枝杆菌可从患者的血管内或血管外到达血管壁,临床上多数来自血管外,即由邻近组织的结核病变直接蔓延到血管外膜,引起结核性血管炎。结核性血管炎时通常管壁中层很少受累。内膜和外膜可发生水肿,有单核细胞浸润或结核性肉芽肿形成,但更常见的是内膜以成纤维细胞增生为主,逐渐导致管腔闭塞。

结核性小动脉炎临床并不少见,最常见的例子是活动性肺结核病变区域的小动脉的结核,这种动脉病变一般无特别明显的临床意义,因为受累的血管多通过闭塞性动脉炎过程而转变成实心的条索。这种闭塞过程可视为患者感染后本身机体的一种保护机制。它避免了患者出血或细菌播散的危险性,但在某些情况下,这种保护机制不完全或完全不发生,受累动脉仍然开放,而管壁受炎症影响则形成动脉瘤,一旦破溃可引起出血甚至致死性大咯血。结核性脑膜炎时脑血管受累也较常见,在印度的一篇报告中,41% 的结核性脑膜炎患者发现有脑梗死,结核性心包炎可并发结核性冠状动脉炎,后者可导致心肌梗死。

结核累及主动脉或其他大动脉者少见,如股动脉、髂动脉,但一旦受累则可引起严重后果。临床上主动脉结核几乎均由相邻结核病灶,如结核性淋巴结炎、心包炎、胸膜炎、脊椎结核和椎旁脓肿等直接蔓延而来,少数病例经血行播散而来。主动脉结核通常可见于各年龄组,男性较女性稍多见,胸、腹主动脉受累频度相等,动脉炎期间往往缺少临床症状,故诊断非常困难。主要并发症为假性动脉瘤、真性动脉瘤和夹层动脉瘤,结核性动脉瘤一旦形成,发展常较迅速,容易破裂出血,危及生命。因此,结核病患者如发现提示主动脉瘤的局部搏动性肿块和主动脉出血的征象时,应立即进行超声和其他检查以明确诊断,尽早手术治疗。

一、多发性大动脉炎

多发性大动脉炎(polyarteritis;Takayasu arteritis)的病因迄今尚未完全清楚,但一般认为是一种侵犯大动脉为主的自身免疫性疾病,发病年龄多在 20～30 岁,受累血管可表现为管壁增厚、管腔狭窄或闭塞,也可因血管壁结构破坏造成血管扩张或形成动脉瘤。患者不但出现红细胞沉降率加快和血浆球蛋白增高,与其他结缔组织病相似,还可从大多数患者血清中查出大动脉的自身抗体。起病之初患者常有扁桃体炎、上呼吸道感染,以后进入自身免疫期,以发热、乏力、红细胞沉降率增快等急性活动症状为主,再转入慢性中间期,以大动脉缩窄,脉搏减弱(无脉症)为主要表现,此期长,常有静止与活动交替出现,最后为病变固定期,发生严重高血压、脑血管意外及心力衰竭等。

近年来的研究发现,在多发性大动脉炎的主动脉活检标本中,70% 可以检测出结核分枝杆菌特异性的 *IS6110* 和 *HupB* 核酸序列,提示结核分枝杆菌感染与多发性大动脉炎的发病机制密切相关。中外的多项研究结果表明,在多发性大动脉炎患者中结核菌素皮肤试验的阳性率要高于健康人,而且反应强度也更高。最高报道强阳性率约 80%,有的患者同时有肺或肺外结核,特别是动脉周围或主动脉旁淋巴结有结核病灶,可能是结核分枝杆菌的抗原成分对血管壁产生的毒性损伤。

临床诊断可以按照全身症状、新出现的血管杂音、急性期反应物水平和新出现的血管造影异常 4 条标准,将多发性大动脉炎患者划分为活动期和非活动期。患者在病情活动期时,可以表现出红细胞沉降率和 C 反应蛋白的升高,PPD 皮试和血 T-SPOT 阳性显著升高,同时如检测免疫球蛋白 G(IgG)、免疫球蛋白 A(IgA)和补体 4 水平均升高,提示体液免疫机制和补体激活途径可能也参与了结核感染诱发多发性大动脉炎的过程。

一旦临床诊断多发性大动脉炎合并结核感染,在治疗大动脉炎的同时一定要足量、有效、全程地进行抗结核治疗,强化期至少四种药物,疗程至少 3 个月以上,整个抗结核疗程通常至少 1 年。

二、白塞综合征

白塞综合征（Behcet syndrom）是一种原因不明的以细小血管炎为病理基础的慢性进行性、复发性多系统损害疾病。口腔、皮肤、生殖器、眼和关节通常为好发部位，病情一般较轻，心脏大血管、消化道和神经系统为少发部位，一旦发生则一般病情较重。

早年认为病毒感染是本病发病原因，后经流行病学、组织培养、血清学、动物接种、免疫荧光及电镜等检查均未能证实。少数报告认为发病可能与慢性病毒感染或病毒感染后引起的自身免疫异常有关。因为以链球菌抗原作皮肤试验及巨噬细胞游走抑制试验均为阳性，认为发病还与链球菌感染有关。

白塞综合征与结核分枝杆菌感染的关系，申艳等在225例白塞综合征患者中使用T-SPOT.TB检测外周血，结果发现阳性率达到29.3%，说明结核分枝杆菌感染在白塞综合征疾病的发生发展过程中发挥一定的作用。且BD在治疗过程中全使用免疫抑制剂、生物制剂等，这些药物可导致细胞免疫功能下降，容易诱发潜伏感染结核活动，从而引起真正的活动性结核病。故对于BD患者的结核潜伏感染，在治疗原发病的同时，可酌情进行预防性抗结核治疗，对于预防患者活动性结核病的发生，在临床上具有必要性。

三、结核性视网膜血管炎

结核性视网膜血管炎因其发病时围绕视网膜血管周围出现广泛黄白色渗出，酷似树枝上的结冰而通常称为霜样树枝状视网膜血管炎。其临床特点包括：双眼急性视力下降伴有玻璃体或前房的炎，广泛性视网膜血管白色鞘形成，以中周部显著，少数以后极部为主，动静脉均可受累，但静脉受累更为明显和严重，严重者可出现血管闭塞。Agarwal等2008年首次报道。其临床可分为三种类型：①特发型原因不明，不伴有任何眼病或全身性疾病者；②继发型有一定病因，合并感染或自身免疫疾病；③合并淋巴瘤或白血病的患者。

由于结核性视网膜血管炎病因复杂，易与多种感染性和非感染性疾病相混淆，不易鉴别，容易漏诊误诊。目前由于标本取样困难和实验室技术条件限制，结核性视网膜血管炎多为拟诊，即结合患者眼部表现、全身检查、胸部放射性检查及其他肺外结核表现，排除其他可能诊断，如弓形虫、病毒、梅毒、犬弓蛔虫等病原体导致的感染性视网膜血管炎及全身自身免疫性疾病导致的视网膜炎，且诊断性治疗有效者，可临床诊断为结核性视网膜血管炎。PPD皮试及血γ干扰素释放试验等均对临床诊断有重要的参考价值。仅当眼内样本培养出结核分枝杆菌或PCR-TB阳性时，方可确诊。

结核性视网膜血管炎多与机体对结核分枝杆菌的变态反应有关，同时因患者其对全身糖皮质激素敏感，治疗后患者视力可快速提高，故在抗结核治疗的同时可联合免疫抑制剂，以减少因迟发型超敏反应而引起的眼组织损伤，尤其是视网膜血管炎患者。抗结核治疗通常前2～3个月使用异烟肼、利福平、吡嗪酰胺、乙胺丁醇等4种药物，后面巩固期可以使用异烟肼、利福平2种药物，总疗程一般为9～12个月，为了避免药物性肝损害，可酌情加用护肝及对症等治疗。糖皮质激素通常以口服为主，起始剂量0.5mg/kg或30mg，逐渐减量，一般总疗程不超过4～8周。

参考文献

［1］李牧之.慢性弥漫型结核性心肌炎一例报告［J］.中华医学杂志，1983，63（8）：481.
［2］王秀勤，李洪霞，王玉美.结核性心肌炎20例分析［J］.临床荟萃，2000（13）：590.
［3］杨绍禹，李景如，孙长贵.结核性心肌炎19例临床分析［J］.临床荟萃，1991，（9）：404-405.
［4］李欣，黄剑云，张勇，等.结核性霜样树枝状视网膜血管炎诊疗一例［J］.中华实验眼科杂志，2020，38（12）：1059-1060.
［5］张笑哲，常青.拟诊的结核性视网膜血管炎九例［J］.中华眼底病杂志，2013，29（6）：571-574.
［6］陆楠，单志明，杨冬妮，等.双眼结核性视网膜血管炎一例［J］.眼科，2021，30（6）：476-478.
［7］曹绪胜，李倩，呼风，等.39例拟诊结核性视网膜血管炎的临床特征［J］.眼科，2019，28（5）：341-344.
［8］王洁民，林致华.多发性大动脉炎与结核感染关系的探讨［J］.江苏医药，1988，14（6）：338.
［9］兰海霞.结核感染合并多发性大动脉炎1例［J］.新乡医学院学报，2007，24（6）：583.

[10] 李菁, 朱孟铸, 杨云娇, 等. 多发性大动脉炎合并活动性结核感染 36 例的病例对照研究[J]. 中华风湿病学杂志, 2016, 20(3): 176-180.

[11] 申艳, 罗丹, 马海芬, 等. T-SPOT. TB 检测白塞病(BD)患者潜伏结核感染(LTBI)的临床意义及随访观察[J]. 复旦学报, 2019, 46(1): 42-46.

[12] 关英齐, 李晓兰, 李晓峰. 白塞病与结核感染的相关性研究[J]. 中华医院感染学杂志, 2001, 11(6): 434-435.

[13] BRETT W S, JORGE D O, EILEEN M H, et al. Tuberculous myocarditis on FDG-PET Imaging[J]. J Nucl Cardiol, 2015, 22(4): 840-844.

[14] SANJAY K, NAMITA B, SANT P K, et al. Tuberculous myocarditis on autopsy: a rare underdiagnosed entity[J]. Cardiovascular Pathology, 2018, 37(8): 5-7.

[15] BRIAN N M, FARAJ O A, DUNCAN M M. Patterns and clinical manifestations of tuberculous myocarditis: a systematic review of cases[J]. Pan African Medical Journal, 2015, 21(6): 118.

[16] SUMATI S, ABUBACKER S, ADHITHYAN R. Cardiac tuberculosis on 18F-FDG PET imaging: a great masquerader of cardiac sarcoidosis[J]. Indian J Radiol Imaging, 2021, 31(11): 1002-1007.

[17] MOHD A R, SYAWAL F M, PATRICK T W, et al. Disseminated tuberculosis with myocarditis and intracardiac thrombus in a previously young heathy woman[J]. JACC, 2021, 15(3): 1661-1666.

第三章　胸、腹壁结核

胸壁结核是指胸、腹壁软组织或肋、胸骨因结核分枝杆菌感染而使其组织受到破坏，并形成以胸、腹部包块、寒性脓肿或慢性窦道等为主要特征的结核病变。占所有结核病例的1%～2%。

第一节　病因和发病机制

胸、腹壁结核多发于青、中年，年老体弱者、糖尿病血糖控制不佳者亦可发生，主要继发于肺、胸膜或腹膜结核。近年来临床上有增加趋势。胸壁结核与原发结核病灶可同时存在，但原发病灶也可能是陈旧性病灶改变，特别是来自结核性胸、腹膜炎者。患者既往大多有结核性胸膜或腹膜炎的病史，现胸、腹膜炎已治愈或遗有胸、腹膜增厚的改变。

一、结核蔓延至胸壁或腹壁的主要途径

（一）直接蔓延

较表浅的肺结核、胸膜结核或腹膜结核病灶内的结核菌穿破胸腹膜黏连部，可直接侵入胸、腹壁各层组织，这种病变常与肺、胸腹膜原发病灶串联，形成典型的哑铃形病灶。在手术中可发现胸壁脓肿直接与肺的结核空洞、胸膜炎病灶相通，腹壁病灶可与腹腔病灶相通。

（二）淋巴途径

结核分枝杆菌由肺结核及胸膜结核原发灶，经过淋巴管侵入胸、腹壁组织，早期局限于胸壁肋间或腹腔深部淋巴结，随着病变进展，结核分枝杆菌穿破淋巴结，侵入胸腹壁组织，坏死、液化形成无痛性冷脓肿，可累及肋骨、胸骨、肋软骨和腹膜及大网膜，并可形成窦道或瘘管。此途径最为常见。

（三）血行播散

结核分枝杆菌经血液循环播散进入胸壁、肋骨、胸骨骨髓腔，穿破骨皮质引起脓腔或窦道。也可经血液循环播散进入腹膜及大网膜引起腹腔积液，后形成脓肿侵犯腹壁，因此合并骨病变者多经血行播散。此途径临床相对少见。

二、病理变化

胸、腹壁结核病理变化主要表现为结核性肉芽肿和干酪样坏死，病变痊愈后可见纤维化、钙化，故超声提示内部回声可呈现多种改变。

胸壁结核可以仅仅局限于皮下浅层组织内，也可穿破肋间肌层，引起胸壁深层病变，液化和坏死并形成脓肿时在肋间肌形成一哑铃状病灶，部分患者病灶沿胸肌深面延伸，形成窦道及盲端扩大的脓腔，而体表脓肿可破溃溢脓、形成窦道，部分病史长、病情重者结核病灶可侵入胸骨、肋骨导致局限性骨质破坏。胸壁结核脓肿的基底固定，境界不甚清楚，在胸壁上呈半球形隆起，开始发病缓慢，肿物小，稍韧硬，逐渐增大变软，无混合感染时，局部无急性炎症体征，内为干酪样物及黄灰白色脓汁，有波动。混合感染后，皮肤变薄发红。破溃后形成瘘孔，经久不愈。脓肿穿通肋间肌后，由于重力坠积作用，发生于后胸壁者可

向外、向下伸展,脓肿可出现在侧胸壁,发生在前胸壁者,则可能向下延伸,脓肿可能出现在上腹壁。

腹壁淋巴组织较丰富,淋巴分深浅两组,浅淋巴主要位于皮下,与腹壁结核发生关系较少,深组淋巴流经途径复杂,上腹壁淋巴与胸内淋巴有交通,在腹膜外和腹肌间有淋巴结存在,故腹壁特别是腹膜外和腹肌之间易形成淋巴腺结核。腹壁结核绝大部分属继发,又因胸膜及肺部结核较多见,腹壁上部淋巴与胸部相交通,故上腹部较下腹部多见,右侧较左侧多见。

第二节 临 床 表 现

一、症状及体征

胸、腹壁结核多数起病缓慢,早期常无明显自觉症状,主要表现为胸腹壁无痛性、进行性增大肿块,呈圆形或椭圆形,略突起,边缘不清,几乎不活动,局部皮肤多无变化。全身症状多不明显,若原发结核病灶尚有活动,则可有乏力、盗汗、低热、消瘦等症状。如果病变继续发展,肿块可继续增大、软化,形成脓肿,按压肿块时可能有波动感,穿刺可抽出无臭味的混浊脓液或少许干酪样物质。多数患者除有局部不适、不热、无痛的脓肿外,几乎没有症状,故称为寒性脓肿。若脓肿穿破皮肤,常排出无臭味的水样混浊脓液,可伴有干酪样物质,经久不愈,可形成溃疡或窦道;若寒性脓肿继发化脓性感染,可出现急性炎症症状。

二、实验室及辅助检查

(一)CT检查

由于X线对于胸、腹壁软组织缺乏良好的天然对比加之有前后解剖结构的影像重叠,导致其诊断胸、腹壁结核的价值不高。MRI检查因容易出现伪影,空间分辨率欠佳,对死骨、钙化及肺内病变检出率差,检查时间长,因此很少用于胸、腹壁结核的检查。CT检查因其密度分辨率高,图像无重叠,对胸、腹壁软组织肿块的形态、大小、范围、有无钙化及骨质改变等有较高的敏感性和准确性,增强扫描可反映肿块的强化方式、内部特点、周围浸润及伴随征象,便于方案制定及疗效评估,对胸、腹壁诊断有较高的临床价值。

胸、腹壁结核大多数CT表现为胸、腹壁的梭形、不规则形或类圆形软组织肿物或寒性脓肿,平扫时胸、腹壁肿块内部以低密度影为主,甚至完全囊变近水样变,增强CT则显示肿块内部低密度区为不强化的囊腔,囊变范围大,液化较彻底或明显,而周边囊壁多较薄且均匀,呈环形线样轻度到中度强化,边缘较光滑连续,有时囊腔内干酪样物质液化不明显,其密度可以较高,部分肿块内可伴少许钙化灶。当软组织肿物或寒性脓肿累及或包绕邻近肋骨时,可出现两种CT表现:一是由脓肿导致的继发性溶骨性骨质破坏;二是肿块包绕或浸泡邻近肋骨,导致肋骨周围骨膜增生硬化改变,相对更显粗大及致密。此外,极少数胸壁结核表现以肋骨溶骨性破坏为主、周边仅见少许死骨及软组织轻微肿胀,而无明显寒性脓肿形成,此类病变增强后亦无明显强化。胸、腹壁结核是继发性结核,因此胸膜、肺实质、纵隔或腹腔淋巴结常会留下感染过结核的证据或痕迹。

(二)超声检查

超声检查是临床上鉴别胸、腹壁结核的最常用无创性辅助检查手段,可直接检测胸、腹壁结核病灶的部位、大小、形态、内部结构、边界、是否有钙化、窦道形成、窦道分布情况,以及病损扩散蔓延的深度和范围,邻近肋骨及组织受损情况以及与脓肿的关系。同时还可在超声引导下直接进行细针抽吸活检或脓肿引流术。

胸、腹壁结核超声检查多提示胸、腹壁不规则肿物,界限不清,周围有强回声晕环,可见大小不等可移动低回声暗区,蟹足样窦道,并可见细小强光点回声,加压探头可见其移动,彩色多普勒血流成像(CDFI)示病灶低回声内部无异常彩色血流信号,同时可见多个斑块状钙化。

胸、腹壁结核根据超声表现可分为三型:①实性低回声型:位于胸、腹壁深层,边界欠清,手术病理证实为未液化的干酪样病变和结核性肉芽肿形成,多为病变早期。②混合回声型:手术病理证实结核干酪样坏死、化脓和肉芽及纤维组织增生并存,肌层受累,肿块似位于肌层。③脓肿型:表现为胸腹膜内外各有一液性暗区,中间有窦道相通,形成"哑铃状"病变,手术病理证实为液化脓肿,内为干酪样坏死。

（三）病原学检查

穿刺物或脓液抗酸染色涂片检查和分枝杆菌培养是诊断胸壁结核和腹壁结核的重要方法。穿刺物或脓液还可进行分子生物学检测如 Xpert MTB/RIF、聚合酶链反应（PCR）及环介导检测法，可明显提高灵敏度及特异性，缩短确诊时间。

（四）病理学检查

胸、腹壁结核的确诊与其他部位结核病一样，需要依赖于细菌学和病理学检查等手段。虽然细菌学诊断特异性高，但灵敏度相对不高。相比之下，病理学检查更有价值，而且也是临床上确诊的重要手段。在大多数情况下，细针抽吸活检（fine-needle aspiration biopsy，FNAB）快速简捷，特别是在 B 超引导下操作创伤性小，准确性较高，可作为胸、腹壁结核诊断的首选方法。Tewari 等也认为，在类上皮细胞肉芽肿与坏死组织都存在的情况下，FNAB 诊断阳性率可达 75%。手术后病灶切除活检病理可显示中央干酪样坏死的肉芽肿炎性病变是确诊的重要依据，联合应用结核分枝杆菌 PCR 可提高诊断率。坏死物或脓液再进一步进行分子生物学检测及结核分枝杆菌培养及药敏，可缩短诊断时间和筛查有无耐药结核病。

（五）免疫学检查

结核菌素皮肤试验（tuberculin skin test，TST）作为结核病的常规检测方法，也可用于胸壁及腹壁结核的辅助诊断，但总体阳性率不高，约 50%。其检测敏感度因试剂、使用方法及机体免疫状态不同而各异，且因其与其他分枝杆菌、诺卡菌、棒状杆菌等有共同的细胞壁抗原，特异性不高。

结核抗体检测方法主要有酶联免疫吸附试验（ELISA）、斑点金免疫渗滤试验（DIGFA）、斑点免疫层析试验（DICA）、蛋白芯片等方法，操作简单且快速，主要抗体有脂阿拉伯甘露聚糖（LAM）、重组抗原38kD 蛋白，主要抗原有早期分泌抗原 6（ESAT-6）和培养滤液蛋白 10（CFP-10）等，因患者个体对结核分枝杆菌不同的蛋白抗原反应可有不同反应，而且即使对某一种抗原的反应也存在阶段性差异，故临床应用价值有限。目前临床上已出现将多种抗原组合或嵌合的检测方法，以提高其诊断的敏感性和特异性。

近年来，γ 干扰素释放试验（interferon-gamma release assay，IGRA）用于诊断潜伏结核感染和辅助诊断结核病，对胸、腹壁结核也有一定的辅助诊断价值。

第三节　诊断及鉴别诊断

一、诊断

胸壁或腹壁部位无痛性肿块，质软，按之有波动感，初期可无全身症状，严重者可伴有低热、盗汗、乏力、消瘦等结核中毒症状；穿刺可抽出无臭稀薄黄白色脓汁或干酪样物质，做抗酸染色涂片、结核分枝杆菌培养以及分子生物学检测可明确诊断。还可通过细针抽吸活检和切除病变组织行病理学检查明确诊断。穿刺部位应选在脓肿的上方，避免垂直刺入而致脓液沿针道流出形成瘘管。若有慢性瘘管时，可做活检明确诊断。如患者身体的其他部位还有比较明确的结核病变，如肺结核、胸膜结核、腹腔结核、淋巴结结核则对诊断帮助较大。

二、鉴别诊断

1. **化脓性肋骨骨髓炎**　多发于小儿，常因外伤、脓胸、疖肿等化脓灶经血行感染而发生。多发于肋骨与肋软骨交界处，也可发生在肋骨角附近。一般临床症状有局部肿胀，疼痛及发热等炎症表现。胸部X 线检查可见肋骨有骨质溶解破坏。

2. **胸壁放线菌病**　由放线菌感染所致的慢性化脓性肉芽肿性疾病。胸壁上发生特有的板样硬块，呈青紫色，其中许多部位逐渐软化，形成多发小脓腔，破溃后变成许多凹凸不平的瘘孔。瘘管分若干分叉通向胸壁组织的各个方向。在流出的脓液中有黄色"硫磺颗粒"，其周围组织坚硬，无明显压痛。

3. **胸壁肿瘤**　胸壁肿瘤分为原发性和转移性两类。原发肿瘤又可分为良性和恶性两种。生长比较迅速，边缘不清，表面有扩张血管，伴疼痛等往往是恶性肿瘤的表现。肿块坚硬如骨，边缘清楚，增大缓慢者，多属良性骨或软骨肿瘤，必要时可做肿块的针刺活检或直接切除病理明确诊断，但取活体组织最好与切除联系起来一起进行。

4. 腹壁炎性肿块　腹壁因细菌感染引起的局部脓肿，多起病急，病程短，超声早期多表现为边界不清的团状强回声，晚期出现较多的液化区，可探及丰富的低阻血流信号。穿刺多可抽出脓液，进行病原学检查基本可明确致病菌。

5. 腹壁硬纤维瘤　腹壁纤维瘤病为腹壁的硬性肿块，边界常不很清楚，与腹肌纤维方向一致。当腹壁肌肉收缩时，肿块固定而不能移动；腹壁肌肉松弛后，肿瘤可随腹壁推动。晚期肿瘤向四周呈片状浸润生长，发展成巨大腹壁硬纤维瘤，可造成大片腹壁僵硬；在组织形态学上没有恶性征象，无淋巴和血液转移现象，但具有侵袭性、易复发性和局部破坏性，其生物特征介于良性成纤维细胞瘤与纤维肉瘤间，超声表现为边界欠清的低回声，包括内部可见结节样强回声。

6. 腹壁脂肪瘤　是发生于腹壁的浅表脂肪瘤，是由成熟脂肪组织构成的软组织良性肿瘤。多见于成年人，尤其是 30～50 岁年龄段，20 岁以下患者少见。可单发或多发，主要表现为肿瘤局部隆起，质地柔软，无红肿、压痛，有一定的活动度。一般无自觉症状，较大肿瘤可妨碍局部动作，或因压迫神经而引起疼痛。可有家族史。

7. 腹壁纤维肉瘤　又名黏液纤维肉瘤，是一种常见的成纤维细胞的低度恶性软组织肿瘤。生长缓慢，可发生局部侵袭性生长及复发，晚期才发生转移。临床早期一般无任何特殊症状，随病程发展可发现腹壁有无痛性逐渐长大的肿块。早期一般无任何特殊症状，随病程发展，可发现腹壁有无痛性逐渐长大的肿块，多为单发性，外观呈球形或梭形，也可为分叶状，呈中等硬度；与周围组织分界较清晰，小的浅在性肿瘤具有一定活动度。晚期形成红色突出的大肿物，瘤体可发生破溃及出血，甚至引起继发性贫血和感染，此时多有局部疼痛、全身发热以及体重减轻等症状。

第四节　治　疗

胸、腹壁结核是全身结核病的一部分，需全身抗结核治疗，加强休息、营养支持等。抗结核治疗方案一般为 2HREZ/10HRE，若胸、腹壁结核病灶广泛、脓肿较大强化期可静脉用药行抗结核治疗，强化期可延长至 3 个月以上。

胸壁结核的早期，炎性渗出液稀薄，脓肿壁很薄，或者无脓肿壁，无干酪病灶，此时往往可以选择内科保守治疗，局部采用脓肿穿刺并注入抗结核药物治疗，可选用异烟肼、利福平、链霉素等。但因反复穿刺，有些患者无法耐受，且如果是脓肿较复杂者，局部含较多干酪样坏死物及肉芽肿者，治疗效果差。如脓肿壁已形成且比较厚，有干酪坏死灶及肉芽肿形成，病情稳定，其他部位无活动性结核，患者身体条件允许，均应积极手术治疗。

彻底的脓肿切除术，包括切除部分病变胸腹壁、必要时切除部分肋骨和肋软骨，并完全切除肋间肌内病变和坏死组织，包括窦道残端，手术结束前可采用 3% 过氧化氢和温盐水冲洗，局部可使用抗结核药物冲洗，如异烟肼、利福平或链霉素，残留腔较大的患者，必须采用周围带蒂肌肉瓣填充，并游离肋骨和肋软骨残端，必要时在残留腔留置引流管，并接负压装置（目前对于是否放置引流管的意见不一致，部分学者认为放置引流管易增加形成窦道的风险），术中清除的化脓性液体及组织建议行结核分枝杆菌培养及药敏实验；术后加压包扎创口。目前尚无统一的标准术式，主要有结核脓肿切除术、肋骨切除加肌瓣填塞术和胸廓成形术等。目前也有学者应用胸腹腔镜辅助进行胸腹壁结核的治疗，创伤小，恢复快，且术后不影响胸腹壁外形，值得进一步推广应用及研究。

全身有效抗结核治疗，选择合适的局部治疗及手术时机（术前有效抗结核治疗 1～2 个月），手术彻底清除病灶及窦道，术后有效管理（消毒换药并足疗程抗结核治疗），是防止复发的有效措施。

中西医结合治疗是西医抗结核治疗的有益补充。

中医药认为胸腹壁结核属于中医"流痰"范畴，病灶位于皮里膜外，肌肉腠理之间，可采用外治法。

李治等采用火针烙法配合去腐散、地榆油纱联合西医抗结核药物治愈化脓性胸壁结核。胡欣春等采用香贝养荣汤合阳和汤联合西医抗结核药物促进胸壁结核术后生肌收口。也有研究显示，采用外敷西黄攻坚方联合西药抗结核治疗，可加快局部病灶液化，可以明显缩短包块吸收时间。

单纯胸、腹壁结核经过正规的抗结核药物治疗，配合脓肿穿刺、脓肿切开引流或手术治疗，大多预后较好。但如果抗结核治疗方案不合理，疗程不足，手术时机选择不当，术中操作不规范，术后处理不当，特别是术后加压包扎不理想，导致积血积液，均易导致预后欠佳。如感染耐药结核菌，且合并窦道，可能预后欠佳。

【临床病例分析】

病例 1

患者，男，70 岁。

主诉：气短、乏力 9 月，发现右背部包块 1 周。

现病史：患者 9 个月前出现气短乏力，在外院给予胸部 X 线检查及 B 超示右侧胸腔积液，抽胸腔积液示渗出液，胸腔积液腺苷脱氨酶（ADA）56U/L，血 T-SPOT 阳性，考虑为：结核性胸膜炎，给予异烟肼、利福平、吡嗪酰胺、乙胺丁醇抗结核治疗 2 个月，胸腔积液逐渐吸收，改为异福片继续治疗。但患者 1 周前发现右背部偏外侧包块，当地医院超声提示距皮 10mm 处肌肉层肋骨前方可见 42mm×11mm 低回声区，边界欠清，CDFI：未见异常血流信号。为进一步诊治 2020 年 11 月 12 日入院。患者既往 55 年前曾患肺结核，服中药治愈。

患者入院时查体：体温 36℃，脉搏 68 次/min，呼吸 20 次/min，血压 135/65mmHg。神志清楚，皮肤、巩膜无黄染，浅表淋巴结未及肿大。右背部外侧可及 5cm×2cm 包块，无红肿热痛，质硬。右下肺呼吸音低，未闻及干湿性啰音。心率 68 次/min，律齐，未闻及杂音。腹软，无压痛及反跳痛，肝脾肋下未及，神经系统体征阴性。辅助检查示：血气分析、红细胞沉降率、血常规均正常，C 反应蛋白 19.51mg/L，结核菌素纯蛋白衍生物（PPD）试验 15mm×15mm，血结核抗体阴性，γ 干扰素释放试验阳性。肿块局部穿刺抽出少许脓性分泌物，脓性分泌物送检结核分枝杆菌 DNA 检测阳性，Xpert MTB/RIF 阳性，无利福平 RPOB 基因突变。胸部 CT：右侧胸膜增厚，右侧胸壁软组织影，密度较低，其中部分液化影（图 3-3-1）。诊断为"右侧结核性脓胸，右胸壁结核"。给予异烟肼、利福平、乙胺丁醇、盐酸左氧氟沙星积极抗结核治疗，同时给予西黄攻坚方局部外敷，并间断局部注射链霉素，2 个月后胸部 CT 示右侧胸壁脓肿基本吸收（图 3-3-2）。

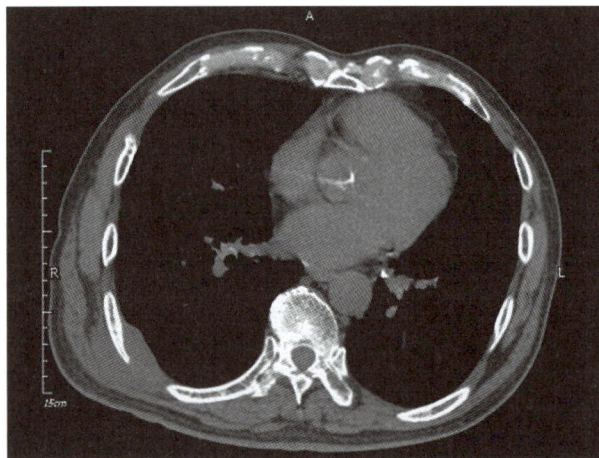

入院时胸部 CT 片。CT 片示右侧胸壁 5cm×3cm 软组织肿块，相邻肋骨无破坏，肿块内低密度脓肿区，跨越肋骨呈哑铃状，右侧胸膜增厚。

图 3-3-1 胸壁结核

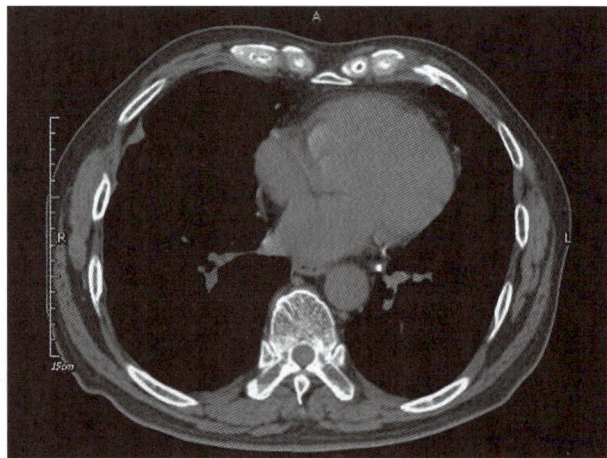

治疗 2 个月后胸部 CT 片。CT 片示右侧胸壁未见脓肿，胸膜增厚。

图 3-3-2 胸壁结核

后继续异烟肼、利福平、乙胺丁醇治疗 10 月，病灶稳定，无复发。

病例 2

患者，女，44 岁。

主诉：间断腹痛 10 个月，右下腹疼痛加重 2 个月余。

现病史：患者 2014 年 11 月底无明显诱因出现腹部隐痛，体温未测，无恶心、呕吐、腹泻、胸闷、气短等症状，就诊于湖北某医院，诊断为结核性腹膜炎，予异烟肼、利福平、乙胺丁醇、吡嗪酰胺抗结核治疗，腹水有所吸收。2015 年 7 月中旬患者出现右下腹疼痛，较前加重，无放射痛，无发热、腹泻等症状，后发现右下腹包块，并进行性增大。右下腹包块穿刺活检提示脂肪组织及胶原变性的纤维组织中急慢性炎细胞及少许多核巨细胞，抗酸染色未查见阳性杆菌，结核待除外。2015 年 9 月 21 日入院。患者既往体健。

患者入院时查体：体温 36.5℃，脉搏 84 次 /min，呼吸 17 次 /min，血压 120/80mmHg。神志清楚，皮肤、巩膜无黄染，浅表淋巴结未扪及肿大。双肺呼吸音清，未闻及干湿性啰音。心率 84 次 /min，律齐，未闻及杂音。右侧季肋区可扪及 7cm×4cm 包块，质硬，皮温可，活动度差，与周围组织有黏连，腹软，无压痛及反跳痛，肝脾肋下未及，神经系统体征阴性。辅助检查显示：血常规、肝肾功能、凝血功能、红细胞沉降率、C 反应蛋白水平均正常，PPD 试验 25mm×2mm，血结核抗体阴性，γ 干扰素释放试验测定阴性。肿块局部穿刺抽出少许脓性分泌物，脓性分泌物送检结核分枝杆菌 DNA 检测阳性，Xpert MTB/RIF 阴性。腹部增强 CT：右侧腹壁可见 6cm×4cm 软组织影，增强扫描可见多个边缘强化的脓腔，中央低密度区无强化（图 3-3-3）。诊断为"腹壁结核，结核性腹膜炎"。给予异烟肼、利福平、乙胺丁醇、盐酸左氧氟沙星积极抗结核治疗，间断脓肿穿刺，注入抗结核药物，脓肿消除不彻底。2 周后转入外科行脓肿切除术。术后病灶完全清除。1 月后复查腹部 CT 平扫示右侧腹壁脓肿基本吸收（图 3-3-4）。后继续异烟肼、利福平、乙胺丁醇治疗 6 个月，病灶稳定，无复发。

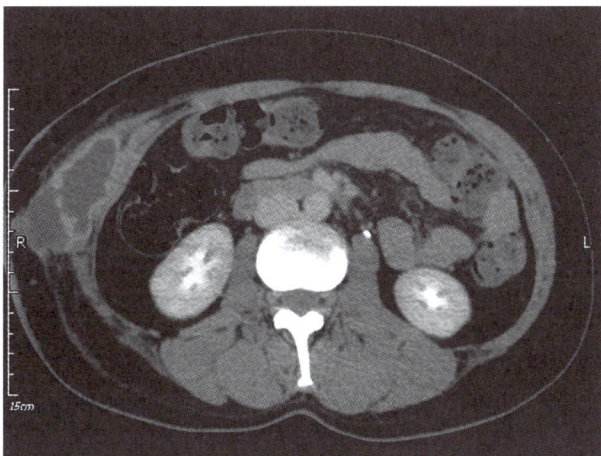

入院时腹部增强 CT。CT 片示右侧腹壁 6cm×4cm 软组织影，其中见分隔、边缘环形强化的囊性密度影。

图 3-3-3　腹壁结核

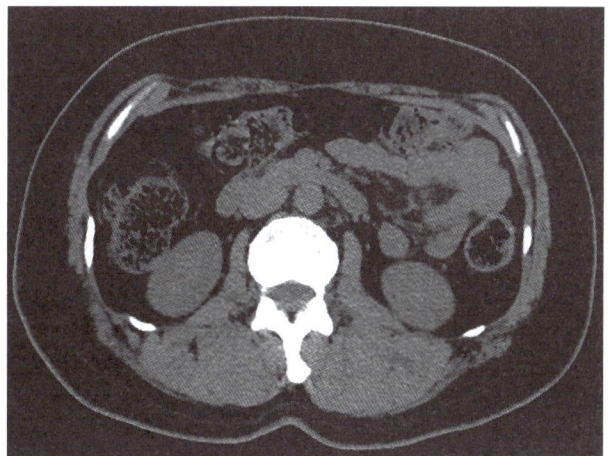

术后 1 个月腹部 CT。CT 片示右侧腹壁软组织影未见。

图 3-3-4　腹壁结核

参考文献

［1］唐神结，高文.临床结核病学［M］.北京：人民卫生出版社，2011.

［2］中华医学会.临床诊疗指南：结核病分册［M］.北京：人民卫生出版社，2005：83-84.

［3］刘培革.胸壁结核的 CT 诊断及其对手术治疗的指导价值［J］.当代医学，2016，22（1）：35.

［4］于海洋.X 线与 CT 诊断胸壁结核的价值分析［J］.影像研究与医学应用，2018，2（16）：168-169.

［5］仲毅,卢兴时,陈康,等.胸壁结核诊断及治疗的研究现状[J].中国胸心血管外科临床杂志,2019,26(9):926-932.

［6］李永波,霍雪娥,解建毅,等.胸部CT联合高频超声诊断胸壁结核的临床价值[J].中国医疗设备,2017,32(8):64-67.

［7］吕晓武,贾赤宇,冯胜娟,等.胸壁结核性创面外科治疗进展[J].感染、炎症、修复,2014,15(2):122-124.

［8］张在鹏,刘国兵,曾俊杰,等.胸壁结核的影像学评价[J].放射学实践,2013,28(7):767-769.

［9］何宁,杨高怡,王大力,等.超声造影引导下胸壁结核穿刺活检的应用[J].浙江中西医结合杂志,2016,26(9):851-852.

［10］郭倩茹,梁萍,黄思思,等.胸壁结核的超声分型与临床术式选择的相关性研究[J].临床医药文献电子杂志,2020,7(52):155-156.

［11］严志娟,车兆静,施文娟.高频超声检测对腹壁结核的诊断价值[J].浙江医学,2014,36(9):813-814.

［12］FERJANI H L, AMMAR L B, MAATALLAH K, et al. A rare condition of chest wall swelling: the sternoclavicular tuberculosis[J]. Clin Rheumatol, 2022, 41(1): 315-316.

［13］KANG D K, KANG M K, KIM J Y. Isolated chest wall tuberculosis in immunocompetent patients[J]. Respirol Case Rep, 2022, 10(4): e0931.

［14］BOUCHENTOUF R. Chest wall tuberculosis[J]. Rev Prat, 2020, 70(10): 1104.

［15］ZHANG W, CHEN J, WU X, et al. Preoperative ultra-short-course chemotherapy combined with surgery for the treatment of chest wall tuberculosis[J]. Infect Drug Resist, 2020(13): 2277-2284.

［16］张文智,杨高怡,裴宇,等.超声造影在腹壁结核性脓肿穿刺活检中的应用价值[J].中华全科医学,2016,14(7):1193-1195.

［17］刘刚.右下腹腹壁结核性脓肿误诊为血肿1例[J].临床超声医学杂志,2013,15(6):430.

［18］田志强,李卫,历延明.肠结核术后致前腹壁肠瘘一例[J].中华腔镜外科杂志(电子版),2012,5(5):62-63.

［19］王举,王中义,王有德.腹壁结核9例诊疗体会[J].中国实用外科杂志,2003,23(7):440

［20］SHARMA M P, BHATIA V. Abdominal tuberculosis[J]. Indian J Med Res, 2004, 120(4): 305-315.

［21］UZUNKOY A, HARMA M, HARMA M. Diagnosis of abdominal tuberculosis: experience from 11 cases and review of the literature[J]. World J Gastroenterol, 2004, 10(24): 3647-2649.

［22］NAKAMURA K, YAMANAKA T. A case of abdominal tuberculosis relapsed after resection[J]. Kekkaku, 2010, 85(6): 553-557.

［23］李治,胡承晓.中西医结合治愈化脓性胸壁结核1例[J].中医外治杂志,2008,17(6):61.

［24］胡欣春,韩斌德,王大江,等.中西医结合治疗胸壁结核疗效观察[J].中医外治,2012(19):107.

第四章　中枢神经系统结核病

中枢神经系统结核病主要由原发感染肺部的结核分枝杆菌经血流播散至脑和脊髓实质、脑脊膜及其邻近组织形成病灶所致，若病灶破裂导致结核分枝杆菌释放到蛛网膜下腔或脑室，则引起脑脊髓膜炎，若病灶逐步增大但并未破入蛛网膜下腔则形成结核瘤。中枢神经系统结核病是最严重的结核病类型，死亡率和严重致残率可高达 50% 以上，值得临床医生重视。

第一节　发病机制及病理表现

中枢神经系统结核病占结核病的比例为 0.6%～1.8%。据此估算，全世界每年发生的结核性脑膜炎患者多达 6 万～18 万。中枢神经系统结核病的发病率与结核病的发病率和 HIV 感染率等相关，结核病的发病率和 HIV 感染率越高，中枢神经系统结核病的发病率也升高。我国幅员广大，各地发病率有所不同。总的特点为，儿童发病高于成年人，农村高于城市，北方高于南方。如黑龙江省报告结核性脑膜炎发病率为 5.2/10 万，儿童结核性脑膜炎发病率为 9.6/10 万，成人结核性脑膜炎发病率为 2.5/10 万；广州市城乡1981—1986 年平均发病率为 2.0/10 万，其中城市为 1.3/10 万，农村为 2.3/10 万。

一、中枢神经系统结核病的发病机制

（一）结核分枝杆菌菌血症直接引起脑膜炎

有人认为较多的结核分枝杆菌进入中枢神经血液循环系统可直接引起结核病，或结核分枝杆菌先引起脉络丛结核，再散播到脑脊液中，在蛛网膜下腔引起结核性脑膜炎。结核分枝杆菌侵入中枢神经系统的血流后，并不是每一个患者都发生结核病，多数可能不发病，仅一小部分发病。即使发病，病情的轻重和病变的性质也有很大差异。这些都与机体的免疫力、反应性和抵抗力有密切关系。机体抵抗力强者可不发病，即使发病，结核病变也多为局限性，形成小结核灶或结核瘤。血脑屏障的完善与否也和发病有关系，血脑屏障完整的患者可能不易发病，而血脑屏障有损伤的患者，结核菌则易进入脑内引起病变。除此之外是否发病也与侵入的结核菌的数量、毒力的强弱有密切关系。

（二）结核瘤发病机制

20 世纪 30 年代，Rich 和 McCordock 等认为，颅内或脊髓已形成的结核灶（即 Rich 灶）破溃至蛛网膜下腔后引起脑膜炎和脊髓膜炎，它可以解释患者可有全身性粟粒性结核病，但不一定都伴有结核性脑膜炎，也有病例只有结核性脑膜炎，无粟粒性结核或找不到脑外结核灶。

二、病理表现

（一）大体病理改变

大体病理可见脑膜血管充血，脑组织水肿表现为脑回变扁平，脑沟变浅，脑底部及外侧裂中可看到灰粉色胶样的黏稠渗出物及小的结核病灶，随着病程延长，病变进展，脑底部常有厚层渗出物，为灰白色胶样肉芽组织，阻塞于蛛网膜下腔内，把血管和神经根埋于其中，脑底部的渗出物可经外侧裂向上延伸

包绕脑干，并阻塞第四脑室开口。脑室因脑脊液的通路在不同部位和不同程度的受阻而产生不同程度的扩张。若渗出物阻塞第四脑室的外侧孔和正中孔，则各脑室可有中度至高度扩张积水。若导水管水肿且因结核性渗出物阻塞变窄时，则第三脑室和两个侧脑室对称性扩张。若一侧室间孔（interventricular foramen）因脉络丛结核而阻塞时，则病变侧侧脑室扩张。当累及脑实质时，脑切面还可以看到大小不等结核灶（瘤），常见于大脑中动脉分布区、皮质和近脑膜处，外侧裂中尤其多见。一般位于幕上较幕下多，多分布于额、顶及颞叶。幕下者多位于小脑半球。脑内还可见到片状软化，多在脑室周围，也见于基底核和其他部位，少数病例脑底部可合并大小不等量出血。脊髓病变有时也很显著，脊髓可完全包裹于结核渗出物中，少数脊髓内也可有小结核瘤。

（二）镜下病变

1. **脑膜的病理变化** 在蛛网膜下腔内有炎性细胞和炎性渗出物，在脑底部、外侧裂、脑干周围及脑沟深处较多。炎性细胞主要是淋巴细胞和单核细胞，急性期也常见较多中性多核白细胞、小片状干酪样坏死，随着病程的延长，纤维和纤维组织增多，形成结核结节。

2. **脑动脉的病理变化** 埋在结核性渗出物中的动脉部分可发生纤维性坏死，表现有动脉外膜炎和内膜炎，重度的动脉炎可有血栓形成，使动脉变小或完全阻塞，这是相应部位脑组织软化的原因。由于干酪样坏死对小动脉壁的侵蚀，可引起动脉破裂出血，甚至死亡，临床上表现为所谓"出血性脑膜炎"。

3. **结核性神经根炎** 脑神经根和脊神经根常被埋于结核性渗出物中，炎性细胞也常侵入神经根的间质中或神经束间，引起结核性神经根炎，这是临床上产生神经根刺激症状的原因。

4. **脑实质的病理变化** 结核性脑膜炎的病理变化常不仅限于蛛网膜下腔，也常见于脑实质内。具体表现为结核瘤（灶）和脑软化。结核瘤常由多个结核结节融合而成，中央可见大片干酪样坏死，周围有一些零散的结核结节，结核瘤的周边与附近脑组织无明显分界。脑内除结核瘤外尚有软化和坏死，继发于动脉炎和血栓形成，少数是栓塞的结果，常见为缺血性的，少数也有出血性的梗死。脑室周围最易出现软化灶，因为脑室周围的白质是由各相应部位小动脉的末梢部分供血，当引起动脉炎或血栓形成时，首当其冲的就是脑室周围的白质，它们因缺血而发生变性乃至坏死。再者，脑脊液流通受阻造成脑积水，脑室积水又压迫其周围的白质，妨碍这些部位正常血液循环，更加重了脑室周围白质的缺血和坏死。

5. **结核性室管膜炎** 脑室表面的室管膜也常有数量不等的渗出物和结核结节。它们在脑室面上形成粟粒状小结节，镜下为小结核结节或一小团增生的脑质细胞，这些病变在脑室宽大处不引起症状，但在脑室狭窄处，是各脑室系统不同部位发生不全梗阻的原因。脉络丛中可有结核病变，渗出物的机化可使脉络丛黏连，造成脉络丛积水，引起大、小囊肿形成，也可有小结核瘤形成炎性肿块，亦可与脑室壁黏连，它们可阻塞室间孔和第四脑室的外侧孔。

第二节 临 床 表 现

大多数中枢神经系统结核病发病比较缓慢，常以非特异症状起病，包括头痛、发热、畏寒、乏力、精神萎靡、恶心、呕吐、食欲减退、体重下降等，起病急缓不一，以慢性及亚急性起病者居多。典型经过为，病初只有一般结核中毒症状，经1～3周进入脑膜刺激期，才出现一系列脑膜刺激征。儿童常于麻疹、百日咳、流感或其他传染病后发病，婴幼儿可以惊厥为首发症状而被误诊为手足搐搦症，老人也可以偏瘫、单瘫为主诉就诊，被误诊为脑血管意外。中枢神经系统结核病临床症状可分两大类：一般结核中毒症状和神经系统症状。

一、一般结核中毒症状

起病多缓慢或呈亚急性，少数也可呈急性。多为不规则低热，伴乏力、纳差、盗汗、恶心、头痛等，可有畏光、易激动、便秘、尿潴留。若合并身体其他部位结核灶可各有其相应症状；如有肺结核可有咳嗽、咳痰；若为急性血行播散性结核病可表现为弛张热或消耗热型。

二、神经系统症状及体征

1. **脑膜刺激和脊髓膜刺激症状** 由于脑膜炎症，炎性渗出物或颅压增高刺激软脑膜神经末梢及三叉神经终末感受器而出现头痛，常为结核性脑膜炎首发症状且较剧烈而持久，多为枕后及额颞部痛。可直接或反射地刺激迷走神经及其神经核或延髓网状结构的呕吐中枢，导致恶心、呕吐。临床上常有一系列脑膜刺激和脊髓膜刺激症状，表现为颈强直、克尼格征及布鲁津斯基征阳性，其机制为颈和腰骶神经根受刺激，出现颈肌、伸肌收缩。

2. **脑神经障碍症状** 由颅底的炎性渗出物刺激、包埋、压迫脑神经所致，颅压增高亦是原因之一。以展神经、面神经、视神经及动眼神经的损害多见，成人以展神经易受侵犯，儿童则是面神经易受侵犯。

3. **颅内压增高症状及体征** 剧烈头痛及喷射性呕吐、展神经麻痹、视乳头水肿、意识障碍应考虑患者有高颅压。意识障碍按程度分嗜睡、昏睡、昏迷三级，严重意识障碍往往表明大脑或脑干网状结构受损。严重颅内压增高可能导致脑疝，常见有小脑幕切迹疝（颞叶钩回疝）及枕骨大孔疝（小脑扁桃体疝）。脑疝早期临床表现为瞳孔不等大、呼吸加深加快兼有不规则、血压上升、意识障碍、发热等，应提高警惕。

4. **脑实质损害的症状** 由于结核病侵犯脑实质，在脑实质形成结核灶，或由于继发脑血管病变引起脑组织缺血、水肿，脑软化甚至出血。临床常见有单瘫、偏瘫、癫痫、手足徐动症、震颤、舞蹈样运动，乃至去大脑强直、去皮质强直等。

5. **自主神经受损症状** 中枢神经系统结核病时由于自主神经的中枢——中脑及间脑损害，常可表现自主神经功能紊乱如呼吸异常、循环障碍、胃肠紊乱、体温调节障碍。还可表现肥胖、稀释性低钠、尿崩症等。

6. **脊髓受损症状** 中枢神经系统结核病变还可蔓延至脊髓膜、脊髓神经根和脊髓，临床上可出现神经根性疼痛如胸痛、腹痛。受损平面以下可有感觉障碍至感觉消失，伴运动障碍，常见为双下肢肌力弱至弛缓性瘫痪。马尾受损可出现尿潴留、尿失禁和大便秘结、大便失禁。

第三节 临床诊断与鉴别

一、诊断方法

1. **腰椎穿刺** 腰椎穿刺的目的包括留取脑脊液标本行实验室检查和检测颅压，腰椎穿刺的主要风险在于中枢神经系统院内感染和脑疝。操作应严格遵守无菌观念，对出现高颅压患者缓慢放脑脊液，颅中线移位、侧脑室受压患者谨慎行腰椎穿刺。成年人脑脊液总量为150～170ml，每小时产生22ml脑脊液，每次缓慢留取15～17ml脑脊液对患者是安全的。

2. **脑脊液实验室检查** 脑脊液检查通常出现以下变化：①压力增高，外观澄清或呈毛玻璃样；②白细胞计数为（100～500）×10^6/L，以淋巴细胞占多数，但疾病早期部分患者可以中性粒细胞为主；③蛋白质升高至1～2g/L；④糖<2.2mmol/L，95%的患者其脑脊液糖浓度同步血糖<0.5mmol/L。

3. **脑脊液病原学检查** 脑脊液抗酸染色是诊断中枢神经系统结核病的传统方法，将脑脊液离心沉淀后行姜-尼氏抗酸染色和金胺-罗丹明荧光染色。通过脑脊液玻片离心法保留细胞的完整性，并在姜-尼氏抗酸染色的同时使用去垢剂聚乙二醇辛基苯基醚（Triton X-100），提高细胞膜的通透性，进行改良抗酸染色可提高结核性脑膜炎的诊断效能，抗酸染色阳性时须注意应排除诺卡菌及非结核分枝杆菌。分枝杆菌培养需4～8周，不利于早期诊断。分枝杆菌生长指示管（mycobacteria growth indicator tube，MGIT）培养法主要通过连续检测接种标本培养基所显示的荧光强度变化，来判断是否有分枝杆菌生长，平均检出时间缩短至14.4天，最快10.0天，且操作简单。核酸检测技术通过检测结核分枝杆菌特有的 *IS6110* 基因，数小时内可回报结果，在评估检测效能后可考虑作为结核性脑膜炎的确诊试验。病原学检查应在抗结核治疗前，抗结核治疗后，抗酸染色、培养和核酸检测阳性率显著下降。

4. **影像检查** 基底池脑膜强化、脑积水、脑梗死和结核瘤是中枢神经系统结核病的主要影像学特征,可单独或联合发生。颅底脑膜强化伴或不伴结核瘤是结核性脑膜炎最常见的征象,其诊断特异性高。约 20% 的患者因闭塞性血管炎出现脑梗死,最常累及基底节、内侧豆纹动脉和丘脑动脉的供血区域。MRI 增强检查对软脑膜病灶的显示优于 CT 检查,弥散加权成像(diffusion weighted imaging,DWI)有助于发现新近的梗死,特别是基底节区的新近梗死提示结核性脑膜炎。液体抑制反转恢复(fluid attenuated inversion recovery,FLAIR)虽然对缺血灶显示更清楚,但是非急性期的梗死对结核性脑膜炎的早期诊断无明显帮助。中枢神经系统结核病的影像学表现受年龄和患者的免疫状态影响,儿童比成人更易出现脑积水,HIV 感染者颅底强化少见。脊膜炎和脊髓蛛网膜炎的表现与结核性脑膜炎影像特点几乎完全相同,MRI 检查是诊断脊髓蛛网膜炎的首选检查,特征包括脊髓蛛网膜下腔闭塞和硬脑膜黏连,以 T_2 加权序列显示最佳,在矢状位表现为不规则的波浪状。脊髓受累时表现为脊髓梗死和脊髓空洞。脑实质结核的表现包括结核瘤、脑脓肿、结核性脑病和结核性脑炎,其中结核瘤受累区域多为皮质、髓质交界区和脑室周围区域,常合并结核性脑膜炎,儿童结核瘤好发于幕下,而成人则多发于幕上大脑半球和基底节区,影像学表现取决于结核瘤的分期。结核性脊髓炎的影像学表现与脑炎相似。治疗 1 周后,T_2WI 图像上的脊髓炎病灶高信号范围缩小,增强后 T_1WI 显示病灶边缘强化,周围水肿比强化区域更广泛,这些征象提示髓内结核瘤开始形成。T_2WI 上的异常信号可在几周内消退,但增强后病灶的异常强化仍会持续数月。

5. **免疫学检查** 外周血 γ 干扰素释放试验主要用于结核感染的诊断,因国内普遍接种卡介苗,故 γ 干扰素释放试验诊断活动性结核的价值优于结核菌素皮肤试验,但在中枢神经系统结核病的诊断中存在一定的假阳性。脑脊液样本中的淋巴细胞数常高低不一,脑脊液 γ 干扰素释放试验诊断中枢神经系统结核病的灵敏性和特异性均受到影响,应慎重看待其在中枢神经系统结核病诊断中的辅助作用。其他抗原、抗体检测的灵敏度和特异度均不理想,尚不适合作为中枢神经系统结核病的诊断和排除依据。

二、结核性脑膜炎诊断标准

有脑膜炎的症状和体征,且脑脊液镜检发现抗酸杆菌,或脑脊液培养发现结核分枝杆菌,或商业化结核分枝杆菌核酸扩增方法检测发现结核分枝杆菌可确诊结核性脑膜炎。在缺乏颅内病原学诊断依据的情况下,要参考临床表现、脑脊液实验室检查、中枢神经系统影像检查和颅外结核病证据等因素,判断结核性脑膜炎诊断是否成立(表 3-4-1),可将无病原学证据的患者分为 2 组:①高度可疑的结核性脑膜炎患者。有神经系统影像检查时评分≥12 分,或无神经系统影像检查时评分≥10 分。脑脊液检查或影像检查至少评分 2 分。②可能的结核性脑膜炎患者。有神经系统影像检查时评分 6～11 分,或无神经系统影像检查时评分 6～9 分。

表 3-4-1 结核性脑膜炎诊断标准

临床标准(最高评分=6 分)	分值
结核性脑膜炎症状(发热、头痛、呕吐)持续超过 5 天	4
症状提示结核病(至少一项):体重下降、盗汗或持续咳嗽超过 2 周	2
近期有肺结核患者密切接触史,或 IGRA 阳性/TST 强阳性	2
局灶神经损害(偏瘫、截瘫等)	1
脑神经麻痹	1
意识障碍	1
脑脊液标准(最高评分=4 分)	**分值**
外观清亮	1
细胞数:10～500/μl	1
淋巴细胞为主(＞50%)	1
蛋白含量超过 1g/L	1
脑脊液与血浆葡萄糖比例低于 50% 或脑脊液葡萄糖浓度低于 2.2mmol/L	1

颅脑影像检查标准（最高评分=6 分）	分值
脑积水（CT 或 MRI）	1
基底脑膜强化（CT 或 MRI）	2
结核球（CT 或 MRI）	2
脑梗死（CT 或 MRI）	1
增强前基底池高密度（CT）	2
其他部位的结核病证据（最高评分=4 分）	分值
胸部影像检查提示活动性肺结核（除粟粒性结核病）	2
胸部影像检查提示粟粒性结核病	4
影像或超声检查提示中枢神经系统结核病外的结核病	2
从其他部位发现抗酸杆菌或培养发现分枝杆菌（如痰、淋巴结、胃液、尿和血等）	4
从神经系统外的标本商业化结核分枝杆菌核酸扩增方法检测阳性	4

三、结核性脑膜炎严重程度分级

参照英国医学研究会结核性脑膜炎严重程度分级标准对患者进行分级（表 3-4-2）。

表 3-4-2　英国医学研究会结核性脑膜炎严重程度分级

分级	定义
Ⅰ级	清醒、无定向力障碍，且无局部神经损害
Ⅱ级	Glasgow 昏迷指数 10～14，伴或不伴局部神经损害；或 Glasgow 昏迷指数 15，伴局部神经损害
Ⅲ级	Glasgow 昏迷指数小于 10，伴或不伴局部神经损害

注：Glasgow 昏迷指数评分方法如下。眼睛反应（1=没有睁眼，2=因疼痛睁眼，3=根据语言要求睁眼，4=自动睁眼）；语言反应（1=没有语言反应，2=不能理解的语言，3=答非所问，4=语言混乱，5=定向清楚）；活动能力（1=没有活动反应，2=因疼痛伸展，3=因疼痛弯曲，4=因疼痛缩回，5=定位疼痛，6=遵从指令）。

四、中枢神经结核病的鉴别诊断

1. **隐球菌脑膜炎**　隐球菌脑膜炎的临床表现多种多样，大部分患者呈慢性发病，在诊断前已有症状，症状持续时间可长达数月，常见临床表现为亚急性或慢性脑膜脑炎的症状和体征；约 50% 的患者可见发热。典型情况下，2～4 周出现头痛、嗜睡、人格改变与记忆丧失。约 2.8% 接受实体器官移植的患者可出现隐球菌感染，从移植到疾病发作的中位时间为 21 个月；68% 的患者发生于移植后 1 年以上。临床主要表现包括发热（低热和中等度发热）、渐进性头痛、精神和神经症状（精神错乱、易激动、定向力障碍、行为改变、嗜睡等）。颅内压增高往往比较明显，头痛、恶心呕吐较剧烈；病情进展可能累及脑神经（动眼神经、展神经、视神经等），出现脑神经麻痹（表现为听觉异常或失聪、复视或视力模糊、眼球外展受限等）和视乳头水肿，脑实质受累可导致运动、感觉障碍，脑功能障碍，癫痫发作和痴呆等临床表现，查体有脑膜刺激征。患者可同时伴发肺部或其他部位播散性感染，但大多数不伴有其他感染的临床表现。

2. **病毒性脑膜炎**　病毒性脑膜炎是一组由各种病毒感染引起的软脑膜（软膜和蛛网膜）弥漫性炎症综合征，主要表现为发热、头痛、呕吐和脑膜刺激征，是临床最常见的无菌性脑膜炎。常见病毒包括肠道病毒（脊髓灰质炎病毒、柯萨奇病毒 A 和柯萨奇病毒 B、埃可病毒等），以及流行性腮腺炎病毒、疱疹病毒（单纯疱疹病毒及水痘带状疱疹病毒）和腺病毒。病程呈良性，多在 2 周以内，一般不超过 3 周，有自限性，预后较好。周围血白细胞计数正常或降低或轻度升高，淋巴细胞比例上升，常有异型淋巴细胞。脑脊液无色透明,压力正常或增高,细胞数轻度增加,可达(10~1 000)×10⁹/L,早期以多形核细胞为主,8~48小时后以淋巴细胞为主,糖和氯化物含量正常,蛋白略升高。部分患者脑脊液病毒核酸检测阳性,病毒培养及特异性抗体测试阳性,恢复期血清特异性抗体滴度高于急性期4倍以上,有诊断价值。头颅增强CT或MRI可有脑膜强化。脑电图只能提示异常脑功能,不能证实病毒感染性质,以弥漫性或局限性异常慢波背景活动为特征,少数伴有棘波、棘慢综合波。本病诊断主要根据急性起病的全身感染中毒症状、脑膜刺激征、脑脊液淋巴细胞轻中度增高,除外其他疾病,确诊需脑脊液病原学检查。

3. **细菌性脑膜炎** 细菌性脑膜炎可发生于任何年龄段,自疫苗问世以来,社区获得性脑膜炎的好发人群发生了改变,儿童患者中的发病率有所下降,发病人群转而以成年患者居多。B组链球菌、致病性大肠埃希菌可经产道垂直传播,流感嗜血杆菌、肺炎链球菌可经呼吸道飞沫传播,脑膜炎奈瑟球菌可通过密切接触传播,另外,致病性大肠埃希菌还可经粪-口途径传播。新生儿最常见的病原体是B组链球菌和致病性大肠埃希菌。社区获得性细菌脑膜炎中,儿童最常见流感嗜血杆菌、脑膜炎奈瑟球菌、肺炎链球菌感染,成人多受肺炎链球菌感染,青少年中以脑膜炎奈瑟球菌多见,其次为单核增生李斯特菌。急性或亚急性期病,患者多出现头痛、颈部僵硬感、发热、精神状态改变。约40%的患者有上述所有症状,已接受止痛剂、糖皮质激素治疗的患者可能没有颈部僵硬感。成人可伴随局部神经功能缺损表现,少部分人脑膜炎奈瑟球菌或肺炎球菌引起的细菌性脑膜炎可能伴有皮疹。与较低年龄人群相比,老年人较少受脑膜炎球菌感染,而多被单核增生李斯特菌感染,更易伴有肾脏、肺部并发症,死亡率从12%上升到30%。体格检查可能存在颈强直、Kernig征、Brudzinski征阳性等脑膜刺激征和脊髓膜刺激征表现,血常规表现为白细胞计数显著增加,以中性粒细胞为主。利用细菌抗原检测、PCR技术等可明确致病菌,若存在皮肤瘀点,可行活检并进行细菌染色。腰椎穿刺术前常须行头颅CT检查以评估脑疝风险,存在神经功能缺损的患者推荐头颅CT或MRI。MRI早期表现可正常,随后T_1加权像可出现蛛网膜下腔高信号,伴不规则强化,T_2加权像脑膜呈高信号,后期可出现弥散性脑膜强化、脑水肿等表现。脑脊液检查外观浑浊或脓性,白细胞(1 000~3 000)×10⁶/L,中性粒细胞为主(80%~90%),若患者免疫抑制、使用激素或非典型细菌感染,白细胞数可能稍低,极少数情况下会低于100×10⁶/L。脑脊液中糖浓度常低于2.2mmol/L,甚至低于1.0mmol/L。

4. **流行性乙型脑炎** 温带地区,流行性乙型脑炎的流行发生在夏季,而在热带地区,流行性乙型脑炎终年散发,夏秋流行。在中国,7~9月为流行性乙型脑炎发病高峰,占全年病例的90%。人群对本病普遍易感,大部分为无症状或流感样症状,有症状和无症状的感染之比为1:(300~2 000),感染后可获得较持久免疫力。发病者多为10岁以下儿童,成年人有增多趋势。流行性乙型脑炎病变范围较广,可累及整个中枢神经系统灰质,但以大脑皮层、基底核、视丘最为严重,脊髓病变最轻。主要病理变化为:神经细胞变性坏死,软化灶形成,血管变化和炎症反应,胶质细胞增生。潜伏期4~21天,一般为10~14天。典型表现分为四期。①初期。1~3天,主要为高热,头痛,恶心呕吐等。②极期。4~10天,除初期症状加重外,突出表现为脑实质受损的症状。意识障碍比较明显,表现为嗜睡、谵妄、昏迷,惊厥或抽搐,呼吸衰竭等。由于自主神经受累,深昏迷者可有膀胱和直肠麻痹,表现为大小便失禁和尿潴留;还可伴有肢体瘫痪,偏瘫多见。③恢复期。体温逐渐下降,神经系统症状和体征逐渐好转,一般患者2周左右可完全恢复,但重型患者需1~6月才能逐渐恢复。如半年后仍不能恢复者,成为后遗症。④后遗症期。5%~20%的重型流行性乙型脑炎患者留有后遗症,主要为失语、肢体瘫痪、意识障碍、舞蹈症样表现,精神失常及痴呆等。血液检查白细胞总数增高,中性粒细胞80%以上,部分患者血象始终正常。脑脊液为无色透明或微浑浊,白细胞数多在(50~500)×10⁶/L,早期以中性粒细胞为主,随后淋巴细胞增多。蛋白轻度增高,糖正常或偏高,氯化物正常。血清学检查免疫球蛋白M(IgM)抗体3~4天即可出现,2周达高峰,为早期诊断指标,免疫球蛋白G(IgG)抗体具有较高特异性,多在2周后出现,5~6周达高峰,可维持1年左右。病原学检查不易分离出病毒株,1周内死亡的病例可分离出病毒。颅脑MRI检查主要病变为丘脑、中脑、基底节及各脑叶受累,部分病例有脑水肿、脑膜局部增厚强化。根据血象及脑脊液表现,早期IgM抗体阳性即可确诊;如果恢复期IgG抗体比急性期升高大于4倍者,或急性期IgM和IgG抗体阴性,恢复期阳性者,或检测到流行性乙型脑炎病毒抗原或核酸者均可确诊。

5. **单纯疱疹病毒性脑炎**　疾病由原发感染或潜伏病毒的重新激活引起,但传播到大脑的途径尚不完全清楚。在原发性口咽疾病的情况下,沿着嗅神经或三叉神经传播,而其他神经通路可能参与潜伏病毒的再激活。感染或再激活导致的局部炎症通常发生在颞叶,可伴有相关的神经功能缺损。急性症状通常包括发热和局部神经系统异常,癫痫发作很常见,可能同时发生脑膜炎。脑脊液检查表现为白细胞增多,通常以淋巴细胞为主,蛋白水平升高,红细胞计数也可能升高。在极少数情况下,颅内出血是最初表现的一部分或后来的并发症。颅脑 MRI 可能显示炎症、水肿或不对称的肿块效应,颞叶受累常见。典型的脑电图改变包括周期性的癫痫样放电或局灶性减慢,通常局限于颞叶。

6. **自身免疫性脑炎**　多急性起病,一般在 2 周至数周内达高峰,可有发热和头痛等前驱症状。主要表现为精神行为异常、癫痫发作、记忆力下降、言语障碍/缄默、运动障碍/不自主运动、意识水平下降/昏迷、自主神经功能障碍等,以及复视、共济失调等局灶性损害的症状。诊断参考以下症状:精神行为异常或者认知障碍,言语障碍,癫痫发作,运动障碍/不自主运动,意识水平下降,自主神经功能障碍或者中枢性低通气,自身免疫性脑炎抗体阳性。

7. **脑膜恶性肿瘤**　脑膜恶性肿瘤包括脑膜癌和脑膜淋巴瘤。脑膜癌属于恶性上皮源性肿瘤的软脑膜转移,原发灶以肺癌、乳腺癌、胃癌多见,部分患者以脑膜受累为首发表现,部分患者原发灶难以查明,确诊依赖脑脊液细胞学检出癌细胞,以腺癌常见,免疫细胞化学显示上皮源性肿瘤标记物,如细胞角蛋白、癌胚抗原等阳性。原发性脑膜淋巴瘤比较少见,为全脑性疾病,相关的尸检研究显示病灶分布比较弥漫,超出影像学显示的病变范围。脑膜淋巴瘤累及软脑膜、室管膜,在蛛网膜下腔播散,增加了脑脊液细胞学检出淋巴瘤细胞的机会,而脑脊液细胞学检出淋巴瘤细胞也是确定脑膜受累的重要依据。脑膜淋巴瘤的主要临床表现为颅内压升高、脑膜刺激征阳性、脊髓腰骶神经根受累和多脑神经麻痹等,而偏瘫和癫痫发作等实质损害的表现不突出。脑脊液细胞学检查对脑膜恶性疾病的鉴别诊断有重要价值,但应注意与炎症反应中的转化型淋巴细胞鉴别。炎症反应中,淋巴细胞被激活或被诱导增殖,形态上呈现一定的不典型性和异型性,甚至呈淋巴母细胞样改变,有时可见核分裂象。鉴别要点是在炎症反应中异形淋巴细胞通常只占少数,可以观察到有很多介于正常淋巴细胞和异型淋巴细胞二者之间,处于过渡形态的淋巴细胞,这提示淋巴细胞被激活转化而形态发生渐变的过程。而在脑膜淋巴瘤中,脑脊液的异型淋巴细胞占大多数,几乎没有过渡形态的淋巴细胞。另外还应注意背景中炎性细胞成分,如见中性粒细胞和嗜酸性粒细胞等,一般指向炎性疾病。

第四节　治　疗

对中枢神经系统结核病的治疗,临床上应采取以有效抗结核药物和抗炎治疗为主的综合治疗措施,以提高治愈率,降低病死率,减少后遗症的发生。

一、抗结核治疗

中枢神经系统结核病的化学治疗遵循肺结核的化学治疗模式,分为强化期和巩固期,但又与肺结核不同,最佳的药物治疗方案和各阶段的最佳持续时间尚无定论。异烟肼的血脑屏障通透性好且具备很强的早期杀菌活性,推荐作为联合化学治疗方案的基础用药,但大剂量异烟肼的临床获益尚不确切;利福平的血脑屏障通透性较差,但对利福平耐药的中枢神经系统结核病患者的预后明显更差,同时使用含高剂量利福平方案结核性脑膜炎患儿的病死率低于同期系统综述中报道的平均病死率,提示利福平在中枢神经系统结核病治疗中应居重要地位,适合作为强化期的基础用药。一项随机对照研究显示,静脉使用利福平剂量增加到 600mg/d 时能提升脑脊液中的药物浓度,且不良反应未见明显增加。随后更大样本量的研究采用口服高剂量利福平(15mg/kg),但未能进一步证实其获益;故临床可考虑适当增加静脉用药剂量(一般不超过 600mg/d)以增强早期抗结核治疗效果。

吡嗪酰胺的口服吸收率高,易透过血脑屏障,对结核分枝杆菌持留菌有杀灭作用,在多项结核性脑膜炎的随机对照研究中均作为治疗方案的组合药物。研究提示,在结核性脑膜炎患者早期脑膜炎症明显时联合使用喹诺酮类药物能获益。回顾性研究提示，在重症结核性脑膜炎及儿童结核性脑膜炎中加用利奈唑胺可获益。乙胺丁醇可能诱发视神经炎，剂量为 15～20mg/kg 时的发生率近 3%，可能加重或混淆中枢神经系统结核病的疾病表现，尤其在昏迷患者中需谨慎使用。

二、抗炎治疗

中枢神经系统结核病患者常伴有明显的脑膜炎症反应。糖皮质激素作为抗结核治疗的辅助药物，可以缓解蛛网膜下腔的炎症，减轻脑和脊髓水肿，降低颅内压力，减轻小血管炎症，从而减少血流减慢对脑组织的损伤。但糖皮质激素同时也会抑制免疫，导致结核分枝杆菌负荷增加，脑膜炎症减轻后会造成部分抗结核药物渗入蛛网膜下腔的能力减弱，并引起胃肠道出血、电解质失衡、高血糖和真菌或细菌感染。随机双盲对照研究临床试验及系统综述表明，糖皮质激素能降低 HIV 阴性结核性脑膜炎患者的短期病死率。抗结核治疗启动后，脑脊液炎症反应继续加重或颅内结核球扩大继发的症状加重，被称为矛盾现象。矛盾现象或脊髓结核继发的急性脊髓压迫症患者亦可能通过糖皮质激素治疗获益。既往有病例报道显示，抗结核药物和大剂量糖皮质激素无效的结核瘤和视交叉结核患者使用沙利度胺会获益，但目前支持其作为常规治疗手段的依据尚不充分。

根据结核性脑膜炎严重程度给予不同剂量糖皮质激素。如 MRC 分级为 I 级，第一周地塞米松 0.3mg/(kg·d)，第二周 0.2mg/(kg·d)，第三周 0.1mg/(kg·d)，第四周 3mg/d，第五周 2mg/d，第六周 1mg/d。如 MRC 分级为 II 级和 III 级，第一周地塞米松 0.4mg/(kg·d)，第二周地塞米松 0.3mg/(kg·d)，第三周 0.2mg/(kg·d)，第四周 0.1mg/(kg·d)，第五周 4mg/d，第六周 3mg/d，第七周 2mg/d，第八周 1mg/d。

三、并发症的治疗

1. 脑积水的治疗

（1）脑脊液循环：脑脊液循环通路是指脑脊液从产生循环到重新被吸收所经过的路径，大体途径是由侧脑室的脉络丛，分泌出脑脊液流进侧脑室，经过室间孔进入第三脑室，在这个地方和第三脑室的脉络丛所产生的脑脊液汇合，经过中脑导水管进入第四脑室。脑脊液除了少数会向下进入脊髓的中央管以外，大部分都经过第四脑室的正中孔和外侧孔流入小脑延髓池，并通过此池向下流入椎管的蛛网膜下腔，向上也可以经过小脑幕切迹，流向大脑表面的蛛网膜下腔，大部分进入蛛网膜下腔的脑脊液，循环到上矢状窦附近，经过蛛网膜颗粒、蛛网膜绒毛吸收，吸收之后进入静脉窦，重新回到血液循环，这是正常的脑脊液循环。在脑脊液循环的过程中的任何一个途径发生梗阻，都可以引起临床上所见的脑积水，出现头痛、头晕、视物不清等颅内压增高的症状和相关体征。

（2）脑积水的治疗：脑积水是中枢神经系统结核病患者需要神经外科干预最常见的原因，其中交通性脑积水占 70%～80%，脑积水可以无明显临床症状而仅在头颅影像学检查中被发现。脑脊液循环阻塞时的早期影像学表现可能是正常的。非交通性脑积水患者应考虑脑室-腹腔分流和内镜下第三脑室切开。对于伴有颅内压增高的中枢神经系统结核病患者，当其正在接受或已经接受了恰当的抗结核治疗，并且采取保守疗法仍无法控制颅内压增加时，则考虑放置永久性脑室-腹腔分流装置。对于产生阻塞性脑积水或压迫脑干的结核瘤，以及导致瘫痪的硬膜外病变，应考虑采取紧急手术减压。

2. 高颅压的治疗

颅内压增高的临床表现包括头痛、恶心、呕吐，严重者可出现抽搐、意识障碍或脑疝的征象。视乳头水肿体征有助于诊断颅内压升高。格拉斯哥昏迷评分是评估脑损伤严重程度的可靠的量表指标。格拉斯哥昏迷评分小于 8 分提示严重的颅内病灶和可能的颅内压增高。怀疑颅内压增高时应尽早进行头颅 CT 或 MRI 检查，以明确是否存在脑积水、脑组织移位，甚至脑疝。顽固颅内压增高者应检查磁共振静脉成像（magnetic resonance venography, MRV）排除颅内静脉窦血栓。使用渗透剂（如甘露醇）和利尿剂是降低颅内压增高的常用内科治疗方案。急性颅内压增高可行腰大池引流，降低脑疝风险。由于体温升高会加重颅内压增高，所以应积极治疗中枢神经系统结核病相关的发热。梗阻性脑积水引起的高颅压，脱水剂使用效果常不理想。对慢性梗阻性脑积水患者，可采用口服乙酰唑胺及甘油制剂降颅压，效果不好可考虑行侧脑室分流术，对急性梗阻性脑积水引起的高颅压，可行侧脑室引流术，若梗阻不能缓解,可进一步考虑做侧脑室分流术。

（1）药物降压：常用的降颅内压药物包括20%甘露醇、甘油果糖,其他还有呋塞米、高渗生理盐水等。

1）甘露醇：临床最常用的降颅内压药物。为高渗性溶质利尿脱水剂,主要是升高血液渗透压,使脑组织内的水分渗入血液被排出而减轻脑水肿、降低颅内压。但也需要注意低钾以及诱发或加重心力衰竭、肾功能不全等不良反应。

2）甘油果糖：较甘露醇而言,较少引起肾脏不良反应。但起效慢,极少用于紧急降颅压,常与甘露醇交替使用。

3）其他药物：可联合应用呋塞米、高渗生理盐水等降颅内压;可酌情给予地塞米松抗炎,有一定降颅内压作用。

（2）脑脊液引流降压：脱水药联合反复腰穿放液仍是国内目前治疗颅内压增高的常用方法。

1）反复腰穿引流：如果脑脊液压力持续升高≥25cmH$_2$O并出现头痛等颅内压增高症状,可以每天或隔日重复行腰椎穿刺术缓慢引流脑脊液,让脑脊液压力尽快减压50%或达正常压力,操作时须严格无菌操作,须注意使颅内压缓慢下降。

2）置管持续外引流：置管外引流术分为侧脑室引流及腰大池置管引流。对于短期内频繁腰椎穿刺不能控制脑脊液压力者,可采用外引流术持续引流脑脊液,能在短时间内减轻患者脑膜刺激症状,减少脑疝形成风险,在一定程度上加强引流,减少患者蛛网膜黏连,降低脑积水的发生率,明显改善预后。两种方法均需要术前评价影像学及凝血情况以预防脑疝和出血的发生,严格无菌操作,加强护理,防止继发感染。

3）Ommaya囊植入引流：对于难治性颅内压增高患者,Ommaya囊置于头皮下,与腰穿相比,操作更方便、安全,患者痛苦少且无脑疝发生。治疗中可方便、重复地抽取脑脊液以了解病情变化,监测疗效和脑室内药物浓度。与脑室外引流相比,Ommaya囊管可长时间甚至终身留置,并可减少外源性感染概率,亦避免侧脑室分流术伴随的炎症扩散、引流管阻塞等缺陷。其常见的并发症有颅内出血、继发感染和脑室内给药相关不良反应等。

4）脑室-腹腔分流术：对顽固性高颅压患者,可考虑脑室-腹腔分流术。一般而言,可用腰大池置管引流、脑室外引流进行过渡性治疗,如效果欠佳,考虑脑室-腹腔分流术。

四、特殊情况的中枢神经结核病治疗

1. **经验性抗结核治疗** 中枢神经系统结核病患者延迟抗结核治疗会大幅度增加死亡风险和神经系统后遗症,因此怀疑中枢神经系统结核病时通常需要经验性治疗。迄今尚鲜见研究明确启动或停止经验性治疗的时机。中枢神经系统结核病治疗后可能出现矛盾现象,脑结核瘤更需数月时间才能有明显的影像学改善,辅助使用的糖皮质激素也会导致症状有所改善。因此,短期的临床表现、脑脊液表现、影像学表现均不适合作为停止经验性抗结核治疗的依据。除非考虑诊断变更,否则建议完成整个抗结核治疗疗程。

2. **抗结核药物鞘内注射** 早期链霉素主要通过鞘内注射的方式治疗中枢神经系统结核病。2001年曾报道耐多药结核性脑膜炎患者鞘内注射左氧氟沙星和阿米卡星取得较好的效果。多个对中枢神经系统结核病有较明确治疗获益的药物,如异烟肼、吡嗪酰胺、氟喹诺酮、利奈唑胺等均有较高的血脑屏障通透性,而脑膜炎症时利福平、阿米卡星在脑脊液中的浓度增加,且反复鞘内注射会增加医源性感染风险,因此不推荐常规采用抗结核药物鞘内注射的方式治疗中枢神经系统结核病。

五、预后

结核性脑膜炎是死亡率、致残率较高的疾病,影响预后的主要因素包括四个方面。

（一）启动抗结核治疗的时机

曾有报道结核性脑膜炎发病后5天开始抗结核治疗,死亡率6.2%,第10天开始抗结核治疗,死亡率为29.2%,第15天开始抗结核治疗,死亡率为52.7%,而第20天开始抗结核治疗,全部死亡。虽然目前抗结核治疗有很大进展,但早期治疗仍至关重要。

（二）结核性脑膜炎并发症的处理

当出现明显意识障碍、明显神经系统体征、脑脊液通路明显梗阻或 CT、MRI 显示脑实质有较大结核瘤时，预后差，致残率也高，及时处理并发症是提高结核性脑膜炎治愈率，减少死亡率、致残率的关键。

（三）HIV 感染

越南的一项研究显示，HIV 阴性的结核性脑膜炎死亡率达 25%，存活者中又有 30% 出现神经系统的后遗症，而 HIV 阳性的结核性脑膜炎死亡率更可高达 67%。

（四）耐药结核性脑膜炎

感染耐药结核分枝杆菌与不良预后相关，Vinnard C 等报道了从 1993 年至 2005 年，美国结核病监测网登记的 1 614 例脑脊液培养发现结核分枝杆菌的结核性脑膜炎患者，研究发现在调整年龄、种族、性别和 HIV 感染因素后，初始异烟肼耐药与患者死亡相关（OR=2.07，95%CI=1.30-3.29）。

第五节　结核性脑膜炎的康复治疗

结核性脑膜炎（tuberculous meningitis，TBM）的神经症状可表现为头痛、呕吐和视乳头水肿，严重时出现去脑强直发作或去皮质状态。如早期未能及时治疗，则发病 4～8 周时常出现脑实质损害症状，如精神萎靡、淡漠、谵妄或妄想，部分/全身性癫痫发作或癫痫持续状态，昏睡或意识模糊；肢体瘫痪如因结核性动脉炎所致，可呈卒中样发病，出现偏瘫、交叉瘫等；如由结核瘤或脑脊髓蛛网膜炎引起，表现为类似肿瘤的慢性瘫痪。康复治疗的目的则是为了恢复或改善患者的运动、感觉、认知、言语等功能，提高患者的日常生活活动能力，提高生活质量。

一、康复治疗的原则

（一）尽量早期介入

早期康复治疗的时间一般在患者生命体征稳定、炎症得到有效控制、神经学症状不再发展 2～3 天后开始。开始时不要求患者完全清醒和有较好的交流能力，最好能有警觉，具备一些交流能力以及对疼痛有反应。

（二）避免加重病情

急性期康复应以不影响临床治疗为前提，尤其是病情有波动迹象时更要谨慎，与临床医师协作做好危险管理。

（三）避免出现并发症

预防和处理各种并发症，注意防止各种不动或制动所引起的废用综合征。

（四）系统康复

恢复期功能障碍突出，多种障碍并存。恢复期应综合使用物理治疗、心理行为治疗、假肢矫形器治疗、药物治疗等全面系统的康复治疗措施，以促进患者功能的最大恢复，提高日常生活活动能力和生活质量，争取重返社会。

（五）个体化治疗

同样的障碍也会有个体差异，个体对康复治疗的反应也有差异，同时康复治疗中也要照顾到个体康复需求。

二、康复评定

（一）意识状态评估

临床上最常用的是格拉斯哥昏迷量表（GCS），用于评估睁眼反应、语言反应和运动反应，每个量表均用数字记录，该量表可评价意识水平，帮助对损伤程度进行分级。

此外临床常用的评估包括修订版昏迷恢复量表（Coma Recovery Scale-Revised，CRS-R），意识障碍评分表（Disorders of Consciousness Scale，DOCS）等。CRS-R 和 DOCS 评分可以区分不同的意识状态（植物

状态,最小意识状态等),并有助于判断康复预后。

（二）感觉功能评定

主要评定浅感觉、深感觉以及复合感觉。这些感觉包括触觉、痛觉、位置觉、运动觉、振动觉、实体觉、触觉定位、两点辨别等。

（三）运动功能评定

依据从脑膜炎患者的病史、临床表现等收集到的信息,对其进行运动康复评估检查。该检查可系统全面地深入评估并分析患者的运动功能。运动功能评定包括了肌力评定、肌张力评定、平衡功能评定、协调功能评定等。

1. **肌力评定**　采用徒手肌力评定方法。目前国际上普遍应用的是补充 6 级分级。但由于结核性脑膜炎患者通常存在躯干控制能力受损,因此在进行徒手肌力检查时应提供足够支撑来稳定患者躯干,同时需要采取措施防止出现代偿。

2. **肌张力评定**　结核性脑膜炎患者的肌张力异常很常见,包括肌张力亢进或肌张力低下。常用改良 Ashworth 肌张力评估量表进行客观评估。

3. **平衡功能评定**　平衡功能评定通常采用 Berg 平衡量表(BBS)、感觉整合测试(SOT)、功能性前伸测试和 Romberg 测试等进行评估。治疗师要基于评估方法的可靠性、有效性以及患者的康复目标来选择评定方法。

4. **协调功能评定**　协调是进行平稳、准确和有控制运动能力,其特点为适当的速度、距离、方向、节奏、肌张力,以及通过拮抗肌肌群激活逆转所实现的协同运动。其检查方法包括指鼻试验、跟-膝-胫试验、轮替动作试验等,评定的内容包括从仰卧位至俯卧位、从仰卧位至坐位、坐位保持、从俯卧位至站立位、静态立位平衡等。

5. **步态评定**　常用的方法包括 Holden 功能行走分级、Tinetti 平衡与步态量表等,有条件的单位可以进行三维步态分析。

（四）认知功能评定

目前临床上最常用的认知功能筛查量表为简易精神状态检查(MMSE)量表以及蒙特利尔认知评估量表(MoCA)。

（五）言语功能评定

失语症(aphasia)是指由于各种原因引起的大脑优势半球的损伤,导致已经获得的语言能力受到不同程度的损伤,主要表现在听、说、读、写等能力的损伤。结核性脑膜炎引起的脑实质病变会累及语言中枢,从而导致失语症。常见的失语症评估量表包括,汉语标准失语症检查(Standard Language Test of Aphasia,SLTA)、汉语失语症成套测验(Aphasia Battery of Chinese,ABC)、西方失语症成套测验(Western Aphasia Battery,WAB)、中国康复研究中心汉语标准失语症检查表(Chinese Rehabilitation Research Center Standard Aphasia Examination,CRRCCAE)。

（六）吞咽功能评定

吞咽障碍(dysphagia)是患者不能将食物安全有效地从口腔进入胃内的过程。结核性脑膜炎患者发病时或有昏迷、意识障碍或者癫痫发作,易引起吞咽问题。可以通过筛查来判断患者是否存在吞咽障碍,包括反复唾液吞咽试验和洼田饮水试验。

1. **反复唾液吞咽测试(repetitive saliva swallowing test,RSST)**　RSST 旨在安全地检查患者反复吞咽的能力。检查方法为:告知患者在 30 秒内尽可能多次吞咽,如果 30 秒内空吞咽 2 次或以下则认为吞咽异常。

2. **洼田饮水试验(water swallowing test,WST)**　WST 旨在高精度检测经口喝水的情况。检查方法为:给患者一杯 30ml 的水,让患者喝下。记录患者喝水模式和吞咽后声音变化(湿声)。喝水模式有 5 种:①正常,一次性喝完,无呛咳;②可疑,分 2 次以上喝完 30ml 水,无呛咳;③异常,1 次喝完 30ml 水,有呛咳;④异常,分 2 次以上喝完 30ml 水,有呛咳;⑤异常,有呛咳,难以喝下 30ml 水。

如患者确定有吞咽障碍时,需要进一步给患者进行摄食吞咽评价,必要时进行仪器检查来判断患的吞咽情况从而进行有针对性的康复训练。

（七）构音障碍评定

构音障碍（dysarthria）是由于神经病变引起的与言语相关肌肉的麻痹、紧张或运动不协调导致的言语障碍，主要表现在呼吸、共鸣、发音和韵律等方面。结核性脑膜炎引起的脑实质病变、脑神经病变均有可能引起构音障碍。临床常使用的构音障碍评定法是弗朗蔡（Frenchay）构音障碍评定法，主要检查 8 个方面的内容，包括反射、呼吸、唇的运动、颌的位置、软腭、喉的运动、舌的运动和言语。即将患者的构音问题进行构音器官运动和构音的检查，找到患者构音障碍的问题点。

（八）日常生活活动能力评定

包括基本日常生活活动（BADL）能力及工具性日常生活活动（IADL）能力。

三、康复治疗

（一）物理治疗

1. **昏迷** 在患者处于昏迷和无意识时，要努力排除恢复意识障碍的因素，防止并发症的出现。维持合理体位，纠正不良姿势摆放。肢体被动活动和按摩，防止关节挛缩，维持关节活动度。同时给予患者多感官刺激，包括触觉、听觉、视觉、味觉、嗅觉刺激等。

2. **运动治疗** 训练原则：抑制异常的、原始的反射活动、改善运动模式，重建正常的运动模式；其次是加强肌肉的力量锻炼。

急性期的运动治疗包括预防并发症：压疮、呼吸道感染、泌尿系感染及深部静脉炎。防止关节挛缩和关节变形。积极进行体位治疗，预防不良体位导致的不良问题。

（1）恢复期的运动治疗：恢复期的运动治疗策略如下。

1）床上活动：增加床上活动能力和范围，为离床活动做准备。双手叉握上举运动是博巴斯（Bobath）握手：伸肘、肩前屈、上举，并练习伸向侧方。翻身训练为向偏瘫侧翻身：使肩前屈 90°，交叉的双手伸向患侧，头和躯干翻转，足踩在床面上，头偏向患侧。然后向健侧翻身，让患者双手交叉并伸向健侧，头和躯干翻转，健腿勾住并带动患腿至侧卧位。床上同时进行垫上力量训练，如桥式运动。让患者仰卧位屈髋、屈膝、伸髋挺腹运动，酌情维持姿势 5～10 秒。可训练患者的腰背肌群和伸髋的臀大肌，挤压下肢关节，为站立做准备。

2）坐位与立位平衡训练：在训练开始前，需关注患者的血压情况，一些老年患者或长期卧床患者易出现直立性低血压。故在首次取坐位时，不宜马上取直立坐位。可用起立平台或靠背架，依次取 30°、45°、60°、80° 坐位（或平台直立位）。

3）起床至坐位训练：先完成翻身动作，双腿远端垂于床边后，健侧上肢支撑慢慢坐起。

4）坐位静态平衡训练和耐力训练：静坐位，髋关节、膝关节和踝关节均屈曲 90°，双足分开约一脚宽，双手置于膝上。调整躯干和头至中间位，要求患者自己调整身体保持平衡，必要时给予帮助。

5）自动态平衡训练：双手手指交叉在一起，伸向前、后、左、右、上和下方并伴有重心相应的移动。

6）他动态平衡训练：患者取坐位时，治疗师通过手法前后方向或内外侧方向推动患者，反复训练后使患者脱离平衡状态后自己重新调整维持平衡，即完成坐位平衡训练。

7）站立训练：站立训练要求患者双足分开约一脚宽，双手手指交叉，上肢前伸，双腿均匀持重，慢慢站起。

8）步行训练：一般要求患者达到自动态站位平衡、患腿承重达体重一半以上，并可向前迈步时，才开始步行训练。步行训练早期常有膝过伸和膝打软（膝突然屈曲）现象，应进行针对性的膝控制训练。步行训练的前提是偏瘫侧下肢能够适应单腿支撑。当患者踝背屈无力时，可穿戴踝足矫形器辅助支撑。

9）室内步行行走与户外活动：当能较平衡地进行双下肢交替运动时，可进行室内行走。在可独立步行后，进一步练习上下楼梯（健腿先上，患腿先下），走直线、绕圈、跨越障碍、上下斜坡及实际生活环境下的实用步行训练。

（2）后遗症期的康复训练：此期应继续训练和利用残余功能、防止功能退化，并尽可能改善患者的周围环境条件以适应残疾,争取最大限度地实现日常生活自理。同时进行职业康复,回归社会。具体训练内容包括继续进行维持性康复训练,适时使用必要的辅助器具,对患侧功能不可恢复或恢复很差者,应充分发挥健侧的代偿作用,并对家庭环境做必要和可能的改造。

(二)作业治疗

作业治疗聚焦于患者手功能、认知及日常生活活动能力训练。

1. **急性期的作业治疗**　此阶段作业治疗的主要内容包括:保持合理肢位、定时改变体位、感知觉刺激、矫形器的应用、并发症的预防、行为情感的处理和家属陪护的宣教。一般情况下,如果患者的生命体征比较稳定,就应该让患者尽可能地进行在坐位下的各种训练和日常生活活动,为下一步进入作业治疗室进行作业治疗做准备。

2. **恢复期的作业治疗**

(1)上肢动作:针对上肢的功能训练有许多作业活动可以选择,如滚筒、套圈、木钉摆放等,治疗师应分析患者上肢运动障碍的原因,如是否存在运动模式、肌肉力量或肌肉耐力的问题,根据患者的障碍情况及严重程度,为其选择最适合的作业活动。若患者为儿童患者,可设计为游戏类的作业活动,有针对性地进行训练。

(2)手部动作:如患者手部出现随意运动,即可立即开始进行抓握和捏的训练。练习时应考虑物体的形状、大小、重量、空间位置等。临床上训练手的抓握能力的作业活动项目非常丰富,几乎日常生活中所有的动作都与手的操作有关。因此,只要设计合理,所有的日常活动、文体娱乐活动都可以应用于手的功能训练中。

(3)手内操作技术:是最复杂精细的动作技能之一。完成手内操作有困难的患者会影响日常生活活动的质量和速度,甚至无法完成。①转移:让患者将手中的物品从手指处移向手掌心或者从手掌心移回手指处,可根据患者的功能水平,通过物品的大小、形状和数量进行难度调整,从一至两个物品开始,逐渐增加物品的数量并变换物品的种类来提高难度。②平移:发生在拇指和食指桡侧指腹之间的运动,使物品在指间直线移动,如可令患者用指尖将两张纸分开或握住笔的中间,然后尝试让手指在笔杆上下进行移动。③旋转:通过拇指和桡侧手指的运动使物品在拇指指腹和其他手指指腹之间转动或滚动,如可根据患者的功能水平,令其进行用手指旋转拧开瓶盖的简单旋转运动或在各指尖转笔的复杂旋转活动。

(4)组合动作训练:这包括了两侧上肢和手同时使用的训练,需要双手配合的动作,活动要求两手各自完成不同的动作。此外,还可结合患者的兴趣爱好,开展有针对性的娱乐休闲活动,如马赛克工艺、编织活动等。

3. **日常生活活动训练**　治疗师应首先对患者的 BADL、必要时对患者的 IADL 进行评定,对 ADL 的评定不应仅限于利用各种表格来完成,而是要对患者的整个生活情况进行全面评定,可在模拟实际情景下观察患者完成的过程,IADL 的评估同时要结合患者日后的需求,根据患者个性化的需求及实际的功能水平为患者制订全面的 ADL 训练计划。实施过程中,应充分发挥患者的主动性,让患者认识到自己仍具备的能力。此外,应指导患者更好地发挥和运用代偿能力,必要时可进行利手交换或加用辅助具。

4. **认知障碍的作业治疗**

(1)注意障碍:包括警觉、分配性注意力和选择性注意力,训练有基本技能训练、环境的适应性调整。

(2)记忆障碍:根据患者记忆障碍的类型、程度及回归家庭、学校、工作岗位的需求,为患者提供合适的刺激材料,并间隔相应的时长,令患者再认或自由回忆之前记忆的内容。记忆材料可结合患者的实际生活,模拟实际生活场景,以尽可能提高日常生活活动能力的独立程度。改善或补偿记忆障碍的方法可分为基本技能训练、外辅助策略。

(3)执行功能障碍:可进行分类概念能力、抽象与概括能力、推理、思维的灵活性等基本技能训练,也可以设计一个开放性作业,以提高患者启动和制订目标计划,做出选择、确定重点和优先排序的能力。

5. **精神行为障碍的作业治疗**

(1)躁动不安:应注意分析引起躁动可能的原因并尽可能予以排除,平时保持病房安静,允许患者情感宣泄,尽可能固定专人护理及治疗。

（2）异常行为：在减少破坏性行为方面，保持一致性，如同一环境里治疗，对行为一致给予一致反应，每天同时间、同地点给予相同的治疗，在治疗中，应用平静的语调与患者交谈，并给予患者适当的鼓励。应尽可能将患者的兴趣融入作业治疗中，以设法让患者的注意力从挫折的原因处引开，通过提供治疗性活动的选择，控制患者的不良行为。

6. 情绪障碍的作业治疗 对于患者表现出的消沉、抑郁、悲观的负面情绪，作业治疗师应根据患者病前的性格、智能水平、社会角色和地位，以及患者所处的心理障碍阶段，给予患者相应的心理支持与正面鼓励，进行及时有效的心理疏导与帮助，尽快减轻其消极情绪，重新树立回归家庭、学校、社会的决心及信心。治疗方法分为个别治疗与集体治疗，有严重认知功能障碍的患者不适宜进行心理治疗。被动接受治疗的患者，效果不佳。

7. 后遗症期的作业治疗

（1）在家庭、社区继续进行维持性康复训练，基本动作能力训练可维持改善身体运动和感觉功能。

（2）维持和持续改善 BADL 能力、扩大 IADL 能力的训练，治疗师应注意患者家中生活环境的调整，根据患者特点和需求，对居住环境和常用的用具进行改造。

（3）业余时间的合理安排，如兴趣爱好的培养等。

（4）帮助患者培养社会参与能力，如处理人际关系、交流沟通能力等。

（三）语言治疗

1. 急性期的语言治疗 此阶段主要以临床全身支持性治疗为主，当患者处于昏迷状态时，语言治疗师可以进行多感觉刺激，包括视、听、触、嗅等，刺激促进患者意识的恢复。处于昏迷时期的患者多采取管饲支持的方式维持营养，需要加强对于患者的管道护理，保持患者的口腔卫生，防止发生吸入性肺炎。

2. 恢复期的语言治疗

（1）吞咽障碍的治疗

1）呼吸模式训练：为了防止患者在吞咽前或吞咽时发生误吸，训练患者使用鼻吸口呼的模式，吸气的同时鼓起肚子，呼气的时候收缩肚子，使用腹式呼吸的方法。

2）气道保护训练：正常情况下，进食时如若发生呛咳，正常可以咳出呛入气道的食物，患者由于体力差，咳嗽力量差，无法咳出食物。因此在患者生命体征稳定后即可进行气道保护训练，包括咳嗽训练，感觉刺激，其中感觉刺激是预防发生隐性误吸。

3）吞咽器官功能训练：吞咽器官包括唇、面颊、舌、上下颌，患者吞咽障碍可发生在口腔期，进行唇的凸起-外展活动，面颊鼓腮，舌的前后、左右、上下活动，上下颌的对称活动都是加强口腔期的器官活动，促进吞咽的顺利进行。

4）直接进食训练：吞咽训练的目的就是让患者安全进食，直接训练是通过直接经口来改善吞咽能力的训练，包括姿势调整、餐具选择、食物性状的调整和进食方法的管理。

（2）失语症的治疗

1）听理解训练：听理解是日常口语交流最基础的信息传入途径，是通过听觉器官接受语音符号的信息，再经过大脑编码加工，从而理解语音的意思。失语症患者或多或少存在听理解障碍，不同程度的听理解障碍，需要我们使用不同难度的课题对患者进行训练。不同的失语症类型导致的听理解障碍机制是不一样的，根据听觉传导过程把听理解训练分为注意力训练、听辨训练、单词听理解训练、听记广度训练、短语听理解训练、文章听理解训练等。

2）口语表达训练：口语表达是日常交流中重要的一项技能。无论是流畅性失语或非流畅性失语都会存在不同程度的口语表达障碍，根据不同的失语症分型，病情严重程度，口语表达的障碍程度也有所不同。口语表达训练是为促进口语表达产生，提高口语表达的准确性和流畅性而做的训练，根据口语表达障碍严重程度的不同，训练可分为发音训练、复述训练、命名训练、描述训练、朗读训练等。

3）阅读理解训练：阅读是指从文字系统中提取信息的过程，而阅读理解是通过视觉器官接受文字符号的信息，再经过大脑编码加工，从而理解文字的意思。阅读理解障碍是指患者不能通过文字呈现理解其意思，阅读理解分为单词水平、词组水平、句子水平和段落水平，而阅读理解训练是针对不同水平的障碍制定相应的治疗计划,以提高患者文字理解水平。常用阅读理解训练方法主要包括单词理解训练、短语理解训练、句子理解训练和文章理解训练等。

4)书面表达训练:书面表达即文字表达,也叫书写,是将思想付诸文字表达的复杂过程。书面表达分为抄写、听写和自发书写,而自发书写根据不同的水平又分为单词的书写、短语的书写、句子的书写和文章的书写。临床中失语症患者存在不同程度的书写障碍,书写表达训练则是根据患者的书写障碍设计不同的课题进行书写训练。常用的书面表达训练方法包括临摹和抄写训练、听写训练、自发书写训练等。

5)语言认知训练:认知包括了感觉、知觉、注意、意识、记忆、思维和语言。从广义上说,语言是认知其中的部分内容。失语症常常伴随高级脑功能的损伤,比如视空间知觉、记忆和思维的障碍,因此对重度失语症患者来说,基础的感知觉、注意的训练很有必要,对有些轻中度失语症患者来说,记忆和思维能力训练能很好地促进语言的改善。常使用的认知训练包括感知觉训练、促进交流方式的训练、记忆训练、思维训练和执行功能训练

(3)构音障碍的治疗

1)松弛训练:痉挛性构音障碍的患者往往存在咽喉肌紧张的问题,同时表现为机体张力增高。当随意肌群完全放松,躯体非随意肌群也随之松弛。为了使发音肌群的紧张性降低,应先使全身松弛。

2)呼吸训练:呼吸气流的量和呼吸气流的控制是正确发声的基础,呼吸功能差可造成所有其他运动性言语障碍,呼气的适当控制是正确发声的关键,而且也是语调、重音、节奏的重要先决条件。因此建立规则的、有控制的呼吸是进行许多其他治疗活动的基础,增强正常呼吸控制能为发声、发音动作和韵律练习打下坚实的基础。

3)构音器官训练:中枢性运动性构音障碍常导致构音器官的控制存在一定的问题,比如痉挛型构音障碍会导致构音器官张力高或者亢进,而弛缓型构音障碍则导致构音器官张力低或者过低,此外,运动性构音障碍往往伴有不随意性联合性运动,各器官之间不能很好地进行分离运动,这些原因将引起构音不清晰等问题,通过构音器官的基础训练来提高发音的清晰度,能够促进交流能力的提高。

4)构音训练:在进行了松弛训练、呼吸训练和构音器官训练后,希望患者在发音的时候能够流利且有韵律地跟他人进行交流沟通,因此构音训练包括了发音的音量、音高控制、音调、韵律训练。

3. 后遗症期的语言治疗 对于遗有吞咽障碍的患者,应该继续加强吞咽器官的训练,降低呛咳风险,让患者日常能够愉快进食。

对于遗有失语症的患者,由于恢复期内未必可以全面恢复患者的语言功能,需要继续维持和持续改善患者的语言功能,加强患者的沟通能力,使用多种途径的沟通方式促进患者的日常交流。

对于遗有构音障碍的患者,应鼓励患者融入家庭、社区和工作中的交流环境,全面提高口语表达能力,提高患者交流能力。

参考文献

[1] 马玙,朱莉贞,潘毓萱.结核病[M].北京:人民卫生出版社,2006.

[2] 中华医学会结核病学分会结核性脑膜炎专业委员会. 2019 中国中枢神经系统结核病诊疗指南[J]. 中华传染病杂志,2020,38(7):400-408.

[3] 中华医学会感染病学分会.隐球菌性脑膜炎诊治专家共识[J].中华传染病杂志,2018,36(4):193-199.

[4] PHYPERS M, HARRIS T, POWER C. CNS tuberculosis: a longitudinal analysis of epidemiological and clinical features[J]. Int J Tuberc Lung Dis, 2006, 10(1): 99-103.

[5] THWAITES G E, NGUYEN D B, NGUYEN H D, et al. Dexamethasone for the treatment of tuberculous meningitis in adolescents and adults[J]. N Engl J Med, 2004, 351(17): 1741-1751.

[6] GEGIA M, WINTERS N, BENEDETTI A, et al. Treatment of isoniazid-resistant tuberculosis with first-line drugs: a systematic review and meta-analysis[J]. Lancet Infect Dis, 2017, 17(2): 223-234.

[7] VINNARD C, WINSTON C A, WILEYTO E P, et al. Isoniazid resistance and death in patients with tuberculous meningitis: retrospective cohort study[J]. BMJ, 2010(341): c4451.

［8］ HEEMSKERK A D, NGUYEN M T H, DANG H T M, et al. Clinical outcomes of patients with drug-resistant tuberculous meningitis treated with an intensified antituberculosis regimen［J］. Clin Infect Dis, 2017, 65(1): 20-28.

［9］ THO D Q, TOROK M E, YEN N T, et al. Influence of antituberculosis drug resistance and Mycobacterium tuberculosis lineage on outcome in HIV-associated tuberculous meningitis［J］. Antimicrob Agents Chemother, 2012, 56(6), 3074-3079.

［10］ THWAITES G, FISHER M, HEMINGWAY C, et al. British Infection Society guidelines for the diagnosis and treatment of tuberculosis of the central nervous system in adults and children［J］. J Infect, 2009, 59(3): 167-187.

［11］ PATEL V B, THERON G, LENDERS L, et al. Diagnostic accuracy of quantitative PCR (Xpert MTB/RIF) for tuberculous meningitis in a high burden setting: a prospective study［J］. PLoS Med, 2013, 10(10): e1001536.

［12］ BAHR N C, NUWAGIRA E, EVANS E E, et al. Diagnostic accuracy of Xpert MTB/RIF Ultra for tuberculous meningitis in HIV-infected adults: a prospective cohort study［J］. Lancet Infect Dis, 2017, 18(1): 68-75.

［13］ FENG G D, SHI M, MA L, et al. Diagnostic accuracy of intracellular Mycobacterium tuberculosis detection for tuberculous meningitis［J］. Am J Respir Crit Care Med, 2014, 189(4): 475-481.

［14］ THWAITES G E, MACMULLEN-PRICE J, TRAN T H, et al. Serial MRI to determine the effect of dexamethasone on the cerebral pathology of tuberculous meningitis: an observational study［J］. Lancet Neurol, 2007, 6(3): 230-236.

［15］ MARAIS S, THWAITES G, SCHOEMAN J F, et al. Tuberculous meningitis: a uniform case definition for use in clinical research［J］. Lancet Infect Dis, 2010, 10(11): 803-812.

［16］ THWAITES G E, CHAU T T, STEPNIEWSKA K, et al. Diagnosis of adult tuberculous meningitis by use of clinical and laboratory features［J］. Lancet, 2002, 360(9342): 1287-1292.

［17］ HEEMSKERK A D, BANG N D, MAI N T H, et al. Intensified antituberculosis therapy in adults with tuberculous meningitis［J］. N Engl J Med, 2016, 374(2): 124-134.

［18］ RUSLAMI R, GANIEM A R, DIAN S, et al. Intensified regimen containing rifampicin and moxifloxacin for tuberculous meningitis: an open-label, randomised controlled phase 2 trial［J］. Lancet Infect Dis, 2013, 13(1): 27-35.

［19］ WILKINSON R J, ROHLWINK U, MISRA U K, et al. Tuberculous meningitis［J］. Nat Rev Neurol, 2017, 13(10): 581-598.

［20］ ZHAO Y, XU S, WANG L, et al. National survey of drug-resistant tuberculosis in China［J］. N Engl J Med, 2012, 366(23): 2161-2170.

［21］ DUO L, YING B, SONG X, et al. Molecular profile of drug resistance in tuberculous meningitis from southwest China［J］. Clin Infect Dis, 2011, 53(11): 1067-1073.

第五章　腺体结核病

内分泌腺体发生结核病,不仅表现结核病相关的症状,部分患者还表现为内分泌功能障碍,患者在抗结核治疗的同时,还需相关激素替代治疗。

第一节　肾上腺结核

肾上腺 CT 是最有价值的影像学检查手段,肾上腺皮质功能测定、结核分枝杆菌病原学检查及病理学检查亦具有重要诊断价值。在抗结核药物治疗基础上联合激素替代治疗、外科干预为主的综合治疗手段对于病灶清除、提高治愈率、预防并发症至关重要。

一、病因及发病机制

肾上腺结核(adrenal tuberculosis,AT)可来自结核分枝杆菌的原发感染或血行、淋巴播散,临床少见但误诊率较高。早期或单侧病变的症状隐匿,当双侧肾上腺破坏 90% 以上时,可出现肾上腺皮质功能不全甚至肾上腺危象,是艾迪生病(Addison's disease,AD)的第二大病因。AD 是感染(结核)或自身免疫等因素破坏肾上腺皮质所致慢性肾上腺皮质功能衰竭症,为一种罕见疾病,估计每百万人中有 120 人患病。早期症状隐匿或呈非特异性、多样性而易误诊漏诊。

绝大多数肾上腺结核患者既往有肺部和或胸膜感染史,累及肾上腺者多数已感染结核分枝杆菌 10 年以上。在活动性结核中约 6% 发生肾上腺结核,其中 75% 同时伴其他器官受累,25% 单纯侵犯肾上腺,多为双侧受累。肾上腺局部较高水平的糖皮质激素抑制了细胞介导的免疫反应,加之血管丰富,营造了有利于结核分枝杆菌生长的理想微环境。当结核病灶的慢性炎症、坏死和纤维化愈合等病理过程破坏双侧肾上腺皮质 90% 以上时,则可能产生 AD 相关症状。

AD 是指任何病因引起的肾上腺损伤导致的各种类型的原发性慢性肾上腺皮质功能不全。目前 7%～20% 的 AD 由 AT 引起,70%～90% 由自身免疫性疾病导致,但在结核病高发地区,如我国,AT 依然是 AD 的主要病因。结核分枝杆菌感染通过血行途径传播到肾上腺。大多数患有活动性疾病的患者有双侧肾上腺肿大。双侧受累的解释是原发性分枝杆菌感染的血行和淋巴扩散以相同的机会到达两个肾上腺。Wang 等认为,所有双侧受累的肾上腺病例都是由结核病引起的。Guo 等报道,肾上腺结核中双侧受累的发生率为 91%。恢复后或在慢性期,由于腺体中的纤维化和钙化,结核性肾上腺恢复到正常大小。

二、临床表现

AT 可发生于任何年龄,但以中、青年人为主,极少报道儿童病例。病程早期或单侧 AT 症状隐匿或呈非特异性,当双侧肾上腺广泛受累时,可因糖皮质激素和盐皮质激素缺乏引起多种临床表现,主要包括:①全身症状:虚弱疲乏(发生率为 74%～100%)、体重下降(发生率为 78%～100%);②胃肠功能紊乱:食欲减退、恶心、呕吐、腹泻(发生率为 75%～86%);③心血管症状:直立性低血压和心悸(发生率为 88%～

94%）、头晕甚至晕厥；④代谢紊乱：皮肤色素沉着（发生率为80%～94%）、低钠血症（发生率为84%）、高钾血症（发生率为34%）、低镁血症、低血糖、贫血、肌肉关节疼痛等，其中皮肤色素沉着最具特征性，以暴露部位和易摩擦部位明显。女性因肾上腺雄性激素不足可出现阴毛、腋毛脱落、闭经，男性可出现性欲降低或阳痿（发生率为25%～45%）。此外，也有以肾上腺危象急性起病、CT提示肾上腺增大但缺乏结核病临床及实验室证据、最终经肾上腺病理学检查方才证实者。

三、辅助检查

（一）实验室检查

AT主要侵犯腺体束状带，但球状带、网状带较少累及，由此引起的AD主要表现为糖皮质激素分泌缺乏，但盐皮质激素多为正常。皮质功能测定主要包括血浆促肾上腺皮质激素（adrenocorticotropic hormone，ACTH）及皮质醇节律测定、ACTH兴奋试验、24小时尿17-羟皮质类固醇或17-酮类固醇等。血浆皮质醇水平降低或节律消失、ACTH水平升高是诊断AD的重要依据。虽然不同实验室检测值尚未标准化，有学者指出皮质醇低于138nmol/L及ACTH高于2倍正常值上限时，AD可能性极大。标准剂量（250μg）的ACTH兴奋试验无反应或呈早期轻度反应、随后下降提示皮质功能严重受损，更有AD确诊价值。少数患者血浆肾素水平较高或醛固酮水平较低，提示盐皮质激素缺乏。此外，血生化监测电解质、血糖、全血细胞计数、甲状腺功能测定等实验室检查也是必要的。

免疫学检查方面，结核菌素皮肤试验阳性表明患者曾经接触过结核分枝杆菌或进行过卡介苗接种，结核分枝杆菌感染T细胞斑点试验阳性提示结核分枝杆菌感染或既往感染结核分枝杆菌，但二者均不能区分潜伏感染和活动性感染，且阴性结果不能排除结核分枝杆菌感染。聚合酶链反应方法进行结核分枝杆菌/非分枝杆菌核糖核酸（DNA或RNA）扩增试验较易开展，标本为体液（血、尿、痰、引流液等）或组织活检样本，阳性结果具有较高的特异度且耗时短。由于肾上腺位置深在，临床上更多采取血液样本来进行核酸扩增试验，TB-DNA检测只能判断是否有结核分枝杆菌而无法判断其活动情况，而RNA只存在于活的结核分枝杆菌中，因此二者联合检测可提高诊断准确性。Xpert MTB/RIF检测是一种新型、自动化的结核分枝杆菌核酸扩增试验及利福平耐药快速检测，可用于肺外结核的快速分子诊断，总体敏感性为83.1%，综合特异性为98.7%，WHO推荐其诊断淋巴结和其他组织的结核病优于传统方法，但结果阴性不能排除结核病，必要时亦需联合其他检测手段。

（二）影像学表现

1. CT检查　国内学者报道91%以上的AT发生于双侧，单侧发病极为少见，肾上腺CT是最有价值的影像学检查手段。由于结核病灶的长期炎症、纤维化结核性肉芽肿营养不良性钙化，其CT表现随病程发展而多样化。全昌斌等根据结核浸润的方式、范围和程度，将CT扫描下的肾上腺形态归纳为：普大型、结节型和肿块型。普大型即腺体弥漫受累而肿大，肾上腺外形轮廓保留，病灶密度不均，实质增强后若其中有小片低密度区，则提示干酪样坏死灶；结节型即腺体局部有结节状肉芽肿形成，易被误诊为肾上腺意外瘤；肿块型表明结核病灶增大、破坏腺体形态轮廓。病变早期多数CT表现为肾上腺增大，随着疾病进展发生退行性变和纤维化，增大的肾上腺则逐渐减小甚至萎缩，伴有弥漫性、局灶性或点状钙化灶（图3-5-1a、b），相对具有特征性。病变在对比增强时总体呈乏血供特点，可见增大的肾上腺中心区环形强化、欠均匀轻度强化或不强化，分别提示干酪样坏死伴周围炎症反应、结核性肉芽肿形成及纤维化、钙化。尽管如此，肾上腺结核的CT表现并不十分具有特异性，需与肾上腺增生、肿瘤、血肿、钙化与萎缩等病变相鉴别。

2. 超声检查　超声检查对较大的肾上腺占位具有良好的定位及定性作用，但对肾上腺结核的诊断不及CT诊断。尽管胡幼林等在肾上腺结核的超声诊断上指出其可行性，但考虑其诊断大多需要一些经验丰富的超声医师才能完成，在诊断肾上腺结核时临床诊断不作为首选。

（三）病理学检查

当患者具有明确的肾上腺外结核病灶同时伴有双侧肾上腺增大CT表现时，通常可临床诊断肾上腺结核而无须行肾上腺活检。但对于肾上腺是唯一受累器官且无活动性结核证据的患者来说，可能需要在 CT 或超声引导下经皮细针抽吸、必要时行肾上腺切除获得充足的组织样本,进行病理学检查方能确诊,常见以下病理表现:①腺体肿大及肉芽肿性炎症,伴或不伴皮质或间质坏死。干酪样坏死在 AT 病理表现中颇为常见(图 3-5-1c),肉芽肿则由上皮细胞聚集伴典型的朗汉斯巨细胞、淋巴细胞、浆细胞浸润组成(图 3-5-1d),姜-尼氏染色法对于检测坏死区或肉芽肿内抗酸杆菌非常有效。在疾病早期仅有不到一半的患者呈现典型肉芽肿病理表现,这可能与肾上腺皮质分泌糖皮质激素的局部抑制效应有关。在并发 AD 的患者中,典型肉芽肿病理表现较为多见,可能因为此时大部分肾上腺体已被破坏,糖皮质激素分泌水平低下,局部抑制效应消失导致。②可见寒性脓肿形成。③长期感染、病灶纤维化导致的肾上腺萎缩。

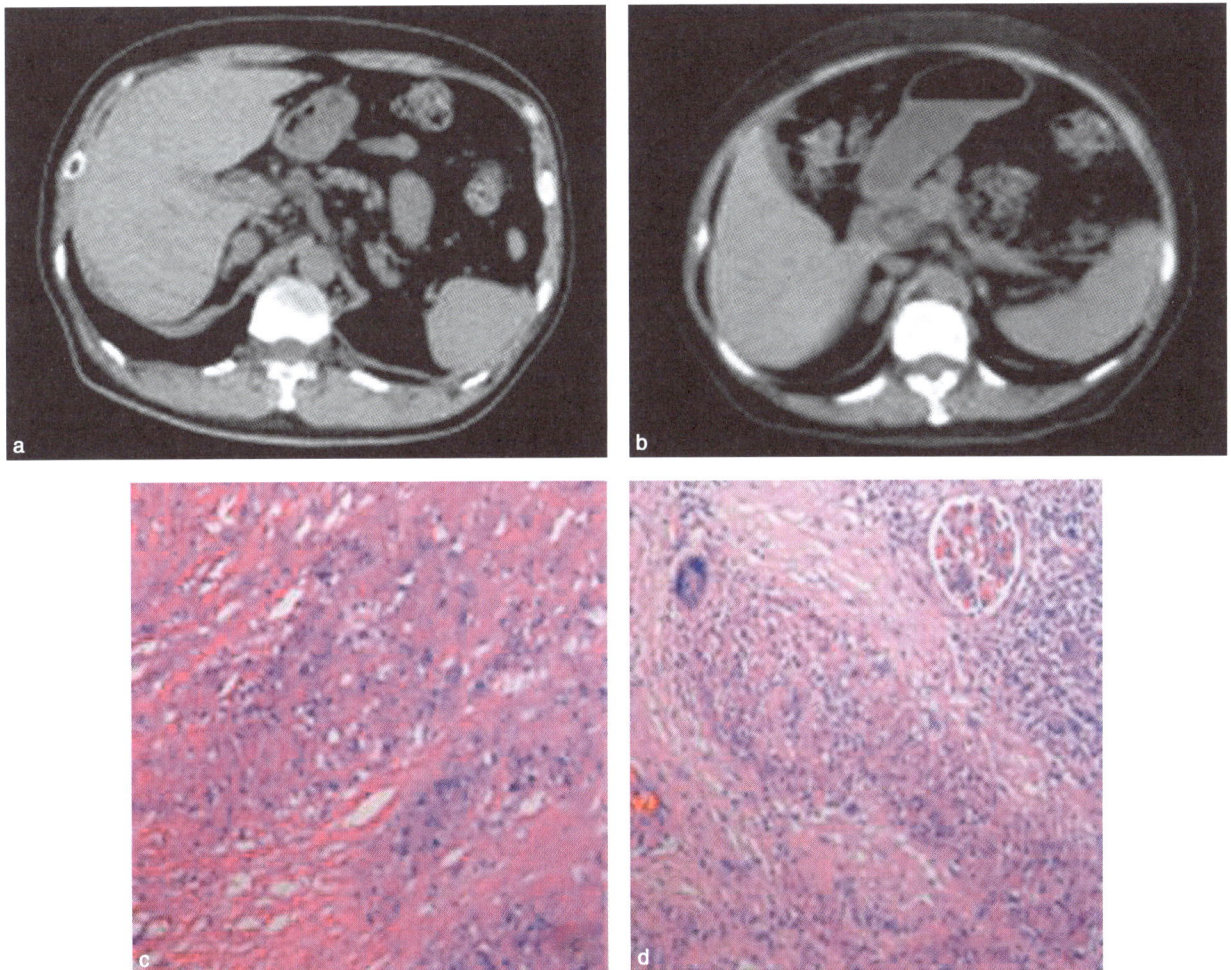

a. 肾上腺结核 CT 平扫双侧肾上腺多发结节、增粗;b. 肾上腺结核 CT 平扫双侧肾上腺增粗,伴左侧结节钙化;c. 干酪样坏死,镜下为颗粒状无结构红染;d. 慢性肉芽肿性炎症,可见干酪样坏死和上皮细胞增生,大量淋巴细胞浸润。

图 3-5-1 肾上腺结核患者影像及病理(HE×400)

四、诊断及鉴别诊断

(一)诊断

日前对肾上腺结核的明确诊断多见于术后病理或尸检,其临床表现及影像学特点不具有特异性且相对隐匿,病程较长,结核分枝杆菌相关病原学检查常为阴性,因此诊断缺乏特异性,报道的误诊率达 68%。在活动性肺结核的尸检中发现约 6% 合并肾上腺结核,即便行病理活检也只有很低的检出率。肾上腺结核的诊断尚无统一标准,但患者皮质功能减低及结核病史、接触史或自身结核病灶证据对诊断肾上腺结核具有重要的指导作用,因此,具有慢性结核病史的患者出现不明原因的 AD 相关症状时要警惕 AT 可能,及时进行影像学及实验室检查明确诊断。

一般来说,有 AD 临床表现及实验室证据,并伴有以下表现之一者应考虑肾上腺结核:①CT 扫描有肾上腺肿大、钙化等征象,同时有结核分枝杆菌感染证据;②CT 扫描示肾上腺肿块但不能用合理原因解释。无 AD 临床表现者诊断相对困难,若具有肾上腺影像学表现以及结核分枝杆菌感染证据时,应疑诊肾上腺结核,必要时可行肾上腺活检确诊。

任小波等回顾性研究 28 例肾上腺结核患者的 CT 特征后,认为肾上腺形态、大小、钙化及低密度均与病程长短有关。根据肾上腺结核 CT 表现可以推测病程的长短,并据此分成 3 期,即:Ⅰ期:双侧肾上腺增大,但仍具正常肾上腺分支结构,钙化出现率低,且较细微,可有局限性低密度,此时病程多在 1 年以内;Ⅱ期:双侧肾上腺明显增大,形态相对不规则,钙化常见且较粗糙,呈散在分布,无局限性低密度,此时病程在 1~4 年之间;Ⅲ期:肾上腺大小正常或萎缩,失去正常肾上腺形态,钙化呈致密斑块状,此时病程常在 4 年以上。目前,此种分期诊断方法较多被引用认同。随着科技进展,近年来 CT 引导下活检也逐步开展,并能明确诊断该病。

(二)鉴别诊断

1. **肾上腺腺瘤** 肾上腺腺瘤分为功能性腺瘤和无功能性腺瘤,无功能性腺瘤多为 CT 偶然发现,功能性腺瘤在 CT 上多为双侧同时发病,体积较小,多数分泌皮质醇,对侧肾上腺常萎缩,容易导致发病年龄较早、难治性的高血压,有的可诱发促肾上腺皮质激素非依赖性型库欣综合征,可通过临床表现及皮质醇水平测定、地塞米松抑制试验等鉴别。

2. **嗜铬细胞瘤** 主要症状有高血压、低血压休克、心律失常、糖代谢紊乱、脂代谢紊乱、电解质代谢紊乱,血、尿儿茶酚胺及其代谢物测定可鉴别。CT 诊断嗜铬细胞瘤的敏感性高,多表现为类圆形肿块,密度不均匀,出血区或钙化灶呈高密度,增强扫描时肿瘤实质明显强化,而坏死区无或略有强化。嗜铬细胞瘤为肾上腺髓质肿瘤,多为单侧发病,约 10% 为双侧,一般均有家族遗传病史,影像学检查少有 <3cm 肿瘤存在。一般不伴有肾上腺皮质功能减低症状,患者多消瘦,典型患者还同时伴有高血压、头痛、心悸、多汗,口服一般降压药往往控制血压不理想,行香草扁桃酸(vanillylmandelic acid, VMA)检测多高于正常,相对容易鉴别。

3. **肾上腺转移瘤** 肾上腺转移瘤是肾上腺常见的恶性肿瘤,病灶可发生在一侧肾上腺,也可双侧转移。多无症状,常继发于乳腺癌、肺癌,其次为胃癌、甲状腺癌、胰腺癌等,CT 影像中心常有低回声或低密度的出血或坏死区。CT 增强扫描可见环形外围增强,中心低密度不增强区。临床上多伴有原发病相关症状,无皮质功能减低表现。

4. **肾上腺皮质癌** 肾上腺皮质癌多为单侧发病,病灶内有坏死或钙化,增强 CT 显示边缘强化明显,部分有腹膜后淋巴结肿大,甚至远处转移。患者多有皮质功能亢进症状,有满月脸、水牛背等库欣综合征表现。

5. **原发性醛固酮增多症** 原发性醛固酮增多症由肾上腺皮质球状带分泌醛固酮激素增多引起,患者无皮质功能低下表现,临床症状以高血压、低血钾、低肾素、碱中毒为主,结合患者临床表现及血醛固酮及钠钾水平易于鉴别。

五、治疗

(一)抗结核治疗

结核病患者出现 AD 表现且伴有肾上腺明显增大时,提示结核具有活动性,应进行抗结核治疗。多数指南对肺外结核和肺结核推荐同样的治疗方案,即 4 联药物(异烟肼、利福平、吡嗪酰胺、乙胺丁醇)强化治疗 2 个月后,给予 2 联药物(异烟肼和利福平)维持治疗 4 个月。指南认为对于大多数肺外结核来说,6 个月的疗程是足够的,但对于复杂病例或者对抗结核药物耐药者可适当延长。尽管目前对此仍缺乏共识,临床发现 AD 多合并其他器官受累且病程较长,或患者曾有抗痨史,且多耐药结核患者更易并发 AD,因此在治疗上可将其视为复杂病例,尤其是对并发 AD 的患者,抗痨治疗更应足够充分,疗程延长至 9~

12 个月甚至更长。

（二）激素替代治疗

肾上腺皮质具有较强的再生能力，已出现肾上腺皮质功能不全的患者经过充分抗痨治疗后，临床症状以及肾上腺增大等影像学表现往往得到改善，但肾上腺功能难以恢复，因此，需要长期类固醇以及必要时的盐皮质激素替代治疗。人体每天基础分泌皮质醇约 30mg、醛固酮约 100μg，因此基础治疗是补充日常状态下生理剂量的肾上腺皮质激素。给药方式一般模仿激素分泌的节律性，欧洲内分泌学学会和美国临床医学协会推荐对于所有 AD 患者均应给予糖皮质激素替代治疗，成人每天分 2～3 次口服氢化可的松（15～25mg/d）或醋酸可的松（20～35mg/d），以晨起给药剂量最大。泼尼松龙（3～5mg/d）每天口服 1～2 次可以作为氢化可的松替代品，尤其是对于依从性差的患者，但不推荐使用地塞米松，后者半衰期长，治疗剂量确定困难，可能产生库欣样不良反应，而醛固酮缺乏者临床应用最多的是 9α-氟氢可的松（成人起始剂量 50～100μg）。激素替代治疗是否恰当在相当程度上决定于患者的主观感受和临床评估治疗反应（体重、体位性低血压、水肿改善情况）、监测血电解质等情况，而非根据血、尿皮质醇以及 ACTH 浓度来调整激素的治疗剂量。在发热、创伤等应激情况下，糖皮质激素的使用剂量应增加 2～3 倍。

利福平是细胞色素 P450 系统的强诱导剂，能加速肾上腺皮质激素的代谢，导致替代治疗的类固醇药物血浆浓度降低，有可能引发肾上腺危象，因此在利福平治疗的初始和停药阶段往往需要调整类固醇药物剂量。疑似肾上腺危象的患者可立即静脉注射 100mg 氢化可的松，随后继续给予 200mg/24h 静脉输注维持，以及液体复苏等对症支持治疗。也可将利福平替换为对糖皮质激素影响较小的利福布汀。

（三）外科治疗

当肾上腺结核干酪样坏死病灶不易愈合、病灶较大（>2cm），难以排除肾上腺肿瘤时，若无结核活动进展期证据且机体能耐受手术者，经严格评估手术指征后，可行肾上腺结核切除术。必须重视围手术期处理，手术全程应处于充分有效的抗结核治疗过程中。周祥福等认为术前应抗痨治疗至少 2 周以上，术后继续维持 6～12 个月，同时增加糖皮质激素替代治疗剂量，以防止应激引起的肾上腺危象发生。对于直径<6cm 的肾上腺结核来说，后腹腔镜肾上腺切除是目前应用最多的手术方式，它具有术野清晰、暴露充分，能充分游离肾上腺组织、对腹腔脏器干扰小、出血少、恢复快的优点。

六、预后

结核感染造成的肾上腺皮质功能损害有时是不可逆的，部分患者需要终生激素替代治疗。某两例患者术后均须行终生激素替代治疗，于术后 1 个月口服强的松降至维持量：上午 10mg，下午 5mg，并指导患者根据体重、精神、食欲等方面进行细微调整。某患者因术后 3 个月时自行减药至全天强的松 5mg，出现严重的肾上腺危象，经积极抢救后好转，提示结核感染造成的肾上腺皮质功能损害可能是不可逆的，需要长时间服用激素替代治疗，也进一步显示了早期诊断、早期治疗的迫切性。

第二节　垂体结核

文献报道的垂体结核病例中约有 70% 来自印度次大陆，这可归因于世界这一地区的结核病高发。在卡塔尔，肺外结核占所有结核病例的 53.6%，最常报告的肺外结核是结核淋巴结炎（43.5%）和胸膜结核（31.6%），颅内结核病例较少，约占所有结核病例的 5%，其中由肺结核累及的垂体结核（没有其他器官累及）极为罕见，1924 年报道第一例。原发性垂体结核可在 8～68 岁的患者中诊断（平均 34.1 岁 ±13.6 岁），年轻人是最常见的疾病感染者，几乎 73% 的感染病例是女性，女性多于男性。

一、病因及发病机制

结核分枝杆菌在没有其他身体器官明显参与的情况下扩散到垂体的机制尚不清楚。在以前的报道中提出了鼻旁鼻窦结核的血源性扩散和扩展。原发性垂体结核的诊断通常具有挑战性，在临床和放射学基础上很难与垂体腺瘤区分开。

二、临床表现

头痛、视力障碍、低烧和呕吐是常见的临床症状，部分可表现为没有发热等结核病的症状，部分由于垂体前叶功能减退和泌乳素过多，女性可见溢乳和闭经，可伴多尿和烦渴。

三、辅助检查

（一）垂体结核的组织学检查

典型发现是干酪性肉芽肿的表现，结核分枝杆菌的萋-尼氏抗酸染色通常为阴性。

（二）聚合酶链反应（PCR）

在垂体组织上进行用于快速鉴定结核分枝杆菌 DNA 的聚合酶链反应（PCR）。PCR 正越来越多地用作灵敏和快速检测组织学材料（包括福尔马林固定的组织和干燥的刮擦材料）中的结核分枝杆菌复合物DNA 的合适方法。

（三）磁共振成像（magnetic resonance imaging，MRI）

被认为是诊断垂体病变的最佳放射学手段。

四、诊断及鉴别诊断

（一）诊断

临床症状以头痛、视力障碍为常见，部分有垂体中风表现，女性可见泌乳、闭经等内分泌表现。垂体病变的组织学检查是主要的诊断手段，可结合垂体组织 PCR 检测；垂体 MRI 目前被认为是诊断垂体病变的最佳放射学手段，但根据 MRI 检查结果区分垂体结核和腺瘤可能非常困难。

在没有其他形式的颅内或全身性结核病的情况下，原发性垂体结核极为罕见且难以诊断。如患者生活在结核病高流行区应高度怀疑。早期临床怀疑和及时使用抗结核药物也有助于临床诊断，并可预防不可逆的内分泌功能障碍。

（二）鉴别诊断

MRI 是用于诊断和鉴别垂体病变的最重要的放射学技术。增强模式是区分结核瘤和其他垂体病变的有用工具。病变在 T_2 加权图像上可能呈高信号表现，或者可能表现为被低信号边缘包围的高信号中心，周围有病灶环状增强和邻近硬脑膜和基底池的强化。结核干酪化表现为非强化区域。磁共振波谱（magnetic resonance spectroscopy，MRS）用于检测感兴趣组织中的特定化学物质。结核瘤干酪样坏死显示脂质共振为 0.9 和 1.3ppm。然而，这些 MRS 也可以在淋巴瘤和弓形虫病中发现。

垂体结核与腺瘤鉴别。MRI 垂体柄的增厚可用于区分垂体结核和腺瘤。但是这种体征是非特异性的，可以在垂体的其他各种炎症性和肿瘤性病变中发现，例如结节病、梅毒、淋巴瘤和韦格纳肉芽肿病。中枢性尿崩症的存在有助于区分垂体结核和垂体腺瘤。

表现为垂体中风的垂体结核非常罕见。在所有垂体肿瘤中，有 6%～10% 观察到垂体中风，表现为剧烈头痛，突然的神经功能缺损（如上睑下垂或视力障碍）和感觉改变。

淋巴细胞性垂体炎、结节病或朗格汉斯细胞组织细胞增生症（LCH）、组织细胞增多症 X 等的鉴别，经蝶骨切除，然后进行组织学诊断和长期抗结核化疗。

高度的临床怀疑指数（尤其是在结核病患病率高的国家）对于最大程度地减少不必要的侵入性手术和手术干预至关重要。尽管不是特异性的，但 MRI 扫描中垂体柄增厚的存在应增加垂体结核作为垂体病理鉴别诊断的可能性。即使有先进的放射影像学检查，也很难诊断原发性垂体结核。

五、治疗

外科手术通常用于诊断或减压目的。如果垂体功能受到影响，可能需要激素替代疗法。

六、预后

垂体结核的预后取决于诊断的时间和开始使用适当的抗结核药物的时间。早期诊断并及时使用这些药物可以使内分泌和神经功能完全恢复。但是，晚期诊断和治疗可能会导致永久性内分泌功能障碍。尚无研究确定抗结核药物的最佳疗程。

第三节　乳腺结核病

乳腺结核病是结核分枝杆菌累及乳腺所引起的慢性、特异性乳腺感染性疾病。又称乳房结核或结核性乳房炎，是乳房的一种慢性特异性感染，乳腺结核在乳腺疾病中占比为 0.025%～1.04%。由于乳腺组织不利于结核分枝杆菌生长，故此病临床较为少见。

一、发病机制

乳腺结核好发于 20～40 岁女性，多数已婚，并曾生育；罕见于男性、老年及青春期前女性。

感染途径主要有：①结核分枝杆菌经乳头或乳房皮肤创口直接导致的原发性乳腺结核，极为罕见；②经肺或肠系膜淋巴结结核的血源性播散；③邻近的结核灶直接蔓延，如肋骨、胸骨、胸膜或胸壁结核的蔓延；④淋巴道逆行感染，多来自同侧的腋淋巴结及颈、锁骨上淋巴结结核。

二、症状及体征

乳腺结核临床上常常分为三种类型：①结节型：为乳腺内局限性病变，临床上最多见，初发时在乳腺内有一个或数个硬结，表面光滑、活动、边界不清，一般为单侧。②播散型：多见于哺乳期女性，其特点是多种病灶的聚集，可干酪化并导致窦道形成，局部皮肤增厚，并有患侧腋下淋巴结肿大和黏连。③硬化型：少见，多为中年后期女性，其临床特点是过度纤维化，乳腺变硬，触不到明显的肿块，同时乳腺严重变形，乳头内陷，有时皮肤呈橘皮样改变，易误诊为乳腺癌。

（一）全身表现

如患者为单纯乳腺结核，即通常的结节型与硬化型，往往患者全身中毒表现不明显；如患者是弥漫型或合并肺结核活动期，则往往有低热、疲乏无力、贫血、红细胞沉降率快等结核中毒症状。

（二）乳房局部表现

乳腺结核临床上最常见的症状是乳房肿块，可呈单发或多发的结节性肿块，边界不清，疼痛及压痛亦不明显，病程进展缓慢，逐渐增大并与皮肤黏连。数月后，肿块软化干酪样变，形成寒性脓肿，有的脓肿较大占据数个乳房，有时乳头溢出结核性干酪物质。脓肿溃破形成一个或数个瘘管或溃疡，排出混有干酪样碎屑的稀薄脓液。有时伴有同侧腋窝或锁骨上淋巴结结核。有时肿块不软化，而发生纤维组织增生，引起病变乳房部分的硬化，称硬化型乳房结核，多在乳晕或其周围，可累及整个乳房，常使乳房严重变形或乳头凹陷。

三、辅助检查

PPD 皮试、血 TB-SPOT 检测、结核抗体、胸部 CT 等常作为乳腺结核患者的初筛检查，结果阳性提示患者有结核感染或结核病，是鉴别乳腺结核最常用的基础检查，如患者伴有活动性结核病，通常红细胞沉降率、C 反应蛋白数值上升。

钼靶摄影是临床常用的乳腺结核检查方法，呈三种类型：结节型可表现为单发或结节状致密阴影，周围可有钙化灶，罕见渗出性瘘管和皮肤增厚，与乳腺纤维瘤不同的是后者境界清晰，造影大小与临床触诊大小一致；弥漫型靠近胸壁，沿乳腺基底部扩散，可融合成巨大肿块的阴影，皮下脂肪失去透明阴影，有时皮肤增厚，很难与弥漫性浸润性乳腺癌鉴别。硬化型显示为一个均质密集的肿块，有纤维分隔，乳头回缩，无腺管增加，缺少钙化。

乳腺结核超声图像多样且无特异性,如以浸润为主伴皮肤红肿期,不易与乳腺炎相鉴别;结节或肿块形成后乳腺内回声杂乱,边界不清,形态不规则,部分病灶边缘及内部有血流信号,不易与乳腺癌相鉴别。

乳腺结核 CT 检查可显示乳腺内病灶,但不具有特征性。MRI 检查可清晰显示乳腺内病变的范围,如为结节型,平扫为多个类圆形等 T_1、等 T_2 结节影,边界清楚;增强扫描时结节通常表现为均匀一致的明显强化,如病变呈多发溃疡,MRI 表现为多发性大小不一、形态不规则形囊性病灶,囊壁厚、内壁光整,外壁境界不清。

四、病理学检查

病理检查结果作为诊断标准,肉芽肿性病变伴干酪样坏死是乳腺结核的特征性病理改变。病理分为结节型、弥漫型和硬化型,其中以结节型常见,弥漫型多见于哺乳期,硬化型多见于老年妇女。

细针穿刺吸取细胞学检查是临床上常用的确诊方法。Kakkar 等应用此方法对确诊的 160 例乳腺结核患者穿刺,其中 118 例(73.8%)穿刺病理结果存在结核分枝杆菌上皮样肉芽肿和干酪坏死。如进一步行抗酸染色,找到抗酸杆菌则有助于乳腺结核的诊断。如对穿刺物行结核分枝杆菌培养,则对诊断有决定性意义。

乳腺癌的病理特征较明显,容易鉴别。乳腺炎、乳腺囊腺瘤、乳腺纤维瘤在显微镜下无肉芽肿性病变,三者之间鉴别不难。但乳腺结核与肉芽肿性乳腺炎病理标本肉眼观察极为相似,均存在坏死伴窦道形成,显微镜下两者均为肉芽肿性病变,极易混淆。伴有干酪样坏死是乳腺结核特有的表现,另外还可通过分子病理组织学特征来鉴别。乳腺结核抗酸染色阳性,TB-DNA 阳性,X-pert MTB/RIF 阳性,而肉芽肿性乳腺炎抗酸染色阴性,TB-DNA 阴性,X-pert MTB/RIF 阴性。

五、诊断与鉴别诊断

乳房结核绝大部分有乳房肿块,有时还可有乳头凹陷、乳头溢液、橘皮样改变及同侧腋窝淋巴结肿大等表现,易误诊为乳癌。诊断通常依赖于病变穿刺或活检病理检查。文献报道,乳房结核大约 5% 与乳癌共存。局限型的寒性脓肿又多发于哺乳期,往往误诊为乳腺积液囊肿;硬化型乳房结核病灶小,表面光滑,活动性良好,周围炎症浸润不严重,常易误诊为纤维瘤;乳房肿块破溃成溃疡或有瘘管形成,又往往误诊为慢性非特异性感染。

乳房结核临床表现多样,缺乏特征性,辅助检查诊断准确性差,因此,临床误诊率较高,国内文献报告误诊率在 57%～80%。

根据以上误诊情况,术前临床诊断乳房结核应注意以下几点。

1. 部分患者曾有明确的原发病灶,如肺门淋巴结结核、肺结核、肠系膜淋巴结结核,有时也可因胸壁结核、脊柱结核、腋窝淋巴结结核等引起。

2. 病程进展缓慢,肿块病史较长,一般病程为 5～12 个月,病变多有炎症过程,肿块时大时小,抗结核治疗有效。

3. 半数以上病例可出现寒性脓肿、典型结核溃疡以及瘘管形成,瘘管口呈浅蓝红色,潜行性皮肤边缘和枯萎的肉芽组织,是诊断本病的重要依据。

4. 由于结核脓腔与乳管相通,部分患者伴有结核干酪物乳头溢液或混有血丝。

5. 超声波探查病变部位有液平段存在以及有波动感,穿刺针吸有结核样脓汁,镜检仅见坏死组织碎屑而无脓细胞,做革兰氏染色后镜检无阳性球菌,作抗酸染色,如发现抗酸杆菌,则可肯定诊断。

6. 乳房 X 线表现多样化,其改变亦并非特殊,故仅作诊断之参考。

综合分析以上诸点,一般能作出正确的临床诊断,必要时还需手术切除,经病理检查以明确诊断。

六、治疗

乳腺结核可分为非手术和手术两种治疗方法。其中非手术即抗结核治疗作为基础治疗,不适合短程化疗,疗程通常至少一年。一定要注意早期、联合、适量、规律和全程,避免疗程过短,导致复发。同时还可行乳腺病变穿刺排脓注入抗结核药物,每周一次。

手术治疗是治疗乳房结核的一种相对有效的、彻底的局部治疗方法。主要方式有:①局限型的结节或寒性脓肿,病变不超过一个象限,可行局部病灶切除术;②局限型的病变超过一个象限,可行乳腺区段切除术;③弥漫型溃疡或瘘管形成者,特别是 40 岁以上的妇女,则施行乳房单纯切除术,如若腋窝淋巴结肿大,亦应一并切除;再若由胸壁结核扩散蔓延所致乳房结核,则应施行胸壁结核病灶清除术,同时单纯切除病变的全乳;④结核与癌共存型,应按乳癌手术原则,施行乳癌根治术。

第四节　甲状腺结核

甲状腺结核(thyroid tuberculosis,TTB)是一种罕见的疾病,即使在其他结核病高发的国家也是如此,发病数量占所有结核病的 0.1%~0.4%。1862 年,Lebert 首次报道了甲状腺结核。美国梅奥诊所在对 11 年间 20 758 份甲状腺切除术标本的分析中,确定了 21 例甲状腺结核。国内流行病学数据有限,据报道其发病率为 0.4%~0.76%。女性多见,男:女≈1:(3~4.5),任何年龄均可发病,多见于青壮年。Barner 认为,有 7% 的全身播散性结核可累及甲状腺。TTB 的病灶常为单发结节,可发生在甲状腺任何部位,但以甲状腺右叶多见,也可是多发结节或弥漫性肿大。甲状腺结核可分为原发性与继发性两类,继发性居多,患者多有甲状腺外结核病史,病程长短不一。结核病灶也可以仅局限于甲状腺,被称为原发性甲状腺结核。由于缺乏特异的临床表现,临床医师在诊治过程中往往忽视了此病,因此临床误诊率极高。

一、病因及发病机制

甲状腺对结核分枝杆菌入侵具有保护作用,尽管机制尚不清楚。目前公认的解释为:①甲状腺腺体由胶体物质组成、含碘量高,均具有杀菌作用;②甲状腺组织血供丰富,含氧量高,不利于结核分枝杆菌生长繁殖;③甲状腺缺乏网状内皮细胞,不易受结核杆菌侵袭以及甲状腺激素可能的抗结核作用。因此,不健康的甲状腺组织可能会失去对结核分枝杆菌入侵的保护机制,并增加患甲状腺结核的风险。一些危险因素,如年龄、糖尿病、营养不良和获得性免疫缺陷综合征与甲状腺结核的发生有关。一般认为甲状腺结核感染途径主要有两种:①血行感染,即结核分枝杆菌源自肺部或其他脏器(咽喉、骨、肠等)结核病灶或潜在的结核病灶;淋巴扩散感染,即可经淋巴管感染甲状腺组织。如颈部淋巴结结核、喉结核、气管结核、纵隔淋巴结结核等,②也可由甲状腺腺体受邻近器官结核病灶的直接波及而感染。

二、临床表现

(一)症状

TTB 大多数起病缓慢,病史长,多有甲状腺外结核,但临床上并不一定能发现甲状腺外的结核病灶。临床症状多样,缺乏特异性,难以通过典型的症状进行诊断。主要临床症状可表现为:全身结核中毒症状,如低热、体重减轻、盗汗、乏力等;更多以甲状腺无痛性包块为首发症状,临床表现通常是亚急性的,其时间也由 1 个月至 10 余年不等,大多为孤立性结节,表面不光滑,边界不清,能随吞咽上下活动,如寒性脓肿形成时,包块出现张力,轻度触痛,重者与周围组织或器官粘合成块,固定不动。但在脓肿或甲状腺炎的情况下可呈急性表现,颈部疼痛,压迫周围器官时可伴发吞咽困难、呼吸困难及声音嘶哑等。也可表现为甲状腺明显肿大,表面不光滑,呈结节状,质地硬,与甲状腺肿或慢性甲状腺炎极为相似,重者与周围组织或器官甚至皮肤粘着,易误诊为甲状腺癌。绝大多数病例甲状腺功能正常,甲状腺功能异常病例极为罕见。结核性甲状腺炎引起的甲状腺毒症,称为"甲状腺功能亢进临床综合征",通常发生在腺体受累遭到破坏时。甲状腺功能减退症是由干酪样坏死引起的广泛腺体破坏。

（二）体征

孤立性甲状腺结节多见或也可为多结节性甲状腺肿、弥漫性甲状腺肿胀，边界欠清晰，可随吞咽上下移动，无法闻及血管杂音。

三、辅助检查

（一）实验室及病理检查

TTB 大多数表现为甲状腺功能正常，故其功能检测对于该病诊断价值不大。痰液分析、血细胞计数、C 反应蛋白和红细胞沉降率、结核菌素皮肤试验有助于诊断。最有价值的是甲状腺细针吸取细胞学检查（fine-needle aspiration cytology，FNAC）检查，可提供细菌和细胞学分析的样本，典型表现为：发现干酪样坏死、上皮样肉芽肿和炎性渗出伴有多核朗汉斯巨细胞。若对样本进行抗酸染色、结核分枝杆菌特殊培养或 PCR 检测结核分枝杆菌，均是有效的诊断手段。如果 FNAC 无法诊断，则应考虑进行甲状腺切除术后活检，多核巨细胞、淋巴细胞浸润和典型肉芽肿的存在可证实诊断。

（二）影像学检查

1. 超声表现呈非特异性和多变性，声像图可表现为甲状腺体积增大，可见椭圆形的低回声结节，回声不均匀，边界不清晰可伴钙化灶，脓肿是无回声的，可能显示内部回声。血流不丰富。随着病程的进展，超声图像可出现液化无回声、弱回声、低回声及钙化强回声等不同表现。

2. CT　TTB 甲状腺的影像表现多样，增强 CT 可显示腺体肿大伴低密度病灶，由于中央坏死和外周炎症，一些病变表现出边缘强化。CT 还可显示脓肿累及的颈部软组织、淋巴结或受累组织。同时用于甲状腺外结核的诊断。

3. MRI　在 T_1 和 T_2 加权图像上，正常甲状腺相对于颈部肌肉呈均匀高信号。由于存在致密的细胞炎性肉芽组织，甲状腺结核显示为中等信号强度，并且可以观察到是否伴有轻微坏死。但是这种表现是非特异性的，甲状腺炎和甲状腺脓肿也有类似的特征。

4. **核素扫描**　在甲状腺的核素扫描图上，甲状腺结核的结节可表现为无功能的冷结节，但应注意，甲状腺囊肿、腺瘤内出血和甲状腺癌等甲状腺疾病也都可以表现为冷结节。

四、诊断及鉴别诊断

（一）诊断

甲状腺结核缺乏特殊的临床表现，早期诊断不易。TTB 的诊断须结合病史、临床表现、实验室检查和甲状腺超声检查综合判断，超声引导下 FNAC 可对结核进行准确的评估。对于怀疑甲状腺结核而 FNAC 不能确定的结节，可手术切除后或组织穿刺后进行组织病理检查明确诊断。

具备下列 3 个条件中的 2 项时，可诊断甲状腺结核。

1. 在甲状腺组织中找到结核分枝杆菌。

2. 甲状腺组织切片的病理检查可清楚地见到结核结节，干酪样坏死组织，冷脓肿的形成。

3. 甲状腺组织以外有原发结核病灶，前二者需要经过 FNAC 或手术标本的病理切片才能证实。

（二）鉴别诊断

甲状腺结核的鉴别诊断包括所有甲状腺疾病。主要应与甲状腺脓肿和甲状腺其他感染性疾病相鉴别。局部疼痛是感染性甲状腺炎和亚急性肉芽肿性甲状腺炎的主要临床表现。肉芽肿可能存在的其他鉴别诊断包括肉芽肿性甲状腺炎、触诊性甲状腺炎、真菌性甲状腺炎、结节病、肉芽肿性血管炎、异物反应。干酪样坏死特异性高，仅见于结核性炎症。如果没有疼痛，甲状腺结核可能会被误诊为甲状腺恶性肿瘤。

1. **急性化脓性甲状腺炎**　该病少见，常由化脓性细菌引起，常有局部红、肿、热、痛或全身中毒症状，白细胞总数及中性粒细胞明显增多；超声可见局部脓肿形成的征象，边界模糊，肿块内透声差，可见点状弱回声漂浮。

2. **亚急性甲状腺炎**　病程较长，核素扫描可显示冷结节，难与甲状腺结核鉴别。该病一般与病毒感染有关,发病初期常有发热、咽痛及上呼吸道症状,有明显压痛。典型超声图像特征以单个或多个局限性低回声为主,边缘模糊,形态不规则,少数病例可呈弥漫性回声减低表现。

3. **慢性甲状腺炎** 主要是淋巴性甲状腺炎和侵袭性纤维性甲状腺炎,特别是后者可表现为硬实的甲状腺结节,不易与增生型甲状腺结核鉴别。

4. **甲状腺腺瘤或甲状腺癌** 甲状腺癌转移到颈部淋巴结而误诊为淋巴结核并不少见,相反,亦有颈淋巴结核与甲状腺癌同时发生,也有些甲状腺结核合并颈部淋巴结核,而被误诊为癌肿。Rankin 分析 21 例误诊的甲状腺结核时发现,12 例误诊为毒性弥漫性甲状腺,4 例误诊为甲状腺腺瘤,4 例误诊为慢性甲状腺炎,1 例误诊为甲状腺囊肿并出血;高方报道的 6 例甲状腺结核均在手术前皆被误诊,其中误诊为甲状腺瘤 4 例,甲状腺癌 1 例,急性化脓性甲状腺炎 1 例。

五、治疗

(一)抗结核治疗

与任何其他肺外结核病一样,甲状腺结核通过抗结核药物治疗。推荐采取标准的四种药物方案治疗,疗程至少 6 个月。合并大脓肿的情况下,手术引流或切除后进行抗结核治疗。WHO 对甲状腺结核的治疗建议是:2 个月的异烟肼(H)、利福平(R)、吡嗪酰胺(Z)和乙胺丁醇(E),然后是 4 个月的 H 和 R。美国的治疗建议是 2 个月的 H、R、Z 和 E,然后是 7 个月的 INH 和 R。应始终进行药物敏感性测试。

(二)手术治疗

甲状腺结核手术指征如下:①甲状腺单叶或双叶脓肿形成,须切开引流;②由于抗药性或依从性差导致治疗失败;③压迫症状,如吞咽困难、发音困难、呼吸困难、喉神经麻痹等;④怀疑恶性肿瘤。

六、预后

甲状腺结核是一种极为罕见的疾病,但应考虑既往有结核病史或与结核病患者接触史的甲状腺炎的鉴别诊断,尤其是在结核病高发的国家。甲状腺结核通过足疗程的治疗,是完全能够获得临床治愈的,不需要任何手术,只需在 FNAC 上做出诊断。如果 FNAC 未能明确诊断甲状腺结核并且怀疑是恶性肿瘤者,则可能需要甲状腺切除术。

第五节 胰腺结核

胰腺结核是一种罕见病,常与占位的胰腺实性病变和/或囊性病变相混淆。即使是粟粒性肺结核,肝脏和脾脏受累也较胰腺受累更为常见。胰腺结核具有非特异性临床表现、独特的患者群体、流行病学特征和特异的治疗方式。由于胰腺占位最常见的病因是胰腺癌,因此,易将胰腺结核误诊为恶性肿瘤。幸运的是,早期的临床识别与诊断、内窥镜超声的发展以及治疗方案的改进已经显著改善了患者的诊断和预后。

据估计,发展中国家腹部结核病的患病率高达 12%。据报道,6%~38% 的腹部结核病例会发生活动性肺结核。即使在粟粒性结核病中,胰腺受累也很少见,占 2.1%~4.7%。据报道,孤立性胰腺结核的发病率低于 5%。在 7% 的腹腔内播散性结核病病例中,胰腺会受到结核病的影响。在 1950—2000 年间,全球仅报告了 16 例胰腺结核病例,而在 21 世纪报道的病例数增加到 72 例。发病率上升的原因可能与全球结核病的增加、肺外结核病的增加(尤其是免疫功能低下的患者)以及更好的诊断方法和影像学方法有关。

一、病因和发病机制

发生胰腺结核的患者常有一些危险因素或合并症,如患有导致异常宿主防御机制(AIDS、补体缺乏症、白血病)者、糖尿病患者及类固醇、化疗和其他免疫抑制药物的使用者等。其他诱发因素包括酗酒、营养缺乏和慢性细菌性感染。由胰腺外伤、内镜逆行胰胆管造影（ERCP）病史以及胰管中的异物潴留也与胰腺结核有关。

在胰腺中，胰酶作为主要屏障，也是从胆道、血管和局部来源清除病原体的过滤器。导致胰腺对结核病产生相对抵抗力的两个重要因素是胰腺酶和胰腺组织本身的抗分枝杆菌作用。结核分枝杆菌的高抗性被认为是由于其包膜中含有高比例的脂肪和蜡。胰脂肪酶会导致结核分枝杆菌包膜中的霉菌酸发生脂肪分解。一旦其包膜消失，结核分枝杆菌就会变得非常敏感。

胰腺结核可以是原发性或继发性的。原发性和孤立性胰腺结核很少见。胰腺结核通常继发于肺部感染或作为播散性胃肠结核或粟粒性结核的一部分。胰腺结核最常见的部位是头部，其次是胰体，尾部最不常见。胰腺结核感染的可能途径有：血行播散（最常见）、淋巴播散、胆管结核直接传播、免疫抑制患者体内休眠结核分枝杆菌的重新激活、胰腺组织对全身性结核病的毒性过敏反应。

二、病理

一般来说，胰腺结核病灶是孤立的。结节性病变很小，而脓肿可能很大且多发。粟粒性病变通常是多发的。最常见的是胰腺头部存在多个白色干酪样结节，合并形成一个大的黄色固体稠度块。由结核分枝杆菌引起的结核病的标志是上皮样肉芽肿，由巨噬细胞、上皮样细胞和朗汉斯巨细胞聚集组成，中央有不同程度的干酪样坏死。病变的大小从 1mm 到 2cm 以上不等。

三、临床表现

胰腺结核没有特定的临床特征。诊断时的平均年龄为 38 岁（14～74 岁）。男性更易受累，男女比例为 3.6∶1。临床症状隐匿演变。患者最初可能保持无症状。大多数患者在 2～6 周内出现症状。最常见的三联征是上腹痛、发热和体重减轻，见于超过 25% 的患者。30% 以上的患者出现恶心、呕吐、不适、厌食、黄疸和瘙痒等模糊和非特异性症状。其他不太常见的症状是腹泻、消化不良、呕血、盗汗和背痛。

胰腺结核的罕见表现还包括胰腺脓肿、阻塞性黄疸、急性胰腺炎、慢性胰腺炎、门静脉高压、缺铁性贫血、急性胃肠出血、糖尿病、胰胆管汇合异常、消化不良、进行性吞咽困难、局灶性胰腺炎和节段性门静脉高压等。

四、诊断

因为该病很少见，临床表现模糊且非特异性，高达 80% 的患者会出现诊断和治疗延迟。在 46% 的病例中，通过在大手术切除后组织病理学检查而确诊。临床表现、实验室和影像学研究支持胰腺结核的诊断，但明确的诊断需要在组织学检查中证实。

孤立的胰腺结核病更为罕见，其主要表现有：年轻患者出现上腹部疼痛、发热和体重减轻；既往无肺结核病史或肺外结核病史；清晰的胸部 X 线片；没有提示胃肠道阻塞或任何其他胃肠道病变的临床特征；疾病局限于胰腺，影像学检查未发现其他结核病灶；胰腺病变活检提示结核病；开始抗结核治疗后症状改善。

在高度怀疑该疾病的临床情况下，在确诊前不应停止治疗。对于来自活动性结核病高发地区、既往有结核暴露史、肺部等其他部位受累、潜在免疫缺陷和胰腺病变的患者，应考虑诊断。

五、辅助检查

1. **实验室检验**　非特异性化验指标的异常：血红蛋白和血清白蛋白水平降低、红细胞沉降率升高和结核菌素试验阳性支持结核病的诊断。大约 2/3 的患者可能显示结核菌素试验阳性。C 反应蛋白也可能升高。急性病例血清淀粉酶和脂肪酶可升高。若出现胆总管及胰管病变时，血清胆红素和碱性磷酸酶及肝功能指标水平升高。若胰腺破坏严重，可出现内分泌功能受损表现如胰岛素分泌减少，血糖升高等。此外，还应进行 HIV 抗体检测以及对潜在糖尿病的评估。

2. 微生物检测 用于抗酸染色、培养和 PCR 的标本可以通过经内镜逆行胆胰管成像（ERCP）从胆汁中获得，或者通过使用成像或内窥镜超声抽吸脓液/组织获得。活检标本鉴定抗酸杆菌的成功率最高，占 20%～40%。在胰腺脓肿的情况下，在图像引导下抽吸脓液也可能显示结核分枝杆菌。

PCR 有助于诊断胰腺结核病并且可以避免剖腹手术。与传统方法相比，PCR 能够检出更多的肺外结核患者，并且在检测结核分枝杆菌方面优于涂片和培养。PCR 的敏感性与培养相似，一天内即可出结果。但是 PCR 不能评估药物敏感性。

3. 影像学检查 大多数患者的诊断得到无创影像学研究的支持。2014 年的一项详细回顾性研究得出结论，在胰腺占位性病变伴胰周淋巴结坏死的病例中应考虑胰腺结核。在 27% 的病例中发现了坏死的胰周淋巴结。

疑似胰腺结核病例应始终进行 X 线胸部检查，因为多达 19% 的患者有肺或肺外结核病史，6%～38% 的病例同时存在肺结核。超声检查是一种良好的成像方式，用于初步评估和初步筛查，以确定是否存在可疑的占位胰腺病变。由于分辨率的限制，通常需要 CT 来确认病变的性质。常规超声可表现为胰腺弥漫性肿大，孤立病灶表现为位于或邻近胰腺的局灶性低回声病灶，有时可表现为中央液化或不均匀的低等回声病灶，胰周和主动脉旁等腹部多发淋巴结肿大。见于高达 75% 的患者，即使肿块位于胰头部中心，也很少见到胆总管和胰管扩张。弥漫型胰腺结核的特点是胰腺增大伴主胰管变窄和异质强化。

在超声内镜检查术（endoscopic ultrasonography，EUS）上，胰腺结核病灶表现为伴有或不伴有钙化的低回声病变。可发现相关胰周淋巴结或导管扩张。

CT 可能是诊断胰腺结核最有效的研究。它通常可以检测到直径大于 0.5cm 的病变。多排 CT 动态增强扫描是目前临床诊断胰腺结核最佳的一种检查方法之一，其可以显示病变与血管的关系，并能显示病变全貌。CT 特征是非特异性的，通常类似于胰腺的其他炎症性或肿瘤性囊性病变。据报道，胰腺病变中存在钙化是胰腺结核的特征。在一项研究中，56% 的胰腺结核病灶存在钙化。

MRI 可以识别直径小至 0.3cm 的胰腺病变，并且在定义血管解剖方面也优于其他成像技术。

4. 影像引导活检 诊断结核的最佳方法是通过切除活检进行直接的组织病理学和微生物学检查。这有助于排除最常见的鉴别诊断——恶性肿瘤。仅当影像学检查和引导活检未能明确诊断时，才需要通过剖腹手术进行直接组织病理学检查。然而，在大多数报告的研究中，诊断是在剖腹手术时做出的。影像学研究不仅有助于病变表征，还有助于获得用于培养、活检和 PCR 的样本。

EUS 是诊断位于胰腺体部和尾部区域小病灶的首选诊断方式。与体外超声相比，它可以克服肥胖患者腹壁厚度以及肠道积气对于声波产生的干扰。由于 EUS 探头与胰腺之间仅相隔十二指肠壁，故其不仅可获取清晰的胰腺肿物图像，同时在超声引导下可在病灶处置入活检针行病理学检查。因此，衍生出超声内镜引导细针穿刺抽吸术（endoscopic ultrasound-guided fine needle aspiration，EUS-FNA），其在胰腺小病灶的穿刺活检中优势明显，尤其在 <3cm 病灶中，可针吸多条组织块送检，提高病理诊断准确率。其确诊率高达 76.2%。由于 EUS-FNA 其穿刺针细，穿刺距离短，故其操作可产生一些并发症，如出血、胰腺炎、穿孔和发热，但其并发症的发生率较低，大多在 1%～5%。

六、鉴别诊断

胰腺结核的鉴别诊断包括胰腺癌、局灶性慢性胰腺炎、腹膜后肿瘤、淋巴瘤和胰腺囊性肿瘤。胰腺肉芽肿性炎症的鉴别诊断包括真菌感染、结节病、韦氏肉芽肿病、炎症性肠病和异物潴留。

据报道，52% 的病例在首次诊断时被误诊为胰腺腺癌或胰周恶性肿瘤；2%～7% 的患者因误诊而被考虑进行姑息性化疗，多达 45% 的患者接受了不必要的大手术。胰腺囊性肿瘤和结核性胰腺脓肿在放射学上没有区别。

七、治疗

由于疾病罕见，没有针对胰腺结核管理的具体指南。胰腺结核的治疗取决于临床表现、病理阶段、诊断阶段、免疫状态、疾病类型（反应性的还是新病理发生的），以及它是孤立发生的疾病还是传播的一部分疾病。治疗原则采用无创诊断方式及时诊断，结合抗结核药物的最佳剂量和持续时间进行治疗，在术前和术后有指征时及时进行手术干预，预防和管理并发症。

一旦做出正确诊断，胰腺结核就可以通过标准抗结核治疗治愈。根据 WHO 指南，既往无结核病史的胰腺结核应被视为 EPTB 的新病例，应给予抗结核治疗 6 个月。与肺部疾病相比，孤立性 EPTB 的细菌负荷较低。因此，孤立的 EPTB（如胰腺结核）可以用对肺部疾病有效的标准短疗程方案进行治疗。然而，伴有结核性胰腺受累的播散性疾病可能需要更长时间的治疗。

由于在某些胰腺结核病例中报告了肝脏受累，因此应谨慎启动抗结核治疗，并建议每周评估肝酶和血清胆红素，仔细监测药物性肝炎。

手术干预的指征可能包括存在结核性脓肿、未能诊断胰腺结核或排除恶性肿瘤、未能显示抗结核治疗的完全临床反应，或即使在标准抗结核治疗后仍缺乏放射学改善，并且需要切除肿块以进行组织病理学确认。脓肿腔的引流可通过经皮、内窥镜或外科技术进行。如果胰头肿块导致胆道梗阻（尤其是胆管炎），内镜逆行胰胆管造影（ERCP）加支架是缓解梗阻的首选技术。

八、并发症、预后和随访

由于延误诊断，胰腺结核病例会出现并发症。与免疫功能正常的患者相比，患有结核性脓肿或胰腺弥漫性受累的免疫功能低下的患者出现并发症的频率更高。此类患者的并发症通常是灾难性的。已知的并发症是结核性脓肿破裂进入中空内脏或进入腹膜腔。其他增加发病率和死亡率的罕见并发症是肠穿孔、大量胃肠道出血、胰胆瘘和门静脉高压症。

对治疗的反应可以通过症状的改善、实验室参数的正常化、疾病的放射学指征改善来评估。如果不治疗，几乎所有的胰腺结核病例都证明是致命的。该病在免疫功能正常的患者中的死亡率为 9.1%，在免疫功能低下的患者中为 10.8%。

第六节　生殖系统结核

生殖系统结核（genital tuberculosis，GT）多起源于肺部原发性结核病灶，亚临床的肺部感染多引起杆菌血症并经血行途径将结核分枝杆菌植入附睾、前列腺、子宫、卵巢等器官中血管丰富的部位。随着宿主的免疫防御开始，病灶在 6 个月左右被瘢痕化且结核分枝杆菌在其中长期潜伏，约 5% 的患者因营养不良、并发糖尿病，以及糖皮质激素的使用和免疫缺陷等使得潜伏病灶被重新激活，发展为活动性生殖系统结核。

近年由于耐多药结核、环境污染和人类免疫缺陷病毒的传播，使结核发病率呈上升趋势，由此导致 GT 发病率亦呈逐年上升趋势。由于该病患者多缺乏明显临床症状，阳性体征不典型，易被临床漏诊。女性生殖器官的结核感染可导致不孕，性交困难，月经不调和慢性盆腔炎。男性生殖器官结核累及双侧附睾睾丸或引起血管炎时，可导致男性不育。生殖系统结核的药物治疗与肺结核的标准治疗方案相似。对于不育症患者，抗结核治疗后的受孕率并不很理想。

一、病因及发病机制

生殖系统结核多数继发于肺结核或肺外病灶，例如肾脏、脑膜、骨骼系统和胃肠道系统。女性生殖系统结核（female genital tuberculosis，FGT）是由结核分枝杆菌侵入机体引起的输卵管、卵巢、盆腔腹膜、子宫内膜及子宫颈等生殖器官导致的慢性炎症病变。女性生殖系统受累比例（按频率降序排列）如下：输卵管（95%～100%），子宫内膜（50%～60%），卵巢（20%～30%），子宫颈（5%～15%），子宫肌层（2.5%）和阴道/外阴（1%）。女性生殖系统结核多见于育龄期妇女，与女性输卵管、盆腔等因素导致的不孕密切相关。结核分枝杆菌感染肺脏后，大约 1 年内可感染女性生殖系统。女性子宫和输卵管可经血行或淋巴道感染结核分枝杆菌，输卵管病变可直接引起不孕，盆腔结核为女性生殖系统感染的主要形式，主要表现为腹胀、腹痛、低热,以及结核性渗出、黏连、包裹、干酪样坏死形成的盆腔肿物,易误诊为妇科恶性肿瘤,为患者增加了手术风险及精神痛苦。

男性生殖系统结核可由附睾或前列腺中潜伏结核分枝杆菌再激活引起,或由已感染的泌尿生殖器官经泌尿系统继发传播、顺行和逆行小管传播或可能起次要作用的淋巴传播引起。传播方式从感染的原发部位通过血行、小管、淋巴或连续传播而发生。附睾和前列腺结核的大多数病例主要来自肺或肾脏的血行感染,从最初感染到临床表现的潜伏期为5~40年。睾丸受累较少见,常通过附睾(附睾睾丸炎)的连续扩散而发生。精囊、输精管和射精管结核主要通过前列腺或泌尿道的逆行性小管传播。附睾更常见于血行受累,但也有从感染的前列腺和泌尿系统逆行小管扩散而受累。由于血液睾丸屏障,睾丸只能通过从附睾直接延伸而受累,并且正常附睾的孤立睾丸受累应该引起对恶性睾丸病变的关注。在结核性前列腺炎中,侧叶和外周叶经常受累于黏膜或黏膜下层病变,仅在晚期病例中可见,这表明血行播散是受累的主要机制,而不是直接从尿道延伸。

二、临床表现

结核分枝杆菌影响女性生殖器官,尤其是输卵管,从而导致不孕。可以发生在任何年龄段,但处于生殖年龄段(15~45岁)的妇女受影响最大。在大多数情况下,该病是无症状的或可能有一些非特异症状,其中以不孕最为常见。报告的其他症状是月经不调,例如,少经、闭经、月经过多、痛经、子宫出血、骨盆疼痛和异常白带。在绝经后妇女中,生殖器结核病表现出类似于子宫内膜恶性征象的症状,例如绝经后出血,持续性白带增多。

男性生殖系统结核病多为附睾或前列腺潜伏病变的再次激活,以及通过泌尿系统感染的二次血行播散而形成生殖器官结核,泌尿系统结核顺行或逆行的播散及淋巴道播散为次要途径。由于血睾屏障,睾丸的受累只能直接来自病变附睾的直接侵袭。前列腺受累通常表现为尿频及夜尿增多。精囊和射精管受到直接连续的感染或精囊小管播散可引起精子减少导致不育症的发生。通常影响30~50岁的男性,由于潜伏期长而在儿童中不常见。附睾是男性生殖器结核病最常见的受累部位,48.9%的泌尿生殖系统结核患者合并附睾结核,80%的结核性附睾-睾丸炎患者存在阴囊肿块,其中40%~44%的患者可能会感到疼痛。34%的病例中可见双侧受累,4%~50%可能晚期出现脓肿或瘘管,5%~10%可能有相关的鞘膜积液。

三、辅助检查

(一)实验室检查

1. **结核菌素皮肤试验(TST)** 是临床上常用的诊断结核病的方法之一。强阳性说明仍有活动性病灶,阳性说明曾感染过结核分枝杆菌或接种过卡介苗。敏感度只有55%,特异度为80%。但也有少数免疫力低下者呈阴性或因技术原因而呈假阴性。TST在诊断生殖器结核中的实用性非常有限。

2. **结核分枝杆菌培养及涂片检查** 可取月经血、宫腔刮出物或腹腔渗出液检查。常用方法:①结核分枝杆菌培养。此法准确,但结核分枝杆菌生长缓慢,需要适宜的温度(37℃),至少4周才能得到结果。②涂片抗酸染色法查找分枝杆菌。涂片检查需要受检标本中有更高的细菌浓度,阳性率较结核分枝杆菌培养低。

3. **分子生物学技术** 此技术为结核病尤其是肺外结核的快速诊断开辟了新途径。主要实验方法包括:①γ干扰素释放试验。目前临床主要用于诊断潜伏结核感染和辅助诊断活动性肺结核,其原理依据机体在感染结核分枝杆菌后存在特异的效应淋巴细胞,致敏的淋巴细胞在体外再次受到结核分枝杆菌特异抗原的刺激时会分泌并释放γ干扰素。目前有两种试剂盒,一种是T淋巴细胞酶联免疫斑点法(T-SPOT.TB),荟萃分析结果显示,T-SPOT.TB的敏感度为90%,但其价格昂贵,操作不如TST简便。另一种是全血干扰素释放试验,特点是不需要分离单细胞,操作方便简单,因其不受卡介苗接种以及不受绝大多数非结核分枝杆菌的影响,敏感和特异度可高达90%以上,适用于潜伏结核感染的诊断及大规模流行病学研究。②PCR技术。近年来有越来越多的报道采用PCR技术检测结核分枝杆菌,据报道,其敏感度和特异度分别达 59% 和 92%。但临床应用时因检测的标本不同以及核酸提取方法的差异，会使特异度和敏感度存在显著差异。另外，此技术存在假阴性较高等缺点，限制了其应用，可作为辅助诊断技术的补充。③荧光定量 PCR 技术。是在常规 PCR 基础上加入荧光标记的探针来实现定量功能，弥补了常规 PCR 的许多缺点，结核分枝杆菌 DNA 的阳性率为 61%，特异度可达 100%。④结核抗体蛋白芯片。该方法从患者血清分离至结果的分析和判定的时长不超过 15 分钟，既可检测单个患者的血清，也可检测大批量的血清标本，可降低试验成本，具有简便、快速、大量、成本较低，以及敏感性高和特异性强等特点，其敏感度和特异度分别可达 88.5% 和 97.3%。

（二）女性生殖系统结核影像学检查及内镜病理组织学检查

1. **盆腔 B 超**　通常表现为盆腔包块，有时并发盆腔积液，当累及子宫内膜时，可表现为子宫内膜回升不均匀伴钙化灶、宫腔黏连，此时应考虑子宫内膜结核可能。检查时应仔细扫描双侧输卵管有无结核病变，详细询问患者生育史、结核病史，可为子宫内膜结核的诊断提供重要信息。超声引导下穿刺并行病理组织活检有助于诊断，并可有效避免腹腔镜及开腹手术并发症的发生，进而减少过度诊疗。

2. **子宫输卵管造影检查**　典型女性生殖系统结核的子宫输卵管造影结果表现为输卵管管腔变形、狭窄，边缘呈锯齿状，输卵管管腔呈串珠状和铁丝样改变，管腔细小、僵直等，但由于输卵管结核常有不同程度的黏连，还可出现蜂窝状、烟斗样等影像学改变，但在临床中子宫输卵管造影结果常缺乏该特征性改变。

3. **CT 联合 MRI 检查**　女性生殖系统结核 CT 表现多种多样，包括附件软组织包块、输卵管增粗、腹膜和网膜改变、肠系膜改变和腹腔积液等。

4. **内镜及组织病理学检查**　正确识别腹腔镜及宫腔镜检查的镜下图像，有助于提高临床对女性生殖系统结核的诊断率。在女性生殖系统结核亚急性期，可表现为盆腔器官充血、水肿和黏连，形成多发性包裹性积液，子宫及输卵管表面可见粟粒样结节、黄白色不透明斑块。在女性生殖系统结核慢性期，可出现以下异常情况：结节状输卵管炎、输卵管增粗、伞端黏连、双侧或单侧输卵管积水、输卵管积脓或干酪样输卵管炎，以及干酪样结节等。

宫腔镜检查对于识别子宫内膜结核具有特殊临床意义，根据结核的基本病理变化（炎性渗出、增生和干酪样坏死），可将子宫内膜结核分为：炎症期（增生或渗出）、干酪样坏死期、宫腔黏连期。子宫内膜结核宫腔镜检查的镜下表现可分为：①宫腔形态、大小正常，双侧输卵管开口可见，子宫内膜发红、增厚，局部突起，表现可见少量质脆的小颗粒状赘生物，可刮出质脆的子宫内膜组织；②宫腔形态正常，但宫腔内无正常子宫内膜，均被覆一层苍白的绒毛状或棉絮状质脆组织，血管少，无异形血管，宫腔内病灶与正常组织分界明显；③宫腔形态异常，呈窄桶状，子宫内膜瘢痕化，输卵管开口细小，甚至宫角消失。

（三）男性生殖系统结核影像学检查

高分辨率超声检查是评估附睾、睾丸、阴囊和输精管的最佳方法，而 MRI 最适合评估前列腺、精囊和射精管。附睾是男性生殖系统结核的最常见部位，表现为局限于尾部的结节性病变，由于解剖学上的连续性，近端输精管也经常受累，显示出不良或结节性增厚，晚期可显示脓囊形成和阴囊窦。睾丸受累常继发于附睾结核，表现为单个或多个结节，两端扩大或"粟粒状"。前列腺结核通常是无症状的，最常见的影像学表现是结节，后期可演变成脓肿，随着病灶愈合出现纤维化及钙化。

四、诊断及鉴别诊断

由于生殖系统结核具有隐匿性，临床表现非特异性，多是在出现月经紊乱、腹胀、腹水、不孕不育症就诊时发现，查体时可发现附件区增厚，可触及条索状或不规则包块，缺乏特异性，容易漏诊，临床针对此类求医患者，需详细询问病史。尤其是对于既往有结核病史，有盗汗、乏力、消瘦等慢性消耗性疾病表现，原发性不孕且月经稀少或闭经者，慢性盆腔炎久治不愈或有盆腔包块、盆腔积液的年轻妇女，病程持续时间较长，反复抗感染治疗效果欠佳者，均要考虑生殖系统结核存在的可能。另外，经济收入低、生存环境差、营养不良及不良饮食习惯等均与发病相关。

腹腔镜与宫腔镜检查的镜下表现并非女性生殖系统结核的特异性表现,需要与其他盆腔疾病进行鉴别诊断。采用腹腔镜检查对女性生殖系统结核进行诊断时,需与卵巢癌、子宫内膜异位症、其他盆腔炎性疾病进行鉴别诊断,主要鉴别诊断方法为活组织病理学检查。其中,对女性生殖系统结核与卵巢癌的鉴别诊断尤为重要。女性生殖系统结核与卵巢癌均可合并腹胀、腹水、盆腔包块、消瘦等症状及体征。有研究显示对合并腹水及盆腔包块、未明确诊断的患者进行腹腔镜检查,于腹腔镜直视下取可疑病变组织病理检查,30% 于术中经腹腔镜检查诊断为盆腔结核,50% 于术中经腹腔镜检查诊断为卵巢癌,20% 于术中经腹腔镜检查诊断为不明原因腹水及盆腔包块,术中腹腔镜检查诊断准确率高达 80%,由此可见,临床对于不明原因腹水及盆腔包块患者,可借助腹腔镜检查及腹腔镜下取可疑病变组织进行病理学检查,予以明确诊断,避免不必要的剖腹探查术,腹腔镜检查对于鉴别诊断 FGT 和卵巢癌,具有明确、肯定的价值。另有研究显示女性生殖系统结核患者同时合并子宫内膜异位症的可能,临床应予以重视。

采用宫腔镜检查对女性生殖系统结核进行诊断时,应注意与子宫内膜癌、子宫内膜增殖、非结核性宫腔黏连等疾病进行鉴别诊断。诊断性刮宫病理学检查是诊断子宫内膜结核的金标准,宫腔镜下定点子宫内膜活组织病理学检查可明显降低女性生殖系统结核漏诊率。但需警惕的是,子宫内膜结核可同时合并子宫内膜癌。女性生殖系统结核与非结核性宫腔黏连相比,二者临床表现相似,均表现为月经量减少、闭经、不孕等,但子宫内膜结核所导致的宫腔损害一般都是不可逆的,即使子宫内膜结核痊愈,自然受孕率也很低。结核性宫腔黏连患者,多合并输卵管结核,经治疗后,仍须借助现代辅助生殖技术获得妊娠。

结核性附睾炎主要与化脓性(细菌性)附睾炎鉴别,后者特征是急性表现和疼痛,局部压痛和体温升高。在成像方面,细菌性附睾炎往往呈均匀性低回声,而结核性附睾炎则倾向于异质性。前列腺核磁需要与前列腺恶性肿瘤相鉴别,前列腺轮廓变形和明显的早期造影后增强是恶性肿瘤的特征。

五、治疗

(一)药物治疗

抗结核药物治疗对 90% 的生殖系统结核有效,是目前最主要的治疗方法。建议患者转专科医院治疗,严格遵循早期、联合、适量、规律、全程的原则,并预防耐药的发生。由于目前尚无专门针对 FGT 的药物治疗方案,美国胸科协会推荐使用标准短程化学药物治疗方案,方案为:2HRZ/4HR。国内针对生殖系统结核的治疗主要参考肺结核治疗的方案,疗程不少于 12 个月,强化期 2 个月,应用 H、R、Z 和 E。有每日给药和隔日给药两种方式。

(二)宫腹腔镜手术

由于药物治疗即可以起到很好的效果,且手术治疗可能导致结核的播散,一般不建议宫腹腔镜手术治疗。但出现以下情况可考虑手术治疗:①女性生殖器结核性包块经药物治疗无明显改善;②盆腔结核性包块较大或存在较大的包裹性积液;③子宫内膜病变严重,内膜破坏广泛,药物治疗无效,宫腔黏连需手术分离。手术治疗的目的:一是明确诊断;二是清除结核病灶,缩短药物治疗周期,加快疾病痊愈。宫腔镜可直视下了解黏连的性质、程度及范围,且能完全、准确地分离黏连,恢复宫腔的正常形态,提高受孕率,是治疗宫腔黏连的最佳手段;但术中操作要仔细,避免失误造成病灶扩散,且术后须加以辅助治疗(如:放置宫内节育器、大剂量性激素治疗等),防止宫腔再黏连。

(三)辅助生殖技术

结核性病变对生殖器的损伤一般是不可逆性的,输卵管及宫腔遭到破坏,自然妊娠困难;控制结核后,辅助生殖技术是这类人群尽快获得生育的快捷途径。

六、预后

生殖系统结核占肺外结核的 11.9%,但由于临床表现不典型,缺乏特异性,至今尚没有一种诊断方法能作为生殖系统结核诊断的金标准。因此,临床医师有必要加强对 GT 的认识,进行正确诊断,给予合理治疗，使 GT 患者重新获得生育能力。在对 GT 患者的临床治疗过程中首先应详细询问病史和查体，了解不同辅助检查手段的利弊，对可疑患者要有针对性地选择相关的辅助检查，以早日确诊。当症状、体征和辅助检查无阳性征象，宫、腹腔镜联合检查可使 GT 获得早期确诊、减少漏诊误诊，并实现早期治疗，有助于改善预后。女性生殖器结核术后药物治疗自然受孕率低，辅助生殖技术是 GT 患者抗结核治疗后尽快获得妊娠的最佳选择。妊娠期免疫力改变可引起结核复燃、播散，造成孕产妇死亡、早产等不良结局，因此，已确诊患者在规范抗结核治疗后及行辅助生殖技术治疗前有必要重新评估病情，并进行宫腔镜检查以明确宫腔形态及子宫内膜情况。

参考文献

［1］ERDEM H, INAN A, GUVEN E, et al. The burden and epidemiology of community-acquired central nervous system infections：a multinational study［J］. Eur J Clin Microbiol Infect Dis, 2017, 36(9)：1595-1611.

［2］WASAY M, FAROOQ S, KHOWAJA Z A, et al. Cerebral infarction and tuberculoma in central Nervous system tuberculosis：frequency and prognostic implications［J］. J Neurol Neurosurg Psychiatry, 2014, 85(11)：1260-1264.

［3］MAJUMDAR K, BARNARD M, RAMACHANDRA S, et al. Tuberculosis in the pituitary fossa：a common pathology in an uncommon site［J］. Endocrinol Diabetes Metab Case Rep, 2014(2014)：140091.

［4］LI J, WANG Y. Blood biomarkers in minor stroke and transient ischemic attack［J］. Neurosci Bull, 2016, 32(5)：463-468.

［5］王冰, 盛健, 姚利, 等. 乳腺结核诊断方法的回顾性研究［J］. 中华乳腺病杂志（电子版）, 2021, 15(4)：223-228.

［6］曾献军, 段文峰, 方磊, 等 乳腺结核的临床及 MRI 特点［J］. 中华放射学杂志, 2011, 45(12)：1220-1222.

［7］赵涛. 乳腺结核的诊断与治疗［J］. 中国医师进修杂志, 2006, 29(9)：6-7.

［8］RANKIN F W, GRAELM A S. Tuberculosis of thyroid gland［J］. Ann Surg, 1932, 96(4)：625-648.

［9］田兴松. 实用甲状腺外科学［M］. 北京：人民军医出版社, 2009：68-71

［10］彭禹, 徐光, 郭发金. 甲状腺结核的声像图表现［J］. 中国医学影像技术, 2005, 21(9)：1425-1426.

［11］KHAN E M, HAQUE I, PANDEY R, et al. Tuberculosis of the thyroid gland：a clinicopathological profile of four cases and review of the literature［J］. Aust N Z J Surg, 1993, 63(10)：807-810.

［12］RAMAN L, MURRAY J, BANKA R. Primary tuberculosis of the thyroid gland：an unexpected cause of thyrotoxicosis［J］. BMJ Case Rep, 2014(2014)：bcr2013202792.

［13］SIMKUS A. Thyroid tuberculosis［J］. Medicina(Kaunas), 2004, 40(3)：201-204.

［14］BANSAL L K, GUPTA S, GUPTA A K, et al. Thyroid tuberculosis［J］. Indian J Tuberc, 2021, 68(2)：272-278.

［15］ABDULSALAM F, ABDULAZIZ S, MALLIK A A. Primary tuberculosis of the thyroid gland［J］. Kuwait Med J, 2005, 37：116-118.

［16］BULBULOGLU E, CIRALIK H, OKUR E, et al. Tuberculosis of the thyroid gland：review of the literature［J］. World J Surg, 2006, 30(2)：149-155.

［17］Das D K, Pant C S, Chachra K L, et al. Fine needle aspiration cytology diagnosis of tuberculous thyroiditis：a report of eight cases［J］. Acta Cytol, 1992, 36(4)：517-522.

［18］MAJID U, ISLAM N. Thyroid tuberculosis：a case series and a review of the literature［J］. J Thyroid Res, 2011(2011)：359864.

［19］CHANDANWALE S S, BUCH A C, VIMAL S S, et al. Thyroid tuberculosis：presenting symptom of mediastinal tuberculous lymphadenitis：an unusual case［J］. Indian J Tuberc, 2014, 61(1)：84-87.

［20］费圆欣, 况李君, 陆采莳, 等. 甲状腺结核超声表现一例报道及文献复习［J］. 诊断学理论与实践, 2020, 19(03)：269-273.

［21］姜友定, 梁小成, 潘燕珊, 等. 甲状腺结核三例并文献复习［J］. 中国防痨杂志, 2015, 37(4)：397-399.

［22］KANG B C, LEE S W, SHIM S S, et al. US and CT findings of tuberculosis of the thyroid：three case reports［J］. Clin Imaging, 2000, 24(5)：283-286.

［23］MADHUSUDHAN K S, SEITH A, KHADGAWAT R, et al. Tuberculosis of the thyroid gland：magnetic resonance imaging appearances［J］. Singap Med J, 2009, 50(7)：e235-e238.

［24］UZ-ZAMAN M, HUSSAIN R, MIRZA M K, et al. Isolated tuberculous thyroiditis as solitary thyroid nodule［J］. J Coll Phys Surg Pakistan, 2008, 18(2)：121-122.

［25］COOK V J, MANFREDA J, HERSHFIELD E S. Tuberculous lymphadenitis in Manitoba：incidence, clinical characteristics and treatment[J]. Canc Res J, 2004, 11(4): 279-286.

[26] ZIVALJEVIC V, PAUNOVIC I, DIKLIC A. Tuberculosis of thyroid gland: a case report[J]. Acta Chir Belg, 2007, 107(1): 70-72.

[27] MAHARJAN M, HIRACHAN S, KAFLE P K, et al. Incidence of tuberculosis in enlarged neck nodes, our experience [J]. Kathmandu Univ Med J(KUMJ), 2009, 7(25): 54-58.

[28] CHEN C, YANG C, YEH Y, et al. Pancreatic tuberculosis with obstructive jaundice: a case report[J]. Am J Gastroeneterol, 1999, 94(9): 2534-2536.

[29] HULNICK D H, MEGIBOW A J, NAIDICH D P, et al. Abdominal tuberculosis: CT evaluation[J]. Radiology. 1985: 157(1): 199-204.

[30] Auerbach O. Acute generalized military tuberculosis[J]. Am J Pathol, 1944, 20(1): 121-136.

[31] PARAF A, MENAGER C, TEXIER J. La tuberculose du pancreas et la tuberculose des ganglions de l' abdomen[J]. Rev Med Chir Mal Foie, 1966, 41(3): 101-126.

[32] RAGHAWAN P, RAJAN D. Isolated pancreatic tuberculosis mimicking malignancy in an immuno-competent host[J]. Casec Rep Med, 2012(2012): 501246.

[33] SHARMA S K, MOHAN A. Extrapulmonary tuberculosis[J]. Ind J Med Res, 2004, 120(4): 316-353.

[34] RANDALL R D. Intraabdominal Mycobacterium tuberculosisvs mycobacterium aviumintracel-lulare infections in patients with AIDS: distinction based on CT findings[J]. Am J Roentgenol, 1991, 156(3): 487-491.

[35] NAGAR A M, RAUT A A, SANGHVI D A, et al. Pancreatic tuberculosis: a clinical and imaging review of 32 cases[J]. J Comput Assist Tomogr, 2009, 33: 136-141.

[36] BACKER DAI, MORTELE KJ, BOMANS P, et al. Tuberculosis of the pancreas: MR features[J]. Am J Roentgenol, 2005, 184: 50-54.

[37] BHURWAL A, HAQ MM, SAPRU S, et al. Isolated pancreatic tuberculosis mimicking pancreatic cancer: a diagnostic challenge[J]. Case Rep Gastrointest Med, 2018, 2018: 7871503.

[38] KNOWLES KF, SALTMAN D, ROBSON HG, et al. Tuberculous pancreatitis[J]. Tubercle, 1990, 71: 65-68.

[39] CHAUDHARY P, BHADANA U, ARORA MP. Pancreatic tuberculosis[J]. Indian J Surg, 2015, 77: 517-524.

[40] ZHU M, ZHANG N, TAO W, et al. Pancreatic tuberculosis with vascular involvement and perito-neal dissemination in a young man[J]. Case Rep Med, 2017, 2017: 4396759.

[41] EISHI Y, SUGA M, ISHIGE I, et al. Quantitative analysis of mycobacterial and propionibacterial DNA in lymph nodes of Japanese and European patients with sarcoidosis[J]. J Clin Microbiol, 2002, 40: 198-204.

[42] FRANCO-PAREDES C, LEONARD M, JURADO R, et al. Tuberculosis of the pancreas: report of two cases and review of the literature[J]. Am J Med Sci, 2002, 323: 54-58.

[43] YI D, JURGENSEN C, PURI R, et al. Ultrasound imaging features of isolated pancreatic tuberculosis[J]. Endosc Ultrasound, 2018, 7: 119-127.

[44] LIANG X, HUANG X, YANG Q, et al. Calcified peripancreatic lymph nodes in pancreatic and hepatic tuberculosis mimicking pancreatic malignancy: a case report and review of literature[J]. Clin Case Rep, 2018, 97(36): e12255.

[45] XIA F, POON RT, WANG SG, et al. Tuberculosis of pancreas and peripancreatic lymph nodes in immunocompetent patients: experience from China[J]. World J Gastroenetrol, 2003, 9: 1361-1364.

[46] SONG TJ, LEE SS, PARK DH, et al. Yield of EUS-guided FNA on the diagnosis of pancreatic/ peripancreatic tuberculosis [J]. Gastrointest Endosc, 2009, 69: 484-491.

[47] IBRAHIM GF, AL-NAKSHABANDI NA. Pancreatic tuberculosis: role of multidetector computed tomography[J]. Can Assoc Radiol J, 2011, 62: 260-264.

[48] STURMER J, BECKER V. Granulomatous pancreatitis-granulomas in chronic pancreatitis[J]. Virchows Archiv, 1987, 410: 327-338.

[49] KIM JB, LEE SS, KIM SH, et al. Peripancreatic tuberculous lymphadenopathy masquerading as pancreatic malignancy: a single-center experience[J]. J Gastroenetrol Hepatol, 2014, 29: 409-416.

[50] SALUJA SS, RAY S, PAL S, et al. Hepatobiliary and pancreatic tuberculosis: a two decade experience[J]. BMC Surg, 2007, 7: 10.

[51] CHAKRADHAR K, PRASAD S, KUMAR S, et al. A rare presentation of splenic tuberculosis with a pseudocyst[J]. BMJ

Case Rep, 2014, 2014: brc2014203596.

［52］FENKEL JM, SPODIK M, SINGU BS, et al. Tubercular pancreatic abscess presenting as fever and cystic pancreatic lesion with endoscopic management［J］. Div Gastroenetrol Hepatol Faculty Papers, 2010, 55: 2118-2120.

［53］Rushing JL, Hanna CJ, Selecky PA. Pancreatitis as the presenting manifestation of military tuberculosis［J］. West J Med, 1978, 129: 432-436.

［54］Meesiri S. Pancreatic tuberculosis with acquired immunodeficiency syndrome: a case report and systematic review［J］. World J Gastroenetrol, 2012, 18: 720-726.

［55］ANUPAMA RAMACHANDRAN. Male genital tract tuberculosis: A comprehensive review of imaging fndings and diferential diagnosis［J］. Abdominal Radiology, 2021, 46: 1677-1686.

［56］G. Angeline Grace, D. Bella Devaleenal. Genital tuberculosis in females［J］. Indian J Med Res, 2017, 145(4): 425-436.

［57］J. B. Sharma. Recent Advances in Diagnosis and Management of Female Genital Tuberculosis. The Journal of Obstetrics and Gynecology of India［J］. September-October, 2021, 71(5): 476-487.

［58］林明媚, 李蓉. 女性生殖器结核性不孕症的诊治进展［J］. 中华妇产科杂志, 2015, 50(12): 954-956.

［59］王利花, 刘燕燕, 唐神结. 女性生殖系统结核的诊断进展［J］. 结核病与肺部健康杂志, 2017, 6(1): 61-63.

第六章　骨关节结核

骨关节结核是结核分枝杆菌感染所致的骨关节慢性炎症性疾病。结核分枝杆菌经呼吸道或消化道侵入人体,形成原发灶,结核分枝杆菌经血液或淋巴循环播散到骨关节,导致骨关节继发感染。结核分枝杆菌是专性需氧菌,在氧饱和度低的情况下会变成兼性厌氧菌,在骨关节病变中的活性比在肺病变中的活性低。

第一节　四肢骨关节结核概述

骨关节结核通常经过一定时间潜伏期后发病,起病隐匿,从最初出现症状到确诊通常需要数月甚至数年,缺乏特异性症状,病灶含菌量低,早期诊断困难,容易误诊。

一、病因与流行病学特点

近年来,耐药、耐多药结核病带来新的挑战,印度三级转诊中心研究 686 例 Koch 脊柱培养阳性病例中,111 例(16%)耐药,87 例(12.7%)为耐多药。骨关节结核可导致肢体畸形和不稳定,严重影响患者健康,导致社会经济负担。

国外文献报告骨关节结核占所有结核病的 1%~6.7%,占肺外结核的 5%~19%,相关文献基于推测或小样本量研究。根据 2007 年 1 月—2019 年 12 月一家医院收治的 42 215 例住院结核病患者相关研究,骨关节结核占 9.30%,居第三位,肺结核占 53.05%,居首位,其次是胸膜结核占 15.67%。骨关节结核男性多于女性,男性与女性的病例数比为 1.23 : 1,发病年龄段呈双峰分布,但男女发病年龄段有差异。男性发病年龄段呈"M"形双波峰形态,在 16~30 岁和 46~60 岁出现峰值,女性仅在 46~60 岁出现峰值。骨关节结核发病部位差异较大,脊柱结核占 76.86%,其中腰椎最多(40.32%),其次是胸椎(21.94%)。四肢仅占 23.14%,主要发生在膝(6.29%)、髋(5.40%)。多发骨关节结核脊柱明显多于四肢,四肢除腕骨间及跗骨间偶有多关节受累外,四肢大关节多发骨关节结核罕见。

二、病理与分型

(一)病理

骨关节结核最初累及骨组织或滑膜组织,经四肢关节滑膜下血管或通过侵蚀骨骺端骨组织进入关节。结核分枝杆菌经关节边缘非持重部位及韧带附着部周围逐渐侵蚀骨组织,形成局灶性骨破坏,与关节腔相通,滑膜组织中增殖的结核分枝杆菌由关节软骨边缘侵袭,在软骨下扩散,软骨与软骨下骨分离,脓性肉芽组织附着于软骨下骨表面,软骨无光泽、变薄、松脆无弹性,漂浮的关节软骨面受到挤压皱缩变形。有研究表明,结核分枝杆菌进入骨骼,激活病变周围的单核巨噬细胞,产生大量的肿瘤坏死因子(如TNF-α),TNF-α 可促进结核分枝杆菌感染的成熟破骨细胞自噬,抑制成熟破骨细胞凋亡。TNF-α 直接作用于骨髓中的破骨细胞前体细胞,形成大量破骨细胞,打破成骨细胞和破骨细胞之间的平衡,导致骨吸收增强和骨质破坏。TNF-α 能促进肉芽肿形成,包裹结核分枝杆菌,形成结核病特有的病理改变。

结核病发病由细胞免疫介导,局部巨噬细胞大量增生,吞噬结核分枝杆菌后体积变大,呈梭形或多角形,胞浆丰富,界限不清,状似上皮细胞故称为类上皮细胞。类上皮细胞融合或核分裂而胞质不分裂形成多核巨细胞——朗汉斯巨细胞。大部分结核肉芽肿为Ⅱ型反应性肉芽肿,肉芽肿中心为干酪样坏死,周围为放射分布的上皮样细胞,朗汉斯巨细胞掺杂其中,外层有淋巴细胞浸润,结节周围可见纤维结缔组织包绕。其中,约20%是Ⅰa型增生性肉芽肿,肉芽肿中心无坏死,由上皮样细胞构成;10%是Ⅰb型增生性肉芽肿,肉芽肿中心无坏死,上皮样细胞中有朗汉斯巨细胞。无坏死的肉芽肿,表明结核新近发生、反应活跃,肉芽肿周围纤维化较少。81%结核肉芽肿有朗汉斯巨细胞,近69%结核肉芽肿中心有坏死。通过抗酸染色,大部分结核病灶干酪样坏死及周围组织中可查到抗酸杆菌。

（二）关节结核分型

根据关节结核病理进程、关节组织结构受累及关节功能情况,把关节结核分为四型。

1. 结核性滑膜炎　病变局限于滑膜组织,滑膜充血、水肿,关节积液,关节软骨、软骨下骨未受累,关节间隙正常,可出现关节肿痛、关节活动部分受限。

2. 早期关节结核　病变除了累及滑膜外,软骨及软骨下骨局灶性受累,滑膜增生形成结核性肉芽肿和血管翳,关节间隙无明显狭窄,关节肿痛、活动受限进一步加重。病变可源于滑膜病变或骨病变。单纯滑膜结核进一步发展,结核分枝杆菌由关节软骨边缘侵入,在软骨下增殖扩散,侵及软骨下骨,部分关节软骨剥脱;邻近关节单纯骨结核进一步发展,穿破软骨下骨和关节软骨进入关节腔,波及关节滑膜。

3. 晚期关节结核　滑膜、软骨及软骨下骨广泛受累,结核性肉芽组织增生,滑膜增厚呈鹅卵石状,由浅红色变为暗红色,有干酪样物附着。大部分软骨面破坏,软骨下骨广泛侵蚀,可形成典型结核病变:死骨、脓肿、干酪样坏死。关节间隙变窄,关节活动受限。

4. 毁损期关节结核　关节结构性骨破坏,韧带及关节囊关节稳定结构损毁。滑膜结构破坏、纤维化,表面粗糙灰暗,肥厚变硬,关节畸形、不稳定、半脱位或脱位,关节功能完全丧失。

三、临床表现

（一）症状

关节结核有关节肿痛,关节结核多为单一关节发病,成人四肢多发关节结核很少见,但腕骨、跗骨之间关节直接或间接相通,腕、踝部结核可累及多关节。部分患者有结核中毒症状,包括:午后潮热、盗汗、消瘦、食欲减退。部分关节结核患者可合并肺部、脊柱及其他肺外结核。

（二）体征

关节结核通常不合并急性炎症表现,无皮肤潮红、水肿。关节周围可有一个或多个脓肿,因局部皮温不高,称为冷脓肿。关节周围常有窦道形成,有干酪样物渗出,部分窦道可远离关节,部分患者窦道愈合形成凹陷性瘢痕。

四、实验室检查

（一）炎性标志物

炎性指标增高与结核活动密切相关,活动性关节结核多有炎性指标明显增高,若炎性指标正常表明结核处于非活动状态。但炎性指标影响因素较多,缺乏特异性。C反应蛋白与超敏C反应蛋白的临床意义不完全相同,C反应蛋白在感染性疾病中有较高的应用价值,而超敏C反应蛋白在心脑血管疾病、糖尿病中应用价值较高。活动期关节结核通常有红细胞沉降率、C反应蛋白、降钙素原、白介素-6等炎性指标明显增高。

（二）免疫学检测

2011年7月20日WHO公布政策建议:目前市面上商业性血液(血清学)检测手段诊断活动性结核病,常常导致误诊和不当治疗,敦促各国采用世卫组织推荐的准确的微生物或分子检测方法。

1. 结核菌素试验　结核菌素是结核分枝杆菌的菌体成分,包括纯蛋白衍生物(PPD)和旧结核菌素(OT)。通过皮内注射结核菌素,测定人体对结核分枝杆菌的变态反应(Ⅳ型超敏反应)。试验结果根据

48～72 小时硬结大小判断：未接种卡介苗、用免疫抑制剂＞1 个月或 HIV 阳性患者 PPD 弱阳性也应考虑有结核分枝杆菌感染可能。

2. γ 干扰素释放试验：结核特异抗原 ESAT-6 及 CFP-10，通过酶联免疫斑点技术检测结核效应 T 淋巴细胞分泌的 γ 干扰素（IFN-γ）。阳性结果说明患者体内存在针对结核分枝杆菌的效应 T 淋巴细胞，表明机体曾经感染过结核，但不能区分结核感染处于活动期还是潜伏期。2008 年美国 FDA 批准用于临床。T 细胞斑点试验（T-spot）是目前临床常用的 γ 干扰素检测技术。

3. 结核分枝杆菌抗体检测方法包括结明试验（测定脂阿拉伯甘露聚糖抗体）、ICT-TB 卡（检测 5 种结核分枝杆菌抗原抗体）、TB 快速卡（测定抗糖脂抗原抗体）。结核分枝杆菌抗体检测是结核血清学辅助诊断方法。

（三）细菌学检查

关节穿刺在关节结核诊断中发挥重要作用，通过关节穿刺获取关节液、病灶组织进一步做病原检测及菌种鉴定。

1. **关节液涂片查抗酸杆菌**　离心沉淀集菌涂片萋-尼氏抗酸染色，报告阴性、阳性、1+ 时至少观察 300 个不同视野，报告 2+ 至少观察 100 个视野，3+、4+ 时至少观察 50 个视野。不典型抗酸杆菌（如：颗粒体、丝状体、巨球体等），按实际观察情况描述报告结果。离心沉淀集菌涂片荧光染色，报告阴性、阳性 1+、阳性 2+ 至少观察 50 个视野，阳性 3+ 及以上至少观察 20 个视野。

2. **结核分枝杆菌培养**　结核分枝杆菌培养阳性是关节结核诊断的金标准，通常需要在固态培养基培养 4～8 周，而液体培养基最快 2 周可有阳性结果，报告阴性结果需要 41 天。结核分枝杆菌诊断应同时使用固体和液体培养基培养，至少应使用液体培养基培养。

（四）核酸检测

结核分枝杆菌核酸检测是由引物选择性体外扩增 DNA 或 RNA 片段的分子生物学技术，可在基因水平快速检测结核分枝杆菌，是目前关节结核诊断的重要指标，但因核酸检测结果影响因素较多，有一定比例假阳性或阴性结果，核酸检测结果需要经细菌检测证实，尚不能取代细菌涂片和关节液培养，阳性结果尚不能作为关节结核诊断的金标准。检测技术包括：半巢式实时定量 PCR（Xpert MTB/RIF）、荧光定量 PCR 检测（FQ-PCR）、实时荧光核酸恒温扩增检测（SAT）、环介导等温扩增检测（LAMP）、基因芯片检测（Gene chip）。

五、影像检查

（一）X 线平片

显示软骨下骨、关节边缘不对称性骨破坏、死骨、关节间隙变窄；或关节周围软组织多发不规则钙化影（关节表面剥落死骨随脓液流注所致），后期出现结构性骨破坏，关节半脱位或脱位，无增生硬化。X 线平片出现 Phemister 三联征：邻近关节骨量减少或骨质疏松、关节边缘骨侵蚀、关节间隙变窄；或出现"对吻"死骨、关节边缘无增生骨赘和硬化。

（二）CT

二维、三维重建可较好显示死骨、骨破坏范围。结核分枝杆菌感染形成的软骨下死骨周围无硬化及骨膜反应。

（三）MRI

可较好显示病灶范围，包括：骨组织受侵、滑膜病变范围，脓肿与干酪样物部位及韧带受累情况。晚期关节结核 MRI 显示滑膜增厚合并关节周围多发液性信号；软骨下骨广泛水肿信号或关节结构部分破坏。

六、诊断与鉴别诊断

结核分枝杆菌有特殊生物学特性，早期诊断困难，需要根据流行病学、临床、影像、检验、病理等多项指标综合判断做出诊断。结核分枝杆菌培养阳性是骨关节结核诊断金标准，因结核分枝杆菌是肺部的专性需氧菌,在氧张力降低的情况下会变成兼性厌氧菌,在骨关节病灶中结核分枝杆菌的活性比在肺病变中的活性低,并且骨关节结核病灶含菌量少,结核分枝杆菌定植数是肺部的 1/1 000,导致骨关节结核病原检测阳性率低,关节液涂片查抗酸杆菌阳性率 8%～20%,关节液或病灶组织结核分枝杆菌培养阳性率 20%～30%,病理检查是关节结核的重要诊断手段,但因取材部位限制,阳性率差别较大(20%～70%)。近 10 年结核分枝杆菌分子生物学诊断技术不断提高,给结核病快速诊断带来希望,结核分枝杆菌核酸检测敏感性较高(70%～90%),但有一定假阳性率,不能作为诊断金标准。

(一)关节结核诊断标准

根据《关节结核诊断与耐药专家共识》(2020 年),关节结核诊断指标分为 3 级(表 3-6-1):A 级为可以确诊的指标;B 级为重要诊断指标;C 级为参考诊断指标。关节结核诊断以病原学、病理学结果作为确诊依据,结合流行病史、症状、体征、影像、相关辅助检查按流程进行三级诊断:①疑似关节结核,满足 4 个 C 级诊断指标;②临床诊断关节结核,满足 4 个 C 级诊断指标和 1 个 B 级诊断指标;③确诊关节结核,满足 4 个 C 级诊断指标和 1 个 A 级诊断指标,或满足 1 个 B 级诊断指标和 1 个 A 级诊断指标。诊断流程见图 3-6-1。

表 3-6-1　关节结核诊断指标效能分级汇总表

A 级诊断指标	B 级诊断指标	C 级诊断指标
①关节穿刺液涂片查抗酸杆菌阳性 ②关节液或病灶组织分枝杆菌培养阳性,菌种鉴定为结核分枝杆菌复合群 ③穿刺活检或病灶组织典型结核肉芽肿 ④穿刺活检组织切片中有抗酸染色阳性分枝杆菌	①关节周围有一个或多个窦道形成,有干酪样物渗出 ②CT 软骨下死骨,无硬化及骨膜反应 ③结核分枝杆菌核酸扩增实验阳性 ④术中典型晚期关节核病变	①单关节肿痛、活动受限合并结核中毒症状 ②单关节肿痛、活动受限合并肺或其他部位结核 ③关节周围冷脓肿 ④X 线 Phemister 三联征;或出现"对吻"死骨、关节边缘无增生骨赘和硬化 ⑤MRI 滑膜增厚合并关节周围多发液性信号;软骨下骨广泛水肿信号或关节结构部分破坏 ⑥红细胞沉降率、C 反应蛋白、降钙素原、白介素 -6 等炎性指标明显增高 ⑦结核免疫指标检测:结核菌素试验强阳性、γ 干扰素释放试验阳性或结核抗体阳性 ⑧系统抗结核治疗有效

(二)骨关节结核鉴别诊断

1. **类风湿关节炎**　类风湿关节炎同样有关节间隙变窄、有骨破坏和骨质疏松,但是类风湿关节炎为多关节发病、对称性关节发病,通常累积小关节。

2. **化脓性关节炎**　化脓性关节炎通常有急性炎性反应,会出现局部红肿热痛,特别是革兰氏阳性菌感染,如果感染超过三周以上,会出现骨膜反应,这是区别于关节结核的非常重要的影像特点。

3. **神经性关节炎**　比如脊髓空洞等神经性的病变引起的感觉减退,特别是关节局部的感觉减退,可以出现关节的异常的磨损,可以看到骨缺损的边缘是光滑的甚至有硬化化验的炎性指标,通常无炎性指标升高或者仅有很轻微的升高,脊椎 MRI 可以发现神经病变。

4. **色素绒毛性结节性滑膜炎**　关节镜下可以看到滑膜呈铁锈色,MRI 影像上可以看到结节有分叶状,这也是色素绒毛结节性滑膜炎与关节结核的不同的地方,另外色素绒毛结节性滑膜炎很少出现骨破坏。

5. **软骨肉瘤**　软骨肉瘤通常不跨越关节,尽管 X 线片可以看到关节间隙变窄,但是 MRI 显示股骨头没有病变,狭窄只是髋臼的病变组织被压缩,另外 MRI 还可以看到,软骨肉瘤的病灶有分叶状。

6. **血液系统的肿瘤**　这种肿瘤通常是实性肿物,没有像结核一样的液性的脓肿,而且它的生长是弥漫性生长。

7. **嗜酸性肉芽肿**　该病好发于儿童或青少年,发病率低,症状以局部症状为主,影像学表现为局部溶骨性破坏,周围致密性骨反应。血嗜酸性粒细胞计数可增多,病理检查可确诊。

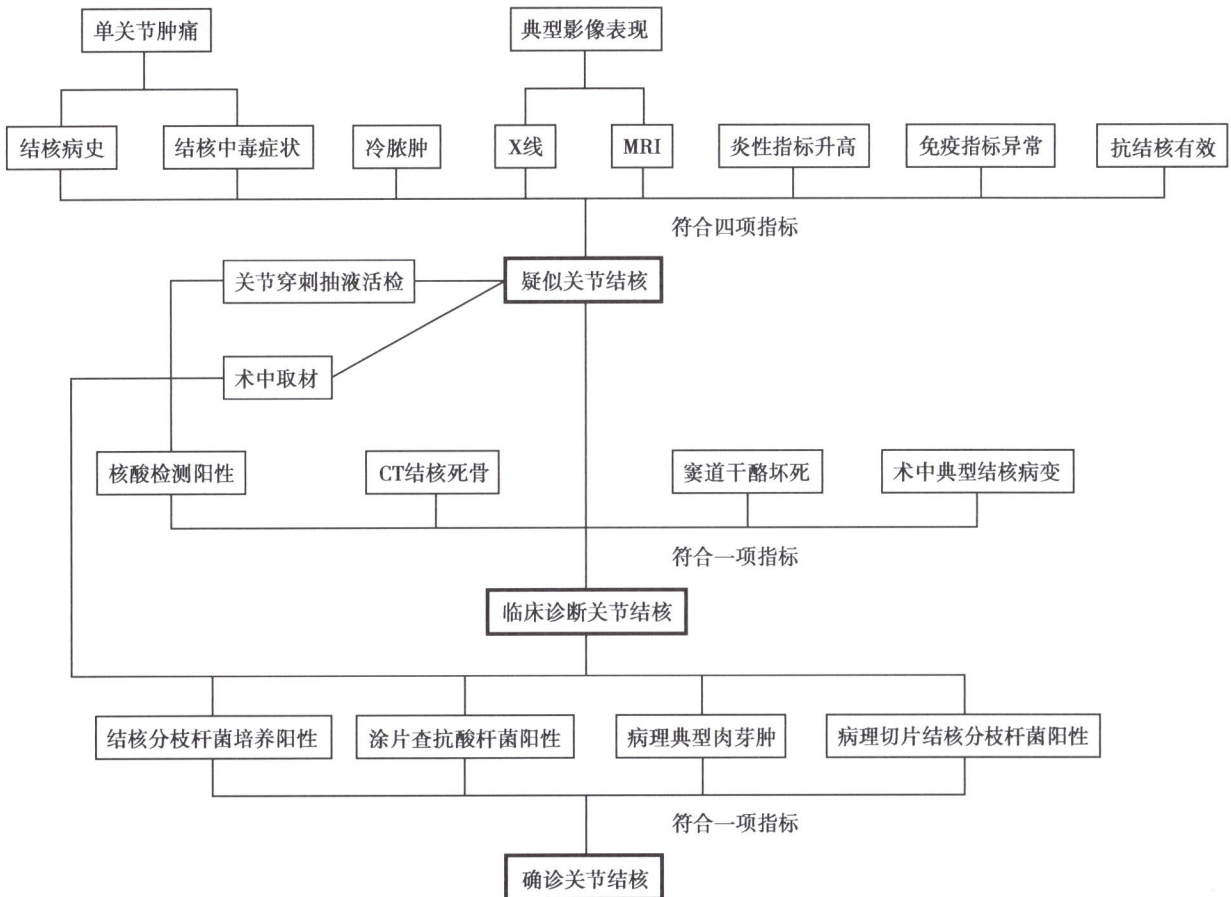

图 3-6-1　关节结核诊断流程图

第二节　四肢骨关节结核治疗

骨关节结核关键治疗手段是有效抗结核化疗与外科治疗,有效抗结核化疗是骨关节结核治疗的核心,也是外科治疗的基础与重要保障;外科治疗是骨关节结核重要的治疗手段,有时是不可或缺的。随着结核分枝杆菌诊断技术进步、抗结核化疗疗效提高、新型固定融合技术人工关节置换技术,内镜微创应用,骨关节结核治疗有了新的飞跃。

一、有效抗结核化疗

有效抗结核化疗是关节结核治疗的核心,关节结核化疗既要遵循结核病抗结核化疗的一般原则,又要兼顾关节结核围手术期的特殊要求。

（一）抗结核化疗一般原则

术前抗结核化疗应在结核专科进行或请有经验的结核专科医师制定规范、个体化的抗结核化疗方案,遵循早期、规律、全程、适量、联合的原则,采用4~5 种药物联合用药,包含2~3 种杀菌药。异烟肼、利福平是全效杀菌药,链霉素、吡嗪酰胺是半效杀菌药,其他抗结核药多为抑菌药。化疗前尽可能行药敏检测、化疗药剂量应根据患者体重计算,化疗期间应监测血药浓度。初治、无耐药患者采用一线药。异烟肼、利福平、吡嗪酰胺、乙胺丁醇、链霉素为一线药,一线药疗效好、毒性低,适用于大部分结核患者。二线抗结核药疗效差或毒性人,用于一线耐药或不能耐受应用,常用药物包括:利福喷丁、利福布汀、卡那霉素、丁胺卡那霉素、氧氟沙星、左氧氟沙星、莫西沙星、环丝氨酸、对氨基水杨酸等。抗结核化疗前要评估胃肠、肝肾等重要脏器是否能耐受全程抗结核化疗,患者是否能接受全程抗结核化疗。化疗前签署《抗结核化疗知情同意书》,化疗初期注意观察药物疗效、副作用及患者耐受情况,若抗结核化疗效果不理想应及时调整化疗方案,适当延长术前化疗时间。

(二)抗结核化疗疗效评估

有效抗结核化疗是关节结核外科治疗的必要条件,抗结核化疗疗效可以通过观察用药后一些临床指标变化确定,特别是细菌学检测或核酸检测阴性、不能做药敏检测的关节结核患者,只能通过观察临床与化验指标确定疗效,这些指标包括:①抗结核化疗后患者局部症状、结核中毒症状减轻;②关节肿胀好转,窦道渗出减少或逐步闭合;③红细胞沉降率、C反应蛋白等炎性指标有下降趋势;④血红蛋白、白蛋白等营养指标有上升趋势。

(三)围手术期抗结核治疗

术前有效抗结核化疗,有助于减少术后结核播散、提高手术成功率。术前有效抗结核化疗时间至少3周。围手术期不间断抗结核化疗,尽可能不改变药物种类、剂量、用药时间,有注射剂型药物可改用静滴或肌注。关节结核术后还需要正规抗结核化疗时间12~18个月。

二、外科治疗

外科治疗是骨关节结核重要治疗手段,有时是必不可少的治疗,通过外科治疗可以彻底清除病灶,同时完成骨关节功能重建。但外科治疗必须在有效抗结核化疗的基础上进行,经过至少三周的抗结核化疗,患者体内的结核分枝杆菌增殖得到了有效的抑制,可以开始外科治疗。

外科治疗目的之一是彻底病灶清除,有助于抗结核化疗充分发挥作用。晚期骨关节结核病灶中脓肿、死骨、干酪样坏死组织无血运,单纯药物治疗难以杀灭病灶中的结核分枝杆菌。彻底病灶清除有助于抗结核化疗充分发挥作用。外科治疗的另一目的是恢复功能,骨关节结核通常有较严重骨破坏、关节囊、韧带侵蚀,导致脊柱、关节畸形、不稳定、活动障碍甚至出现脊髓、神经压迫症状。通过外科减压、融合固定、人工关节置换,去除脊髓神经压迫,矫正畸形,重建脊柱、关节稳定性,髋、膝关节可通过人工关节置换恢复关节活动功能。外科手术中还有一项不可忽视的重要工作,术中取典型病灶组织做相关实验室检查,进一步明确病原诊断与耐药诊断,包括抽取关节液或脓液分别送涂片查抗酸杆菌、结核分枝杆菌培养、结核分枝杆菌核酸检测(Xpert)、常规及生化检查,取滑膜及病灶组织分别做结核分枝杆菌培养、病理及分子病理检测。术中所见典型病变包括:关节软骨大片剥脱,软骨下有干酪样物及肉芽组织;软骨下骨有死骨或局灶性干酪样破坏,可作为关节结核诊断指标之一。

三、四肢骨关节结核常用外科治疗方法

(一)关节镜病灶清除

关节镜是关节病诊断与治疗的重要工具,关节镜病灶清除手术便于切除病变的滑膜组织、表浅局灶性病灶干酪样坏死及死骨,特别在清除关节内狭小空间病灶方面有优势,手术创伤小、恢复快、无死角,是治疗关节滑膜结核和早期全关节结核的重要手段,可以完成肩、肘、腕、髋、膝、踝及手足小关节结核病灶清除术,特别适合少年儿童患者。但关节镜病灶清除也有局限性,对晚期、毁损期全关节结核过度增生、变性、纤维化的滑膜,多发骨内病灶,关节外病灶清除困难。

1. **适应证** 单纯滑膜结核经正规抗结核治疗3个月后,关节疼痛、肿胀无明显缓解,关节活动度无改善;邻近关节面的单发骨结核穿通软骨与关节腔相通,并有进一步发展及破入关节的危险;早期对全关节结核及时进行关节镜治疗有助于保留关节功能,晚期全关节结核可在关节镜下行关节融合,创伤更小。

2. **禁忌证** 耐药、耐多药结核分枝杆菌感染,标准抗结核化疗无效,多发、远离关节面骨结核,病灶内巨大死骨等在关节镜下难以彻底清除者及关节外病灶关节镜难以清除者,长期服用免疫抑制剂或免疫功能低下者;不能耐受正规、足疗程化疗者;全身中毒症状严重者;全身情况差,贫血、低蛋白血症未纠正不能耐受手术者。

3. **手术技术**

(1)手术入路:根据病变部位选择相应关节镜入路。

(2)滑膜切除术:滑膜切除是单纯滑膜结核及早期全关节结核重要治疗手段,按顺序切除病变滑膜

组织,避免遗漏。

（3）局灶性病灶清除:关节镜下清除局灶性剥脱的软骨、骨破坏部位肉芽组织及干酪样物,清除邻近关节面死骨。

（4）放置引流管:用射频创面止血,手术创面大,渗出较多,肩、肘、髋、膝、踝关节通常需要放置引流管,加压包扎。

（5）术后处理:关节镜术后引流管通常不需要夹闭,引流量小于40ml/24h时拔除引流管,循序渐进进行康复治疗及功能训练。

（二）开放手术病灶清除

关节结核开放手术病灶清除是关节结核传统外科治疗方法、也是基础手术,可单独实施,也可与关节融合术或人工关节置换联合进行。目前部分单独实施开放手术病灶清除逐步被关节镜手术取代,但仍有部分关节结核病灶在关节镜难以清除,需要开放手术病灶清除。

1. 适应证　晚期或毁损期关节结核滑膜增生肥厚、纤维化,多发深部骨内病灶、死骨,关节镜清除困难;关节外多发、巨大脓肿病灶,关节僵硬,活动受限,拟行人工关节置换或关节融合患者。对于多发骨内结核及远离关节的较深的骨结核,关节镜下难以彻底清除病灶,应选择开放手术病灶清除。

2. 禁忌证　耐药结核分枝杆菌感染,抗结核化疗无效,患者全身情况不能耐受手术。

3. 手术技术

（1）手术入路:根据病变部位及病灶特点,规范选择正规手术入路,避免不规范切口影响皮肤血运或后期治疗。

（2）清除病灶:按顺序依次切除增生肥厚的滑膜,去除半剥脱或漂浮的关节软骨,根据MRI、CT等影像显示的病灶位置和范围,彻底清除病变滑膜、肉芽组织、脓肿及干酪样物质,清除骨内病灶及关节外脓肿,清除关节外病灶时,注意避免损伤重要的神经血管,术中尽可能保护关节稳定结构以便保留关节稳定功能。合并窦道,可在彻底清除窦道病变组织后缝合。

（3）骨缺损处理:术中巨大死骨摘除或因结构性骨破坏导致骨缺损,影响关节稳定性或下肢负重,骨缺损区可临时用抗生素骨水泥充填,结核感染控制后再做骨结构重建。

（4）放置引流管:肩肘、髋膝踝等大关节手术创面大、渗出多,术后通常放置引流管。

（5）术后处理:引流管夹闭后6小时放开引流管,引流量小于40ml/24h时拔除引流管,循序渐进进行康复治疗及功能训练。

（三）一期病灶清除人工关节置换

晚期或毁损期活动性髋、膝关节结核在有效抗结核化疗基础上,一次完成病灶清除、人工关节置换,有助于更彻底清除病灶,同时完成关节功能重建,可获得良好的临床疗效,降低致残率。目前一期病灶清除、人工关节置换手术已经成为晚期或毁损期活动性髋、膝关节结核的重要治疗选项,但除了髋、膝以外,其他关节结核一期病灶清除、人工关节置换术尚未得到广泛应用。

1. 适应证

（1）晚期或毁损期髋、膝关节结核,关节软骨大部分被破坏或潜行剥脱,广泛软骨下骨侵蚀、破坏、死骨形成,关节面塌陷、骨缺损,韧带破坏、关节不稳定。

（2）明确的结核分枝杆菌感染。符合关节结核诊断指南确诊关节结核或临床诊断关节结核诊断标准。

（3）可以进行有效、全程抗结核化疗。术前观察抗结核疗效指标以评估疗效,并确认患者全身情况能耐受、有意愿接受全程化疗。

（4）营养状况改善。结核患者通常合并营养不良、不同程度的贫血和低蛋白血症,活动性关节结核一期人工关节置换术不同于常规人工关节置换术,手术创面较大,出血较多。术前血红蛋白>100g/L（正常值:男130~160g/L,女120~150g/L）,血浆白蛋白>30g/L（成年人正常值:35~55g/L）,手术相对安全。

（5）有开展结核手术的必要条件。开展活动性关节结核一期人工关节置换需要比较完善的结核分枝杆菌检测设备、耐药检测设备,需要有经验的结核病专科医师指导制定抗结核化疗方案,有条件开展正规抗结核化疗。晚期关节结核常有严重骨破坏、关节毁损,关节内外多发病灶,关节重建困难,需要有经验的关节外科医师团队完成手术。

2. 禁忌证

(1)耐药、抗结核化疗无效。术前抗结核化疗效果较差或无效,表明感染结核分枝杆菌有耐药可能性,不宜手术治疗,应及时进行药敏检测,改用二线抗结核药物。

(2)免疫功能不良患者。术前应全面评估患者免疫功能情况,AIDS或其他免疫功能缺陷患者、长期服用免疫抑制剂或生物制剂的关节结核患者不宜行一期人工关节置换术。

(3)其他部位活动性结核未得到有效控制。关节结核合并肺结核或其他肺外结核时,应优先治疗其他部位活动性结核病灶,关节置换应作为结核治疗的终末环节。若其他部位活动性结核病灶未得到控制,可以采用一期病灶清除二期人工关节置换术或关节融合术。

(4)关节结核合并混合感染。髋、膝关节结核患者合并窦道比例较高,窦道连通病灶与体表,容易合并混合感染。合并窦道的髋、膝关节结核患者,若不能除外混合感染,首选一期病灶清除二期人工关节置换或关节融合。

3. 关键手术技术

(1)髋关节假体选择:髋关节假体多采用非骨水泥假体,部分高龄、骨质疏松患者采用骨水泥假体。髋关节结核多以髋臼骨破坏为主,常常需要植骨或使用巨型臼(jumbo acetabular component,直径≥60mm),偶尔需要使用垫块。股骨近端骨破坏主要集中在股骨头颈部,常规假体可满足需要,使用翻修柄的机会较少。

(2)膝关节假体选择:膝关节多不保留后交叉韧带骨水泥假体,通常需要置换髌骨。术前应根据患者骨破坏情况、韧带稳定性选择假体,部分患者需要用翻修假体及相应翻修组件,膝关节股骨侧或胫骨侧骨缺损常需要植骨或使用金属垫块,部分支撑力不足或骨质不良患者需要使用延长杆;侧副韧带受侵、侧方不稳定需要使用髁限制型假体。

(3)备血:活动性关节结核通常伴有不同程度的贫血和低蛋白血症,病灶清除手术创面大、出血多。术前应根据患者个体情况准备充足的红细胞、血浆、白蛋白,以降低手术风险,有利于术后切口愈合。

(4)彻底病灶清除:手术中彻底清除病灶内滑膜、死骨、脓肿、干酪样物,选取含菌量相对较多的肉芽组织、脓液或干酪样物做结核分枝杆菌培养及结核分枝杆菌核酸检测,选取典型肉芽组织、病变滑膜组织送病理检查。

(5)病灶冲洗:应用3 000~6 000ml生理盐水脉冲清洗,病灶冲洗后再次铺单。对于冲洗液是否加用碘伏溶液或抗结核药(链霉素、利福平、异烟肼)尚无一致意见。

(6)切除骨组织再利用:人工关节置换术中切除的股骨头颈、部分股骨髁、胫骨平台经清除病灶及软骨,彻底清洗,75%酒精浸泡5分钟,再用生理盐水冲洗后可用于骨破坏缺损区植骨。骨缺损区植骨最好采用自体骨。

(7)术后处理

1)放置引流管及拔除时间:髋、膝活动性关节结核一期人工关节置换手术创面较大、术后渗出较多,应放置引流管,术后夹闭4小时后开放,引流量<40ml/24h后拔出引流管。

2)围手术期止血与抗凝:晚期活动性膝关节结核一期人工关节置换应遵循常规人工关节置换止血及抗凝原则。

3)术后康复适当延迟:手术切口部位软组织条件较差时,可适当推迟关节功能锻炼时间,适当减少关节活动幅度,延长拆线时间。

(四)一期病灶清除二期人工关节置换

此术式可用于晚期或毁损期活动性髋、膝关节结核治疗,也可用于肩、肘、踝等其他关节结核治疗。晚期活动性关节结核一期病灶清除二期人工关节置换手术相对安全,一期病灶清除后可根据结核控制情况决定二期手术时间。若一期病灶清除后结核控制不满意,可调整治疗方案,行关节融合或关节切除。但一期病灶清除术后患者有不同程度关节僵硬,部分患者二期人工关节置换手术后膝关节活动功能不同程度受到影响。

1. 手术适应证

（1）晚期活动性关节结核患者伴有关节毁损，不适合一期人工关节置换。

（2）患者其他部位活动性结核尚未得到有效控制。

（3）合并窦道的关节结核。

2. 禁忌证

（1）多耐药或耐多药结核分枝杆菌感染者。

（2）患者身体状况不能耐受长期服用抗结核药物者。

（3）长期服用激素类药物或免疫功能不良者。

3. 关键手术技术

（1）手术入路：使用标准关节置换入路，便于二期置换显露，避免2个不同切口影响皮肤血运。

（2）严重骨破坏或巨大死骨摘除所致骨缺损可用抗生素骨水泥充填，若髋关节髋臼、股骨头颈严重骨破坏，需要做股骨头颈切除、置入骨水泥占位器，便于术后功能训练，恢复部分关节活动功能，防止关节黏连。

（3）二期手术时机：一期病灶清除手术后患者全身状况好转，红细胞沉降率、C反应蛋白恢复正常，3个月后可考虑二期人工关节置换手术。

（五）病灶清除关节融合术

关节融合术是晚期或毁损期关节结核传统治疗方法，通过牺牲关节活动功能，获得无痛和稳定性，除髋、膝关节外，关节融合依然是晚期或毁损期关节结核常用治疗方法。因关节融合术后关节活动功能丧失，目前大部分髋、膝关节结核可以通过人工关节置换恢复关节活动功能，只有患者不适合做人工关节置换时，才考虑做关节融合术。

1. 术手术指征晚期或毁损期关节结核窦道合并难以控制的混合感染；人工关节置换术后合并复发难以修复的皮肤、软组织缺损，局部软组织条件不适合翻修。

2. 禁忌证　耐多药或广泛耐药结核分枝杆菌感染，难以实现有效抗结核化疗；患者全身情况不能耐受手术。

3. 关键手术技术

（1）初次病灶清除：详见开放手术病灶清除，可在充气止血带下进行手术。

（2）截骨：按照功能位融合要求截骨，尽可能保留骨量、保持截骨面最大面积接触便于骨融合，截除骨组织经处理后可用于骨缺损植骨。

（3）再次病灶清除：截骨后进一步清除骨内及后关节腔残余病灶，彻底清洗创面，骨缺损区植骨。

（4）功能位融合：根据术前设计融合位置对合截骨面，采用内固定或外固定架保持融合位置。

4. 术后处理

（1）放置引流管及拔除时间：病灶清除手术创面较大、术后渗出较多，应放置引流管，引流量<40ml，24小时后拔出引流管。

（2）围手术期止血与抗凝：大关节融合术后遵循常规人工关节置换止血及抗凝原则。

（3）手术切口部位软组织条件较差时，可适当延长拆线时间。

第三节　常见四肢骨关节结核

一、肩关节结核

肩关节是由肩胛盂和肱骨头构成的多轴球臼关节，肩关节结核发病率较低，有研究显示，住院患者中，肩关节结核占骨关节结核患者1.07%（42/3 924），在四肢骨关节结核中居第六位，在上肢仅次于肘关节。肩关节结核多源于肺部病灶经血液播散，主要经肱骨头或滑膜侵入肩关节，也可由肩峰、大结节、肩胛盂、肩峰下滑囊或邻近部位淋巴结结核病灶蔓延至肩关节，导致肩关节滑膜增生、肱骨头和肩胛盂软骨剥脱，软骨下骨破坏，部分关节囊、肩袖附着部受侵破坏，脓肿与干酪样物形成，脓肿可经关节囊薄弱处流注到肩峰下间隙、三角肌、肩袖肌间隙，甚至沿肱二头肌、肱三头肌流注到上臂内、外侧及肘部，局部破溃形成窦道。

（一）临床特点

肩关节结核早期症状不明显，疼痛是最早出现的症状，部分患者可出现全身结核中毒症状，盂肱关节前后、肩峰周围软组织肿胀，局部可见窦道，通常皮温不高，若有混合感染时，可有局部皮温增高。有不同程度关节功能障碍，晚期可出现全方位关节活动受限、关节僵直。临床上肩关节结核需要与神经性关节炎、类风湿性关节炎、化脓性关节炎相鉴别。

（二）外科治疗原则

在有效抗结核治疗的基础上，大部分患者需要外科治疗。单纯滑膜结核、早期全关节结核可采用关节镜下滑膜切除术、关节镜下病灶清除术，晚期全关节结核及毁损期全关节结核，常合并滑膜增生纤维化、巨大死骨、多发关节外脓肿，宜采用开放手术病灶清除术，术后常有不同程度关节功能障碍，部分患者在结核感染控制后可采用人工关节置换恢复关节活动功能。肩关节很少做关节融合手术（图 3-6-2）。

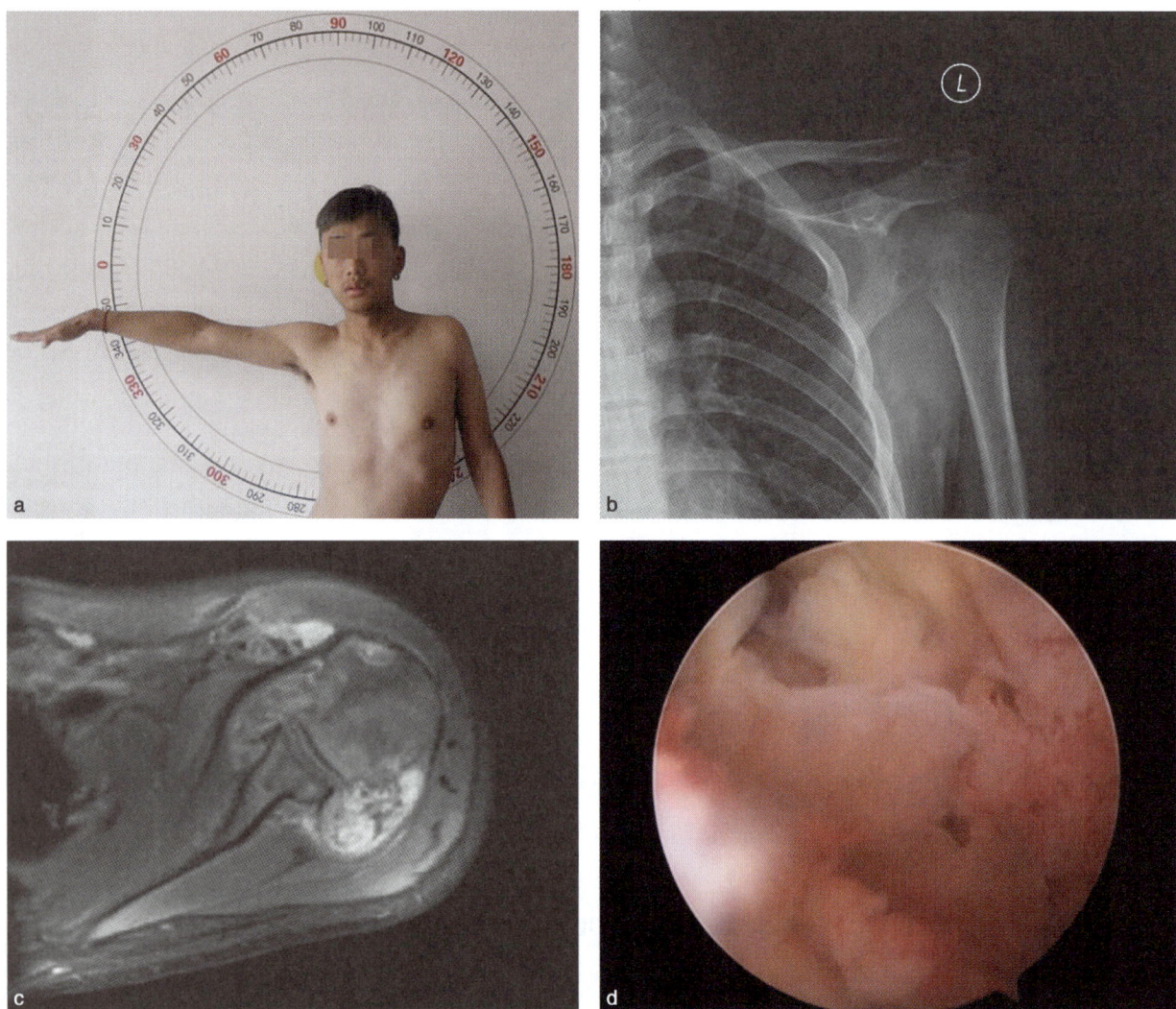

a. 术前左肩活动受限，左上肢肌肉萎缩；b. 左肩 X 线正位片，肩胛盂、肱骨头骨破坏；c. MRI 水平位 T_1 加权像，肩胛盂与肱骨头软骨、软骨下骨多发局灶性骨破坏，关节前后高信号掺杂点片状高信号影，关节囊扩张，肱二头肌腱沟及肩胛下肌腱浅面皮下高信号影；d. 关节镜下盂肱关节滑膜增生、绒毛肥大。

图 3-6-2　男，19 岁，左肩关节晚期全关节结核

二、肘关节结核

肘关节是由肱桡、肱尺、桡尺三个关节构成的复合关节。有研究显示，住院患者肘关节结核全部骨关节结核的 1.3%（51/3 924），在四肢骨关节结核中居第五位，在上肢骨关节结核中居首位。肘关节结核多源于肺部病灶经血源播散，主要经滑膜或尺骨鹰嘴、肱骨内外髁、桡骨头结核病灶侵入肘关节，结核分枝杆菌在软骨下增殖扩散，逐步破坏软骨下骨，令关节软骨游离，常伴有死骨、脓肿形成，因肘关节周围软组织薄弱，故常在肘后尺骨鹰嘴周围形成窦道，合并严重骨破坏及韧带受累患者可出现肘关节畸形、脱位，造成关节活动障碍。

（一）临床特点

肘关节结核主要表现为肘关节疼痛，活动时疼痛加重，常有夜间翻身时痛醒，儿童出现"夜啼"，全身结核中毒症状不多见。有不同程度肘关节肿胀、畸形，早期滑膜结核表现为肘后饱满，因肘关节周围肌肉萎缩，较严重的肘关节肿胀多呈梭形肿胀。肘关节周围常有脓肿形成、可沿肌间隙向下流注至前臂，局部可触及波动感，脓肿破溃形成窦道，可合并肘上滑车淋巴结和腋窝淋巴结肿大、破溃。患者肘关节屈伸及前臂旋转活动受限。肘关节结核需要和神经性关节炎、类风湿性关节炎、化脓性关节炎相鉴别。

（二）外科治疗原则

在有效抗结核化疗基础上对肘关节结核进行早期外科干预，有助于最大限度保留关节功能。因肘关节腔容量有限，绝大部分肘关节结核均可通过关节镜完成治疗，肘关节单纯滑膜结核及早期全关节结核可采用关节镜下滑膜切除术、关节镜下病灶清除术微创治疗，而晚期全关节结核及毁损期全关节结核，也可在关节镜下完成病灶清除、关节成形术，术后可保留关节活动功能，但肘关节力量减弱。少数患者合并巨大死骨、多发关节外脓肿、窦道，宜采用开放手术进行病灶清除、关节成形术。对于需要上肢负重的体力劳动者，也可采用开放手术进行病灶清除、肘关节融合术。对肘关节活动功能要求更高的非体力劳动者可采用一期病灶清除、二期人工关节置换手术（图 3-6-3）。

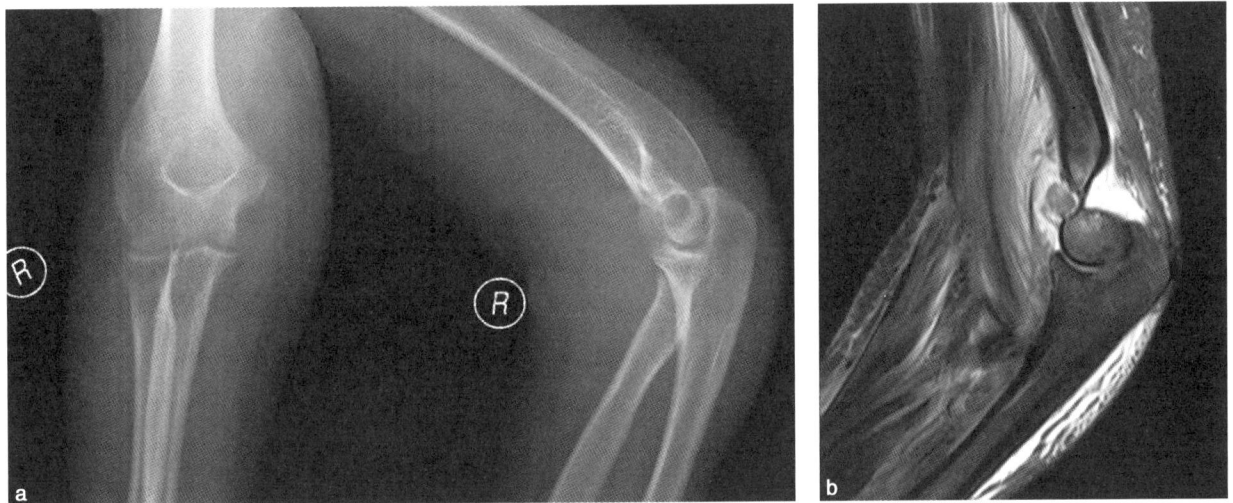

a.肘关节正侧位 X 线平片，正位未见异常，侧位肘前圆形高密度软组织影；b. MRI 矢状位抑脂像，肱骨内髁软骨下骨点状破坏，肱骨冠状窝圆形不规则信号影，鹰嘴窝高信号影，肘关节前、后皮下软组织水肿。

图 3-6-3　24 岁女性，右肘早期全关节结核

三、腕关节结核

腕关节是由桡尺骨远端及三角软骨复合体与近排腕骨（舟骨、月骨、三角骨）构成的椭圆关节。腕关节结核发病率较低，有研究显示，住院骨关节结核患者中，腕关节结核占 1.02%（40/3 924），在上肢肩、肘、腕三大关节中发病率最低。儿童腕骨未骨化，结核分枝杆菌不易感染，儿童腕关节结核很少见。腕关

滑膜组织较少,单纯滑膜结核不多见。病变多从桡骨远端或腕骨病灶侵入腕关节,因腕关节与下尺桡关节相通、邻近腕中关节,腕骨体积小,骨量少,病变容易扩散,常累及下尺桡关节、腕中关节甚至腕掌关节同时受累,腕关节多关节受累特点不同于其他四肢大关节结核。因腕骨关节面多、血运差、无肌肉覆盖,表面仅有肌腱、神经纤维和血管通过,腕关节结核脓肿易溃破形成窦道,脓肿也可穿破腱鞘,引起继发性腱鞘结核。腕关节结核需要与类风湿性关节炎、月骨坏死 Brodie 脓肿相鉴别。

(一)临床特点

腕关节结核最常见的症状是腕关节疼痛,腕关节活动时疼痛加重,多无全身结核中毒症状,有不同程度关节肿胀,腕背侧肿胀明显,因手指活动减少,静脉回流受阻,常伴有手背轻度水肿。腕关节周围软组织薄弱,位于背侧和掌侧的脓肿比较明显,有波动感,破溃后形成窦道,窦道闭合后形成凹陷瘢痕。部分患者因严重骨破坏导致腕关节畸形。大部分患者有不同程度腕关节屈伸、前臂旋转活动受限。

(二)外科治疗原则

腕关节结核在有效抗结核化疗基础上需要进一步外科治疗,局限于腕关节单纯滑膜结核、早期全关节结核,可采用关节镜滑膜切除或关节镜病灶清除,腕关节晚期全关节结核可做开放手术腕关节融合术。毁损期全关节结核近排腕骨严重破坏,可做病灶清除、近排腕骨切除,术后可保留腕关节活动功能。毁损期全关节结核,远近排腕骨均受累破坏甚至累及腕掌关节,可病灶清除、摘除受累腕骨,植入抗生素骨水泥间隔器,二期植骨、腕关节关节融合(图3-6-4)。

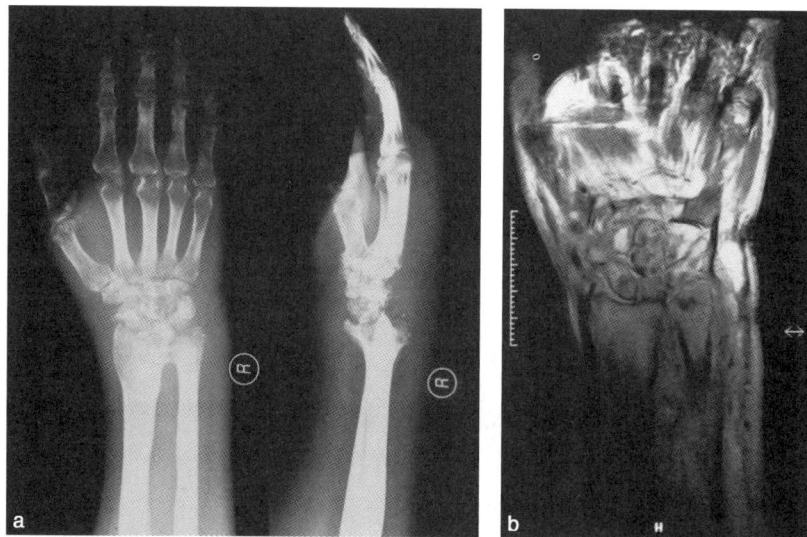

a. 腕关节正侧位 X 线平片,桡尺骨远端、近排远排腕骨广泛骨破坏、死骨形成;
b. 腕关节 MRI 冠状位 T_1 加权像,桡尺骨远端、近排远排腕骨广泛骨内高信号影、软骨、软骨下骨破坏、软组织水肿。

图 3-6-4 58 岁男性,右腕晚期全关节结核

四、骶髂关节结核

骶髂关节由髂骨的耳状面与骶骨的耳状面构成,属平面关节,仅有微动,老年人部分关节面融合,关节活动消失。骶髂关节连接脊柱和髂骨,是骨盆环重要组成部分,支持体重和传递重力。骶髂关节结核不少见,有研究显示,住院骨关节结核患者中,骶髂关节结核发病占 1.76%(69/3 924),仅次于膝、髋关节,下肢骨关节结核居第三位。骶髂关节滑膜少,仅前部有膜,病变多经骶骨或髂骨扩散至关节,导致软骨及软骨下骨破坏,多有死骨、脓肿形成,脓肿可位于前侧髂窝、也可位于后侧骶部,因骶部软组织薄弱,窦道多位于后侧。

(一)临床特点

骶髂关节结核一般表现为髂窝区或臀部、腰骶部疼痛,翻身、坐久、上下楼、弯腰、下蹲等活动时疼痛

加重，部分患者骶部有窦道形成，可有患侧下腹部压痛、腰骶部叩击痛，站立时一般身体向健侧倾斜，走路时步幅变小。骨盆挤压分离试验及"4"字试验阳性。骶髂关节结核需要与强直性脊柱炎、骶髂关节致密性髂骨炎相鉴别。

（二）外科治疗原则

骶髂关节结核有脓肿、死骨、窦道经久不愈患者，在有效抗结核化疗基础上及时做结核病灶清除术，手术入路选择主要根据病灶与窦道部位选择前入路或后入路手术。前方手术入路可直接显露骶髂关节前部病灶，适用于髂窝有较大脓肿或死骨邻近骶髂关节前部患者；后方入路通常需要在髂骨后缘开骨窗进入病灶，若髂骨后方被病灶侵蚀穿破，也可沿破口进入病灶。若骶髂关节前、后部均有明确病灶，可联合前后路手术，有较大骨缺损时需要植骨或用抗生素骨水泥填充。骶髂关节周围有多条强韧的韧带加强，老年人部分关节面融合，骶髂关节结核病灶清除术后很少需要做内固定融合（图3-6-5）。

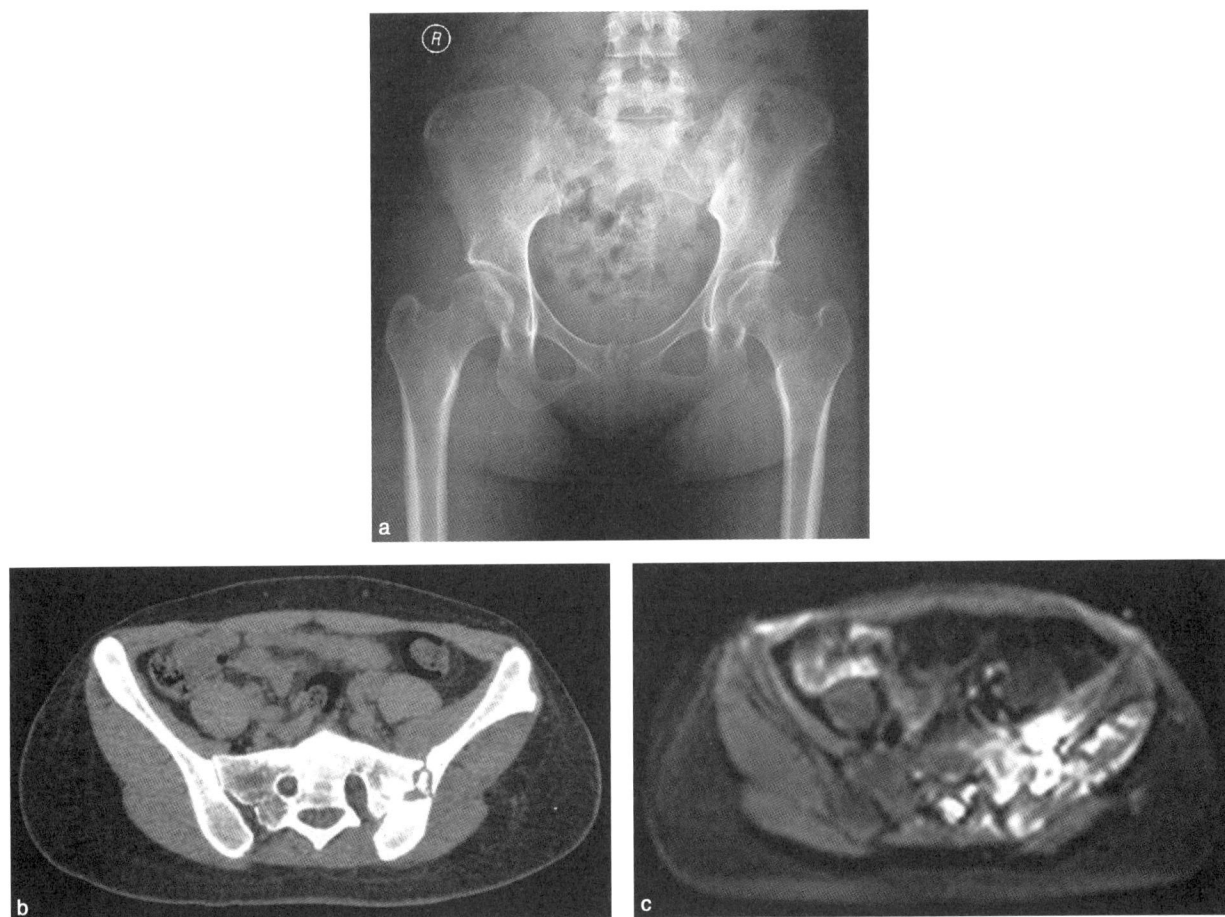

a. 骨盆正位片，左骶髂关节间隙模糊，局灶性、不规则骨破坏；b. 骨盆CT，左骶髂关节骨破坏、死骨形成、髂骨外板破损，左侧髂肌肿胀；c. 骨盆MRI水平位抑脂像，左骶髂关节、髂肌后内侧高信号性，左臀大肌内点片状高信号影。

图3-6-5　24岁女性，左骶髂关节结核

五、髋关节结核

髋关节由股骨头与髋臼构成，是典型的杵臼关节。髋关节是四肢关节结核发病率较高的部位之一，有研究显示，住院骨关节结核患者中，髋关节结核占5.4%（212/3 924），仅低于膝关节，居第二位。结核分枝杆菌多经髋臼、股骨头或髋关节滑膜病灶侵入关节，导致髋关节滑膜增生肥厚、软骨剥脱、软骨下骨破坏，随着病变进展，髋臼破坏逐步加深扩大，股骨头破坏变形、头颈消失，关节半脱位或脱位，常出现"对吻死骨"，脓液多在髋臼下方经髋臼切迹或经关节前方突破关节囊，形成关节外脓肿，偶有窦道形成，因髋关节周围软组织丰厚，窦道发生率相对较低。儿童髋关节结核股骨头及髋臼骨破坏导致髋关节半脱

位或脱位,影响髋关节及患肢发育。

（一）临床特点

髋关节结核最初症状是髋部疼痛、跛行,常有结核中毒症状,后期可出现剧烈疼痛,强迫体位、不能平卧,患肢短缩、屈髋屈膝位畸形,活动受限,不能站立及行走。腹股沟区饱满,髋内侧、前侧可有窦道形成,伸髋试验、托马斯征阳性。髋关节结核需要与类风湿性关节炎、化脓性关节炎、儿童股骨头骨骺骨软骨病相鉴别。

（二）外科治疗原则

在有效抗结核化疗基础上,单纯滑膜结核、早期全关节结核可采用关节镜下滑膜切除、关节镜下病灶清除,成年人晚期或毁损期关节结核病原诊断明确,抗结核化疗有效,首选一期病灶清除、人工关节置换,术后可较好恢复髋关节功能,不适合一期人工关节置换,患者可采用一期病灶清除、二期人工关节置换,有严重髋臼、股骨头骨破坏患者病灶清除后需要置入抗生素骨水泥占位器,便于早期康复、功能训练,防止关节僵硬。因为人工髋关节置换技术成熟,术后患者能恢复关节活动功能,需要做关节融合的患者越来越少（图 3-6-6,图 3-6-7）。

六、膝关节结核

膝关节是由股骨、胫骨和髌骨构成的复合关节,胫股关节为铰链关节,髌股关节为平面关节,膝关节

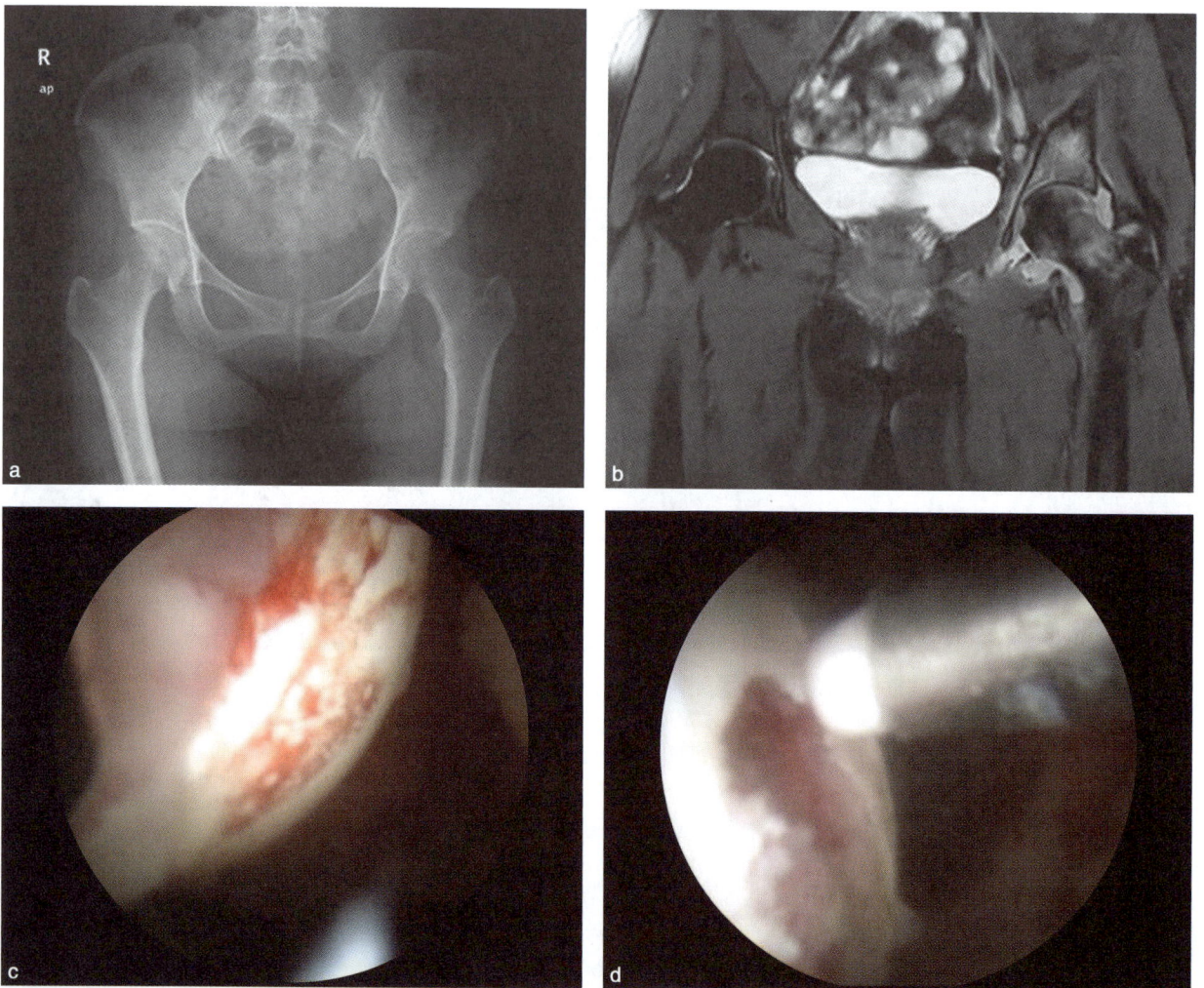

a. 骨盆正位 X 线平片,左髋关节间隙轻度变窄；b. MRI 冠状位抑脂像,髋臼与股骨头颈部骨内高信号,髋关节积液；c. 关节镜下股骨头软骨变薄,部分软骨下骨外露,软骨边缘滑膜增生；d. 关节镜下股骨头局灶性软骨破坏、软骨下肉芽组织增生。

图 3-6-6 29 岁女性,左髋早期全关节结核

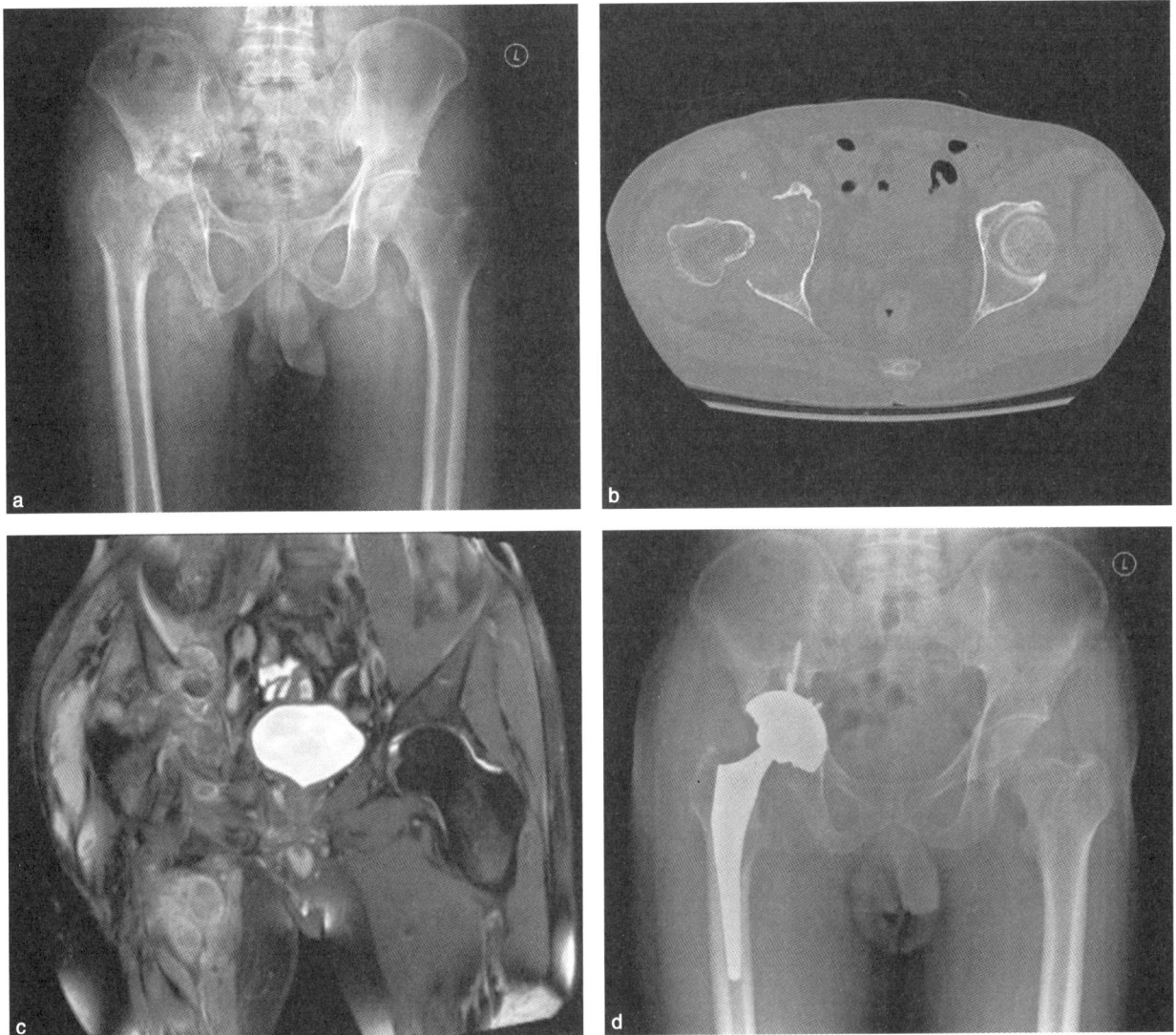

a. 骨盆正位片，右侧髋臼、股骨头骨破坏，残留股骨头颈上移、髋关节半脱位、坐骨结节骨破坏、死骨，坐骨周围软组织内多发钙化影；b. CT，右侧髋臼、股骨头骨破坏、死骨形成，正常轮廓消失；c. MRI 冠状位抑脂像，右侧髋臼、股骨头广泛骨破坏，局部不规则高信号影，髋关节外侧及内下方脓肿形成；d. 骨盆 X 线正位平片，一期病灶清除、人工全髋置换术后。

图 3-6-7　65 岁男性，右髋毁损期关节结核

还是人体最大的滑膜关节，双膝滑膜面积约为 500cm²，约占全身滑膜面积 50%。膝关节结核是最常见的四肢关节结核，有研究显示，膝关节结核占住院骨关节结核的 6.29%（247/3 924）。结核分枝杆菌经滑膜病灶或股骨髁、胫骨平台、髌骨内病灶进入关节，经关节囊、半月板及韧带附着部侵入软骨下增殖，导致关节软骨潜行剥脱、软骨下骨破坏、塌陷、可形成典型的"对吻死骨"，半月板、韧带破坏，关节不稳定。脓肿突破关节囊，在腘窝区、膝前及小腿形成脓肿，脓肿破溃形成窦道。膝关节周围软组织薄弱、滑膜面积大，容易形成窦道。

（一）临床特点

膝关节结核关节疼痛是最早出现的症状，严重患者可有膝关节剧烈疼痛。膝关节呈梭形肿胀、屈曲畸形、不稳定、半脱位或脱位，负重、行走困难，关节后侧、前下方常有窦道形成。关节周围广泛压痛，因滑膜增生、肥厚，髌上囊区可触及"揉面感"或"橡胶感"，膝关节僵硬、活动受限。膝关节结核需要与类风湿性关节炎、色素绒毛结节性滑膜炎、化脓性关节炎相鉴别。

（二）外科治疗原则

单纯滑膜结核或早期全关节结核可采用关节镜治疗。晚期或毁损期全关节结核，若病原诊断明确、

抗结核化疗敏感、首选一期病灶清除人工关节置换,部分不适合一期置换患者可采用一期病灶清除、二期人工关节置换,有严重骨破坏、巨大骨死骨摘除后的缺损,可采用抗生素骨水泥填充以便于术后功能训练。少部分患者侧副韧带、关节囊、伸膝结构广泛破坏,关节置换困难,难以恢复关节功能,可考虑行膝关节融合术(图 3-6-8,图 3-6-9)。

七、踝关节结核

踝关节是由胫骨、腓骨远端和距骨构成的铰链关节,胫骨远端关节面及内、外踝关节面共同形成的"拱形"关节窝,容纳距骨滑车,是人体重要的负重关节,踝关节结核比较常见,有研究显示,踝关节结核在住院骨关节结核中占 1.50%(59/3 924),在四肢骨关节结核中居第三位,结核分枝杆菌多经距骨、胫骨远端、腓骨远端进入关节,导致踝关节滑膜增生、关节软骨潜行剥脱、软骨下骨破坏、对吻死骨形成、塌陷、关节畸形。因踝关节邻近下距腓关节、距下关节、距舟关节,结核病灶容易在踝关节与其邻近关节之间扩散,导致邻近多关节发病。踝关节周围软组织薄弱,脓肿容易穿破皮肤形成窦道。

(一)临床特点

踝关节结核初期主要症状为踝关节疼痛,有不同程度踝关节肿胀、关节周围膨隆、压痛,局部皮温不高,后期可有踝关节畸形,站立、行走困难,关节屈伸活动受限。踝关节前外侧多有窦道形成。踝关节结

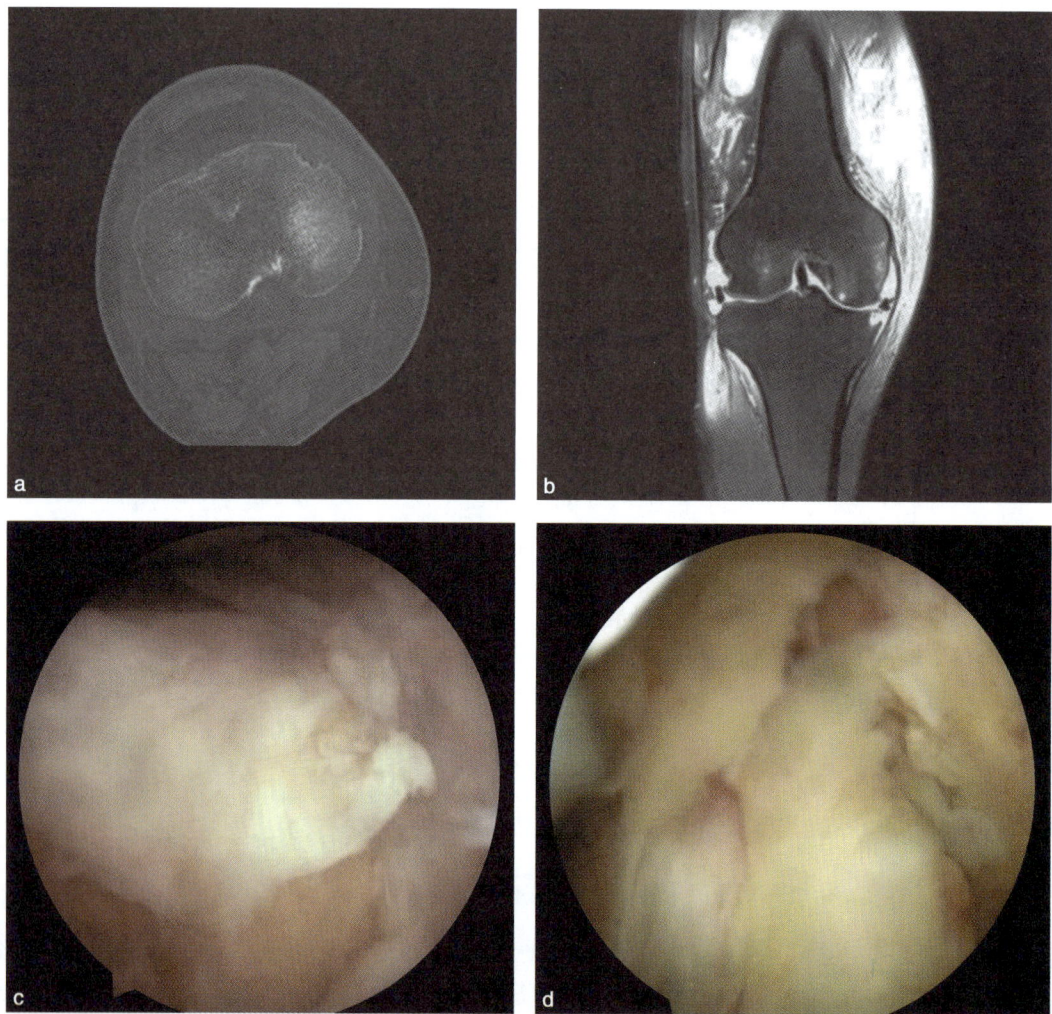

a. CT 示胫骨内缘虫蚀样骨破坏;b. 核磁示胫骨平台内缘骨破坏,内外侧半月板病变受侵变小,半月板周围高信号影,髌上囊内上方包裹性积液,膝内侧、胫骨平台外侧软组织水肿;c. 关节镜下胫骨平台内侧软骨局灶性剥脱;d. 关节镜下髁间窝滑膜增生肥厚。

图 3-6-8 男,45 岁,右膝早期全关节结核

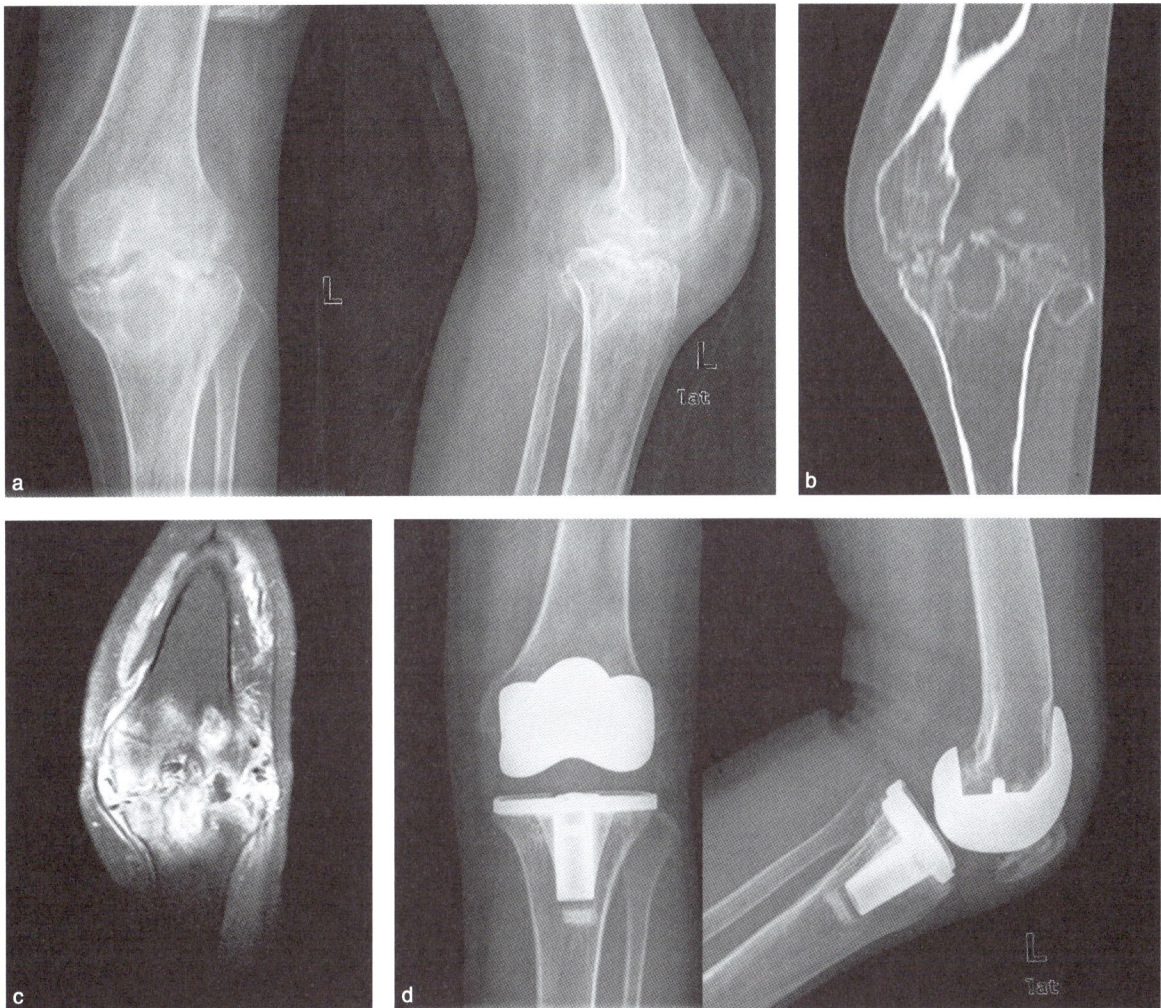

a. 膝关节正侧位 X 线平片，胫骨平台后正中部囊性骨破坏，股骨髁、胫骨平台软骨下骨破坏、点状死骨形成，关节间隙变窄；b. CT 二维重建，胫骨平台中部囊性骨破坏，内侧间室"对吻死骨"；c. MRI 冠状位抑脂像，胫股关节软骨、软骨下骨广泛破坏，关节间隙模糊；d. X 线正侧位平片，一期病灶清除、全膝置换术后。

图 3-6-9　31 岁女性，左膝晚期全关节结核

核需要与类风湿性关节炎、化脓性关节炎相鉴别。

（二）外科治疗原则

踝关节结核性滑膜炎、早期全关节结核可做关节镜下滑膜切除术、关节镜下病灶清除术，部分晚期关节结核可以在关节镜下行病灶清除、经皮内固定关节融合术，晚期或毁损期踝关节结核有较大死骨，同时累及距下、距舟关节，严重骨破坏、距骨缺失，可在病灶清除后置入抗生素骨水泥占位器，二期行骨结构重建。部分踝关节结核以软骨破坏为主，距骨骨性结构完整患者可在结核感染控制后二期行踝关节置换（图 3-6-10）。

八、长骨干结核

长骨干是长骨的中间部分，外周为密质骨，中部骨髓腔有少量骨松质，骨膜动脉提供长骨干皮质外 1/3 血供，滋养动脉提供长骨干皮质内 2/3 和骨髓的血供。长骨干结核非常少见，有研究显示，长骨干结核仅占住院骨关节结核的 0.66%（26/3 924），多发于 10 岁以下的儿童，病变可波及多个长骨干，成人少见。最常受累的部位是胫骨、股骨，其次是桡尺骨干、肱骨干和腓骨干，儿童患者可有掌/跖、指/趾骨、锁骨多发病灶。结核分枝杆菌经血液循环侵入长骨干，开始在髓腔松质骨内增殖，髓腔出现溶骨性破坏区，病灶由内向外侵蚀骨皮质，在骨内形成囊性骨破坏，成人病变范围相对局限、死骨少见。病变长骨干周围可有

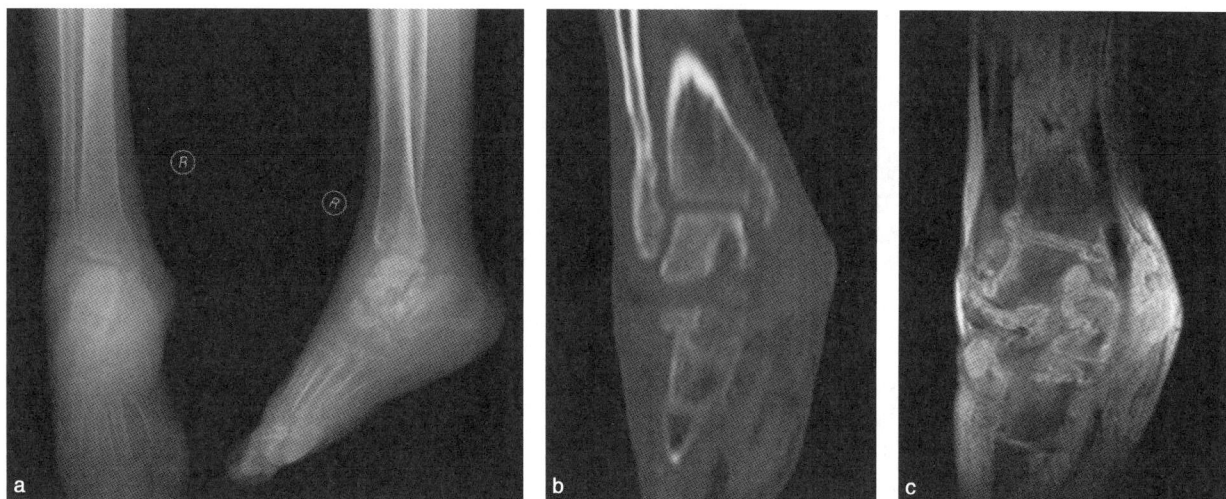

a. 踝关节正侧位片，内踝、下距腓关节距下关节骨破坏、点状死骨，内踝软组织肿胀；b. CT 二维重建，内踝、距下关节骨破坏、死骨形成，内踝软组织肿胀；c. MRI T$_2$ 加权像，踝关节、下距腓关节、距下关节内踝部皮下、跟骨外侧皮下高信号影，踝关节软骨下侵蚀，下距腓关节、距骨内侧骨破坏。

图 3-6-10　74 岁女性，右踝晚期全关节结核

局限性骨膜增生、新骨形成。因幼儿骨膜再生能力强，常出现骨干呈膨胀。脓液穿破骨皮质，在软组织内形成寒性脓肿，较少形成窦道。

（一）临床特点

长骨干结核单发病例局部及全身症状不明显，但肢体局部粗大、有局部压痛，儿童多发病灶多有明显结核中毒症状。若有脓肿形成，局部症状加重，可影响肢体活动。长骨干结核需要与化脓性骨髓炎、尤因肉瘤、嗜酸细胞肉芽肿鉴别。

（二）外科治疗原则

儿童长骨干结核多不需要外科治疗，成人患者局部有脓肿、死骨或窦道形成，可手术进行病灶清除（图 3-6-11）。

九、腱鞘结核

腱鞘由外层的腱纤维鞘和内层的双层滑膜鞘构成，包于某些长肌腱表面，多位于范围较大的手、腕、足、踝、肩等关节周围，有减少腱与骨面摩擦的作用。腱鞘结核少见，结核分枝杆菌主要经血液循环腱系膜血管进入腱鞘，部分腱鞘结核可由邻近关节结核病灶破溃直接播散所致。腱鞘结核病理进程分为 3 期：①浆液渗出期：腱鞘内血管肉芽组织增生、出现浆液性渗出物。②纤维蛋白渗出期：腱鞘内纤维蛋白渗出，纤维组织增生、包裹性积液、干酪坏死形成 Frank 脓肿、米粒体形成。③增殖期：广泛肉芽组织增生、干酪样坏死，肌腱受到侵蚀、断裂，冷脓肿及窦道形成。

（一）临床特点

腱鞘结核起病隐匿、病情进展缓慢，早期无痛或轻微疼痛，多无全身结核中毒症状，多有局部肿胀、可出现逐渐增大的"香肠样"肿块、压痛，部分患者有破溃、窦道形成。腱鞘结核需要与风湿性关节炎、腱鞘巨细胞瘤、化脓性感染、真菌性腱鞘炎相鉴别。

（二）外科治疗原则

在有效抗结核化疗基础上，部分腱鞘结核及时外科治疗有助于早期控制感染、保留肌腱及周围软组织。患者有局部较严重肿胀、肌腱黏连、Frank 脓肿、窦道形成，可行开放病灶清除术。手足及关节周围切口应严格遵循专科标准，尽可能减少皮肤瘢痕对手足及关节功能影响，术中彻底清除增生肥厚的滑膜、肉芽组织、增生的纤维组织、包裹性积液、脓肿及窦道，同时切除严重破坏的腱鞘、肌腱，皮肤与肌腱缺损待结核感染控制后二期修复（图 3-6-12）。

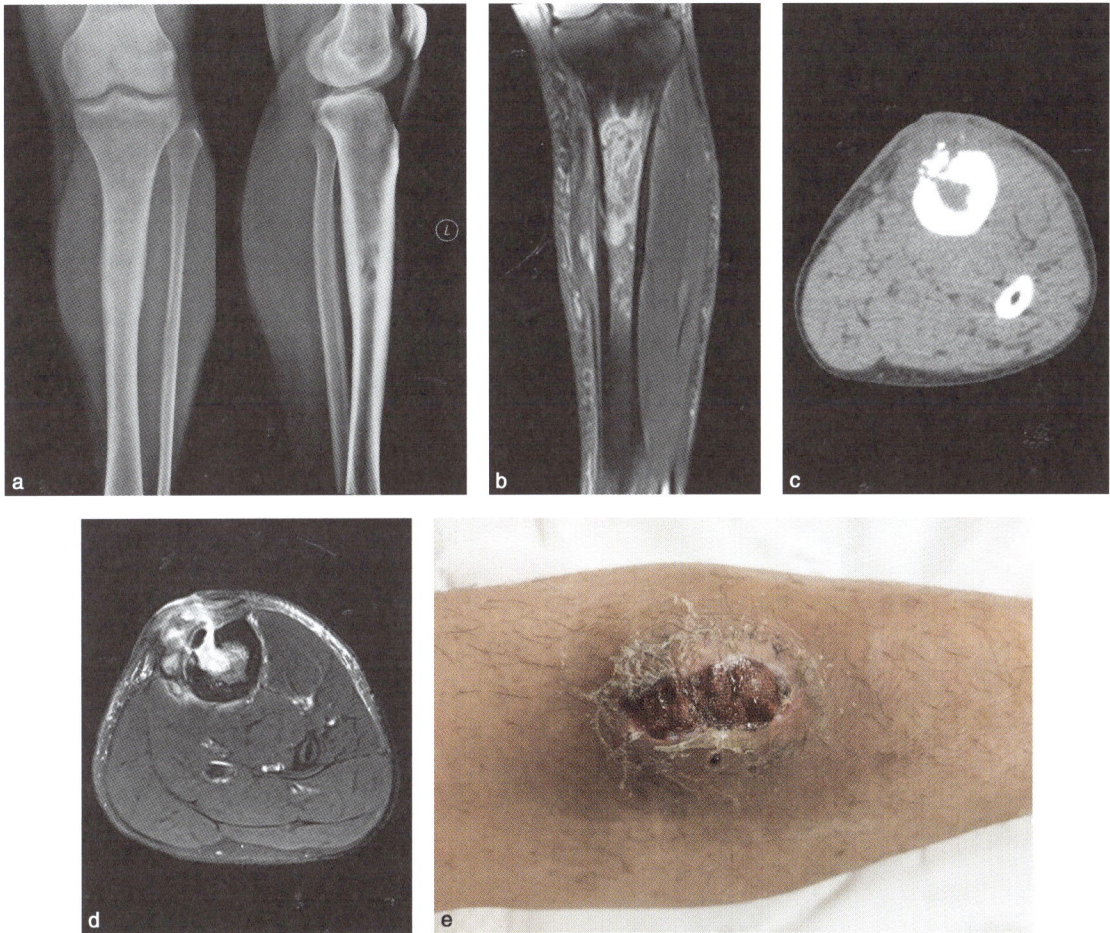

a. X 线平片中上段骨皮质轻度膨胀,无明显骨膜反应,髓内局灶性骨破坏;b. 左小腿 MRI 示骨内侧骨皮质骨破坏,髓内与髓外相通,髓外局部软组织肿胀;c. 左小腿 MRI 抑脂像,髓内高信号影像与髓外相通,局部软组织内高信号;d. 左小腿 MRI 抑脂像,胫骨中上段髓内片状高信号,小腿内侧点状高信号;e. 左小腿大体像,小腿内侧破溃,局部软组织肿胀。

图 3-6-11　男性,20 岁,胫骨骨结核

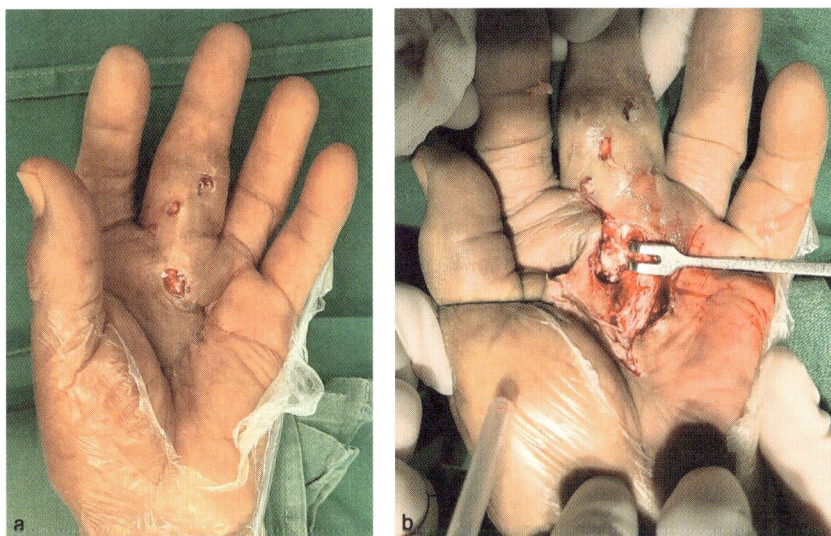

a. 术前左中指"香肠"样肿胀,掌侧见多个窦道及瘢痕;b. 术中左中指屈肌腱周围肉芽组织增生、干酪样坏死及脓液,浅深肌腱黏连。

图 3-6-12　69 岁男性,左手中指指屈肌腱腱鞘结核

第四节　脊　柱　结　核

脊柱结核是最常见的肺外结核,占全部结核病的 3%～5%,占全身骨与关节结核的 50% 及以上。中国人民解放军总医院第八医学中心统计 2007—2019 年住院骨关节结核患者的临床特征,脊柱结核占全身骨关节结核的 76.86%,远高于四肢骨关节结核。脊柱结核病灶绝大多数位于椎体,也有少部分合并或单独累及附件。发病节段以腰椎为最多,胸椎次之,依次为胸腰段、腰骶段及颈椎。脊柱结核以前多见于儿童和青壮年,但随着人口老龄化,老年脊柱结核患者呈增多趋势。

一、病因和发病机制

一般认为,脊柱结核是一种继发性病变,但临床也发现部分脊柱结核患者可没有肺部或其他肺外结核病史。患者一般自身抵抗力比较弱,常有一些合并症,如糖尿病、肾功能不全等。结核病细菌栓子主要通过动脉系统进入椎体松质骨中,其绝大多数被机体的防御机制所消灭,少数未被消灭的结核分枝杆菌形成一些微小病灶,病灶被纤维组织所包围,呈静止状态。当机体免疫力降低或其他不利因素发生时,潜伏的结核分枝杆菌迅速繁殖,纤维组织包膜被突破,炎症病灶扩大或侵入新的区域,开始侵犯部位多在终板附近、椎体前部或下部,病变进一步进展可造成椎体破坏、畸形,由于椎体塌陷以及死骨、肉芽组织或脓肿侵入椎管压迫脊髓,可引起截瘫。脊柱结核在好转过程中,脓肿、死骨等可逐渐被吸收,同时有纤维组织充填修复,最后形成纤维愈合和骨性愈合,病程很长。但通过积极手术治疗,可使病程大为缩短。

二、病理变化

和其他部位结核一样,脊柱结核具有渗出、增殖和坏死三种基本病理变化。患者临床表现差异较大,轻微者少许病变,可自愈,稍重者出现局部炎症反应、轻中度骨质破坏伴肉芽组织形成,表现为增生型病变,有些患者病情恶化迅速,出现干酪样坏死、死骨和巨大寒性脓肿形成、多椎体受累。

以渗出为主的病变多出现在早期,表现为浆液性或纤维性炎症,骨小梁间可见局部充血,毛细血管增生,可见大量单核细胞、淋巴细胞、中性粒细胞、巨噬细胞浸润,细胞间可见少量成纤维细胞及疏松纤维组织(图 3-6-13)。在渗出液和巨噬细胞内易查见结核分枝杆菌。当机体抵抗力强时,炎症可逐渐吸收、自愈。

当结核分枝杆菌量少、毒力较低或机体免疫反应较强时,则发生以增生为主的变化,在以增殖为主的病变中,单核巨噬细胞大量浸润、吞噬和杀

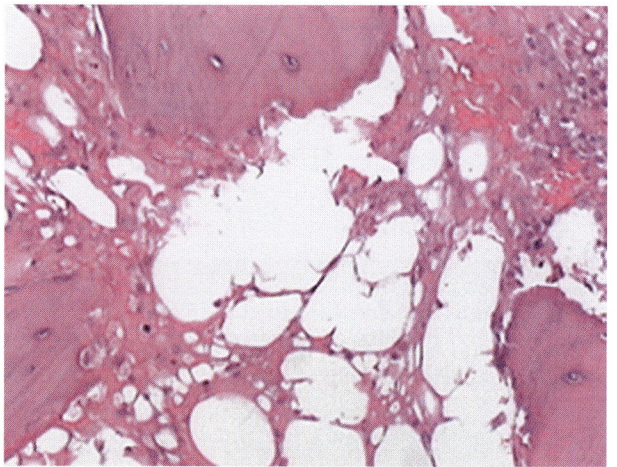

渗出性病变区域可见骨小梁间大量单核细胞、淋巴细胞、中性粒细胞、巨噬细胞浸润,细胞间可见少量成纤维细胞及疏松纤维组织。(HE,200 倍)

图 3-6-13　脊柱结核病理

灭结核分枝杆菌,并在菌体破坏和释放磷脂的作用下,逐渐转变为类上皮细胞。数个类上皮细胞相互融合形成朗汉斯巨细胞,加上外围聚集的淋巴细胞、类上皮细胞和少量反应增生的纤维母细胞,构成特异性的结核肉芽肿(图 3-6-14)。各肉芽肿细胞组成、大小存在差异性,肉芽肿内细胞排列紧密。此阶段病灶内骨组织变化以溶骨为主,骨小梁被逐渐吸收、侵蚀、消灭,并为结核性肉芽肿所替代,而无死骨及干酪样坏死形成,少有新骨形成(图 3-6-15)。

当机体抵抗力低,结核分枝杆菌数量大、毒力强时,则产生以干酪样坏死为主的病变,可见病灶中心表现为广泛红染无结构或包含无定形的颗粒状物质的坏死组织,坏死组织内可见死骨,坏死面积大,坏死组织周围为巨细胞、类上皮细胞及淋巴细胞组成的结核性肉芽组织,周围有纤维细胞和纤维组织包绕

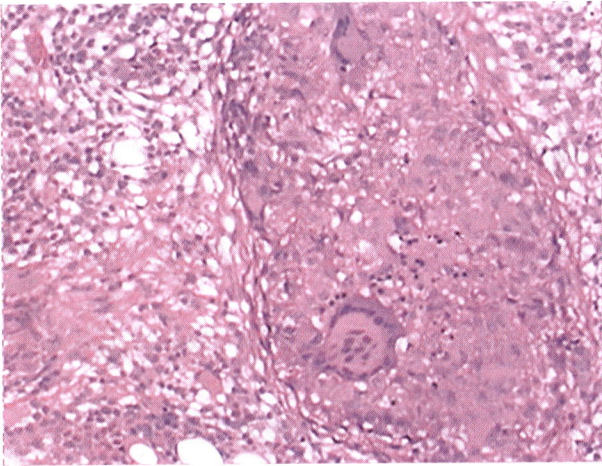

增生型病变组非坏死性肉芽肿可见多核巨细胞及类上皮细胞、淋巴细胞,周围成纤维细胞包绕。(HE,200倍)

图 3-6-14 脊柱结核病理

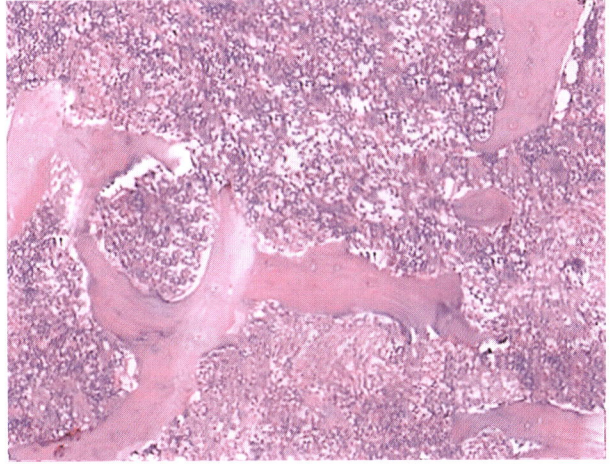

骨病灶可见骨小梁被侵蚀、吸收,可见残留骨小梁混杂于结核性肉芽组织中。(HE,100倍)

图 3-6-15 脊柱结核病理

(图 3-6-16、图 3-6-17)。大的坏死灶周围可见增生型病变,病灶内可见结核性肉芽肿,以坏死性结核性肉芽肿为主,死骨多为一致性无结构红染组织,胶原纤维模糊消失,边缘无细胞附着,骨内失去原有细胞结构,骨陷凹空虚或不足 30% 骨陷凹内可见骨细胞。骨侵蚀病变区域镜下表现为以骨坏死为主要表现的骨破坏,大量干酪坏死组织侵入骨小梁间隙,造成成片骨坏死(图 3-6-18)。结核病的渗出、增生和变质三种病变常同时存在,但以某一种病变为主。

三、临床表现

脊柱结核的临床表现决定于机体的免疫反应以及发病部位等,存在较大的差异。

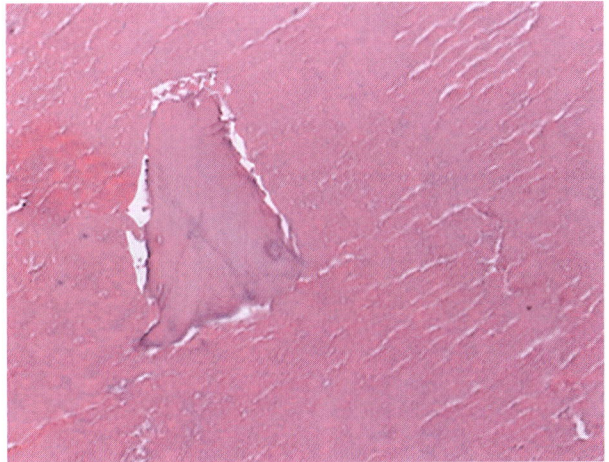

结核中心病灶可见广泛干酪坏死组织,坏死组织内可见死骨。(HE,200倍)

图 3-6-16 脊柱结核病理

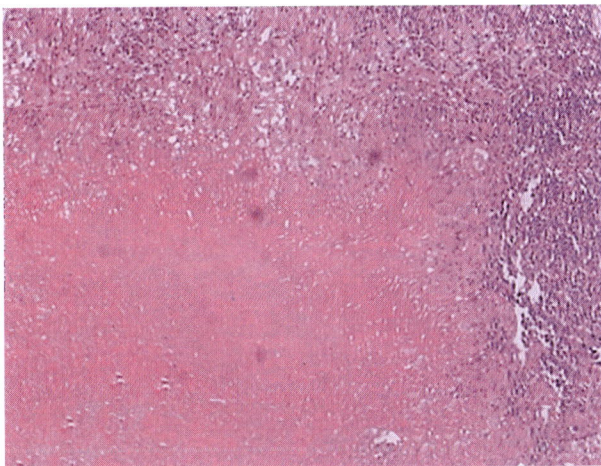

结核中心病灶可见大面积干酪样坏死组织,周围为巨细胞、类上皮细胞及淋巴细胞组成结核性肉芽组织。(HE,100倍)

图 3-6-17 脊柱结核病理

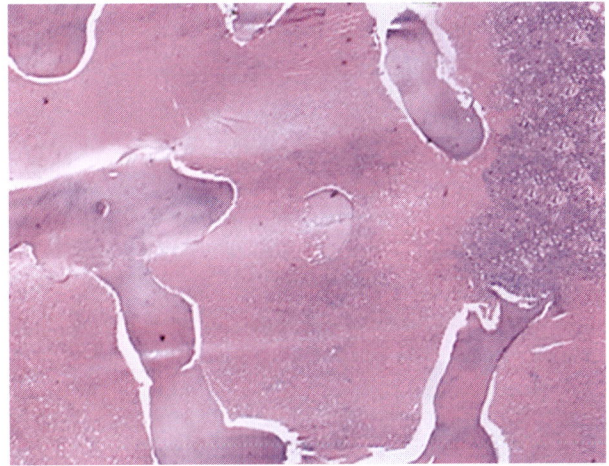

侵蚀病变区可见大量干酪样坏死组织侵入骨小梁间隙,造成成片骨坏死。(HE,100倍)

图 3-6-18 脊柱结核病理

（一）全身症状

患者早期可无任何症状,随着病变进展,出现食欲减退、全身不适、乏力、盗汗、体重下降与贫血等全身中毒症状。间歇发热,常为低热,偶见少数急性发作者体温可达39℃左右。部分病例无全身症状表现。

（二）局部症状

1. **疼痛** 疼痛是脊柱结核最常见,甚至是唯一的主诉症状,多为钝痛或酸痛,伴有局部压痛及叩击痛。在活动、咳嗽时加重,夜间疼痛加重。疼痛可沿脊神经放射。

2. **脊柱活动受限、姿势异常** 由于椎旁肌肉保护性痉挛以缓解疼痛。颈椎结核病患者常有斜颈、头前倾或以手托下颌支撑头部。胸腰椎或腰骶椎患者因疼痛可导致腰僵、弯腰活动受限和跛行等,患者站立或行走时,以手扶髋,呈挺胸凸腹的"傲慢步态"。患者因疼痛常固定姿势,需转身时,整个躯干一起转动。拾物时,常保持腰背不动,先屈膝屈髋,下蹲伸手拾物,称为拾物试验阳性。

3. **寒性脓肿** 脊椎结核常伴有寒性脓肿,寰枢椎病变可由咽后壁脓肿引起吞咽困难或呼吸障碍;中、下颈椎脓肿出现于颈前或颈后三角,巨大的脓肿可沿椎体前筋膜及斜角肌向下流注至锁骨上窝或沿颈长肌间隙流动至纵隔内突出于纵隔的一侧或两侧。胸椎结核椎体侧方呈现梭形脓肿,也可沿肋间血管神经束流向肋间隙远端,形成胸壁脓肿。脓肿破入胸腔可形成脓胸,脓肿向后突入椎管可造成脊髓压迫症状。胸腰段、腰椎的脓肿可沿一侧或两侧髂腰肌向下流注于腹膜后,进一步流注至髂窝、腹股沟等部位。腰大肌深层脓肿常出现髋关节不能伸直,脓肿沿腰大肌流注至股骨小转子处,可形成腹股沟处深部脓肿,临床表现为腹股沟区的压痛或叩痛,穿破腰筋膜后,绕过股骨上端后方,至大腿外侧,可在股骨大转子处形成脓肿。

4. **局部畸形** 随着病变发展,由于椎体破坏塌陷与变形,颈椎可出现生理前凸消失,胸椎生理后凸增加,出现局限性成角后凸畸形,当病程长、椎体破坏多时,患者可形成后驼背、前鸡胸畸形,这类患者往往因胸腔短小,导致心肺功能较差。腰椎结核会导致腰椎曲度变直或后凸畸形,有时伴有侧凸畸形。

5. **脊髓或神经根压迫症状** 颈椎或胸椎结核病变压迫脊髓时,可引起一系列的脊髓压迫症状,表现为感觉障碍,随着病情进展,可出现运动障碍等,早期可有下肢无力,步态不稳,动作笨拙。后期行走可呈剪刀步,呈痉挛状态,需拐杖或轮椅辅助生活,晚期甚至可有排尿困难或尿失禁。腰椎结核压迫部位一般位于圆锥以下,较少导致截瘫,多为神经根性压迫或刺激症状,椎管受累较重,压迫马尾神经,也可导致截瘫,患者下肢无力,不能行走,大小便障碍。

6. **窦道** 寒性脓肿可扩展至体表,自行破溃形成窦道。

四、辅助检查

（一）影像学表现

1. **X线检查** 在发病初期,常规X线检查难以发现病灶或确定病灶性质,X线平片早期征象表现为在大多数病例先有椎旁阴影扩大,随着椎体进一步破坏,显示有骨质破坏和椎间隙狭窄或消失、椎体终板发生不规则的骨质破坏或丧失正常的轮廓,终板软骨下骨的部分有缺损或椎体外形改变。晚后期可发现椎体塌陷、空洞、死骨和脊柱曲度变直或局部后凸畸形等（图3-6-19）。

2. **CT检查** CT检查能准确显示脊柱的骨质改变（破坏、增生、硬化）及病灶边界、椎旁脓肿、小片状钙化和对椎管内的侵犯等。脊柱结核CT的影像分为四型。①碎片型:为最具特征和发生率较高的类型。椎体破坏后残留许多小的碎骨块,椎体整体形态丧失,椎旁有低密度的软组织阴影,其中常有散在的死骨或钙化碎片。②溶骨型:椎体前缘、软骨下方或中心有骨溶解性缺损区。③局灶硬化型:溶骨区附近出现硬化带。局灶硬化型骨破坏为慢性骨感染所致的骨修复改变。结核性闭塞性血管炎可影响血液循环,使钙盐在椎体内呈斑片状沉着,局灶性骨硬化,尤其伴死骨形成是结核较具有特征性的表现。④骨膜下型:椎体边缘有参差不齐的骨性破坏,椎旁软组织中常可见环形或半环形钙化影像。CT对显示骨质破坏、钙化和死骨优于MRI,显示软组织病变的能力不及MRI。

3. **超声检查** 脊柱结核可疑合并椎旁脓肿时可行超声检查。B超图像能确定脓肿的有无、大小、位置、数目和脓肿的性质。可多角度、多切面实时扫查,脓肿呈液性暗区,当坏死组织较多时,呈低回声区

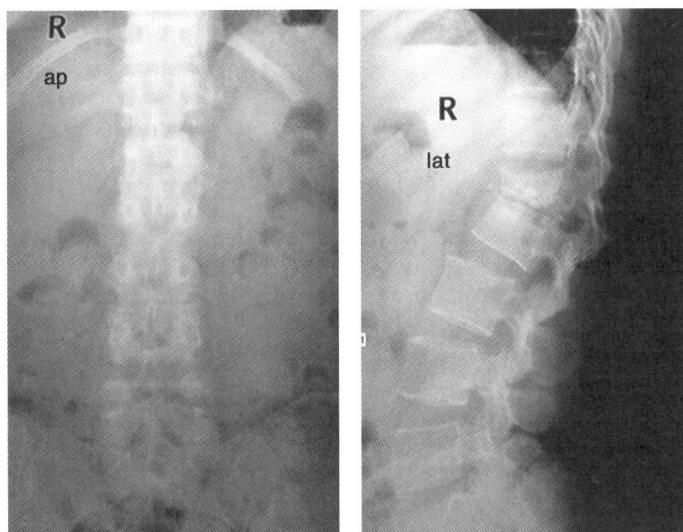

骨质破坏、椎间隙稍变窄,局部后凸畸形。

图 3-6-19　脊柱结核 X 线片

或中等回声区,脓肿内的死骨表现为强回声光斑、光点或光带,后方可伴或不伴声影。超声可明确脓肿与腰大肌的毗邻关系,有利于拟定合理术式和手术时彻底清除脓肿,超声也可作为手术后复查的简便方法。

4. MRI 检查　MRI 在脊柱矢面、轴面和冠面等均可扫描成像。具有软组织分辨率高的特点,对脊柱结核的早期发现具有重要意义,较其他任何影像学检查[包括发射型计算机断层成像(ECT)在内]更为敏感。临床症状出现 3～6 个月,疑为脊椎结核病患者,X 线摄片无异常,MRI 可清晰地显示椎旁软组织的轻微肿胀,早期的椎体骨破坏。在炎性浸润阶段即可显示异常信号,T_1 加权像为低信号,T_2 加权像为高信号(图 3-6-20),是诊断脊柱结核准确、快速的方法。MRI 也可用于观察脊髓有无受压、受压范围和脊髓有无变性。使用二乙三胺五乙酸钆(Gd-DTPA)对比剂增强后可区分椎管内脓液或结核性肉芽组织,并可显

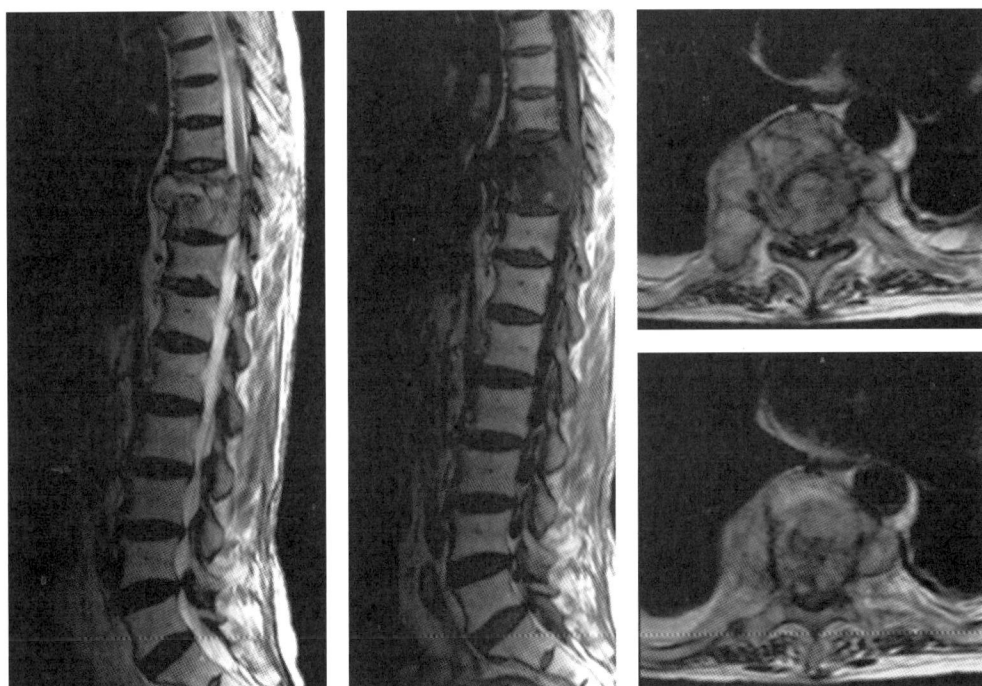

椎体破坏,椎体塌陷,T_1 加权像显示病变处为低信号,T_2 加权像显示信号增强。

图 3-6-20　脊柱结核 MRI 影像

示其纵向延伸的节段,以界定手术减压范围。脊柱结核 MRI 影像可分为三型:①椎体炎症。T_1 加权像显示病变处为低信号,或其中杂有短 T_1 信号,T_2 加权像病变外显示信号增强。图像显示病变椎体除信号改变外,可见椎体破坏的轮廓、椎体塌陷后顺列改变和扩大的椎旁影像等。②椎体炎症合并脓肿。脊柱结核椎旁脓肿在 T_1 加权像显示低信号,而在 T_2 加权像呈现较高信号。冠状面能描绘出椎旁脓肿或双侧腰大肌脓肿的轮廓与范围。③椎体炎症、脓肿合并椎间盘炎。MRI 的 T_1 加权像呈现低信号变窄的间盘。正常的髓核内在 T_2 加权像有横行的细缝隙,当有炎症时这细缝隙消失,能早期发现间盘炎症改变。

(二)实验室检查

血液学检查特异性不高,白细胞总数及中性粒细胞的计数变化不大。相当一部分患者表现为贫血、低蛋白血症等。脊柱结核活动期,红细胞沉降率常增快,而病变被控制或静止时可降至正常,但是红细胞沉降率只能提示炎性进程,不能作为确诊指标。C 反应蛋白升高是结核感染早期的重要指征,如果控制感染,C 反应蛋白则可以迅速恢复正常,变化规律和红细胞沉降率相似。

结核菌素试验(TST)阳性的诊断意义不大,但对未接种卡介苗(BCG)的儿童,则提示已受结核分枝杆菌感染或体内有活动性结核病。当呈现强阳性,表示机体处于超过敏状态,发病概率高,可作为临床诊断结核病的一项参考指标。酶联免疫斑点试验(ELISPOT assay)是利用培养滤液蛋白 10(CFP-10)和早期分泌抗原 6(ESAT-6)检测患者感染结核分枝杆菌后产生 γ 干扰素(IFN-γ)的单核细胞数,从而检测结核分枝杆菌感染者。酶联免疫斑点试验较 TST 更敏感、更特异和更方便,而且不受 BCG 接种的影响。我国作为结核病高发地区,酶联免疫斑点试验仅限于用作辅助诊断、初筛诊断,尚不可作为确诊或排除的依据。

对脊柱结核早期诊断困难者,可通过手术或穿刺获得病灶组织并行细菌学检查。组织切片抗酸染色检查在抗结核药物治疗前进行可提高检出率,但无法辨别死菌和活菌,且特异性较差,不能区分结核分枝杆菌与非结核分枝杆菌。基于 BACTEC MGIT 960 分枝杆菌液体培养系统及改良罗氏绝对浓度法的药敏试验是诊断结核及其耐药病例的金标准,其结果可靠,对耐药脊柱结核病例,尤其是耐多药及广泛耐药者,可制定基于药敏试验的个体化化疗方案。但该方法的缺陷在于培养阳性率较低、操作生物安全性差、耗时较长。

随着分子生物学发展,近年来,各种基于检测结核分枝杆菌特异位点进行的菌种鉴定,通过耐药基因突变来推测结核分枝杆菌的耐药表型,具有快速、准确、相对低的技术要求等优势。然而,与痰液标本相比,脊柱结核临床标本存在取材困难、标本异质性大、含菌量少、前处理难度大等特点,诊断阳性率、时效性、稳定性方面有待进一步提高,因此上述分子菌种鉴定及药敏检测方法用于脊柱结核仍然存在技术难题需要克服,相信在分子病理学技术不断发展、规范化和普及下,对骨结核标本的诊断水准会得到大幅提升。

五、诊断及鉴别诊断

(一)诊断

目前,脊柱结核的诊断仍然是包括临床、影像和实验室诊断在内的综合诊断。近年来特别强调细菌学诊断的确诊价值,但细菌学诊断发展缓慢,尚无法满足临床诊断的需要。

根据病史、症状、体征和影像学检查等对典型的病例进行诊断多无困难。对于早期或非典型的脊柱结核病变诊断难度大,CT 或 MRI 有助于协助诊断,但难以和肿瘤、非结核性脊柱化脓感染或嗜酸性肉芽肿等区分开,CT 引导下经皮穿刺或切开活检是确定诊断的方法。从理论上讲,对所有可疑为脊柱结核的病例都应该在应用抗结核化疗或抗感染治疗前进行菌种鉴定或药敏试验,这可以增加细菌检出率并提高治疗的针对性,避免产生耐药。但在实际工作中面临这样一些问题:①菌种鉴定和耐药检测技术目前在许多医院还不能开展,很多患者就诊时已行抗结核治疗,因此对穿刺组织行抗酸染色或结核分枝杆菌培养的阳性率低;②传统结核分枝杆菌培养及菌种鉴定、药敏试验耗时达 2 个月以上,期间患者无法得到个体化化疗。随着新的实验室诊断技术研发,尤其是在分子诊断学技术方面,脊柱结核的"早期诊断"的时间窗有望进一步缩短。而新的药敏诊断技术有利于临床用药方案制定,耐药性疫情控制和"个体化治疗"的实施。

（二）鉴别诊断

1. **与其他细菌引起的脊柱感染的鉴别**　　必须指出，几乎所有的细菌都可以在脊柱造成感染，通过症状、体征、影像及化验，甚至穿刺活检实现达到脊柱感染这一"层面"的诊断目前并不困难，但实现达到脊柱结核这一由结核分枝杆菌造成感染的病原学层面的诊断依然困难。严格来讲，病理所见的肉芽肿或者干酪样坏死都非结核分枝杆菌感染所独有，而没有肉芽肿或干酪样坏死也不能除外结核诊断。因为脊柱结核是一个病原学诊断性疾病称谓，严格来讲，只有找到或发现结核分枝杆菌才可确诊，但目前能确切找到结核分枝杆菌的病例仍是少数。诊断性抗结核治疗在临床应用也存在一定问题，由于抗结核药物对其他细菌的杀灭作用和结核分枝杆菌耐药的存在，无论抗结核治疗有效或无效，均不能作为确诊或排除脊柱结核的标准。所以，在具体实践中，面对一个脊柱感染病例，首先需要考虑感染与肿瘤的鉴别，然后是脊柱结核和其他感染的鉴别。

（1）病史或既往史：曾有或合并肺部或其他部位结核病的，发现脊柱感染，有利于结核诊断；曾有其他部位明确的"有菌培养阳性"依据的其他细菌感染，有利于除外结核感染诊断；来自牧区、有密切牛羊接触史的，要考虑布鲁氏菌感染可能。

（2）临床表现：发病急，有高热及剧烈疼痛，进展很快，提示其他细菌感染可能性大。

（3）实验室检查：高热患者在发热期做血培养约有一半可检出致病菌，有些特异感染，如布鲁氏菌病、布鲁氏菌凝集试验阳性有助于诊断，其他检验诊断价值有限。

（4）影像学检查：虽然有相当一部分文献提到脊柱结核和布鲁氏菌脊柱感染或其他细菌感染的影像学差异，特别是核磁共振对鉴别诊断的价值。但各种影像特点在不同感染中仅仅是发生概率的不同，还没有一个特异指标作为确切区分的标志。

（5）细菌和组织学检查确诊：是确诊金标准，但目前培养成功率仍不高，临床应用价值有限，但新的基于基因组学的检测方法提高了检出率，但其特异性还需进一步验证。

2. **与脊柱非感染性疾患的鉴别**

（1）脊柱退行性病变：常见于颈椎和腰椎，为无菌性炎症，表现为患处慢性疼痛或并有所属神经根受累表现，患者通常无发热，红细胞沉降率和C反应蛋白无明显增高表现，X线摄片或CT显示椎间隙狭窄，邻近椎体上、下缘硬化或有增生改变，有时，可见椎间盘突入终板，形成施莫尔结节（Schmorl nodules）。椎旁无软组织改变。MRI表现可有水肿、脂肪变和骨质硬化，椎板塌陷，但信号多均匀，和脊柱结核容易相鉴别。

（2）强直性脊柱炎合并脊柱骨折：强直性脊柱炎合并骨折在影像学上容易误诊为感染、肿瘤等疾病引起的脊柱病理性骨折，须注意加以鉴别。该病虽然在CT及MRI上表现为椎体及椎间盘破坏、椎体信号改变，但通常没有脓肿（特别是椎旁脓肿）或游离死骨。最重要的是该病通常合并附件病理性骨折征象，此为鉴别要点。另外，除非强直性脊柱炎仍处于活动期，红细胞沉降率和C反应蛋白一般不高。

（3）扁平椎体：多见于儿童，表现为背痛、后凸畸形、运动受限，无全身症状。本病常见的有两种病因：椎体嗜酸性肉芽肿或骨软骨病。X线片见椎体均匀性压扁成线条状，而相邻椎间隙正常，椎旁可见稍扩大的阴影，没有发热等全身症状。病变治愈后，椎体高度多能不同程度恢复。

（4）脊柱肿瘤：脊柱肿瘤多见于中老人，疼痛逐日加重，无结核中毒症状，红细胞沉降率和C反应蛋白多无异常。影像学检查可见骨破坏累及椎弓根，但椎间盘极少累及，椎间隙多正常，少有死骨，椎旁软组织肿块局限且无钙化影。绝大数典型病例鉴别没有问题。不典型病例需要做穿刺活检鉴别。

（5）老年骨质疏松性压缩骨折：外伤轻微或无外伤史，病变也在相邻椎体相对缘，MRI表现应与边缘型椎体结核相鉴别，老年骨质疏松性压缩骨折多发生于胸腰段，椎间盘变化与椎体变化不相称，高度可下降或退变，但无T_2像信号增高、混杂信号或间盘破坏，椎旁无软组织改变。

（6）脊柱神经性关节病：本病少见，但影像上特别容易误诊为脊柱结核或其他感染。一般发生在脊髓或脑损伤后，由脊髓空洞、先天性痛觉缺失等造成的深部感觉障碍，进一步造成关节或脊柱不能自主保护，神经营养障碍又可使修复能力低下，导致椎间盘、椎体终板破坏，进而导致椎体破坏、脱位、后凸畸形。患者无发热、痛感不明显，多以功能障碍就诊，红细胞沉降率和C反应蛋白无明显增高。影像表现为椎间隙及对应椎体破坏、周围骨质硬化、骨赘形成,局部后凸畸形,无椎旁、椎间隙及椎管内脓肿。

六、脊柱结核治疗

脊柱结核是一个古老的疾病,古埃及木乃伊中就有罹患脊柱结核的病例。抗结核药物出现以前,脊柱结核没有好的方法,希波克拉底(Hippocrates)和盖伦(Galen)等通过牵引、手法复位以及各种复位装置治疗脊柱结核形成的后凸畸形。复位后,再用石膏背心、各种支具固定,这些方法一直沿用到100多年以前。同时,强调阳光、饮食以及空气流通等对治疗的作用。但这些治疗方法的效果并不理想,只有30%~40%的患者可以被治愈,30%~50%的患者在治疗过程中死亡,余下的会残留截瘫或严重后凸畸形。

这些残酷而疗效差的治疗方法受到了很多学者的反对,甚至谴责,很多医生放弃了这些方法。在外科学进步的大背景下,手术治疗脊柱结核开始了。最早的手术基本就两种:一是"direct operation",即直接针对结核病灶进行手术,主要是脓肿切开引流术;二是"distant operation",即试图避免后凸畸形发展的后路融合手术。脓肿切开引流术效果并不理想,主要是易形成严重窦道、混合感染等,死亡率高。Calot医生在1930年总结道:"对于发誓要根除骨结核病的外科医生而言,手术后等待他们的结果只有一个:患者的死亡。""打开结核病灶就等于打开了死亡之门"。后路"distant operation"融合手术的倡导者主要是Hibbs和Albee。Hibbs的手术方法是把棘突和椎板骨凿掉一部分植入关节突关节。Hibbs改变了植骨方式,取自体胫骨,植入劈开的棘突,既可植骨融合,也有一定稳定作用,主要适合儿童,通过骨融合避免畸形发展,减少卧床时间,有一定意义。但由于病灶并未处理,对病灶愈合帮助不大,对截瘫也没有治疗作用,也无法完成后凸畸形矫正。这一时期也有人尝试将内固定应用于脊柱结核的治疗,最早提出设想的是Hadra医生,他用银线给一个颈椎骨折的患者做了棘突间固定,他认为这种固定方法也可考虑用于脊柱结核的治疗。第一个给脊柱结核患者作银线棘突间固定的是法国医生Chipault,他曾手术治疗了5例脊柱结核,就是采用银丝捆棘突、术中手法复位、固定。后来,也有学者用钢棒或无机材料进行棘突间固定来治疗脊柱结核。但这时的内固定属于尝试阶段,做的也不是很多。这一时期对手术入路也有很多尝试和进步,比如Menards开展了椎板切除减压术,经肋横突入路手术等,以后有学者开展经腹膜外、经胸膜外以及经胸手术。但手术的死亡率和并发症很高,让人望而却步。

外科医生在努力,生物学家和内科医生也在努力。1947年,链霉素用于临床,随之对氨基水杨酸(1949年),异烟肼(1952年)等相继应用于结核病的治疗,结核病化疗时代来临了。抗结核药物的应用以及外科技术的进步燃起了外科医生手术的热情,20世纪50—60年代,手术结合抗结核药物治疗脊柱结核广泛开展,具有代表性的是Hodgson和国内的方先之等开展的前路病灶清除植骨术。1960年,Hodgson和Stock报道前路病灶清除、植骨融合术治疗脊柱结核成功经验。但同一时期,也有学者单纯应用药物保守治疗脊柱结核。1962年,Konstam和Blesovskky报道了在尼日利亚采取非卧床单纯药物治疗207例脊柱结核,治愈率86%。当时对于脊柱结核是采取单纯药物治疗还是药物结合手术治疗的争论很激烈。有人提出是否可以开展一个多中心的临床对照研究来评价各种方法的优劣。为此,英国医学研究委员会工作组从20世纪六七十年代开始,在亚非地区进行了脊柱结核治疗的对照研究,主要包括四组:非卧床药物治疗(非卧床又分戴或不戴石膏背心的)、抗结核化疗加卧床、抗结核化疗加病灶清除术、抗结核化疗加前路病灶清除植骨术。药物治疗又对比了6个月、9个月、18个月等不同疗程的疗效。从20世纪70—90年代末,共发表文章10余篇,其基本的结论是:从病灶治愈的角度讲,单纯药物治疗和手术结合药物治疗脊柱结核疗效相近,卧床、戴石膏背心无论是对治愈率和防止后凸方面都没有帮助。而"香港手术"(前路病灶清除、植骨融合术)可明显缩短病灶骨性融合时间、减少后凸畸形,但对提高治愈率无帮助。随着对结核病发病机制的认识不断深入和抗结核药物研究的发展,有关脊柱结核单用抗痨化疗疗效满意的报道不断增多。大部分脊柱结核如能早期发现,在骨破坏少和较少脓肿形成时开始药物治疗,可以获得满意效果。吴启秋等的研究表明,除利福平外,目前常用的一线抗结核药物如异烟肼、链霉素、乙胺丁醇、利福喷丁和氧氟沙星都可渗入骨脓肿病灶中,达到有效抑菌或杀菌浓度。这为脊柱结核药物治疗提供了理论依据。

在英国医学会工作组开展这些临床对比研究的同时,脊柱结核的手术治疗出现了一个新趋势,就是内固定的应用。内固定最初应用的原因有两个:一是一些做香港手术的医生发现植骨移位、脱出的发生率较高,且患者须卧床,因此应用内固定保持植骨稳定,避免卧床。二是整个脊柱外科领域内固定的应用,这是一个理念的改变,从 Harrington、Luque 到椎弓根螺钉系统各种不同时期的内固定系统都曾在脊柱结核治疗中应用,包括前路内固定器械在脊柱结核手术中的应用。不难发现,这些内固定最早并不是专为治疗脊柱结核设计的,它针对的不是脊柱结核病灶,而是针对于脊柱,其价值在于矫形,稳定脊柱,促进骨融合等。

(一)脊柱结核的治疗原则

脊柱结核通过单纯药物治疗还是需要手术治疗现在依然存在争议。由于就诊意识的提高以及诊断方法的进步,CT 或 MRI 的广泛应用,使脊柱结核能够早期发现,临床发现的脊柱结核患者相对病灶破坏较轻,同时,化疗方案的改善也不断提高了脊柱结核的内科治疗效果。但同时,现代脊柱外科治疗理念也在不断变化,对治疗效果的要求更高。脊柱结核治疗的目标不仅仅是治愈,还需要更好、更快的治愈,以及更好的远期疗效。目前,脊柱结核的手术方式也由以前的单纯病灶清除植骨手术变为以内固定为基础的病灶清除植骨手术,而这一术式不在前述英国医学研究会的对照研究中,所以,单纯病灶清除或植骨手术相对于保守治疗没有显示出优势。

脊柱结核治疗需要考虑三个方面的问题:一是病灶;二是脊柱,也就是因为病灶破坏造成的脊柱结构改变,主要是后凸畸形及潜在后凸畸形;三是患者的症状,主要包括疼痛和截瘫。

1. **病灶** 包括脓肿、肉芽组织、干酪坏死、炎性骨、硬化骨、死骨、窦道等。基于英国医学研究会工作组的研究以及以后一些学者临床和基础研究,病灶的问题是个内科问题,而不是外科问题,即病灶是不一定需要通过手术去清除,通过药物治疗绝大多数可以治愈。

对于只进行抗结核治疗后无显著疗效的病灶,需要手术清除,但如何断定抗结核药物无显著疗效需要进一步界定或探讨。

2. **脊柱** 脊柱结核病灶破坏对脊柱结构的影响,包括后凸畸形及潜在的后凸畸形。后凸畸形本身可由畸形顶点对脊髓的压迫而引起,由于后凸畸形,脊髓受到牵拉,可能引起截瘫,同时,后凸畸形也会引起背部疼痛或根性疼痛,影响心肺功能和美观。但多大的后凸畸形需要矫正,目前尚无统一意见。印度学者 Jain 认为超过 60° 的后凸畸形患者中,相当一部分存在不同程度的截瘫表现,因此,他认为超过 60° 的后凸畸形需要矫正。但在今天脊柱外科技术不断进步和患者对治疗效果要求不断增加的大环境下,后凸畸形不仅仅要关注截瘫的问题,还要考虑背痛、美观等问题,因此,有学者认为后凸畸形超过 40° 或 30° 需要矫正,但尚无统一意见,而且脊柱不同部位后凸畸形造成的影响也有不同,因此脊柱不同部位到底多大的后凸畸形需要矫正还须进一步探讨。

此外,潜在后凸畸形或后凸畸形加重的趋势也是需要考虑的问题。脊柱结核在病灶愈合过程中,后凸畸形会逐渐加重。一旦病灶已经愈合,形成陈旧后凸畸形,造成迟发型神经损害,手术困难、手术风险将会增加。

对病灶治愈型后凸畸形,最好的治疗方法是预防,可能出现严重后凸畸形病例需要在活动期积极治疗,但如何判断哪些情况保守治疗愈合后将会产生严重后凸畸形,尚需要探讨。有学者研究了后凸畸形的预测方法:Jutte 认为在胸椎或胸腰段,开始治疗时椎体缺损指数(vertebral body loss)(图 3-6-21)超过 1.5~2 的患者愈合后将产生 60° 或以上的后凸畸形。

Rajasekaran 认为脊柱结核治愈过程中影像后凸畸形进展的因素包括:①发病时年龄小于 10 岁;②开始治疗时畸形大于 30°;③椎体缺损指数大于 1.5;④病灶累及超过 3 个椎体;⑤存在不稳;⑥CT 显

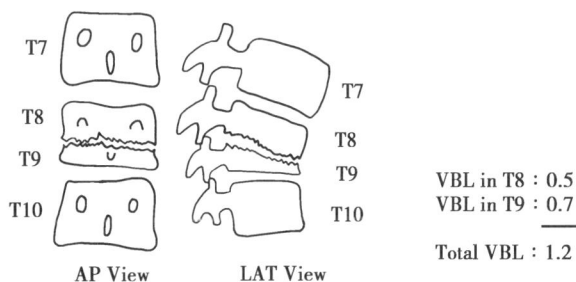

图 3-6-21 椎体缺损指数(vertebral body loss)的计算方法(AP View 前后位,LAT View 侧位)

示前、中、后柱受累；⑦儿童患者青春期快速生长时，病灶仍未融合。存在以上危险因素者应在活动期进行手术矫正畸形，避免畸形进一步发展。其他情况下则可考虑保守治疗。Rajasekaran 也提出一个在胸椎或胸腰段预测最终后凸畸形的公式：Y（最终后凸畸形）=5.5+30.5VBL（开始治疗时椎体缺损指数），他认为预测准确率 90%。但也有作者研究表明应用此公式只有 34% 的患者能够基本预测（误差 10° 以内）。

对于儿童患者，情况又有不同。儿童脊柱结核根据骨骺的不同破坏程度，病灶治愈后，局部后凸畸形可能有不同变化。Rajasekaran 随访一组 61 例儿童脊柱结核病例，至生长发育后，44% 的患者后凸畸形改善，39% 加重，17% 基本不变。后凸畸形改善的病例是后方结构完好，且前方融合椎体骨骺未破坏，至青春期椎体加速生长所致。后凸畸形加重病例多由于病灶愈合后有关节突关节脱位，后方结构破坏造成前方应力增加，超过生长板阈值，造成生长抑制。

因此，充分理解后凸畸形对躯体功能造成的影响，以及如何判断患者在愈合过程中后凸畸形可能加重的度数，是从畸形角度上判定选择手术治疗与保守治疗的依据。对于没有明显后凸畸形，或判断在病灶愈合过程中，后凸不会明显加重的病例可选择保守治疗。对于脊柱不同部位，多大的后凸畸形需要矫正还需要进一步研究。保守治疗过程中，需要定期检查病灶后凸变化，出现后凸畸形明显加重，则需要辅以手术治疗。

3. **患者的症状** 和椎间盘突出一样，影像上病变程度相近的脊柱结核，临床症状不同，治疗方式的选择也不一样，脊柱结核的临床症状主要考虑的是疼痛和截瘫。脊柱结核截瘫按发生时间的早晚及脊髓受累机制的不同分病变活动型截瘫和病变治愈型截瘫。脊柱结核合并截瘫未包括在英国医学会开展的多中心对照研究中。脊柱结核合并截瘫通常主张手术治疗，但也非绝对，特别是病灶活动期截瘫。20 世纪 70 年代，Tuli 等提出，对于脊柱结核合并截瘫的患者，通过保守治疗也可实现良好恢复。林羽等报道一组 48 例胸腰椎结核合并截瘫病例，患者分为两组，手术组治疗组 32 例，其中完全截瘫 21 例，不完全截瘫 11 例。非手术治疗组 16 例，其中完全截瘫 4 例，不完全截瘫 12 例。16 例非手术治疗组中 14 例（88%）的截瘫完全恢复。Boachie-Adjei 等认为脊柱结核合并 Frankel A 或 B 级截瘫应积极手术，合并 Frankel C 或 D 级截瘫可先予保守治疗 3～4 周，若截瘫逐渐缓解，患者无其他手术指征，也可继续保守治疗。但保守治疗疗程长、护理困难、截瘫恢复慢、恢复率低且存在卧床相关并发症。随着脊柱外科技术的进步，通过彻底减压附以脊柱内固定，可以使截瘫更快更好地恢复，因此，建议脊柱结核合并截瘫患者应积极进行手术治疗。

脊柱结核最常见的症状是疼痛，包括轴性疼痛和根性疼痛，结核病灶刺激和局部稳定性破坏是疼痛的原因，对于疼痛较轻，可以下地行走的患者，如不存在其他手术适应证，可选择保守治疗。

对于疼痛剧烈，服用抗结核、止痛药物存在不良反应，不利于病灶愈合者，可以选择手术治疗以迅速缓解疼痛、促进恢复。

总之，脊柱结核就病灶本身，包括死骨、窦道、脓肿等都不是手术适应证，可通过保守治疗愈合，手术主要针对于由病灶造成的并发症，如截瘫、畸形、疼痛等。对于临床常见的脊柱结核，保守治疗和手术治疗各有利弊。很多患者通过保守和手术都可达到治愈，但进行手术治疗的患者恢复得更快，脊柱曲度更好，并且达到良好骨融合状态。但手术治疗面临一定风险和较高的花费。选择哪一种治疗方式，需要根据患者的症状、破坏程度，治疗单位技术水平以及更长期的随访效果等综合评定。

（二）脊柱结核的手术时机

曾有观点认为需要手术的脊柱结核患者需要先行抗结核治疗 2～4 周，甚至 1～3 个月，待一般状况改善、体温正常、红细胞沉降率明显下降，才可进行手术。但近期很多专家认为：脊柱结核的手术时机和其他脊柱手术的手术时机没有区别，包括全身状况评估以判断对麻醉耐受情况及麻醉风险、中重度贫血要输血纠正或者术前充分备血。拘泥于术前抗结核治疗时间以及争取营养状态改善或者炎性反应"控制"才可手术的观点是错误的，必须要予以纠正。因为脊柱结核患者用抗结核药物早期（至少 1 个月内）更多体会到的是药物的副作用，包括恶心、呕吐、食欲减退等，很难通过药物治疗在 2～4 周内达到全身中毒症状减轻、红细胞沉降率和 C 反应蛋白下降的效果，有些患者用药后红细胞沉降率和 C 反应蛋白反而出现增加的情况。脊柱结核患者往往因为疼痛影响睡眠、活动，食欲下降，营养状况差，这些问题是很难通过应用抗结核药物或输营养液解决的,抗结核药的副作用反而会加重患者的全身状况。所以,脊柱结核患者完成麻醉评估及脊柱手术常规准备后,要尽早手术。术前抗结核治疗时间和所谓的结核术后复发之间没有因果关系,通过积极手术,迅速缓解患者疼痛、促进截瘫恢复,才能达到加速康复的目的。

(三)手术方式

正如前述,从病灶愈合的角度来讲,绝大多数脊柱结核都可通过保守治疗治愈。因此,清理病灶已不再是手术的主要目的,手术的目的主要是针对病灶破坏所造成的“并发症”,如后凸畸形、脊髓或神经根受累、脊柱不稳以及局部疼痛等。手术目的不同,手术方式也随之改变。传统的单纯病灶清除术或病灶清除植骨术已鲜少采用,现代脊柱结核手术强调在彻底减压的同时应用内固定,可保证手术中充分减压,有助于促进截瘫恢复,矫正畸形或避免畸形进一步发展,恢复脊柱稳定性,促进骨融合及患者康复。

早期开展脊柱结核内固定治疗时,多采取在前路病灶清除植骨的基础上辅以后路内固定。20 世纪 80 年代,早期的内固定包括 Harrington、Luque 棒等,以后主要应用椎弓根螺钉系统。Moon 等于 1995 年报道后路 Harrington、Luque 棒等内固定加 I 期或 II 期前路病灶清除椎间植骨治疗胸腰椎结核,4～6 个月后植骨均骨性融合,术前、术后后凸角度分别为 37° 和 16°,畸形矫正率为 51.4%,术后 3.6 年后凸角度丢失 3.2°。赵宏等将 Dick 或 Luque 后路内固定应用于 18 例胸腰椎结核患者,先行前路手术,3 周后二期手术后路内固定,随访 1～5 年均无复发及后凸畸形形成。椎弓根螺钉内固定系统广泛应用以后,后路固定更确实、固定节段更短、矫形效果更好,绝大多数病例都可一期完成手术。前路病灶清除植骨后路固定虽需要另行切口,但当时认为其避开了结核病灶,安全性更高。结核病灶为感染病灶,一直以来,将感染病灶内应用内置物视为禁忌,认为前路固定内置物直接位于结核病灶内,有引起结核持续不愈,感染扩散等危险。20 世纪 90 年代初,郑晨希等应用前路椎体钉治疗 41 例胸腰椎结核,他们认为应用内固定有植骨融合早,后凸畸形矫正好,术后护理简单的特点。对病灶愈合无不良影响,但需要认真进行术前准备,有巨大脓肿者要先行穿刺抽吸术并延长术前抗结核治疗时间,待病情相对静止后再手术,术中病灶清除要彻底,已有窦道者则不宜使用椎体钉。1993 年,日本学者 Oga 等的研究证明,之所以在感染病灶中应用内置物可造成感染迁延不愈,是因为致病菌可以在内置物表面形成大量菌落,菌落表面包被一层多糖膜,阻止抗生素及自身防御机制对其杀灭。他通过比较结核分枝杆菌和表皮葡萄球菌的不同发现,结核分枝杆菌在内置物表面形成的菌落数少,多糖膜薄,因而对抗结核药物的抵抗力弱,这为内固定物在结核病灶中直接应用提供了理论依据。他同时对 11 例伴有后方结构破坏的脊柱结核应用后路内固定治疗,内置物和结核病灶有确切接触,随访 3 年未见结核复发或迁延不愈。随后,Yilmaz 以及金大地等相继报道了一期前路病灶清除植骨内固定治疗脊柱结核的经验。一期前路病灶清除植骨内固定广泛展开,一度被认为是脊柱结核手术治疗的首选方法。但近年来,单纯后路手术治疗脊柱,特别是胸腰椎脊柱结核逐渐开展,取得了很好疗效。

目前,对于脊柱结核是采用单纯前路、单纯后路,还是前后路均采用,争议较大,学界一直试图界定或规范各种入路的适应证,但一直未有统一意见。目前认为,除了部分患者更适合于某种术式,对于绝大多数脊柱结核病例,三种术式都可选择,但每种手术都有其优缺点,如何发挥优势,改进其不足,是学界探讨的方向。

1. **一期前路病灶清除、植骨内固定术优点**　由于脊柱结核病灶主要位于椎体或椎间盘,因此,前路手术清理病灶更直接,且不破坏脊柱后方结构。通过一个入路完成病灶清除植骨内固定。但其也存在不足之处:①对于中重度后凸畸形矫形效果差;②前方支撑节段太长时(超过 2 个椎体时),稳定性相对差,手术失败率增加;③对于一些特殊部位,如颈胸段、上胸椎、腰骶段,一期前路手术创伤、风险较大;④相对于单纯后路或前后路,前路手术通常会增加融合节段,这在颈、腰椎脊柱活动度大的部位尤需注意。此术式适用于病灶清除后植骨长度不超过两个椎体,病灶清除后残余椎体可以完成固定而不需要跨越节段固定者,中下颈椎结核由于显露方便,比较适合本术式。本术式慎用于以下情况:①儿童脊柱结核,需要做 360° 融合;②高龄、合并有严重后凸畸形或心肺功能不全无法耐受开胸手术;③严重骨质疏松症,内固定稳定性差,植骨块易沉降、松动;④前方结构有黏连,病灶暴露不充分;⑤上颈椎、腰骶段等前路内固定困难患者。

2. 后路矫形固定前路病灶清除植骨术 这种术式虽然需要前后入路两个切口,增加手术及创伤,但也有其优势:一是后路内固定稳定性更好、更利于矫形;二是前方仅行病灶清除植骨、避免前路内固定相关风险;三是相对于一期前路,可减少融合节段,这一点在腰椎或颈椎结核的治疗中更显示其优势。前路病灶清除、植骨、后路内固定适用于:①通过前路病灶清除、植骨融合后难以合理完成脊柱内固定或单纯通过后路难以完成病灶清除者;②多节段脊柱结核,脊柱稳定性破坏,单纯前路一期固定难以维持脊柱稳定性者;③儿童脊柱结核患者。

3. 单纯后路病灶清除植骨内固定术 单纯后路手术一直受到学者批评,批评的主要理由是:①脊柱结核病灶多位于椎体前方,后路手术不利于病灶清除;②后路手术常需要破坏后方附件结构,造成医源性不稳;③后路手术形成窦道概率更高。但是,正如前述,现代脊柱结核治疗理念已不强调"彻底"清除病灶。病灶清除更多是为了更好地进行脊髓减压、脊柱矫形以及椎间植骨。后路手术更便于脊髓减压和内固定,更为脊柱外科医生熟悉,手术风险和创伤相对于前路或前后路低。通过技术改进,后路手术也可达到理想的病灶清除,甚至可以做到椎体病灶的"全切",对于椎旁甚至椎前上下的流注脓肿,也可以在椎体病灶清除后达到很好的引流、清除。单纯后路会造成后柱结构的缺失,此为此术式最大不足,可通过植骨稳定性重建解决。从实践来看,后路手术虽然使病灶进入椎管,但未有证据表明会造成椎管内感染、脊髓感染的风险增加。后路手术确实由于病灶与后方相通且后方组织结构相对前方表浅,存在形成窦道的风险,但多可通过局部换药治愈。

后路手术又有很多种术式,包括后路经肋横突关节入路病灶清除植骨内固定术,后路经椎板间或椎间孔入路病灶清除植骨内固定术,后路360°环形减压截骨矫形植骨融合内固定术等。

(1)后路经肋横突关节入路病灶清除植骨内固定术:本术式主要针对胸椎结核的治疗,通过后正中切口,完成脊柱固定矫形,再切除肋横突关节进入,进行病灶清除及椎间植骨。目前已有逐渐替代单纯前路或前后路治疗,成为治疗胸椎结核主流术式的趋势。

(2)后路经椎板间或椎间孔入路病灶清除植骨内固定术:本术式主要针对腰椎结核的治疗,适用于以椎间盘及对应终板破坏为主,椎体缺损不大的病例。其优点是术式为脊柱外科医生所熟悉,易于掌握,风险和手术创伤小。不足之处在于病灶难以彻底清除,植骨不如前方椎间植骨确实。

(3)后路360°环形减压截骨矫形植骨融合内固定术:此术式类似于重度脊柱畸形的矫形以及脊柱肿瘤的彻底切除手术。近几年,有学者将其应用于脊柱结核的手术治疗,一直备受批判。是后路治疗脊柱结核诸术式中创伤最大、操作最复杂的方式,造成脊柱前、中、后三柱的整体性破坏,然后再进行重建。因此,应慎重选择。以下情况可考虑本术式:①胸椎或胸腰段脊柱结核合并Frankel C级以上截瘫;②由病灶破坏造成后凸畸形超过45°且畸形僵硬,通过前路撑开或后路非截骨矫形的方式难以矫正畸形;③前路由于再手术或解剖因素(如上胸椎)显露困难,难以做到椎管彻底减压;④合并黄韧带肥厚、关节突关节增生造成的椎管狭窄;⑤椎体和附件同时受累的胸椎或胸腰段脊柱结核。

(四)儿童脊柱结核的治疗

儿童脊柱结核自然愈合、保守治疗或单纯前路病灶清除植骨融合后,易因后方结构持续生长造成后凸畸形。儿童脊柱结核手术应注意行前后路融合,前路病灶清除、植骨结合后路固定植骨为首选术式,对有些病例,也可采取单纯后路手术。

(五)脊柱结核的再手术治疗

随着脊柱结核流行的加剧以及各种手术治疗方式的广泛开展,初次手术治疗失败的病例不断增多。由于初次手术治疗的选择各异以及患者再次手术的原因不同,脊柱结核再手术治疗方法复杂,需要进行综合、有针对性地考量。脊柱结核手术治疗目的为病灶清除、椎管减压及稳定性重建。再次手术的方式也应针对于以上内容。具体术式应遵守以上原则的基础上进行个体化选择。

(六)孤立性椎弓结核的诊疗

传统观点认为孤立性椎弓结核很少见。天津医院1963年总结其发生率占所有脊柱结核的1%,林羽报道0.44%(病例从1956—1996年3 825例中17例)。随着影像诊断技术的进步,临床上孤立性椎弓结核并不少见,Narlawar等总结1993—2000年发现在1 076例脊柱结核患者中,椎弓结核发生率为3.06%。天津医院和林羽等的报道以腰椎最多见，胸椎次之，颈椎鲜见。Narlawar 等报道胸椎多见、腰椎次之。病灶部位国内报道以棘突和横突最多见，关节突次之，椎板和椎弓根极少累及。Narlawar 等报道椎板和椎弓根为好发部位，次之为关节突，棘突和横突最少见。

　　临床症状并不典型，早期症状仅有局部固定性轻微酸痛和压痛，常被误认为一般性劳损或功能性疼痛而延误了诊断与治疗，直到脓肿出现、瘘管发生甚至出现神经系统症状才被确诊。X 线平片表现不典型，漏诊率高，可疑病变者行 CT 或 MRI 可协助诊断。椎弓结核若病灶进入椎管引起截瘫。应积极手术治疗，进行病灶清除，椎管减压，后方结构破坏，严重影响脊柱稳定性者，应用内固定重建脊柱稳定性。

（七）微创手术在脊柱结核治疗中的应用

　　1. 胸、腹腔镜辅助下胸、腰椎结核前路手术　采用胸、腹腔镜辅助下脊柱结核病灶清除植骨，甚至内固定手术已经有学者尝试开展，也有文章报道。其优点是避免长切口造成的创伤以及伤口不美观等，但开展得并不普遍，近期报道或实施得更少，分析原因可能为：①脊柱外科医生掌握胸、腹腔技术不如胸、普外科医生熟练，毕竟很多脊柱手术是通过后路实施，内窥镜下完成脊柱前路固定操作难度大，不易推广。②脊柱结核手术方式的改变，随着认识的深入及经验的不断积累，单纯后路手术治疗胸、腰椎脊柱结核的疗效已经取得充分肯定，绝大多数病例不需要再行前路手术，自然限制了以前路手术为基础的胸、腹腔镜技术。③需要前路手术的病例，出现了通道技术，小切口撑开，手术损伤和胸腹腔镜相近，而学习曲线和安全性等方面优势明显。

　　2. 超声或 CT 引导下经皮穿刺置管脓肿引流术　该手术适合于：①病变以脓肿为主，脓肿直径偏大，经抗结核治疗脓肿吸收缓慢；无椎管受累，或轻度椎管受累不伴神经损伤；椎体破坏轻，脊柱正常生理曲度存在。②若在此基础上，仍存在局部疼痛、不稳等症状，不能下地活动，可把经皮穿刺置管脓肿引流术和单纯后路固定融合术相结合。

　　3. 脊柱内镜下脊柱结核病灶清除术　因为现代脊柱结核手术治疗的理念是以内固定为基础的病灶清除植骨手术，病灶本身一般是可以通过药物治愈的，单纯病灶清除术已经很少实施。但近期有作者报道了采用该术式的良好疗效，但没有对比研究。有研究作者认为：①内镜更适用于椎间隙或椎管内病灶的清理，对这些部位病灶造成严重轴性或根性疼痛症状者，内镜术后疼痛缓解情况良好；②内镜手术病灶清除范围毕竟有限，内镜通道"人为"建立了一个溃口，容易形成窦道；③除了部分疼痛因素外，脊柱内镜下病灶清除术和内固定为代表的手术适应证是不同的，所以内镜手术的治疗效果要和保守治疗对比，而非和内固定为代表的术式对比。脊柱内镜下脊柱结核病灶清除术在缓解保守治疗过程中的疼痛、减轻保守治疗病灶愈合情况过程中的骨破坏，以及脊柱曲度丢失或后凸加重等因素情况下是否优于保守治疗，还需要继续探索或积累。

　　4. 经皮内固定结合后路或侧路通道下病灶清除植骨术　此类术式本质上是以内固定为基础的手术，通过经皮固定代替原来的切开内定，通过通道技术避免大切口广泛剥离来完成病灶清除植骨，目前开展越来越多，优势明显，手术风险和并发症不高，学习曲线不是很陡，是以后的发展方向。

（八）脊柱结核的疗效评价标准

　　对于脊柱结核的疗效评价，国内一直沿用天津医院骨关节结核治愈标准，此标准制定已有 50 余年，随着脊柱结核治疗方式的逐渐改进以及人们对治疗要求的不断提高，其疗效评价标准也待修正、改进。文献中关于骨关节结核疗效评价也多有阐述，主要集中于脊柱结核的疗效评价。

　　天津医院骨关节结核治愈标准主要基于病变是否治愈而制定，该标准仍是目前国内文献引用最多的标准，权威性好。但该标准对患者截瘫恢复情况、残留畸形状况等并无涉及，过去的几十年，骨关节结核的治疗取得了很大进展，脊柱结核的手术逐渐采用内固定治疗，活动期关节置换治疗膝、髋关节结核也不断展开。新技术、新方法的应用大大提高了患者的治疗效果，对于疗效的评价应与时俱进。

　　郑久生等首先提出分级疗效评价标准，将疗效分为优、良、可、差。在天津医院骨关节结核治愈标准的基础上，增加了对内固定、矫形效果及植骨融合状况的评价。同时，这种分级疗效评价标准能更细致地评价脊柱结核的治疗效果。但此标准把内固定、骨性融合、矫形效果和疗效关联过于紧密，比如患者"内固定无松动，但畸形矫正角度有 5°～10° 丢失，椎间骨性融合不充分，但无假关节存在"，但可能"结核症状及腰腿痛消失,1年后完全恢复体力劳动",临床应用中不同医生评价可能差异较大,需要进一步改进。

阮狄克等也采用分级疗效评价标准,将疗效分为优、良、差。此评价标准较为简洁、明确,临床医生易于掌握,但对患者病灶愈合状况、后凸畸形状况没有涉及,欠全面。

郝定均等的标准基本参照天津医院骨关节结核治愈标准,且将其简化,过于简单,表述也不够明确。

王自立等的标准除对病灶愈合情况的评定外,增加了对病椎植骨融合率、畸形矫正与丢失、神经功能恢复、脊柱的稳定性、再次手术、CT 与 MRI 表现、抗痨药物对组织器官的副作用等内容。且内容细致、全面,是一个与现代脊柱结核治疗方式的改进和治疗要求的提高相适应的脊柱结核治愈标准,但该标准没有分级评价,不能很好反映患者愈合效果的差别。

张西峰等的标准主要强调患者功能的恢复,对患者后凸畸形状况没有涉及。病灶愈合情况、截瘫恢复情况等单独描述,内容较为粗略。

吴启秋等的评价标准基本与天津医院骨关节结核治愈标准相同,在其基础上增加了 B 超、CT 或 MRI 检查作为评价内容,强调治疗结束后随访 3 年无异常才为治愈。此方法未对内固定、矫形效果及植骨融合状况、截瘫恢复情况等进行评价,且无分级评价。

郭立新等的脊柱结核治愈标准基本参照天津医院骨关节结核治愈标准,对观察时间提出了自己的见解。

鉴于目前骨关节结核的疗效评价标准的分歧,制定一个相对统一的骨关节结核的疗效评价标准有助于规范骨关节结核的随访、评价方法,进而规范其治疗。制定骨关节结核的疗效评价标准存在一定困难,不同部位的骨关节结核评价方法是否该分开也需要探讨。比如脊柱结核的疗效评价标准,四肢骨关节结核的疗效评价标准。

仅就脊柱结核的疗效评价标准而言,个人认为其疗效评价标准宜包括病灶状况(病灶局部愈合、融合情况等)、脊柱脊髓功能(局部疼痛缓解情况、后凸畸形改善状况、截瘫恢复情况等)、全身功能恢复情况(结核中毒症状恢复情况、生活工作能力、红细胞沉降率、C 反应蛋白等)。根据不同内容的恢复情况,建立疗效评价分级,或根据具体内容建立评分体系,进行量化评价或动态观察。

总之,脊柱结核是结核分枝杆菌全身感染的局部表现,应采取局部与系统兼顾的综合治疗。脊柱结核的病理变化差异很多,所导致临床症状及破坏程度也是不一的,所侵犯的节段、脊柱的稳定性及神经损伤的程度等均存在较大差异,所以要坚持具体问题具体分析。全身抗结核化疗是脊柱结核治愈的基础,应贯穿整个治疗过程。手术是重要的辅助措施,其目的不仅仅在于清除病灶,还在于防止病灶破坏所造成的后凸畸形、脊髓或神经根受压、脊柱不稳等。内固定的应用明显提高了脊柱结核的疗效,但内固定应用的指征和手术选择等方面尚有争议,还须进一步总结、规范。各种各样的微创技术也在脊柱结核的治疗中逐渐得到应用,以期在达到理想治疗效果的同时,减轻对患者的伤害。

第五节 骨关节结核的康复治疗

根据病变部位的不同,脊柱结核的临床症状也不尽相同:如侵犯颈椎,则可能表现为颈痛,吞咽困难,颈段脊髓压迫;胸椎受侵犯,则以脊髓压迫症状为主,可表现出截瘫症状;腰骶段脊柱结核主要表现为腰痛,脓肿(冷脓肿)形成,锥体及脊柱后凸,如椎管受累则导致脊髓或硬膜囊受压等。脊柱结核的治疗以针对性用药为主,根据需要进行脊柱减压术、病灶清除、植骨融合等外科手术及术后的抗结核治疗。而康复治疗的目的则是缓解患者的症状,恢复患者的肌肉力量及活动能力,最终提高日常生活能力和生活质量。

一、康复评定

(一)功能评定

1. **疼痛评定** 疼痛通常采用视觉模拟评分法(VAS)来评定,以确定患者疼痛程度,并根据评定结果采取必要的治疗。还需要对疼痛进行图表定位定性评估,即 SAND 评估,记录疼痛点、性质及牵涉情况。

2. **活动度评定** 疼痛可能对患者的脊柱甚至身体关节活动能力产生影响,根据受侵犯部位,需要评定关节的活动范围,包括颈椎、胸椎、腰椎前屈、后伸、侧屈以及旋转活动度。注意在评定过程中不要加重患者的疼痛,避免使用引起患者疼痛的动作。

3. **颈腰背部肌力及耐力评定**　采用徒手肌力评定法进行相应评定,以判断脊柱周围肌肉力量及稳定性。

4. **神经学评估**　为了判断患者是否存在脊髓损伤,需要进行相应的感觉及运动功能评估,及脊髓损伤平面的确定。

(1)感觉功能评估:感觉检查必查项目是身体两侧 28 个皮节。每个关键点要检查两种感觉,即轻触觉和针刺觉,并按 3 个等级打分,即 0 表示感觉缺失,1 表示感觉障碍(缺失或感觉过敏),2 表示感觉正常,NT 表示无法检查。此外,还需要做肛门周围感觉检查,感觉分为存在或缺失(即有或无)。鞍区的感觉存在与否是判断脊髓损伤是否完全的标准,有则为不完全性损伤。

(2)运动功能评估:主要采用代表脊髓有关节段的神经运动功能肌肉的徒手肌力测试(MMT)进行评定。还要检查肛门括约肌,以肛门指检感觉括约肌的收缩情况,评定为存在或缺失。如果存在肛门括约肌自主收缩,则患者的运动损伤为不完全性。

(3)脊髓损伤平面的确定是指具有正常感觉功能的皮节平面和肌肉力量能抗重力的肌节平面中的最低者,要求该平面以上的感觉和运动功能正常。

明确脊髓损伤的患者可以使用国际通用的脊髓损伤神经学分类国际标准[美国脊髓损伤学会(American Spinal Cord Injury,ASIS)]进行功能评定。

5. **肌张力评定**　临床常用 Ashworth 痉挛量表或改良阿什沃思量表(modified Ashworth scale)进行肌张力的评定。

6. **步行功能评定**　对于截瘫患者可采用步行运动指数(ambulatory motor index,AMI)进行步行功能评定,评定屈髋肌、髋外展肌、伸髋肌、伸膝肌、屈膝肌 5 个肌群。

7. **身体耐力的评定。**

(二)心理和综合功能评定

1. **心理评定**　可采用关于心理功能的评定包括抑郁量表如贝克忧郁量表(BDI),抑郁自评量表(SDS),抑郁状态问卷(DSI)等;焦虑评定包括焦虑自评量表(SAS),汉密尔顿焦虑量表(HAMA)。

2. **综合评定**　包括日常生活活动(ADL)评定即采用改良巴塞尔指数(modified Barthel index),FIM进行评分;四肢瘫患者也可采用四肢瘫功能指数(quadriplegia index of function,QIF)进行评定。

二、康复治疗

脊柱结核无论发生在哪个部位,应优先治疗结核,且无论手术与否,都应以抗结核治疗为主,然后再根据患者的不同功能障碍类型进行针对性处理。

(一)康复训练的原则

1. **循序渐进,从易到难**　结核病属于消耗性疾病,患者的身体耐力不宜进行负担较重的训练,尤应注重训练的强度及时间。

2. **个性化的针对性训练**　不同的脊柱结核部位,不同的病变程度,以及不同的医疗处置方式可能造成的患者的功能障碍完全不一样,这就需要针对不同的患者进行个体化的、针对性的训练计划。

3. **功能为主的锻炼**　不论对于神经系统还是骨骼肌肉系统,只有进行该项功能所需的动作训练,才能达到康复的要求。比如步行能力,只有进行与其相关的肌肉、协调等各个功能性训练才能完成患者行走的功能需求。

4. **力量与耐力训练**　无论脊柱结核是否造成神经压迫症状,对于脊柱周围的肌肉的耐力与力量的训练都是必要的,尤其是以稳定性训练为主的肌肉耐力与力量训练,对于维持患者的功能活动水平都是有重要意义的。

(二)康复训练的方法

1. 对于仍有脊柱疼痛的患者,也可通过选择适当的物理因子进行治疗,如经皮神经电刺激(TENS)、湿热敷等。

2. 主要进行运动功能的训练,增强脊柱核心肌群的力量与耐力,维持或增加脊柱的正常活动范围;中后期的有氧训练可根据患者的心肺测试结果选择合适的训练处方:形式的选择如静态的功率自行车、跑步机上的快走甚至跑步,实景场地的快走甚至跑步;强度根据有氧测试的结果进行选择,频率及时间的决定可以根据患者在有氧训练过程中的博格评分(Borg scale)确定。

3. 对于单纯的脊柱椎体结核,经非手术或手术治疗后病情稳定,无脊髓及周围神经损伤者,对于非固定部位,如四肢,手部等进行功能锻炼,可采用主动运动和抗阻练习,以保持肢体的正常的关节活动范围,增强肌力。而对于脊柱的核心肌群的训练,是稳定脊柱及周围结构十分有效的方法,根据患者的耐受程度选择合适的治疗动作及治疗处方。可以参考的动作包括臀桥、手膝跪、卷腹、靠墙蹲等。

4. 对于伴有周围神经损伤的患者,应按照周围神经损伤的康复原则,早期消除炎症水肿的压迫,减少对神经的损伤,预防挛缩的发生,为神经再生提供良好的环境,急性期可以采用轻柔的运动疗法,注意主动活动的强度,保持功能位,借助治疗师或器械进行被动运动以保持和增加关节活动度,防止肌肉挛缩变形;急性水肿期消退后进入恢复期的康复重点在于促进神经再生,保持肌肉质量,增强肌力,促进感觉功能恢复。可采用神经肌肉电刺激疗法(NMES)、肌电生物反馈疗法进行早期的肌肉锻炼;当神经再生进入肌肉内,肌电图出现较多的动作电位时,就应开始主动地增强肌力的训练,以促进功能的恢复。

5. 而对于脊髓损伤的患者,应增强损伤平面以下残留肌力训练和未损伤肌群肌力的强化训练,以及增强代偿功能,训练内容主要包括:肌力与肌耐力的训练,关节活动度训练,抑制痉挛的训练,功能训练及日常生活活动能力训练等。

6. **康复辅具的应用**　对于不同损伤平面和程度的患者,需要的康复辅具也不一样。四肢瘫患者主要应用上肢辅具、日常生活活动(ADL)自助具和轻型轮椅;截瘫患者主要应用下肢辅具、助行器和标准轮椅。

7. **作业治疗**　根据损伤平面和程度的不同,通常需要使用各种辅助具或特殊装置完成日常生活活动。作业治疗就包括了功能性作业、日常生活作业,使用合适的辅具及家庭环境的改造。同时治疗师还可以根据患者的肢体功能状况结合患者的特长爱好,因地制宜,因人制宜,引导并教授患者,为回归社会重新生活做准备。

8. **心理治疗**　结核病由于治疗周期长,耐药可能性大,会使得患者的病情反复,影响康复。因此患者的心理治疗也需要关注,尤其是对于已经出现焦虑抑郁表现的患者的心理治疗,对于整个疾病的康复有重要的支持作用。

(三)不同时期的康复训练方法

1. **术后早期(通常指术后6~8周内)的康复治疗**　此阶段预防上呼吸道问题、压疮及挛缩是首要的,此阶段的康复治疗方法主要包括以下几点。

(1)呼吸道的清洁:呼吸康复的技术包括呼吸训练、胸廓扩张训练、辅助咳嗽技术等。

(2)主动或被动关节活动:被动活动即由治疗师或借助器械进行身体和或关节的活动,早期进行被动活动时,应注意动作的轻柔、缓慢,并尽可能地进行全范围的各轴向的活动。但同样需要注意对于术后患者脊柱稳定性的保护,尤其是截瘫的患者,在进行下肢髋膝屈曲的动作时,应注意角度不宜过大,以免加重对下胸段及腰段的损伤;四肢瘫的患者在术后固定期时,也应注意头颈部的活动,避免双肩的牵拉。同时应注意维持关节的功能活动,也可考虑使用功能性支具维持手部的功能位。

(3)体位:在保证脊柱稳定的情况下,提倡体位的变换,并逐步适应俯卧位,俯卧位有利于伸髋及踝中立位,也可有效预防身体后部(尤其骶尾部)的压疮,髋膝屈曲紧张的产生,并促进膀胱排空。

(4)选择性的肌肉力量与耐力训练:急性卧床期的肌肉力量的锻炼应注意避免对骨折部位的影响,避免不对称性脊柱运动及扭转,适合的方法包括双侧徒手抗阻运动、双侧PNF模式训练、渐进性抗阻训练。

(5)直立活动及日常生活活动训练:早期的直立训练对于体位性低血压的预防有重要作用,注意角度的适应性训练及可以在训练时采用弹性绷带或穿弹力袜等。同时在直立的过程中进行与日常生活活动相关的训练,如个人清洁等。

2. 中后期(一般指术后 8 周以后)的康复治疗　中后期的康复训练重点以获得姿势控制和平衡能力,最大限度地恢复功能为主要目标。可以进行的训练内容包括:肌肉牵伸、上下肢以及躯干的肌肉力量与耐力训练,坐位平衡训练,站立训练,轮椅训练,步行训练等。

参考文献

[1] 黄迅悟,李超.关节结核与耐药诊断专家共识[J].中国矫形外科杂志,2020,28(12):1057-1061.

[2] 黄迅悟,李超.活动性关节结核一期人工关节置换专家共识[J].中国矫形外科杂志,2020,28(13):1153-1156.

[3] 徐洪伟,李超,郑润龙,等.2007~2019 住院骨关节结核患者的临床特征[J].中国矫形外科杂志,2020,28(13):1198-1201.

[4] 彭伟,郑润龙,李超,等.采用 Masququelet 膜诱导技术分期治疗足踝结核的临床分析[J].军事医学,2021,45(6),449-453.

[5] MOON M S,KIM S S.Tuberculosis of hip in children:a retrospective analysis[J].Indian J Orthop,2012,46(2):191-199.

[6] WANG Q,SHEN H.Cementless total hip arthroplasty for the treatment of advanced tuberculosis of the hip[J].Orthopedics,2011,34(2):90.

[7] NEOGI D S,YADAV C S.Total hip arthroplasty in patients with active tuberculosis of the hip with advanced arthritis[J].Clin Orthop Relat Res,2010,468(2):605-612.

[8] ERDÉLYI G,KISS J.Tuberculosis of the hip[J].Orv Hetil,2007,148(39):1857-1862.

[9] BIKO D M,DAVIDSON R.Proximal focal femoral deficiency:evaluation by MR imaging.Pediatr Radiol[J].2012,42(1):50-56.

[10] KARANTANAS A H.The role of MR imaging in avascular necrosis of the femoral head[J].Semin Musculoskelet Radiol,2011,15(3):281-300.

[11] 孙继桐,黄迅悟,等.33 例全关节结核的关节镜治疗经验总结[J].军事医学科学院院刊,2007(4):366-368.

[12] CHOWDHARY V,AGGARWAL A,MISRA R.Multifocal tubercular dactylitis in an adult[J].J Clin Rheumatol,2002,8(1):35-37.

[13] HIRABAYASHI K,MIYAKAWA J,SATOMI K,et al.Operative results and postoperative progression of ossification among patients with ossification of cervical posterior longitudinal ligament[J].Spine,1981,6(4):354-364.

[14] 陈晶,张军,吴小娥,等.早期骶髂关节结核的诊断及治疗[J].中国防痨杂志,2013,35(5):322-325.

[15] SAMUEL S,BOOPALAN P R.Tuberculosis of and around the ankle[J].J Foot Ankle Surg,2011,50(4):466-472.

[16] CHATTOPADHYAY P,BANDYOPADHYAY A.Primary diaphyseal tuberculosis of the tibia[J].Singapore Med J,2009,50(6):e226-e228.

[17] PROBST F A,KOCH M,LOHMEYER J,et al.Tuberculous extensor,tenosynovitis of the hand[J].Arch Orthop Trauma Surg,2012,132(8):1141-1145.

[18] VIJAY P G,JOSEPH M V.Retrospective analysis of varied clinical presentations and delayed diagnosis in tuberculosis affection of extremities[J].J Orthop Case Rep,2016,2(3):12-16.

[19] CHAU C L,GRIFFITH J F.Musculoskeletal infections:ultrasound appearances[J].Clin Radiol,2005,60(2):149-159.

[20] 张光铂,吴启秋,关骅,等.脊柱结核病学[M].北京:人民军医出版社,2007:223-225.

[21] 马远征,王自立,金大地,等.脊柱结核[M].北京:人民卫生出版社,2013:163-173.

[22] 徐洪伟,李超,黄迅悟,等.2007-2019 住院骨关节结核患者的临床特征[J].中国矫形外科杂志,2020,28(13):1198-1201.

[23] 薛海滨,张聪,顾苏熙,等.保守方法治疗脊柱结核的适应证和疗效分析[J].中国防痨杂志,2014,36(8):683-689.

[24] Medical Research Council Working Party on Tuberculosis of the Spine.A 15-year assessment of controlled trials of the management of tuberculosis of the spine in Korea and Hong Kong[J].J Bone Joint Surg(Br),1998(80):456-462.

[25] CHEUNG W Y,LUK K D.Clinical and radiological outcomes after conservative treatment of TB spondylitis:is the 15 years' follow-up in the MRC study long enough?[J].Eur Spine J,2013,22(Suppl 4):594-602.

[26] 骨关节结核临床诊断与治疗进展及其规范化专题研讨会学术委员会.正确理解和认识骨与关节结核诊疗的若干问题[J].中国防痨杂志,2013,35(5):373-381.

[27] JAIN A K.Tuberculosis of the spine:a fresh look at an old disease[J].J Bone Joint Surg(Br),2010,92(7):905-913.

[28] RAJASEKARAN S.Kyphotic deformity in spinal tuberculosis and its management[J].Int Orthop,2012,36(2):359-365.

［29］薛海滨，顾苏熙，张聪，等. 后路 360 度环形减压病灶清除植骨内固定治疗脊柱结核合并截瘫［J］. 中国防痨杂志，2015，37（3）：230-236.

［30］JUTTE P. Prediction of Deformity in Spinal Tuberculosis［J］. Clin Orthop Relat Res，2007（455）：196-201.

［31］ZHANG H，SHENG B，TANG M，et al. One-stage surgical treatment for upper thoracic spinal tuberculosis by internal fixation，debridement，and combined interbody and posterior fusion via posterior-only approach［J］. Eur Spine J，2013，22（3）：616-623.

［32］瞿东滨，金大地，陈建庭，等. 脊柱结核外科治疗的术式选择［J］. 中华骨科杂志，2005，25（2）：74-77.

［33］KUMAR M N，JOSEPH B，MANUR R. Isolated posterior instrumentation for selected cases of thoraco-lumbar spinal tuberculosis without anterior instrumentation and without anterior or posterior bone grafting［J］. Eur Spine J，2013，22（3）：624-632.

［34］张泽华，李建华，黄学全，等. CT 引导下置管引流局部强化化疗治疗结核性腰大肌脓肿和椎旁脓肿［J］. 脊柱外科杂志，2014，12（6）：326-330.

［35］张汛，王可然，高翔，等. 脊柱内镜下椎体内病灶清除及灌洗引流治疗腰椎结核的临床研究［J］. 中国骨与关节杂志，2020，9（7）：516-521.

［36］张佳林，乔永东，袁海峰，等. OLIF 技术联合后路 Wiltse 入路内固定治疗单节段腰椎结核［J］. 中国矫形外科杂志，2019，27（21）：1954-1959.

［37］CHEN J W，NIU C C，HSIEH M K，et al. Minimally invasive transforaminal lumbar interbody debridement and fusion with percutaneous pedicle screw instrumentation for spondylodiscitis［J］. World Neurosurg，2019（128）：E744-E751.

［38］金文婷，李娜，周晓岗，等. 宏基因二代测序技术对脊柱感染病原学诊断的价值［J］. 中国临床医学，2020，27（4）：567-571.

［39］薛海滨，罗小波，孙飞，等. 通道下后方经椎间孔入路病灶清除椎间植骨内固定治疗腰椎结核的效果分析［J］. 中国防痨杂志，2011，43（5）：457-463.

第七章　消化系统结核病

消化系统结核表现往往继发于受感染的痰液或血源性传播，在消化系统疾病的鉴别诊断中，结核病常被忽视，医生应了解消化系统结核病的特点，减少和避免延误疾病的诊断和治疗。

第一节　口腔结核

作为一种慢性传染病，结核病可以影响身体各个部位，包括口腔。结核分枝杆菌可经血流传播至上颌骨和下颌骨。开放性肺结核患者痰液中常含有大量的结核分枝杆菌，但口腔结核患者唾液中的结核分枝杆菌的浓度却明显较低。某些局部因素可能是口腔结核相对发病率较低的原因，包括黏膜免疫及口腔定植菌群的保护作用。

黏膜破损增加口腔结核的患病风险，因其可能导致结核分枝杆菌定植。口腔卫生不良、局部创伤、黏膜白斑病等也被认为是本病的危险因素。免疫受损患者如 HIV、糖尿病、营养不良、恶性肿瘤、长期使用糖皮质激素、慢性肾衰竭等，也是口腔结核的易发人群。

一、临床表现

口腔结核可分为原发性和继发性两类。原发性病变并不常见，可见于年轻患者，常与颈部淋巴结结核侵及口腔有关。继发性口腔结核通常与肺部疾病并存，可能发生在所有年龄段，但中老年人更易受累。继发性病变最可能的感染途径是肺部病原体进入痰中，并经痰液通过口腔黏膜破损处而进入深层组织。结核分枝杆菌也可能通过血源性途径被带到口腔组织，在黏膜下层沉积、增生并导致黏膜病变。

舌是最常见的口腔结核受累部位，可有多种表现形式，如溃疡、结节、裂隙、斑块或水泡。结核病也可以影响颊黏膜、牙龈、舌、唇、腭、腭扁桃体和口底。唾液腺、扁桃体和悬雍垂也常受累。原发性口腔结核常累及牙龈，表现为牙龈组织的弥漫性、增生性、结节性或乳头状增生，一般与区域淋巴结病有关，多见于儿童和青少年。这类患者的典型表现是单个无痛性溃疡，从牙龈边缘逐渐延伸到邻近口腔前庭的深处，伴有颈部淋巴结肿大。也可能表现为单发或多发溃疡，伴或不伴痛感，溃疡周围有红斑，不伴压痕，常伴有卫星病变。当口腔结核作为原发病变出现时，溃疡是最普遍的临床表现，一般沿舌侧缘发展，其底部有较厚的黏液沉积。这些舌部病变的特点是严重、不间断、进行性的疼痛，严重干扰了患者正常的营养摄入和休息。典型的舌结核性溃疡可能涉及舌尖、侧缘、中线和舌根。临床观察和显微镜特征证实，结核性溃疡的外观是不规则、苍白、不稳定、边缘反转、底部有肉芽的，且伴有脱落组织。

口腔结核的表现通常是不规则、表层或深层、伴有疼痛的溃疡，其大小趋于缓慢增加。常出现在有创伤的地方，临床上可能被误认为是单纯的创伤性溃疡，甚至是癌变。黏膜病变偶尔表现为肿胀、结节样、模块化或裂隙状病变，但没有明显的临床溃疡。结核病也可能累及上颌骨或下颌骨。微生物进入的一个常见方式是通过血流进入根尖周的炎症区域。这些微生物也有可能直接通过牙髓室和根管进入根尖周组织。产生的病变基本上是结核性根尖周肉芽肿或结核瘤；上颌骨或下颌骨的弥漫性受累也可能发生，通常是通过血源性传播而感染，但有时是直接蔓延，甚至是拔牙后。结核性骨髓炎经常发生在疾病的后期，预后不良。

二、口腔病理学的作用

根据临床表现，临床医生对口腔结核进行诊断非常困难。在评估慢性、结痂的溃疡时，临床医生应考虑感染性疾病的鉴别诊断，如原发性梅毒、深部真菌感染，以及非感染性疾病，如慢性创伤性溃疡和鳞癌。口腔溃疡应进一步通过切除活检及其组织病理学检查，抗酸杆菌涂片显微镜检查、培养，细菌和真菌培养等方法进行评估。由于口腔病变中的抗酸杆菌很少，其检查的敏感性非常低。在各种研究中，口腔病变的各种活检标本中抗酸杆菌涂片阳性率约为 7.8%。通常情况下，活检标本的组织病理学显示为典型的干酪样肉芽肿，中心坏死，周围有上皮样细胞、朗汉斯巨细胞和淋巴细胞浸润。然而，在免疫力低下时，如获得性免疫缺陷综合征，可能会出现非干酪样肉芽肿。口腔病变的活检可确诊，但因为肉芽肿样的改变在早期病变中可能不明显，所以在大多数情况下需要多次活检。如果不能进行活检，也可以尝试进行针吸细胞学检查。应做结核菌素皮肤试验（TST）和胸部 X 线检查以排除全身性结核。

在诊断困难的情况下，应将病史、临床和影像学检查联系起来。实验室确认和彻底的组织病理学检查对诊断是最重要的，微生物的培养是疾病的绝对证据。然而，分子检测如线性探针检测、核酸扩增检测和聚合酶链反应，以及微生物检测如培养、分枝杆菌生长指示管和 BACTEC 自动血液培养系统被认为是诊断结核病的最佳工具。

三、口腔结核病变的鉴别诊断

结核病的口腔病变在临床表现上是非特异性的，在鉴别诊断中常常被忽视，特别是当口腔病变出现在全身症状前时。因此，医生和牙医应该了解结核病的口腔病变，并在可疑口腔溃疡的鉴别诊断中考虑它们。

口疮性溃疡、创伤性溃疡、梅毒性溃疡和恶性肿瘤，包括原发性鳞状细胞癌、淋巴瘤和转移瘤，是口腔结核性溃疡的鉴别诊断。如前所述，最可能的临床诊断是鳞状细胞癌，这种情况下必须进行活检。最可能的情况是仅当组织学标本显示出肉芽肿性病变时，才会考虑结核病。这种情况下还需要考虑其他口部肉芽肿性疾病，如肉芽肿病、克罗恩病、深部真菌病、猫抓病、异物反应、三期梅毒和 Melkersson-Rosenthal 综合征。

四、治疗方法

口腔结核病变的治疗与系统性结核相同。目前，最有效的治疗方案需要 4 种药物（H、R、Z、E）联合治疗，在最初的 2 个月每天服用，然后再服用 3 种药物（H、R、E）4 个月。这种方案的难度促使 WHO 在 1997 年启动了一项新的全球结核病控制战略，即"直接面视下的短程督导化疗（directly observed treatment short-course, DOTS）"。这一策略的核心部分是由受过训练的人员进行直接观察，这既保证了患者对药物治疗的依从性，又减少了耐药性的可能性。

结核病的管理是艰难的，主要有两个原因：持久性和耐药性。尽管可以使用抗生素，但结核分枝杆菌却非常顽固，这可能是因为该细菌能够促进慢性炎症，将其封闭在组织内，抵御药物暴露。因此，药物治疗必须延长，以彻底破坏该细菌并防止复发。耐药性是基因突变的结果，导致药物敏感性的遗传性丧失。即使对单一药物的耐药性不会使治疗不成功，但耐药菌株使结核病的治疗变得更加昂贵和困难。为此，治疗结核需要更新、更有效的药物，以实现改善结核病控制的多个目标。

潜在的新药应缩短治疗时间，具有令人满意的耐受性，对耐药结核病病原体有药物活性，对 HIV 感染的肺结核患者有效，对潜伏肺结核有活性。

五、牙科医护人员的预防措施

由于接近患者的鼻腔和口腔，临床牙科实践很容易成为患者与牙医、患者与患者以及牙医与患者之间各种传染性疾病的传播途径。因此，应该建立一个屏障，以抑制各种传染性疾病的传播，并在进行临床治疗时避免交叉感染的威胁。牙科医生应在诊疗前对患者的结核病史进行了解，调查患者是正在接受治疗的活动性病例，还是未经治疗的活动性病例，或者是曾经被感染但目前未发病的病例。未经治疗的活动性病例对牙科医护人员的风险最大。

牙科医护人员面临着通过飞溅物、气溶胶或受感染的血液接触结核的风险。由于各种严重的疾病都是通过空气、血液传播的，或者可以通过接触其他体液传播，而且不可能知道哪些特定的患者被感染，所以避免直接接触体液、血液和黏膜是很有意义的。对活动性结核病患者的牙科治疗应限于紧急和必要的手术。

应提供高水平的手术室消毒和器械消毒。对于被识别为活动性结核的患者，应指定结核病隔离室，这些房间设备齐全，具有空气排出功能，与走廊呈负压关系，空气经处理后排放或在必须进行再循环的情况下经高效空气过滤器（high efficiency particulate air filter, HEPA）过滤，并用于减少操作中气溶胶产生的高容量吸引器。应避免使用便携式吸引器，因为它们会使空气循环。可以使用橡皮障来减少气溶胶的接触，但是如果发生咳嗽，就不应该使用。

应遵循正确的消毒程序、使用恰当的个人防护装备（帽子、眼罩、口罩、手套和手术服），并保持手部卫生。牙科保健人员应使用微粒口罩，因为标准的外科口罩不能防止结核病的传播。在诊间（患者之间）和诊中（患者治疗期间），如果口罩变湿，应定期更换。其他口腔器械和手机应定期清洗和高压灭菌。牙科感染控制计划的目的是带来一个安全的工作环境，使患者之间的医疗相关感染和牙科团队成员的职业暴露的风险最小化。

口腔结核病变比较少见且难以诊断，对从事治疗的牙科人员带来了潜在的感染性危险。所以，必须对每一个顽固的、不典型的口腔病变进行仔细检查，以便及早干预和预防，早期干预可使患者的发病率和死亡率降低。因此，应将结核病纳入可疑口腔病变的鉴别诊断中，以避免延误对该疾病的治疗。

第二节　食管结核

食管结核是一种罕见的肺外结核，病例报道较少。主要症状表现为吞咽困难、吞咽痛和胸痛，食管中段是最常见的受累部位，临床诊断困难。

一、食道临床特征

在大部分研究中，食管结核患者的平均年龄在 31～51 岁之间。在 Seo 等人的研究中，患者的平均年龄为 62 岁，年龄在 14～85 岁之间。男性占 50.5%，表明性别分布均等。吞咽困难是最常见的症状，其他症状包括吞咽痛、胸痛和咳嗽。在这些患者中，发热、厌食和体重减轻等全身症状较少见。

二、内镜和超声内镜检查

受累部位以食管中段最为常见，其次为食管下段，食管上段受累最少见。在食管镜检查中，常见的镜下表现包括溃疡、黏膜下隆起、外源性压迫，其他不常见的镜下表现包括狭窄、窦/瘘、憩室和食管癌样生长。

食管结核患者的超声内镜下表现：纵隔淋巴结肿块是食管结核的常见表现，淋巴结主要表现为低回声或混合回声。

三、影像学检查

食管钡餐造影主要表现为外源性压迫和瘘，其他相对比较少见的表现是食管狭窄和不规则黏膜、溃疡、憩室、假瘤和食管弯折。

CT 是最常用的横断面成像技术，最多见的影像学表现是淋巴结肿大，有纵隔淋巴结肿大、颈部淋巴结肿大、和食管壁增厚。其他不常见的表现包括食管包块、纵隔气肿和气胸。CT 上也可见其他部位的结核病变,其中以活动性肺结核多见。

四、病原学及病理学检查

通过内镜活检/手术标本的组织病理学或细胞学方法是食管结核确诊的基础,镜下表现为肉芽肿性炎症,部分患者有干酪样肉芽肿。文献报道 63 例患者有微生物学证据,通过齐-内染色(Ziehl-Neelsen staining)显示阳性。其中 2 项研究报道了抽吸物具有干酪样特点。

五、治疗

采用标准的抗结核治疗方案,2~3 个月强化期使用异烟肼、利福平、乙胺丁醇和吡嗪酰胺,巩固期 10 个月,使用异烟肼、利福平、乙胺丁醇。

六、并发症及处理原则

食管结核最常见的并发症是食管气管/食管纵隔瘘和咯血。纵隔脓肿和食管皮瘘的发生率较低。合并食管气管/食管纵隔瘘的患者,通常会表现为吞咽时咳嗽和吸入性肺部感染。食管结核患者主要经食管造影和/或食管镜确诊为气管食管瘘,部分患者经胸部 CT 诊断。

食管结核合并食管气管/食管纵隔瘘的患者大多需要除抗结核治疗以外的干预措施。短期放置鼻胃和经皮内镜下胃造瘘(percutaneous endoscopic gastrostomy,PEG)管可绕过病变食管,促进瘘管愈合。患者也可接受可回收支架置入,在 Rajasekar 等人的研究中,置入的三个支架均在 6 周后被移除。

第三节 胃 结 核

胃结核是结核分枝杆菌感染导致的一种极其罕见的病症,其在表现上与胃癌有相似之处。目前对这种罕见疾病的绝大多数认知源自个案报道,病例系列报道也很稀少,因此关于胃结核的大部分问题还是未知。胃结核通常只有在手术后才能诊断。内镜检查以及内镜引导下活检也是可选的诊断方法。伴有并发症的胃结核患者具有手术指征。胃结核患者对抗痨治疗反应良好。

一、流行病学特征

结核病是一个世界范围内的健康问题,在发展中国家有很高的患病率。腹部结核是第三常见的肺外结核,占肺外结核病例的 12% 以及全部结核病例的 2%~3%。腹部结核中最常见的部位是回盲部,其次是腹膜和肠系膜。肺外结核更好发于免疫抑制人群。据报道胃结核占所有消化道结核的 0.5%~3%。胃十二指肠结核的发病率为 0.5%,而孤立性胃结核甚至更罕见,仅占全部结核病例的 0.1%~2%。在非结核流行地区,HIV 阳性的肺结核患者中,胃结核占比<1%。据报道,在常规尸检中,胃结核检出率仅有 0.03%~0.21%,在患有肺结核的患者尸检中,胃结核的检出率则为 0.3%~2.3%。

相较于女性,胃结核在男性中更常见,其男女比例为 2.8∶1。目前胃结核患者中,年龄最小者 15 岁,年龄最大者 81 岁,大多数患者年龄在 15~62 岁之间。

二、病理学特点

胃结核可能形成溃疡,或者形成结节样的肥大肿物或者溃疡性肥大病变,在极少见的情况下形成脓肿。呈现结节样肥大的胃结核形似胃癌。溃疡是胃结核最常见的病变类型,溃疡可以单发或多发。胃结核的溃疡最易形成于胃小弯侧的幽门区域。溃疡常常不规则并伴有基底坏死,有的病灶可能因溃疡过深而导致穿孔或与邻近器官(最常见的是横结肠)形成瘘管。

肉芽肿样炎性病变可累及黏膜层、黏膜下层或浆膜层。这些肉芽肿可能会融合并在中央出现典型的朗汉斯巨细胞和淋巴细胞的干酪样坏死,但这些细胞也可能不发生干酪样坏死。在这些形成不佳的不伴有坏死的肉芽肿当中,出现抗酸杆菌具有诊断意义。尽管不常见到,出现抗酸和抗酒精的杆菌是具有特异性的,而细菌培养对于诊断很重要。胃结核患者通常会出现区域淋巴结增大,因此需要仔细检查,而这些淋巴结往往包含不容易在胃壁中发现的小颗粒。

三、发病机制

胃结核可能起源于原发性结核分枝杆菌感染,或者继发于肺结核或多灶性消化道结核或粟粒性结核。原发性或孤立性胃结核很罕见,通常与免疫缺陷状态和肺结核相关。Mitchell 和 Bristol 曾报道,在患有肺结核的患者中,胃结核比例增加了 4.5%,而在重症肺结核患者中则增加了 25%。

基于胃受累的模式以及胃受累是孤立性还是与其他器官系统相关,胃结核可以分为以下类型。

(1)病灶局限,胃孤立受累并形成原发综合征,伴有相关腹部淋巴结的干酪样变。

(2)继发于肺结核,因吞咽结核分枝杆菌引起。作为消化道结核多灶性受累的一部分。

(3)粟粒性结核,由于全身广泛结核累及胃部,最常见于免疫抑制的患者。

胃结核罕见可能与胃缺乏黏膜淋巴组织、高度酸性的环境、胃酸的杀菌作用以及胃排空时间相对较快(胃的持续蠕动导致病原微生物快速通过)有关,同时完整的胃黏膜也形成了胃壁的局部免疫力(表 3-7-1)。

表 3-7-1　既往报道病例和病例系列中的胃结核分类

胃结核分类	数量/例	胃结核分类	数量/例
原发胃结核	26	与其他部位消化道结核相关的胃结核	3
继发于肺结核的胃结核	12	HIV 阳性胃结核	2

胃结核最常见的部位是胃小弯侧靠近幽门前区域,因为该部位存在淋巴滤泡。该区域同时也是胃酸相关消化性溃疡最常见的部位,这些溃疡可导致黏膜破坏。结核分枝杆菌可以通过溃疡、胃炎、糜烂以及瘀斑导致的黏膜破坏而感染胃壁。胃壁弥漫受累的胃结核很罕见。

有研究认为胃结核与胃癌之间存在关联,Guntani 和 Chowdhary 等的研究均提示,大约有 10% 的胃结核可能发展为胃癌。而与胃癌相关的免疫抑制状态可成为胃结核的诱发因素。

结核分枝杆菌感染胃部的可能途径有以下几种。

(1)存在诱发因素的情况下,因为吞咽带菌痰液而直接感染胃黏膜。

(2)邻近器官结核病灶的扩散。

(3)血行播散,该途径也被认为是胃结核最常见的感染方式,因为结核病灶最常见于胃黏膜下层。

(4)逆行淋巴扩散或经邻近回肠淋巴结扩散,该途径中细菌通过跨肠腔转运到达黏膜下淋巴结,随后定殖在淋巴结中并形成肉芽肿。

(5)源于溃疡或者恶性肿瘤的双重感染。

孤立性或原发性胃结核的主要原因有:①摄入未经巴氏消毒的牛奶而感染牛分枝杆菌;②严重免疫抑制状态,其高危人群组成包括:HIV 感染者,因器官移植或长期使用糖皮质类激素而导致的免疫抑制状态者。其他高危人群包括患有糖尿病的老年人、源自结核流行地区的移民、酗酒者以及静脉吸毒者。

四、临床特征

胃结核并无特异性的临床特征。患者常常表现出并不特异的消化道症状,最常见的主诉是非特异性上腹痛,其次是上腹部不适,这种不适经常被描述为轻中度的持续压榨感。患者也会表现出结核的常见症状,如纳差、体重减少、盗汗、夜间发热、疲劳、乏力和气促。根据胃结核病灶的不同位置和类型,患者可能会出现胃流出道梗阻的症状,如呕吐、体重下降、进食后上腹胀。因为这些表现同样出现在胃的恶性肿瘤中,常常给诊断造成困难。患者也可能会出现呕血、黑便。在文献报道中,10 例患者出现了呕血。其他被报道过的胃结核的罕见临床表现还包括:胃穿孔、胃结肠瘘、胃支气管瘘。胃结核患者可能出现持续的消化不良,这种表现因与消化性溃疡相似而导致诊断延误,也有部分患者同时存在消化性溃疡。当胃结核患者同时存在消化道其他部位受累时,将进一步增加诊断难度,因胃结核本身的罕见性而常常造成漏诊。

Nayyar 等人报道了一例结核性胃脓肿,患者表现为上腹痛及持续发热。文献报道过的其他症状还包括:黑便、呕血、腹泻、吞咽困难以及不明原因发热。这些患者在检查时常常发现有贫血。患者可能因胃窦肥大而在上腹部触及一个包块。胃结核患者中极少出现巨大包块(表3-7-2)。

表 3-7-2　胃结核的不同表现

不同表现	病例数量/例	不同表现	病例数量/例
胃流出道梗阻	16	结核性胃炎	2
血肿	10	不愈合的胃溃疡	2
穿孔	6	不明原因发热	1
形似胃癌	5	脓肿	1
形似胃肠间质肿瘤	1		

五、诊断

胃结核本身很罕见,导致其诊断困难。诊断依据主要来自临床特征、流行病学、影像学检查以及生化检查,但确诊胃结核需要有结核分枝杆菌感染的组织学证据。根据 Das 和 Shukla 的报道,仅有 50% 的胃结核病例获得准确诊断,因为该疾病并不在结核诊断的常规考虑中。在已报道的大部分胃结核病例中,诊断都是基于术后切片的病理学检查,因为术前活检病理常为阴性。

(一)影像学检查

对于任何怀疑胃结核的患者都应该行 X 射线胸部平片检查,因为大多数胃结核都是继发于肺结核,胸片检查同时还能诊断肺结核。据 Mukherji 和 Singhal 报道,多达 20% 的胃结核病例在胸片检查中发现了肺结核病灶。

在有的病例中,因病灶出现在胃窦而导致胃流出道梗阻,X 射线腹部平片检查可见胃扩张和液体集聚。

(二)超声

在胃结核中,超声检查可发现低回声的幽门肿物,也可以发现增大的肠系膜、腹腔以及主动脉周围淋巴结。超声也能发现腹水和腹膜增厚。

(三)内镜超声

Sharma 等人的研究表明内镜超声是描述胃结核病灶特征的很好手段。内镜超声也可以获取样本用以细胞学检查和聚合酶链反应。Nayyar 等人推荐对疑诊断胃结核患者行内镜超声引导下活检,该检查能使诊断更加快速便捷。

(四)腹部增强 CT

在 Arabi 等人报道过的一个病例中,腹部增强 CT 显示胃窦低密度病灶,肠系膜多发肿大淋巴结,腹水以及腹膜增厚。在大多数病例中,CT 仅显示胃壁弥漫增厚。Espinoza-Rios 等人报道了一例多系统结核,该患者的 CT 显示胃因淋巴结的外在压迫而扩张。在另一个病例中,腹部增强 CT 显示胃食管连接处下方胃小弯增厚。

(五)聚合酶链反应

Kim 等人的研究发现,对活检组织进行聚合酶链反应检查有助于诊断胃结核同时也能排除克罗恩病。Moghadam 等人报道,聚合酶链反应对诊断胃结核的灵敏度为 27%～75%,特异度为 100%。Settbas 等人认为聚合酶链反应方法是诊断胃结核最有效的方法,因为 48 小时内内即可获取结果,使得疾病的早期诊断成为可能。

（六）细针抽吸细胞学检查

细针抽吸细胞学检查可在超声引导下从肥大肿物或胃灌洗液中获取样本。Nussinson 等人曾报道在胃液中发现抗酸杆菌，并从胃灌洗液中培养出结核分枝杆菌。细针抽吸细胞学检查也能从增大的干酪样淋巴结中获取样本。

（七）内镜检查

上消化道内镜检查对于定位和诊断胃部病变具有重要作用。胃结核在内镜下的常见表现为黏膜下病变或近胃窦处小弯侧溃疡。结核性溃疡可能面积较大，形状不规则，单发或多发。由于胃结核病灶位于黏膜下，在活检时获取较深处的样本对于诊断十分重要。胃结核的内镜下表现常常会与胃癌相混淆，因为两者的病灶均为溃疡性肿物或胃窦处的浸润性肿物。Kalac 等人报道了一个胃结核病例，该患者的内镜下表现提示全胃炎。内镜检查也能发现胃结核患者的出血性溃疡或出血点。Rao 等人认为，内镜活检对于诊断胃结核效果不佳，因为胃结核病灶位于黏膜下，而内镜活检常常不能取得黏膜下组织。Jain 等人发现了内镜刷在诊断胃结核中的作用。在他们的研究中，使用内镜刷诊断了 10 例患者中的 7 例。Nayyar 等人报道了一例结核性胃脓肿，内镜下见胃体黏膜萎缩，皱褶增大伴黏膜易碎，胃底呈现花边网状样。该患者的活检提示胃底呈活动性伴慢性非活动性胃炎，胃体淋巴组织增生，活检及聚合酶链反应未检出结核分枝杆菌，胃抽吸液在培养 13 天后长出结核分枝杆菌。

相关文献报道的胃结核病例中，有 3 例依靠内镜引导下活检诊断，有 1 例患者接受了根治性手术并通过术后病理诊断。

（八）其他诊断方法

无论何时，当疑似诊断胃结核时，结肠镜检查也应该成为诊断的一部分，因为回盲部是消化道结核最常见的部位，已有文献报道过同时存在两个部位结核的情况。钡餐检查并不特异，可能发现幽门狭窄或溃疡形成。

血液学、生化以及结核菌素试验无特异性。对于疑诊胃结核的患者，很重要的一点是使用快速尿素酶实验排除幽门螺杆菌感染。Araujo 等人表明，结核分枝杆菌分泌的一些抗原，如培养滤液蛋白 10（CPF-10）、早期分泌抗原 6（ESAT-6）、27kD、38kD 在诊断结核上有一定作用，但这些发现尚未被证实。这些抗原会诱导 γ 干扰素（IFN-γ）、肿瘤坏死因子 α（TNF-α）产生。

六、鉴别诊断

胃结核重要的鉴别诊断包括：胃癌、淋巴瘤、克罗恩病、消化性溃疡病、梅毒、结节病。如果患者存在持续症状以及肺结核病史或结核接触史，则有助于与其他疾病相鉴别。对于胃结核诊断至关重要的是内镜和组织学检查。克罗恩病、结节病和梅毒在病理上呈现出非干酪性肉芽肿。术前病理检查通常难以鉴别胃结核与胃癌，因为胃窦区域胃小弯处的结核病灶通常位于黏膜下。淋巴瘤患者的 CT 扫描显示出不同层面的多发肿大淋巴结。已报道的病例中仅有 2 例同时存在胃结核与恶性肿瘤，其中 1 例与急性髓系白血病相关。

七、治疗

胃结核的治疗取决于患者症状、临床表现以及并发症。病程的所有阶段均对 9～12 个月的常规四联抗痨治疗反应良好。治疗方案组成包括：异烟肼［5mg/（kg·d）］、利福平［（10mg/（kg·d）］、乙胺丁醇［（20mg/（kg·d）］、吡嗪酰胺［（30mg/（kg·d）］治疗 2～4 个月，序贯异烟肼和利福平继续治疗 6～12 个月。文献报道该方案是有效的，可以快速消除炎症和症状。短期治疗也能消除包块和溃疡。除了尽快启动标准抗痨治疗，患者的每个临床表现和任何相关并发症都应该重视。因此，依据患者的不同状态，对胃结核的处理措施可以是对症治疗、择期手术或急诊手术。胃结核的患者可能出现胃炎、出血或胃流出道梗阻。Salpeter 等的研究结论是，手术干预并不是胃结核治疗所必需的，除非患者出现急性并发症。穿孔是唯一需要手术处理的并发症，其他并发症都可以保守治疗。

继发于胃结核的胃流出道梗阻在处理时具有一定困难，因为流出道梗阻导致药物递送不良。

对于存在胃流出道梗阻的患者,治疗选择包括以下两种。

(1)对幽门十二指肠狭窄进行内镜球囊扩张。

(2)手术干预:胃切除重建术或胃旁路术。

对于诊断及时的胃结核患者,内镜球囊扩张术是理想选择,这也能避免大手术和死亡。球囊扩张对于处理急性梗阻是非常有效和安全的,也是结核导致的胃流出道梗阻的一线治疗推荐。抗痨治疗应该与扩张操作同时启动。

已报道的胃结核病例中,大部分患者都接受了外科手术,因为这些患者并未在术前获得诊断。对于术前并未获得明确诊断,且需要与恶性肿瘤相鉴别的疑诊胃结核患者,倾向于选择胃切除联合胃十二指肠吻合术。对于术前已诊断明确的胃结核患者,接受的是胃旁路术。胃空肠吻合术比幽门成形术更受欢迎,因为幽门十二指肠周围的强烈纤维化反应会影响幽门成形术的安全性。

对于因胃结核而导致穿孔性腹膜炎的患者,在启动初始复苏后,手术是治疗的主要选择。在已报道的6例胃穿孔患者中,5例患者接受了远端胃切除,只有1例患者接受了一期缝合联合保守治疗。有血肿的患者通常可保守治疗,在已报道的10例患者中,2例患者接受了楔形胃切除。

第四节 肠 结 核

结核分枝杆菌感染引起的肠结核是一种特异性感染性肠炎,约占全部结核患者的1%~3%。肠结核是肺外结核的一种,在肺外结核中低于淋巴系统、泌尿生殖系统、骨关节及中枢神经系统的感染率。肠结核的发病率与宿主的免疫力关系密切。据欧美国家统计,在免疫力正常的宿主,肺外结核约占全部结核病例的20%,但在AIDS患者中可达50%。肠结核曾经是我国的常见病。随着经济发展和卫生条件的改善,近年来我国肠结核病例数有下降趋势。但由于肺结核在我国依然高发,而肠结核与肺结核关系密切,故临床仍需重视和警惕。

一、病因和发病机制

肠结核的病原体多数是人型结核分枝杆菌。少数患者是牛分枝杆菌,可能是饮用未经充分消毒的乳制品所致。肠结核的致病途径主要包括四种:①经口感染;②直接侵犯;③血行播散;④原发感染。

经口感染是肠结核患者最主要的感染途径。患者多合并肺结核,因吞下含结核分枝杆菌的痰液而引起本病。与开放性肺结核患者密切接触也可能罹患肠结核。在抗结核药物问世以前,尸检发现肺结核死亡患者半数以上合并肠结核。肺结核患者是否出现肠结核,与宿主自身免疫力有关,也取决于肺结核本身的严重程度。例如轻型肺结核合并肠结核的比例仅有1%,而严重肺结核则高达25%。按易感性排序,肠结核的好发部位依次是回盲部、升结肠、回肠、空肠、阑尾、横结肠、降结肠、十二指肠、乙状结肠和直肠,其中回盲部受累的比例高达80%。其原因可能是由于回盲瓣对肠内容物有生理性滞留作用,含有结核分枝杆菌的肠液在此处停留时间较长,加之回盲部淋巴组织丰富,故成为肠结核最好发的部位。

除了经口感染,肠结核尚有其他致病途径。例如,腹盆腔其他部位结核(如腹腔淋巴结核、子宫结核等)感染可直接蔓延、侵犯肠道,引起肠结核。少数肠结核可由粟粒性肺结核或全身性结核病血行播散引起。偶尔肠道也可以是结核分枝杆菌的原发感染部位,但较为罕见,据估计仅占全部肠结核病例的1%。

肠结核的组织病理学改变是理解本病临床表现的基础。肠结核的大体形态学可分为溃疡型(60%)、增生型(10%)及混合型(30%)三种。当机体免疫力下降,侵犯肠道的结核分枝杆菌数量多、致病力强时,则易造成溃疡型改变,反之则多为增殖型。

溃疡型是肠结核最常见的病理类型。结核分枝杆菌侵犯肠黏膜后,被巨噬细胞吞噬并带至黏膜下层。结核分枝杆菌进而侵犯肠壁的派尔集合淋巴结和孤立淋巴滤泡,形成特异性结核肉芽肿。受结核分枝杆菌感染之影响,肠壁发生闭塞性血管炎,局部血供变差,致使部分结核肉芽肿中心发生干酪样坏死。

干酪坏死性肉芽肿是肠结核特征性改变,有别于克罗恩病的非干酪性坏死,也是这两种疾病的鉴别要点之一。需要指出的是,肠结核患者内镜活检发现肉芽肿的比例较高,顾清等报告肠结核肉芽肿活检阳性率为70.1%,其中75.0%位于黏膜固有层。但这些多为非特异性肉芽肿改变,并非干酪性坏死,故对肠结核诊断意义有限。典型的干酪性坏死常位于黏膜下层,活检阳性率很低。何瑶等报道国内一组多中心肠结核病例,内镜活检标本检出干酪性坏死的阳性率仅为4.4%。

受缺血影响,肠黏膜表面坏死脱落而形成小溃疡。随着病变进一步发展,小溃疡可相互融合、增大。北京协和医院刘彤华等报道53例肠结核病例,其肠溃疡最大可达5cm×3cm。肠结核溃疡可单发或多发,深浅不一,深者可达固有肌层甚至浆膜层,边缘往往不规整,呈鼠咬状。由于结核分枝杆菌易侵犯淋巴系统,沿肠淋巴管走向形成溃疡,所以在内镜下典型的肠结核溃疡呈环腔分布。这是肠结核的重要内镜特征,有助于和克罗恩病鉴别,后者病变大多沿肠系膜走行,表现为纵行溃疡或阿弗他溃疡。肠结核溃疡修复时可因瘢痕收缩导致环形狭窄。北京协和医院报道的53例肠结核中,43例(81.1%)出现环腔狭窄,其中半数以上为多发,狭窄病变数从2个到10个不等。肠结核病程迁延,常与周围组织黏连,故很少发生急性肠穿孔,但可因溃疡慢性穿孔而引起腹腔脓肿或肠瘘。病变肠段动脉管壁增厚,内腔狭窄甚至闭塞,故肠结核很少引起下消化道大出血。溃疡局部肠系膜往往增厚,肠系膜淋巴结肿大,淋巴结可有干酪样坏死,部分会出现钙化。

增生型肠结核较少见,好发于原发性肠结核。由于纤维组织增生、瘢痕形成等,病变部位可形成肿块,易被误诊为肠肿瘤。病变肠段浆膜可出现灰白色结核小结节。混合型肠结核肠黏膜不仅有溃疡,也有结核性肉芽肿及瘢痕形成,故增生性狭窄和瘢痕性狭窄可同时存在。这一特点也可见于溃疡型肠结核的恢复期。

二、临床表现

肠结核患者以中青年居多,20~40岁者占60%~70%。女性患者多见,男女比例约为1:3。北京协和医院统计53例肠结核男女之比为1:6.6。

(一)腹痛和腹部包块

肠结核的临床表现以右下腹痛和包块最为多见。80%~90%的肠结核患者有慢性腹痛,回盲部是好发部位,故腹痛多在右下腹,少数在脐周或全腹。肠结核起病大多隐匿,常为隐痛,有时可出现绞痛。合并肠梗阻或穿孔时腹痛加剧。进食可诱发及加重疼痛,可能与胃-结肠反射使肠蠕动增强有关。排便或呕吐后腹痛常减轻。

30%~60%的肠结核患者出现腹部包块,也以右下腹多见,比较固定,质地中等偏硬,伴有压痛。溃疡型或增生型肠结核均可出现腹部包块,产生机制与病变肠段与周围组织黏连有关,或同时由肠系膜淋巴结结核所致。

(二)腹泻

慢性腹泻是肠结核的症状之一,但发生率并不高,在10%~30%。腹泻多见于溃疡型肠结核,而增生型肠结核多以便秘为主。腹泻次数因病变严重程度和范围不同而异,一般每日2~4次,多出现于腹痛之后。溃疡型肠结核病变范围广泛时,腹泻次数每日可达10余次,粪便呈糊样。当肠结核累及远端结肠时,可出现类似溃疡性结肠炎的脓血便,但发生率较低。肠结核罕见累及直肠,因此患者通常不伴有里急后重。若小肠结核广泛侵犯肠系膜淋巴组织,使淋巴管阻塞,或继发肠腔狭窄、肠梗阻时,可引起小肠细菌过度生长,从而导致吸收不良性腹泻。

部分肠结核患者会出现腹泻与便秘交替,发生率约为30%,以往曾认为是肠结核的特征性表现,现在认识到这只是肠结核引起的肠道功能紊乱,也可见于其他慢性肠道疾病,故并无诊断意义。

(三)全身症状

肠结核患者可有结核中毒症状如发热、盗汗、乏力、消瘦、食欲下降等。若肠结核患者同时合并其他部位结核(如肺结核),会有相应的症状,甚至因该症状突出(如咳嗽、咯血)而掩盖肠结核。相对而言增生型肠结核全身情况一般较好,无发热或仅有低热,而溃疡型肠结核的发热等全身症状更为显著。

（四）并发症

随着抗结核治疗的普及，肠结核相关并发症已不多见，但仍时有发生，临床应加强认识。肠梗阻是肠结核最常见的并发症。北京协和医院报告的一组肠结核患者中，肠梗阻发生率达 77.4%（41/53），多为慢性不全肠梗阻。文献报告肠穿孔发生率为 1%～10%，通常为慢性穿孔，穿孔后可形成瘘管或局限性腹腔脓肿，以右下腹最多见，但发生率远低于克罗恩病。偶尔当肠结核溃疡较深或梗阻严重而发生急性穿孔，但临床少见。北京协和医院 53 例肠结核中，仅有 1 例出现急性穿孔。如前文所述，由于肠结核的病理改变属于闭塞性血管炎，故很少引起出血。文献报道肠结核造成下消化道出血的发生率为 2%～4%。

三、辅助检查

（一）血液学和粪便检查

肠结核患者贫血不少见，多为轻至中度贫血，北京协和医院统计表明肠结核的贫血发生率约为 50%。血白细胞计数一般正常，出现急性并发症（梗阻、穿孔）时会增高。红细胞沉降率和 C 反应蛋白多增高，可作为评估肠结核活动程度的指标之一。

结核菌素皮肤试验（PPD 试验）或 γ 干扰素释放试验（国内常用 T-Spot TB 试验）阳性有助本病诊断。李玥等前瞻性观察了 93 例疑诊肠结核或克罗恩病的患者，发现 T-Spot TB 试验阳性诊断肠结核等敏感性为 84.2%，特异性为 75.4%。T-Spot TB 试验阳性的患者罹患肠结核的风险比（hazard ratio，HR）为 7.0（95%CI=1.9-25.7）。徐蕙等针对 T-Spot TB 试验对亚洲人群肠结核和克罗恩病的鉴别价值进行了荟萃分析，发现该试验阳性诊断肠结核的敏感性为 82.8%，特异性为 86.7%，阳性似然比为 6.87，阴性似然比为 0.17。

肠结核患者粪便多为糊样，肉眼观察大多无黏液或脓血，但显微镜检可有少量白细胞和红细胞，粪便隐血可呈阳性。以往曾用粪便浓缩法找抗酸杆菌，或用粪便标本做结核分枝杆菌培养以诊断肠结核，但费时耗力，且阳性率较低。在排菌性肺结核患者的粪便中找到结核分枝杆菌，还需要排除吞咽带结核分枝杆菌痰液所致，故临床意义有限。在粪便中找到抗酸杆菌时，还需要结合其他临床表现来解释其意义。李融融等曾报告 1 例 27 岁青年男性，腹痛 4 年，升结肠和盲肠多发溃疡，粪便结核分枝杆菌培养阳性。但经历 3 个月的抗结核治疗病情反而加重，出现肠梗阻。最终经剖腹探查和手术病理确诊为克罗恩病。

（二）影像学检查

影像学检查对于肠结核有诊断价值。常用方法包括 X 线钡剂造影、CT 或 MRI 小肠重建等。CT 和 MRI 有替代传统钡剂造影的趋势。在溃疡型肠结核，钡剂在病变肠段排空很快（激惹现象），而在病变的近段和远端肠段则充盈良好，称为 X 线钡剂的"跳跃征"。病变肠段如能充盈，则显示黏膜皱襞粗乱、边缘不规则。也可见肠腔狭窄、升结肠缩短变形等。CT 若发现肠壁不规则增厚，溃疡形成，肠系膜淋巴结增大、中央低密度（坏死）及钙化等，有利于肠结核的诊断。

（三）内镜检查

结肠镜可观察全结肠及回肠末段，并取活检，对肠结核的诊断及鉴别诊断意义重大。内镜下肠结核病变处肠黏膜表现为充血、水肿，典型病变形态为环腔溃疡，溃疡边缘不整齐，可呈鼠咬状，有别于克罗恩病的纵行溃疡或阿弗他溃疡，也不同于白塞综合征边缘整齐的孤立性大溃疡。肠结核可出现大小及形态各异的炎性息肉，肠腔可有不同程度的狭窄。如果内镜活检发现干酪性坏死肉芽肿或结核分枝杆菌，可以确诊肠结核，但多数情况下活检病理仅有非特异性炎症改变。

当肠结核病灶主要位于小肠，结肠镜和影像学检查不能确诊时，可考虑行小肠镜或胶囊内镜检查。前者优势在于可取活检，但属于侵入性检查；后者无创，但禁用于肠梗阻患者。

四、诊断和鉴别诊断

临床遇有以下情况应怀疑肠结核：①中青年患者（特别是女性）出现腹痛、排便习惯改变、右下腹压痛、腹部包块；②原因不明的肠梗阻，伴发热、消瘦、盗汗、纳差等全身症状；③钡剂检查或行 CT/MRI 检查发现跳跃征、肠道溃疡、肠壁增厚、肠管变形和狭窄等；④结肠镜检查发现回盲部炎症、溃疡、炎性息肉或肠腔狭窄，溃疡为环腔分布以及病变局限于回盲部者需加倍怀疑；⑤有其他部位结核的证据，尤其是活动性肺结核、腹盆腔结核；⑥PPD 试验或 T-Spot TB 试验强阳性。

符合以下任一条可确诊为肠结核：①病变组织抗酸染色找到结核分枝杆菌；②病变组织病理检查发现干酪坏死性肉芽肿；③病变处取材培养结核分枝杆菌阳性；④病变处取材做动物接种有结核改变。只有通过内镜活检或手术切除病变，才可能符合上述诊断标准，且阳性率较低，因此该标准在实际工作中应用价值有限。对活检标本采用聚合链反应以快速（48 小时内）得到检测结果，对于肠结核有一定的诊断价值，但应做好检验质控，避免因操作过程的污染而产生假阳性结果。

对高度怀疑肠结核而又不能确诊的病例，可给予试验性抗结核治疗。肠结核患者通常在治疗 2 周内症状即有改善，治疗数周后（2～6 周）病情明显好转。2～3 个月后内镜检查证实溃疡愈合或炎症消退，则肠结核的临床诊断可以成立，应继续完成正规的抗结核疗程。对诊断不明而又有手术指征的病例可行手术探查，依靠手术病理有望确诊本病。

肠结核最重要的鉴别诊断是克罗恩病（Crohn disease，CD）。两者临床表现较为相似，但治疗方向却完全相反。对误诊为 CD 的肠结核患者应用糖皮质激素、免疫抑制剂或生物制剂，可造成严重后果，故准确区分 CD 和肠结核极为关键。遇有典型病例时，鉴别这两种疾病多无特殊困难。但具体工作中，患者常缺乏特征性表现，需要综合临床、血液学、影像及内镜改变进行分析。

五、抗结核治疗

坚持早期、适量、全程、联合、规律应用抗结核药物是肠结核的治疗原则。休息和营养支持对于保证疗效十分重要。少数患者可能需要手术治疗。

多数肠结核经药物治疗可治愈，但少数病情较重者可能需要手术治疗。手术适应证包括：①肠穿孔或肠瘘；②保守治疗无效的肠梗阻；③严重消化道出血。为防止结核分枝杆菌播散，必须做好围手术期的防护工作。

对于敏感型肠结核，要求使用 3～4 种一线抗结核药，疗程在 1 年以上。根据 WHO 的推荐，肠结核治疗方案至少应包含 6 个月的利福平（2HRZE/4HR），以往应用较多的 2HRZE/6HE 易诱导结核分枝杆菌耐药和治疗失败，现已逐渐停用。肠结核通常需要较长的疗程，强化期一般 2～3 个月，总疗程一般在 12～18 个月，以减少复发。

若患者不能耐受一线抗结核药，可用喹诺酮类、氨基糖苷类、对氨基水杨酸异烟肼等替代。

第五节　结核性腹膜炎

结核性腹膜炎（tuberculous peritonitis，TBP），是由结核分枝杆菌感染腹膜引起腹腔慢性弥漫性炎症，是临床常见的腹腔结核病。结核性腹膜炎占所有结核病例的 0.10%～3.50%，占所有肺外结核病的 4.0%～10.0%。本病可发生于任何年龄，以 20～40 岁成年人为主，随着年龄的增长，结核性腹膜炎的发病率逐年下降。以女性好发，可能与女性盆腔较易感染结核分枝杆菌并逆行感染所致，男女发病比例（1∶4.6）～（1∶1.7）。

一、病因和发病机制

（一）直接蔓延

多数患者由腹腔内原发结核病灶（如输卵管结核、盆腔结核、肝脾结核、肠结核、脊柱结核）直接蔓延所致，部分由肠系膜淋巴结结核破溃引起，是本病的主要感染途径，约占本病感染发病原因的 5/6。

（二）淋巴、血行播散感染

肺结核病灶中结核分枝杆菌可以通过淋巴、血行播散感染腹膜引起粟粒型结核性腹膜炎，是全身血行播散性结核的一部分。较少病例来源于骨结核或泌尿生殖系统及盆腔结核播散。

（三）直接饮入

饮入未进行巴氏消毒的含牛分枝杆菌的乳制品引起结核性腹膜炎，虽已有报告但缺少更多的直接证据。临床上极少见。

二、病理变化

结核性腹膜炎按其主要的病理改变可分为渗出型、黏连型、干酪样坏死型和混合型。临床渗出型最多见，黏连型次之，而干酪样坏死型少见；也有认为黏连型最多见，渗出型的认定主要与临床上发现的早晚及判断有无腹水的标准不同有关。在病情发展过程中，临床上常见两种或三种类型并存，称为混合型。

（一）渗出型（腹水型）

渗出型以大量浆液性腹腔积液及腹膜增厚为主要表现形式。渗出型病变表示病变组织菌量多及毒力大，变态反应强，一般出现在结核病变的早期。主要的病理改变为腹膜充血、水肿，表面覆盖纤维蛋白渗出物，此时腹膜表现为增厚，并且表面可见大量大小不等的散在灰白色或黄白色粟粒状结节，其后融合成较大的结节或斑块，小结节融合及黏连形成较大肿块，增强扫描有轻度强化。腹腔内有浆液纤维蛋白渗出液积聚，腹水为草黄色、少数为血性（3%），部分患者的渗出液早期为结核性化脓性腹水。偶见乳糜性或胆固醇性。腹水量由少量到大量不等，腹水吸收后黏连可形成包裹性积液。

（二）黏连型

黏连型以肠系膜、网膜、肠系膜淋巴结与肠管间发生广泛黏连为主要表现形式。此型仅有少量腹水，常由渗出型在腹腔积液吸收后逐渐形成，也有的发病开始就以黏连为主。产生原因为大量纤维蛋白沉积与纤维组织增生。显微镜下肠系膜可见多发结核肉芽肿，系膜血管充血、僵硬，若肠系膜弥漫受累，周围小肠肠曲被包绕则形成软组织密度肿块，引起慢性肠梗阻，增强扫描不均匀强化。主要病理改变为大量纤维组织增生、腹膜及大网膜增厚，尤其在原发的结核病处更明显，可以形成腹腔脏器广泛黏连，包括肠系膜、大网膜、肠管和内脏互相黏连，黏连后的团块固定于腹前壁或腹后壁，肠曲受压迫和被束缚而造成肠梗阻。

（三）干酪型

干酪型以干酪样坏死病变为主要表现形式。大多由渗出型或黏连型演变而来，属本病的重型，并发症较常见。由于肠曲、肠道大网膜、肠系膜以及腹腔内脏器相互黏连而分隔成许多小房而形成，其小房内成分为干酪样坏死及混浊积液，有时肠系膜内已有干酪样坏死的淋巴结，则这些淋巴结也参与其中，肿块可侵犯穿破周边组织、器官形成窦道或瘘管，如可以穿破肠管、阴道或腹壁等。多房肿块增强后周边及分隔实质部分可见不同程度强化。

（四）混合型

有两种或两种以上上述病理变化类型同时存在的，被称为混合型，各型之间可以转化，渗出型和黏连型可以向干酪型转化，提示病情进展，病情较重。

三、临床表现

结核性腹膜炎患者其临床表现差别较大，大多数病例起病缓慢、部分患者数月后才发现。发病情况可缓急不一，起病症状轻重不等，与原发病灶、感染途径、病理类型和机体反应的不同有关。临床表现缺乏特征性，主要症状包括腹痛、腹泻、腹胀，可伴有发热、盗汗、乏力、消瘦、食欲缺乏等结核中毒症状。少数患者发病较急，表现为急性高热、腹胀、剧烈的腹痛，可被误诊为外科急腹症而行急诊手术。少数患者起病隐匿或无明显症状。

（一）临床症状

1. 发热 结核性腹膜炎初期常有发热，以低热或中度热多见。少数重症患者如干酪型患者可表现为高热，体温可达39～40℃，呈稽留热或弛张热，并往往伴有盗汗、消瘦、乏力、食欲减退等症状。

2. **腹胀**　是结核性腹膜炎的常见症状,中等量以上腹水的渗出型腹膜炎腹胀尤为明显,进食加重,排便亦无法减轻,但有时患者在腹水出现之前已有腹胀,不少无腹水患者也可出现明显腹胀,多为肠管胀气造成。

3. **腹痛**　是结核性腹膜炎的主要症状。起病缓慢者腹痛常固定在某一部位,而急性发病者常为全腹痛。渗出型早期腹痛较轻,随后为持续性隐痛或钝痛,也有阵发性腹痛,疼痛部位多在脐周或右下腹,并伴有腹胀、腹泻及便秘;黏连型腹痛常合并不同程度肠梗阻,多为阵发性腹痛甚至严重的绞痛;腹腔内干酪坏死破溃引起急性腹膜炎可出现剧烈腹痛,表现为急腹症。

4. **腹泻和便秘**　结核性腹膜炎引起肠功能紊乱,常见排便异常,包括腹泻、大便次数增多、大便不成形、便秘,部分患者表现为便秘和腹泻交替出现。

5. **其他**　还可出现其他消化道症状包括恶心、呕吐、食欲减退,如腹膜炎可引起反射性呕吐,不同程度的肠梗阻也可引起呕吐。

（二）临床体征

1. **腹腔积液**　表现为腹水征,约有70%结核性腹膜炎有腹水,腹水少时不易发现,如腹水增长缓慢,腹部可呈蛙腹,而腹水增长迅速时可出现尖状腹、突脐。中等量以上腹水可有波动感和移动性浊音。

2. **腹壁柔韧感**　约有50%结核性腹膜炎可出现腹壁柔韧感,表现为揉面感,是结核性腹膜炎较典型的体征。

3. **腹部包块**　约有1/4的腹膜炎患者可出现腹部包块,多见于黏连型和干酪型。包块可出现在不同部位,以脐周、右下腹多见,其形状不一、大小不等,边界多不规则,是由增厚的大网膜和肠祥缠绕,或是包裹性积液形成。

4. **腹部压痛**　一般情况表现为腹壁柔韧感而压痛不明显,无肌紧张。但干酪型腹膜炎腹部压痛及触痛明显,甚至可有反跳痛,包块部位也有压痛。如果合并肠梗阻、肠穿孔,则表现为急腹症。

5. **腹部听诊**　多数结核性腹膜炎患者肠鸣音活跃或有不同程度的亢进。合并肠梗阻或不完全肠梗阻时,可有气过水声,或肠鸣音减弱或消失。

（三）不同类型的腹膜炎临床表现

1. **渗出型（腹水型）**　临床表现除一般的结核中毒症状外,尚有腹痛,其疼痛性质以钝痛为主,伴有腹胀、腹泻或便秘。腹部膨隆可表现两种情况,如腹水生长缓慢,则外形呈现蛙腹状;如腹水生长比较迅速,则外形呈尖腹,突脐明显。腹水出现之前患者可有腹胀或腹痛,此为肠管胀气的结果。在大量腹水出现后,可有腹部膨隆,腹壁静脉曲张,触诊有波动感,叩诊有明显的移动性浊音。当出现大量腹水时,双侧膈肌可升高。

可同时合并腹腔脏器的结核病变,如肠系膜淋巴结结核、肠结核、盆腔结核、输卵管结核等。在合并肠结核时可能出现肠穿孔,引起急性化脓性腹膜炎。

2. **黏连型**　除一般结核中毒症状外,可有腹痛、腹胀、腹泻、恶心与呕吐。一般病程较长,呈慢性消瘦貌,出现舟状腹,可伴有不同程度的肠梗阻或不全性肠梗阻症状,且易反复发作,出现阵发性腹痛加剧,腹部绞痛或剧烈呕吐。可有少量腹水,伴不明显腹水征或者没有腹水征。当饮食不当时,腹胀腹痛加剧;出现肠梗阻时可见肠型、蠕动波;由于肠管充气,可腹部胀满。触诊全腹呈揉面感,腹部压痛、肌紧张不明显;可扪及包块,包块以脐周或右下腹多见,是由于大量纤维素沉着,腹腔脏器黏连,淋巴结肿大等融合所致。听诊肠鸣音可亢进,甚至可出现气过水声,当肠管过度胀气时,肠鸣音减弱,合并肠麻痹时,肠鸣音消失。

3. **干酪型**　临床症状严重,患者可出现高热,表现为弛张热。经常有腹痛,程度可轻可重。有进行性消瘦,甚至可出现恶病质。腹部体征望诊可发现不对称的胀满,或呈扁平状,可见肠型。触诊呈板状或有柔韧感,压痛与触痛较显著,甚至可有轻度的反跳痛;可触及大小不等、不规则的包块,包块可有压痛。叩诊有不规则的浊音区和鼓音区,且不随体位变动发生改变。听诊多数患者肠鸣音有不同程度的亢进,可有气过水声。在干酪坏死物穿入肠曲间或者腹膜腔被分隔的间隙,可出现局限性结核性化脓性腹膜炎。此时,局部压痛和反跳痛会更显著。有时局限性结核性脓肿可向外穿出腹壁形成瘘管,称为腹壁瘘。穿出部位多在脐部,称为脐瘘。干酪物亦可穿破肠管,出现肠瘘,亦可同时与腹壁瘘相通,在腹壁形成粪瘘。

4. 混合型 以上类型的临床表现均可出现。

四、辅助检查

(一)血常规检查

1. 血红蛋白 患者之间差异较大。病情轻者,血红蛋白可正常,多数患者出现轻度或中度贫血,血红蛋白在70～100g/L,少数重症患者有重度贫血,血红蛋白可在60g/L以下。

2. 白细胞 少数渗出型结核性腹膜炎患者白细胞总数可正常,多数患者表现为白细胞总数增加,在(10～15)×10^9/L,极少数患者可更高,甚至可出现类白血病反应。白细胞分类表现中性粒细胞增加,单核细胞增加,重症患者中性粒细胞有中毒颗粒和空泡。

3. 红细胞沉降率 多表现为红细胞沉降率增快,可在30～80mm/h,个别超过100mm/h。

4. 血生化检查 病程较长,病情重者可出现低蛋白血症,总蛋白及白蛋白降低。

(二)免疫学检查

1. 结核菌素皮肤试验[结核菌素纯蛋白衍生物(PPD)试验] 多数病例PPD试验阳性,强阳性结果有助于诊断,但需要注意的是晚期重症患者PPD试验阳性率约为65%。当PPD试验阴性时不可轻易排除结核性腹膜炎。

2. 结核抗体检测 血清结核抗体阳性对结核性腹膜炎具有一定的辅助诊断价值。

3. γ干扰素释放试验(interferon-γ release assay,IGRA) IGRA不能用于确诊或排除活动性结核病,但对缺少细菌学诊断依据的活动性结核病如结核性腹膜炎等起到补充或辅助诊断的作用。

(三)腹水检查

腹水多为渗出液,多为草黄色,比重在1.018以上,少数患者低于1.018。蛋白含量为25～30g/L、白细胞在(250～500)×10^6/L范围。以淋巴细胞为主,李凡他试验阳性。少数患者腹水呈一过性的血性腹水。也有少数患者呈乳糜性或胆固醇性。合并肝硬化或低蛋白血症病例腹水可接近漏出液,须注意鉴别。

腹水浓缩法查结核分枝杆菌阳性率很低,约5%;腹水结核分枝杆菌培养阳性率不足15%,动物接种可有50%的阳性率。腹水Xpert MTB/RIF等分子生物学检测方法具有敏感性高、特异性强以及快速等优点,是诊断结核性腹膜炎的重要方法。

腹水腺苷脱氨酶(adenosine deaminase,ADA)主要由单核细胞和巨噬细胞分泌,在结核性腹膜炎时,腹水ADA明显增高,有助于结核性腹膜炎的诊断,但并非特异性,因为ADA有两种同工酶,ADA1普遍存在人体内,当存在恶性肿瘤时ADA1升高;ADA2仅存在于单核吞噬细胞内,当单核吞噬细胞受到微生物感染时ADA2升高,故结核性腹膜炎时ADA2升高。如腹水ADA进行性升高或腹水/血ADA比值>1,支持结核性腹膜炎的诊断。如腹水ADA明显增高,大于100U/L,往往提示合并有化脓性感染。

(四)X线检查

其特异性不强,诊断价值不高。X线钡餐检查发现腹腔结核征象有助于诊断结核性腹膜炎,钡餐检查时可发现小肠分布扩张,胀气,活动减退,黏连形成时则肠管固定,有相互压迫牵扯表现,其排列呈梳子状。同时表现腹膜增厚甚至发生肠黏连、肠梗阻。发现钙化灶提示肠系膜淋巴结结核的存在。腹水出现后可见肠管漂浮征象,大量腹水可使双侧膈肌升高,小肠肠管分离。有时合并肠结核,甚至肠瘘、肠穿孔。

肠梗阻的X线征象表现为:高位小肠梗阻时,梗阻近端之肠管有大量液体滞留,而气体多反流于胃内,故X线征象不多。低位小肠梗阻时,梗阻近端之小肠积气扩张,小肠呈线团状或鲱鱼骨状黏膜皱襞形态,主要见于空肠。腹部X线片可见多个呈阶梯状液平面,透视可见液平面上下不规则地移动。

麻痹性肠梗阻的X线征象表现为:X线表现为大肠、小肠呈均等的积气扩张肠管,液平面较宽,肠曲活动减弱。

发生肠穿孔时,可见膈肌下有游离气体。

(五)腹部 CT 检查

结核性腹膜炎的病理改变多样,不同病理阶段的影像表现各不相同,CT 检查能准确评价腹膜病变的各种表现,在结核性腹膜炎的诊断中具有十分重要的价值。结核性腹膜炎 CT 检查特征性表现包括腹水、腹膜增厚、大网膜增厚和腹腔淋巴结肿大。

腹水是结核性腹膜炎最常见的 CT 表现,腹水密度较高为其特征性改变,而低密度腹水可能是结核性腹膜炎的早期特点,易形成局限性或包裹性积液,腹水 CT 值为 0~30Hu。少量或中等量腹水常呈新月形,位于肝、脾外方或结肠旁沟,肝或脾被推离腹壁。大量腹水时,见腹腔内脏器周围有均匀低密度影,腹腔脏器特别是肠管和肠系膜均集中到腹腔中央。有腹腔脏器黏连时,腹水则可成包裹性积液,肠管此时不是自由地飘浮在腹部中央,而是位置固定,但可被推挤移位。

腹膜增厚黏连是结核性腹膜炎 CT 第二大常见征象,主要包括壁腹膜、网膜和肠系膜的改变,增厚的壁腹膜边缘光滑呈线带状,部分呈扁丘状凸起或合并腹膜结核瘤,邻近肝实质受压,在 CT 增强时增厚的腹膜呈明显强化,合并有结核瘤呈环形强化,中心干酪坏死区无强化。

大网膜增厚,CT 表现为腹膜结节,网膜及肠系膜呈污垢样改变,当网膜增厚严重时可形成饼状软组织团块。

腹腔及肠系膜淋巴结肿大、增多也具有特征性,对结核性腹膜炎的诊断具有比较重要的价值,肿大的淋巴结可形成不规则包块。

结核性腹膜炎可以合并肠结核,并发肠梗阻、肠穿孔等。

(六)超声检查

超声检查腹部可见边界不清、轮廓不规整的中等回声包块,其内有浮游的气体回声,并见气体强回声进出包块,多个肠襻黏连,呈编席状,浮游于腹水无回声区内,但活动低,呈被动运动;腹腔内可见单个或多个局限性囊性无回声区,边界尚清晰,其间见分布不均的点状或团状高回声区;腹腔内可见腹水无回声区,内有细小点状回声及多数细小光带,呈局限性或分隔状;腹膜回声增厚,可见脏层腹膜与壁层腹膜光带分离,并见不规则黏连,常见肠系膜根部、腹膜后、腹主动脉旁淋巴结肿大,表现为类圆形低回声结节,形态规则,并见融合现象。超声更易发现腹膜增厚、大网膜增厚、挛缩,以及肠管黏连所致的特征性的"肠管聚集征"等有助于诊断的特征。结核性腹膜炎在高频超声探头检查时主要表现为高低回声间杂的"大脑沟回"样改变。

超声早期可发现少量腹水,并可动态观察治疗效果,监测腹水量的变化,并有助于腹部肿块的鉴别。确定包块的性质,对实质性、炎性或包裹积液有鉴别作用。可探查有无淋巴结肿大及评估治疗效果。并能在 B 超引导下进行腹腔穿刺或经皮腹膜活检及包块穿刺。

(七)腹膜穿刺活检

腹膜穿刺活检可获得病理诊断结果,其阳性率可达 64%。

(八)腹腔镜检查

对可疑结核性腹膜炎患者,尤其是渗出型病例,诊断困难时,腹腔镜检查非常必要,也是一种安全可靠的诊断技术,镜下可见腹膜有散在或弥漫的粟粒状结节,腹腔充血水肿。慢性病变可见腹膜增厚、大网膜和肠系膜增厚、黏连改变,并可以清晰看到肿大的肠系膜淋巴结。此外,可以进行选择性的组织活检,阳性率很高,往往是明确诊断的可靠手段。对于黏连广泛腹腔闭锁的患者,腹腔镜难以进入,但可取壁腹膜组织做病理检查,但这项检查为侵入性操作,结核性腹膜炎患者因腹腔内常有黏连,并发症的发生率较高。所以,对严重腹膜黏连者腹腔镜检查尚属禁忌,其应用受到一定的限制。

五、诊断和鉴别诊断

(一)诊断

结核性腹膜炎临床表现多样化,典型病例不难诊断。而一些非典型病例,诊断有一定的难度,需要临床医生根据发病的过程、患者的症状、体征、病情演变过程、辅助检查的结果进行全面的分析，作出判断。结核性腹膜炎的诊断要点如下。

1. 患者多为青壮年，尤其是女性。

2. 有全身其他部位的结核病或既往有结核病史。

3. 发热同时伴有乏力、食欲下降、消瘦、腹痛、腹胀、腹泻等症状。

4. 腹壁柔韧，伴或不伴有腹水、腹部肿块等。

5. B超或CT检查有腹水征象和其他结核性腹膜炎的相关征象。B超可见腹水、腹膜回声增强，出现黏连性含气性肿块、肠袢黏连等；X线检查可发现全腹密度增高、肠管分离、肠壁增厚、肠黏连、肠结核、钙化淋巴结或肠梗阻等征象。CT检查可见腹水、腹膜增厚、大网膜增厚和腹腔淋巴结肿大及相关表现。

6. 半数以上患者有不同程度的贫血，红细胞沉降率多升高。继发感染或结核病播散时外周血白细胞水平可以升高。

7. 腹水化验多为草黄色渗出液，少数呈混浊或浆液血性。比重常高于1.018，蛋白定量30～50g/L，白细胞计数0.25×10⁹/L以上，以淋巴细胞为主。腹水ADA活性增高。腹水抗酸染色阳性，结核分枝杆菌培养阳性，或Xpert MTB/RIF等分子生物学方法检测阳性可以确诊。

8. PPD试验阳性，血结核抗体阳性或IGRA阳性，均有助于诊断。

9. 腹腔镜和经皮腹腔穿刺活检病理学及分子病理学检查可以明确诊断。

10. 少数诊断困难者，尤其是腹部肿块难以与肿瘤区别时，应剖腹探查以明确诊断。

11. 试验性抗结核治疗有效。

（二）鉴别诊断

1. **腹水的鉴别**　结核性腹膜炎腹水型与其他疾病引起腹水相鉴别，首先要鉴别腹水是渗出液还是漏出液。血性腹水应考虑癌性腹水的可能，腹水顽固不消者应与缩窄性心包炎、慢性胰源性腹水、卵巢癌肿腹腔转移等相鉴别。如果是肝静脉阻塞综合征引起的腹水又合并结核性腹膜炎，其诊断比较困难，常需要借助某些特殊检查。

结核性腹水与漏出性腹水、化脓性腹水、癌性腹水的鉴别要点如下。

（1）与漏出液的鉴别：肝硬化、慢性肾炎、低蛋白血症、慢性右心衰竭、缩窄性心包炎所致的腹水为漏出液，仅从腹水的性质而言，渗出液与漏出液的鉴别多无困难，再结合临床表现，不易误诊。但要注意的是肝硬化腹水的患者在合并结核性腹膜炎时，腹水的性质往往不典型，常常在渗出液与漏出液之间，诊断较困难，易造成漏诊或误诊。应反复多次进行腹水的常规、生化、结核抗体、ADA、结核分枝杆菌DNA等检测以寻找诊断依据。

（2）与化脓性腹水鉴别：化脓性腹水多为急性发病，有明显的中毒症状，临床表现严重，腹部有显著的肌紧张、压痛、反跳痛等腹膜刺激征，腹腔抽出物为脓汁，细胞数明显升高，中性粒细胞增高，腹水涂片及培养可查到致病菌。但要注意的是在结核性腹膜炎的基础上继发化脓性感染，还是单纯的化脓性腹膜炎，需要进行鉴别，前者是先有结核性腹膜炎，后并发化脓性感染，后者一发病就是由细菌引起的化脓性感染，两者的治疗侧重点及用药时间不同，须仔细鉴别。

（3）与腹膜癌性腹水的鉴别：腹水检查无确切依据时，鉴别很困难，尤其是癌性腹水表现为渗出液，腹水常规、生化检查无特异性，且又找不到癌细胞时，更加难以确诊，在条件允许的情况下，要早日进行腹膜活检或腹腔镜检查及剖腹探查。癌性腹水往往癌症标志物（如CA125）升高，尤其是持续升高更应引起重视。近年来随着腹腔镜技术的日渐成熟普及，确诊率明显提高。如临床诊断不明，在进行抗结核诊断性治疗1～2个月，病情无改善，腹水未见明显吸收，而又疑似肿瘤的患者，就应该争取进行腹腔镜检查或剖腹探查，以利早日明确诊断。

2. **腹部包块鉴别**　结核性腹膜炎黏连型和干酪型常有腹部包块，须与腹腔肿瘤、盆腔肿瘤相鉴别，特别是腹型淋巴瘤，该病也常有发热、腹痛、腹泻、腹水和腹部包块，但病情进行性恶化，肿块增长迅速，腹水常为血性，腹水抽不尽，腹水中多可发现癌细胞。右下腹肿块常需要与阑尾周围脓肿区别，女性患者应与卵巢囊肿相鉴别，良性者多发生在20～50岁之间，恶性肿瘤多发生在高龄妇女。良性卵巢囊肿生长缓慢,可以形成巨大肿块,以假黏液性囊腺瘤和浆液性囊腺瘤最常见,肿瘤上缘界限清楚、触诊时可有囊性感和波动感,叩诊实音,卵巢囊肿无结核病中毒症状,抗结核药物治疗无效,X线检查两者有明显不同的征象。

3. **发热、腹痛、腹胀、腹泻的鉴别**　以发热、腹痛、腹胀、腹泻为主的急性发病病例应与急腹症相鉴别,多数被误诊为阑尾炎、胃肠炎、急性肝炎和胆囊炎等。

六、治疗

结核性腹膜炎的治疗大致包括全身支持疗法、抗结核治疗、腹腔穿刺抽液、对症处理、激素的应用、外科治疗等几方面。

(一)一般治疗

改善饮食,加强营养,卧床休息,治疗结核中毒症状。

对于一般状态较好,仅有发热、腹胀、消化不良的患者,可给予易消化的饮食。消化道症状一旦减轻,即可给予高热量、高蛋白质饮食,以增强体质,增加抵抗力。对于黏连型或干酪型结核性腹膜炎患者,可给予含纤维素较少、富有蛋白质与维生素的高热量半流质饮食。含有纤维素较多的食物能增加肠蠕动,易诱发肠梗阻。对患者进行饮食方面的指导非常重要,可避免诱发肠梗阻,甚至肠穿孔发生。不能进食的患者,应进行足量的肠外营养补液,补充足够的液体和电解质。极度衰弱、严重贫血者,应进行少量多次输血,输白蛋白等使机体的一般状态能迅速得到改善。

(二)抗结核治疗

强化期2个月,由异烟肼、利福平、吡嗪酰胺、乙胺丁醇或链霉素组成。巩固期由异烟肼、利福平、乙胺丁醇组成。总疗程1年至1年半。

(三)腹腔穿刺抽液

腹腔穿刺抽液对于结核性腹膜炎,特别是腹水型结核性腹膜炎来说,既是诊断和鉴别诊断的需要,又是腹水量多的患者的治疗手段之一。其治疗意义,一方面可以减轻患者的中毒症状,另一方面,由于腹水中含有大量纤维素,抽出后可以减少腹腔黏连,减少并发症。抽液后同时可注入药物如异烟肼100～200mg和地塞米松5mg以促进腹水吸收、减少黏连。

抽腹水的次数应该适当掌握,抽液量应该根据患者的腹水量和抽液时患者的情况决定,抽液的速度应该缓慢。如果腹水很多,患者可以适应,在抽液过程中没有不良反应,可以缓慢地大量抽液或通过腹腔置管多次引流。有学者提出大量抽液会损失蛋白质,也有学者认为腹腔渗液中的蛋白质对患者并无用途,留于腹腔之内会导致或加重黏连的发生。

(四)糖皮质激素的应用

渗出型结核性腹膜炎伴有高热的严重结核中毒症状或大量积液的患者,在使用抗结核药物的同时可应用糖皮质激素,能够迅速减轻全身中毒症状,直接抑制炎性或变态反应,减少腹腔积液继续渗出,促进吸收,减轻腹膜增厚和黏连。激素用量:醋酸泼尼松,成人20～30mg/d,口服,体温正常后可采用小剂量递减法,每周减1次,每次5mg,总疗程尽量不超过6周。黏连型结核性腹膜炎应用糖皮质激素可能导致肠穿孔或肠系膜淋巴结结核破溃,引起弥漫性腹膜炎,故不推荐使用。干酪型结核性腹膜炎禁用激素。

(五)外科手术治疗

外科手术治疗的主要适应证是:①保守治疗无效的完全性或不完全性肠梗阻。手术方式包括黏连松解术、肠管引流术、肠部分切除吻合术、黏连肿块切除术等。②肠穿孔、腹腔淋巴结结核破溃形成急性腹膜炎或化脓性腹膜炎。修补肠管的穿孔,切除病区肠管,清除腹腔内的化脓物。③结核性腹膜炎形成的肠瘘。对腹腔内的脓腔行病灶清除。④对于与急腹症或腹腔肿瘤鉴别有困难者,可剖腹探查。

(六)中西医结合治疗

结核性腹膜炎属于中医"鼓胀"及"腹痛"范畴。在西医抗结核治疗基础上,同时予辨证论治或经方、验方等治疗,可明显改善患者症状,有效促进腹腔积液吸收,减少黏连。

辨证论治可分为以下三型:

1. 肝虚湿郁证 患者腹部胀满,腹诊有水,食欲不振,神疲乏力,便少,舌苔白腻,脉络湿润。治法:健肝利湿。处方:猪苓、泽泻、大腹皮、百部各10g,白术、苍术、川厚朴、黄芩各9g,陈皮、甘草各6g。

2. 气血瘀滞证 患者腹痛,脐周可触及块状物,疼痛,夜间发热,舌质有瘀斑,苔薄白,脉涩。治法:行气活血化瘀。处方:桃仁、五灵脂、当归、丹皮、赤芍、元胡各10g,红花6g,丹参12g,百部15g。

3. 热毒内盛证 患者热汗、腹痛、压痛、大便异味或便秘、口苦咽干、口渴引饮、舌红苔黄燥、脉弦数。治法:排热化瘀解毒。处方:金银花12g,元参15g,当归、黄芩各9g,大黄、甘草各6g,黄连3g,丹皮10g。

4. 经验方举例 马喜明等通过中药己椒苈黄丸联合西医治疗结核性渗出性腹膜炎,可有效促进腹腔积液的吸收,改善中医证候,且安全性高。石亮等通过红藤灌肠汤联合抗结核药物治疗结核性腹膜炎患者,临床疗效显著,可以减少抽水次数、腹水吸收时间及腹膜厚度,降低不良反应发生率。

七、预后

结核性腹膜炎的预后与临床病理类型,治疗是否及时、合理、有效,有无并发症,有哪些并发症,有着极为密切的关系。随着医疗技术的进步及人民生活水平的改善,结核性腹膜炎的治愈率明显提高。

早期发现,合理治疗,预后大多良好。但就诊或确诊较晚,延误治疗时机,或病情危重,急剧恶化,机体抵抗力差,易形成肠黏连、肠穿孔、化脓性腹膜炎、肠梗阻、形成腹壁瘘,甚至肠瘘。化疗方案不合理有可能导致患者死亡。

【临床病例分析】

患者,男性,32岁,因“腹胀1个月,发热,恶心,食欲下降10天”入院。

现病史:1个月前,无明显诱因出现腹胀,发现腹部较前膨隆,活动时有腹部波动感,无畏寒、盗汗、恶心、呕吐,无腹痛、腹泻、黑便,无返酸、嗳气,未在意。10天前出现发热,体温在38～39℃之间,以夜间明显,腹胀,伴食欲下降。2007年10月4日至外院住院,B超提示“腹腔大量积液”,考虑“结核性腹膜炎可能”,10月7日转来本院治疗。既往体健。

患者入院查体:体温37.3℃,脉搏95次/min,呼吸20次/min,血压110/85mmHg,全身浅表淋巴结未触及肿大,双侧胸廓对称,无畸形,双侧呼吸运动对称,两肺叩诊清音,未闻及明显干湿啰音,心率95次/min,律齐,各心瓣膜区未闻及明显病理性杂音,腹部膨隆,触诊柔韧感,无压痛、反跳痛,肠鸣音减弱,肝脾触诊不满意,移动性浊音阳性,肝肾区叩痛阴性,双下肢无水肿,四肢肌力、肌张力正常。

辅助检查显示:血常规、肝肾功能、凝血均正常,红细胞沉降率50mm/h、C反应蛋白47mg/L,血抗核抗体、抗中性粒细胞胞质抗体(ANCA)系列均阴性,结核分枝杆菌特异性反应干扰素测定阳性,PPD试验30mm×30mm,有水泡。B超(图3-7-1)示:腹腔大量液性暗区,提示大量积液。行腹腔穿刺置管检查,引流出草黄色腹水。腹水常规:颜色草黄色,透明度微浑,比重1.018,Rivalta试验阳性,白细胞$750.00×10^6$/L,嗜中性粒细胞比例0.05,淋巴细胞比例0.93,内皮细胞比例0.02,细菌涂片检查未见细菌,真菌涂片检查未见真菌。腹水生化:葡萄糖5.50mmol/L,总蛋白46.30g/L,乳酸脱氢酶319U/L,C反应蛋白28.54mg/L,腺苷脱氨酶55.30U/L;腹水结核抗体阳性;腹水化验Xpert MTB/RIF阴性。腹部增强CT:可见腹水分布不均,增强扫描腹膜不均匀增厚,轻度强化,肠系膜

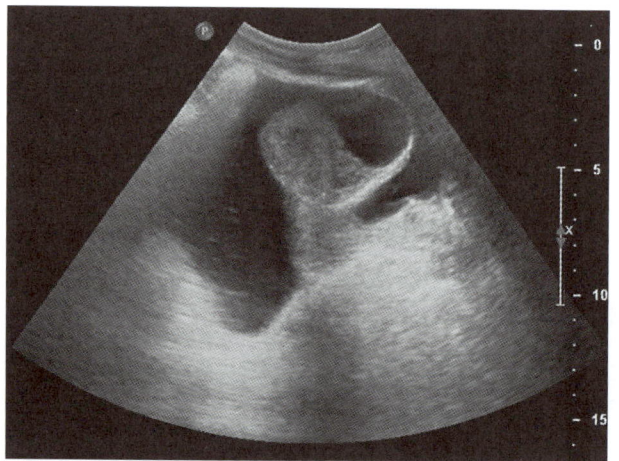

治疗前B超,B超显示腹腔大量积液。

图3-7-1 结核性腹膜炎B超

聚拢。诊断为"结核性腹膜炎"。给予间断腹腔引流腹水,后注入抗结核药物[异烟肼注射液 0.3g、硫酸阿米卡星注射液 0.4mg、地塞米松注射液 5mg,同时服用异烟肼、利福平、乙胺丁醇、吡嗪酰胺积极抗结核(抗结核方案为 2HRZE/10HRE)、醋酸泼尼松 30mg,口服,1 次/d]等治疗,一周后腹腔积液基本吸收,予拔除腹腔置管。醋酸泼尼松每周减 5mg 直至减停,2 月后复查腹部 CT 平扫示腹腔积液基本吸收(图 3-7-2、图 3-7-3),腹膜轻度黏连。后继续异烟肼、利福平、乙胺丁醇治疗 10 个月,病灶稳定,无复发。

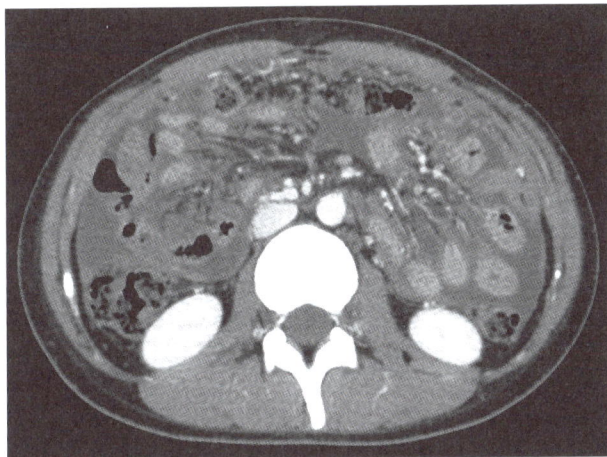

置管后腹部增强 CT,CT 片示腹腔大量积液,增强扫描示腹膜不均匀增厚,轻度强化,肠系膜聚拢。

图 3-7-2 结核性腹膜炎腹部增强 CT

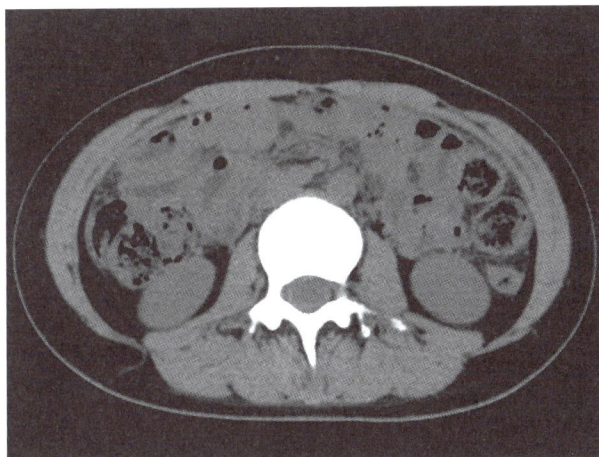

治疗 2 个月后腹部 CT,CT 片示腹腔积液吸收,腹膜轻度黏连。

图 3-7-3 结核性腹膜炎 CT 平扫

第六节 肝 结 核

肝结核(hepatic tuberculosis)系指肝脏的结核感染,临床上少见。由于本病缺乏特异的症状和体征,故临床常易漏诊或误诊。多数肝结核系全身粟粒型结核的一部分,称为继发性肝结核,患者主要表现为肝外肺、肠等结核引起的临床表现,一般不出现肝病的临床症状,经过抗结核治疗肝内结核可随之治愈。肝外未发现结核病灶者称为原发性肝结核。据统计,在以发热为表现的消化系统疾病中,肝结核占 4.2%～1.5%,在活动性结核尸检中肝结核占 2.7% 左右,急性粟粒型肺结核患者中,76%～100% 伴有肝结核。其他类型肺外结核病的患者中,26.5%～80% 合并有肝结核。

一、病因和发病机制

(一)病因

肝结核是由各种肝外结核菌播散到肝脏所致,有时因肝外原发灶较小或已痊愈,不能查出原发病灶,据统计能查到原发灶者仅占 35%。

(二)结核分枝杆菌进入肝脏的途径

1. **动脉途径** 是肝胆结核发病的主要途径,血行播散型结核病或身体各部位的活动性结核病灶,其结核分枝杆菌均可经血液循环,由肝动脉到达肝胆,但主要来自肺结核。

2. **静脉途径** 门静脉系统所属的器官或组织中有结核病变,结核分枝杆菌经门静脉入肝脏。这种情况较少见。主要来自肠结核或肠系膜淋巴结核。

3. **淋巴途径** 胸腹腔任何器官的结核分枝杆菌或其他部位的淋巴结内的结核分枝杆菌均可经淋巴循环进入肝脏。

4. **脐静脉途径** 在胎儿期,胎盘结核病可使结核分枝杆菌通过脐静脉进入胎儿体内,进而进入胎儿肝脏。

5. **直接蔓延**　肝胆周围器官如腹腔器官结核、脊柱结核等均可直接侵犯肝胆，引起肝胆结核。

（三）发病机制

由于肝脏具有丰富的单核-吞噬细胞系统及强大的再生修复能力，胆汁又可抑制结核分枝杆菌的生长，因此，结核分枝杆菌即使侵入肝脏也不一定发病，只有当机体免疫力减低，大量结核分枝杆菌和毒素进入肝脏时才可以发病，具体与细菌数量、细菌毒力、机体免疫状态、营养状态等多种因素相关。据近年国外文献报道，HIV 感染者或 AIDS 患有肝结核发病率显著增加，说明细胞免疫在肝结核发病中的重要性。

二、分型

肝结核的病理分型意见不一，主要有以下几种类型。

（一）结核性肝浆膜炎

肝脏被膜发生结核结节或广泛性肥厚黏连，形成"糖衣肝"，为结核性腹膜炎侵袭肝脏的表现，可视为结核性腹膜炎的一部分。

（二）粟粒型或微小结节型肝结核

是全身粟粒型结核病的组成部分，极个别的仅在肝内有粟粒结核病变。粟粒结节大小为 0.6～2.0mm，在肝脏表面呈现灰白色或黄色小结节，镜检可见类上皮细胞、朗汉斯巨细胞和淋巴细胞围绕干酪坏死灶构成。慢性病例可破溃而形成小脓肿或愈合而钙化。

（三）结核瘤型（巨结节型）肝结核

系由较小粟粒结节融合而成孤立性或增殖性结核结节，若中央干酪样坏死、液化，可形成脓肿。可单发或多发，直径多在 2cm 以上，中央干酪样物质坏死后，可形成结核性脓肿，约占 7.6%，脓肿呈蜂窝样或为单发性巨大脓肿，脓肿有时可向胸腹腔穿破或侵蚀肝内胆管。其原发病灶通常为肠系膜淋巴结、肠结核和肺结核。

（四）肝内胆管型（结核性胆管炎）

可能由于干酪样物质自门静脉破入肝内胆管引起。胆管增粗、壁厚、变硬，易致梗阻性黄疸。如门静脉旁淋巴结的干酪样病变破入门静脉引起结核性门静脉炎，常可迅速致死。此种类型主要见于儿童及对结核病易感人群。

（五）脓肿型（结核性肝脓肿）

通常体积小而多发，可与肝周围炎或肝周围脓肿伴发，同时脓肿可破溃至腹腔，形成弥漫性腹膜炎。与化脓性肝脓肿、阿米巴性肝脓肿极为相似。

（六）先天性肝结核

是新生儿结核病引起的肝炎，十分罕见。肝脏病变呈弥漫性，有较多的坏死及肉芽肿，周围有巨细胞及类上皮细胞，可见大量结核分枝杆菌。肝脏常见脂肪变性。

（七）结核性肉芽肿

病变呈滤泡状，主要位于小叶中心。其主要构成细胞是上皮样细胞和巨细胞，滤泡有融合趋势，并有干酪样坏死。可有结核分枝杆菌但不易发现。其伴发的非特异性炎症反应有淋巴细胞浸润、库普弗细胞增生、脂肪变性及纤维化等。

上述病理类型，并非绝对独立存在，多是以数种相结合的形式存在，尤以粟粒型、结核瘤型较为多见。

三、临床表现

症状与体征

1. **全身症状**　肝结核多数起病缓慢而隐匿，但也有急性起病者。全身症状以发热、食欲不振、乏力、肝区疼痛、消瘦（31.6%～45%）为主，其次还有恶心、盗汗、腹胀、腹泻等症状。

2. **肝肿大**　绝大多数患者有肝肿大（76%～95%），以肋下 5～10cm 者为多，甚至肋下和敛突下可达

15cm。肝表面多为中等硬度(64.3%),一般光滑,个别有结节。肝区有压痛,有时结核病变累及肝被膜,可出现摩擦音。当有肝内结核脓肿形成时,肝区疼痛及压痛更为明显。

3. **黄疸** 少见,占9%～15.3%,一般为轻度或中度,呈持续性,少数患者可有波动。

4. **脾肿大** 约50%患者出现脾脏肿大且较显著(27%～48%),多在肋下0.5～9cm,亦可达脐。肝结核伴发脾肿大一般表示有脾结核。其原因可能是结核性肉芽肿的浸润和脾髓网状细胞的增殖。脾肿大常伴有脾功能亢进,血液的有形成分都有不同程度的降低。

5. **肝衰竭** 包括肝昏迷及临终的胃肠道出血。由于弥漫性大量肉芽肿及脂肪肝损害肝实质导致肝衰竭。肿大的淋巴结压迫胆总管也是致病因素之一。临终的胃肠道出血,可由继发性凝血障碍所致。

6. **腹水和腹部肿块** 主要由结核性腹膜炎和淋巴结结核所致。

四、辅助检查

(一)实验室检查

1. **血常规检查** 贫血,约占80%,多为轻度或中度。白细胞计数大多降低或正常。

2. **肝功能检查** 半数有肝功能损害,表现为胆红素增加、白蛋白降低和球蛋白升高,碱性磷酸酶和谷氨酰转肽酶增高。

3. **红细胞沉降率增快**。

4. 血结核抗体、γ干扰素释放试验阳性对肝结核诊断价值大。

5. 肝脓肿抽出液进行抗酸染色涂片,同时送结核分枝杆菌培养,以及进行 Xpert MTB/RIF 检测,阳性可以诊断肝结核。

(二)结核菌素试验

结核菌素试验阳性对肝结核有一定的辅助诊断价值,需结合血结核抗体、γ干扰素试验结果综合判断。

(三)病理学检查

肝穿刺活检病理学检查提示典型结核病改变,可以明确诊断。腹腔镜检查镜下见肝表面有黄白色结核结节,肝包膜与周围黏连明显;腹腔镜活检可以明确肝结核的诊断。

(四)超声检查

肝结核肉芽肿依病理不同而B超表现不同,粟粒样、结节样的并不以液化坏死、稀薄脓液为主的病灶表现为无回声,内有细小光点;干酪样坏死表现为低回声,内见回声均匀,边界清楚;纤维组织增生及钙化则表现为不规则强回声。结核性肝脓肿B超与一般肝脓肿早期影像很难区别,形成期比一般肝脓肿弱回声略强,成熟期可在B超引导下穿刺确诊。

(五)影像学表现

1. **肝结核CT影像特点**

(1)粟粒型肝结核:CT可见肝肿大,肝内多发粟粒状低密度灶;或者肝肿大伴密度减低,而对多发、细小病灶,CT分辨不清。此型若无肝外结核存在,只根据CT检查结果多不能确诊。最后需要经活检病理诊断。绝大多数粟粒型肝结核经药物治疗后,病变吸收、纤维化、钙化。

(2)结节型肝结核:平扫时表现为肝内结节低密度病变,或密度不均匀之混合密度形态。增强扫描可见轻至中度的边缘强化。病变单发或多发,中心形成干酪性坏死.并形成结核性脓肿。

(3)混合密度型肝结核:CT表现为类圆形2～5cm大小之结节状病变,中心高或等密度,并可能钙化。为斑点状或粉末状钙化。周围为低密度,边缘有一均匀的薄环、有环状增强征象。可依病变发展不同阶段而伴有细点状或斑块状钙化,增强可以不强化、环形强化或强化。演变过程符合疾病本身的病理过程,即肉芽肿、坏死液化、纤维化及钙化等。结核性胆管炎极为少见,为沿胆管壁走行的钙化管型结石或肝门区的钙化。

2. **肝结核MRI检查特点** 肝结核在 T_1 加权下为低信号灶, T_2 加权等信号(或高信号灶),有助于肝结核的诊断。

五、诊断与鉴别诊断

肝结核的临床表现缺乏特异性，且常被肝外结核症状所掩盖，临床诊断十分困难，误诊率极高。多数病例是通过肝穿刺活体组织病理检查、剖腹探查、尸体解剖才能做出明确诊断。但肝胆结核是一种可以治愈的疾病，因此早期诊断、早期治疗是至关重要的。

（一）诊断要点

1. 高度重视本病的发病率，提高对本病的认识。

2. 有结核中毒症状，如发热、盗汗、乏力、食欲不振、消瘦等。

3. 肝脾明显肿大，但肝功能仅轻度或中度受损，肝脾区有触痛。

4. 贫血和白细胞减少，贫血占 80%，多为轻度或中度。白细胞计数大多降低或正常。不明原因的高球蛋白血症。

5. 有肺结核病史或肝外有活动性结核病。

6. **腹部 X 线检查**　发现肝区有钙化灶，对诊断肝胆结核有一定提示作用。

7. **腹部 CT 及 ECT 检查**　CT 表现为肿物边界清，有包膜，包膜外有炎性低密度晕圈，肿物中央有分隔，分隔处密度低，病灶内有钙化点；ECT 除能了解肝脏的形态学异常阴影外，还能表现出早于形态学改变的功能性变化。

8. **B 超检查**　粟粒样结节样并不以液化坏死、稀薄脓液为主的病灶表现为无回声，内有细小光点；干酪样坏死表现为低回声，内见回声均匀，边界清楚；纤维组织增生及钙化则表现为不规则强回声。

9. **MRI**　表现为肝内病灶呈 T_1 加权低信号，T_2 加权等信号（或高信号）。

10. **肝区同位素扫描**　病变部位能呈现出清楚的暗区。

11. **肝动脉数字减影血管造影（DSA）检查**　能清楚地显示病变及病变部位的血管异常。

12. **经皮肝穿刺检查**　可在 B 超和 CT 引导下行肝穿刺检查，取病变部位的组织及分泌物做组织学及细菌学检查，阳性率 40% 左右。

13. **腹腔镜检查**　此项检查有特殊的诊断价值。它不仅可观察到病灶，还可取病变组织及分泌物检查，是一种诊断的直接手段。Alvarez 做了 55 例腹腔镜检查，经病理检查均得到明确诊断。

14. **剖腹探查**　在上述检查后仍不能明确诊断者，尤其是高度怀疑肿瘤时，应及早剖腹探查，以期早日确诊。

15. **诊断性治疗**　在有肝脏的症状与体征，同时又有肝外结核病时，可抗结核治疗与检查同步进行。

值得注意的是所谓"原发性"肝粟粒性结核，此病一般常规检查难以发现其他结核病灶。此种病例甚为罕见，诊断极感困难。国外文献提到"原发性"肝粟粒性结核的下列诊断依据可供参考：①原因未明的发热；②肝肿大，不一定伴有压痛；③脾肿大；④关节痛或皮疹；⑤腹部胀满而躯体消瘦；⑥腹水的蛋白含量高于 4g/L；⑦未能解释的红细胞沉降率加快、中度贫血与白细胞减少；⑧未能解释的血清球蛋白增加；⑨阳性的结核菌素试验。患者大都具有上述表现的大部分或全部。

（二）鉴别诊断

本病少见且误诊率高，应注意与下述疾病相鉴别。

1. **急慢性肝炎**　肝胆结核误诊为急慢性肝炎的比例为 14%～26.4%。肝胆结核患者因发热、乏力、食欲下降、黄疸、肝区疼痛、肝大、肝功能异常，极易被误诊为急慢性肝炎，但肝结核患者除以上症状外，还经常有盗汗、肝外结核病及结核菌素强阳性。

2. **肝脓肿**　肝胆结核误诊为肝脓肿的比例约为 17.6%。肝脓肿与肝胆结核均属感染性疾病。结核分枝杆菌所含的类脂质、蛋白质和多糖类，能使人体发生变态反应，使组织充血、水肿和白细胞浸润，产生明显的中毒症状如畏寒、高热、肝区疼痛、肝大等，B 超可显示肝脏占位性病变及液性暗区，因此很容易误诊为肝脓肿。但按一般细菌性肝脓肿治疗无效。对这类患者应做进一步检查，避免误诊误治。

3. **肝肿瘤（肝癌和良性肿瘤）**　肝胆结核误诊为肝肿瘤的比例约占 15.2%。由于肝胆结核患者可以有贫血、消瘦、肝肿大，超声检查可显示肝内肿块，容易和肝癌相混淆。但肝癌可发生转移，血甲胎蛋白阳性，血管造影检查可见肿瘤内血管增生、肿瘤感染等特征有助于鉴别。肝良性肿瘤则进展缓慢，无发热、消瘦、贫血等表现。

4. 肝硬化 肝胆结核误诊为肝硬化者的比例约占 10.4%。有些肝胆结核患者可突出表现为腹胀、纳差、肝大、腹水（合并结核性腹膜炎），结合肝功异常，很容易误诊为肝硬化。但肝硬化患者多有相应病史，如患过急性病毒性肝炎、长期嗜酒、患有血吸虫病、长期胆系疾患致使胆汁淤积、反复发生充血性心力衰竭等。此外，肝硬化患者还可有门静脉高压的表现，腹水为漏出液，而肝胆结核患者的腹水为渗出液，可资鉴别。

此外肝结核还应注意与伤寒、胆囊炎、胶原性疾病、网织细胞增多症、腹腔寒性脓肿、恶性组织细胞增生症、脾功能亢进、白血病等相鉴别。

六、治疗与预后

与血行播散型结核相同，包括支持疗法、抗结核药物的应用等，用药方案可参照肺结核，应适当延长疗程。经抗结核药物治疗，粟粒型肝结核通常于 6～8 个月后痊愈；其余类型的肝结核，痊愈需时可能更长。对结核性肝脓肿，除积极抗结核治疗外，可反复肝穿刺抽脓，脓肿局部以 0.5% 链霉素冲洗后注入异烟肼 50～100mg，若有效可避免手术。

有以下情况者宜采取手术治疗：①较大的孤立性结核瘤，内科保守治疗效果不理想者；②病灶压迫肝门部引起梗阻性黄疸者；③肝内占位不能排除恶性肿瘤者。术式可采用病灶局部切除，肝叶、肝段切除或脓肿引流等。术后均应继续正规抗结核治疗。

肝结核如能及早做出诊断，给予充分抗结核治疗，一般预后较好，结核性肝脓肿向胸腔穿破者预后差。

第七节 脾 结 核

脾结核（splenic tuberculosis）是指脾脏由于结核分枝杆菌感染所形成的结核病变。任何年龄均可发病，以 30～40 岁最多，女性多于男性。脾结核大部分为结核分枝杆菌全身性血行播散所致。可为全身粟粒性结核的局部病征，或并发于另一器官结核，如肺结核、肠结核或肠系膜淋巴结结核等。脾结核常与肝结核互为因果，或同时存在。肺外结核发病占结核病的 15%～20%，而脾结核发病在肺外结核中较为少见，脾结核根据临床表现可分为两类：一类为血行播散型结核的一部分，另一类为原发性脾结核。原发性脾结核临床表现缺乏特异性，病原微生物或局部活体组织标本获取困难，临床上可能出现误诊和漏诊从而延误治疗。

一、病因与发病机制

脾结核感染途径主要为血源性，亦经淋巴管，以及邻近器官病灶直接播散，其中继发于获得性免疫缺陷综合征（AIDS）的脾结核不少见。脾结核多继发于初染结核以后由其他脏器的结核病灶播散而来，可伴或不伴肺、肝、淋巴结等器官的结核。

（一）脾结核感染途径

1. 结核分枝杆菌通过血液或淋巴循环至脾脏的红、白髓，后侵及被膜下。根据文献报道，几乎所有血行播散性结核病都可累及脾脏。

2. 邻近脏器结核分枝杆菌直接侵及脾脏，有少部分病原菌可经淋巴途径和邻近器官结核直接波及脾脏。

（二）脾结核的病理变化

一般根据脾脏的病理变化将脾结核分为以下 4 型。

1. 粟粒型脾结核 为脾结核的相对早期阶段，脾内仅有散在的灰白色粟粒样结核结节。多在 2mm 以内，X 线及 CT 均难显像。

2. 结节型脾结核 结核性肉芽肿多在 5～20mm 以内，中心可有液化，CT 易显示。

3. 脓肿型脾结核　为脾结核的进展期,脾实质内结核病灶融合成黄色干酪样病变区,可液化成脓腔。

4. 钙化型脾结核　为脾结核的稳定期,脾实质内呈弥漫性纤维性变,可有多发结核钙化灶。

二、临床表现

脾结核的常见临床表现有不规则发热,常以低热为主,少数可有高热、盗汗、消瘦、乏力、纳差等结核中毒症状。60% 有上腹胀痛,以左肋部区疼痛多见,可有脾脏增大、脾区叩击痛。略多于半数的患者合并脾外结核,且可存在多脏器结核,包括肺、胸膜、肺门淋巴结,浅表淋巴结,腹腔淋巴结,肝脏,腹膜,大网膜,内生殖器,皮肤,外耳道,其中合并肺、肝、腹腔淋巴结结核多见,伴相应症状,如咳嗽、咳痰、咯血、腹胀腹痛、腹部包块、腹水等。

血液系统改变及脾功能亢进,以贫血最多见,约占 67%,少数发生白细胞下降、血小板减少,罕见病例可发生类白血病样反应。少数报道发生周围炎、脾脓肿、脾结核自发性破裂。

三、辅助检查

(一)实验室检查

1. 结核相关检查　包括血结核抗体以及 IGRA 检测等,对诊断脾结核具有辅助参考价值。

2. 红细胞沉降率可增快,贫血,或有脾功能亢进的血象表现。

3. 少数患者出现血常规红细胞计数偏高和发绀。

(二)PPD 试验

PPD 试验阳性对脾结核的辅助诊断具有一定的参考价值。

(三)影像学表现

1. X 线检查　在脾结核钙化时腹部 X 线片可示左膈下钙化斑点,或花冠状钙化影。X 线钡餐检查可发现脾周围有黏连征象。

2. CT 检查

(1)脾内征象

1)粟粒型脾结核:脾脏弥漫性肿大,伴有多发粟粒状低密度灶,增强扫描病灶无明显强化。

2)结节型脾结核:渗出性病灶如进一步发展,可增大为结核性肉芽肿,并可发生干酪坏死,多在 2～5mm 大小。CT 显示脾内单发或多发结节状低密度灶或混杂密度结节灶,增强后边缘轻度强化。

3)脓肿型脾结核:结核性病灶融合或继续增大,并液化形成脓肿。CT 表现多个干酪性结节灶相互融合,液化坏死形成较大的囊性病变,边缘轻度强化,周围可伴有卫星灶。

4)钙化型脾结核:表现为脾脏内散在点状钙化灶。可伴腹腔、腹膜后淋巴结肿大,呈环形强化。

(2)脾外征象

1)腹腔淋巴结肿大,可见腹膜后主动脉周围、肠系膜根部及胰头、肝门区淋巴结肿大,脾门淋巴结肿大伴斑点状或环状淋巴结钙化,淋巴结环状强化。

2)可同时发现腹腔其他脏器结核。如椎体结核,伴肠、肝、胰及肾上腺结核等。

3. 腹部超声检查　超声具有快速、简便等优点,被广泛应用于早期诊断中,超声造影则能够通过动态影像反映患者脾脏情况,能够减少超声对脾结核的诊断时间,下面是各型脾结核的 B 超所见。

(1)粟粒型脾结核:超声表现为脾脏肿大,病理下为脾实质形成散在的、大小为 0.5～2.0mm 粟粒样小结节,超声不能显示结节。此型病例超声缺乏特异性,与单纯性脾脏肿大不易区分,如结合患者有脾外结核病史,结核毒血症状,及 PPD 试验阳性,更有助于诊断,确诊需要依靠脾穿刺活检。

(2)结节型脾结核:超声表现为脾内多发的弱回声团块,边界清楚,形态规则,内部回声欠均匀,血流信号不丰富。病理结果显示为结核结节融合形成肉芽肿或干酪样坏死,此型脾结核要注意与脾血管瘤、脾恶性淋巴瘤鉴别,根据经验,认为其鉴别要点主要为,脾血管瘤可为单发或多发,但其回声多为强回声,部分较大的血管瘤可为弱回声,其内部回声呈网状,周边回声增强。当脾恶性淋巴瘤表现为脾内多发弱回声结节时,与脾结核声像图上鉴别较困难,但如果后者有脾外结核病史、结核毒血症状,有助于鉴别,可通过脾穿刺活检或手术后病理确诊。

（3）脓肿型脾结核：超声表现与非结核性脾脓肿相似，均表现为脾内囊实性占位，声像图同样缺乏特异性，病理结果表现为干酪样坏死和肉芽肿中心液化，其鉴别主要依靠脾外结核病史、结核毒血症状及PPD试验阳性，确诊可通过脾穿刺活检或手术后病理。

（4）钙化型脾结核：钙化型脾结核是结核病灶愈合过程中纤维化和钙化的结果，超声表现为脾内多发的点片状强回声，部分后方伴声影。与单纯性脾内钙化灶的鉴别要点主要为前者常为多发，并常合并腹腔内其他实质器官多发的钙化灶或有脾外结核的病史。

（四）腹腔镜检查

经腹腔镜活检进行病理学及分子病理学检查可以明确脾结核的诊断。

（五）经皮穿刺活检技术

近年来，随着经皮穿刺活检技术的开展和普及，为脾脏结核的诊断提供了有力的手段。通过穿刺活检可以进行病理学及分子病理学检查以明确诊断。若为脓肿型，穿刺出的脓液可以做抗酸染色涂片、结核分枝杆菌培养以及分子生物学检测。

四、诊断及鉴别诊断

（一）脾结核的诊断要点

脾结核相对少见，目前国内外尚无统一的诊断标准。随着CT技术及超声技术的迅速发展和广泛应用，脾结核的诊断成为可能。根据近年有关国内外文献，总结脾结核的诊断要点如下。

1. 本病好发年龄是20~52岁，多数有结核中毒症状。多为低热，急性期患者可以有高热等症状，抗感染治疗无效。

2. 缓慢进展的左上腹疼痛、贫血或有脾功能亢进表现。

3. CT平扫见脾外形增大，脾内多发结节状或斑点状低密度灶，直径多在20mm以内，增强无强化。脾内散在斑点状或小结节状钙化灶。后腹膜、肝脾区等淋巴结肿大、钙化或周边环状强化。

4. B超显示散在回声不均的光团并伴声影，或可见不规则液性暗区及钙化的强光点。但粟粒型脾结核难以显示。

5. PPD试验、血结核抗体以及IGRA阳性。

6. 有其他脏器结核病的证据。

7. 诊断性抗结核治疗有效。

根据以上诊断要点，对脾结核多数可作出正确诊断。通过病原学或病理学检查可以确诊脾结核。

（二）鉴别诊断

脾结核应注意与以下疾病进行鉴别。

1. **淋巴瘤** 是脾脏最常见的原发性肿瘤，临床表现与脾结核无明显区别，但淋巴瘤常单发或多发，很少为弥漫性病变，增强后病灶轻度强化，肿大淋巴结多无环状强化，再结合临床表现、骨髓象及血象等作出诊断。当病灶表现为散在纤维结节病灶，影像学类似淋巴瘤，必须结合临床表现加以鉴别。

2. **转移瘤** 多有原发肿瘤病史，表现为脾内单发或多发低密度灶，少有弥漫性，病灶相对大，可出现牛眼征或靶心征，淋巴结多无环状强化等有助于诊断。当脾结核病变表现为单个的纤维硬化病灶时，其影像学表现与脾肿瘤类似，但脾肿瘤较少出现贫血或全血细胞减少，红细胞沉降率一般正常，结核菌素试验阴性可资鉴别。

3. **脾脓肿** 常单发，边界清晰，壁较厚。囊内液性暗区可见密集点状或絮状回声。脾结核以多发为主，边界多不规则，内部回声杂乱。如坏死、增生、钙化斑等不同病程的声像图表现同时存在，为结核病特点。

4. **脾梗死** 其所致凝固性坏死也可在脾内形成强回声区，但范围较大，呈楔形，尖端指向脾门，易于鉴别。

5. **其他** 尚应与黑热病、血液病、疟疾、门脉高压所致脾肿大等鉴别。

五、治疗

脾结核的治疗应在结核病的综合治疗原则下进行,主要为抗结核药物治疗及手术治疗。对于脾结核是否应使用手术治疗目前仍有争论。目前对手术治疗脾结核的要求,主要依据患者的全身情况和脾脏的病变类型而定。

(一)抗结核治疗

脾结核的治疗应在结核病的综合治疗原则下进行,主要为抗结核药物治疗及手术治疗。下列情况可行一般治疗及药物治疗。

1. 患者病情危重,不宜手术治疗。
2. 以多发性散在性为主要表现的脾结核。
3. 脾脏不大或仅轻度增大。
4. 脾结核合并多脏器结核病变而脾结核又无突出表现的患者。

粟粒型与结节型脾结核以抗结核治疗为主,同血行播散性结核病化疗方案,1个疗程为1年左右。脓肿型脾结核疗程宜长,一般为1~2年。钙化型病变已进入稳定期者,可以观察。

(二)手术治疗

有下列情况者需药物及手术联合治疗。

1. 脾结核呈单发而巨大,抗结核药物很难进入。
2. 有脾脓肿并脾外结核性脓肿,需手术引流。
3. 结核性巨脾或脾结核合并脾功能亢进或区域性门脉高压导致上消化道出血。
4. 未排除脾恶性肿瘤。

所有患者术后应常规抗结核治疗1年以上。

六、预后

早期发现,合理治疗,一般预后均良好。

【临床病例分析】

患者,男,28岁。

主诉:间断发热2个月。

现病史:患者2021年3月末无明显诱因出现发热症状,最高体温40℃,伴咳嗽,咳少量白痰。3月31日就诊于当地医院,肝胆脾增强MRI示:①肝脏及脾脏多发异常信号,考虑血行播散性感染疾病(暂不除外肝脾念珠菌病、脓肿或结核),请结合临床进一步检查;②腹腔脂肪间隙浑浊;③腹腔积液。查血结核感染T细胞斑点试验阳性。

既往:银屑病病史。

住院后腹部CT:肝脏、脾脏散在低密度影。胆囊壁增厚。脾脏无明显增大,未见明显异常密度,腹膜增厚。肠系膜根部及腹膜后多发肿大淋巴结(图3-7-4)。胸部CT:双肺多发结节状高密度影,边界欠清晰(图3-7-5)。

住院后PPD试验阳性,结核菌γ干扰素试验阴性。电子支气管镜检查,镜下:进镜顺利,声门活跃,气管通畅,隆突锐利居中,左右主支气管及各叶段支气管通畅,黏膜光滑,右下叶基底段开口可见脓痰附壁,吸痰后见局部黏膜充血水肿,予以右中叶内侧段及下叶内前基底段灌洗。支气管灌洗液:*rpoB*基因507~511位点阳性(+),*rpoB*基因511~518位点阳性(+),*rpoB*基因518~523位点阳性(+),*rpoB*基因522~528位点阳性(+),*rpoB*基因528~533位点阴性(−),结核菌脱氧核糖核酸阳性(+),利福平*rpoB*基因有突变。超声引导下颈部淋巴结穿刺取活检,淋巴结活检组织送检外院示坏死性肉芽肿,高度怀疑结核。诊断考虑为"继发性肺结核、肝结核、脾结核、淋巴结结核、腹腔感染"。入院后予异烟肼、利福喷丁、

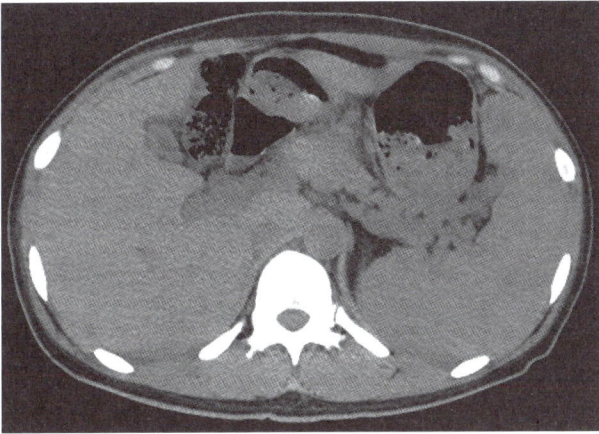

肝脏、脾脏散在低密度影。

图 3-7-4　住院后腹部 CT

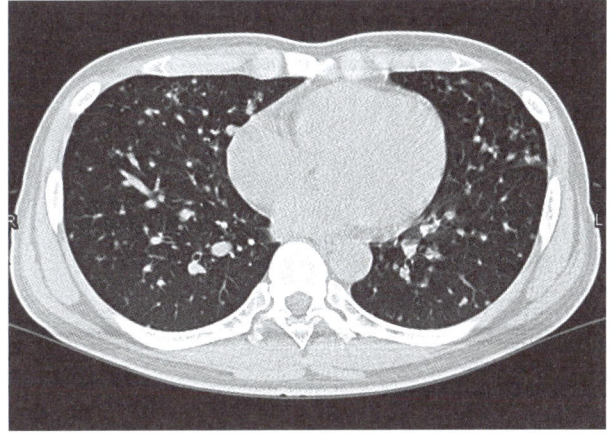

双肺多发结节状高密度影,边界欠清晰。

图 3-7-5　住院后胸部 CT

莫西沙星、吡嗪酰胺、地塞米松抗结核及疏肝清热类中药汤剂辅助治疗。期间体温出现反复,予伏立康唑诊断性抗感染治疗后,体温恢复正常。

出院后继续规律抗结核治疗,逐步停用抗真菌药物。右颈部淋巴结逐渐缩小,体温逐渐恢复正常。治疗 6 个月后复查肝脾病灶较前略有吸收(图 3-7-6)。双肺结节样病灶较前略有吸收(图 3-7-7),继续抗结核治疗过程中。

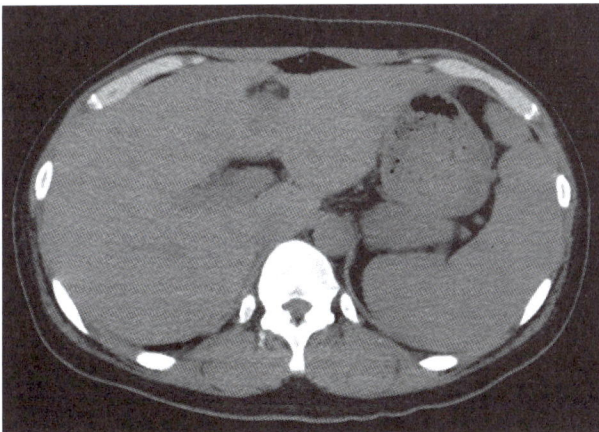

肝脏、脾脏散在低密度影,较前略有吸收。

图 3-7-6　抗结核治疗 6 个月后复查腹部 CT

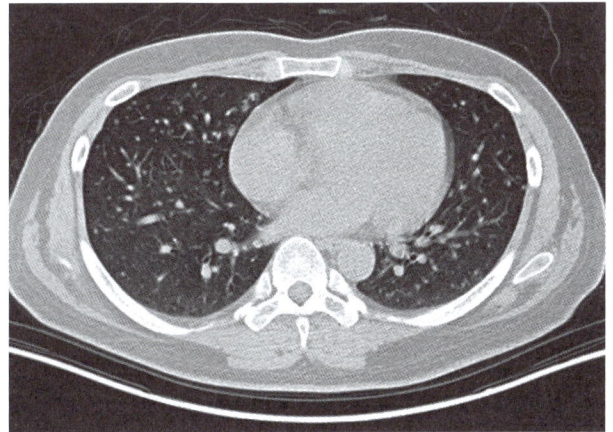

双肺结节状病灶较前略有吸收。

图 3-7-7　抗结核治疗 6 个月后复查胸部 CT

参考文献

[1] DONOGHUE H D, HOLTON J. Intestinal tuberculosis[J]. Curr Opin Infect Dis, 2009, 22(5): 490-496.

[2] 刘彤华,潘国宗,麦灿荣,等. Crohn 病及 Crohn 病与肠结核的鉴别诊断[J]. 中华内科杂志, 1981, 20(4): 211-214.

[3] 顾清,欧阳钦,张文燕,等. 克罗恩病与肠结核的临床及病理特征的对比研究[J]. 中华内科杂志, 2009, 48(4): 291-294.

[4] 何瑶,陈瑜君,杨红,等. 回结肠克罗恩病与肠结核临床及内镜特征比较[J]. 中华消化内镜杂志, 2012, 29(6): 325-328.

[5] DASGUPTA A, SINGH N, BHATIA A. Abdominal tuberculosis: a histopathological study with special reference to intestinal perforation and mesenteric vasculopathy[J]. J Lab Physicians, 2009, 1(2): 56-61.

[6] LI Y, ZHANG L F, LIU X Q, et al. The role of in vitro interferon-γ release assay in differentiating intestinal tuberculosis from Crohn's disease in China[J]. J Crohns Colitis, 2012, 6(3): 317-323.

[7] 徐蕙,李玥,钱家鸣,等. γ干扰素释放分析在亚洲地区肠结核与克罗恩病鉴别诊断中准确性评价的 Meta 分析[J]. 中华内科杂志, 2016, 55(7): 535-540.

［8］李融融,杨红,吴东,等.克罗恩病反复肠梗阻、回盲部溃疡一例［J］.胃肠病学,2012,17(12):782-783.

［9］MAO R, LIAO W D, HE Y, et al. Computed tomographic enterography adds value to colonoscopy in differentiating Crohn's disease from intestinal tuberculosis：a potential diagnostic algorithm［J］. Endoscopy, 2015, 47(4):322-329.

［10］高翔,何瑶,陈瑜君,等.试验性抗结核治疗鉴别肠结核与克罗恩病的临床与内镜分析［J］.中华消化内镜杂志,2011,28(8):446-451.

［11］LIMSRIVILAI J, SHREINER A B, PONGPAIBUL A, et al. Meta-analytic Bayesian model for differentiating intestinal tuberculosis from Crohn's disease［J］. Am J Gastroenterol, 2017, 112(3):415-427.

［12］宋艺,万季,李双双,等.中国6个省份结核分枝杆菌耐药状况及影响因素分析［J］.中华流行病学杂志,2016,37(7):945-948.

［13］中国防痨协会.耐药结核病化学治疗指南(2009)［J］.中华结核和呼吸杂志,2010,33(7):485-497.

［14］NAHID P, DORMAN S E, ALIPANAH N, et al. Executive summary：Official American Thoracic Society/Centers for Disease Control and Prevention/Infectious Diseases Society of America Clinical Practice Guidelines：treatment of drug-susceptible tuberculosis［J］. Clin Infect Dis, 2016, 63(7):853-867.

［15］端木宏谨,陆宇.抗结核药不良反应概述［J］.医药导报,2009,27(3):245-249.

［16］方勇,肖和平,唐神结,等.抗结核药物致药物热的临床特征及处理措施［J］.中华临床医师杂志(电子版),2010,4(11):2237-2240.

［17］唐神结,高文.临床结核病学［M］.北京：人民卫生出版社,2011.

［18］唐神结,李亮,高文.中国结核病年鉴(2016)［M］.北京：人民卫生出版社,2017.

［19］谢惠安,阳国太,林善梓,等.现代结核病学［M］.北京：人民卫生出版社,2000:368-374.

［20］杨高怡.临床结核病超声诊断［M］.北京：人民卫生出版社,2016.

［21］惠文佳,高峰.探讨结核病感染T细胞检测与糖链抗原125检测对结核性腹膜炎的临床诊断价值［J］.中国卫生检验杂志,2016,26(13):1903-1905.

［22］黄锦远,姜杰,曹锡朝,等.腹腔镜对结核性腹膜炎病变的诊断意义［J］.中国实用医药,2016,18(11):45-46.

［23］叶静,李志华,张建,等.腹腔探查对结核性腹膜炎诊断价值的临床观察研究［J］.中国中西医结合外科杂志,2019,25(3):341-344.

［24］王琦,周建平.GeneXpert MTB/RIF试验对结核性腹膜炎的诊断价值［J］.中国医科大学学报,2021,50(8):752-755.

［25］姬永浩,顿国亮,刘建学,等.超声引导下大网膜穿刺活检诊断结核性腹膜炎［J］.中国医学影像技术,2014,30(5):759-761.

［26］邵晓峰.用彩色多普勒超声检查诊断结核性腹膜炎的效果分析［J］.当代医药论丛,2021,19(4):118-119.

［27］费贵军,张丽帆,舒慧君.结核性腹膜炎实验室诊断的评估［J］.中国医学科学院学报,2018,40(4):534-538.

［28］张云华,朱盛华.结核性腹膜炎的临床现状及研究进展［J］.中国医学科学院学报,2021,43(6):975-979.

［29］王欣梅,周志勇,吕永杰.结核性腹膜炎的CT特征及病理特点对照分析［J］.山西医药杂志,2014,43(1):1267-1269.

［30］彭通略,徐铭,文明.结核性与肿瘤性腹腔积液的CT鉴别(附43例分析)［J］.医学影像学杂志,2014,24(6):987-900.

［31］赵鼎英,康雪娜,马少华,等.结核感染T细胞斑点试验联合ADA在诊断结核性腹膜炎中的价值［J］.河北医药,2015,37(22):3444-3446.

［32］中国人民解放军总医院第八医学中心结核病医学部,《中国防痨杂志》编辑委员会.糖皮质激素在结核病治疗中的合理应用专家共识［J］.中国防痨杂志,2022,44(1):28-37.

［33］石亮,王志红.红藤汤灌肠联合抗结核药物治疗结核性腹膜炎的临床观察［J］.中国民间疗法,2020,28(11):73-75.

［34］马喜明.中药己椒苈黄丸联合西医治疗结核性渗出性腹膜炎疗效观察［J］.现代中西医结合杂志,2018,27(30):3395-3397.

［35］KUSHIMA H, SAKAMOTO R, KINOSHITA Y, et al. Tuberculous Peritonitis［J］. BMJ Case Rep, 2021, 14(10):e245311.

［36］TONG H, TAIY, YE C, et al . Carbohydrate antigen 125 and carcinoembryonic antigen in the diferentiation of tuberculous peritonitis and peritonitis carcinomatosa［J］. Oncotarget, 2017, 8(44):78068-78075.

［37］KIM H K, KIM S E, PARK M I, et al, A Case of Tuberculous Peritonitis Presenting as Small Bowel Obstruction［J］. Korean J Gastroenterol, 2017, 69(5):308-311.

［38］ASLAN B, TÜNEY D, ALMOABID Z A N, et al. Tuberculous peritonitis mimicking carcinomatosis peritonei：CT findings and histopathologic correlation［J］. Radiol Case Rep, 2019, 14(12):1491-1494.

［39］EDWARDS S, GLYNN P, DAVID M D, et al . Diagnosing tuberculous peritonitis early in patients on peritoneal dialysis：use of Xpert MTB / RIF assay［J］. Perit Dial Int, 2016, 36(4):461-463.

［40］YIN W J, ZHENG G Q, CHEN Y F, et al . CT differentiation of malignant peritoneal mesothelioma and tuberculous peritonitis［J］. Riadiol Med, 2016, 21（4）: 253-260.

［41］ALI N, NATH N C, PARVIN R . et al . Role of ascitic fluid adenosine deaminase（ADA）and serum CA-125 in the diagnosis of tuberculous peritonitis［J］. Bangladesh Med Res Counc Bull, 2014, 40（3）: 89-91.

［42］LEE J Y, KIM S M, PARK S J, et al . A rapid and non-invasive 2-step algorithm for diagnosing tuberculous peritonitis using a T cell-based assay on peripheral blood and peritoneal fluid mononuclear cells together with peritoneal fluid adenosine deaminase［J］. J Infect, 2015, 70（4）: 356-366.

［43］KOCAMAN O . Understanding tuberculous peritonitis: a difficult task to overcome［J］. Turk J Gastroenterol, 2014, 25（1）: 79-80.

［44］DULGER A C, KARADAS S, METE R, et al . Analysis of cases with tuberculous peritonitis: a single-center experience［J］. Turk J Gastroenterol, 2014, 25（1）: 72-78.

［45］SHEN Y C, WANG T . CHEN L, et al . Diagnostic accuracy of adenosine deaminase for tuberculous peritonitis: a meta-analysis［J］. Arch Med Sci, 2013, 9（4）: 601-607.

［46］SU S B, QIN S Y, GUO X Y, et al . Assessment by meta-analysis of interferon-gamma for the diagnosis of tuberculous peritonitis［J］. World J Gastroenterol, 2013, 10（9）: 1645-1651.

［47］刘航, 李为民, 郑方. 肝结核的临床特点及治疗方法（附88例分析）［J］. 山东医药, 2015,（35）: 67-68.

［48］郑方, 赵洪强, 李为民. 24例肝结核手术治疗分析［J］. 临床消化病杂志, 2017, 29（1）: 36-38.

［49］王全永. 肝结核的CT表现及诊断要点［J］. 肝脏, 2016, 21（9）: 746-748.

［50］丁勋, 徐佳, 鲁植艳, 等. 多层螺旋CT对浆膜型肝结核的诊断价值探讨［J］. 医学影像学杂志, 2017, 27（7）: 1271-1272.

［51］王大力, 于秀蕾, 赵阳. 超声造影与增强CT诊断包膜型肝结核的对比研究［J］. 临床超声医学杂志, 2020, 22（7）: 558-559.

［52］邝贺龄. 内科疾病鉴别诊断学［M］. 北京: 人民卫生出版社, 2006.

［53］毕景华. 肝结核的多层螺旋CT影像学表现及鉴别诊断［J］. 影像研究与医学应用, 2019, 3（14）: 49-50.

［54］郑哲. 肝结核的特征、临床表现及治疗效果［J］. 中国民间疗法, 2016, 24（9）: 78-79.

［55］张松旺. 不同手术方法治疗肝结核的疗效评价［J］. 中国继续医学教育, 2016, 8（17）: 148-149.

［56］叶维法. 临床肝胆病学［M］. 天津: 天津科学技术出版社, 1983.

［57］张敦熔. 现代结核病学［M］. 北京: 人民军医出版社, 2000.

［58］陈灏珠, 林果为, 王吉耀. 实用内科学［M］. 北京: 人民卫生出版社, 2013.

［59］吴俊, 高枫, 刘承宏, 等. 超声造影与CT在脾结核诊断中的对比研究［J］. 中国超声医学杂志, 2016, 32（4）: 377-379.

［60］李昊昌, 刘艳龙. 超声造影与CT对脾结核的诊断价值［J］. 中国CT和MRI杂志, 2016, 14（12）: 93-95.

［61］李畅. 超声检查对脾脏结核的诊断价值研究［J］. 中外医疗, 2015, 34（26）: 171-172.

［62］张飘尘 . CT对脾脏结核的诊断价值（附12例报告）［J］. 世界最新医学信息文摘, 2017, 17（16）: 17-18.

［63］孟君, 杨高怡, 邵亚勤. 局灶性脾结核的超声造影表现［J］. 中国超声医学杂志, 2014, 30（6）: 531-533.

［64］陈松松, 郭青. 18例脾结核临床分析［J］. 中国防痨杂志, 2010, 32（5）: 264-266.

［65］肖琼, 熊淑红. CT诊断脾结核一例［J］. 放射学实践, 2012, 27（12）: 1410-1411.

［66］史会连, 陈澍, 蒋卫民, 等. 以发热为主要表现的脾结核1例［J］. 中国感染与化疗杂志, 2010, 10（6）: 479-481.

［67］唐神结, 高文. 临床结核病学［M］. 北京: 人民卫生出版社, 2011.

［68］邝贺龄. 内科疾病鉴别诊断学［M］. 北京: 人民卫生出版社, 2006.

第八章　五官结核病

头颈部结核病非常罕见，仅占肺外肺结核的 2%～6%，占所有结核病的 0.1%～1%。在耳鼻咽喉结核中以喉结核最为多见，耳结核次之，鼻结核再次之，咽结核相对最少见。

第一节　眼　结　核

眼结核是肺外结核的一种形式，可因眼内组织的不可逆破坏而导致视力丧失。眼部组织除晶状体以外均可被结核分枝杆菌感染，当结核分枝杆菌引起眼部的直接感染时，虽然分枝杆菌几乎可以在眼睛内或眼睛周围的任何组织中发现，但大多数眼结核是发生在眼内的，所涉及的主要结构是葡萄膜和视网膜。另外，眼结核也可能为继发于其他部位的活动性结核病的超敏状态，可能是由结核分枝杆菌特异性淋巴细胞与眼睛中的抗原交叉反应介导的。

一、发病情况

眼部结核占全身结核的 1.40%～5.74%，而在 AIDS 患者中其发病率更高（2.8%～11.4%）。表现为单侧或双侧的不对称疾病，以青年和儿童为多见，起病缓慢，没有表现出特殊的性别倾向。其发病率与当地结核流行状况、机体免疫状况等相关。在发达国家，可能占所有葡萄膜炎病例的不到 1%，在结核病流行国家上升到高达 10%。由于缺乏统一的诊断标准，使得流行病学数据难以解释。

二、病因和发病机制

眼结核可以是原发性也可以是继发性，原发性眼结核多因眼睑皮肤外伤后结核分枝杆菌直接侵入所致，继发性眼结核多是因血行播散传染。也可能通过免疫应答诱导超敏反应引起肉芽肿性葡萄膜炎。

继发感染发病可能与免疫力低下有关。结核分枝杆菌在免疫力低下的患者中可迅速发展，经血和局部淋巴系统扩散到肺外组织，可以入侵身体的任何组织或器官。被感染的器官通常是高氧含量组织（肺尖、肾脏、骨骼、脑膜、眼睛）。由于眼内葡萄膜氧含量较高，葡萄膜血管丰富，血流缓慢，因此结核分枝杆菌易滞留该部位而诱发感染。

三、病理变化

（一）过敏反应型（Ⅰ型）

眼部组织对结核分枝杆菌菌体蛋白的变态反应；虽然有人认为机体对结核分枝杆菌的超敏反应可引起葡萄膜炎，免疫复合物在组织的沉积可引起虹膜睫状体炎、脉络膜炎的复发，但这种机制在眼内并未得到实验证实，如结核菌素皮内注射并未诱导患者葡萄膜炎的复发。

（二）结核分枝杆菌毒素损害型（Ⅱ型）

为结核分枝杆菌感染引起的一种慢性肉芽性增殖性病变，是真正的结核病变损害。损伤的基本病理变化可以归结为几种类型：①以渗出病变为主，炎性反应早期或病灶恶化时，可表现为充血、水肿和中性粒细胞渗出；②以增殖病变为主，以结核结节（肉芽肿）形成为特征，有类上皮细胞、朗汉斯巨细胞及淋巴细胞参与形成；③以变性病变为主，表现为组织的干酪样坏死。以上三种病变往往同时存在，而以一种病变为主，且可以相互转变。结核分枝杆菌较少且机体免疫力较强时，以增生性病变为主，产生特异性的结核肉芽肿，主要为放射排列的上皮细胞伴朗汉斯巨细胞，外周有淋巴细胞浸润和增生的纤维细胞，病灶中极少有结核分枝杆菌。当结核分枝杆菌数量多而 T 细胞免疫活性强时，则组织充血明显。如机体免疫力低下，则可发生组织破坏，形成干酪样坏死。结核病灶可播散，或转归为吸收消散仅残留瘢痕或纤维化、钙化等。

四、临床表现

眼结核通常表现为眼内炎症，根据受累的部位和程度，患者早期可能无症状或症状较轻，出现眼红、流泪、畏光、飞蚊症、充血及视力不同程度下降，表现严重者可出现前房积脓甚至失明。然而，许多疑似眼结核的病例临床表现多种多样，缺乏特异性，在不同的患者群体之间存在表型差异。

临床表型根据解剖学可分为前葡萄膜炎、中间葡萄膜炎，后葡萄膜炎，个别病例呈现在眼表或眼眶。其中以后葡萄膜炎最为常见，通常影响视网膜和脉络膜，被认为是典型的表型。

（一）结核性前葡萄膜炎

结核性前葡萄膜炎是典型的肉芽肿性病变，炎症部位在虹膜和睫状体，常伴有角膜内"羊脂"沉积，虹膜或前房角肉芽肿和虹膜后黏连。肉芽肿性炎症可导致虹膜上可见多个结节，尤其是在近瞳孔缘或虹膜根部。

非肉芽肿性葡萄膜炎也可能存在，可表现为轻或中度复发性虹膜睫状体炎。尽管在这类患者中没有肉芽肿，但在瞳孔缘可以出现小的半透明结节克普结节（Koeppe nodules）。病情复发时，可出现羊脂状角膜后沉着物、严重的虹膜后黏连、并发白内障和玻璃体炎。在急性粟粒样结核中，患者可表现为前房炎症，在虹膜根部可见小的灰黄色或淡红色小结节。严重病例还可出现前房积脓。临床上，这类结节首先表现为小的灰色隆起，如果未治疗，可以长大至 3mm。随时间延长，结节变为黄色并可出现血管化。患者也可出现虹膜萎缩。

（二）结核性中间葡萄膜炎

中间葡萄膜炎的主要炎症部位是睫状体平坦部、玻璃体基底部及视网膜、脉络膜的周边部位。玻璃体中的细胞团块和"雪球"混浊提示慢性肉芽肿性炎症。复发性黄斑水肿是一些中间葡萄膜炎患者视力下降的一个重要原因。

（三）结核性后葡萄膜炎

既往分类中结核性后葡萄膜炎包括脉络膜结节，脉络膜结核瘤，视网膜下脓肿和匐行性脉络膜炎。2019 年，协作眼结核组（Collaborative Ocular Tuberculosis Study，COTS）、国际葡萄膜炎研究小组（International Uveitis Study Group，IUSG）和国际眼部炎症学会（International Ocular Inflammation Society，IOIS）为眼结核制定了共识命名系统，提供了广义的"结核性脉络膜炎"，涵盖以脉络膜炎症为特征的所有疾病，该分类包括结核性匐行性脉络膜炎、结核性多灶性脉络膜炎、结核性局灶性脉络膜炎、结核瘤。脉络膜结节的名字仍然被保留，并被认为是结核性多灶性脉络膜炎的一种。

1. **脉络膜结节** 多发性脉络膜结节是结核性后葡萄膜炎的最常见表现，这种表现通常提示该眼内结核来源于结核分枝杆菌的血行播散，可以是全身粟粒性结核病的表现之一。脉络膜结节为小结节样外观，单眼或双眼均可发生。通常结节数少于 5 个，但也有可能多达 50 个或 60 个。结节为灰白色或黄色，边界不清，多位于后极部，大小约为 1/4 视盘或更小。脉络膜结节局部可伴有浆液性视网膜脱离，但一般不会造成眼前节或玻璃体炎症。发生于粟粒性结核患者的脉络膜结节多为小的多发性结节。当炎症消退后，脉络膜结节边缘变清晰，中央区变为黄白色，而周边伴有色素环，最后病灶形成瘢痕。

2. **脉络膜结核瘤** 脉络膜结核瘤可以是融合的脉络膜结节形成，常表现为一较大的孤立性团块，可发生于后极部，赤道部或者视盘周围。淡黄色的视网膜下团块，4～14mm 不等，外观类似肿瘤，瘤体表面可以出现视网膜出血，渗出性视网膜脱离。

3. **匍行性脉络膜炎** 它是一种慢性、复发性炎症,主要侵及脉络膜和脉络膜毛细血管层,并可继续侵犯视网膜。随着病变的发展,多病灶脉络膜炎可能导致视网膜、视网膜色素上皮和脉络膜毗邻视神经的损伤。

4. **视网膜下脓肿** 干酪样肉芽肿组织中细菌的繁殖可以造成组织的液化坏死以及脓肿形成,结核活动期的患者一般都会出现视网膜下脓肿,极少数患者伴随玻璃体炎症。抗结核治疗后病情好转,治愈后形成色素或萎缩,视力也有所恢复,视网膜下新生血管也在瘢痕区内形成。

(四)全葡萄膜炎

炎症来源于虹膜睫状体、视网膜或脉络膜等整个葡萄膜。同时或先后累及眼前段和眼后段。常伴视网膜和玻璃体炎症。常见于免疫功能低下的患者。

(五)视网膜炎和视网膜血管炎

1. **视网膜血管炎** 视网膜血管炎主要是静脉血管和血管周围的炎症浸润,动脉很少受累。在眼结核中也可能有明显的血管闭塞。临床上主要表现为:玻璃体浸润、视网膜出血、新生血管和视神经视网膜炎。

2. **视网膜静脉周围炎(Eales disease)** 视网膜静脉周围炎是一种以闭塞性疾病和新生血管为特征的视网膜血管炎,导致复发性玻璃体出血和牵引性视网膜脱离,多发生在健康中青年男性。由结核引起的视网膜血管炎与视网膜静脉周围炎相似,但在视网膜静脉周围炎中,并没有脉络膜炎症表现。尽管如此,仍有大多数人接受的一种观点就是它由结核或对结核蛋白的超敏反应而引起。近来的多项研究也为此观点提供了证据。比如 Madhavan 等通过聚合酶链反应在视网膜静脉周围炎患者玻璃体中和视网膜前膜中均发现有结核分枝杆菌的基因表达。

(六)视神经视网膜炎和视神经病变

结核性视神经病变包括视神经结节、视神经乳头炎、视神经乳头水肿、视神经炎、球后神经炎、视网膜炎或视交叉视网膜炎。

(七)眼内炎和全眼球炎

发生此类病变的患者通常起病急、进展快、眼组织破坏严重。由于严重的前房反应,患者可出现前房积脓,甚至会使前房满布脓液。而在眼后节,严重的脉络膜炎症可导致较大的视网膜下脓肿形成,从而破坏其上的布鲁赫膜(Bruch's membrane),并进一步累及视网膜和玻璃体。如果治疗不及时,病灶坏死后细菌大量繁殖进入玻璃体腔可造成眼内或全眼球炎。而在全眼球炎中,巩膜也会因为眼球穿孔而受累。

(八)眼表的炎症

巩膜外炎或巩膜炎通常是前部的。当眼睛睁开时可见巩膜发红或不规则,伴或不伴不适感。

脓疱病表现为结膜上的炎性结节,经常毗邻角膜缘,与对结核分枝杆菌的Ⅳ型超敏反应有关。病变可能会超过角膜,并形成瘢痕。

角膜炎症可能发生在更深的间质中(间质性角膜炎)或邻近巩膜(硬化性角膜炎)。

(九)眼眶和眶周疾病

发生于眼眶及附属器的结核通常通过血行或淋巴传播获得,很少通过皮肤接种或鼻窦直接传播获得。包括:眼睑或眶周皮肤结核,眼眶内炎性肿块,伴或不伴异常分泌物。患者可能表现为继发于压迫性视神经病变的疼痛、凸起、复视或视力下降。易误诊为慢性炎症、囊肿、肿瘤等。可能需要眼眶活检来排除恶性肿瘤。

五、辅助检查

(一)实验室检查

1. **免疫学检查** 使用结核菌素皮肤试验(TST)和 γ 干扰素释放试验(IGRA)进行免疫学检查。TST为诊断肺结核感染诊断的常规方法,容易与卡介苗菌株和非结核分枝杆菌产生交叉反应,需要患者48小时或72小时重复观察,存在主观因素影响。IGRA 是新型的结核分枝杆菌感染检测方法,其原理为特异性抗原体外刺激辅助性 T 细胞,根据 γ 干扰素释放量或可释放 γ 干扰素的致敏 T 细胞数量,判定患者是否感染，不受卡介苗和非结核分枝杆菌影响，具有高度特异性。

然而 TST 和 IGRA 无法鉴别结核潜伏感染（LTBI）还是活动性感染，在检测呈阳性的患者中，可能是眼结核，或者这仅仅是巧合的 LTBI。需要使用免疫制剂或生物制剂的患者，应进行结核潜伏感染筛查，包括单独使用 IGRA，或 IGRA 联合 TST 进行检查，但 TST 或 IGRA 结果阴性不能完全将结核病从鉴别诊断中排除。

2. **病原学检查**　确诊眼内结核的金标准是在组织或体液标本中发现结核分枝杆菌。

（1）结核分枝杆菌涂片及培养：通过对眼内组织或体液行抗酸染色，结核分枝杆菌培养找到病原体确诊可行性较低，因为操作有创，且取材限制。并且有学者认为结核性葡萄膜炎是眼部组织对结核菌素的迟发型过敏性反应所致，而非结核分枝杆菌在眼部繁殖引起。

（2）分子技术：PCR 是一种非常敏感的分子生物学技术，可以成倍地放大扩增结核分枝杆菌的 DNA 片段，令其便于检测。通过 PCR 可以在各种组织中检测分枝杆菌 DNA，包括眼睑皮肤、结膜、房水和玻璃体液，固定的脉络膜组织，视网膜下液，视膜外膜和一些不属于视觉系统的组织。房水可以在门诊取样，而玻璃体取样通常在手术室进行。任何一根针插入眼睛都有诱发眼内感染的风险。虽然风险很低（大约为治疗性玻璃体内注射的 1/3 000），但其后果（视力丧失）是可怕的。房水取样有虹膜损伤或外伤性白内障的额外风险。

PCR 的检测质量受 DNA 提取方法、扩增靶点、抑制剂的存在和液体体积的影响。最重要的是，不同个体所获得的理想体积不同，导致测试结果变化很大。一般来说，PCR 检测的特异性很高，但不同的检测方法对结核性葡萄膜炎的敏感性却不一致：普通 PCR 33%～67%，实时荧光定量 PCR 57%，多重 PCR 78%，标准化定量 PCR 85%。一项来自一个流行地区的研究发现，房水 PCR 阳性率受眼病表型的影响：蛇形样脉络膜炎、琥珀性脉络膜炎和多灶性脉络膜炎为 40%，脉络膜脓肿、粟粒结核和脉络膜结节为 80%。许多其他研究报告称，与对照组相比，具有提示眼结核的眼部表型的患者更有可能出现 PCR 阳性，尽管敏感性不一致。而一项包含 42 例眼结核的大型临床病理研究显示，眼部组织中可检测的结核分枝杆菌很少，因此，尽管 PCR 技术的诊断价值有所提高，但阴性检测并不排除结核性葡萄膜炎。对于具有结核病高危因素但葡萄膜炎表型不典型的 IGRA 阳性患者或其他葡萄膜炎患者，可考虑进行眼液取样。

（二）影像学检查

1. **胸部 X 线摄影（CXR）**　CXR 是广泛使用的，也是排除活动性结核病证据的最常见的筛查方法。然而，眼结核中的 CXR 通常是正常的，只有 17%～33% 的人出现了异常。此外，这些异常部分与陈旧性肺结核有关（20%～27%）。CXR 对眼结核的特异性和敏感性均较低。

2. **胸部 CT**　CT 扫描比 CXR 有几个优点。它在识别结核病方面比 CXR 更敏感，在区分活动性和潜伏性疾病方面具有优越性，并且可以识别肿大的纵隔和肺门淋巴结。在一项回顾性研究中，945 例在多个国际眼科中心诊断为结核葡萄膜炎的患者中，68.6%（109/159）的患者在胸部 CT 上可见结核病证据，但只有 26.9%（189/702）的患者在 CXR 上可见结核病证据。胸部 CT 还可以指导取样，例如通过诱导痰、支气管镜检查或胸内淋巴结活检。

3. **眼部 CT（OCT）**　OCT 应用于评估和监测黄斑水肿。增强 OCT 可用于测量脉络膜厚度，并可用于突出和监测脉络膜肉芽肿。它也可以检测视网膜血管的特征性变化，其中包括受血管炎影响的血管部分。这种成像方式在葡萄膜炎诊疗中被常规使用。

（三）超声检查

在 A 型超声检查中，较大的结核性肉芽肿或脓肿表现为低中度内部回声，而在 B 型超声中则表现为隆起的实体团块。超声检查不能区分不同原因性的炎症团块，但对鉴别结核瘤与视网膜母细胞瘤、恶性黑色素瘤、转移性肿瘤等却十分有用。

（四）正电子发射计算机体层显像仪（PET/CT）

活动性结核病的发病部位通常在 PET/CT 上显示出 18F-氟代脱氧葡萄糖（18F-FDG）的摄取，从而提供了解剖和功能信息。这可能对代谢活跃但大小正常的淋巴结进行更有针对性取样。因此，PET/CT 可能是评估无呼吸道或全身症状的患者疑似眼结核的有力工具。已经有了支持性的病例报告以及更大规模的回顾性研究,PET/CT 在非胸部部位检测到大量异常,这些异常可能无法通过胸部成像而检测到,并提供了额外的取样点。然而,这与其他研究的发现并不一致,即在 PET/CT 上没有检测到额外的活动性结核病,而且 PET/CT 对比 CT 没有显著的益处。PET/CT 的主要缺点是辐射剂量相对较高、成本高、可用性有限。此外,与恶性肿瘤相比,结核病患者的扫描报告也没有统一的标准,可能需要重新定义参考值。

(五)其他辅助检查

1. **眼底成像** 彩色眼底成像被推荐用于记录和监测,最好是广角自动荧光成像,而自动荧光成像还可以显示活动性脉络膜视网膜炎的区域。

2. **视野测试** 自动视野测试适合于视神经受累或周围无灌注的患者,包括用于评估目的和监测患者对治疗的反应。

3. **荧光素血管造影(FFA)** 在脉络膜结节形成急性期或静止性病灶中,FFA 有助于发现脉络膜新生血管或视网膜血管瘤样增殖。脉络膜结节在早期为弱荧光,晚期可因为染料渗漏表现出结节旁的强荧光。

静止的脉络膜结节仅表现为透见高荧光。然后对于较大的脉络膜结核瘤,FFA 早期显示强荧光,后期可因渗出性视网膜脱离而出现荧光素积存。在匐行性脉络膜炎、视网膜血管炎、视网膜静脉周围炎中,可通过 FFA 获得重要图像,观察视网膜是否有新生血管及毛细血管是否无灌注区,以便及时指导激光光凝术。

4. **吲哚菁绿血管造影(ICGA)** 在疑似眼内结核的患者中,吲哚菁绿血管造影已经被用于亚临床型脉络膜病变的鉴别。在视网膜血管炎、视网膜静脉周围炎中,被混浊、血性液体阻挡的脉络膜新生血管或 FFA 上的隐匿性新生血管膜常可在 ICGA 中发现。

六、诊断和鉴别诊断

(一)诊断

眼结核是一种临床诊断,是指假定或证实结核感染相关的眼内炎症。眼部组织或体验中分离出结核分枝杆菌是诊断的金标准,但眼部活检有相当大的风险,结核分枝杆菌 PCR 和培养的敏感性是有限的,因此诊断眼结核的一个关键原则是寻找眼外结核病的潜在部位。对于疑似眼结核的患者,进一步的调查有助于支持诊断、排除鉴别诊断和指导抽样。

所有对常规治疗无效的非典型前葡萄膜炎病例,且具有结核病流行病学危险因素的患者,均应排除结核病。Gupta 等制定了临床诊断标准:①眼部表现;②结核菌素试验阳性,或胸部 X 线检查显示结核病灶已治愈或活跃的证据,或确诊的活动性肺外结核的证据;③排除其他原因引起的葡萄膜炎,如梅毒、弓形体;④抗结核治疗 4~6 周后有效。

(二)鉴别诊断

鉴别诊断主要从以下三个方面进行比较:①眼部肿瘤、转移瘤;②其他感染性疾病,如梅毒、乙肝、HIV、寄生虫、真菌、疱疹病毒等感染相关的葡萄膜炎;③其他非感染性肉芽肿性葡萄膜炎,如伏格特-小柳综合征、白塞综合征(Behcet syndrome)、交感性眼炎及结节病、赖特综合征(Reiter syndrome)、韦氏肉芽肿病(Wegener granulomatosis)等疾病导致的葡萄膜炎。

七、治疗

(一)治疗方案

当肺及肺外诊断有结核或者眼内取活检检查出有结核分枝杆菌时,应立即开始抗结核治疗。目前美国胸科学会和美国疾病控制和预防中心推荐异烟肼、吡嗪酰胺、乙胺丁醇及利福平四联用药,使用 8 周后改用异烟肼和利福平二联用药持续 18 周,既能有效杀灭结核分枝杆菌,亦能减少耐药的发生。与之类似的是英国国立临床规范研究所指南建议抗结核治疗应至少 6 个月。如果眼病改善缓慢或疾病早期很严重,可以考虑延长至 9~12 个月。可以采用氟喹诺酮类药(莫西沙星或左氧氟沙星)取代乙胺丁醇。但是应考虑氟喹诺酮类药物的潜在不良反应(Q-Tc 间期延长、肌腱破裂和主动脉瘤破裂)。

治疗包括口服抗结核药物、全身或局部使用糖皮质激素、对缺血无灌注区进行激光光凝。如果玻璃体反复出血且长期不能吸收,则需要行玻璃体切除术。糖皮质激素和其他免疫抑制剂的使用应以疾病的严重程度、组织结构损伤情况和对抗结核药物的反应为指导。无论眼结核主要是由于眼睛的直接感染还是葡萄膜的炎症性反应,都需要快速识别和早期使用高剂量的糖皮质激素进行干预,以防止失明。值得注意的是,在使用利福平抗结核时,全身类固醇剂量应增加一倍。

当患者无肺结核和其他肺外结核的依据时,确认患者是否需要抗结核治疗需要眼科和结核科医生的联合会诊,评估替代治疗的风险和潜在的视力丧失风险。

可惜的是,目前还没有发表过的试验来确定理想的治疗方案。大多数发表的论文都是回顾性病例系列(即没有对照组),通常规模较小,治疗没有标准化,总体上有较高的偏倚风险。由于眼结核的潜在发病机制尚不清楚,眼结核的治疗存在争议。以下问题目前尚不清楚。

1. 疾病主要是通过直接感染,还是其他部位感染引起的炎症反应?

2. 是否所有的眼部表型都应以相同的方式进行治疗?

3. 是否有需要使用辅助治疗,如激光或玻璃体内注射类固醇?

4. 抗结核治疗是根据中枢神经系统疾病治疗 12 个月,还是按照常规治疗 6 个月?

(二)诊断性抗结核治疗

以下情况建议使用诊断性抗结核治疗。

1. 患有典型的慢性肉芽肿性前葡萄膜炎,且临床或流行病学高度怀疑眼结核的患者,无论其 IGRA 或 TST 结果如何,都应使用抗结核治疗和局部皮质类固醇治疗。

2. 对于原因不明的 IGRA 或 TST 阳性的慢性前葡萄膜炎患者,若每天需要使用两滴以上的皮质类固醇,可以考虑抗结核治疗。

3. 对于每年发作 2 次以上的复发性前葡萄膜炎患者,排除其他病因且 IGRA 或 TST 阳性,可以考虑针对性抗结核治疗。

4. 具有眼结核典型的闭塞性视网膜血管炎且在临床或流行病学上高度怀疑为眼结核的患者,无论其 IGRA 或 TST 是否呈阳性,都应使用抗结核药物和高剂量皮质类固醇(1mg/kg 泼尼松龙或其他对应激素)。如果有新生血管形成的迹象,应考虑对缺血性视网膜进行激光视网膜光凝治疗。

5. 具有眼结核典型的脉络膜病变且在临床或流行病学上高度怀疑为眼结核的患者,无论其 IGRAs 或 TST 是否呈阳性,都应使用抗结核药物和高剂量皮质类固醇(1mg/kg 泼尼松龙或其他对应激素)。

6. IGRA 或 TST 阳性的后葡萄膜炎患者,排除其他诊断后才能使用抗结核药物。

7. 对于 LTBI 患者,缺乏数据表明何时可以开始对他们进行生物治疗;生物疗法与结核病再活化率的增加相关,由于这些药物改变了宿主对结核病的免疫反应。在开始生物治疗前筛查和治疗 LTBI 可显著降低再激活的风险。活化风险因不同的生物制剂而异,抗 TNF-α 药物(特别是英夫利西单抗和阿达木单抗)与重新激活 LTBI 的相关性更强,而非抗 TNF-α 生物制剂治疗的风险更低。

理想情况下,生物治疗应在结核病治疗结束后开始,然而,由于需要生物治疗的疾病的严重程度不同,这可能无法在每一位患者的治疗中实现。专家建议,在开始生物治疗之前,患者应完成至少 1 个月的 LTBI 治疗,以有时间耐受治疗或确定副作用。接受活动性结核病治疗的患者应完成至少 3 个月的治疗,并在开始生物治疗前有明确的改善证据,包括结核分枝杆菌培养阴性。

(三)乙胺丁醇毒性

乙胺丁醇通常用于根除分枝杆菌的治疗方案,它具有抑菌作用。然而,最常见和潜在的最严重的副作用之一是视神经病变,可能导致失明。视神经病变的流行程度取决于治疗的剂量和持续时间。总的来说,视神经病变在使用乙胺丁醇治疗的患者中的发病率在 1%~2% 之间。乙胺丁醇在成人中的毒性并不常见,在标准剂量为 15mg/(kg·d)的患者中,发生率不到 2%。据估计,乙胺丁醇用药剂量为 20mg/(kg·d)的患者发生视神经病变的风险为 3%,25mg/kg 的为 5%~6%,35mg/kg 的为 18%~33%。乙胺丁醇视神经病变发展的其他危险因素包括年龄 >65 岁、高血压、吸烟和使用主要经肾脏代谢的药物。鉴于异烟肼是视神经病变的独立危险因素,与乙胺丁醇联合使用可能会使患者处于更高的风险之中。

乙胺丁醇毒性的临床特征包括双侧、无痛、亚急性和对称性的中心视力丧失。检查显示中央视觉和色觉的丧失，并伴有中央或中心盲点。双颞叶偏盲和周围视野收缩也有报道。在后期，视盘可能变得苍白，这被认为是预后不良的一个迹象。

然而，没有证据表明视神经病变在眼结核患者中比眼睛健康的患者更容易发生，或确实有任何其他眼睛病变。眼科医生应明确患者是否有眼部病史，如果视力允许，应在用药前进行基线视觉评估（视力和石原色板）。如果患者出现新的视觉症状，出现色觉改变或中心视力下降，怀疑乙胺丁醇毒性导致，应建议停止服用乙胺丁醇，并及时治疗或行眼科检查。每次就诊时都应询问患者的视力情况，改用不含乙胺丁醇的方案更安全。

八、预后

非随机数据显示，与未接受抗结核治疗的患者相比，大多数疑似结核性葡萄膜炎患者从治疗中获益，葡萄膜炎的活动时长和复发率均降低。

抗结核治疗眼结核的目的是改善患者的视力和视觉功能，或预防通过疾病的进展或传播而导致的病情恶化。视力测量是评估视觉功能的最常见和最简单的方法，但在很多方面都是不完善的。如果中心视力已经受到黄斑结构损伤的影响，视力可能不会显著改善。如果中心视力受到角膜水肿、玻璃体混浊或黄斑水肿的影响，那么治疗可以改善视力。如果视力不受眼结核的影响，那么它就不能作为改善的指标。周边视觉的改善可能是治疗有效的指标，在这种情况下，需要基线和一系列视野测试来监测周边视觉，然而这很少能实现。在临床实践中，当脉络膜视网膜炎和/或视网膜血管炎影响周围视网膜时，眼底成像的改善可作为一种结果衡量指标。减少类固醇剂量，特别是每天 7.5mg 或以下，或者减少/停用其他免疫抑制剂也可以显著改善患者的健康状况。

九、眼结核研究的未来发展方向

眼结核研究未来发展的方向包括以下几个方面：①抗结核治疗是否对其他部位没有临床结核病证据的假定的眼结核有益。②IGRA 或其他生物标志物在眼结核诊断中的敏感性和特异性。③使用成像技术检测眼结核的最佳模式或模式组合。④抗结核治疗的最佳组成，特别是阐明乙胺丁醇和氟喹诺酮类药物的作用。⑤抗结核治疗的最佳持续时间。⑥抗结核药物和类固醇在眼结核不同眼室中的益处。⑦免疫调节治疗和个体化治疗在后葡萄膜炎中的作用。⑧外科手术在中度葡萄膜炎中的作用。

第二节 鼻 结 核

鼻结核是由结核分枝杆菌感染鼻部引起的疾病。最初由意大利解剖学家 Giovanni Morgani 报道，通过尸检发现患者软腭、鼻咽、鼻腔出现溃疡性病变。尽管肺外结核的发病率日益增加，但头颈部结核的发生率较低，鼻部受累则更为罕见。由于其临床症状和体征常无特异性，易与其他肉芽肿性病变、恶性肿瘤混淆，导致诊断和治疗的延迟，给耳鼻喉头颈外科和结核科医师带来困扰。

一、发病情况

鼻结核可表现为原发性和继发性，常以继发性鼻结核出现。通常继发于肺结核或面部结核。原发性鼻结核很少见，常无肺结核或其他肺外结核病灶。Ricciardiell 等统计了 323 例肺外结核，23.25% 表现在头颈耳鼻喉科相关部位，其中 94.1% 在颈部淋巴结，4.33% 在喉部，0.62% 在扁桃体，口腔、中耳、鼻腔各 0.31%。据报道，鼻结核在成年年轻女性中比男性中更常见。但对于 19~85 岁之间的任何年龄组，这并没有特别的优势。

二、病因和发病机制

（一）病因

鼻结核是罕见的，原因尚不明确，可能与鼻部结构和鼻功能有关，如鼻毛的过滤作用，纤毛运动的保护作用,鼻分泌物的杀菌作用,鼻颤音的振动机械过滤和鼻黏膜对分枝杆菌生长的固有抵抗,共同构成了鼻黏膜的防御屏障。但创伤和萎缩性变化通常促进结核分枝杆菌在鼻腔内成功停留,因为黏膜和纤毛的保护机制被破坏。

(二)感染途径

原发性鼻结核可能是由于吸入带菌的粉尘或者颗粒,以及用手挖鼻导致;也有可能是创伤性接种所致。

在继发性鼻结核中,有肺脏和上呼吸道的结核病灶排出结核分枝杆菌到达鼻黏膜的局部感染,其他结核病灶的血行性播散,相邻结核病灶的侵犯如面部寻常性狼疮。

三、病理变化

鼻结核病理上可表现为不同形态,分类很不一致,有多至6型的,亦有少至2型的。一般以2型分法最为实用:即以增生性病变为主的寻常狼疮、结核瘤等和以溃疡型病变为主的黏膜溃疡。在同一浸润组织内,可同时查见不同形态的结核病变。

其特征性病理改变为球形肉芽肿伴中央干酪样坏死。肉芽肿由上皮细胞、淋巴细胞及朗汉斯巨细胞构成,中心有上皮样细胞及少许巨细胞,四周为淋巴细胞。结核分枝杆菌引起的肉芽肿往往比其他疾病引起的肉芽肿有更多的巨细胞和更多的上皮样细胞。

四、临床表现

鼻塞、鼻出血、流鼻涕、结痂、复发性鼻息肉和溃疡是鼻结核的主要症状。个别患者可有周期性头痛、气短、嗅觉异常等。常常缺乏全身中毒症状如潮热、盗汗等,伴或不伴肺部结核。

视诊所见分为伴随痂皮和白苔的溃疡型和以肉芽形成为主的增生型。在大多数情况下为单侧。病灶多累及鼻中隔,其次是下鼻甲。有时,可能会出现鼻中隔穿孔、鼻翼裂或面部脓肿。感染可从鼻窦直接延伸到筛窦,或通过鼻窦管扩散到蝶窦、额窦或上颌窦。感染可延伸到颅内,眼眶也可能被侵犯。如果恶化的话,可以观察到颊部肿胀和鞍鼻等症状。

五、辅助检查

(一)免疫学检测

结核菌素皮肤试验(TST)是在没有活动性疾病时诊断结核菌感染的最广泛使用的方法。T-SPOT.TB检查的灵敏度为80%~90%,特异度为99%,不受卡介苗和非结核性抗酸杆菌的影响。但两种检查方法由于潜伏感染和既往发病史,均可以呈阳性,因此仅凭此不能诊断结核的发病。

(二)影像学检查

胸片和胸部CT用于检查是否合并肺结核。鼻窦CT检查对于鼻腔疾病的评估及鼻腔质量判断有一定的作用,可以区分其内容物,通过不同的对比增强扫描定位病灶。鼻窦CT检查,最常见鼻窦块状软组织密度增高影,且常见鼻腔骨质吸收破坏,偶见钙化点。Baig等也报道结核可产生溶骨性破坏,甚至通过蝶窦、蝶鞍的骨质破坏,产生自发性脑脊液鼻漏。故对鼻窦的块状软组织密度增高影,尤其是伴有窦腔骨质破坏者,须考虑鼻结核可能。

(三)内窥镜检查

鼻内窥镜在疾病的诊断中具有重要的作用,因为它有助于彻底检查鼻腔,也有助于从可疑区域的组织取样。鼻结核镜下检查显示苍白易碎的息肉样,非搏动性肿块,起源于一侧鼻腔顶部,侵蚀鼻中隔的顶部。可到达另一个鼻腔,侵蚀筛板,向颅内延伸。

(四)组织病理检查

一般通过活检和从手术切除的组织进行病理性检查,在组织学上,有干酪样和非干酪样肉芽肿。干酪样坏死伴朗汉斯巨细胞聚集是特征性改变,但临床少见。非干酪样肉芽肿虽然更为常见,但组织学上常常与其他非干酪样肉芽肿性疾病混淆,如Wegener肉芽肿等。

（五）病原学检查

1. 鼻分泌物和拭子抗酸染色同痰涂片抗酸染色类似,虽然特异度高达 90% 但阳性率较低。而且即使显微镜下确认抗酸杆菌的存在,也不能排除非典型分枝杆菌的可能。

2. 分枝杆菌培养需要时间较长,其敏感性和特异性分别为 63% 和 98%。这种培养还可以进行菌种鉴定和药物敏感性测试。传统的固体分枝杆菌培养可能需要长达 3～6 周的培养时间才能分离出结核分枝杆菌;然而,使用自动的、基于液体的系统可以加速生长检测(6～12 天)。然而,在鼻结核中,先前的研究表明,很大比例的初始实体活检培养和抗酸杆菌染色结果呈阴性。其原因之一是肺外部位的结核分枝杆菌相对较少,培养阴性率为 50%～75%。

3. 分子测试能够检测出微小数量的细菌遗传物质(DNA 或 RNA 目标序列),无论细菌是活的还是死的。如果样本中存在目标生物体,通常可能有代表性遗传物质的扩增。有多种技术,包括目标核酸的扩增(例如 PCR)和核酸探针的扩增(例如连接酶链反应)。这些技术可以在 24 小时内进行鉴定,最近对肺外结核诊断的审查表明,核酸扩增检测对该疾病具有高度特异性(96%),但只有中度敏感性(78%)。

六、诊断和鉴别诊断

（一）诊断

由于鼻结核的症状和体征是非特异性的,所以诊断鼻结核是困难的。通过鼻分泌物和拭子或者从活检和手术切除的组织中分离出结核分枝杆菌可以明确鼻结核的诊断。然而,在肺外结核中,组织中结核分枝杆菌非常少,鼻分泌物和拭子标本中的结核分枝杆菌含量更低,因此在培养和染色中呈阳性的概率很低,因此阴性结果不能排除结核病的诊断。

组织病理所见若为干酪性肉芽肿伴朗汉斯巨细胞增多,一般可诊断为鼻结核。若为非干酪性肉芽肿,也不能将结核排除在鉴别诊断之外。

（二）鉴别诊断

在成人中,其他的鉴别诊断应包括:结外 NK/T 细胞淋巴瘤、韦氏肉芽肿病、结节病、鼻孢子虫病、梅毒、真菌感染、麻风病和硬结病等。儿童中线鼻肿胀需要与鼻皮瘤、畸胎瘤、胶质瘤、脑膨出和血管瘤进行区分。

其中鼻孢子虫病组织学检查显示特征性孢子囊,充满椭圆形或圆形的孢子。在鼻曲霉菌病病例中,组织学检查显示浸润曲霉菌菌丝。结节病的组织学表现为非干酪样肉芽肿。中线肉芽肿是一种致命的恶性疾病,其特征是血管中心破坏性生长,并伴有广泛的黏膜溃疡和淋巴瘤浸润。

七、治疗

鼻结核的治疗主要包括规范的抗结核治疗和切除手术。在严重鼻塞的情况下,鼻中隔穿孔可能需要重建整形手术。

（一）全身抗结核治疗

强化期治疗建议采用异烟肼、利福平、乙胺丁醇、吡嗪酰胺联合治疗 2 个月,稳定期治疗建议使用异烟肼和利福平,总疗程一般为 6～12 个月。

（二）局部抗结核治疗

除了全身应用抗结核药物外,还可以给予异烟肼+阿米卡星+生理盐水鼻腔雾化吸入治疗。因为雾化药物分布均匀,可以涵盖大范围的鼻腔,使药物以雾化蒸汽的形式到达病灶,更易于药物的吸收,临床上也取得了很好的效果。局部雾化治疗的药物配伍有很多方法,张浩亮和于锋采用了两种雾化液配方,一种是异烟肼(0.3g)+利福平(0.45g)+乙胺丁醇(0.5g)+鱼腥草注射液(5ml)+生理盐水(20ml);另一种是异烟肼(0.3g)+利福平(0.45g)+链霉素(75 万单位)+乙胺丁醇(0.5g)+生理盐水(25ml);经比较,两种治疗方法均能取得良好的效果。除此之外,还可以采取同样的配方配制成水溶液滴鼻,但浓度要高 1 倍。其优点是局部药物浓度最高、药液停留时间长、借助重力可到达鼻腔深部,推荐用于鼻腔狭窄或后鼻孔完全闭锁者。

（三）手术治疗

如果疾病发展中出现一些并发症如瘢痕形成，则需要手术干预；另外，如果存在重度鼻塞、鼻中隔穿孔，可能需要整形手术以达到美容的目的。

第三节 咽 结 核

咽结核是一种罕见的肺外表现。肺外结核最常见的部位是淋巴结，而咽部受累很少见，在所有肺外结核病例中占比不足1%。在大多数情况下，由于微妙的体征和症状，咽结核通常被误诊，例如咽结核是长期吞咽困难的主要原因。

一、发病情况

咽结核在上呼吸道结核中是最不常见的，分为原发性和继发性。关于咽部结核的发生率，报道不一，Chopra等报道原发性咽部结核仅占结核病的0.12%，认为咽部结核多继发于肺结核或胃肠道结核，原发者少见。但Wmdwn等认为原发性鼻咽结核远多于继发性者，是一种单独发生的上呼吸道结核病。30岁和60岁为口咽受累的两个发病率高峰，咽结核患者以中青年为主，不同的研究对于男女发病差异观点不一，卢祥婵等报道咽结核患者男女比例相当或以男性为主，而谢慧芬等对既往报道的299例鼻咽结核进行统计，发现女性多于男性。

二、病因和发病机制

原发性咽部结核多因吸入空气中的结核分枝杆菌或痰中结核分枝杆菌直接接触损伤的咽部黏膜而发病。

继发性咽结核主要是其他部位病灶中的结核分枝杆菌随血液或淋巴系统传播至鼻咽部引起，以血行传播最为常见，一般来自肺部。或是由紧邻的喉结核向上蔓延而来。

三、病理变化

咽结核的组织病理学表现主要为类上皮细胞、炎性肉芽肿、朗汉斯巨细胞及干酪样坏死组织。

四、临床表现

咽结核患者的全身症状并不常见，如体重减轻、低热、盗汗和乏力。局部症状表现不一，缺乏特异性。吞咽困难和吞咽痛常为患者的唯一主诉，常常由于腭扁桃体受累，表现不同形态的慢性溃疡性病变，如扁桃体疼痛和肿胀；质地较硬、无痛的单侧或双侧扁桃体肥大伴充血或坏死；单侧腭扁桃体肥厚、颜色苍白形如结核性淋巴结。

由于鼻咽部淋巴组织丰富，病变极易通过淋巴组织转移到颈部淋巴结，因此咽结核容易合并颈部淋巴结结核，颈部淋巴结肿大往往成为患者的首诊症状。

有报道发现粟粒样结核可能与免疫力低下有关，典型的表现是整个咽部和舌根，直到喉部前庭，都有小的灰色颗粒，然后变黄，附着于苍白的黏膜上，这些病变汇合并成溃疡，表现为持续的食欲不振。

五、辅助检查

1. **免疫学检测** 结核菌素皮肤试验（TST）和T-SPOT.TB均可用于诊断结核分枝杆菌感染，前者经济成本低，常用于结核感染的筛查，但容易与卡介苗菌株和非结核分枝杆菌产生交叉反应。后者不受卡介苗和非结核分枝杆菌影响，具有高度特异性，但成本较高。两者均不能鉴别活动性结核病和潜伏感染，在临床推广和应用方面有一定的局限性。

2. **影像学检查** 影像学检查可提示病变的部位、侵袭范围、与周围组织结构关系、伴随情况、是否合并肺结核等，协助临床工作者评估患者病情。胸片和胸部CT用于检查是否合并肺结核。鼻咽CT常表现为软组织肿块影及黏膜增厚，病变多局限，对周围组织、骨质无破坏，但病变增大者可对邻近组织结构产生压迫，淋巴结中央可有低密度坏死，增强 CT 扫描可显示边缘环形强化。MRI 软组织分辨率高，较 CT 有一定优势。两者尚无明确具有诊断学意义的特征出现。

3. **内镜检查**　内镜检查可直观快捷地发现咽部病变，分为增生型和溃疡型，以增生型多见。增生型病变镜下可见有结节状、黏膜下隆起样、黏膜粗糙样。溃疡型病变通常表现为局部黏膜糜烂，或伴有分泌物。初期易被误诊为鼻咽炎。

4. **组织病理检查**　活检组织进行的病理检查，主要分为干酪样和非干酪样肉芽肿。典型病理改变为中心干酪样坏死，坏死周围环绕类上皮细胞及散在的朗汉斯巨细胞。非干酪样肉芽肿需与其他非干酪样肉芽肿性疾病鉴别，如韦氏肉芽肿病等。

5. **病原学检测**　病变组织或分泌物分离出结核分枝杆菌可以明确诊断。抗酸染色在直接观察中发现杆菌是罕见的，因为游离杆菌的数量很低，且染色结果可能是由于非结核分枝杆菌感染引起的。结核分枝杆菌培养生长缓慢，平均培养时间在 2～4 周之间，且若为阴性，只有在 8 周后才会被确认。应用聚合酶链反应（PCR）技术检测结核分枝杆菌，能大大提供结核分枝杆菌的检出率和检出特异性，目前已广泛用于临床，一定程度提高肺外结核的检测率。

六、诊断和鉴别诊断

通过病变组织的活检和结核分枝杆菌的分离进行明确的诊断。结核分枝杆菌培养阳性仍然是金标准，但诊断可能会延迟 3～8 周。

丁滨等对我国耳鼻咽喉疾病误诊的大数据分析中，得出鼻咽结核是耳鼻咽喉疾病中误诊率最高的单病种，最易误诊为鼻咽癌，其次是慢性鼻窦炎、鼻咽炎等。虽然鼻咽部结核病变与癌变都可表现为隆起或溃疡，临床症状相似，但鼻咽癌患者发病年龄较高，以 40～50 岁男性为主，好发于鼻咽顶前壁及咽隐窝，病程进展相对较快，可出现双侧鼻咽壁对称性侵犯，而在鼻咽结核中尚未发现这一特点。鼻咽癌的肿大淋巴结质硬固定，增强 CT 呈轻中度均匀强化，坏死少见。对于鼻咽部病变同时存在颈部淋巴结肿大者，可行颈部淋巴结穿刺，避免误诊、漏诊。但对于鼻咽结核同时合并有鼻咽癌者，还是应该注意区分。

除鼻咽癌外，当我们观察口腔和咽部病变时要考虑的鉴别诊断是淋巴瘤、创伤性溃疡、口疮、血液病、放线菌病、梅毒、真菌感染、中线肉芽肿和韦氏肉芽肿病。

七、治疗

在规范的治疗下，患者往往有一个快速的临床改善，第一个月吞咽痛可明显缓解。

（一）全身抗结核治疗

推荐强化期采用异烟肼、利福平、吡嗪酰胺、乙胺丁醇联合治疗 2 个月，稳定期使用异烟肼和利福平治疗 4 个月，总疗程 6 个月，根据患者病情，可延长至 12 个月。

（二）局部抗结核治疗

抗结核药物局部雾化治疗目前还没有见到相关报道，苗雅等报道雾化吸入地塞米松既可以迅速减轻局部炎症反应，短时间内改善症状，减轻愈合过程中的瘢痕形成，又可以避免全身使用激素出现不良反应，导致结核分枝杆菌的播散。不过，其临床疗效和安全性还需要进一步扩大样本量进行研究。

（三）手术治疗

对于伴有明显的淋巴结周围炎、脓肿或瘘管窦道形成的结核性颈淋巴结肿大患者，可行颈部淋巴结清扫术，再进行抗结核药物治疗。

第四节　喉　结　核

喉结核是喉肉芽肿性病变中最常见的疾病，传染性较强，临床表现不典型。因此，建立喉结核的早期诊断是困难的，喉结核很容易被误诊为癌症，导致喉结核的误诊率高，结核病传播增加。

一、发病情况

在 20 世纪早期，根据尸检结果，喉部结核占结核病病例的 35%～83%。在抗结核药物出现后，喉部结核的发病率急剧下降，约占现代结核病例的 1%。国内外的研究发现喉结核患者以男性居多。可能与男性患者多伴有长期吸烟史有关。最近的研究报道，发达国家患者的年龄在 50～60 岁之间。许多现代病例没有任何明确的危险因素，如免疫缺陷、糖尿病、营养不良或高龄。但吸烟似乎与广泛的喉结核病变的发展有关。喉结核患者通常伴有肺结核，曾有报道发现死于肺结核的患者中 48% 患有喉结核。在这些情况下，通常不进行喉部检查，只诊断出肺结核感染，没有并发感染。因此喉结核的发病率明显高于诊断率，早期诊断有一定难度，误诊率达 60.7%～71.4%。

二、病因和发病机制

临床经验表明，喉结核的发生与全身抵抗力、肺结核病变性质和喉部局部解剖结构等因素密切相关。发病机制可分为原发性与继发性。前者为吸入外界的结核分枝杆菌直接侵犯喉黏膜所导致的感染。后者可分为以下三种情况：肺结核患者的带菌痰液附着于喉部黏膜或黏膜皱褶处，细菌经微小创口或腺管开口侵入黏膜深部而引起；结核分枝杆菌经血行播散种植于喉黏膜而引起；结核分枝杆菌经淋巴管播散种植于喉部而引起。

三、病理变化

喉结核的组织病理改变为上皮样肉芽肿形成伴不同程度的干酪样坏死。肉芽肿结节周围有明显的淋巴细胞浸润，散在多个朗汉斯巨细胞。病变部位的黏膜上皮常呈假上皮瘤样增生。也可表现为乳头状瘤样增生。

四、临床表现

（一）临床症状

喉结核最常见的受累部位是真声带（50%～70%）、其次是假声带（40%～50%）、会厌和后连合。不仅如此，这种疾病还可以影响任何一个经声门延伸的喉部亚部位。

喉结核早期症状不典型，表现为声音嘶哑、吞咽痛、吞咽困难、体重减轻和咳嗽，严重者可完全失声。喉部病损广泛者可因声门肉芽增生及软组织水肿或声门下瘢痕狭窄导致气道阻塞而出现呼吸困难，持续时间长可发展成喉癌。喉结核已很少出现典型的咽喉疼痛或吞咽痛。同时，部分喉结核患者还伴有全身症状，如低热、盗汗、乏力以及消瘦等。

（二）临床表型

喉结核表型可分为三种：①浸润型：黏膜局限性充血、水肿，黏膜下有淋巴细胞浸润，形成结节。②溃疡型：结核结节中央发生干酪样坏死，形成结核性溃疡，常伴有继发性感染。其特点是溃疡周围有不整齐的潜行边缘。病变发展可侵及喉软骨膜，发生软骨膜炎。Zang 的研究发现，在喉部广泛病变的喉结核患者中，溃疡型病变最为常见。③增生型：表现为增生组织呈乳头状、菜花状及结节状。晚期浸润病灶纤维组织增生，病情好转时，可呈瘢痕愈合，部分病灶形成结核瘤。

不同形态学上的喉结核类型可以同时存在于相同或不同的解剖部位，并在喉结核发展的不同阶段可以从一种类型转变为另一种类型。在喉结核感染的早期阶段，当过敏反应突出时，渗出性炎症多表现为组织水肿和/或充血性肿胀。当存在大量或极致命的结核分枝杆菌时，组织坏死和溃疡开始形成。当身体条件改善或结核分枝杆菌的数量和/或毒力减少时，溃疡性病变上会形成增生性结核肉芽肿。

五、辅助检查

1. **免疫学检测**　结核菌素皮肤试验（TST）和 T-SPOT.TB 试验用于结核分枝杆菌感染的检测，为结核病的诊断提供参考。

2. **影像学检查** 胸片和胸部 CT 检查用于明确是否合并肺结核。典型的肺结核影像能为喉结核提供诊断依据,大部分喉结核患者肺部影像检查提示存在结核病变。因此,建议常规完善胸片和胸部 CT 检查用于明确是否合并肺结核。不仅如此,喉部 CT 和 MRI 比喉镜检查能更好地显示喉部周围结构和组织的受累程度。

3. **电子喉镜检查** 电子喉镜在喉结核的诊断中具有直观、简便、准确等优点,配合临床表现和病理组织活体组织检查,很大程度上降低了喉结核的误诊率。喉镜下通常显示肥厚性、增生性和/或息肉样病变,与恶性肿瘤相似。但喉部物理表现各不相同,包括黏膜苍白、会厌水肿、溃疡呈虫蛀状,边缘不整齐,底部有肉芽增生,增厚和解剖标志的消失。

4. **组织病理检查** 在组织病理学组织切片上诊断伴有干酪样坏死的上皮样细胞肉芽肿可以作为临床诊断喉结核的标准。活检通常被选择在增生性或溃疡性病变位置。增生性病变通常由上皮样肉芽肿组成,并伴有干酪样坏死面积减少。相反,溃疡性病变通常有较少的肉芽肿和更多的干酪样坏死区域。

5. **病原学检测** 涂片抗酸染色、结核分枝杆菌培养是常规病原学检测手段。研究发现,溃疡性病变合并肺结核的患者中痰涂片和培养的阳性率更高,相比之下,没有并发肺结核感染的喉结核通常表现为喉部的局部增生性病变,而结核分枝杆菌难以在痰样本中识别,导致了诊断困境。其他一些研究报告称,即使痰液检测结果呈阳性,也很难辨别 LTB 和肺结核感染患者的杆菌是来自喉部还是肺部。

由于结核分枝杆菌 *16SrRNA* 和 *rpoB* 基因是高度保守的序列,具有种特异性,分枝杆菌可以直接鉴定为一个种。因此,目前结核分枝杆菌 DNA 的 PCR 检测和基因芯片技术已被证明为具有更高的敏感性和特异性的结核诊断方式,被广泛应用于结核病诊断。

六、诊断和鉴别诊断

1. **诊断** 喉部结核的最终诊断需要组织活检病理学检查和结核分枝杆菌检测。

如果喉镜下有典型的喉部病变结合特征性的肺结核影像表现或痰涂片抗酸杆菌的阳性结果,即使在没有病理活检的情况下也可以做出喉结核的临床诊断,并开始治疗。因此对电子喉镜影像可疑阳性的患者应予以重视,应尽可能地在电子喉镜下分别从不同的部位多点多次取活检,进一步检查需行痰检、胸部 X 线片、胸部 CT、TST 和/或结核感染 T 细胞斑点试验(T-SPOT.TB)来辅助诊断,以防漏诊、误诊。有相当数量喉结核患者胸部 X 线片或胸部 CT 检查阴性,可能是原发性喉结核患者,或其他结核病灶血行播散所致,但这些患者红细胞沉降率多增高,痰检、TST 和/或 T-SPOT.TB 试验阳性率,这些检查是诊断喉结核的重要辅助检查手段。

对于原因不明的声嘶伴咽痛,初次病理为慢性炎症,抗炎治疗 2~3 周症状无改善者;免疫功能低下同时合并喉部症状者;吸烟、营养不良、长期低热、近期声嘶不能用其他原因解释者;肺结核的患者如出现声音嘶哑症状,均应警惕喉结核。需进一步进行喉镜检查、活检等,取组织送病理检查,结核分枝杆菌病原学,分子生物学检测以明确诊断。早期诊断和及时治疗是预防喉结核严重并发症的有效方法。否则,可能引起喉头水肿、声门狭窄、累及环杓关节或喉返神经时可导致声带麻痹,喉结核晚期可能致声带纤维组织增生,严重者致瘢痕狭窄。出现明显的呼吸困难时须做气管切开,气管切开会严重损害患者的健康和生活质量。

2. **鉴别诊断** 喉部恶性肿瘤和喉结核的临床特征相似。这两种疾病有相同的局部症状,如咳嗽、声音嘶哑、吞咽困难、吞咽痛、咯血。值得注意的是,吸烟习惯、饮酒和显著的体重减轻往往会引起人们对恶性肿瘤的怀疑。各种研究表明,即使通过喉镜检查和图像检查,喉结核和喉癌也难以区分。喉结核患者甚至组织学表现也可能类似于上皮增生引起的癌。在文献中已经报道了一些合并癌和结核病的病例,因此医生也必须意识到喉癌和结核病可能共存。此外,研究表明,癌症和结核病可以互相促进。除恶性肿瘤外鉴别诊断中还应包括结节病、韦氏肉芽肿病、肉芽肿性多血管炎、梅毒、组织胞浆菌病、芽孢菌病、球孢子菌病、隐球菌病、淀粉样变病、创伤性息肉样肉芽病。

七、治疗

抗结核治疗通常可以治愈喉结核。显著的改善通常在几周内出现,包括症状和喉部外观的改善,并可在几个月内恢复正常。然而，如果喉部存在较大的缺陷或瘢痕黏连，则可能会发生永久性的喉部功能损伤。如果因喉部梗阻引起严重的呼吸困难，可进行手术干预。抗结核化疗期至少 6 个月，当伴有肺结核时可延长至 12 个月，包括 2 个月的强化治疗（利福平、异烟肼、吡嗪酰胺和乙胺丁醇），然后是两种或三种药物的维持治疗。虽然抗结核治疗的疗效令人满意，但在临床实践中，我们发现如果患者接受的抗结核治疗不充分或不规则，喉结核经常复发，其形态常表现为增生性病变。其原因可能是抗结核药物的不规则使用导致了结核分枝杆菌的休眠或变异，从而削弱了其致病能力，导致了形态学的改变。

雾化吸入法是目前喉结核治疗方法之一，但吸入药物报道不一。喉头水肿显著者可短期加用地塞米松，地塞米松可减轻局部炎症反应，短时间内改善症状，减轻愈合过程中的瘢痕形成，避免永久性声嘶的发生。关于糖皮质激素的应用，过去严禁将其应用于结核病患者，但随着抗结核药物的不断开发和应用，以及对结核病免疫反应的新认识，目前认为，在强有力抗结核药物的控制下，糖皮质激素在减轻过强的变态反应、改善重症患者的症状、促进病灶吸收等方面，具有明显的辅助作用。笔者认为在全身有效抗结核治疗的基础上，局部短期应用糖皮质激素不会导致初治敏感患者结核病灶播散。

第五节　结核性中耳炎

结核性中耳炎（tuberculous otitis media，TOM）是结核分枝杆菌感染所致的鼓室及乳突病变，通常表现为对常规治疗无效的中耳炎。TOM 可分为原发性和继发性，原发性 TOM 很罕见，很难得到明确的诊断，通常耗费患者 1 个月至 1.5 年的时间寻求医疗援助。继发性 TOM 相对常见，常继发于肺部、喉部、咽部或鼻部的感染，也有可能由腺样体或骨、关节结核以及颈淋巴结核等散播所致。TOM 因其临床体征和非特异性表现不同，容易被误诊。误诊不当或延迟治疗可能导致严重的并发症，如面瘫、脑膜炎、不可逆听力损失、颅内并发症。其颅内并发症往往非常严重，危及生命，这与其他化脓性中耳炎并发症相比是独特的。

一、发病情况

TOM 占慢性中耳炎病例的 0.05%～0.9%，约占头颈部结核病例的 4%，52%～65% 的继发性 TOM 患者与肺结核或其他部位的结核病相关，如鼻咽结核和喉结核。结核性中耳炎患者男女比例各文献报道不一，可发生于任何年龄，Mandal 等报道结核性中耳炎在儿童、青年及免疫力低下的人群中发病率较高，国内文献报道结核性中耳炎以青年患者居多。

二、病因和发病机制

结核性中耳炎多继发于身体其他部位的结核，亦可单独原发于耳。虽然 TOM 的发病机制仍有争议，目前认为结核分枝杆菌可能通过 3 种途径感染致中耳炎：①血液或淋巴系统途径：全身其他部位结核病灶经血液或淋巴系统传入中耳；②咽鼓管途径：空气中或肺部结核分枝杆菌经咽鼓管传播到中耳；③直接种植：结核分枝杆菌经外耳道及鼓膜穿孔直接种植致中耳感染。

三、病理变化

结核性中耳炎典型的病理表现为肉芽肿形成伴干酪样坏死、上皮样细胞和朗汉斯巨细胞。

四、临床表现

TOM 初起时常无自觉症状，典型临床表现为无痛性耳漏、多发性鼓膜穿孔、同侧面神经麻痹，乳突腔内大量苍白肉芽组织及早期严重的听力损害。耳漏多为无痛性，且为稀薄分泌物，当合并细菌感染时表现为脓性或黏性分泌物。鼓膜的外观可以各不相同。它可以有单个或多个穿孔，甚至可能是完整的。多发性鼓膜穿孔较少见文献报道，可能因其仅为疾病发展过程中的一个短期表现，多数迅速融合为一个大穿孔，亦有少数病例表现为鼓膜完整、内陷。面神经麻痹的发病率各家报道有所不同，为 0～20%。较慢性非结核性中耳炎患者高。对于非胆脂瘤型中耳炎，出现面神经麻痹时应考虑到 TOM 的可能。

然而，临床上多数 TOM 患者症状不典型，因此，最初的抗结核治疗往往被延迟。并发症大多发生在诊断延迟时，包括皮肤瘘口形成、面瘫、迷路炎、中枢神经系统感染、结核性骨髓炎和骨膜下脓肿等。在 TOM 症状中，早期严重听力损失和面瘫比脓性中耳炎更常见，但是听力受损程度与耳朵的受累程度不成比例。另外据报道，非结核性慢性中耳炎患者的面瘫发生率为 1%～3.5%，并常与胆脂瘤相关。面部瘫痪可能出现在 15%～40% 的 TOM 病例中，多见于儿童。

五、辅助检查

（一）免疫学检测

推荐结核菌素皮肤试验（TST）作为常规结核分枝杆菌感染筛查的手段。T-SPOT.T 比 TST 具有更高的敏感度和特异度。但是 TST 和 T-SPOT.TB 不能鉴别结核是活动还是潜伏感染，在临床推广和应用方面有一定的局限性。

（二）影像学检查

胸片和胸部 CT 检查可以用于鉴别是否合并肺结核。颞骨 CT 在 TOM 的诊断中起着重要的作用。典型表现包括软组织影填充整个中耳乳突腔，可见骨质破坏，甚至死骨形成。结核性中耳炎的骨质破坏特点是：无组织新生的反应，残留的骨质边缘呈锯齿状或鼠咬状，常呈弥漫性的骨质破坏。尤其鼓室和乳突腔内的死骨形成，是 TOM 的代表性特征。

（三）内镜检查

耳内镜检查可以发现鼓膜穿孔或黏连，同时便于取组织或分泌物进行组织学和微生物学检测。因此，内镜的密切观察和随访对 TOM 的诊断是有用的。

（四）组织病理检查

结核病的诊断也取决于对中耳肉芽组织的病理检查，其显示肉芽肿形成伴干酪样坏死、上皮样细胞和朗汉斯巨细胞。这样也排除了胆脂瘤、肿瘤和其他肉芽肿性疾病，如韦氏肉芽肿病和嗜酸性肉芽肿。

（五）病原学检测

根据欧洲指南的建议，结核分枝杆菌培养和涂片检查是诊断 TOM 的基本手段。因为耳结核病变显示低细菌浓度，使用抗生素滴耳液进一步下降。TOM 耳引流液涂片中 0～20% 的病例抗酸染色涂片阳性，5%～44% 的病例结核分枝杆菌培养阳性。其他生物体如葡萄球菌、假单胞菌、克雷伯氏菌、变形杆菌和链球菌的存在可以干扰结核分枝杆菌的生长，因此，微生物学上的确认可能会进一步延迟。

分子生物学的 PCR 技术对于病原菌较少的肺外结核患者，更具敏感性和特异性。Xpert MTB/RIF 检测是一种基于 PCR 的检测方法，可以检测 MTB DNA（rpoB 基因）的存在，也为对利福平的耐药性提供了依据，是快速诊断肺外结核的有效工具。

六、诊断和鉴别诊断

（一）诊断

TOM 在诊断方面充满挑战，虽然根据无痛性稀薄耳漏、早期出现严重的听力下降、鼓膜大穿孔、周围性面瘫及大量苍白肉芽，可做出临床诊断，但是临床上大部分中耳炎患者表现出非特异性的临床特点。当患者有以下情况应特别注意：①病程短、无明显发病诱因者；②抗生素治疗效果不佳，容易复发者；③肉芽肿呈苍白色的患者；④早期出现严重听力下降甚至感音神经性耳聋者；⑤颞骨 CT 提示骨质破坏严重，特别是出现死骨者；⑥有结核病史或既往史、结核病患者接触史者，特别是婴幼儿未接种卡介苗而出现结核中毒症状者；⑦面瘫发生早者；⑧长期慢性中耳流脓的儿童患者；⑨化脓性中耳炎手术后长期未干耳的患者。鉴别诊断时应考虑 TOM 的可能。当临床中怀疑为 TOM 时，应对鼻腔、口咽、喉部、肺、骨、关节等部位进行详细的体检，肺部的检查尤为重要。对于单独的 TOM，某些手术中发现中耳和乳突有广泛的颗粒形成，可以为诊断提供线索。一旦有死骨形成，TOM 诊断可渐趋明朗。

以上这些特点均非诊断性，准确的诊断仍依赖于组织病理学或结核分枝杆菌的培养或涂片镜检。但需注意的是活组织检查提示阴性时不能排除诊断,因结核性肉芽组织常在中耳黏膜下散在分布,活检并不一定能取到阳性标本,部分患者需经过 1～3 次后才可能确诊。结核性中耳炎分泌物中结核分枝杆菌计数往往较低,且由于局部抗生素的应用,分泌物镜检及培养亦较难获得准确结果,故临床上漏诊、误诊率高。Sebastian 等人认为,从中耳收集的组织病理学分析和 AFB 染色证实了 90% 的结核病病例。因此,在结核病流行的地区,在中耳和乳突手术中收集肉芽组织以同时进行组织病理学检查和结核分枝杆菌病原学检查可以极大地提高诊断的敏感度。

（二）鉴别诊断

1. **胆脂瘤性中耳炎**　骨质破坏主要发生于蒲氏间隙(Prussak space),骨质破坏往往包括鼓室盾板,可与结核性中耳炎所引起的骨皮质破坏区分。

2. **慢性化脓性中耳炎**　TOM 在颞骨 CT 影像上常呈一般慢性化脓性中耳乳突炎表现,若有死骨形成,为 TOM 的典型影像学特征。区别在于,TOM 硬化型乳突所占比例要明显低于慢性化脓性中耳炎,这也提示结核分枝杆菌容易通过功能正常的咽鼓管感染中耳乳突腔。

3. **耳部肿瘤**　例如外耳道及中耳乳头状瘤,大多数患者于外耳道见粉红色肉芽,表面呈颗粒状,易出血,肉眼有时与乳头状瘤难区别,需行病检确诊。

七、治疗

全身抗结核联合乳突切除术是治疗 TOM 的首选。一般而言,急性期患者有活动性肺结核,全身情况差,先以抗结核药物治疗为主,待全身状况转归后,再行手术;若在慢性期,患者全身状况较好,中耳引流不畅、药物治疗无效时,应先行手术,术后予以抗结核药物治疗。

（一）手术治疗

因较多患者常合并有慢性化脓性中耳炎或胆脂瘤性中耳炎,或引流不畅、抗结核治疗无效、有死骨形成,或合并有颅内外并发症时,须行手术治疗,且联合抗结核治疗可以缩短病程,提高干耳率。手术方式可据病情等行完璧式乳突根治术、改良乳突根治术及开放式乳突根治术。对于适当的患者,手术可分二期进行,第一期彻底清除病灶,术后继续药物治疗;待伤口愈合后,第二期可行鼓室成形术。研究表明,与单独的抗结核治疗相比,在抗结核治疗之前进行手术,耳干率更高。

（二）全身抗结核治疗

一般来说,异烟肼、利福平、吡嗪胺、乙胺丁醇或链霉素等四联药物用于抗结核治疗 2 个月,同时,也给予 B 族维生素、维生素 A 和乳酸钙,以减少毒性反应,保护肝脏。大多数患者在药物治疗后受累耳炎性分泌可能在 2 个月内停止,然后使用异烟肼和利福平联合抗结核治疗,总疗程应至少延长至一年。

（三）辅助治疗

1. **耳浴法**　异烟肼联合利福平混合滴耳液已经成为 TOM 患者首选耳浴法辅助治疗。对患者实施异烟肼联合利福平混合滴耳液治疗,能促进鼓膜较快愈合,缩短住院时间以及症状改善时间。同时,可明显提高治疗效果,干耳速度更快,使骨膜愈合情况更加良好,有效减少了二期乳突手术,优于行氧氟沙星滴耳液治疗。

2. **面神经减压术**　面神经减压术在 TOM 诱导的周围性面瘫的治疗中起着关键作用。由于 TOM 患者持续炎症和肉芽组织形成,抗炎治疗对减轻面神经水肿无效,而面神经减压可缓解面神经嵌顿和水肿。因此,一旦诊断为 TOM 引起的周围性面瘫,建议尽快进行手术减压,以改善面神经功能的恢复。因为打开面神经鞘可有效缓解 TOM 引起的持续炎症和肉芽组织形成引起的面神经压迫和水肿。

参考文献

[1] KON O M, BEARE N, CONNELL D, et al. BTS clinical statement for the diagnosis and management of ocular tuberculosis [J]. BMJ Open Resp Res, 2022, 9(1): e001225.

[2] ALLI H D, ALLY N, MAYET I, et al. Tubercular uveitis in uveitis cases in a high TB and HIV setting: a prospective cohort

study[J]. Transl Vis Sci Technol, 2022, 11(1): 9.

[3] SHUKLA D, KALLIATH J, DHAWAN A. Tubercular retinal vasculitis: diagnostic dilemma and management strategies[J]. Clin Ophthalmol, 2021(15): 4681-4688.

[4] ATTIKU Y, RISHI P. Miliary tuberculosis presenting as bilateral pseudo-retinoblastoma[J]. GMS Ophthalmol Cases, 2021(11): Doc12.

[5] BARTIMOTE C, FRASER-BELL S, DUNN H. Asymptomatic occlusive retinal vasculitis in newly diagnosed active tuberculosis[J]. Respir Med Case Rep, 2021(33): 101456.

[6] MARTINS MELO I, FERREIRA GOMES R C, AMARAL YUNG A. Unique case of presumed ocular tuberculosis presenting as bilateral pseudoretinitis pigmentosa[J]. Am J Ophthalmol Case Rep, 2022(26): 101412.

[7] 张士胜, 张琼, 王康孙. 眼内结核研究进展[J]. 国际眼科杂志, 2008,(10): 2113-2116.

[8] 王晓璇, 彭惠. 眼内结核的诊断和治疗[J]. 国际眼科杂志, 2014, 14(4): 663-665.

[9] 肖科, 彭颖, 於琳, 等. 眼睑结核一例并眼部结核文献复习与分析[J]. 中国防痨杂志, 2018, 40(8): 4.

[10] 苏世芳, 黄正谷. 结核性视网膜脉络膜炎的临床特征研究[J]. 检验医学与临床, 2015, 12(15): 2198-2199.

[11] 左海红. 结核性葡萄膜炎的临床特征和抗结核治疗效果[D]. 天津: 天津医科大学, 2020.

[12] 吉宇莹, 张雄泽, 文峰. 结核性脉络膜结节联合视网膜结节1例[J]. 眼科学报, 2021, 36(2): 122-126.

[13] 张彦坤, 白洪忠, 关艳, 等. 干扰素γ释放试验联合结核菌素皮肤试验在眼内结核和潜伏性结核感染诊断中的应用价值[J]. 中国医师进修杂志, 2019, 42(9): 5.

[14] ÖZER M, ÖZSUREKÇI Y, CENGIZ A B, et al. Primary nasal tuberculosis in a 10-year-old girl[J]. Can J Infect Dis Med Microbiol, 2016(2016): 9128548.

[15] BAJAJ D K, VERMA A K, JAISWAL R, et al. Tip of nose tuberculosis: a rare presentation of extra pulmonary tuberculosis [J]. Intractable Rare Dis Res, 2016 May, 5(2): 133-136.

[16] RAJAM L, KUMAR M H, KUMAR S H. Primary Tuberculosis of nose causing bilateral nasal obstruction and halitosis in a 25-year-old woman[J]. J Clin Diagn Res, 2017 Feb, 11(2): ZD17-ZD18.

[17] KHAN S, PUJANI M, JETLEY S. Primary nasal tuberculosis: resurgence or coincidence: a report of four cases with review of literature[J]. J Lab Physicians, 2017(9): 26-30.

[18] BARBOSA DE S Á L C, MEIRELLES R C, TAVARES ATHERINO C C, et al. Laryngo-pharyngeal Tuberculosis[J]. Braz J Otorhinolaryngol, 2007, 73(6): 862-866.

[19] SPINI R G, BORDINO L, COHEN D, et al. Tuberculosis faríngea: caso clínico[J]. Arch Argent Pediatr, 2015, 113(4): e230-e233.

[20] AVULA A, NGU S, MANSOUR W, et al. A case of laryngeal tuberculosis, endobronchial tuberculosis and pulmonary tuberculosis coexistent in an immunocompetent host[J]. Cureus, 12(9): e10713.

[21] VALJAREVIC S, RADALJAC D, MILADINOVIC N. Life-threatening stridor due to laryngeal tuberculosis in the covid-19 era: report of a case[J]. Ear Nose Throat J, 2022(3): 1455613211070896.

[22] ZANG J, TIAN Y, JIANG X, et al. Appearance and morphologic features of laryngeal tuberculosis using laryngoscopy: a retrospective cross-sectional study[J]. Medicine, 2020(99): 51(e23770).

[23] GUAN M, ZHANG J, JIA Y, et al. Primary bilateral tuberculous otitis media with peripheral facial paralysis: a case report and literature review[J]. Int J Clin Exp Pathol, 2021, 14(3): 304-313.

[24] SEBASTIAN S K, SINGHAL A, SHARMA A, et al. Tuberculous otitis media-series of 10 cases[J]. J Otol, 2020, 15(3): 95-98.

[25] 阴赟帆, 魏雪梅, 黄定强. 鼻结核诊断及治疗进展[J]. 西南军医, 2012, 14(4): 646-648.

[26] 张浩亮, 于锋. 原发性鼻结核的治疗[J]. 中国耳鼻咽喉头颈外科, 2006,(5): 343-344.

[27] 黄开来, 黄江菊, 杨绿原, 等. 原发性鼻结核荟萃分析[J]. 现代医药卫生, 2013, 29(12): 1821-1822.

[28] 刘鹏, 万黎, 周环. 原发性鼻结核一例[J]. 中国防痨杂志, 2019, 41(11): 1234-1236.

[29] 苗雅, 邹雅琴. 咽结核雾化治疗分析[J]. 中国保健营养, 2016, 26(3): 341-342.

[30] 张胜男, 姜彦, 赵丽娟, 等. 鼻咽部结核临床分析并文献复习[J]. 中国耳鼻咽喉颅底外科杂志, 2020, 26(1): 72-75.

[31] 白云丹, 李重, 刘鹤, 等. 鼻咽结核1例并文献复习[J]. 中国耳鼻咽喉颅底外科杂志, 2020, 26(6): 695-697.

[32] 蒋春茂, 黄江菊. 鼻咽结核2例并文献回顾[J]. 现代医药卫生, 2019, 35(7): 1113-1116.

[33] 戴辉, 刘衡, 张高峰, 等. 鼻咽结核的CT表现[J]. 四川医学, 2017, 38(2): 229-231.

[34] 蒋春茂. 鼻咽结核临床分析[D]. 重庆医科大学, 2019.

[35] 王育华, 纪春梅, 吴冬梅, 等. 不同雾化吸入方案治疗42例喉结核患者的疗效观察[J]. 中国防痨杂志, 2014(7): 2.

[36] 熊剑丁. 电子喉镜诊断喉结核的临床价值[J]. 现代医药卫生, 2014, 30(22): 3436-3437.

［37］陈春光.喉结核的临床探讨［J］.中国医学创新,2012,9(17):2.

［38］韩江南,黄定强.喉结核的诊疗进展［J］.西南军医,2013,15(4):425-427.

［39］辛颖,宋为明.不典型的结核性中耳炎［J］.中国微创外科杂志,2019,19(11):1043-1045.

［40］王晋超,陆金山,吾买尔·牙生,等.结核性中耳炎13例临床分析及T淋巴细胞斑点试验的辅助诊断意义［J］.中国眼耳鼻喉科杂志,2017,17(4):275-278.

［41］曹牡华.结核性中耳炎的临床特征及不同耳浴法辅助治疗的临床疗效观察［J］.临床合理用药杂志,2014,7(25):126.

［42］张建,王凯,张宇园,等.结核性中耳炎临床诊治分析［J］.现代实用医学,2012,24(1):101-102.

［43］徐明芳,沈敏,万俐佳,等.以鼓室积液为首发表现的结核性中耳炎1例［J］.临床耳鼻咽喉头颈外科杂志,2019(9):889-891.

第九章　泌尿与生殖系统结核

在肺外结核中，泌尿生殖系结核（urogenital tuberculosis，UGTB）占30%～40%，仅次于淋巴结核，居第二位。泌尿生殖系统结核病变隐匿，症状多不典型，在临床上容易忽视，误诊率和漏诊率较高，临床上确诊的肾结核常以中晚期多见，因此，UGTB可以引起器官破坏甚至功能丧失。

泌尿生殖系统结核一般来自肺结核的血行播散，结核分枝杆菌首先被播散至肾、前列腺和精囊腺等，通过集合系统，逐渐侵犯输尿管、膀胱和尿道，通过射精管系统，可以引起生殖系统结核。泌尿生殖系统结核对所有人群均易感，但患者以40～50岁的男性最多，男女比例约为2∶1，平均的患病年龄为40.7岁（5～90岁）。血尿、无菌性脓尿和反复发作性尿路感染常常是泌尿生殖系统结核较为明显的诊断线索，通过这些线索及时进行有针对性的检查，是早期诊断结核的基础。

发病风险因素包括营养不良、HIV感染、糖尿病、慢性肝病和慢性肾病、酒精和药物滥用、吸烟、居住条件差、尘肺病患者、维生素缺乏症、应用免疫抑制药物、肾移植、终末期肾病以及透析状态等。泌尿生殖系统结核发病与年龄、性别、地理区域和社区HIV感染发病率等有关。罹患终末期肾病是非常重要的致病风险，尤其是肾移植受者和腹膜透析患者等。

免疫抑制有利于结核病的发展，尤其是血行播散性结核和肺外结核的发生。目前AIDS是主要引起结核病的免疫缺陷因素。除了潜伏病灶的再燃，HIV相关的免疫抑制也可导致新发感染的快速进展或再次感染。全球范围内，20%～50%的HIV感染者伴发活动性结核。其中泌尿生殖系统结核是非常重要的肺外结核。美国一项涉及1 287位结核病患者的研究中，46%的为HIV感染者，泌尿生殖系结核患者中，2/3的患者合并有AIDS。巴西一项涉及46例AIDS患者尸检报告中，54.3%的患有结核病，播散性结核是最常见的类型，更令人吃惊的是，23.9%的AIDS患者双侧肾脏有肾结核肉芽肿形成。HIV阳性结核病患者发病年龄更轻，具有更严重的典型症状，如低热、菌血症和虚弱，更多表现为弥漫性肺部病变，淋巴结肿大和播散性结核，与HIV阴性患者相比，死亡率更高。涉及的泌尿生殖系结核患者中，处于更年期的HIV阳性患者更容易发展成为肾脓肿和前列腺脓肿。

发展中国家的器官移植受者更易患结核病。器官移植受者中肺结核和播散性结核更常见，泌尿生殖系统结核在发展中国家更常见。肾移植受者罹患泌尿生殖系统结核，临床上常有低热、盗汗等症状，而在2/3的患者中，尿频、尿急、尿痛等膀胱刺激症状是缺乏的，并且在肾移植患者中的典型影像表现是缺如的。与典型泌尿生殖系统结核病例相比，仅有20%的肾移植受者罹患结核病时会出现膀胱刺激症状。因此，免疫缺陷患者罹患泌尿生殖系统结核时，具有不典型的临床表现和影像学特点，更容易出现严重的细菌感染、菌尿和内脏转移性病灶。

第一节　泌尿系统结核

一、流行病学和病理生理学

（一）原发性结核

结核分枝杆菌一旦被吸入，可以在肺泡内增殖，形成原发的肉芽肿。只需要1～5个结核分枝杆菌被吸入到肺泡,即可形成肺部感染。原发的肉芽肿常常是缺乏临床症状,并且具有自限性的。部分患者可对结核形成有效的免疫反应,从而清除结核感染。但另外一部分人则会形成原发肉芽肿(原发 Ghon 结节)。所有的器官均可出现此类原发病灶,罕见的原发结核包括宫颈结核、阴道结核和输卵管结核等,这些罕见原发感染多见于男性伴侣患有活动性泌尿系结核或肺结核,通过染菌的精液、润滑剂等感染,国外也报道过通过不清洁的包皮环切术感染的儿童阴茎结核病例。组织学上,典型的肺部原发肉芽肿以干酪样坏死为核心,包括多种免疫细胞和炎性细胞,如中性粒细胞,T 细胞、B 细胞和朗汉斯巨细胞、上皮细胞等。如果未形成肉芽肿,结核分枝杆菌可以通过淋巴管(可引起淋巴管炎)传播到区域淋巴结,引起淋巴结炎。淋巴结可形成干酪样坏死,部分淋巴结可黏连成片,形成一个完整的肿块。肺或肠原发 Ghon 结节、淋巴结核和肺门淋巴结结核被称为原发 Ghon 复合体。流行病学研究证实,未经治疗的原发结核感染中约 95% 的患者可最终被清除或形成潜伏结核感染,5%~10% 的原发结核患者可出现进展,导致相邻组织的扩散或通过血液或淋巴组织引起广泛的系统性播散。肺外的几乎所有器官、组织均可由结核分枝杆菌的播散、种植而引起感染,成为肺外结核,其中最常见的为淋巴结核,其次为泌尿生殖系统结核。

(二)肾结核

在原发病灶的基础上,形成的菌血症种植到其他器官,比如肾和前列腺实质。结核分枝杆菌播散种植后可引起进展性原发结核病,也可引起结核潜伏感染。一般在肺外组织种植感染 6 个月后,由于原发病灶的自发瘢痕形成,疾病进入潜伏阶段。在后续 2 年内的复发率约为 5%,之后每年复发率增加 5%。多数肺结核和肺外结核的复发是由患者营养不良、糖尿病、使用激素或其他免疫抑制剂以及免疫缺陷等原因引起的。由于结核分枝杆菌复制缓慢,并在巨噬细胞内寄生,这些播散病灶常常需要 12~24 个月才产生症状。结核分枝杆菌的持续、慢性感染和宿主免疫反应等过程相互作用,形成诸如干酪样坏死、粟粒样结核、脓肿、囊肿、溃疡、窦道、纤维化和钙化等病理改变,导致结核分枝杆菌的清除或疾病的进展。早期血行播散的结核分枝杆菌常常最早定植在肾脏的实质,早期多为双侧病变,皮质、肾小球和毛细血管旁等是常见的定植部位,可以与前列腺以及其他非泌尿生殖系统的器官同时存在。除非存在免疫缺陷因素或产生有症状的系统性粟粒样感染,这些播散病灶一般可以瘢痕化,形成潜伏感染。很多 AIDS 患者可以出现显著的感染症状和多发的肾脓肿。高达 25%~62% 的粟粒样结核患者存在双肾的病灶。从肺结核血行播散到出现临床泌尿生殖系统感染的潜伏期平均为 22 年,跨度从 1 年到 46 年,取决于免疫力水平和潜伏病灶是否复燃。

肾结核病变大多数起始于肾皮、髓质交界处或肾锥体乳头,继而随着病灶的持续进展,干酪样肉芽肿形成、纤维化和肾脏空洞形成,发生干酪样坏死,然后破坏肾乳头而破入肾盂形成结核性空洞,以后病变不断的扩大,形成多个空洞,最后破坏整个肾脏。根据组织破坏的程度,肾脏结核病理可分为四个阶段。

第一阶段(KTB-1;非破坏性形式)是指肾实质的结核,往往保守(内科)治疗可治愈。静脉肾盂造影往往正常,儿童的尿细胞学检查常常是正常的,成人可有低水平的脓尿。患者无主诉,常为偶然体检发现。KTB-1 较少引起并发症,预后较好。治疗不及时或不规范,可导致疾病进展,导致肾实质的破坏性病变。对 KTB-1 病变,须行细菌学检查以明确病原体。一般情况下,KTB-1 的结核分枝杆菌对结核化疗药物敏感。

第二阶段(KTB-2;较小的破坏性形式)是指结核性乳头炎,可累及单侧或双侧,单发或多发均可发现。KTB-2 常合并有尿路结核。需行药物治疗,如果存在并发症,在部分情况下需要重建性手术辅助治疗。预后较好,病变可纤维瘢痕愈合,可出现结核性肾盂肾炎。治疗不当可引起疾病进展,并非所有患者均可检测到结核分枝杆菌,结核分枝杆菌大部分对抗结核药物敏感。

第三阶段(KTB-3;破坏性形式)指海绵状肾结核。主要的致病途径有两个,经肾实质结核或结核性乳头炎。前者与集合系统不相通,由皮质下空洞发展而来,皮质下空洞类似于肾痈,通常是手术后病理诊断的;后者是乳头炎进展导致空洞形成。空洞型肾结核可累及单侧或双侧,通常是在一侧肾有乳头炎,而对侧肾出现空洞,临床处理应按照 KTB-3 期。半数患者可合并有并发症,单纯靠药物治疗无法治愈,一般需要外科手术干预。预后好的可形成无菌性囊腔,治疗效果不佳可进展至广泛空洞形成的海绵状肾结核。

第四阶段(KTB-4;广泛破坏性形式)指广泛空洞形成海绵状肾结核,由多个空洞形成导致。KTB-4期可由于肾盂肾炎导致结核性瘘管形成。该期病变存在自愈可能,此时由于输尿管纤维化导致结核肾及其空洞内的干酪样物质无法排出,出现钙化,称为"肾自截"(autonephrectomy)(图3-9-1)。单纯药物治疗无法治愈疾病,有行肾切除术的手术指征。

集合系统梗阻可以发生于远端和近端,输尿管梗阻或肾内的梗阻,是导致肾功能不全的主要原因。肾结核多数情况下累及单侧肾脏,但是双肾受累的情况也不鲜见,常可导致肾功能不全。以下三种机制可以解释双侧肾结核的形成:在血行播散性结核时期出现双侧多发的实质病灶,多见于免疫缺陷患者以及粟粒性结核患者;另一种为情况为双侧肾实质结核病灶复燃,逐渐下行扩散至集合系统,导致双侧输尿管梗阻,而没有挛缩膀胱,此种类型极为罕见。第三种类型为单侧肾实质受累,并下行传播至同侧输尿管和膀胱,造成膀胱挛缩、反流等,通过逆行感染的方式导致对侧肾受到累及,这是结核导致双侧肾受累的主要机制。因此,结核导致双侧肾受损时,病变往往不同步,通常一侧较严重(可有多发的集合系统梗阻以及不同程度的肾盏扩张),而另一侧则较少累及,但存在反流相关的输尿管扩张、肾盂积水等。

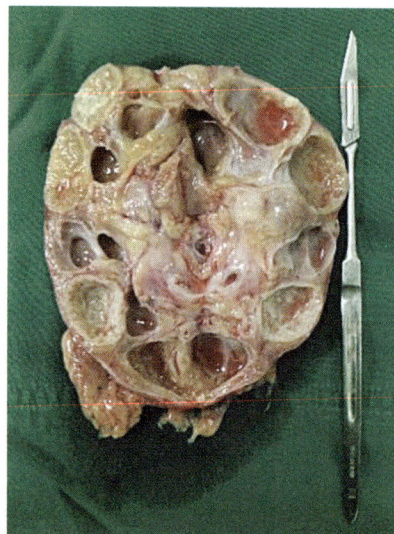

切除肾可见多发囊样扩张,内容物为干酪样坏死等。

图3-9-1　KTB-4期结核肾切除标本

另外,还有一部分双肾结核的患者可出现急性或慢性肾衰竭,在病理上可发现弥漫性的肾间质性肾炎,可有或无肉芽肿形成,除了部分患者可出现肾萎缩,这部分患者难以看到结核肾的影像学特征。患有结核性间质性肾病的患者没有泌尿系结核的典型临床表现和影像学表现,并且由于较少存在排尿期症状和影像学变化,尿中很难找到结核分枝杆菌,诊断依赖于诊断性肾穿刺活检标本。

(三)尿路结核(urinary tract tuberculosis)

肾盂、输尿管、膀胱和尿道的结核病。输尿管和膀胱结核往往继发于肾结核,可通过淋巴和/或集合系统下行传播感染。肾脏病灶复燃后,感染可以从单个病灶影响到单个肾脏而不涉及对侧肾,因此多数情况下为单侧肾结核。由于感染病灶逐渐涉及集合系统,导致尿液中含结核分枝杆菌,并下行感染到输尿管和膀胱。输尿管结核多发生于输尿管下1/3,也可形成多发病灶。如果治疗不当,输尿管可因瘢痕化形成多处狭窄,导致输尿管梗阻,输尿管积水,即使结核病最终治愈了,仍可引起肾功能的丧失。随着感染的发展,膀胱结核感染导致进行性的纤维化,最终可形成标志性的膀胱挛缩,造成膀胱容量和顺应性的显著下降,以及膀胱输尿管连接部的扭曲、僵硬,导致膀胱输尿管尿液反流。影像学上在未受累的一侧肾更容易观察到反流,而在结核肾一侧,则由于输尿管的梗阻导致反流的征象表现不明显。继发于膀胱挛缩的尿液反流将集合系统(输尿管、肾盂肾盏连接部等)作为了挛缩膀胱容量的扩展,降低了膀胱内压力。尿液反流通过感染和膀胱内压的传导,对双肾功能均可造成损伤,导致终末期肾病。因此,延迟诊断和治疗,将导致泌尿生殖系统的严重破坏,从单侧肾功能的丧失到结核性膀胱挛缩导致的终末期肾病等都可发生。

输尿管结核首先表现为输尿管黏膜的充血、水肿,继而出现纤维化等,可引起输尿管全长、多段的梗阻,在解剖性狭窄部位更严重,如膀胱输尿管连接部最常见,次之为肾盂输尿管连接部,再次为输尿管中段狭窄处。输尿管狭窄是导致肾功能不全的主要原因,占93.7%。

膀胱结核仅次于肾结核,具有典型的临床症状和影像学表现,膀胱结核可分为四期。①Ⅰ期:浸润性结核。②Ⅱ期:糜烂性溃疡。③Ⅲ期:痉挛性膀胱炎(膀胱挛缩,假性挛缩性膀胱炎),实际上是膀胱过度活动。④Ⅳ期:真性挛缩性膀胱炎直至完全膀胱腔闭塞。前两期病变可通过标准的抗结核治疗缓解,stage 3病变则需要标准治疗和曲司氯铵,而stage 4则需要行肠管膀胱整形术,无效则需行膀胱切除术。

膀胱结核的终末期病变为膀胱挛缩。膀胱挛缩可见于8.9%的泌尿系结核患者中,但是发展中国家发病率更高。挛缩膀胱的影像学表现为弥漫增厚的膀胱壁,可有小梁和膀胱憩室形成。挛缩膀胱的膀胱输尿管连接部位于侧壁上,看起来像是除了三角区外的膀胱都挛缩了。

尿道结核发病率较低,尽管尿道长期暴露于尿路的下行排菌环境中,尿道结核仅占泌尿生殖系统结核患者中的 1.9%~4.5%,并且从来不单独存在。临床表现多见急性尿道炎、与前列腺结核相关的尿道溢脓,慢性期可发展为尿道狭窄和瘘管形成。

二、泌尿系结核的诊断与治疗

(一)临床表现

肾结核早期常常缺乏典型的临床症状,是难以早期诊断的主要原因。多数患者可以表现为局部症状,泌尿系结核常表现有储尿症状如尿频,耻骨上区不适,以及排尿困难、尿等待等,肾结核患者典型的症状如腰背或腹部疼痛等则较少见。全身症状包括发热、体重减轻和乏力等不太常见。

输尿管结核最常见的表现为输尿管狭窄导致的肾盂积水,而膀胱结核的表现则相对较为典型,如反复发作的尿频、尿急与尿痛,伴或不伴肉眼血尿,最典型的表现为无菌性尿路感染,即尿培养与尿常规均无法培养出普通细菌。晚期膀胱结核患者可出现挛缩膀胱,临床表现为尿频,平均的排尿间隔约 20 分钟、膀胱容量可小于 100ml。有时还可以出现急迫性尿失禁。

当出现下列症状时,应高度怀疑泌尿系结核可能:结核病患者接触史;存在结核病灶,无论该病灶是陈旧性还是活动性,特别是播散性结核;反复发作泌尿系感染,常规标准抗菌治疗效果不佳;泌尿系感染合并排尿困难,膀胱容量进行性下降;无菌性脓尿。

肺放射影像学无明显异常和结核菌素试验阴性并不能排除肺外结核的诊断。仅有 36.5% 的泌尿生殖系统患者有结核病史或者有异常的影像表现。尸检证实约有 50% 的肾结核患者出现症状,仅有 18% 的患者接受过临床检查。疾病的隐匿进展、缺乏典型症状、临床医生的警惕性低、患者求医行为差和尿中排菌不定期等均是导致诊断延迟的原因。多数情况下诊断时已经出现严重的病变,甚至高达 7.4% 的患者就医时已处于终末期肾衰竭状态。儿童患者罹患泌尿系结核病例较少,可能与从原发性结核到泌尿系结核间较长的潜伏期有关。

(二)实验室诊断

早期准确诊断泌尿生殖系统结核是治疗成功的关键。临床上并不是所有患者都能检测到病原学证据。在泌尿生殖系统结核的患者中,约有 10.4% 的患者的诊断是基于临床表现、实验室检查和影像学检查的临床诊断,而无法得到微生物学或组织学证据。因此需要联合病史、影像学、微生物学、分子和组织病理学等多种手段以提高疾病的诊断率。

下尿路症状常常难以与急性膀胱炎等尿路感染性疾病鉴别。20% 的患者可见肉眼血尿,结核患者尿液分析常会有肉眼血尿或镜下血尿及脓尿等,比较典型的表现是培养阴性的脓尿(无菌性脓尿)。尿液分析及尿沉渣快速抗酸染色可以有 80%~90% 的阳性率。尿培养常需要 6~8 周的时间才能诊断,并且有 10%~20% 的假阴性率。临床上需对反复发作的膀胱炎、血尿和脓尿等症状保持警惕,及时进行深入的评估,如上尿路造影、膀胱镜和微生物学检测、组织活检和组织学检查等。

确诊泌尿生殖系统结核的金标准是在临床样本(包括尿液、精液、前列腺液、脓汁、宫颈刮片、活检标本或切除标本)中检测到结核分枝杆菌的存在。影像学可以明确并提供病变的定位,为影像学引导脓肿引流或组织活检等提供帮助。

1. **涂片抗酸染色** 通过将体液标本如尿、脓液等涂片并行萋-尼氏染色(抗酸染色),可在 24~48 小时获得结果,超过 5×10^3/ml 可产生阳性结果,WHO 建议使用荧光显微镜提高检测灵敏度。该方法特异性高达 96.7%,但是灵敏度仅为 42.1%~52.1%。

2. **结核分枝杆菌培养** 将体液标本接种于罗氏培养基或液体培养基。培养是诊断金标准,由于尿液不定时排菌,且排菌量较小,因此需要连续采集 24 小时的尿液进行检测,需要 6~8 周才能得到结果。其灵敏度从 10.7% 到 90% 不等。

3. **核酸检测** PCR 技术的进展为快速、敏感地检测尿中结核分枝杆菌提供了新的手段,其所需样本量较小,扩增倍数较高,可以在 24~48 小时内获得检测结果,甚至可以用于分枝杆菌的菌型鉴定,是目前用来诊断泌尿生殖系统结核比较理想的检测方法。目前新一代超敏 Xpert MTB/RIFUltra 的痰液检测下限为 5～25CFU/ml，在肺外结核病和儿童结核病中，其诊断阳性率能够达到 85% 左右。对于菌量特别少的无菌体液或无菌器官，Xpert MTB/RIFUltra 诊断结核病敏感性非常高，尤其对于儿童，可以作为结核病诊断金标准。对于成人结核病，Xpert MTB/RIFUltra 可能出现假阳性结果。快速核酸扩增系统可快速诊断，并可用于耐药基因的检测。与培养相比，PCR 技术的灵敏度和特异度分别达到了 95.6% 和 98.1%，与细菌学、组织学或临床影像学的诊断相比，其灵敏度和特异性分别达到 94.3% 和 85.7%。然而最近的一篇系统综述分析了用于诊断泌尿生殖系统结核的新型 PCR 方法发现，其特异性较高，但是灵敏度则差异较大。现在仍没有证据支持 PCR 检测可以替代培养作为诊断的金标准。

基于 PCR 和基因芯片发展而来的二代测序技术（next-generation sequencing, NGS）正在越来越多地被应用于未知病原体的检出、未知突变位点以及菌株谱系检测，目前主要用于结核菌耐药情况的监测等。

4. **结核菌素皮肤试验（TST）**　结核菌素皮肤试验在没有大规模免疫过卡介苗的地区可以作为泌尿生殖系统结核感染的间接依据。

5. **γ 干扰素释放试验（IGRA, T-SPOT）**　结果阳性提示患者对结核分枝杆菌有免疫反应，曾经感染过或正在感染结核分枝杆菌。其具有较高的敏感性和特异性，但基于国内的临床研究提示，IGRA 可用于筛查和发现高危人群，但不能作为诊断或排除结核病的依据，不能区分潜伏感染还是新近感染。使用免疫抑制剂等继发性免疫缺陷状态会导致假阴性结果。另外，T-SPOT 不能作为诊断活动性结核的指标，可作为筛查结核潜伏感染的重要方法。

6. **尿常规**　高达 93% 的患者可以出现尿常规的异常，如脓尿、血尿，酸性尿等，提示泌尿生殖系统结核。尿常规完全阴性结果也不能作为结核的排除依据，因为输尿管完全梗阻后尿常规可以没有任何异常表现。

7. **感染标志物检测**　红细胞沉降率、C 反应蛋白等，可作为活动性结核病的检测方法，提供非特异性的检测参考。

（三）影像学诊断

影像学技术用于诊断泌尿生殖系统结核的灵敏度为 91.4%，腹部增强 CT 的使用最广。既往肾脏病变多采用静脉肾盂造影（intravenous urography），近年来由于多层螺旋 CT 的不断发展，可以通过三维重建等方式，更方便地显示结核造成的病变。根据病理分期的不同，CT 显示也会不同。结核病可累及肾实质和集合系统（肾盏、肾盂、输尿管、膀胱和尿道），并导致不同的临床表现和放射学表现。

常见的影像学表现为直接征象和间接征象，包括肾盏的不规则，盏颈的梗阻，假瘤或肾瘢痕形成；空洞形成和尿路钙化（见于 7%～19% 的患者）。此外，还有集合系统的增厚、梗阻或扩张，挛缩膀胱等。同时发现肾和膀胱的影像学病变是泌尿系结核标志性的特征。最早期的表现包括肾轮廓的不规则和盏颈梗阻导致的肾盏扩张。肾钙化（或称肾钙乳沉积症）表现为腹平片上肾轮廓内结节性钙质，与活动性、肉芽肿性感染有关，而高密度的穿透性的钙化灶是结核肉芽肿愈合后机化的特征。由于钙化是结核的典型特征，临床上应注意与其他可引起钙化的疾病相鉴别，如寄生虫感染，包括线虫、血吸虫和绦虫等。需与肾脓肿和肾动脉瘤等相鉴别。集合系统（从肾到膀胱部分）多发梗阻是比较有提示意义的，可见于 60%～84% 的患者。需要注意的是，这些病变常常是逐渐出现的。当单侧的肾、输尿管受累后，由于集合系统的增厚和梗阻，可导致肾盂积水和肾实质的萎缩。膀胱感染后，由于膀胱壁弥漫增厚，以及膀胱-输尿管反流的逐渐加重，可引起对侧肾的积水。重度膀胱输尿管反流可导致输尿管肾盂积水、反流性肾病，最终导致终末期肾病。因此，根据影像学表现，泌尿生殖系统结核可以分为 4 期：1 期为双侧肾实质结核病灶；2 期为单侧肾结核，没有膀胱或对侧肾受累，多见为结核性乳头炎；3 期为有肾结核和膀胱挛缩，但影像学上对侧肾尚正常；4 期为单侧肾结核、膀胱挛缩，对侧肾积水。

1. **CT**　CT 对肾钙化的检出最敏感，目前认为，CT 是肾结核相应病变最佳的检查方式。

早期病变：乳头坏死（单个或多个）导致不均匀的盏颈扩张。

进展期病变：多灶性狭窄会影响集合系统的任何部分、系统性或局灶性肾积水、肾盂壁增厚。由于直接受累或肾盂积水，增强扫描室肾实质增强不佳。

终末期：进行性肾积水导致肾实质非常薄，类似于多个薄壁囊肿、干酪样坏死灶钙化最终涉及整个肾脏（称为腻子肾）。

输尿管结核的急性期可表现为输尿管壁增厚、慢性的纤维化狭窄导致输尿管呈串珠状外观。治疗过程中可出现输尿管缩短，输尿管反流导致中下段输尿管扩张等表现。膀胱结核排尿膀胱尿道造影（MCU）可有以下发现：管壁不规则、容量下降、挛缩膀胱、输尿管管口纤维化改变时的膀胱输尿管反流等。

实验室检查并不能反映疾病的严重程度和病变位置，因此无论是初治还是治疗期间的随访，影像学检查都是居于主要地位的诊断方法（图 3-9-2～图 3-9-6）。

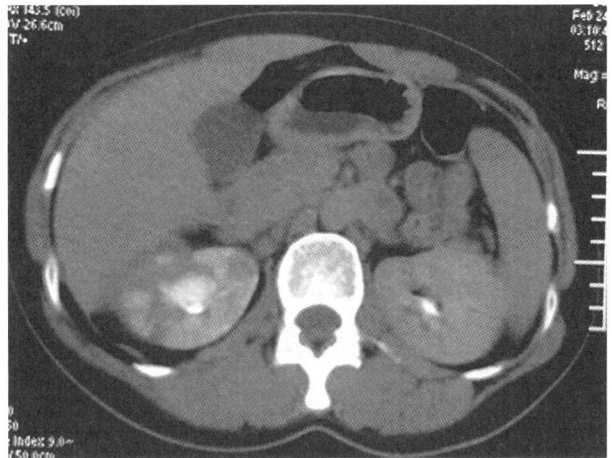

右肾实质早期肾结核（KTB-2）表现，CT 表现为乳头炎。

图 3-9-2　早期肾结核 CT

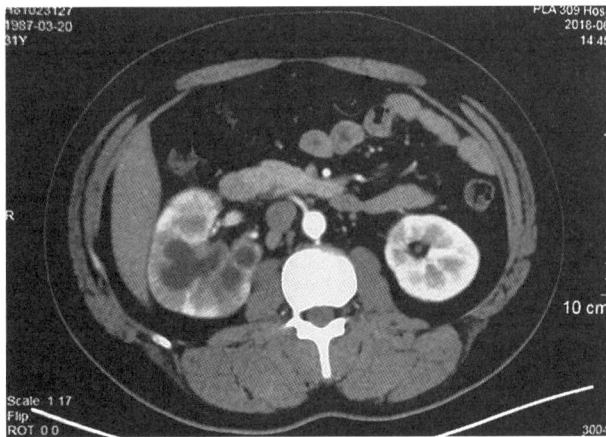

局灶性空洞形成（KTB-3）。

图 3-9-3　进展期肾结核 CT

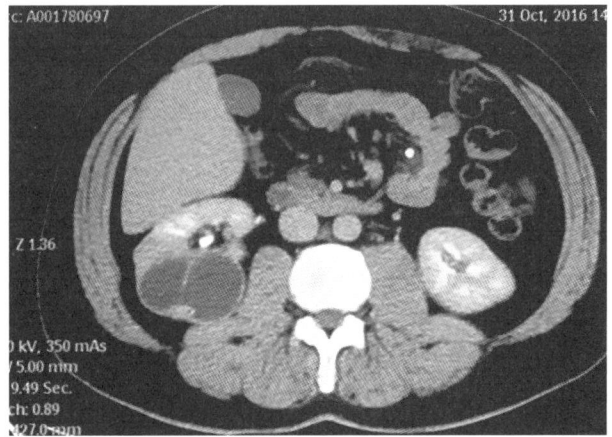

局灶性空洞形成（KTB-3），肾结核肾盏扩张形似"扇面"。

图 3-9-4　终末期肾结核 CT

2. **静脉尿路造影（IVU）和腹部平片**　肾实质和上集合系统（肾盏和肾盂）都可能受累。前者通常与后者相关，后者是泌尿生殖道中最常受累的部位。仅限于肾实质的感染。外观类似于由其他微生物引起的肾盂肾炎，可表现为全部或部分肾脏灌注不足和肿胀、类似假瘤样外观、出现单个或多个结节和类似肾细胞癌表现，涉及集合系统（单独或与实质结合）时，IVU 表现根据疾病的阶段而有所不同。早期可出现乳头坏死（单个或多个）导致不均匀的盏颈扩张；进而出现多灶性狭窄和肾积水等，肾盂壁增厚和增强（横截面成像）；末期可有进行性肾盂积水和实质变薄、营养不良性钙化和肾自截。

平片检查结果集中于钙化，在疾病的不同阶段可能有 25%～45% 的患者出现钙化。乳头坏死呈三角形、局灶性或无定形。传统的平片 IVP 对肾结核非常敏感，只有 10% 的受影响患者影像学正常。特点包括：实质瘢痕（50%）、肾盏侵蚀表现（早期可见）、不规则盏颈扩张、肾盂积水等。下尿路征象（见膀胱和输尿管结核）还包括：扭结状输尿管、锯齿状输尿管、管状输尿管、串珠或螺旋形输尿管、膀胱壁增厚及容量缩小。

3. **超声**　超声表现是非特异性的和可变的，取决于疾病的阶段。肾结核超声表现类似于急性局灶细菌性肾脓肿或慢性肾盂肾炎。弥散的、浸润性的肾结核常常在 B 超检查中表现为正常声像图。肉芽肿可表现为肾内出现小的低回声结节，常常提示结核。肾盏黏膜增厚和盏颈梗阻等、低回声囊肿性病变及与集合系统相通的病变也常发现。肾实质声像表现与病理有关，可呈多种类型，甚至同时出现多种混合声像，如实质坏死、干酪样变、纤维化和瘢痕化以及肾积水、肾萎缩等。巨大的肾结核脓肿可改变肾脏轮廓，

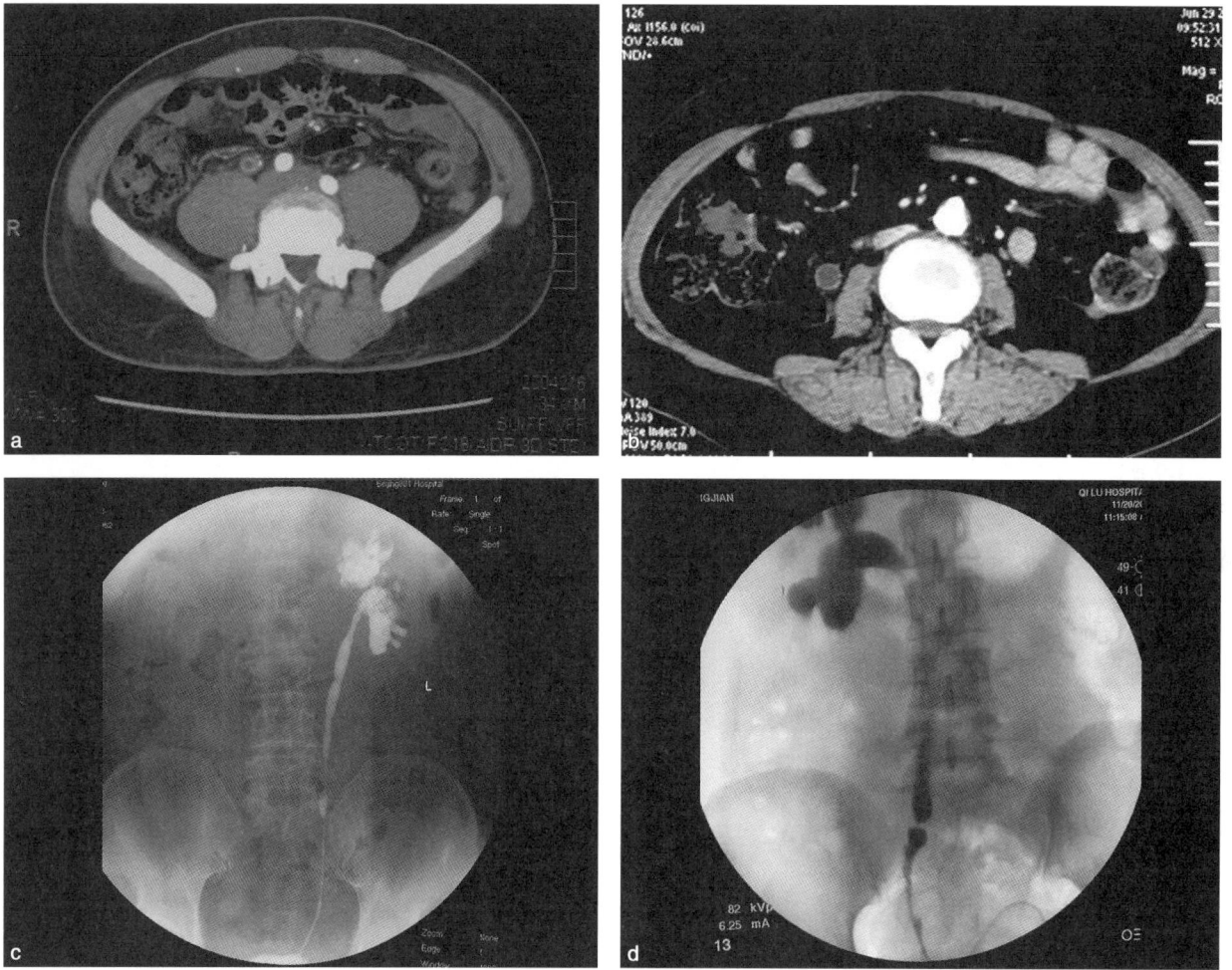

a，b. 腹部 CT 可见右侧输尿管壁增厚，扩张，呈"扳指"状；c，d. 输尿管僵硬，"串珠"征。

图 3-9-5　输尿管结核 CT 及造影

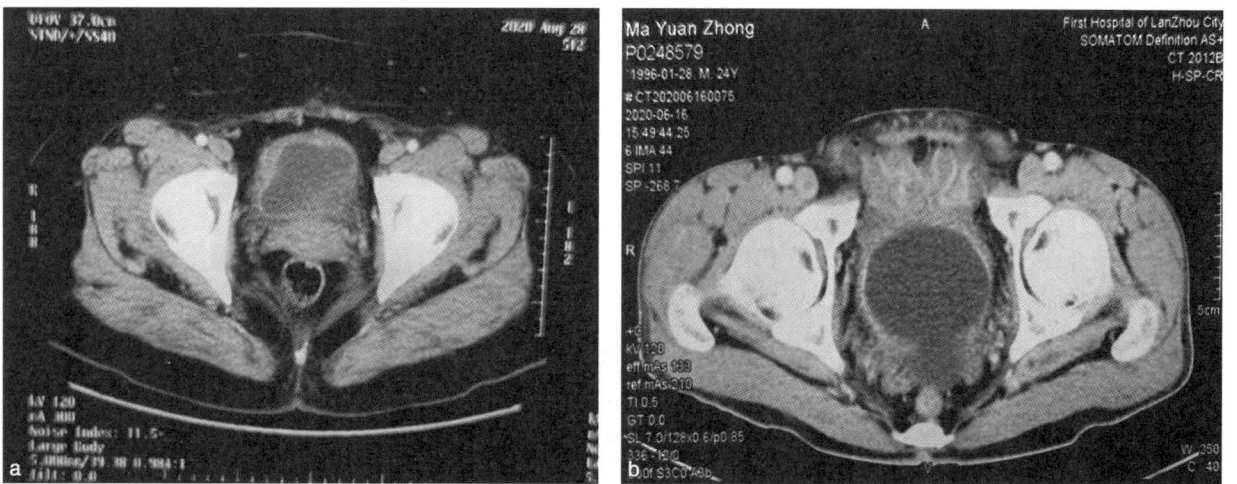

a. 膀胱壁增厚，容积缩小；b. 挛缩膀胱，呈乒乓球样外观。

图 3-9-6　膀胱结核 CT

难以与肿瘤或囊肿等鉴别。晚期病变多有钙化,可表现为细小的点状钙化,也可表现为整个肾脏的整体钙化。须与肾埃及血吸虫病、肾棘球蚴病、肾脓肿和肾动脉瘤等鉴别。

早期可表现为正常肾脏或边界不清的小的局灶性皮质病变 +/– 钙化;进展期可在肾盏附近有回声肿块的乳头状破坏、肾实质变形、连接到收集系统的不规则低回声团块,无肾盂扩张。可有尿路上皮黏膜增厚 +/– 输尿管和膀胱受累、小而纤维化的厚壁膀胱、输尿管口附近膀胱壁有回声灶或钙化(肉芽肿)、局限性或全身性肾盂肾炎。疾病的终末期可见肾萎缩,皮层"薄如纸",集合系统有致密的营养不良性钙化,以及类似于慢性肾病的表现。膀胱结核晚期超声表现为特征性的膀胱壁增厚、容量变小和膀胱输尿管反流。

超声在某些病变的检出方面不如 CT 敏感:如肾盏、盆腔或输尿管异常等回声实质肿块的鉴别,小钙化以及与集合系统相通的小憩室等。

(四)其他检查

1. **组织病理学检查**　可以从活检或细针穿刺组织标本中发现肉芽肿和抗酸染色阳性的结核分枝杆菌。同时这些标本可进行分枝杆菌菌型鉴定、结核分枝杆菌 DNA 检测和耐药基因检测。

2. **内镜检查**　包括膀胱尿道镜、输尿管镜和腹腔镜等,可以用于检查解剖异常并定位结核病变,如溃疡、生殖、肿块、囊肿、肉芽肿组织、脓肿和窦道等,获取组织标本用于组织学检查、分子检测等。膀胱尿道镜和输尿管镜等获取组织活检病理是低侵入性的检查和操作,可以用于临床可疑结核感染但尿培养阴性的患者,特别是在发病早期,是有意义的。膀胱镜检常可发现局部的充血、黏膜侵犯、溃疡、结节和输尿管口的异常。但是膀胱镜活检的灵敏度较低,只有 18.5%~52%。输尿管镜偶尔可以发现输尿管、肾盂等部位的黏膜溃疡,尤其是患者存在肋脊角叩击痛和 X 线阴性结石时,可以鉴别尿石症。

三、泌尿系结核的药物治疗

泌尿生殖系统结核的化疗方案一般参考肺结核治疗方案。抗结核治疗应尽早启动,临床、实验室或影像学检查等提示可疑诊断,即应开始启动治疗,而不应当等待微生物学或组织学等确诊后再开始。杀菌性化疗药物如异烟肼、利福平、吡嗪酰胺和链霉素等,以及抑菌性药物如乙胺丁醇和乙硫异烟胺均可选用,常用的一线抗结核药物为异烟肼(H)、利福平(R)、吡嗪酰胺(Z)和乙胺丁醇(E)。由于单药治疗的复发率高达 80%,而两药联合的复发率为 25%,三药联合治疗的复发率为 10%,目前较为可靠的起始治疗方案多为四联疗法,即异烟肼、利福平、吡嗪酰胺和乙胺丁醇。最佳的治疗疗程仍没有定论,但是目前倾向于采用强化短程治疗 6~12 个月代替原来的长程 18 个月或 24 个月疗法。短期强化治疗具有较高的尿中药物浓度、毒性较低、依从性好、疗效与长程疗法相近。4~6 个月的治疗联合自截肾切除可以使复发率降低至 1% 以下。营养状况差和社会条件差的人群需要更长的疗程,疗程应当至少持续 9 个月以上,据估计,对于此类人群,6 个月疗程的复发率高达 22%,而 1 年的疗程复发率也高达 19%。

(一)药物敏感性结核

推荐 2HRZE/4HR,如果尿培养结核分枝杆菌仍阳性或者尿常规红细胞、白细胞无明显减少,可延长疗程至 12 个月。免疫抑制患者维持治疗应延长到 12~18 个月,以彻底清除结核分枝杆菌,减少复发。

(二)耐药结核

耐药结核治疗是全球面临的难题。耐药结核包括 MDR-TB 和 XDR-TB。泌尿生殖系统耐药结核的治疗参照耐药肺结核。

化疗可以治愈较小的肾内病灶并将感染局限于集合系统。但是在治疗过程中可能由于肾内结核病灶机化、纤维化等引起集合系统的梗阻,而出现症状加重,尤其是出现结核挛缩性膀胱时可能会出现严重的尿频等。因此,对于存在输尿管梗阻的患者,在治疗早期可以预防性地留置 D-J 管引流,避免纤维化加重梗阻。

四、外科治疗

药物治疗是泌尿生殖系结核的主要手段,泌尿系结核的抗结核治疗方案可参考肺结核一般治疗方案。外科治疗是辅助性治疗手段或作为药物治疗中或治疗后用于治疗并发症等。在泌尿系结核患者中，约有超过一半的患者需要接受手术治疗。早期患者仅有肾脏病灶时化疗效果较好。诊断延迟，疾病可以隐匿进展到器官功能丧失，需要手术治疗的可能性较高。不管进行根治性手术还是重建性手术，充分的抗结核治疗都是前提，一般建议应给予规范抗结核治疗4周后，再行相关手术治疗。

外科手术治疗可以分为7类，即肾盂积水的引流（输尿管支架管和经皮肾造瘘等）、脓肿或空洞引流、肾结核的最终局部治疗（肾部分切除术）、上尿路的重建（肾盏/肾盂输尿管吻合、输尿管松解、输尿管膀胱吻合术、输尿管再植术）、肠代输尿管、膀胱扩大、尿道重建和生殖系统结核手术（附睾睾丸切除术）等。

由于结核病变造成肾周黏连，邻近器官受累等，术中分离困难，重建手术也充满挑战，尤其是涉及肾盏缝合时。结核肾切除远较其他疾病肾切除难度高，由于周围脏器的黏连、结核炎症刺激导致血管增生及腹膜后组织纤维化等，腹主动脉旁淋巴结肿大、黏连等，造成术中组织分离困难，手术出血量大、中转开放手术风险高，手术时间更长，需要术者术前充分评估。肾结核破坏严重或双侧病变患者，可导致术后肾功能丧失，需要血液透析支持治疗。涉及肠道替代手术可引起严重并发症，造成代谢性疾病，加重肾功能不全，建议在经验丰富的泌尿外科中心完成。

（一）肾切除术

1. **肾切除术**　目前仅用于超过 KTB-3 期以上的结核肾。结核切除病肾的绝对指征包括：①无功能的结核肾、伴或不伴有钙化；②肾实质广泛破坏；③结核性脓肾或反复继发感染；④合并难以控制的高血压；⑤结核合并肾细胞癌者。

可选择性肾切除术的手术原则：①一侧肾破坏严重，对侧正常，则抗结核药物至少2周后切除患侧；②双侧肾功能破坏，对侧病变较轻时切除病变严重侧；③一侧肾结核伴对侧肾积水，先引流肾积水，待肾功能好转后切除无功能肾。

结核肾切除前应行肾核素扫描或增强 CT 检查，明确对侧肾功能，抗结核治疗至少2~4周后择期手术。手术方式选择开放手术和腹腔镜手术均可，腹腔镜微创手术的广泛开展和普及，目前结核肾切除基本不再需要开放手术，当然有脓腔破溃严重黏连者除外。有学者认为，肾切除指征还应当纳入输尿管和膀胱受累的程度和重建手术解除泌尿道梗阻的可能性情况，综合考虑以选择对患者最佳的手术时机。有学者建议行包括全段输尿管的肾切除，减少术后排尿刺激症状和高血压，减少脓肿形成。也有学者认为在术前和术后充分抗结核治疗的情况下单独做肾切除即可，以减少不必要的手术创伤。

2. **肾部分切除术**　当存在 KTB-2 级以上病变且部分肾盏梗阻或空洞位于肾两极时，可考虑行肾部分切除术，但应当仔细评估集合系统功能，仅有当肾具有正常的引流或可对肾盂-输尿管功能进行重建时方可考虑。肾部分切除术的指征包括：①局限性钙化病灶，经4~6周药物治疗后无明显改善；②钙化病灶逐渐扩大而有破坏整个肾脏危险者。对于局限于一极的病灶可以选择腹腔镜或开放肾部分切除术，术中切除无功能的部分肾脏，或者受结核累及的病变组织，术后留置肾周引流管，对于肾实质表面闭合性的结核性脓肿，可选择结核病灶清除或肾部分切除术。孤立肾行部分切除术，严格掌握手术指征，尽可能保留正常的肾脏组织。考虑输尿管情况后，有学者建议，不伴有输尿管结核的局限性肾结核病灶，经充分抗结核治疗后可直接行保留肾单位手术（nephron sparing surgery, NSS），伴输尿管结核的局限性肾结核病灶，行输尿管成形手术后再行 NSS。无钙化病灶时行肾局部性切除的证据不足，是值得商榷的手术方式。

（二）输尿管结核导致输尿管梗阻的微创治疗

结核所致的输尿管狭窄多见于输尿管膀胱连接部及下段，其次为肾盂输尿管连接部，单纯中段者较少见。单纯药物治疗输尿管结核的失败率较高，究其原因，与肾输尿管结核的炎性物质的引流没有改善有关。因此，改善引流是输尿管结核的重要辅助治疗措施。腔内（镜）治疗的成功率报道不一，拔除支架管后输尿管狭窄复发风险较高，须行更复杂的尿路重建手术。其意义在于改善了引流，利于肾结核的控制，争取了时间，为后续治疗提供了可能。

1. **输尿管镜腔内手术**　输尿管镜技术也越来越多地用于泌尿系结核的诊治中，特别是对局限狭窄段的内切开或球囊扩张，并留置支架管，可显著保护患肾的结构和功能，使部分病例可避免行肾脏切除。国内外为数不多的研究报道了药物治疗的同时行输尿管内支架管置入或经皮肾造瘘,可增加输尿管狭窄重建的机会,降低肾切除手术率。来自韩国的文献提示,早期置管的肾切除率为34%,已出现狭窄后置管或行经皮肾造瘘术的肾切除率为51%,而仅药物治疗的肾切除率为73%。早期置管引流可大为减少因输尿管狭窄导致的结核肾切除风险,可以更为有效地保护肾功能,为之后的重建性手术创造条件。输尿管中段狭窄比例较低,可采用输尿管镜腔内治疗(高压球囊扩张和留置支架管)缓解。值得注意的是,在行输尿管镜进行腔内治疗前至少要经过一个月的正规抗结核治疗,并且术中要留意冲水速度和压力,国外有输尿管镜腔内治疗后出现全身血行播散性结核的情况,分析原因可能与术前结核治疗不够和术中冲洗造成肾内高压有关。术前必要的抗结核治疗也是保证手术成功率的必要条件,否则严重充血水肿的输尿管很难有清晰的视野,容易形成假道。

2. **经皮肾镜技术**　如果出现了明确的膀胱结核,建议肾造瘘引流而不是输尿管支架管内引流加重污染。因输尿管支架管内引流打通了原先梗阻或闭塞的输尿管,使上尿路感染性尿液持续"污染"包括下段输尿管、膀胱甚至尿道在内的泌尿道,造成至少一段时期的感染加重。因此肾造瘘术可避免下行性感染的加重。

国外部分中心研究曾报道采用经皮肾镜技术对肾盏颈狭窄的球囊扩张技术。肾盏颈管尤其是上盏盏颈狭长的患者,治疗过程中出现盏颈狭窄导致肾盏持续扩张,是肾内梗阻的主要原因。由于积液扩张,皮质血供减少,导致化疗药物在局部的有效浓度不足,是造成感染迁延不愈的重要原因。因此,通过经皮肾镜技术扩张盏颈,并留置导管引流,是保肾治疗的一个选择,可作为有经验医疗机构的选择。

3. **输尿管梗阻的重建手术**　尿路、集合系统梗阻等是导致肾功能丧失的主要原因,在部分合并严重肾功能减退的患者中,尿路重建对保留残肾功能具有积极作用。肾梗阻功能恢复的积极因素包括:输尿管远端梗阻、肾皮质厚度超过5mm、肾小球滤过率超过15ml/(min·1.73m²)等。肾内的梗阻导致肾功能丧失的风险较高,对于发现较早的肾盂积水,经皮肾穿刺造瘘术成功率较高,据报道可达80%。也可采用回肠代输尿管将肾盏积水或积脓引流到膀胱。脓肿病灶引流术中,应尽量选择侵入性、损伤性较小的手段引流脓肿。

经过规范抗结核药物治疗之后,输尿管梗阻无改善或持续加重,部分患者经腔内治疗效果不佳,可以通过开放或腹腔镜手术重建狭窄的输尿管。须注意的是,重建性手术一般应经过前期腔内镜(输尿管镜等)治疗、结核活动性感染得以控制之后进行,以免发生尿瘘或切口不愈合等严重并发症。

输尿管和膀胱结核拟行手术治疗者,应评估以下因素,确定手术方式和时机:合并存在的肾脏病变情况,单纯药物治愈或需要保肾外科手术的可能性;狭窄和梗阻的部位,及输尿管的管径;集合系统梗阻形成的尿液高压反流对肾功能的影响;膀胱及对侧肾脏受累情况;输尿管结核性及继发狭窄病变的程度以及疾病进展的可能性。

(1)肾盂输尿管连接部狭窄重建:相对于其他良性狭窄来说,结核性狭窄纠正更为困难。部分患者由于肾内肾盂挛缩,无法采用标准的Anderson-Hynes方法(离断肾盂成形术),而非离断的肾盂成形术如Culp手术可能更为合适。通过侧边对侧边吻合积水的肾盂和输尿管盂下段作为备选手段。如果必须行肾盏输尿管吻合,应注意节约下极实质的肾包膜,如果肾包膜不足以覆盖吻合口,可使用大网膜覆盖,以减少肾盏输尿管吻合口的纤维化瘢痕形成。部分患者使用双J管足以治愈输尿管的纤维化狭窄,插管输尿管切开在部分中心已经被输尿管镜腔内治疗所取代。

(2)输尿管中段狭窄的重建手术:输尿管中段狭窄可经输尿管镜下高压球囊扩张术+支架管置入术纠正,国外文献报道的球囊扩张术初次手术成功率约51%,再次扩张术可达85%。若保守治疗或腔内治疗效果不佳,可行重建手术治疗。狭窄段<2cm,膀胱容量正常,无明显膀胱结核表现,保肾意愿强烈且依从性好的患者可行输尿管切断再吻合,术后留置支架管输尿管膀胱吻合术。回肠代输尿管术适用于以输尿管病变为主要改变的泌尿系结核,当输尿管病变较长,严重狭窄甚至闭锁,无法通过前述手术解决的,尿常规化验红、白细胞基本正常,无明显膀胱结核表现,膀胱容量正常,顺应性好;肾功能血肌酐小于2mg/dl。

(3)输尿管下端狭窄的重建手术:早中期结核,肾结核已经得到控制,病灶纤维化或钙化,肾功能尚正常或接近正常,无明显膀胱结核表现,膀胱容量正常,顺应性好的患者,可行重建手术。输尿管膀胱再植术适用于输尿管下段特别是局限于输尿管壁内段狭窄的患者。输尿管膀胱壁内段或下段较短较狭窄,若行单纯再植输尿管长度不够,再植后输尿管有张力的患者可行膀胱悬吊术。输尿管膀胱壁内段或下段长段狭窄,需替代治疗者,膀胱卷瓣(Boari 瓣)可用于延长下段输尿管的方法选择,手术成功的关键在于膀胱容量,以及膀胱瓣的血供。

(三)膀胱扩大术

膀胱扩大或替代手术适用于膀胱结核终末期改变——挛缩膀胱。挛缩膀胱是指膀胱壁增厚、纤维化导致膀胱容量显著缩小,患者表现为尿频、尿急,或进行性尿液反流导致肾功能持续性损害。早期膀胱壁增厚患者应用糖皮质激素可减轻纤维化,部分患者可抑制膀胱挛缩过程。对于持续性结核性膀胱炎患者,有文献报道早期切除移植肾可能可预防膀胱挛缩。膀胱腔内扩张对于结核性膀胱皱缩可能有效,但要注意存在膀胱破裂风险。膀胱颈功能缺失或恶化患者具有行膀胱重建的指征,三角区应尽可能保留。

膀胱已纤维化挛缩,膀胱容量明显缩小,严重影响生活质量;引起上尿路积水,影响肾功能,没有膀胱出口梗阻和尿道的狭窄,膀胱镜明确无活动性结核的急性炎症表现,是膀胱扩大术的前提,术前应进行足疗程的抗结核治疗,一般建议至少行 9 个月标准抗结核治疗,尿检红白细胞数基本正常。拟行乙状结肠膀胱扩大术的患者,术前常规进行结肠镜检查,明确没有乙状结肠的器质性病变。

术后肠代膀胱的继发狭窄常常与未完全切除的膀胱逼尿肌有关。当同时行输尿管替换时,肠袢与输尿管的端端吻合是可行的手术方式。肠代膀胱术后并发症多见,如肠蠕动导致的新膀胱张力高可导致尿急、尿失禁和继发的上尿路功能恶化,可以通过完全的肠段去管化重建减少新膀胱张力。结肠段似乎更适合于重建为抗反流的输尿管再植膀胱,但术后数十年后诱导恶性肿瘤的风险也更高。

(四)尿流改道术

结核分枝杆菌经肾下传至输尿管,侵犯黏膜、黏膜固有层及肌层,可使输尿管增粗、变硬,形成一僵直的条索,使肌肉收缩减退。由于长度短、壁厚、伸缩性差,重建手术难度大,术前应全面评估,备多项预案。常用的改道方式包括输尿管皮肤造口,回肠输出道手术等。

(五)尿道梗阻的腔内治疗

发生于尿道的狭窄可以通过内镜下尿道切开并留置尿管解决。女性尿道结核可表现为尿道肉阜,及尿道外口红色、水肿的尿道黏膜。尿道结核可形成窦道,发病率较低,常需要行耻骨上膀胱造瘘,并留置尿管,促进尿道愈合。

五、泌尿系结核的随访

保留肾脏的治疗存在风险,国外报道提示,药物治疗后尿中无结核分枝杆菌,组织检查仍可能有活动性结核的可能。相关研究发现给予抗结核化疗 2~9 个月后仍可以在无功能肾中查找的结核分枝杆菌。但也有研究认为随访至术后 22 年,未发现无功能肾会导致并发症。因此部分学者认为如果没有疼痛、感染和出血等并发症时,可以保留肾脏,但对于年轻患者应谨慎,可选择性用于保守治疗意愿强烈的患者。

泌尿系结核治疗期间和治疗后应进行规范随访,定期对治疗效果进行评估,并评估治疗的疗效、并发症进展情况、结核药物相关副作用等情况,以期及时调整治疗措施,优化治疗效果,并警惕可能的结核复燃等情况。泌尿系结核随访的内容。

(一)泌尿系结核治疗期间随访

1. **实验室检查**　每月进行血生化(包括肝、肾功能)、血常规、C 反应蛋白、红细胞沉降率,尿抗酸杆菌染色、尿结核分枝杆菌培养及药敏等检查。结核药物治疗期间,要关注药物性肝损伤、高尿酸血症以及视神经炎等并发症情况,及时进行有针对性处理。及时评估抗结核药物治疗的敏感性,早期进行有针对性的治疗。

2. **影像学检查**　起始治疗期间应每月评估影像学改变,连续检查 2 次以上后,改为 3 个月复查,直至治疗结束。影像学检查选取敏感、简便的方式，首选 CT 平扫、泌尿系超声等检查，综合采用多种影像学检查评估治疗效果。

（二）结核手术治疗后随访

1. **实验室检查**　同药物治疗随访期间要求；建议每 6～12 周复查尿结核分枝杆菌培养、药敏等。

2. **影像学检查**　应定期评估肾功能变化情况，监测结核性膀胱炎、结核性输尿管狭窄等并发症的情况。行重建性手术的，应评尿路通畅性、吻合口愈合情况以及胃肠道、膀胱容量以及泌尿系并发症情况等。随访至少应包括泌尿系超声等，有条件的每年应复查泌尿系 CT 平扫，建议随访至停药后至少 10 年。

第二节　男性生殖系统结核

生殖系统结核可以与肾结核病变同时存在，但临床表现具有独立性。男性全部的生殖道均可受累，如前列腺、精囊腺、输精管、附睾、库伯腺（Cowper's gland）、阴茎和睾丸，由于血-睾丸屏障的存在，即使存在附睾结核，睾丸也较少累及。传播途径可以为血行播散至前列腺、附睾等，或通过尿路感染前列腺，继而感染射精管、精囊腺、输精管和附睾等。

一、流行病学和病理生理学

附睾结核见于 10%～55% 的生殖系统结核患者中，是临床上最常见的生殖系统结核感染器官。附睾结核最常见的传播方式为血行播散，而睾丸的结核多继发于附睾结核。病理上可表现为肉芽肿性附睾炎（granulomatous epididymitis），干酪样坏死形成后可导致结核破溃造成迁延不愈的窦道。约 34% 患者表现为双侧附睾病变，孤立的结核性附睾炎中有 22% 是手术中发现的。12% 的附睾结核患者合并有窦道形成。

在发达国家，泌尿生殖系统结核占肺外结核病例的 5%～10%，在发展中国家占 15%～20%。有 39.5%～50% 的生殖系统结核患者存在组织学上的前列腺病变，79% 的前列腺结核与肾结核同时存在，31% 可合并有结核性睾丸附睾炎，仅有 5% 的前列腺结核是孤立存在的。前列腺结核表现较为隐匿，有时被归类为肉芽肿性前列腺炎的一种亚型，容易被忽视。可能的感染传播方式包括血行、淋巴或直接途径，其中，血行传播是主要传播方式。动物实验中发现，在肾包膜下和实质中接种结核分枝杆菌的兔子，在肾结核病灶与集合系统不相通时，前列腺结核与其他器官播散是同时出现的。临床上，前列腺病变常常发生在侧叶或周围叶，而不发生于前列腺尿道黏膜或黏膜下层，只有在严重的膀胱高级别病变中的可以看到前列腺尿道的溃疡性病灶。前列腺结核可表现为干酪样坏死伴钙化以及由于纤维化导致腺体变硬。前列腺结核通常是无症状的，有时在老年患者前列腺电切标本中可偶然发现。前列腺脓肿较为罕见，一般发生于 AIDS 患者。与肺结核相比，HIV 感染可能更常见。约 80% 的患者前列腺特异性抗原（PSA）可低于 4.0ng/ml。

前列腺结核常常是被忽视的疾病，在死于所有类型结核病的患者中，大约 3/4 的患者前列腺有结核病灶，其中大多数在患者生前忽视了该疾病的存在。前列腺结核非常重要，首先其可能通过性生活导致配偶患病，如果患者合并有病毒性肝炎或梅毒，约一半的患者精液中可存在结核分枝杆菌；其次，前列腺结核可以导致不育；最后，与很多其他类型前列腺炎一样，前列腺结核可导致慢性骨盆疼痛，严重降低患者的生活质量。

阴茎结核是可出现于龟头、阴茎体部的破坏性病变，有时可通过皮肤直接感染导致，病变继续发展可引起皮肤溃疡、窦道，海绵体的干酪样坏死，破坏严重的可类似于阴茎癌，具有恶臭。

二、诊断

（一）临床表现

国外的报道约一半的泌尿生殖系统结核的患者可出现阴囊异常，如附睾变硬或瘘管形成、阴囊内结节等。应当对任何皮肤瘘保持充分的警惕。结核性睾丸附睾炎急性期常有附睾肿大、坚硬伴有疼痛，相邻睾丸肿胀；而慢性期可表现为肿大、坚硬的无痛性肿块，与睾丸边界清晰，35%~41%的患者为双侧的。前列腺结核直肠指诊可以表现为轻度增大、变硬，典型可有散在局灶纤维硬化，触痛阳性。会阴和阴囊的皮肤瘘口应高度怀疑结核病。

尽管所有年龄均易感，但是儿童患者相对较少，因为从肺结核发展为泌尿生殖系统结核需要较长的时间。当出现反复泌尿系感染或常规抗生素治疗反应差的泌尿系感染，无菌性脓尿（细菌、真菌培养阴性的脓尿）、血尿，附睾炎等均提示儿童泌尿生殖系统结核的可能。

前列腺受累可以表现为无精症（约一半患者）、前列腺痛（主要位于会阴区）。尿道造影可见前列腺空洞形成和膀胱颈梗阻。结核性前列腺炎患者通常表现为尿道分泌物、射精疼痛（有时带血）、会阴轻度疼痛、不孕和排尿困难。在直肠检查中，前列腺可能会增大、变硬且触痛。该发现难以与前列腺增生和癌症区分开。

阴囊结核（包括附睾和睾丸结核）主要临床表现为无痛或轻微疼痛的阴囊和/或附睾的结节性病变，其他临床表现包括：阴囊皮肤增厚、阴囊窦道、睾丸鞘膜积液、阴囊脓肿、睾丸钙化。半数患者可有窦道形成，阴囊皮肤红肿、水肿等，并伴有疼痛。阴囊窦道形成是附睾结核的标志性表现，应予以重视。结核性附睾炎/睾丸附睾炎患者，尿3杯检测的各个阶段尿标本均存在脓尿，有脓性精液或血精，存在阴囊、会阴和腰部皮肤窦道。有时很难与普通的附睾睾丸炎相鉴别，但异质性、肿大的附睾更常见于结核性而不是非结核性附睾炎（通常表现为同质性），双侧受累、其他抗生素治疗失败或合并其他部位结核感染以及存在阴囊钙化、阴囊脓肿和窦道等非结核性附睾睾丸炎中不常见的相关特征，有助于结核感染的诊断。

射精管梗阻导致的无精症和射精管阻塞导致的射精量低等可导致男性不育，常常是男性生殖系统结核的首要主诉。射精管系统的多发性梗阻可导致精道难以重建，是辅助生殖的指征之一。精液脓细胞较少出现，常提示结核性不育。

阴茎结核非常罕见，可源于直接接触感染（性生活或包皮环切术中接触结核分枝杆菌导致）或继发于其他泌尿生殖系统病变，部分接受BCG灌注治疗的患者也可导致发病。皮损可表现为红斑丘疹等，更多地表现为龟头或阴茎皮肤的溃疡，甚至皮肤溃疡。侵入海绵体可导致阴茎变形，尿道瘘，常常与阴茎癌难以区分。

（二）影像学诊断

1. **超声** 前列腺病变可表现为前列腺实质低回声区和周围不规则高回声区等；经腹部超声可有以下表现：前列腺增大、腺内孤立结节（罕见）或多个大小不一的低回声区域、前列腺外轮廓不规则。经直肠超声检查（TRUS）结果中可以表现为前列腺外周区域内弥漫性低回声病变（典型位置位于前列腺后叶和侧叶的外周部分），彩色多普勒检查可显示肉芽肿性前列腺炎炎症期血管分布增加。

（1）阴囊结核：可观察到睾丸内弥漫性低回声或睾丸肿块合并淋巴结病，与睾丸癌鉴别困难。其他表现可有阴囊壁和白膜增厚、鞘膜积液和睾丸内脓肿，晚期病例可出现钙化；附睾则表现为附睾增大，附睾尾和附睾体异质性低回声区，累及输精管可有类似串珠样触感。

（2）结核性附睾炎：表现为弥漫性、异质性、以低回声为主的肿大附睾或固有的局灶性、结节性低回声病变。它通常显示彩色多普勒血流增加，将其与梗塞区分开来。与其他非结核感染不同，双侧受累很常见。

（3）结核性睾丸炎：多与附睾炎相关。目前报道的超声表现包括睾丸弥漫增大的不均匀低回声区、弥漫性增大的均匀低回声、结节性增大的不均匀低回声睾丸、增大的睾丸中出现多个小的低回声结节（粟粒型）。

2. **磁共振** 由于前列腺结核的病例相对罕见，目前关于前列腺结核的特征性MRI表现的文献不多。前列腺结核的MRI表现可为结节状或弥漫性。结节型表现为T_2信号强度显著降低，这是由顺磁性物质如巨噬细胞载氧自由基所致；弥散加权成像（DWI）表现为扩散限制；T_1C+表现为动态序列的适度增强。扩散型表现为T_2信号比正常外周区信号低，但不如结节性病变的T_2信号低。T_2上可见低信号强度的弥漫性条纹区域（西瓜皮征）。

（三）实验室检查

见第一节实验室检查部分。

三、药物治疗

见第一节药物治疗部分。

四、外科手术治疗

阴囊结核常导致附睾受累，引起梗阻性无精症。仔细探查附睾可以发现扩张的输精管，可用于附睾输精管吻合术；附睾扩张可引起慢性阴囊疼痛，需要行附睾切除术；睾丸结核与睾丸肿瘤难以鉴别，可行睾丸全切术后病理检查明确诊断；射精管狭窄可导致射精量下降，如果狭窄局限于射精管远端，有时可经尿道切除射精管。

附睾切除术为经阴囊切口切除，其手术指征包括：干酪样脓肿形成，对化疗药物不敏感；使用化疗药物后，原有的水肿性硬结大小及形态改变不明显，有形成脓肿或破溃风险。

五、预后和复发

据统计，给予敏感的抗结核治疗后，在平均 5.3 年的随访期（11 个月到 27 年）中，复发率仍可达到 6.3%。由于存在晚期复发，多数学者建议化疗后随访时间应达 10 年。附睾、睾丸切除术后要注意对泌尿系统及对侧睾丸的情况进行随访，育龄患者应随访其睾酮及精液水平。

生殖系统结核常与非结核、泌尿系结核合并存在，在临床中对于反复发作抗细菌治疗不明的附睾睾丸炎患者，以及阴囊窦道形成的患者，应提高警惕，避免误诊和漏诊。规范、足疗程抗结核治疗是治疗生殖系结核的基础。

第三节　女性生殖器结核

女性生殖器结核（female genital tuberculoss，FGTB），又称结核性盆腔炎（tuberculous pelvic inflammatory disease，TPID），是由结核分枝杆菌（*Mycobacterium tuberculosis*）引起的，通常继发于肺部或其他器官的女性生殖器结核病。1744 年，Morgagni 在对一名死于结核性腹膜炎的年轻女性进行尸检时，首次发现并报道了女性生殖器结核。

女性生殖器结核可发生于任何年龄组，但 15～45 岁的生育年龄组女性受影响最大。生殖系统受累部位的发生率分别为：输卵管（95%～100%）、子宫内膜（50%～60%）、卵巢（20%～30%）、子宫颈（5%～15%）、子宫肌层（2.5%）、阴道或外阴（1%）。近年，因耐多药结核、AIDS 的增加以及对结核病防控的松懈，导致其发病率有升高的趋势。

女性生殖器结核（女性生殖器结核）由于病例报告少、无症状病例多、病症学模糊、缺乏高灵敏度的诊断，其发生率尚不清楚。

一、女性生殖器结核的传染途径

生殖器结核是全身结核的表现之一，常继发于身体其他部位结核如肺结核、肠结核、腹膜结核等，约 10% 肺结核患者伴有生殖器结核。生殖器结核潜伏期很长，可达 1～10 年，多数患者在日后发现生殖器结核时，其原发病灶多已痊愈。生殖器结核常见的传染途径如下。

（一）血行传播

为最主要的传播途径。青春期时正值生殖器发育，血供丰富，结核分枝杆菌易借血行传播至生殖器。结核分枝杆菌感染肺部后，大约 1 年内可感染内生殖器，由于输卵管黏膜有利于结核分枝杆菌的潜伏感染，结核分枝杆菌首先侵犯输卵管，然后依次扩散到子宫内膜、卵巢、宫颈、阴道、外阴。

（二）直接蔓延

腹膜结核、肠结核可直接蔓延到内生殖器。

（三）淋巴传播

较少见。消化道结核可通过淋巴管传播感染内生殖器。

（四）性交传播

极罕见。一般为男性患泌尿系结核，通过性交传播给女性，上行感染。

二、女性生殖器结核的病理

（一）输卵管结核

输卵管结核占女性生殖器结核的90%～100%。几乎所有的生殖器结核均累及输卵管，双侧性居多，但双侧的病变程度可能不同。输卵管增粗肥大，其伞端外翻如烟斗嘴状是输卵管结核的特有表现；也可表现为伞端封闭，管腔内充满干酪样物质；有的输卵管增粗，管壁内有结核结节；有的输卵管僵直变粗，峡部有多个结节隆起。输卵管浆膜面可见多个粟粒结节，有时盆腔腹膜、肠管表面及卵巢表面也布满类似结节，或并发腹腔积液型结核性腹膜炎。在输卵管管腔内见到干酪样物质，有助于同非结核性炎症相鉴别。输卵管常与其邻近器官如卵巢、子宫、肠曲广泛地黏连。

（二）子宫内膜结核

子宫内膜结核常由输卵管结核蔓延而来，占生殖器结核的50%～80%。输卵管结核患者约半数同时有子宫内膜结核。早期病变出现在宫腔两侧宫角。子宫大小、形状无明显变化。随着病情的进展，子宫内膜受到不同程度结核病变的破坏，最后形成瘢痕组织，可使宫腔黏连变形、缩小，以至于受精卵难以着床，常被比喻为"盐碱地"，导致不孕。

（三）卵巢结核

卵巢结核占生殖器结核的20%～30%，主要由输卵管结核蔓延而来。因有白膜包围，大部分仅形成卵巢周围炎，较少侵犯卵巢深层组织。少部分卵巢结核由血循环传播导致，可在卵巢深部形成结节及干酪样坏死性脓肿。

（四）宫颈结核

宫颈结核常由子宫内膜结核蔓延而来，或经淋巴或血循环传播，占生殖器结核的10%～20%。病变表现为乳头状增生或为溃疡，外观易与子宫颈癌混淆。

（五）盆腔腹膜结核

盆腔腹膜结核多合并输卵管结核。根据病变特征不同，分为渗出型和黏连型。渗出型以渗出为主，特点为腹膜及盆腔脏器浆膜面布满无数大小不等的散在灰黄色结节，渗出物为浆液性草黄色澄清液体，积聚于盆腔，有时因黏连形成多个包裹性囊肿；黏连型以黏连为主，特点为腹膜增厚，与邻近脏器之间发生紧密黏连，黏连间的组织常发生干酪样坏死，易形成瘘管。

三、女性生殖器结核的临床表现

女性生殖器结核的临床表现依病情轻重、病程长短而异。有的患者无任何症状，有的患者则症状较重，主要症状有如下几种。

（一）不孕

多数生殖器结核因不孕而就诊。在原发性不孕患者中生殖器结核为常见原因之一。由于输卵管黏膜破坏与黏连，常使管腔阻塞；或因输卵管周围黏连，有时管腔虽然保持部分通畅，但黏膜纤毛被破坏，输卵管僵硬，蠕动受限，丧失运输受精卵功能；另外，子宫内膜结核会妨碍受精卵的着床与发育，导致不孕。

（二）月经失调

早期因子宫内膜充血及溃疡，患者可有经量过多。晚期因子宫内膜遭不同程度破坏，而表现为月经稀少或闭经。

（三）下腹坠痛

由于盆腔炎性疾病和黏连,可有不同程度的下腹坠痛感,经期加重。

（四）全身症状

若为活动期,患者可有结核病的一般症状,如发热、盗汗、乏力、食欲不振、体重减轻等。轻者全身症状不明显,有时仅有经期发热,但重者可有高热,甚至全身中毒症状。

四、女性生殖器结核的诊断

女性生殖器结核的多数患者缺乏明显症状,阳性体征不多,故诊断时易被忽略或误诊。应详细询问病史,尤其以下几种情况下,应考虑女性生殖器结核的可能性:患者有原发不孕、月经稀少或闭经时;未婚女性有低热、盗汗、盆腔炎性疾病或腹腔积液时;同时既往有结核病接触史或本人曾患肺结核、结核性胸膜炎、肠结核时。下列辅助检查方法,可协助诊断。若能找到病原学或组织学证据即可确诊。常用的辅助诊断方法如下。

（一）物理检查

由于病变程度与范围不同而有较大差异,较多患者因不孕行诊断性刮宫、子宫输卵管碘油造影及腹腔镜检查才发现患有盆腔结核,而无明显体征和其他自觉症状。严重盆腔结核常合并腹膜结核,检查腹部时有柔韧感或腹腔积液征,形成包裹性积液时,可触及囊性肿块,边界不清,不活动,表面因有肠管黏连,叩诊空响。子宫一般发育较差,往往因周围有黏连使活动受限。若附件受累,在子宫两侧可触及条索状的输卵管或输卵管与卵巢等黏连形成的大小不等及形状不规则的肿块,质硬、表面不平,呈结节状突起,或可触及钙化结节。

（二）子宫内膜病理检查

子宫内膜病理检查是诊断子宫内膜结核最可靠的依据。由于经前子宫内膜较厚,若有结核分枝杆菌,此时阳性率高,故应选择在经前1周或月经来潮6小时内行刮宫术。术前3日及术后4日应每日肌内注射链霉素0.75g及口服异烟肼0.3g,以预防刮宫引起结核病灶扩散。由于子宫内膜结核多由输卵管蔓延而来,故刮宫时应注意刮取子宫角部内膜,并将刮出物送病理检查,在病理切片上找到典型结核结节,诊断即可成立,但阴性结果并不能排除结核的可能。若有条件应将部分刮出物或分泌物作结核分枝杆菌培养。遇有宫腔小而坚硬,无组织物刮出,结合临床病史及症状,也应考虑为子宫内膜结核,并作进一步检查。若宫颈可疑结核,应做活组织检查确诊。

（三）影像学检查

1. X线检查

（1）胸部X线摄片:必要时行消化道或泌尿系统X线检查,以便发现原发病灶。

（2）盆腔X线摄片:发现孤立钙化点,提示曾有盆腔淋巴结结核病灶。

（3）子宫输卵管碘油造影:可能见到下列征象。①宫腔呈不同形态和不同程度狭窄或变形,边缘呈锯齿状;②输卵管管腔有多个狭窄部分,呈典型串珠状或显示管腔细小而僵直;③在相当于盆腔淋巴结、输卵管、卵巢部位有钙化灶;④若碘油进入子宫一侧或两侧静脉丛,应考虑有子宫内膜结核的可能。子宫输卵管造影对生殖结核的诊断帮助较大,但也有可能将输卵管管腔中的干酪样物质及结核分枝杆菌带到腹腔,故造影前后应肌内注射链霉素及口服异烟肼等抗结核药物。由于此种方法有可能造成结核分枝杆菌在体内的进一步播散,目前已经较少使用了。

2. **超声检查（USG）** 超声检查可显示道格拉斯腔（Douglas pouch）中具有钙化和输卵管卵巢肿块;可显示子宫内膜薄,子宫内膜外观不均匀,子宫内膜液、钙化或带状和宫内黏连;可显示具有齿轮特征的输卵管积水和具有游离腹膜液和固定附件肿块的不均匀增大的卵巢。

3. **计算机轴向断层扫描（CAT）** 可显示腹部和骨盆肿块伴腹水、腹膜增厚和增强、腹部脏器和淋巴结有病变。

4. **磁共振成像技术（MRI）** 具有更高的分辨率,可显示单侧或双侧输卵管、卵巢肿块、输卵管积水、附件囊肿或腹膜或肝脏上的结核性沉积物。

5. 正电子发射体层成像（PET）　可显示单侧或双侧输卵管卵巢肿块，结核病灶对 ^{18}F-氟代脱氧葡萄糖（^{18}F-FDG）的摄取增加，有助于区分卵巢癌和盆腔结核。

（四）腹腔镜检查

能直接观察子宫、输卵管浆膜面有无粟粒结节，并可取腹腔液行结核分枝杆菌培养，或在病变处做活组织检查。做此项检查时应注意避免肠道损伤。

（五）结核分枝杆菌检查

取月经血或宫腔刮出物或腹腔液作结核分枝杆菌检查，常用方法：①涂片抗酸染色查找结核分枝杆菌；②培养法，此法准确，但结核分枝杆菌生长缓慢，通常 1～2 个月才能得到结果；③分子生物学方法，如 PCR 技术，方法快速、简便，但可能出现假阳性；④动物接种法，方法复杂，需时较长，难以推广。

（六）结核菌素试验

结核菌素试验阳性说明体内曾有结核分枝杆菌感染，若为强阳性说明目前活动性病灶可能性大，但不能说明病灶部位，若为阴性，常表明未有过结核分枝杆菌感染。

（七）γ 干扰素释放实验（γ,IGRA）

IGRA 的诊断意义同结核菌素试验，但具有较高的敏感性和特异性。

（八）其他

白细胞计数不高，分类中淋巴细胞增多，不同于化脓性盆腔炎性疾病；活动期红细胞沉降率升高，但正常不能除外结核病变，这些化验检查均为非特异性，只能作为诊断参考。

五、女性生殖器结核的鉴别诊断

结核性盆腔炎性疾病应与盆腔炎性疾病后遗症、子宫内膜异位症、卵巢恶性肿瘤，尤其是卵巢上皮性癌相鉴别，诊断困难时，可作腹腔镜检查或剖腹探查确诊。

六、女性生殖器结核的治疗

采用抗结核药物治疗为主，休息营养为辅的治疗原则。

（一）抗结核药物治疗

抗结核药物治疗对 90% 女性生殖器结核有效。药物治疗应遵循早期、联合、规律、适量、全程的原则。采用异烟肼、利福平、乙胺丁醇及吡嗪酰胺等抗结核药物联合治疗 6～9 个月，可取得良好疗效。推荐两阶段短疗程药物治疗方案，前 2～3 个月为强化期，后 4～6 个月为巩固期或继续期。2010 年 WHO 结核病诊疗指南指出生殖器结核的抗结核药物的选择、用法、疗程参考肺结核病。常用的治疗方案：①强化期 2 个月，每日异烟肼、利福平、吡嗪酰胺及乙胺丁醇四种药物联合应用，后 4 个月巩固期每日连续应用异烟肼、利福平（简称 2HRZE/4HR）；或巩固期每周 3 次间歇应用异烟肼、利福平（2HRZE/4H₂R₂）。②强化期每日异烟肼、利福平、吡嗪酰胺、乙胺丁醇四种药联合应用 2 个月，巩固期每日应用异烟肼、利福平，乙胺丁醇连续 4 个月（2HRZE/4HRE）；或巩固期每周 3 次应用异烟肼、利福平、乙胺丁醇连续 4 个月（2HRZE/4H₂R₂E₂）。第一个方案可用于初次治疗的患者，第二个方案多用于治疗失败或复发的患者。

（二）支持疗法

急性期患者至少应休息 3 个月，慢性期患者可以从事部分工作和学习，但要注意劳逸结合，加强营养，适当参加体育锻炼，增强体质。

（三）手术治疗

出现以下情况应考虑手术治疗：①盆腔包块经药物治疗后缩小，但不能完全消退；②治疗无效或治疗后又反复发作者，或难以与盆腹腔恶性肿瘤鉴别者；③盆腔结核形成较大的包块或较大的包裹性积液者；④子宫内膜结核严重，内膜破坏广泛，药物治疗无效者。为避免手术时感染扩散，提高手术后治疗效果，手术前后须应用抗结核药物治疗。手术以全子宫及双侧附件切除术为宜。对年轻妇女，应尽量保留卵巢功能；对病变局限于输卵管，而又迫切希望生育者，可行双侧输卵管切除术，保留卵巢及子宫。由于生殖器结核所致的黏连常较广泛而紧密，术前应口服肠道消毒药物并作清洁灌肠，术时应注意解剖关系，避免损伤。虽然生殖器结核经药物治疗取得良好疗效，但治疗后的妊娠成功率极低，对部分希望妊娠者，可行辅助生育技术助孕。

七、女性生殖器结核的预防

增强体质，做好卡介苗接种，积极防治肺结核、淋巴结结核和肠结核等。

参考文献

［1］KULCHAVENYA E. Urogenital tuberculosis：definition and classification［J］. Ther Adv Infect Dis, 2014, 2(5/6)：117-122.

［2］CARL P, STARK L. Indications for surgical management of genitourinary tuberculosis［J］. World J Surg, 1997, 21(5)：505-510.

［3］GOEL A, DALELA D. Options in the management of tuberculous ureteric stricture［J］. Indian J Urol, 2008, 24(3)：376-381.

［4］RAMANATHAN R, KUMAR A, KAPOOR R, et al. Relief of urinary tract obstruction in tuberculosis to improve renal function. Analysis of predictive factors［J］. British Journal of Urology, 1998, 81：199-205.

［5］SHIN K Y, PARK H J, LEE J J, et al. Role of early endourologic management of tuberculous ureteral strictures［J］. J Endourol, 2002, 16(10)：755-758.

［6］CHAPAGAIN A, DOBBIE H, SHEAFF M, et al. Presentation, diagnosis, and treatment outcome of tuberculous-mediated tubulointerstitial nephritis［J］. Kidney Int, 2011, 79：671-677.

［7］DAHER EDE F, DA SILVA G B, Jr, BARROS E J. Renal tuberculosis in the modern era［J］. Am J Trop Med Hyg, 2013, 88(1)：54-64.

［8］SINHA M K N, CHACKO N S, et al. Tubercular ureteric strictures［J］. J Pak Med Assoc, 2005, 55：414-416.

［9］VISWAROOP B, GOPALAKRISHNAN G, NATH V, et al. Role of imaging in predicting salvageability of kidneys in urinary tract tuberculosis［J］. J Pak Med Assoc, 2006, 56(1)：587-590.

［10］ZAJACZKOWSKI T. Genitourinary tuberculosis：historical and basic science review：past and present［J］. Cent European J Urol, 2012, 65(4)：182-187.

［11］NOBIS L, ALAGNA R, TORTOLI E, et al. Challenges and perspectives in the diagnosis of extrapulmonary tuberculosis［J］. Expert Rev Anti Infect Ther, 2014, 12(5)：633-647.

［12］FIGUEIREDO A A, LUCON A M, SROUGI M. Urogenital tuberculosis［J］. Microbiol Spectrum, 2017, 5(1)：TNMI7-0015-2016.

［13］KULCHAVENYA E . Urogenital Tuberculosis：definition and classification［M］. New York：Springer International Publishing, 2016.

［14］MUNEER A, MACRAE B, KRISHNAMOORTHY S, et al. Urogenital tuberculosis：epidemiology, pathogenesis and clinical features［J］. Nat Rev Urol, 2019, 16(10)：573-598.

［15］黄健. 中国泌尿外科疾病诊断治疗指南［M］. 北京：人民卫生出版社, 2019.

［16］RAO M, IPPOLITO G, MFINANGA S, et al. Improving treatment outcomes for MDR-TB：novel host-directed therapies and personalised medicine of the future［J］. Int J Infect Dis, 2019, 80S：S62-S67.

［17］WONG S H, CHAN Y T. Pan-caliceal ileoneocystostomy：a new operation for intrapelvic tuberculotic strictures of the renal pelvis［J］. J Urol, 1981, 126(6)：734-736.

［18］ABBARA A, DAVIDSON R N. Etiology and management of genitourinary tuberculosis［J］. Nat Rev Urol, 2011, 8(12)：678-688.

［19］CEK M, LENK S, NABER K G, et al. EAU guidelines for the management of genitourinary tuberculosis［J］. Eur Urol, 2005, 48(3)：353-362.

［20］KRISHNAMOORTHY S, GOPALAKRISHNAN G . Surgical management of renal tuberculosis［J］. Indian J Urol, 2008, 24(3)：369-375.

［21］柏宏伟. 后腹腔镜脂肪囊外肾切除46例报告［J］. 临床泌尿外科杂志, 2011, 26(12)：906-908.

［22］陈莉萍, 柏宏伟. 膀胱扩大术治疗结核性膀胱挛缩的效果分析［J］. 现代泌尿外科杂志, 2022, 27(7), 38-41.

［23］谢幸, 苟文丽. 妇产科学［M］. 9 版. 北京：人民卫生出版社, 2022：258-260.

［24］GRACE G A, DEVALEENAL D B, NATRAJAN M. Genital tuberculosis in females［J］. Indian J Med Res, 2017, 145(4): 425-436.

［25］SHARMA J B, SHARMA E, SHARMA S, et al. Female genital tuberculosis: Revisited［J］. Indian J Med Res, 2018, 148 (Suppl): S71-S83.

［26］KOUR K K, ALLAHABADIA G, SINGH M. Advances in diagnosis and management of female genital tuberculosis: a comprehensive review［J］. Acta Sci Microbiol, 2019, 2(6): 138-144.

第十章 皮肤结核病

皮肤结核病是由结核分枝杆菌直接感染皮肤，或继发于其他组织、器官的结核病病灶而产生的皮肤损害。病程通常为慢性，可迁延多年。近年来临床发生率有所上升，皮肤结核占肺外结核病例的 1%～2%。本病的发生和发展与患者的营养状况、卫生条件及机体对结核分枝杆菌的抵抗力、侵犯的细菌数量等均有关。由于缺乏统一的病例上报系统、医务人员识别能力及检测条件等多种因素，临床漏诊误诊较多，实际皮肤结核病例发生率可能会更高。

第一节 病因及感染途径

一、病因

皮肤结核是由结核分枝杆菌复合群直接侵入皮肤、黏膜而引起的疾病，70%～80% 为结核分枝杆菌引起，5%～25% 为牛分枝杆菌所引起。分子流行病学研究发现，我国皮肤结核菌株基因分型与结核菌株大多数同属于北京型，而在一些多位点可变数目串联重复序列分析（mycobacterial interspersed repetitive unit-variable number tandem repeat typing，MIRU-VNTR）中，MIRU20、ETRC 等与肺结核菌株有差异，尤其是皮肤结核菌株耐药的发生率明显少于肺结核菌株。

二、感染途径

结核分枝杆菌侵入人体皮肤有不同的途径，主要是外源性接种感染，其次是内源性感染。

（一）外源性接种感染

结核分枝杆菌经由未曾感染过结核分枝杆菌的宿主的皮肤损伤处可引起原发性皮肤结核病，而在曾感染过结核分枝杆菌、存在较强免疫应答的患者中再次感染结核分枝杆菌可导致疣状皮肤结核或寻常狼疮。

（二）内源性感染

常来自邻近感染病灶的扩散，如淋巴结结核、骨结核的扩散引起的瘰疬性皮肤结核，也可由肺部、肠道、泌尿系统感染的结核分枝杆菌在排出过程中接种至腔口部位皮肤黏膜引起。

此外，结核感染还可以通过淋巴、血液循环播散。因宿主免疫水平不同，有不同的临床表现，包括播散性粟粒性皮肤结核、寻常狼疮、结核性树胶肿、转移性结核脓肿等。在对结核分枝杆菌有较强免疫反应的患者，宿主对结核分枝杆菌抗原成分的超敏反应可引起不同的皮损，该组皮肤损害统称为结核疹。

第二节 实验室检查

病原学检测是皮肤结核确诊的最重要依据，但皮肤结核皮损中菌量通常较少，且结核分枝杆菌分布不均匀，增加了实验室病原学检查的难度。目前临床上常用的主要方法如下。

一、病原学检查

（一）涂片染色镜检

对感染部位的组织液、引流液等进行抗酸染色，光镜下观察，若看到抗酸杆菌，高度提示结核感染的可能，但该方法敏感度低，不能区分结核分枝杆菌与非结核分枝杆菌，目前临床上引入荧光染色镜检，该方法敏感度较前有所提高，操作便捷，但仍有特异度低，缺乏质控过程，技术要求高等缺点，限制了其在临床中的广泛应用。

（二）分枝杆菌培养

传统的固体培养基主要为罗氏培养基（Lowenstein-Jensen medium）和米氏 7H10 琼脂培养基（Middlebrook 7H10 agar medium），不同实验室的敏感度差异较大，结核杆菌在固体培养基上生长缓慢，需要 4～12 周，应用改良罗氏培养基可获得较高的敏感性。

基于液体培养基的方法目前已在临床中被广泛应用，结合改良米氏 7H9 培养基（Middlebrook 7H9 broth medium）和荧光检测技术的半自动培养系统 BACTEC/MGIT-960，是依赖一种氧敏感荧光化合物检测分枝杆菌的生长，当接种分枝杆菌后，分枝杆菌生长消耗氧，即产生荧光反应，产生橙色的荧光，该方法平均培养时间约为固体培养基的 1/3，且相对固体培养基敏感度更高，利于后续的药敏试验。

（三）分枝杆菌菌种鉴定

通过分析分枝杆菌的形态、生长速度、色素形成、生长温度及耐热触酶实验和硝酸盐还原试验结果等，可对分枝杆菌的群、种做初步鉴定，即"生化鉴定"。然而分枝杆菌各类种群的特性多有交叉或细微的改变，因此生化鉴定准确性受限，目前临床应用少。

（四）药敏与耐药检测

传统的结核分枝杆菌耐药检测方法包括比例法、临界药物浓度法和抗性比例法，都是基于检测结核分枝杆菌在含已知浓度的药物培养基中生长的能力。这些方法准确可靠，但均步骤复杂，耗时很长，至少需要 3 周培养时间。

基于液体培养基的药敏实验，结合放射定量的方法可有效检测菌株对药物的敏感度，且缩短了检测时间。BCTEC MGIT960 系统就是基于液体培养基的一个商品化、自动化的系统，目前是 WHO 推荐的耐药检测方法。此外一些非商品化的方法，如比色氧化还原指示剂法、硝酸盐缩小试验、显微镜观察药敏等也被 WHO 推荐用于评估结核杆菌多重耐药的风险。近年我国皮肤结核菌株耐药基因筛查发现，分离自皮肤结核皮损中的结核菌株耐药率较低。

（五）分子生物学检测

PCR 技术具有检测敏感度、准确度高，耗时短等优势，是协助皮肤结核诊断的有力工具。目前用于检测结核分枝杆菌复合群的特异性靶 DNA 序列包括 *IS6110* 插入序列，hsp65 编码序列（*Rv0440*）、16srRNA 序列、85B 蛋白编码序列、MPB-64/MPT-64 蛋白编码序列（*Rv1980c*）、38000 蛋白编码序列（*Rv0394*）、*TRC4*（保守重复序列）、*GCRS*（富 GC 重复序列）、hupB（Rv2986c）、dnaJ（Rv0352）、MTP-40 蛋白编码序列（Rv2351c）和 PPE 基因（Rv0355）等。

IS6110 序列在结核分枝杆菌复合群中以多拷贝形式存在，其应用使 PCR 检测敏感度升高，但有报告部分地区临床菌株的 *IS6110* 序列拷贝数少，可导致假阴性结果。分枝杆菌中 *16SrRNA*、*hsp65*、*rpoB*、*16S-23SrRNA* 间隔区序列有种内多态、种间保守的特征，PCR 扩增后进行酶切或测序对鉴别菌种有重要价值。其中 16Sr RNA 鉴别能力较低，但相关数据库最完整。对于少见的非结核分枝杆菌的鉴别意义 hsp65、rpoB、间隔区序列有更大的核苷酸多态性，有种、亚种特异性的等位基因存在，因此鉴别能力相对较强。

与普通 PCR 相比，巢式 PCR 和多重 PCR 的引入提高了检测的敏感度，目前在菌量少的皮肤结核中显示出良好的应用价值，并能鉴别结核分枝杆菌复合群内的分枝杆菌。此外，环介导等温扩增检测（LAMP）有简单、快速、耐受 PCR 抑制剂的特点，其敏感度高于巢式 PCR 和多重 PCR，而且其对设备要求低，LAMP 有望成为取代 PCR 的检测方法。

近来新开发的 The Xpert MTB/RIF 实验(Xpert)已被广泛用于肺结核的检测,但对肺外结核不同的样本类型诊断价值不一,且在皮肤结核中的应用价值仍未得到证实。

二、免疫学检查

包括结核菌素皮肤试验和 γ 干扰素释放试验。T-SPOT.TB 试验在皮肤结核的诊断中敏感度较高,但与海分枝杆菌、戈登分枝杆菌等皮肤感染有交叉阳性,需要进一步鉴别。

第三节 临床类型及鉴别

皮肤结核病临床表现多种多样,典型的皮肤结核包括寻常狼疮、瘰疬性皮肤结核、疣状皮肤结核、腔口部皮肤结核。结核疹最常见的三种类型是硬红斑、丘疹坏死性结核疹和瘰疬性苔藓。一项多中心的回顾性调查研究发现,皮肤结核和结核疹患者中硬红斑最常见,其次依次是寻常狼疮、疣状皮肤结核、丘疹坏死性结核疹、瘰疬性皮肤结核等,其中合并其他器官结核的皮肤结核在我国约占所有病例的 1/3。在国外,儿童皮肤结核患者的比例明显高于成年患者,占所有皮肤结核患者的 12.7%~53.4%。

皮肤结核临床分型较多,通常情况下可根据皮损的特征性、受累部位的规律性、病程的长短和有无合并其他脏器结核等临床情况来进行分类,整体来说可分为局限型和播散型两大类。

一、局限型

局限型因结核分枝杆菌直接接种于未感染过结核病的患者皮肤或黏膜内,或因有其他脏器结核病患者全身抵抗力降低的情况下结核分枝杆菌经淋巴系统或血液系统播散而发生的皮肤损害。临床属于此型的有结核性初疮或原发性皮肤结核综合征、寻常性狼疮、瘰疬性皮肤结核或液化性皮肤结核、疣状皮肤结核、溃疡性皮肤结核等。

(一)结核性初疮

1. 临床表现 结核性初疮又称原发性皮肤结核综合征,本病临床少见,通常系患者从未感染过各类结核病,是初次结核分枝杆菌所致的皮肤结核病。其特征为在感染部位出现褐红色丘疹,以后逐渐发展成为结节或斑块,以后破溃,形成无痛的溃疡,边缘呈穿凿状,溃疡面肉芽组织呈暗红色,易出血及渗出稀薄脓液,可结成易剥离的痂,患者附近淋巴结肿大,并可发生干酪样坏死和破溃,在皮肤和淋巴结的溃疡中检测可找到抗酸杆菌,溃疡愈合后可形成暗红色瘢痕,病程缓慢,约经数周或数月,常发生在颜面和四肢,亦可累及黏膜,儿童多见,偶见于成人,结核菌素试验阳性。

2. 组织病理 感染前两周患者有明显的炎症反应,检查可见大量中性白细胞浸润,间有结核分枝杆菌,后两周可见淋巴细胞和上皮样细胞浸润,并可见干酪样坏死。发病 3~6 周后,上述改变逐渐减轻,结核分枝杆菌也明显减少。

3. 鉴别诊断

(1)硬下疳:患者有冶游史,损害多发生在外生殖器部位,皮损中可找到梅毒螺旋体,梅毒血清反应阳性。

(2)孢子丝菌病:皮损沿淋巴管呈串状排列,病变组织可培养出申克孢子丝菌。

(二)寻常性狼疮

1. 临床表现 本病为皮肤结核中最常见的一种,大多系结核分枝杆菌通过皮肤损害而感染,或因体表淋巴结核、骨结核病灶中的结核分枝杆菌直接传播至皮肤所致,也可因内脏结核病灶经血行播散至皮肤,极少数患者可发生在卡介苗接种处。

皮损最初表现为少数鲜红或褐红色粟粒至豌豆大结节,称狼疮结节,通常隆起于皮面,触之柔软,用探针稍用力即可刺入,临床称探针贯通现象。用玻片压诊结节可呈黄褐色,也称苹果酱现象。随着病情发展,结节可增大增多并相互融合,浸润明显,结节易破溃,形成溃疡,边缘穿凿不整,表面有褐红色肉芽组织及少量脓性分泌物,通常结薄痂,溃疡愈合后形成萎缩性瘢痕,病程相当缓慢,在瘢痕上也可重复出现狼疮结节。

寻常狼疮常可单发于患者全身各处,但易侵犯颜面,尤其是鼻部、口部、颊部及耳部为多见,黏膜也可被累及。后期往往因瘢痕收缩导致畸形,如鹦鹉嘴样鼻、眼睑外翻、口眼歪斜、关节强直等。

2. 组织病理 表皮可见棘层肥厚,角化过度或乳头瘤样增生。病理浸润主要发生在真皮浅层,也可蔓延到真皮深层及皮下组织,形成由上皮样细胞、淋巴细胞及朗汉斯巨细胞构成的结核样结节,在结节中心区常有干酪样坏死。

3. 鉴别诊断

(1)盘状红斑狼疮:红斑对称似蝶形,分布于两颊部,表面有固着性鳞屑,并有毛囊角质栓,无狼疮结节与溃疡形成。

(2)结节性梅毒疹:结节呈匐行性排列,古铜色,常破溃,边缘呈肾形穿凿状,梅毒血清反应阳性。

(三)瘰疬性皮肤结核病

1. 临床表现 本病又称液化性皮肤结核病,由皮肤附近体表淋巴结核、骨结核病灶中的结核分枝杆菌侵及皮肤而发病,常在颈两侧、腋下、腹股沟等部位出现黄豆、蚕豆或胡桃大的皮下结节,不与皮肤黏连,可活动,无自痛和压痛,表面肤色正常,逐渐结节增大并有新结节出现,相互黏连并呈串状排列,颜色暗红,随着病情进展,结节干酪坏死且软化破溃,形成溃疡及瘘管,排出干酪样脓性分泌物,溃疡基底肉芽组织柔软,色暗红,有触痛。由于结节破溃,相互贯通,可形成窦道和瘘管,病程缓慢,通常迁延多年不愈,愈后形成凹凸不平条索状瘢痕,结核菌素试验阳性。

2. 组织病理 表皮棘层肥厚,细胞水肿,基底细胞内色素增加,真皮深层和皮下组织有结核样浸润表现,可见上皮样细胞及朗汉斯巨细胞和大量的淋巴细胞,中心区有明显的干酪样坏死。可查到结核分枝杆菌,如有继发感染可见大量嗜中性白细胞浸润,并形成脓疡。

3. 鉴别诊断

(1)放线菌病:皮损为浸润较深的斑块,破溃后流出带有"硫磺颗粒"的脓液,将颗粒压碎直接镜检可见多数放线状菌丝、末端有胶质样菌鞘围绕,形成棒状,菌丝革兰氏染色阳性,真菌培养阳性。

(2)孢子丝菌病:皮损为孤立的结节或溃疡,沿淋巴管成串状排列,脓液涂片可见革兰氏阳性酵母样或梭形孢子,真菌培养阳性。

(四)疣状皮肤结核

1. 临床表现 本型由结核分枝杆菌经皮肤外伤直接感染而发生的增殖性皮损,初发皮损在感染部位出现暗红色斑丘疹,以后逐渐增大形成豌豆至蚕豆大小结节,表面角质增厚,粗糙不平,上有灰白色鳞屑或痂皮,经过反复互相融合,形成疣状乳头状,皮损可因干酪坏死而破溃,排出脓液,脓液中可找到结核分枝杆菌。由于皮损继续向四周蔓延,中心疣状增殖渐渐变平,形成萎缩性瘢痕,而边缘却有新的疣状结节出现。

本病临床病程缓慢,可迁延数年或数十年不愈,多发生于接触结核病患者的痰液、粪便以及给结核病患者手术、尸体解剖,搬运或处理尸体的医务人员、工人,或接触有结核病动物的兽医、屠宰人员等的手指、手背、下肢、臀部等处。结核菌素试验常为阳性反应。

2. 组织病理 表皮角化过度,有疣状增生或假性上皮瘤样增生,棘层明显增厚,海绵形成,并有中性白细胞渗入细胞间隙,形成小脓疡,真皮内形成结核样肉芽肿,有上皮样细胞、淋巴细胞及朗汉斯巨细胞浸润,中央通常有干酪样坏死。

3. 鉴别诊断

(1)疣状扁平苔藓:多见于下肢伸侧,青紫色扁平丘疹,皮损平燥,无溃疡及脓性分泌物,也不形成瘢痕,自觉剧烈瘙痒。

(2)着色真菌病:多见于小腿和足部,皮损呈疣状斑块,炎症明显,真菌检查和组织病理检查可查到真菌。

(五)溃疡性皮肤结核

1. 临床表现 本病临床又称结核性溃疡或腔口部结核性溃疡,此类患者体内通常有活动性结核,对结核分枝杆菌抵抗力很弱,其体内排泄物中含有结核分枝杆菌并接种播散于腔口部位皮肤和黏膜而形成溃疡,如口腔、外生殖器及肛门等处。初起为淡黄色米粒大结节或脓疱,以后逐渐破溃形成小脓疡,常呈圆形或不整形,边缘穿凿潜行状,溃疡面高低不平,呈粟粒大结节,色灰白,上有脓性分泌物形成的苔膜,触之易出血,自觉疼痛。结核菌素试验阳性。

2. **组织病理** 表皮和真皮往往因溃疡而缺损,溃疡边缘表皮增生肥厚,真皮、皮下组织有结核样浸润,主要是淋巴细胞,中性多核白细胞,浸润中央可见少数朗汉斯巨细胞。

3. **鉴别诊断**

(1)急性女阴溃疡:发病急,病程短,溃疡较大,剧烈疼痛,溃疡分泌物中可查到粗大杜氏嗜血杆菌。

(2)三期梅毒溃疡:溃疡呈肾形,边缘整齐,性质坚硬,基底呈暗红色坏死组织,上有树胶样分泌物,梅毒血清反应阳性。

(3)基底细胞癌:溃疡呈不整形,边缘陡峭,质地较硬,基底为淡红色肉芽组织,触之易出血,有典型的病理组织改变。

二、播散型

播散型又称血源性,是患者体内结核病灶中的结核分枝杆菌通过血行播散到皮肤,由于大部分结核分枝杆菌在皮肤中迅速被巨噬细胞消灭,故皮损内不易检查出结核分枝杆菌,但组织病理可有典型的结核表现,对结核菌素试验非常敏感。属于此型的有丘疹坏死性结核疹、瘰疬性苔藓、硬红斑、颜面播散性粟粒性狼疮、阴茎结核疹等。

(一)丘疹坏死性皮肤结核

1. **临床表现** 临床也称丘疹坏死性结核疹。本病常见于伴有肺结核或其他脏器结核及皮肤结核的青年患者。初起为淡红或鲜红色米粒大的丘疹或脓疱,逐渐增至粟大或豌豆大小,颜色由淡红或鲜红色变为暗红或褐红色,不久中心出现坏死并形成小溃疡,上覆盖褐黄色痂皮。经过数周或数月,坏死丘疹与溃疡可逐渐自愈,留有凹陷性瘢痕及色素沉着。多对称发生于四肢伸侧,肘膝关节附近,也可延及手背、足背和面部。患者常有各种变形,局限于毛囊者称毛囊疹,发于面部类似痤疮者称为痤疮炎,缓慢、反复发作。结核菌素试验阳性。

2. **组织病理** 典型的皮疹呈结核样表现,浸润内有上皮样细胞及朗汉斯巨细胞,血管受累明显,表现为小动静脉内膜炎和血管栓塞。

(二)瘰疬性苔藓

1. **临床表现** 本病又称苔藓样皮肤结核,多发于患淋巴结核、骨关节结核或其他皮肤结核的儿童或青年。皮疹为圆形针头至粟粒大成群的毛囊性丘疹,逐渐增多形成苔藓样损害,肤色正常或褐红色,质地坚实,常有角质小棘或糠状鳞屑附着,患者可无任何自觉不适症状。病程经过缓慢,可达数月或数年之久。皮疹消退后不留痕迹,有时可复发。结核菌素试验阳性。

2. **组织病理** 真皮上部毛囊或汗管周围有上皮样细胞浸润为主的结核样结构,无干酪样坏死,毛囊上皮细胞变性,毛囊口可见角化栓塞。

3. **鉴别诊断**

(1)维生素 A 缺乏病:多见于四肢伸侧的毛囊角化性丘疹,角质嵌塞,皮肤干燥,毛发稀疏,伴有其他维生素 A 缺乏症状。

(2)毛发红糠疹:常见于四肢伸侧,为毛囊口红色角化过度的丘疹,干燥坚实,可融合成不规则斑片,上覆糠皮样鳞屑,有典型病理组织改变,无结核样表现。

(三)硬结性红斑

1. **临床表现** 常见于有结核病史或伴有其他脏器结核的青年女性。病变对称分布于小腿屈侧,初起为豌豆至蚕豆皮下结节,皮肤表面可无任何变化,结节逐渐增大略高于皮肤,呈暗红或青红色斑块,质地坚硬。由于结节可不断增大,局部皮肤出现紧张,临床上患者有不同程度触痛、胀痛及烧灼感,病程中结节可长期无变化或自行消退,或软化破溃,从而形成边缘不整的溃疡,溃疡基底为暗红色肉芽组织,有稀薄的脓液，通常溃疡顽固难愈，即使愈合，也会留有萎缩性瘢痕及色素沉着，病程缓慢，常可复发，尤其冬春季节，结核菌素试验阳性或弱阳性。

2. **组织病理** 表皮萎缩，真皮深层及皮下组织有明显上皮样细胞、淋巴细胞浸润，并可见少数浆细胞，中心有少数朗汉斯巨细胞。血管变化明显，血管内皮细胞肿胀、变性或增生，血栓形成，血管腔闭塞，血管周围有淋巴细胞浸润，内有明显的干酪样坏死，形成典型的结核样表现，脂肪组织可有不同程度的坏死。

3. **鉴别诊断**

（1）结节性红斑：为发生于下肢伸侧的、炎症明显的、颜色鲜红的、自觉灼热痛的坚实结节。病程中不破溃，常伴有关节痛等全身症状，部分病例为结核病变外过敏现象。

（2）结节性脂膜炎：常发生于下肢、腰部、臀部及股部的皮下结节，结节可破溃流出油脂状液体，常呈回归型发生，伴有发热、全身不适、关节疼痛等症状。

（四）颜面播散性粟粒狼疮

1. **临床表现** 皮疹常对称发生于颜面，特别是眼眶周围、眉间、鼻唇沟、上下唇和颊部，皮疹为粟粒、大圆形丘疹及小结节，顶端略平，质柔软，呈淡色或褐红色，簇集或散在分布，用玻片压诊可呈苹果酱色。探针易刺入，中心可化脓破溃，表面覆以痂皮，病程缓慢，经过中能自行消退，愈后可留有天花样瘢痕。结核菌素试验呈阳性。

2. **组织病理** 真皮中常见结核样浸润中有上皮样细胞、朗汉斯巨细胞及淋巴细胞，通常有明显的干酪样坏死。

3. **鉴别诊断**

（1）寻常性痤疮：皮疹为多形性，有丘疹和脓疱，并与毛囊口一致，好发于颜面、胸背等处，常伴有黑头粉刺。

（2）皮脂腺瘤：皮疹为褐红色丘疹或小结节，性质柔软，多数孤立，发生于面部中央鼻两侧及鼻唇沟部位，不形成溃疡和瘢痕，患者可伴有智力低下及癫痫。

（五）阴茎结核疹

1. **临床表现** 多见于青壮年，龟头及冠状沟部位有米粒至豌豆大红色丘疹及小结节，经过化脓、坏死、破溃，形成圆形或不整形溃疡，有脓性分泌物，愈后可留有凹陷性瘢痕。无自觉症状，病程缓慢，可反复发生，患者常伴有其他结核病。

2. **组织病理** 与丘疹坏死性结核疹相同。

3. **鉴别诊断**

（1）硬下疳：皮疹为少数孤立、圆形或椭圆形，边缘整齐、周围堤样隆起的小溃疡，性质坚硬，分泌物中可查见梅毒螺旋体，梅毒血清反应阳性。

（2）软性下疳：发病急剧，皮疹为红色小丘疹，迅速化脓破溃形成溃疡，触之柔软，有脓性分泌物，可查见杜克嗜血杆菌，愈后留有明显瘢痕。

第四节 皮肤结核病的治疗

WHO 推荐的标准的结核病治疗方案包括 2 个月强化治疗和 4 个月维持治疗，强化治疗包括异烟肼、利福平、吡嗪酰胺、乙胺丁醇等四联药物，维持治疗为异烟肼、利福平二联药物治疗，由于我国皮肤结核菌株对传统抗结核药物耐药发生率低，因此一旦确诊皮肤结核，便可及时给予上述方案，绝大部分患者均能获得满意疗效。对于皮损泛发、合并骨结核等的患者，维持时间须适当延长，疗程 9 个月或更长。治疗期间注意事项参见本书相关章节内容，皮肤结核特殊的局部治疗有以下方法，可供临床选用。

一、局部外用抗结核药物

将各种抗结核药物配制成含量不同的软膏，乳膏涂擦于皮损部位，有抗炎、杀菌、抑菌、促进病变组织吸收及愈合创面的作用。常用制剂有 5% 异烟肼软膏，15%～20% 对氨基水杨酸软膏，10% 链霉素软膏，10% 庆大霉素软膏，1% 卡那霉素软膏，10% 鱼肝油软膏，0.025%～0.1% 维甲酸软膏，每日涂擦 2～4 次。

二、病灶局部封闭

常用链霉素 0.5～1.0g 加 1% 普鲁卡因 5～10ml，根据病情可加醋酸曲安奈德 5～10mg，注射于皮损基底部和其周围，每周 1 次，6 次为一疗程。亦可选用异烟肼、丁胺卡那霉素做局部治疗。

三、外用腐蚀性药物

可选用 2% 焦性没食子软膏，无痛酚液（晶状酚 50.0g、达克罗宁 1.0%g、樟脑 0.6g、无水酒精 5.0g、甘油 5.0g），30%～60% 三氯醋酸溶液，50% 乳酸溶液，涂于增殖性的皮肤损害处，破坏狼疮结节、消除损害，待痂皮脱落后，根据皮损情况可重复治疗。

四、外科手术切除

手术切除适用于早期较小的局限孤立的损害，如寻常狼疮、疣状皮肤结核、瘰疬性皮肤结核受累的淋巴结及瘘管，切除范围应略大于皮损及有足够的深度，以免复发。

五、物理疗法

X 线照射可促进结核组织吸收，使增殖肥厚的皮损变平，瘢痕软化。紫外线照射，能促进皮损局部血液循环，增强患者的抵抗力，降低对结核分枝杆菌的易感性，CO_2 激光、氦氖激光、电凝、液氮或氧化碳雪冷冻，根据损害性质和范围可适当选用。

参考文献

[1] 陈燕清，王洪生. 皮肤结核病研究进展[J]. 中华皮肤科杂志，2019，52(3)：215-219.

[2] 郝飞. 皮肤结核病的诊断和治疗[J]. 中华皮肤科杂志，2009，42(9)：660-662.

[3] SANTOS J B, FIGUEIREDO A R, FERRAZ C E, et al. Cutaneous tuberculosis: epidemiologic, etiopathogenic and clinical aspects-part I[J]. An Bras Dermatol, 2014, 89(2): 219-228.

[4] JIANG H, JIN Y, VISSA V, et al. Molecular characteristics of Mycobacterium tuberculosis strains isolated from cutanious tuberculosis patients in China[J]. Acta Derm Venereol, 2017, 97(4): 472-477.

第十一章 肺外结核常见危重症

结核重症医学科是对因结核相关并发症或合并症导致一个或多个器官与系统功能障碍、危及生命或具有潜在高危因素的患者,及时应用系统、连续、高质量的医学监护和诊疗技术进行综合救治的专业科室。

第一节 总 论

一、结核重症监护病房入住标准

结核重症医学科收治以下类型患者。

1. 急性、可逆、已经危及生命的器官或者系统功能衰竭,经过严密监护和加强治疗短期内可能得到恢复的患者。

2. 存在各种高危因素,具有潜在生命危险,经过严密的监护和有效治疗可能减少死亡风险的患者。

3. 在慢性器官或者系统功能不全的基础上,出现急性加重且危及生命,经过严密监护和治疗可能恢复到原来或接近原来状态的患者。

4. 其他适合在重症医学科进行监护和治疗的患者。具体包括以下情况。

(1)呼吸衰竭须进行机械通气治疗。

(2)有窒息可能的活动性大咯血患者。

(3)危及生命的顽固性或张力性气胸患者。

(4)合并严重感染患者。

(5)合并多器官功能障碍的患者。

(6)各种原因导致血流动力学不稳定的患者。

(7)结核相关手术后需要密切观察心、肺、脑、肾功能变化者。

(8)严重水、电解质、酸碱平衡紊乱患者。

(9)中枢神经系统结核感染引起颅内高压,有脑疝倾向患者。

疾病的终末状态、不可逆性疾病和不能从 TBICU 的监护治疗中获得益处的患者,一般不是 TBICU 的收治对象。

二、呼吸支持

(一)有创机械通气

1. 定义 在患者自然通气和/或氧合功能出现障碍时,运用经口、经鼻或气管切开的有创方式连接呼吸机使患者恢复有效通气并改善氧合的方法。

2. 适应证

(1)严重低氧血症或高碳酸血症。

(2)不能自主清除上呼吸道分泌物、胃内反流物或出血,有误吸危险。

（3）下呼吸道分泌物过多或出血，且清除能力较弱。

（4）存在上呼吸道损伤、狭窄、阻塞、气管食管瘘等，严重影响正常呼吸。

（5）患者突然出现呼吸停止，须紧急建立人工气道进行机械通气。

3. 人工气道方法的选择　估计 3～5 天能去除人工气道的患者，应首选经口或经鼻气管插管。预计应用人工气道 3 周以上或因咽喉结核导致声门狭窄、梗阻的患者，应行气管切开术。

4. 常用模式

（1）辅助-控制通气：辅助-控制通气（assist-control ventilation，ACV）是辅助通气（AV）和控制通气（CV）两种模式的结合，当患者自主呼吸频率低于预置频率或患者努力吸气不能触发呼吸机送气时，呼吸机即以预置的潮气量及通气频率进行正压通气，即 CV；当患者的吸气能触发呼吸机时，以高于预置频率进行通气，即 AV。ACV 又分为压力辅助-控制通气（P-ACV）和容量辅助-控制通气（V-ACV）

（2）同步间歇指令通气：同步间歇指令通气（synchronized intermittent mandatory ventilation，SIMV）是自主呼吸与控制通气相结合的呼吸模式，在触发窗内患者可触发和自主呼吸同步的指令正压通气，在两次指令通气之间触发窗外允许患者自主呼吸，指令呼吸是以预设容量（容量控制 SIMV）或预设压力（压力控制 SIMV）的形式送气。

（3）压力支持通气：压力支持通气（pressure support ventilation，PSV）属部分通气支持模式，是由患者触发、压力目标、流量切换的一种机械通气模式，即患者触发通气，呼吸频率、潮气量及吸呼比，当气道压力达预设的压力支持水平时，吸气流速降低至某一阈值水平以下时，由吸气切换到呼气。

（4）持续气道正压：持续气道正压通气（continuous positive airway pressure，CPAP）是在自主呼吸条件下，整个呼吸周期以内（吸气及呼气期间）气道均保持正压，患者完成全部的呼吸功，是呼气末正压通气（positive end expiratory pressure，PEEP）在自主呼吸条件下的特殊技术。

（5）双相气道正压通气：双相气道正压（biphasic positive airway pressure，BiPAP）是指给予两种不同水平的气道正压，为高压力水平（Phigh）和低压力水平（Plow）之间定时切换，且其高压时间、低压时间、高压水平、低压水平各自可调，从 Phigh 转换至 Plow 时，增加呼出气量，改善肺泡通气。该模式允许患者在两种水平上呼吸，可与 PSV 合用以减轻患者呼吸功。

5. 机械通气撤机和拔管

（1）机械通气的撤机指征（表 3-11-1）

表 3-11-1　机械通气撤机评估指标

撤机基础	导致机械通气的病因好转或祛除
撤机的筛查试验	1. 足够的氧合（如：$PaO_2 \geq 7.89kPa$，且 $FiO_2 \leq 0.4～0.5$；$PEEP \leq 5～8cmH_2O$；$PaO_2/FiO_2 \geq 150～200$） 2. 稳定的心血管系统：心率、血压稳定；不需要（或只需要最小限度的）血管活性药 3. 无高热 4. 无明显的呼吸性酸中毒 5. 血色素正常或接近正常 6. 足够的精神活动（可唤醒，没有连续的镇静剂输注） 7. 稳定的代谢状态 8. 有排痰能力
3 分钟自主呼吸试验	1. 呼吸频率/潮气量（浅快指数）<105 2. 呼吸频率>8 次/分且<35 次/分 3. 自主呼吸潮气量>4ml/kg 4. 心率<140 次/分或变化<20%，没有新发的心律失常 5. 氧饱和度>90%

（2）气管插管的拔管指征

1）已撤离呼吸机做功，氧浓度<40%，血气正常。

2）咳嗽反射、吞咽反射恢复，可自行排痰。

3）潮气量＞5ml/kg、呼吸频率＜20次/min，小儿呼吸频率＜30次/min。

4）无喉头水肿，上呼吸道通气。

（二）无创正压通气

1. **工作原理**　呼吸衰竭一般为由气道闭陷、气道狭窄、分泌物增多等因素导致的通气和/或换气障碍。无创正压通气（NIPPV）提供外源性呼气末正压，帮助克服气道阻力，增加潮气量，改善呼吸衰竭。

2. **使用指征**

（1）患者状况：神志清醒；能自主清除气道分泌物；呼吸急促（频率＞25次/min），辅助呼吸肌参与呼吸运动。

（2）轻度到中度呼吸衰竭：动脉血氧分压（PaO_2）＜60mmHg，伴或不伴二氧化碳分压（$PaCO_2$）＞45mmHg。

（2）有创-无创序贯治疗。

3. **适应证**

（1）阻塞性疾病：慢性阻塞性肺疾病（COPD）、哮喘、囊性纤维化、阻塞性睡眠呼吸暂停或肥胖低通气综合征、上呼吸道梗阻、COPD脱机后治疗、COPD拔管后呼吸衰竭。

（2）低氧性呼吸衰竭：急性呼吸窘迫综合征（ARDS）、肺炎、烧伤或创伤、急性肺水肿、免疫功能低下合并呼吸衰竭、限制性胸廓功能障碍、术后患者、不愿气管插管的患者、行纤维支气管镜检查的患者。

4. **禁忌证**

（1）绝对禁忌证：需要立即心肺复苏、气管插管。

（2）相对禁忌证

1）意识障碍。

2）无法自主清除气道分泌物，有误吸的风险。

3）严重上消化道出血。

4）血流动力学不稳定。

5）上呼吸道梗阻。

6）未经引流的气胸或纵隔气肿。

7）无法佩戴面罩的情况如面部创伤或畸形。

8）患者不配合。

5. **呼吸机及面罩选择**　有创呼吸机及无创呼吸机均可实施NIPPV，因无创呼吸机无漏气补偿，常无法保持人机同步，最好选择专用无创呼吸机。

目前主要有鼻罩和口鼻罩两种常用。鼻罩降低幽闭恐惧症，但易引起泄漏。口鼻罩通气效果更好，但不利于排痰。两种方式均常出现面部压伤。口鼻罩是首选连接方式。

6. **呼吸机模式**　常用CPAP和BiPAP，以辅助通气为主。参数需根据患者具体情况采用具体方法从CPAP（4～5cmH₂O）或BiPAP（吸气压8～10cmH₂O；呼气压4～5cmH₂O）开始，经过2～20分钟逐渐增加到合适的治疗水平，建议压力支持10cmH₂O以上。氧气浓度滴定到所需氧饱和度，应用加温加湿器防止口鼻干燥（表3-11-2）。

7. **治疗评估**　1～2小时评估临床症状改善程度及血气分析。改善的表现包括：气促缓解、辅助呼吸机运动减轻、反常呼吸消失、呼吸频率减慢、心率减慢，氧分压和氧合指数改善、二氧化碳分压下降、pH改善。若无法得到改善，仍有插管指征，应立即对患者进行气管插管治疗。

8. **不良反应和并发症**　不良反应和并发症包括漏气、通气压力有限、胃胀气、口咽干燥、排痰障碍、误吸，呼吸面罩还可导致面部压伤、恐惧（幽闭症）等。

三、高流量湿化氧疗

（一）定义

高流量湿化氧疗（high-flow nasal cannula oxygen therapy, HFNC）指通过高流量装置持续提供可以调

表 3-11-2　呼吸支持参数

参数	常用值
潮气量	7～15ml/kg（标准体重）
备用呼吸频率	10～20 次 /min
吸气时间	0.8～1.2 秒
吸气压力	10～30cmH$_2$O
呼气末正压	依患者情况而定（常用：4～8cmH$_2$O，Ⅰ型呼吸衰竭时需要增加 6～12cmH$_2$O）
持续气道正压	6～15cmH$_2$O

控并相对恒定吸氧浓度（21%～100%）、温度（31～37℃）和湿度的高流量（8～80L/min）吸入气体的治疗方式。该治疗设备主要包括空氧混合装置、湿化治疗仪、高流量鼻塞以及连接呼吸管路。

高流量湿化氧疗经多年的临床论证，已证实对呼吸衰竭的治疗有效性。且更多的研究表明，在有创呼吸机脱机的序贯通气及拔管后，应用高流量湿化氧疗与传统氧疗相比较，再插管率和呼吸衰竭发生率下降。有学者通过对国内外文献的总结，表明高流量湿化氧疗的疗效有充足的循证依据，已在国内外医疗机构中广泛应用。

与普通鼻导管及面罩氧疗相比，高流量湿化氧疗可以提供恒速、恒温的高流速空氧混合气体，通过高流速的气体，清除解剖学死腔，可以维持一个低 PEEP，促使肺泡开放，有利于气体交换，促进二氧化碳排出。湿化功能可以缓解气道的干燥，有利于稀释痰液及排出。

普通鼻导管及面罩氧疗提供的空氧混合气体流速低于自主吸气时的气体流速，且不稳定。高流量湿化氧疗输出的流量高于自主吸气时的气体流速，气体流量大于患者每分钟通气量的 3 倍左右，以满足所有吸入气量的需要。

普通的吸氧方式设置好吸氧浓度及时间后，FiO$_2$ 是变化的，而高流量湿化氧疗在设置好参数后，FiO$_2$ 是恒定的，可以进一步改善患者的氧合。

（二）适应证

1. 轻度至中度Ⅰ型呼吸衰竭［100mmHg≤（PaO$_2$/FiO$_2$）＜300mmHg］。
2. 轻度呼吸窘迫（呼吸频率＞24 次 /min）。
3. 轻度通气功能障碍（pH≥7.30）。
4. 心源性肺水肿。
5. 心、胸外科手术后。
6. 有创通气后的序贯治疗。
7. 对普通氧疗或无创呼吸机不能耐受或有禁忌证者。

（三）禁忌证

1. **相对禁忌证**

（1）重度Ⅰ型呼吸衰竭（PaO$_2$/FiO$_2$＜100mmHg）。

（2）通气功能障碍（pH＜7.30）。

（3）矛盾呼吸。

（4）气道保护能力差，有高误吸风险。

（5）血流动力学不稳定，需要应用血管活性药物。

（6）面部或上呼吸道手术不能佩戴 HFNC 者。

（7）鼻腔严重堵塞。

（8）不能耐受高流量湿化氧疗。

2. **绝对禁忌证**

（1）心跳呼吸骤停，需紧急气管插管（有创机械通气）。

（2）自主呼吸微弱、昏迷。

（3）极重度Ⅰ型呼吸衰竭（$PaO_2/FiO_2 < 60mmHg$）。

（4）通气功能障碍（$pH < 7.25$）。

目前针对高流量氧疗的研究有限，且各研究结果存在差异，尚无统一的适应证和禁忌证的标准。

（四）操作注意事项

使用前，首先评估患者是否存在使用高流量氧疗的适应证，有无口、鼻、呼吸道畸形损伤。与患者沟通交流，说明治疗目的，减少患者的紧张情绪，取得患者配合。

1. **连接方式**

（1）常规高流量湿化氧疗经鼻塞导管或面罩治疗（图 3-11-1）。

（2）有创呼吸机序贯通气治疗时使用（图 3-11-2）。

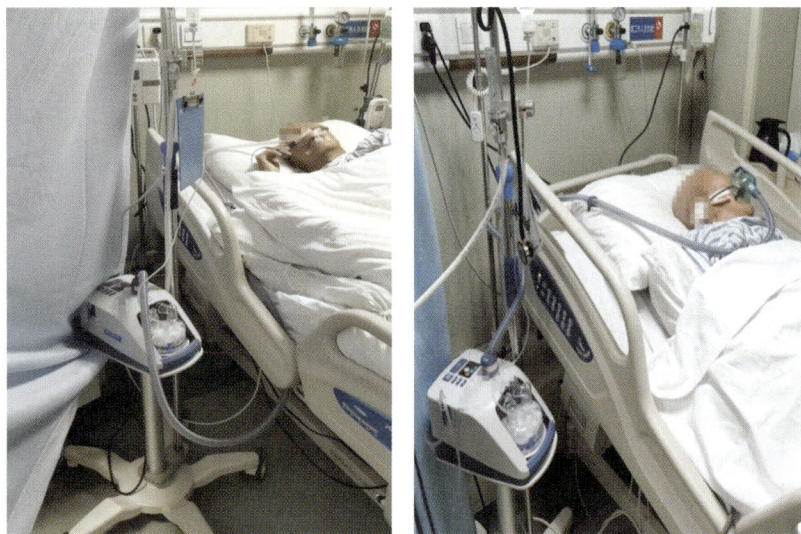

图 3-11-1　鼻塞导管或面罩吸氧

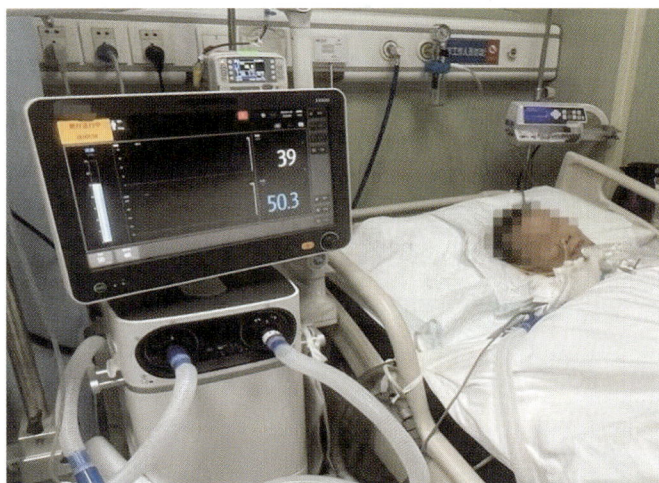

图 3-11-2　有创呼吸机序贯通气

2. **参数设置**

（1）Ⅰ型呼吸衰竭：气体流量（flow）初始设置 30～40L/min；拟定 FiO_2 维持脉氧饱和度 SpO_2 在 92%～96%，结合血气分析动态调整；若没有达到氧合目标，可以逐渐增加吸气流量和提高 FiO_2 最高至 100%；温度设置范围 31～37℃，依据患者舒适性和耐受度，以及痰液黏稠度适当调节。

（2）Ⅱ型呼吸衰竭：气体流量（flow）初始设置 20～30L/min，根据患者耐受性和依从性调节；如果患者二氧化碳潴留明显,流量可设置在 45~55L/min 甚至更高,达到患者能耐受的最大流量;设定 FiO_2 维持 SpO_2 在 88%~92%,结合血气分析动态调整;温度设置范围 31~37℃,依据患者舒适性和耐受度,以及痰液黏稠度适当调节。

(3)撤机标准:原发病控制后逐渐降低设置参数,如果达到以下标准即可考虑撤机:吸气流量＜20L/min,且 FiO_2＜30%。

3. **使用中注意事项**

(1)选择合适型号的鼻塞导管及面罩,鼻塞导管建议选取小于鼻孔内径 50%。

(2)建议半卧位或头高位(＞20°),保持气道开放通畅,调节鼻塞固定带松紧,避免固定带过紧造成颜面部皮肤损伤;嘱患者闭口呼吸,如不能配合且不伴有二氧化碳潴留,可应用转接头将鼻塞转变为面罩方式进行氧疗。

(3)设置合适的参数,为克服呼吸管路阻力,建议最低流量最好不小于 15L/min。严密监测患者生命体征、呼吸形式及血气分析指标的变化,及时做出针对性调整。

(4)避免湿化过度或湿化不足,密切关注气道分泌物性状变化,及时吸痰,防止痰堵窒息等紧急事件的发生。

(5)患者鼻塞位置高于机器和管路水平,警惕管路积水并误入气道引起呛咳和误吸。

(6)如若出现患者无法耐受的异常高温,应终止使用,避免灼伤气道。

(7)使用过程中如有机器报警,及时查看并处理,报警直至警报消除;若出现任何机器故障报错,应停止继续使用报错机器。

4. **感染预防控制** 为避免交叉感染,每次使用完毕后应为高流量湿化氧疗装置进行终末消毒。外表可用 75% 酒精或 0.1% 有效氯擦拭。内部回路可用仪器自带的消毒回路进行仪器内部消毒,确保机器与氧源断开。鼻导管、湿化罐及管路为一次性物品,按医疗垃圾丢弃。空气过滤片应定期更换,建议 3 个月或 1 000 小时更换一次。

四、床旁呼吸内镜

部分结核病患者可合并重症肺炎从而导致呼吸衰竭,需要气管插管接有创呼吸机辅助通气,同时也可能继发呼吸机相关性肺炎。为了更加精准、有效地治疗,常常需要床旁呼吸内镜,清理下呼吸道分泌物及寻找病原学诊断依据,且部分患者存在支气管结核,更需要床旁呼吸内镜介入治疗。国内外已有较多的研究,证明在重症监护室行床旁支气管镜操作,能显著缩短患者治愈肺部感染时间、机械通气时间、ICU 的住院时间等,改善患者的预后。本部分只论述在重症监护下的床旁呼吸内镜操作。

(一)适应证

1. **诊断方面**

(1)不明原因的咯血。

(2)不明原因的刺激性咳嗽。

(3)不明原因的局限性哮鸣音。

(4)痰中发现癌细胞或可疑癌细胞。

(5)胸片和/或 CT 检查提示肺不张、肺部阴影、阻塞性肺炎、气管支气管狭窄。

(6)疑有气管支气管裂伤、断裂或疑有食道-气管瘘。

(7)肺或支气管感染性疾病的病原学诊断。

2. **治疗方面**

(1)清除气道内异常分泌物,包括痰液、脓栓、血块等。

(2)取出支气管异物。

(3)明确出血部位后予局部止血,如灌洗冰盐水、注入凝血酶溶液或稀释的肾上腺素溶液等。

(4)对插管困难者,可引导经鼻、经口气管插管。

(5)对长期插管后出现肉芽增生或气管支气管结核者,予呼吸内镜介入治疗。

（二）禁忌证

呼吸内镜技术已在临床应用多年，操作技术相对成熟，临床经验相对丰富，且在重症监护室，有呼吸机等仪器设备进行安全保障，是一种相对安全、有效、方便的治疗措施，因此禁忌证也成为相对禁忌证，但对存在禁忌证的患者仍需要保持警惕，需要全面评估后再决定是否行床旁呼吸内镜检查及治疗。

1. **活动性大咯血** 若必须要行呼吸内镜检查及治疗时，应在建立人工气道后进行，以降低出血后导致窒息发生的风险。

2. 严重的高血压及心律失常。

3. 新近发生的心肌梗死或有不稳定心绞痛发作史。

4. 不能纠正的出血倾向，如凝血功能严重障碍、尿毒症及严重的肺动脉高压等。

5. 严重的上腔静脉阻塞综合征，因纤维支气管镜检查易导致喉头水肿和严重的出血。

6. 疑有主动脉瘤。

7. 妊娠期间或全身情况极度衰竭。

（三）术前准备

1. 签署呼吸内镜检查及治疗知情同意书；详细了解患者有无药物（局麻、镇静）过敏史，监测生命体征及进行心肺评估。

2. 完善血常规、凝血功能、心电图及胸部影像学检查；拍摄胸片，必要时拍摄常规断层片或胸部CT片，听诊胸部呼吸音，以确定病变部位。

3. 术前2小时开始禁食禁水，胃肠功能弱的患者可适当延长禁食时间并可行胃肠减压。

4. 术前准备好抢救物品，如呼吸球囊、电除颤等；抢救药品，如心肺复苏药品、血管活性药物、地塞米松、止血药以及抗结核、抗菌药物等。

（四）操作流程（图3-11-3）

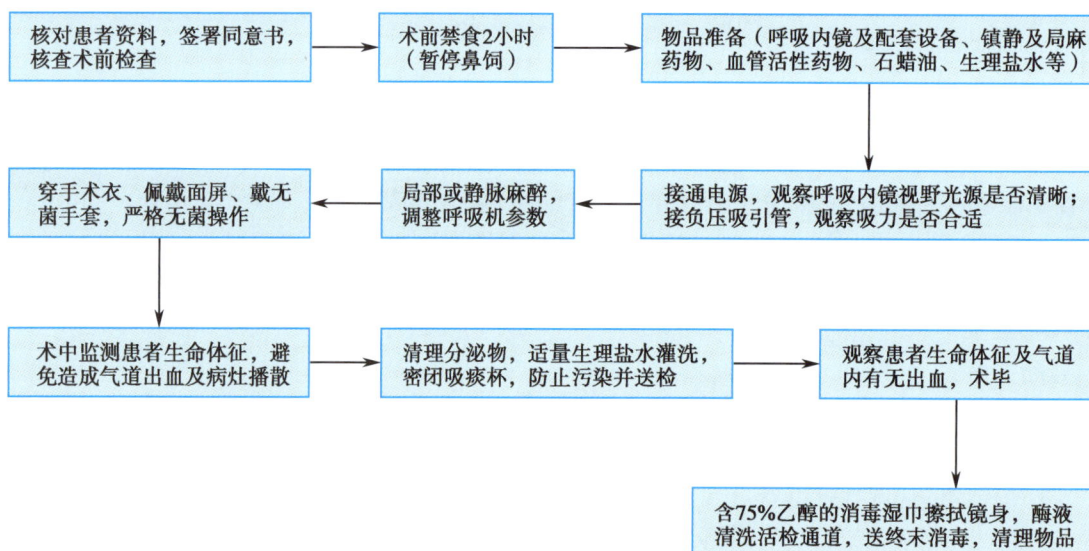

图3-11-3 床旁呼吸内镜操作流程

1. **人员配备** 医生1名，护士2名（一名护士协助医生进行呼吸内镜操作，一名护士负责监测生命体征、呼吸机参数，使用各种药物等）。

2. **物品准备** 床旁呼吸内镜及配套相关设备（需查看呼吸内镜消毒日期以及检查呼吸内镜外观有无破损、工作是否正常）、密闭式吸痰杯、局麻或镇静镇痛药物、血管活性药物、生理盐水、弯盘、注射器、无菌纱布、石蜡油、清洗酶液及治疗相关设备（如冷冻仪、电刀、扩张球囊等）。

3. 对于无创呼吸机及有创机械通气的患者，将支气管镜通过三通接口插入气管导管内，提高吸入氧浓度，保证支气管镜检查术过程中维持足够的通气和氧合；有以下情况的患者进行操作的风险较高，检查前需谨慎权衡利弊：①机械通气时呼气末正压＞14cmH₂O（1cmH₂O=0.098kPa）、不能耐受分钟通气量减少或检查前依赖高浓度氧疗。②颅内高压。③气管插管的内径与支气管镜外径差值＜2mm。④经纤维支气管镜引导下气管插管，可在镜下观察并引导气管插管至恰当位置，同时观察有无气管损伤、出血、感染以及分泌物的情况。对于有颈椎损伤的患者，纤维支气管镜引导插管可在颈椎自然位置下进行，避免头颈部伸屈活动。对于颈椎有不稳定骨折、脱位的患者，可避免因气管插管导致颈椎进一步损伤。⑤呼吸机辅助通气患者进行经支气管镜肺活检术（TBLB）操作时容易出现气胸、出血、一过性血压下降等并发症，故 TBLB 操作前应充分评估临床获益及风险。

4. **治疗**　对于误吸、肺部感染严重、分泌物黏稠者，可反复冲洗以达到清除脓性分泌物的目的，并可局部注入抗生素及结核药物，配合全身给药治疗。对于长期插管后出现肉芽增生或气管支气管结核者，根据病变性质及气管支气管结核分型，选择不同的介入治疗方式，或可联合不同的介入治疗方式，以达到最佳的治疗效果。

（五）术后处理

1. **操作后**

（1）密切监测生命体征。

（2）术后患者应安静休息，一般在 2 小时之后才可进食或鼻饲，避免误吸。

（3）若操作过程中出现气道损伤出血，应及时处理，监测生命体征。

（4）调整呼吸机参数，直至氧合稳定。

（5）清理使用过的器械、物品和药品。

（6）及时清洗消毒纤维支气管镜。

（7）记录操作过程和检查结果。

需要重视的是操作后的支气管镜消毒，有研究表明术后床旁擦拭能够显著降低支气管镜术后微生物负载量，其中采用去生物膜清洁巾擦拭后，微生物残留量能够有效下降 90% 以上。湿布擦拭后微生物残留量也下降 70% 以上。

2. **并发症观察与处理**

（1）发热：部分患者可出现发热，为肺巨噬细胞释放炎性介质所致。通常为一过性发热，体温＞38.5℃，可予退热处理，但需要与术后感染进行鉴别；及时复查血常规、炎症指标及胸影像学检查。

（2）喉头水肿及气道痉挛：立即停止操作，持续吸氧，视病情使用地塞米松、甲泼尼龙等药物。

（3）气道出血：局部给予肾上腺素溶液、血凝酶等药物，必要时使用球囊压迫止血及内镜下氩离子束凝固术（APC）等止血，观察出血停止后方可退出支气管镜。可根据病情，使用静脉止血药物。

（4）心律失常：予治疗心律失常药物，检查时持续给氧，操作时间不宜过长。

（5）病灶播散：在支气管肺泡灌洗及局部喷洒给药时，灌洗液或药液可携带结核菌播散至健康肺组织，操作过程需密切注意，及时复查（胸部影像学检查）。

五、血流动力学监测

（一）概述

血流动力学（hemodynamics）或称血液动力学，是研究血液及其组成成分在机体内运动特点和规律性的科学。血流动力学的内涵不仅是指血液在血管内流动的特点及规律，还包括血液与组织间水的移动及物质交换的规律，涵盖循环与组织、器官间相互作用等多个方面。血流动力学监测（hemodynamic monitoring）就是依据物理学的定律，结合生理和病理生理学概念，对血液及其组成成分运动的规律进行定量、动态、连续的测量和分析，并将这些数据反馈，用于对病情发展的了解和对临床治疗的指导。经过多年发展，从袖套测血压，到自动间歇测压，以全有创血压监测、中心静脉压监测、肺动脉漂浮导管监测等，建立了血流动力学的监测体系和理论基础。近年来，随着医学的认识深入，从监测血管系统内液体运动的宏观血流动力学，发展到探索液体穿过血管壁与组织间液交换，甚至细胞内外物质交换的微观血流动力学，例如胃肠黏膜 pH 监测、舌下黏膜二氧化碳分压、经皮氧分压、二氧化碳分压等。这些监测方法能够间接反映外周及内脏灌注和组织缺氧状态。从静态变量监测转换为动态变量监测。而现代医学与新技术、新理念以及人工智能、大数据的融合，血流动力学在安全、准确的基础上，向微创、无创、远程、分析预测方向发展。PAC仍然是测量心输出量（CO）的金标准，但应用逐渐减少，诞生了脉搏指示连续心输出量（PiCCO）监测、无创心输出量（NICO）监测、基于指套的血管卸载技术等。

（二）循环压力监测

血压是血液在血管内流动时，作用于血管壁的压力，是推动血液在血管内流动的动力，是衡量循环功能的重要指标，反映心输出量和外周血管阻力，同时与血容量、血管壁弹性、血液黏滞度有关。血压的监测方法有：无创血压监测和有创血压监测。

1. 无创血压监测　无创血压监测简便、安全、易行，是最常见的测压方法。一般人群均适应，没有绝对禁忌证。无创血压监测有手动测压法和自动测压法。

（1）手动测压法：又称人工袖套测压法，是经典的血压监测方法，常用的有听诊法、触诊法、指针显示法。由于仪器低廉、操作简单、携带方便，适用于一般人群，但费时、费力，不能连续监测、不能自动报警，不能及时反映血压变化，不适用于加强监护病房（ICU）重症患者。

（2）自动测压法：是ICU最广泛的血压监测方法。分为自动间歇测压法和自动连续测压法。

1）自动间歇测压法：一般采用震荡测压法，上臂缚普通橡胶袖套，测压仪中有压力换能器、充气泵和微机等，定时使袖套充气，袖套内压力高于收缩压，自动放气。动脉搏动的震荡信号传到传感器，从而显示收缩压、舒张压、平均动脉压和脉搏，可以设定报警上下限。

2）自动连续测压法：优点是能够反映瞬时血压变化。缺点是易受干扰而影响准确性。常用的有4种方法——Peanz技术、动脉张力测量法、动脉波推迟检出法、多普勒法。

2. 有创血压监测　有创血压监测是动脉血压直接测量法，低血压及心搏量明显下降患者袖套测量误差较大，有创监测可获得可靠监测结果。

（1）适应证

1）血流动力学不稳定或有潜在危险的患者。

2）危重患者，复杂大手术的术中和术后监护。

3）需低温或控制性降压时。

4）需要反复取动脉血样的患者。

5）需要用血管活性药进行调控的患者。

6）呼吸、心跳停止后复苏的患者。

（2）禁忌证：相对禁忌证为严重凝血功能障碍和穿刺部位血管病变，但并非绝对禁忌证。

（3）操作方法：首选桡动脉，股、肱、腋、尺、足背动脉均可，行动脉穿刺置管术，将动脉套管与测压管道系统、压力监测仪相连，即可显示压力数值或动脉压波形。

（4）动脉内压力图形的识别与分析：正常动脉压力波分为升支、降支、重搏支。升支表示心室快速射血进入主动脉，至顶峰为收缩压，正常值为100～140mmHg；降支表示血液经大动脉流向外周，压力下降，主动脉瓣关闭与大动脉弹性回缩形成重搏波，之后波形下降至基线为舒张压，正常值60～90mmHg。从主动脉到周围动脉，收缩压依次升高，舒张压逐渐降低。直接测压数值一般比间接测压高5～20mmHg。

（三）中心静脉压监测

中心静脉压（CVP）是指腔静脉与右心房交界处的压力，是反映右心前负荷的指标。由右心室充盈压、静脉内壁压（静脉内容量产生的压力）、静脉外壁压（静脉收缩压和张力）、静脉毛细血管压4部分组成，CVP的高低与血容量、静脉压力、右心功能有关。

1. 适应证

（1）严重创伤、各种休克及急性循环功能衰竭等危重患者。

（2）各类大、中手术，尤其是心血管、脑和腹部大手术的患者。

（3）需要大量快速输血、补液的患者。

2. 禁忌证　相对禁忌证是穿刺静脉局部感染或血栓形成、凝血功能障碍等，非绝对禁忌证。

3. **操作方法与原理**　通常选择锁骨下静脉、颈内静脉行中心静脉置管,然后将 T 形管或三通开关分别连接患者的中心静脉导管、测压计、静脉输液系统,测压计零点调至右心房水平(平卧位腋中线第 4 肋间)。转动三通,关闭中心静脉导管方向,使静脉输液系统与测压计相通,液面在测压计中上升至通常 CVP 值以上后,转动三通,关闭静脉输液系统,测压计与中心静脉导管相通,测压计液面随压力差下降,至与 CVP 相同时停止;记录 CVP 曲线及数值。操作如图 3-11-4 所示。

4. **CVP 数值及曲线分析**　单纯从 CVP 指标上来看,一般认为 CVP 的正常值为 $5\sim10cmH_2O$;$CVP<5cmH_2O$ 表示血容量不足;$>15cmH_2O$ 提示心功能不全、静脉血管床过度收缩或肺循环阻力增高;若 CVP 超过 $20cmH_2O$,则表示存在充血性心力衰竭。

CVP 波形一般由正向波 a、C、V 和负向波 X、Y 共 5 个波组成(图 3-11-5)。a 波位于心电图 P 波之后,反映右心房收缩功能;C 波位于 QRS 波之后是右心室收缩,三尖瓣关闭导致右心房压力一过性增高所致。X 波是右心房开始舒张,使右心房压快速下降所致。V 波是由于右心房舒张、快速充盈的结果,此时三尖瓣仍然关闭。Y 波是三尖瓣开放,右心房血液快速排空所致。

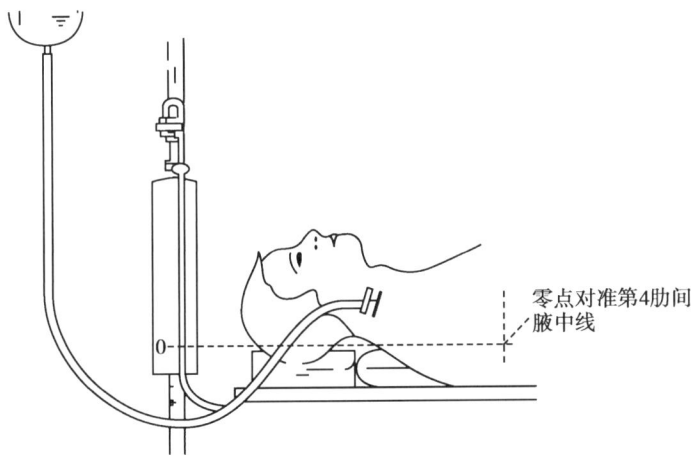

图 3-11-4　中心静脉压监测

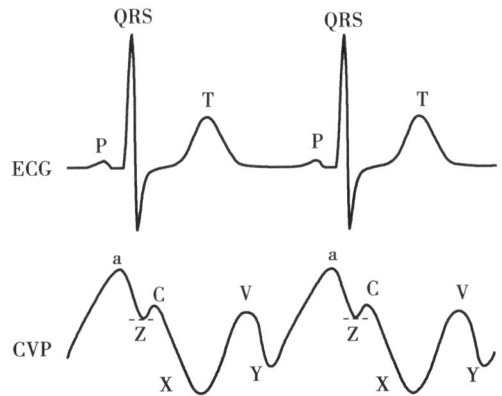

图 3-11-5　中心静脉压监测波形
注:ECG 为心电图;CVP 为中心静脉压。

单一的静态指标对容量反映的预测价值有限,CVP 与其他血流动力学监测参数联合应用可更真实反映患者的血流动力学状态:在持续的 CVP 与 CO 监测下,排除其他因素影响,CVP 与 CO 的反向变化常反映心脏功能(泵)的变化;CVP 与 CO 的同向变化则主要反映静脉回流(血容量/血管张力)的变化。对于不明原因初始 CO 降低的患者,可在连续 CVP 与 CO 监测下进行补液试验,若 CO 增加超过 $10\%\sim15\%$,表示患者存在容量反应性,若 CO 未见明显增加,而 CVP 明显增高,则可能存在心功能不全,应立即停止补液;CVP 变化不明显,提示初次给予的液体量未能增加足够的回心血量以达到增加前负荷的目的,可追加补液后再评估。患者对张力的反应及血流动力学状态变化趋势见表 3-11-3。

表 3-11-3　血流动力学变化及其可能原因

CVP	CO	可能原因
降低	升高	心脏功能增强
升高	降低	心脏功能恶化
升高	升高	回心血量增加
降低	降低	回心血量减少
不变	升高	心脏功能和回心血量增加
不变	降低	心脏功能和回心血量减少

注:CVP 为中心静脉压;CO 为心输出量。

CVP 单一使用，意义有限。要根据其动态变化，结合临床情况、其他血流动力学指标，进行综合分析，才能正确评价有效循环血容量和心功能状态，指导临床诊疗。

（四）脉搏指示持续心输出量监测

脉搏指示连续心输出量（pulse indicator continuous cardiac output，PiCCO）作为一种简便、损伤小，是近几年来临床广泛使用的血流动力学监测技术，并可提供实时监测的手段。PiCCO 通过将肺热稀释技术与脉搏轮廓分析技术相结合，可以床旁持续监测心输出量、有创动脉压、周围血管阻力和测量各种血流动力学参数，还可以测量胸腔内血容量和血管外肺水量。因此，可以更好地反映心脏前负荷和肺水情况，而且不需要 X 线帮助确定导管的位置，在液体复苏、液体管理、疾病判断和治疗评估方面发挥着重要作用。

1. **脉搏指示持续心输出量测量原理及使用**　PiCCO 需要放置中心静脉导管和尖端带有热敏电阻的大动脉导管（常为股动脉），将两者均连接至 PiCCO 监护仪，将压力调零，在监测仪上输入患者的身高、体重和中心静脉压等基本参数。可通过双指示剂热稀释法或单指示剂热稀释法测定心输出量。双指示剂热稀释法由于检测燃料指示剂的 MTt 准确性不够，同时由于其操作复杂，费用昂贵，目前多采用单指示剂的热稀释法测定 CO。

单指示剂热稀释法测量时，从中心静脉注入冰生理盐水（2～15℃），生理盐水在体内的运动路线：上腔静脉→右心房→右心室→肺动脉→血管外肺水→肺静脉→左心房→左心室→升主动脉→腹主动脉→股动脉→PiCCO 导管温度探头感受端。计算机将整个热稀释过程画出温度-时间变化曲线（图 3-11-6），然后根据 Stewart-Hamilton 方程式计算出心输出量。

在测定心输出量时，采用相继的三次热稀释心输出量的平均值来获得一个常数，以后只需连续测定主动脉压力波形下的面积，从而获得患者的连续心输出量。心脏和肺可以看成是由一系列序贯而独立的容积腔组成（图 3-11-7），股动脉导管测到的热稀释曲线可看成是每个容积腔稀释曲线的组合。

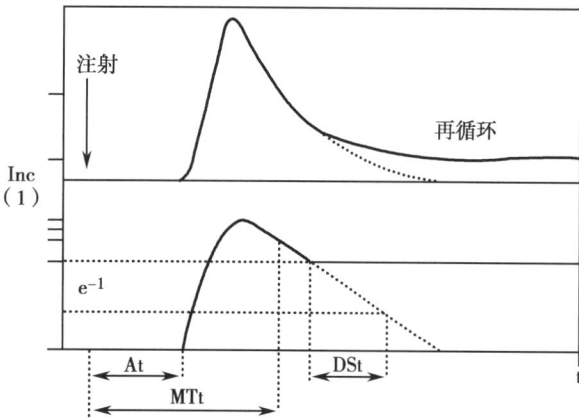

图 3-11-6　稀释曲线及其时间分布特征示意图
注：At，出现时间；MTt，稀释曲线的平均变化时间；Inc（1），自然对数；DSt，稀释曲线的指数波形下降时间。

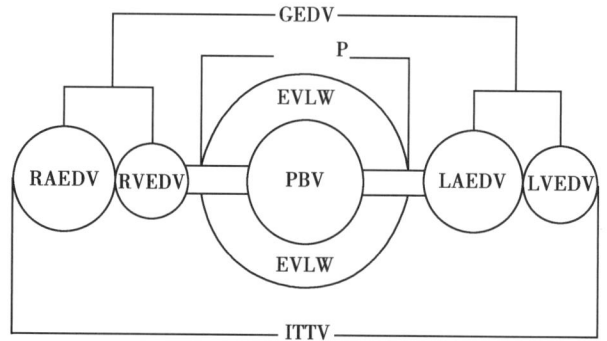

图 3-11-7　心脏和肺各容积腔组成示意图
注：心脏舒张末期容积（GEDV）=RAEDV+RVEDV+LAEDV+LVEDV；胸腔内血容量（ITBV）=GEDV+PBV；胸腔内热血容量（IITV）=ITBV+EVLW；RAEDV，右心房舒张末期容积；LAEDV，左心房舒张末期容积；RVEDV，右心室舒张末期容积；LVEDV，左心室舒张末期容积；PBV，肺血容量；EVLW，血管外肺水。

将热稀释曲线取对数后进行标记，可得到稀释曲线的指数波形下降时间（exponential downslope time，DSt）和平均传输时间（mean transit time，MTt）。通过将肺热稀释技术与脉搏轮廓分析技术相结合，可得到两部分参数（图 3-11-8），技术参数见表 3-11-4。

2. **PiCCO 的适应证与禁忌证**

（1）PiCCO 适应证：任何原因引起的血流动力学不稳定，或存在可能引起这些改变的高危因素；任何原因引起的血管外肺水增加，或存在可能引起血管外肺水增加的危险因素。

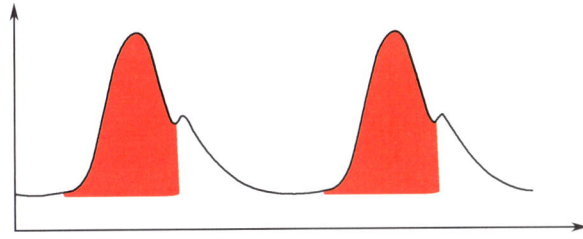

图 3-11-8　收缩期动脉压曲线分析

表 3-11-4　肺热稀释技术与脉搏轮廓分析技术参数

参数	指数	正常范围	单位
经热稀释方法得到的非连续性参数			
心输出量（CO）	CI	3.5～5.5	$(min \cdot m^2)^{-1}$
全心舒张末期容积（GEDV）	GEDI	680～800	ml/m^2
胸腔内血容量（ITBV）	ITBI	850～1 000	ml/m^2
血管外肺水（EVLW）	EVLWI	3.0～7.0	ml/kg
肺血管通透性指数（PVPI）		1.0～3.0	—
心功能指数（CFI）		4.5～6.5	min^{-1}
全心射血分数（GEF）		25～35	%
动脉轮廓分析法得到的连续性参数			
持续心输出量（PCCO）	PCCI	3.0～5.5	$(min \cdot m^2)^{-1}$
动脉压（AP）			
每搏量（SV）	SVI	40～60	ml/m^2
每搏量变异度（SVV）	SVRI	<10	%
脉压变异率（PPV）		<10	%
全身血管阻力（SVR）		1 200～2 000	$dyn \cdot s \cdot cm^{-5}$
左心室收缩力指数（d_P/d_{tmax}）		1 200～2 000	mmHg/s

　　临床上常用于各种原因引起的休克、急性呼吸窘迫综合征、心力衰竭、水中毒、严重感染、重症胰腺炎、严重烧伤以及大手术围手术期患者血管外肺水及循环功能的监测。

　　（2）PiCCO 的相对禁忌证：PiCCO 血流动力学监测无绝对禁忌证，对于下列情况应谨慎使用：①存在肝素过敏、穿刺局部已有感染、严重出血性疾病，或溶栓和应用大剂量肝素抗凝的患者；②接受主动脉内球囊反搏（IABP）治疗患者，不能使用本设备的脉搏轮廓分析方式进行监测；③对存在心内分流、主动脉瘤、主动脉狭窄者及肺叶切除和体外循环等手术后患者，易出现测量偏差；④通气血流严重失调将会影响到 EVLW 监测绝对数值的准确性，但动态监测、观察其动态改变可能仍对临床治疗有较大的指导意义。

　　（五）无创血流动力学监测

　　无创血流动力学监测（noninvasive hemodynamic monitoring）是应用对机体组织没有机械损伤的方法，经皮肤或黏膜等途径间接取得有关心血管功能的各项参数，其特点是安全、无或很少发生并发症。一般无创血流动力学监测包括：心率，血压，心电图（EKG），SpO_2 以及颈静脉的充盈程度，可在 ICU 广泛应用于各种危重病患者，不仅提供重要的血流动力学参数，能充分检测出受测患者瞬间的情况，也能反映动态的变化，很好地指导临床抢救工作，在一定程度上基本上替代了有创血流动力学监测方法。目前较为全面的无创监测血流动力学的方法有经胸电阻抗法(TEB)和 CO_2 部分重吸收法监测(NICO)以及胃肠黏膜 pH 监测和舌下黏膜 PCO_2 监测,这里主要介绍一下前两种方法。

1. **经胸电阻抗法(TEB)** 利用心动周期中胸部电阻抗的变化来测定左心室收缩时间和计算心搏量。其基本原理是欧姆定律(电阻=电压/电流)。1966 年 Kubicek 采用直接式阻抗仪测定心阻抗变化,推导出著名的 Kubicek 公式。1981 年 Sramek 提出对 Kubicek 公式加以修正。研制成 NCCOM 1～3 型(BOMed)。NCCOM 操作简单:8 枚电极分别置于颈部和胸部两侧,即可同步连续显示心率(HR)、CO 等参数的变化。它不仅能反映每次心跳时上述各参数的变化,也能计算 4 秒、10 秒的均值。TEB 是无创连续的,操作简单、费用低并能动态观察 CO 的变化趋势。但由于其抗干扰能力差,易受患者呼吸、手术操作及心律失常等的干扰,尤其是不能鉴别异常结果是由于患者的病情变化引起,还是由于机器本身的因素所致,其绝对值有时变化较大,故在一定程度上限制了其在临床上的广泛使用。

2. **CO_2 部分重吸收法监测(NICO)** CO_2 部分重吸收法监测(NICO)采用 Fick 原理对心输出量进行监测,而应用 CO_2 重复吸收装置后,经过一系列的数学推导公式,最终心输出量由 CO_2 产生量和呼末 CO_2 与动脉 CO_2 含量之间的比例常数求得。

它的基本原理是在气管插管和呼吸机 Y 形管之间连接一个环形管,该环形管含有一个气动控制阀,NICO 监护仪可自动使气流通过环形管无效腔完成部分 CO_2 的重复呼吸,每 3 分钟附加环管部分重复呼吸 35 秒,利用部分重复呼吸 35 秒和正常通气时 CO_2 生成量及呼出气 CO_2 浓度的差值,可测算肺毛细血管血流量(PCBF),代表心输出量中进行气体交换的部分血流。同时也可以根据监测指脉氧饱和度 SpO_2 和吸入氧浓度,根据 Nunn 分流图测算肺分流量,即心输出量中未进行气体交换的部分血流。将 PCBF 与肺分流相加得到心输出量。NICO 所测心排血量的重点在于心输出量的有效性部分,即积极完成气体交换的血流量,NICO 对血流动力学改变的反应快于经典的温度稀释法,但是其受混合静脉血 CO_2、解剖死腔、潮气量及肺内分流的因素,及静脉输注碳酸氢钠影响较大。

六、营养支持

(一)概述

结核病患者伴有的营养不良常以蛋白质-能量营养不良(PCM)为主(58.8%),其次为混合型营养不良和蛋白质营养不良。患者的营养状态不仅与结核病的发病和进展有着直接的关系,对结核病治疗方案的选择和疗效也将产生直接影响。因此,营养治疗是结核病治疗的基础,合理的营养供给不仅是一种支持手段,也是影响疾病进程和预后的重要治疗措施。

(二)治疗原则

1. **营养风险筛查和营养评定** 营养诊疗的步骤遵循营养风险筛查、营养评定和营养支持干预三步原则(图 3-11-9)。确诊结核病的门诊和住院患者应进行营养风险筛查,患者实施营养治疗前应进行营养评定。营养风险筛查工具推荐营养风险筛查 2002(NRS 2002),见表 3-11-5、表 3-11-6;营养评定常用指标有 BMI(体质指数)、皮褶厚度、上臂中部肌围和血清白蛋白、前白蛋白等(表 3-11-7)。

2. **营养方案** 活动性结核病增加约 14% 的静息代谢率(Resting Metabolic Rate,RMR),营养治疗原则:高能量、高蛋白及富含维生素和矿物质膳食。

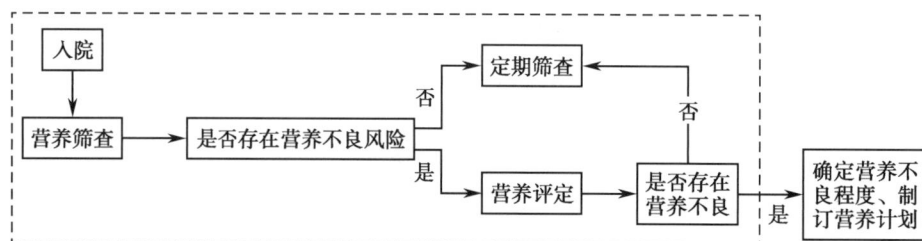

注:虚线框为营养筛查和评定部分。

图 3-11-9 成人营养管理路径

表 3-11-5　营养风险筛查 2002（NRS 2002）：初步筛查表

问题	是	否
（1）BMI＜18.5 吗？	（　　）	（　　）
（2）最近 1～3 个月内患者体重有下降吗？	（　　）	（　　）
（3）最近一个星期内患者的膳食摄入有减少吗？	（　　）	（　　）
（4）患者的病情严重吗？	（　　）	（　　）
（5）ALB＜35g/L 或前白蛋白＜0.2g/L	（　　）	（　　）

表 3-11-6　营养风险筛查 2002（NRS 2002）：最终筛查表

营养状态受损评分：	得分
无（0分）　　正常营养状态	
轻度（1分）　（1）3 个月内体重丢失＞5%；（2）前一周食物摄入为正常需要量的 50%～75%	
中度（2分）　（1）2 个月内体重丢失＞5%；（2）前一周食物摄入为正常需要量的 25%～50%	
重度（3分）　（1）1 个月内体重丢失＞5%；（2）前一周食物摄入为正常需要量的 25% 以下；（3）BMI＜18.5	

疾病严重程度（营养需要量增加）评分：	得分
无（0分）　　正常营养需要量	
轻度（1分）　（1）髋骨骨折；（2）慢性疾病有并发症；（3）COPD[①]；（4）血液透析；（5）肝硬化；（6）糖尿病；（7）一般恶性肿瘤；（8）其他_____	
中度（2分）　（1）腹部大手术；（2）脑卒中；（3）重度肺炎；（4）血液恶性肿瘤；（5）其他_____	
重度（3分）　（1）颅脑损伤；（2）骨髓移植；（3）APACHE[②]大于 10 分的 ICU 患者；（4）其他_____	

年龄评分：	得分
0分　　年龄＜70	
1分　　年龄≥70	

总分：

①COPD：慢性阻塞性肺疾病。
②APACHE：急性生理学和慢性健康状况评价。

表 3-11-7　常用营养不良判定指标

参数	正常范围	营养不良		
		轻度	中度	重度
实际体重占理想体重百分比 /%	＞90	80～90	60～69	＜60
体质指数（BMI）/（kg·m^{-2}）	18.5～23.9	17～18.4	16～16.9	＜16
肱三头肌皮褶厚度占正常值的比例 /%	＞90	80～90	60～79	＜60
上臂中部肌围占正常值的比例 /%	＞90	80～90	60～79	＜60
白蛋白 /（g·L^{-1}）	＞30	25～30	20～24.9	＜20
转铁蛋白 /（g·L^{-1}）	2～4	1.5～2	1～1.5	＜1
前白蛋白 /（g·L^{-1}）	＞0.2	0.16～0.2	0.1～0.16	＜0.1
总淋巴细胞计数 /（×10^9/L）	＞1 500	1 200～1 500	800～1 200	＜800

（1）每日基础能量消耗（BEE）估算

1）预计公式估算法

Harris-Benedict 公式
男：BEE=66.473 0+13.751 3W+5.003 3H−6.775 0A
女：BEE=655.095 5+9.563 4W+1.849 6H−4.675 6A
公式中单位：$BEE/(kcal \cdot d^{-1})$，身高（H）/cm，体重（W）/kg，年龄（A）/岁。
BMI＞30 患者应按理想体重（身高−105）计算
BMI＜18.4，需纠正体重，应再增加 10% 的 BEE。
活动系数：卧床 1.2；轻度活动 1.3；中度活动 1.5；剧烈活动 1.75。
体温系数：38℃取 1.1，39℃取 1.2，40℃取 1.3。
应激系数：严重感染 1.3。
对于存在营养不良的结核病患者，每日热量供给至少应为： H-B 预计值×纠正体重系数 1.1×活动系数×体温系数×应激系数

2）推荐结核病患者摄入能量为 35～50kcal/（kg·d），摄入蛋白质 1.2～2.0g/（kg·d），其中优质蛋白占 50% 以上。碳水化合物占 50%～60%，脂肪占 40%～50%。

（2）结核病患者维生素 A、E 和矿物质锌、铁、硒水平更低，如微量营养素摄入不足或需求增加，可摄入 0.5～1.5 倍推荐摄入量的复合微量元素膳食补充剂；异烟肼在体内代谢需消耗吡哆醇（维生素 B_6 的代谢形式之一）并且影响维生素 D 的代谢，因此患者从膳食及营养补充品中需要的维生素 B_6、维生素 D 应有所增加。

（3）当饮食加口服营养补充（ONS）摄入不足或患者完全不能进食时，推荐给予全肠内营养（TEN）。建议选择整蛋白型肠内营养制剂，如合并其他疾病，应根据疾病情况进行选择。常用的喂养途径有鼻胃管、鼻肠管、胃造瘘和空肠造瘘等。

（三）特殊情况肺外结核病及其合并症的营养治疗

1. 结核性肠梗阻的营养治疗　部分性肠梗阻患者视其肠道狭窄与梗阻的部位给予易消化食物或液体，限制膳食纤维含量高的食物，以减少对炎性病灶的刺激，减少肠道蠕动与粪便形成。当患者无法通过经口进食满足能量需求且持续体重下降时，应首先尝试肠内营养（EN），其次选择肠外营养（PN）。

完全性肠梗阻的患者应禁食，使用 PN。对长时间禁食的肠梗阻患者，要询问其肠外营养治疗史，检测血电解质（钾、钠、钙、镁、磷等）水平，预防再喂养综合征的发生。

2. 结核病合并糖尿病的营养治疗　建议结核病合并糖尿病患者每日摄入能量比普通糖尿病患者多 10%～20%，其中碳水化合物占总能量的 50%～65%，蛋白质占总能量的 15%～20%，脂肪占总能量的 20%～30%。碳水化合物宜选用低血糖生成指数食物。蛋白质宜选用优质蛋白质，建议优质蛋白质的占比超过三分之一。减少反式脂肪酸的摄入，增加 ω-3 脂肪酸的比例。膳食中应添加富含维生素的食物或维生素补充剂。糖尿病患者的膳食纤维摄入量应达到并超过健康人群的推荐摄入量，具体为 25～30g/d 或 10～14g/1 000kcal。推荐对存在营养风险或营养不良的结核病合并糖尿病患者，选择糖尿病专用型肠内营养制剂，以保证营养摄入和维持血糖稳定。肠外营养治疗时应使用胰岛素泵单独输注，以每克葡萄糖 0.1U 胰岛素的起始比例加入，并根据血糖情况调整胰岛素用量。

3. 泌尿系结核合并慢性肾脏病（CKD）的营养治疗　对结核合并 CKD 患者，需满足患者的营养需求，兼顾保护肾脏。CKD 1～3 期的患者，能量摄入以达到和维持目标体重为准。CKD 4～5 期且年龄≤60 岁的患者能量摄入为 35kcal/（kg·d），60 岁以上患者为 30～35kcal/（kg·d），活动量较小、营养状态良好者可减少至 30kcal/（kg·d）。当出现体重下降或营养不良时，应增加能量供给。CKD 1～2 期推荐蛋白质摄入量为 0.8～1.0g/（kg·d），CKD 3 期及以上的患者应优质低蛋白饮食，摄入量为 0.6～0.8g/（kg·d），50% 以上来自优质蛋白质。血液透析及腹膜透析患者推荐蛋白质摄入量为 1.0～1.2g/（kg·d），当患者合并高分解代谢的急性疾病时，蛋白质摄入量应增加至 1.0～1.3g/（kg·d），其中 50% 以上来自优质蛋白质，可同时补

充复方 α-酮酸制剂 0.08～0.12g/（kg·d）。

4. 结核病合并 AIDS 的营养治疗　结核病合并 AIDS 稳定期患者，可给予实际体重 30～35kcal/（kg·d）能量；消耗期患者，能量在原有基础上增加 20%～50%。蛋白质 1～1.4g/（kg·d）可维持瘦体重，给予蛋白质 1.5～2g/（kg·d）可增加瘦体重。在为患者提供蛋白质时，应考虑到有无合并肾功能不全、胰腺炎、肝硬化等其他疾病。

（四）特殊人群肺外结核病的营养治疗

1. 老年肺外结核病的营养治疗　老年结核病患者食物种类应多样化，适当增加餐次，可采用三餐两点制或三餐三点制。对于有吞咽障碍和咀嚼困难的老年人，通过烹调和加工改变食物的质地和性状（细软，切碎煮烂），使之易于咀嚼吞咽以保证摄入量。为避免肌肉衰减，推荐每日摄入蛋白质 1.2～1.5g/kg，优质蛋白质比例占 50% 以上，蛋白质均衡分配到一日三餐中。营养不良或有营养不良风险的老人如无法通过经口进食的方式达到目标能量，应使用口服营养补充（ONS），ONS 应提供至少 400kcal/d 的能量及 30g/d 的蛋白质，并且应持续至少 1 个月。

2. 儿童肺外结核病的营养治疗　抗结核治疗期间，建议定期监测儿童结核病患者的营养状况。身高、体重及中上臂围可作为评估儿童营养状况的指标，可参考 WHO《儿童生长标准》。皮下脂肪量低（皮褶厚度 0～4mm）的儿童活动性结核发病率更高，可作为监测儿童结核病患者营养状况的指标。产后不会将结核病传染给新生儿的孕妇，鼓励母乳喂养，并尽可能延长至 24 个月，以保证儿童的早期营养。营养不良儿童结核病患者的营养管理参考其他营养不良患儿的标准，建议增加营养素丰富的食物，不建议常规使用膳食补充剂。结核病强化治疗期的额外能量供应非常重要，应为儿童结核病患者增加食物并保证均衡膳食。在缺乏强化或补充性食物的情况下，建议儿童结核病患者按每日营养素推荐摄入量进行多种微量营养素补充。对饮食中维生素 B_6 摄入量较低的儿童，建议在接受异烟肼治疗时，补充维生素 B_6。

3. 妊娠肺外结核病的营养治疗　对患有结核病的孕妇，推荐提供当地营养丰富的食物或营养强化食品，以保证体重正常增长。尤其是妊娠中后期，应保证她们平均每周至少增重约 300g。对患有活动性结核病的孕妇，推荐补充微量营养素，包括铁、叶酸及其他矿物质和维生素。异烟肼治疗的孕妇可补充维生素 B_6 25mg/d，以预防并发症的发生。对于钙摄入量不足的活动性结核病孕妇，尤其是有高血压高风险的孕妇，应将钙补充纳入产前保健。每日 1.5～2.0g 钙的补充可有效降低妊娠期高血压、子痫前期和早产的发生风险。

第二节　肺外结核常见危重合并症的处理

一、结核性脑膜炎脑积水

结核性脑膜炎（TBM）是一种破坏性的中枢神经系统感染性疾病。大约有三分之一的 TBM 患者接受治疗后仍然会死亡。TBM 合并 HIV 感染的预后较差。当患者伴有意识障碍、糖尿病、免疫抑制、神经功能缺损、脑积水或血管炎等，预后更差。TBM 与多种并发症有关，如脑积水、脑室周围梗塞、视交叉蛛网膜炎以及颅内结核球。脑积水可以通过 CT 和 MRI 检查诊断出来。然而，MRI 更容易诊断出脑积水、结核球、基底渗出物和梗塞。脑积水主要通过药物保守对症治疗，少数患者需要手术干预。脑室-腹腔分流术、神经内镜第三脑室底造瘘术和脑室外引流术是用于治疗 TBM 的神经外科手术。脑积水出现通常提示其预后不良。

80% 的结核性脑膜炎患儿会出现脑积水。在一项包含 87 名儿童的回顾研究中发现，脑积水可出现在病程的各个阶段，且以病程内四周最为常见。在成人中，脑积水也是 TBM 的常见并发症。在 Davendran 等的一项包括 143 名 TBM 患者的研究中，44% 的患者出现脑积水。Ozates 等回顾研究了 289 名 TBM 患者（214 名儿童，75 名成人），其中 204 名患者伴有脑积水。

脑积水分为交通性脑积水和非交通性脑积水。在交通性脑积水中，脑脊液循环障碍主要发生在基底池或者蛛网膜颗粒处。在非交通性脑积水中，脑脊液循环障碍主要发生在中脑导水管或第四脑室处。交通性脑积水较为常见,高达 80% 的患者出现这种情况。可以通过脑室造影更准确地评估梗阻部位,但此检查由于存在不确定风险,临床较少应用。MRI 能较详细地显示颅内结核的病理改变,脑积水和脑池受累是近期预后不良的独立危险因素。

(一)发病机制

目前对 TBM 发病机制的理解主要基于尸检研究。结核分枝杆菌首先通过空气传播感染肺部,随后结核分枝杆菌通过血行途径扩散到脑膜和脑软膜下区,形成小的结核性肉芽肿,称为"结核球"。当这些"结核球"破裂,将结核分枝杆菌释放到蛛网膜下腔或脑室时,就会进展成 TBM。脑膜和邻近的脑实质也会出现强烈的炎症反应。结核分枝杆菌还可以直接到达粟粒性结核病患者的大脑和其他身体部位。TBM 的病理特征是形成凝胶状渗出物,主要影响大脑的基底部。这种反应引起的渗出物可以包裹颅神经并引起神经麻痹。它们可以包绕血管引起血管炎,阻断脑脊液(CSF)流动,脑脊液通路的阻塞导致脑室扩大形成脑积水。在交通性脑积水中,脑脊液的产生和吸收不平衡。当脑脊液流动受阻于基底池中第四脑室外侧孔和第四脑室正中孔以外(特别是在脚间池或环池中)时,蛛网膜颗粒处脑脊液的吸收受阻。渗出液阻塞中脑导水管和第四脑室会产生非交通性脑积水。通常,即使抗结核治疗后,脑室的大小也可能会继续扩大。极少数情况下,脑室可能是不对称的。脑室渗液可导致侧脑室或第四脑室的枕角或颞角隔离,导致脑室的不对称扩大。

(二)TBM 脑积水的预测因素

Chen 等一项对 31 名 TBM 患者的前瞻性随访研究中指出了发病率和相关的临床特征脑积水并评估脑积水对结果的影响。随访期长达 57 个月,初步评估显示 9 名患者出现脑积水,而 22 名患者在开始使用抗结核药物后出现脑积水。病程长、TBM 晚期、局灶性神经功能缺损和梗塞预示着脑积水。脑积水与较差的预后结果相关。Raut 等在一项大型(80 名患者)前瞻性研究中显示,在 6 个月的随访期间,视力障碍、颅神经麻痹和基底脑膜增强可预测脑积水的发展。脑积水可导致严重残疾甚至死亡。头痛、呕吐、发热、意识改变、视力丧失、脑膜刺激征、颅神经麻痹、局灶性缺损和癫痫是 TBM 的典型临床特征。病程通常超过 5 天。脑脊液检查特征性地显示细胞增多(淋巴细胞为主)、蛋白质增加和糖水平降低。脑脊液中的结核分枝杆菌通常通过涂片检查抗酸杆菌或培养来证实。基因型核酸扩增测试,例如 Gene-Xpert,一种 CBNAAT(基于试剂盒的核酸扩增测试),目前可在 4 小时内显示结果。Raut 等指出,与没有脑积水的患者相比,患有脑积水的 TBM 患者癫痫发作、复视、颅神经受累、视力丧失、视乳头水肿和视神经萎缩更常见。当患者出现意识障碍、视力下降、瞳孔不对称、视乳头水肿、眼肌麻痹和病理征阳性时,提示脑积水可能进一步加重中,需要紧急进行影像学检查。TBM 患者的脑室隔离和不对称通常表现为颅内压升高,需要紧急手术干预。

(三)影像检查

CT 可用于识别 TBM 患者的脑积水。侧脑室扩大、脑室周围渗出或 CSF 经室管膜渗出至脑实质,以及脑沟消失通常足以在临床上诊断脑积水。仅通过 CT 很难区分交通性和非交通性脑积水。第四脑室扩大通常见于交通性脑积水,而正常大小的第四脑室见于非交通性脑积水。MRI 可以更好地显示第四脑室形态,也可以更好地诊断出脑室炎。

(四)对症治疗

交通性脑积水患者首先进行药物治疗。类固醇已被证明可以降低所有 TBM 患者的死亡率。在 TBM 中使用的皮质类固醇也降低发病率相关神经系统后遗症,皮质类固醇可减少水肿和炎症,可缓解发热、头痛和其他颅内压升高的表现。乙酰唑胺和利尿剂也可用于交通性脑积水的治疗,因为这些药物可减少脑脊液的产生并改善间质性水肿。在更严重的情况下,需要使用甘露醇和高渗盐水等渗透性利尿剂。在决定手术治疗之前,甘露醇和高渗盐水被用作桥接疗法。乙酰唑胺和利尿剂可有效控制颅内压。药物治疗后脑室大小可能不会减少,但是,脑室周围渗出液可能会显著减少。Schoeman 等指出,针对脑积水和颅内压升高的辅助药物治疗确实会影响死亡率。

(五)手术治疗

脑积水的 TBM 患者,对药物治疗无效,可选择手术治疗。手术选择包括脑室外引流、脑室 - 腹腔分流术或神经内镜第三脑室底造瘘术。枕下减压和开颅术（用于隔离的脑室）应用较少。尽管有的患者接受了药物治疗，当出现意识障碍、进行性视力丧失和影像学显示脑室扩大增加时，可能需要脑脊液分流。非交通性脑积水通常对药物治疗没有好转，应进行手术治疗。对脑室外引流试验有效的患者应接受脑室-腹腔分流术或神经内镜第三脑室底造瘘术，有文献报道在 TBM 脑积水慢性期，神经内镜第三脑室底造瘘术（ETV）术预后良好率高于脑室-腹腔分流术（VPS），两者有显著差异，ETV 术后并发症发生率也略低于 VPS，所以在疾病的急性期首选 VPS，而在慢性期首选 ETV，因为在疾病的急性期脑组织的感染破坏易导致更多的 ETV 并发症。但是也有研究发现 ETV 治疗 TBM 的综合成功率为 59%，技术失败率为 5%，并发症发生率为 15%。此外，Vellore 分级已被证明是一种预测预后的工具，可以帮助手术决策。还有一些学者建议当怀疑为结核性脑膜炎时，应在明确诊断前使用抗结核药物进行治疗，并及时进行分流手术。

（六）预后

高达 80% 的结核性脑膜炎患者会出现脑积水。脑积水在 TBM 患儿中更为常见。厚厚的基底渗出液阻碍脑脊液流动，导致非交通性脑积水或交通性脑积水。在伴有进行性脑室扩大的 TBM 患者中，癫痫发作、颅神经麻痹、视力丧失、视乳头水肿、病理征阳性和意识障碍恶化的发生率升高。影像学上按比例扩张的第四脑室提示可能存在交通性脑积水。交通性脑积水患者对皮质类固醇、乙酰唑胺或利尿剂的药物治疗有效。非交通性脑积水患者需要进行脑脊液分流手术、脑室-腹腔分流术或神经内镜第三脑室底造瘘术。在许多情况下，脑脊液分流被认为可以在短期内挽救生命。长期以来，脑脊液分流对 TBM 总体预后的影响尚不清楚。在 TBM 治疗过程中脑脊液分流的时机尚不明确。需要更长随访时间的随机对照试验来回答这些相关问题。

二、急性肾损伤与慢性肾脏病

（一）急性肾损伤（AKI，acute kidney injury）与血液净化治疗

AKI 与发病率和死亡率相关，据估计，全世界每年有 200 万人死于 AKI，而生存的 AKI 患者患慢性肾脏疾病（CKD，chronic kidney disease）和终末期肾脏疾病（ESRD，end-stage renal disease）的风险增加，这些疾病带来了很高的经济、社会和个人负担。

呼吸衰竭和急性肾损伤（AKI）是临床常见的危重疾病，急性肺损伤/急性呼吸窘迫综合征（ALI/ARDS，acute lung injury/acute respiratory distress syndrome）所致的呼吸衰竭患者中近 35% 在一周内出现 AKI，呼吸衰竭并发 AKI 的患者中，死亡率可高达 59%～80%，远远高于未发生 AKI 的患者，AKI 早期是可逆的，但需及时诊断并采取干预措施。

1. 急性肾损伤

（1）AKI 诊断标准：AKI 的诊断依据主要参考全球改善肾脏病预后组织（KDIGO）标准。

AKI 的定义：48 小时内血肌酐（serum creatinine，SCr）上升≥0.3mg/dl（26.5μmol/L）或较原先水平增高 50% 或尿量减少至＜0.5ml/（kg·h）（排除梗阻性肾病或脱水状态）。

（2）AKI 病情评估：快速评估 AKI 患者并明确病因，尤其应寻找可逆因素。

按照 AKI 分期标准，根据 SCr 和尿量对 AKI 进行严重程度分期。

根据 AKI 的分期（表 3-11-8）及病因管理 AKI 患者。

AKI 3 个月后再次评估患者，以确定 AKI 恢复程度，新发 AKI 或原有 CKD 的恶化。

若患者进展至 CKD，应按照 KDIGO 的 CKD 指南进行管理。若患者未进展至 CKD，应评估其发生 CKD 的风险，并按照 KDIGO 的 CKD 指南进行管理。

（3）AKI 不同分期患者的管理，见表 3-11-9。

（4）急性肾脏病（AKD，acute kidney disease）：AKD 是指 AKI 发作后，急性或亚急性肾功能损害和/或下降持续 7～90 天，其预后包括痊愈、AKI 复发、恶化或死亡。2017 年急性透析质量倡议小组（ADQI，Acute Dialysis Quality Initiative Group）急性肾脏病和肾脏恢复的专家共识对 AKD 进行了新的定义，包括：①不完全满足 AKI 诊断标准，如不明原因或亚急性肾病；②超过 7 天仍未完全恢复正常甚至恶化的 AKI。③某些情况下，AKI、AKD 和 CKD 是同一种疾病不同阶段。

表 3-11-8 AKI 的分期

分期	血肌酐(SCr)标准	尿量标准
1	SCr 达基础值的 1.5~1.9 倍或上升 ≥0.3mg/dl(≥26.5μmol/L)	<0.5ml/(kg·h) 6~12 小时
2	SCr 达基础值的 2.0~2.9 倍	<0.5ml/(kg·h) ≥12 小时
3	SCr 达基础值的 3 倍或升至 ≥4.0mg/dl(≥353.6μmol/L) (或)开始肾脏替代治疗 (或)年龄<18 岁者，eGFR 降至 <35ml/(min·1.73m^2)	<0.3ml/(kg·h) ≥24 小时；(或)无尿 ≥12 小时

注：AKI，急性肾损伤；SCr，血肌酐；eGFR，估计的肾小球滤过率。

表 3-11-9 AKI 不同分期患者的管理

高风险	1	2	3
尽可能停止所有潜在肾损害的措施			
确定容量状态和灌注压			
考虑功能性血流动力学监测			
监测血清肌酐和尿量			
避免高血糖			
考虑用其他方法替代造影检查			
	启动无创性诊断性检查		
	考虑有创性诊断性检查		
		检查并调整药物剂量	
		考虑肾脏替代治疗	
		考虑转入 ICU 治疗	
			尽量避免锁骨下静脉置管

AKD 是 AKI 未完全恢复进展后的病程，其临床分期如图 3-11-10 所示。AKD 0 期：AKI 后的不完全恢复状态。AKD A 期：不满足 0B 或 0C 期标准，即不存在肾损害或功能丧失，且有临床恢复迹象，但此期患者仍存在肾损害和其他不良预后的风险，因此患者仍需要随访，同时慎用肾毒性药物。AKD 0B 期：SCr 已恢复至基础水平(在入院前 7~365 天内检测的 SCr 值为 SCr 基础水平)，但仍存在持续性肾脏损害(如新发蛋白尿、蛋白尿恶化、新发高血压、高血压恶化和进行性肾脏疾病等)、修复和/或再生，肾小球或肾小管储备功能降低(如肾切除术后患者)的表现。AKD 0C 期：SCr 低于基线水平的 1.5 倍，但未恢复至基线水平，其中 SCr 恢复，但保持基线水平 115% 以上者仍存在死亡风险，此类患者需要加强随访，同时调整后期治疗方案。AKD 0B/AKD 0C 期：SCr<基线水平的 1.5 倍，但未恢复至基线水平，且存在持续性肾损害、修复和/或再生的表现。

（5）肾功能评估：目前常用肾脏滤过功能标志物，如 SCr，评估 AKI、AKD 及其恢复。但此方式存在局限性，如肌肉消耗、肾储备功能变化以及超滤等均影响结果准确性，为了更精准评估患者肾功能，2017 年 ADQI 急性肾脏病和肾脏恢复的专家共识建议采用其他生物标记物如胱抑素 C 和肌酐清除率等。其他滤过标记物也是评估 AKD 患者肾功能、监测 AKD 肾功能恢复较好的指标，但其临床应用有待验证。另外，评估肾小球储备功能(如评估蛋白质负荷对 GFR 的影响)或肾小管储备功能的方法，如速尿应激实验等，尚有待临床验证。

损伤

| 7天 | 7~90天 | ≥90天 |

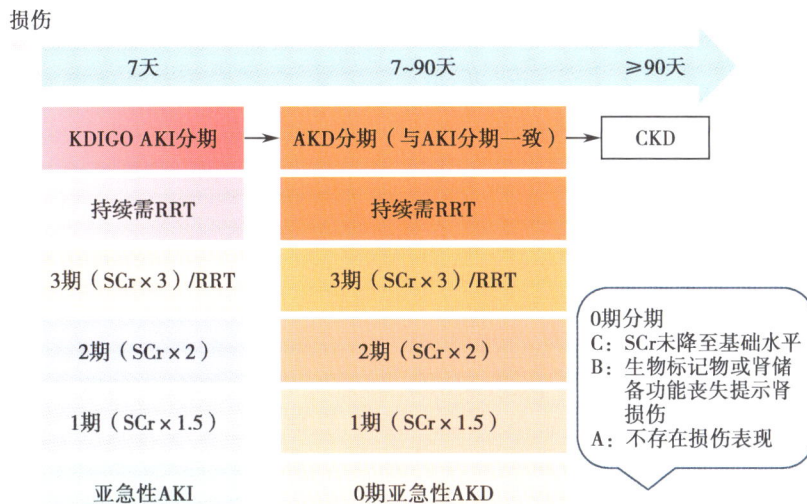

| KDIGO AKI分期 | → | AKD分期（与AKI分期一致） | → | CKD |

| 持续需RRT | 持续需RRT |

| 3期（SCr×3）/RRT | 3期（SCr×3）/RRT |

| 2期（SCr×2） | 2期（SCr×2） |

| 1期（SCr×1.5） | 1期（SCr×1.5） |

0期分期
C：SCr未降至基础水平
B：生物标记物或肾储
　备功能丧失提示肾
　损伤
A：不存在损伤表现

| 亚急性AKI | 0期亚急性AKD |

注：KDIGO，改善全球肾脏病预后组织；AKI，急性肾损伤；AKD，急性肾脏病；RRT，renal replacement therapy，肾脏替代治疗。

图 3-11-10　AKI 和 AKD 分期

依赖肾脏替代治疗患者肾脏恢复的评估 AKI 患者进行肾脏替代治疗后的肾脏恢复是指其停止 RRT 几天以上，建议在停止 RRT 后 3～7 天内进行。对于个别患者，出院后应密切随访，以明确脱离 RRT 后的肾功能状态。

（6）AKI 的预防与治疗：对 AKI 发生的高危人群进行详细的危险分层和频繁的肌酐与尿量检测，可以使 AKI 的早期诊断成为可能。同时，AKI 高危人群的病史、体格检查和血流动力学监测、容积状态评估、体重和排尿量测量也是至关重要的。对充血性心力衰竭、急性呼吸窘迫综合征或休克患者而言，有创血流动力学监测可能是必要的。对于没有低血容量或有速尿禁忌的 AKI 患者，可以参考速尿应急试验（furosemide emergency test，FST）作为 AKI 患者的进展预测因子。

合并休克患者的补液建议：非失血性休克的 AKI 高危患者或 AKI 患者，建议用等张晶体补液而非胶体补液（白蛋白，羟乙基淀粉）扩容，合并血管收缩性休克的 AKI 高危患者或 AKI 患者，可联合使用补液与升压药，脓毒性休克的高危患者，建议参照既定的血流动力学和氧合参数管理方案，避免 AKI 进展或恶化。

AKI 患者药物管理：AKD 患者药物使用评价方案包括用药指征和替代品、药物作用机制、肾功能、肾储备能力、其他器官功能状态、药物遗传敏感性、肾外因素等。AKI 患者应避免使用肾毒性药物；必须使用肾毒性药物时，应尽可能减少其肾毒性，且避免再次使用。用药剂量应依照相关的循证指南确定。

血管紧张素转换酶抑制药（angiotensin inhibitor，ACEI）和血管紧张素受体阻滞药（angiotensin receptor blockers，ARB）ACEI 和 ARB 是临床常用药物，同时也最具肾毒性潜力。其常见副作用是降低肾小球内压和滤过分数，诱发或加剧 AKI。2013 年英国一项研究数据（全国医院管理）表明，在 2007 年和 2011 年期间 ACEI 和 ARB 处方增加了 16%，同期 AKI 的住院人数增加 50%。虽然一些指南推荐一旦出现则立即停用 ACEI 和 ARB，但考虑到这两种药物的风险与效益比，共识指出 AKD 患者需要慎重使用，尽量避免使用这类药物。

ADQI 工作组去年 2020 年在奥地利举办了第 21 次工作组会议，就肺-肾交互的流行病学，病理生理和干预策略等进行了讨论，特别是就有关研究和临床管理总结发表了会议专家共识。推荐对有 AKI 风险的 ARF/ARDS 患者遵从 KDIGO 的指南（1C）建议对 IMV 的 AKI 患者实施保守的液体管理策略和选择性使用利尿剂或肾脏替代治疗（renal replacement therapy，RRT），以改善肺功能和减少 IMV（2C）推荐遵从 KDIGO 的 AKI 管理指南，这可导致肺疾患预后改善（1D）推荐 RRT 来缓解 AKI 患者的代谢性并发症，特别是影响通气的酸碱平衡紊乱（1D）建议对严重 ARF/ARDS 患者至少每天检测血清肌酐和定期监测尿量,监测 AKI 的进展(1B),推荐监测 IMV 患者的潮气量和通气压力并采用肺保护通气策略,以降低新发或 AKI 恶化的风险(1C)。推荐监测治疗机械通气患者的低血压、静脉淤血、右心衰和腹内高压,这些均可导致肾功能障碍(1B)建议,在对慢性阻塞性肺疾病(chronic obstructive pulmonary disease,COPD)具代谢代偿的患者实施 RRT 时,对代偿性代碱中的纠正应当在可耐受情况下尽量缓慢,避免发生代酸(2D)。

(7)随访:对 AKI/AKD 患者的定期专科随访可改善远期预后。

2. 血液净化治疗 国内有学者采用急性肾脏损伤网络(Acute Kidney Injury Network,AKIN)标准将患者划分为 AKIN 1、2、3 期组作为开始连续性肾脏替代治疗(continuous renal replacement therapy,CRRT)治疗时机,研究结果显示早期(AKIN 1 或 2 期)CRRT 治疗并未能改善重症 AKI 患者的存活率,但该研究同样存在样本量小的局限性。另外有国内研究则根据 KDIGO-AKI 指南对研究对象行 CRRT 治疗前的肾功能进行分级,分为 AKI-1 级组、AKI-2 级组、AKI-3 级组;该研究在延长观察时间、增加样本量的基础上发现三组患者在 28 天生存率或住院病死率均未存在统计学差异,研究结果并没有显示出早期 CRRT 能够使危重病 AKI 患者的预后得到改善。而彭彦平等研究发现,AKI 1、2 期患者肾脏功能改善情况相比 AKI 3 期患者更为明显,早期的 CRRT 治疗可降低重症 AKI 患者病死率。郑慧萍等根据 KDIGO 诊断标准则将 46 例 CSA-AKI 患者分为 A 组(AKI 1 级)和 B 组(AKI 2 级)进行比较研究,发现早期(AKI 1 期)CRRT 可明显改善患者的预后。上述无论基于哪一种 AKI 诊断标准分期的研究,多数为回顾性分析,或未进行亚组分析,或样本量较少,故研究结果证据支持力度尚不充足。

血液净化治疗的 AKI 指征:①AKI 患者伴有血流动力学不稳定;②AKI 患者伴有颅内压增高或脑水肿;③AKI 患者伴有心功能不全;④AKI 患者伴有高分解代谢;⑤AKI 患者伴有严重水电解质和酸碱紊乱;⑥AKI 患者伴有肺水肿。

第 17 届 ADQI 国际共识会议精准 CRRT 共识荟萃:急性肾损伤达到 KDIGO 2 级,参考 Ronco 教授和 Bellomo 教授共同提出的 AKI 指征。第 17 届 ADQI 共识提出当代谢和液体管理需求超出肾脏能力时,需考虑急性肾脏替代治疗,其中肾性适应证包括:KDIGO 2 级;严重的液体过负荷、电解质、酸碱平衡紊乱;维持性血液透析患者出现血流动力学不稳定。当 ARDS 合并多器官功能衰竭(multiple organ dysfunction syndrome,MODS),建议早期[急性生理和慢性健康状况Ⅱ评分(APACHE-Ⅱ score)<27 分]行 CRRT 治疗。

在不同国家、不同机构之间,建议 CKD 患者何时开始 CRRT 并没有统一的参考标准,甚至在一个团体的个体医生之间都不是标准化的。决定是否开始 RRT,应全面考虑患者的临床背景,是否存在能被 CRRT 改善的病情,综合实验室检测结果的变化趋势,而非仅观察尿素氮和肌酐水平。

(1)CRRT(连续性肾替代治)适应证

1)合并多器官功能障碍综合征、脓毒血症或感染性休克、ARDS 等高炎症反应患者。

2)严重容量负荷及乳酸酸中毒等严重的电解质和酸碱代谢紊乱。

3)合并急性肾损伤,需要血液净化治疗。

4)合并结核的维持性血液透析患者。

5)其他:合并慢性心力衰竭等。

(2)CRRT 禁忌证:无绝对禁忌证,但存在以下情况时应慎用。

1)难以建立合适的血管通路。

2)难以纠正的低血压。

在评估 CRRT 适应证和禁忌证基础上,肾脏专科或加强监护病房(intensive care unit,ICU)医师以及患者及其家属共同决定是否采用和开始 CRRT。

(3)CRRT 的抗凝治疗:CRRT 抗凝治疗方案应在充分评估患者凝血状态和确认患者是否存在抗凝药物禁忌证的基础上制定并实施。

(4)血管通路

1)建议 AKI 患者行 CRRT 时采用无套囊的非隧道式透析导管,不建议用隧道式导管。

2）AKI 患者选择中心静脉置入导管时，建议按以下顺序选择静脉血管：①首先选择右侧颈内静脉；②其次选择股静脉；③第三选择左侧颈内静脉；④最后优先选择优势侧的锁骨下静脉。

3）推荐超声引导下行静脉血管穿刺。

4）在颈内静脉或锁骨下静脉导管置入后，推荐在首次使用导管前行胸片检查。

（5）停机时机评估：对于 CRRT 的停机指征，目前仍存在较大争议，根据已有文献，建议在以下情况下考虑停机，患者生命体征稳定、血流动力学正常、呼吸机条件明显下调、水电解质和酸碱平衡紊乱纠正以及未使用利尿剂的状态下每日尿量 500～1 000ml 或更多，用利尿剂的状态下每日尿量 1 500～2 000ml 或更多。

（6）并发症及处理：CRRT 与血液透析和血液滤过等技术的并发症种类相同，但由于 CRRT 治疗对象为危重患者，其血流动力学常不稳定，且治疗时间长，故一些并发症的发生率较高，且程度较重，处理更为困难。如低血压、低钾血症、低钙血症、低磷血症、酸碱失衡、感染，以及机械因素相关并发症。另外，由于治疗时间长，如应用肝素等全身抗凝剂总量过大，容易发生出血或出血倾向；但如血流量较低、血细胞比容较高或抗凝剂剂量不足，则容易出现凝血。如治疗时间较长，则可导致维生素、微量元素和氨基酸等丢失，应适当补充。

（7）体外二氧化碳清除（extracorporeal carbon dioxide removal, $ECCO_2R$）治疗：2016 年英国胸科协会和英国重症监护协会发布的成人急性呼吸衰竭的通气管理指南中，其中关于高碳酸性呼吸衰竭的管理指南指出，如果已经采用肺保护性通气策略，但出现无法纠正的严重的高碳酸血症酸中毒（pH＜7.15）时可采用 $ECCO_2R$ 纠正高碳酸血症。2016 年英国国立临床规范研究所（NICE）发布的介入治疗指南 IPG564 中，使用 $ECCO_2R$ 治疗呼吸衰竭的适应证是极度异常的低氧血症或极度异常高碳酸血症，特别是成人急性呼吸衰竭中的严重 ARDS（由败血症、肺炎或胸部外伤导致）。本章节作者在两名新型冠状病毒感染危重型病患的救治过程中使用了 $ECCO_2R$ 串联 CRRT，通过肺保护性通气下采用 $ECCO_2R$ 系统，纠正高碳酸血症、呼吸性酸中毒，降低潮气量、呼气末正压通气（PEEP）等机械通气参数，减少呼吸机相关肺损伤，帮助肺功能恢复，应用于救治危重症新冠肺炎二氧化碳潴留的呼吸衰竭合并肾功能衰竭患者，同时进行连续性血液滤过，从呼吸到内环境、炎症因子的清除及容量管理抗凝等多方面调整，以达到肺、肾、感染、脓毒血症、凝血紊乱之间的协调和改善，使患者全身状况在极危重时刻得以逆转至相对稳定状态，为患者赢得了救治时间，同时避免了 ECOM 使用为患者提供更适合的治疗模式，以达到好的治疗效果；为患者创造更多的救治机会，其临床应用前景值得探讨。

（二）慢性肾脏病（chronic kidney disease, CKD）

慢性肾脏病发病较为隐匿，我国成年人慢性肾脏病（chronic kidney disease, CKD）患病率约为 10.8%，CKD 患者作为一个免疫功能受损及肾功能代谢异常的群体，尤其是透析患者，发生结核病的风险较普通人群更高。常常可能在肺科就诊过程中发现 CKD，结核病的急危重症可以加重 CKD 的进展，了解 CKD 的诊断、分期及诊疗原则有助于帮助患者度过危重症期，发现肾脏问题需要请肾内专业会诊协助诊治，开展多学科协作，以便明确诊断规范治疗，令患者获益。

1. CKD 的诊断

（1）CKD 定义：肾脏结构或功能异常＞3 个月。

（2）CKD 诊断标准：出现表 3-11-10 中任何一项指标，持续时间超过 3 个月。

表 3-11-10 CKD 的定义

1. 肾损害，有或无 GFR 降低。肾损害系指肾脏的结构或功能异常，表现为下列之一：
（1）肾脏病理形态学异常；
（2）具备肾损害的指标，包括血、尿成分异常或肾脏影像学检查异常。
2. GFR＜60ml/（min·1.73m²），有或无肾损害表现。

2. CKD 分期和治疗计划　慢性肾脏病根据肾小球滤过率（GFR）分为 5 期，见表 3-11-11。

表 3-11-11 CKD 的分期和治疗计划

分期	描述	eGFR/[ml/(min·1.73m²)]	治疗计划
1	肾损伤 GFR 正常或↑	≥90	CKD 病因的诊断和治疗 治疗合并疾病 延缓疾病进展
2	肾损伤, GFR 轻度↓	60～89	估计疾病是否会进展和进展速度
3	GFR 中度↓	30～59	评价和治疗并发症
4	GFR 严重↓	15～29	准备肾脏替代治疗
5	肾衰竭	<15 或透析	肾脏替代治疗

目前临床多通过 SCr 监测肾功能,但大多数专家认为 GFR 较 SCr 是更为敏感的监测指标。测量 GFR 在临床操作上比较困难,多采用公式得出估算 GFR(eGFR)。建议临床检测 SCr 后,采用简化肾脏病膳食改良试验(aMDRD)公式测算 eGFR。eGFR=186× 血清肌酐(mg/dl)−1.154× 年龄(岁)0.203 × 0.742(如果是女性患者)。

3. CKD 的肾脏替代治疗指征 CKD 的肾脏替代治疗(RRT)指征如表 3-11-12 所示。

表 3-11-12 CKD 的 RRT 指征

绝对指征	相对指征
(1)心包炎	(1)厌食,逐步进展为恶心和呕吐
(2)药物治疗无效的水负荷过重和肺水肿	(2)明显的疲乏无力
(3)药物治疗无效的高血压	(3)与记忆力、认知能力和注意力有关的工作能力下降
(4)尿毒症脑病或神经病变	(4)持续严重瘙痒
(5)消化道出血	(5)抑郁,人际交往障碍
(6)持续的严重恶心和呕吐	

4. 慢性肾脏病的治疗及随访

(1)慢性肾脏病的分期对临床工作有指导作用,例如,对血压和血脂的监测和控制应始自 CKD 诊断之时;而对贫血、心脑血管、营养及钙磷代谢、甲状旁腺功能的监测及治疗应始自 CKD 3 期,并于 4 期后加强监测的频度。在 CKD 4 期做维持性肾脏替代治疗的准备。

(2)对于维持性血液透析患者,应按照最新《血液净化标准操作规程》,联合血液净化专科,多学科协作管理患者。

三、窒息

(一) 概述

人体的呼吸过程由于某种原因受阻或异常,所产生的全身各器官组织缺氧、二氧化碳潴留引起的组织细胞代谢障碍、功能紊乱和形态结构损伤的病理状态称为窒息(asphyxia)。当人体内严重缺氧时,器官和组织会因为缺氧而广泛损伤、坏死,尤其是大脑。通常情况下,对人体来说,气道完全阻塞造成不能呼吸的状态只要持续 1 分钟,心跳就会停止。

窒息按发生的原因可分为三类。一类是由于气管异物、压迫、喉头水肿等原因导致气道阻塞所致的机械性窒息,一类是由于吸入毒性气体导致的中毒性窒息,最后是支气管哮喘、肺炎等导致的病理性窒息。在肺外结核中造成窒息最常见的原因为咽喉结核,颈椎结核导致的咽后脓肿,纵隔淋巴结结核造成的大气道压迫(儿童常见),抗结核药物导致的喉头水肿等。在国内的一项研究表明,在喉结核患者中,13.64% 的患者出现呼吸困难表现。在国外一项对 16 名患有喉结核的成年人进行的研究中,4 人出现喘鸣,最终需要进行气管切开术,严重上气道阻塞发生率为25%。喉部结核最常累及喉前部结构,其特征是肥大性、外生性和/或息肉样病变。50%～70%的病例的声带受到影响,40%～50%的病例的假声带受到影响。当发生严重感染时,这些关键的解剖区域会发炎,导致气道阻塞。这会导致暴发性呼吸窘迫,如果不及时识别和管理,可能会发展为呼吸停止。

（二）临床表现

1. 窒息的发生非常迅速,主要呈吸气性呼吸困难,轻度仍能呼气。往往表现为突然出现的胸闷难耐、神情紧张、烦躁不安、咳嗽似犬吠状、眼结膜点状出血、失声、声音嘶哑、三凹征阳性。血压先升后降,心脏跳动由快至慢。心律失常,直至心跳、呼吸停止。

2. 根据目前相关指南,可根据以下表现评估窒息的严重程度。

具备以下表现为轻度窒息:面部与全身皮肤青紫;呼吸浅表或不规律;心跳规则,强而有力,心率80～120次/分;对外界刺激有反应,肌肉张力好;喉反射存在。

具备以下几项为重度窒息:皮肤苍白,口唇暗紫;无呼吸或仅有喘息样微弱呼吸;心跳不规则,心率<80次/分,且弱;对外界刺激无反应,肌肉张力松弛;喉反射消失。

体格检查:一般有呼吸困难、喘息、气促,甚至张口抬肩、鼻翼扇动、不能平卧;吸气时可见肋骨间、胸骨上、锁骨上凹陷、口唇及甲床青紫;肺部听诊可闻及哮鸣。

（三）实验室及辅助检查

1. **血常规**　可通过白细胞、中性粒细胞计数等指标的变化初步判断患者是否存在感染性疾病,帮助诊断窒息的病因。

2. **血气分析**　窒息患者多有氧分压下降、二氧化碳分压升高、乳酸升高等表现,可了解有无呼吸衰竭、低氧血症、酸碱失衡等情况,可评估窒息的严重程度。

3. **胸部影像学检查**　胸片、胸部CT对气道情况、肺部、纵隔疾病的诊断具有重要意义。

4. **喉镜**　可了解是否有咽喉结核、急性喉痉挛、急性喉水肿等疾病。

5. **支气管镜**　可直观地明确有无气道压迫、气道异物、气道肿瘤,且可通过支气管镜吸出气道内分泌物、取出气道异物、行局部治疗,开放气道。

（四）诊断与鉴别诊断

1. **诊断**　根据患者的病史、体征以及辅助检查结果,基本上能有一个初步诊断结果,关键应尽快明确病因,如果一时无法明确病因,应一边确定病因一边采取积极的对症治疗、检查和监护措施。

2. **鉴别诊断**

（1）呼吸肌麻痹:多种疾病使呼吸肌或支配呼吸肌的脊髓、周围神经、神经肌肉接头处受累,引起呼吸肌肌力减退或丧失,导致通气功能障碍,造成机体缺氧与二氧化碳潴留,甚至呼吸衰竭的临床综合征。由于其无法进行正常的呼吸运动,也可导致呼吸困难、发绀等表现,但多表现为胸廓动度减弱、腹式呼吸减弱、胸腹矛盾运动等,一般不会出现三凹征等表现,行肌电图可以确诊。

（2）潮式呼吸:又称陈-施呼吸,特点是呼吸逐步减弱以至停止和呼吸逐渐增强两者交替出现,周而复始,呼吸呈潮水涨落样。多见于中枢神经疾病、脑循环障碍和中毒等患者。潮式呼吸周期可长达30秒～2分钟,暂停期可持续5～30秒。由于其存在呼吸暂停,故亦可导致机体缺氧,引起发绀、烦躁等表现,但一般不会出现三凹征阳性,胸部影像学常无明显异常,结合病史可鉴别。

（五）治疗

窒息的原因很多,窒息的急救应根据其病因进行救护。解除了气道阻塞和引起缺氧的原因,部分患者可以迅速恢复。窒息治疗的原则是紧急实行对症治疗和病因抢救,并保持呼吸道的畅通,提高患者体内含氧水平。其治疗的关键在于早期发现与及时处理。

如发现患者有烦躁不安、面色苍白、鼻翼扇动、三凹征、口唇发绀、血压下降、瞳孔散大等呼吸困难或窒息症状时,则应争分夺秒进行抢救。对于病因不明的患者,努力缓解气道的梗阻,改善和维持患者的气体交换,予以吸氧、生命体征监护,进行血气分析、胸片等检查。必要时应及早给予气管插管或气管切开,保证气道通畅,同时给予机械辅助通气,或给予洛贝林、尼可刹米等呼吸兴奋剂,改善呼吸功能、改善机体缺氧、纠正呼吸衰竭。对于窒息患者进行治疗的具体操作和措施如下。

1. 呼吸道阻塞的救护 将昏迷患者下颌上抬或压额抬后颈部，使头部伸直后仰，解除舌根后坠，使气道畅通。然后用手指或用吸引器将口咽部呕吐物、血块、痰液及其他异物挖出或抽出。儿童由于结核引起的肿大淋巴结压迫气道而出现危及生命的气道阻塞，有时需要对肿大的纵隔淋巴结进行经胸手术减压以缓解气道阻塞。

2. 咽部肿胀压迫呼吸道的患者 可以由口腔或鼻腔插入任何形式的通气导管，以解除窒息。如情况紧急，又无适当通气导管，或者喉结核导致气道明显狭窄无法行气管插管时，可用 15 号以上粗针头由环甲筋膜刺入气管内。如仍通气不足，可能需要同时插入 2～3 根，随后行气管造口术。如遇窒息濒死，可行紧急切开环甲筋膜进行抢救，待病情缓解后，再改行常规气管造口术。

颈椎结核导致的咽后脓肿，可在超声引导下行局部脓肿抽吸，盲目或强力气管插管可能会导致脓肿破裂，应在气管镜引导下行气管插管或者直接行气管切开。

3. 饮食调理 窒息严重时，应禁止进食，以免加重病情，症状缓解后可以慢慢从流质饮食恢复。此症状通常与饮食相关性较小，一般无特殊饮食调理事项。

4. 护理 对于窒息患者的护理关键是及时就医抢救的同时严密监测生命体征，及时采取清理呼吸道、体位引流、气管插管等方式解除呼吸道梗阻，采取吸氧、心肺复苏的抢救措施尽力挽救患者的生命。保持病室安静，避免刺激。

5. 病情监测 密切关注患者的血氧分压、氧合指数、生命体征、神志、瞳孔、面部表情以及口唇发绀情况，若有异常及时实施急救措施。

（六）预后及随访

1. 预后 窒息只要抢救及时，解除气道阻塞，呼吸恢复，心跳随之恢复。但是，窒息是危重症最重要的死亡原因之一，其预后效果跟窒息的程度和复苏的技术有关。轻度窒息基本都能恢复，重度窒息的致残率在 20%～70%。

2. 随访 应加强对发生过窒息患者的随访，指导患者预防误吸、呛咳、胃内容物反流以及加强安全意识，并交代患者出现呼吸困难时及时就近就医。

四、肠结核致肠梗阻及消化道出血的治疗

（一）概述

肠结核是结核分枝杆菌引起的肠道慢性特异性感染疾病。目前肺外结核占全球结核病的 15%，肠结核是肺外累及的第六常见部位。HIV 流行等因素可能会导致结核发病率增加。

肠结核最常见的症状是腹痛（81%），其次是体重减轻（62%）、发热（51%）、恶心和呕吐（42%）、腹泻（29%）和便秘（22%）。肠结核容易被误诊为恶性肿瘤或炎症性肠病，单一的实验室指标无法明确诊断，临床表现、并发肺结核、结核感染特异性 T 细胞检测、影像学表现、内镜特征、组织病理学特点和微生物培养均能够协助确诊。

结核杆菌可侵袭肠道任何部位，以回盲部最为常见，这与结核杆菌对淋巴组织具有特殊的亲和力，而回盲部富含淋巴组织相关。肠结核病变多呈慢性经过，修复过程中有大量纤维组织增生和瘢痕形成，易导致肠腔狭窄和闭塞性内膜炎，因此肠梗阻是肠结核的常见并发症，而消化道大出血临床上较为少见。

（二）肠梗阻

肠结核因淋巴增生和大量组织干酪样坏死可导致肠梗阻，其延迟诊断和不恰当治疗可致死亡，出现急性并发症时死亡率则更高。

与一般肠梗阻比较，结核性肠梗阻具有以下特征：①病变肠管较长；②常并发肠系膜淋巴结结核性脓肿；③肠黏连较广泛，手术时若广泛剥离易发生二次梗阻；④肠瘘发生率高，结核性腹膜炎可引起麻痹性肠梗阻或黏连性肠梗阻；⑤肠系膜淋巴结肿大压迫肠管及肠管本身增生可导致肠管瘢痕性狭窄。

结核性肠梗阻一经确诊或高度拟诊，应尽早进行规范抗结核化疗。一般在规律抗结核药物治疗 4～6 周后择期手术较为安全，而对于结核性肠梗阻出现严重并发症的情况，经 3 天以上内科保守治疗无法缓

解甚至加重者,宜果断采取急诊手术。

肠梗阻最常发生部位为回盲部,与肠结核好发部位一致,通常采取右半结肠切除术。手术医生需要全面权衡手术风险,手术方式则须根据患者腹腔及肠道具体情况而定。例如,腹腔广泛黏连合并穿孔者可行肠黏连松解术及肠造口术,手术时应避免过多分离黏连,分离梗阻肠段的黏连即可,过多分离会导致术后更广泛黏连;病变局限、黏连严重松解困难者可行部分病变肠管切除吻合术;腹腔结核脓肿者可行清除引流术;全小肠黏连或完全性肠梗阻者可行全小肠排列术等。

对于结核性肠梗阻,手术仅仅是一种重要的应急措施,即使切除病变肠管,仍有腹腔及肠系膜淋巴结核病灶残留的可能性,术后仍需要按照早期、规律、全程、适量、联合原则进行抗结核治疗。

对于重症结核性肠梗阻,炎症控制包括抗结核治疗与糖皮质激素治疗两方面。抗结核治疗原则同结核性脑膜炎、血行播散型肺结核等重症结核病,除了严格执行抗结核化疗的原则外,还应当适当延长疗程,根据个体差异确定疗程,以 18 个月以上为宜。治疗早期宜选用抗炎作用较强的地塞米松,病情平稳后可以选用泼尼松。对于重症结核性肠梗阻,特别是腹膜炎黏连型肠梗阻,糖皮质激素的早期足量使用是抗炎治疗的重要环节,掌握好计量和疗程,激素的使用通常是利大于弊的。

另外也有学者认为,中西医结合治疗对结核性肠梗阻具有一定的疗效。党参具有抑制结肠炎和补脾益肺的功效;茯苓可利水渗湿、利水而不伤正气;橘红可散寒、燥湿、利气;川附片可温补脾肾、温阳逐寒;厚朴性味归经,具有减轻反胃、呕吐的效果。适当配伍上述中药可以有效缓解患者呕吐、腹胀和腹痛等症状。对于气血两虚型的肠结核患者,可加减黄芪、当归、党参等药味进行治疗,而脾胃虚弱的肠结核患者宜采用扁豆、甘草、生姜、广木香和茯苓。

结核性肠梗阻肠道管理过程中,营养实施的核心包括供给方式、开始时机的选择和"循序渐进"地摄入。我国营养专家共识中建议根据梗阻程度给予包括口服、营养泵入、避开肠腔狭窄位置管喂、肠外营养等不同营养方式。

欧洲重症营养指南推荐,对于有功能性胃肠道疾病的患者,24~48 小时内应积极给予肠内营养。肠内营养更符合机体生理需求,在保持肠道完整性和肠道微生物多样性以及促进肠道介导免疫方面均有积极作用。但对于肠内喂养不能满足能量需求或存在肠内营养禁忌证的重症患者,则需要进行早期、逐步增加的肠外营养,这有助于减少感染和降低 ICU 死亡率。

另外,进食高纤维食物或易导致产气的豆浆、牛奶等可造成狭窄处肠管梗阻。因此,对于肠结核除了采取有效的抗结核治疗外,一般要求进食少渣、半流质饮食或软食,并由少到多、少食多餐,忌暴饮暴食,否则容易诱发完全性肠梗阻、肠道穿孔出血甚至窦道形成。

(三)消化道大出血

肠结核致消化道大出血临床上较为罕见,这是因为肠结核所致的溃疡多由闭塞性动脉内膜炎发展而来,其胃肠道出血通常归因于黏膜溃疡的血液渗出,一般出血量不多,肠结核溃疡部位的毛细血管和小动脉管壁常增厚导致内腔狭窄闭塞,形成闭塞性脉管炎。病变若侵蚀大血管,可引起大出血,如肠系膜动脉和主动脉。也有部分罕见病例曾报道肠结核累及血管后可引起假性动脉瘤,动脉瘤破裂后可导致消化道大出血,如腹主动脉、肝动脉、胃十二指肠动脉和肠系膜上动脉。

有研究表明,伴有息肉形成、AIDS 且长期使用免疫抑制剂、严重营养不良的肠结核患者可能更容易发生消化道出血,临床医师应提高警惕、全面考虑,以免漏诊、误诊。

肠结核引起消化道大出血的治疗措施包括支持治疗、药物治疗、内镜下治疗、血管栓塞治疗及外科治疗等。积极抗结核等内科保守治疗无效是手术治疗的适应证,对于肠瘘管形成致营养吸收障碍、肠道结核病灶较大的患者也应积极采取手术治疗,可缩短疾病的疗程,减轻患者的痛苦及经济负担。术前可行放射性核素检查确定出血位置,避免盲目探查导致组织损伤或结核扩散。

肠梗阻是肠结核的常见并发症,治疗上以抗结核治疗、手术治疗及中西医结合治疗为主,对于重症结核性肠梗阻应适当应用激素治疗。肠结核所致的消化道出血在临床上较为罕见,当病变累积大血管或引起假性动脉瘤破裂时,可导致消化道大出血的发生,对于高危患者应提高警惕,以免漏诊,其治疗措施包括药物治疗、内镜下治疗、血管栓塞治疗及外科治疗。

五、内分泌系统结核危重症

（一）腺垂体危象

中枢神经系统结核感染可侵及脑膜、脑实质、脊髓、脑神经及周围神经等,而垂体结核比较罕见。有文献报道鞍区结核约占颅内占位性病变的0.15%,垂体结核多继发于结核的血行播散、结核性脑膜炎或鼻旁窦结核的直接蔓延,常见于青年女性。当结核病变毁坏大部分或全部腺垂体组织时,可出现腺垂体的内分泌功能障碍,产生一系列内分泌腺功能减退表现,主要累及的靶腺为性腺、甲状腺及肾上腺皮质,临床上称为腺垂体功能减退症。垂体功能减退性危象(简称垂体危象)即未被及时发现治疗的腺垂体功能减退患者在各种诱因情况下出现的多种危及生命的代谢紊乱和器官功能失调的危重症。该病起病隐匿,临床表现复杂,危象类型多样,容易漏诊、误诊,未及时抢救死亡率极高,需要临床医师高度重视。

1. **诱因** 在垂体功能减退症基础上,各种应激,如感染、腹泻、呕吐、失水、饥饿、寒冷、急性心肌梗死、脑血管意外、手术、创伤、麻醉及使用镇静药、降糖药等均可诱发垂体危象。

2. **临床表现** 垂体结核所致垂体危象除垂体结核本身的非特异性头痛、视力下降、内分泌功能障碍(如闭经、溢乳、月经紊乱、性功能减退等)等病变占位所致临床表现外,垂体危象的临床表现常规可分六种类型。

（1）高热型:常合并感染,体温一般>40℃,可出现神志不清、昏迷。

（2）低温型:多见于严寒的冬季与患者保暖不善时,体温一般<30℃。患者一般起病缓慢,昏迷。

（3）低血糖型:最为多见。病因包括进食过少或不进食、胰岛素诱发、高血糖引起内源性胰岛素分泌。患者的低血糖症状常于空腹时发生,心悸、出汗、头晕、意识障碍,有时可精神失常及抽搐或癫痫样发作,最后昏迷。

（4）低血压、循环虚脱型:常发生在胃肠紊乱(呕吐、腹泻)、手术、感染、脱水等情况;一般表现为周围循环衰竭明显,意识丧失,休克,昏迷。

（5）水中毒型:常发生在进水过多(如水利尿试验)、过多输液情况下,表现为恶心、呕吐、虚脱、精神错乱、抽搐与昏迷。患者可出现水肿和体重的增加。

（6）混合型:临床可出现各种类型临床表现。

3. **临床诊断** 目前对于垂体结核术前确诊普遍困难,大多根据病史、临床症状、体征,结合实验室和影像学证据进行综合分析,排除其他影响因素及疾病后方可诊断。诊断依据包括以下几点。

（1）结核感染患者出现昏迷或神志不清,发病前有头痛、视力减退、恶心、呕吐等临床表现。

（2）查体存在阴毛及腋毛脱落、乳房萎缩、乳晕色浅、皮肤苍白及干燥、低血压、低体温、水肿、心动过缓的临床特征。

（3）实验室检验提示存在低血糖、低血钠,垂体-肾上腺轴、垂体-甲状腺轴、垂体-性腺轴提示靶腺功能低下;脑脊液检查可发现脑脊液压力升高,白细胞轻度升高,脑脊液二代测序可发现结核分枝杆菌。

（4）影像学检查提示存在结核影像学改变。

1）头颅X线片:蝶鞍体层摄片显示垂体窝、鼻窦和斜坡骨质明显破坏。

2）胸部CT:可能存在结核感染病灶。

3）垂体CT:鞍区低密度或等密度占位,增强后明显强化。

4）垂体MRI:T_1为低信号或等信号,T_2为高信号,增强后中等强化。部分患者可出现垂体柄增厚改变。

4. **临床处理原则** 对于诊断垂体结核合并垂体危象的患者,除应系统地进行抗结核菌治疗(抗结核治疗一般采取三联或四联用药,选择容易透过血脑屏障的药物),还需要针对垂体危象尽早积极处理,以降低死亡率。

（1）纠正低血糖、水和电解质紊乱。

1）立即以50%葡萄糖40~80ml静脉注射,继以5%的葡萄糖氯化钠溶液持续静脉滴注;严重低钠的患者,同时需要给予高浓度的氯化钠溶液。

2）水中毒应限水及给予利尿剂。

（2）补充糖皮质激素：氢化可的松 50～100mg，每 6 小时一次，如低血糖为主者，加入到 10% 的葡萄糖液中静脉滴注；如低血钠为主者，加入至生理盐水中滴注。激素的剂量可根据血糖、血钠、血压进行个体化选择，24 小时总量 200～300mg。

（3）去除诱因：有感染者，积极抗感染；有循环衰竭者，应补充血容量、升压纠正休克等。

（4）高热者需要物理和化学降温；慎用镇静药、安眠药、麻醉剂、中枢神经抑制剂及降糖药物。

（5）低体温患者使用热水袋、电热毯升温，并在使用糖皮质激素后予口服小剂量甲状腺激素。

（6）消除患者焦虑情绪，保证营养支持，鼓励清醒后进食。

5. 预防　临床上结核感染导致的腺垂体功能减退症并发垂体危象非常罕见，该病临床病情复杂多样化，治疗难度较大，容易误、漏诊，若治疗不及时，可出现垂体危象，危及生命。因此，临床医生应详细询问病史，尤其是结核发病以来体力变化、食欲减退、嗜睡、毛发脱落、性欲减退、月经紊乱、呕吐、腹泻、便秘以及低血压、低血糖发生情况，实验室检查方面应确定患者是否存在低血糖、低血钠以及甲状腺功能异常，结合病史、仔细的体格检查及相关的实验室检查，及早正确诊断处理，降低病死率。对于确诊患者，给予高热量、高蛋白、高维生素饮食，但不宜过度饮水，应规律服药，定期内分泌科门诊随诊，慎用镇静、降糖药物，积极防止感染及应激刺激，以防垂体危象的发生。

（二）神经垂体危象

因下丘脑-神经垂体结核感染导致下丘脑精氨酸加压素合成分泌不足而引起的一组以烦渴、多饮、多尿和低渗透压尿为主要临床表现的临床综合征，是一种罕见的继发性中枢性尿崩症。

1. 诊断依据

（1）结核患者开始出现烦渴、多饮、多尿症状，此后出现淡漠、嗜睡、肌张力增高、腱反射亢进、头痛、视野缺损、抽搐等高渗脑病的症状伴尿量＞3 000ml/d，部分患者尿量可高达 5～10L。

（2）实验室检查：低渗尿，尿比值≤1.005，尿渗透压小于 200mOsm/kg，随机血浆渗透压常大于 200mOsm/kg，尿液与血液的渗透压比值降低。

（3）排除溶质性多尿，如糖尿病、高尿钙症、高尿钾症、肾衰等。

（4）禁水后反应迟钝，尿量不减少，尿比重不升高。补充抗利尿激素后尿比重升高。

（5）垂体 MRI 提示结核感染改变影像。

2. 治疗　治疗各种形式尿崩症的总体目标包括纠正已存在的缺水现象和减少排尿造成的持续过度失水导致的高渗性脱水，而具体的治疗取决于尿崩症的病因、类型及脱水的严重程度。对于结核感染所致中枢性尿崩症，除积极抗结核治疗外，当发生尿崩症所致严重脱水昏迷时，需要积极抢救治疗。

对于日尿量少于 4L 的轻型尿崩症患者，只要保障摄入机体需要的水量即可，不必进行药物干预治疗。

药物干预治疗的方法如下。

（1）激素替代疗法：去氨加压素有抗利尿作用，有口服、肌注、鼻喷剂、鼻滴剂型，因为其半衰期长、对精氨酸加压素受体 2（AVPR2）具有选择性以及可获得多种制剂，是目前治疗中枢性尿崩症的首选。空腹口服去氨加压素或清洁鼻孔后鼻内使用去氨加压素可延长其作用持续时间。目前常用口服剂量可以从每天睡前 50μg，或每 8 小时 50～100μg 开始，根据尿量逐步调整剂量，直至患者尿量正常，可正常饮水。其他药物，如鞣酸加压素注射液、加压素水剂、赖氨加压素。常规选用长效鞣酸加压素油剂 0.1～0.5ml 深部肌注，每 3～7 天一次。醋酸去氨加压素 0.05mg，口服，每 12 小时一次。

（2）其他抗利尿药：氢氯噻嗪对尿崩症患者具有抗利尿作用。卡马西平能刺激抗利尿激素的分泌，氯磺丙脲既能刺激抗利尿激素的分泌，也有增强抗利尿激素功能的作用，两种药物均有抗利尿作用。另外，寿比山和消炎痛对尿崩症均有一定的作用。

（三）急性肾上腺皮质危象

1. 定义　肾上腺危象没有被普遍接受的定义，也被称为急性肾上腺功能不全或急性肾上腺皮质功能减退症。多继发于希恩综合征（Sheehan syndrome），或是发生在慢性肾上腺功能不全患者应激、手术、感染、创伤等情况下。目前广泛接受的具有临床实用性的定义为：①成人肾上腺危机是与绝对低血压（收缩压＜100mmHg）或相对低血压（收缩压比平时血压减少≥20mmHg）相关的健康状况的急性恶化，其特征是在静脉注射糖皮质激素后1～2小时内消失（即低血压在1小时内显著缓解，临床症状在2小时内改善）。②由于婴儿和幼儿在紧急情况下可能很难确定低血压，因此这个年龄段的肾上腺危象被定义为与急性血流动力学障碍（相对于年龄相关的标准数据的低血压或窦性心动过速）或显著的电解质异常（例如，低钠血症、高钾血症或不能归因于其他疾病的低血糖）相关的健康状况的急性恶化。在静脉注射糖皮质激素后，归因于肾上腺危象的特征基本消失。

2. **病因**　肾上腺皮质功能减退症按病因可分为原发性和继发性，原发性又称为艾迪生病（Addison disease），是由自身免疫、结核等破坏了90%以上的肾上腺所致，其中结核性以男性多见，自身免疫性者多见于女性；继发性是指垂体、下丘脑等病变引起的促肾上腺皮质激素（ACTH）不足所致，以继发于垂体疾病多见。

3. **诱因**

（1）感染：常见为胃肠道感染，成人多为细菌，儿童多为病毒，须注意与肾上腺危象本身的临床表现相鉴别。

（2）创伤或手术。

（3）某些类型的免疫治疗或化疗可能会引发肾上腺危机。例如，通常用于治疗黑色素瘤和某些其他癌症的免疫检查点抑制疗法可能会导致肾上腺功能不全。

（4）肾上腺皮质功能减退症患者不坚持或突然停止糖皮质激素治疗。

（5）药物：细胞色素P-450（cytochrome P-450）诱导剂如卡马西平、利福平、苯妥英钠等可促进氢化可的松的代谢。细胞色素P-450 3A4酶（简称CYP3A4）抑制剂，如伏立康唑、西柚汁、伊曲康唑、酮康唑、克拉霉素等可能会抑制氢化可的松的代谢，提高皮质醇水平，从而增强正在进行的糖皮质激素治疗的肾上腺抑制作用，一旦停用该药，肾上腺危象的风险可能升高。

4. **临床表现**

（1）极度虚弱、无力、体重迅速降低，并出现低血压或休克。

（2）失水明显，血容量和血钠降低，心排血量减少，部分患者尿少或无尿。

（3）低血糖症；诱因和原发病表现（感染、高热、腹痛、呼吸困难、呕吐、腹泻、急性出血、酸中毒等）。

（4）血皮质醇明显降低、ACTH升高。

5. **诊断依据**　典型临床表现。

（1）实验室检查：低血钠、高血钾；血尿素氮升高；正细胞性正色素性贫血或恶性贫血；中性粒细胞减少，淋巴细胞相对增多，嗜酸细胞明显增多；空腹低血糖症；心电图低电压，T波低平或倒置，P-R间期与Q-T间期延长。

（2）激素测定：血皮质醇基础值≤3μg/dl可确诊，≥20μg/dl可排除本症；结核导致的原发性肾上腺皮质功能减退，ACTH升高≥100pg/ml。

（3）影像检查：心脏缩小，偶见心脏扩大；肾上腺增大及钙化影。

6. **治疗**

（1）补充糖皮质激素：取血后立即静脉注射氢化可的松或琥珀酸氢化可的松100～200mg；接着在24小时内每6～8小时静滴50～100mg，开始24小时总量300～400mg；第2、3天减量至200mg，分次静滴。

（2）纠正脱水和电解质紊乱：开始24小时静脉补充葡萄糖生理盐水2 000～3 000ml；观察电解质和血气指标变化；补充钾盐和碳酸氢钠；预防和纠正低血糖症。

（3）激素替代维持治疗：病情平稳后逐渐从静脉过渡到口服，早上口服氢化可的松40mg，傍晚20mg；2～3天内减量至早上20mg，傍晚10mg。

（4）去除病因和诱因的治疗及支持治疗：在治疗开始后寻找发生肾上腺危象的病因和诱因如感染等，积极去除诱因，病情危重者同时进行全身支持疗法。

7. **预防**　肾上腺危象常见于已有慢性肾上腺皮质功能减退症的患者，因为在应激时未及时增加糖皮质激素剂量而发生，尤其是原发性肾上腺皮质功能减退症患者，常有肾素 - 血管紧张素 - 醛固酮系统异常，因此更易发生肾上腺危象。因此，对这类患者及家属进行预防教育非常关键，包括建立类固醇激素急诊卡或腕带、应激相关的糖皮质激素调整方案等，一般来说，患者在进行徒步旅行前应在日常剂量基础上增加 5～10mg 氢化可的松，更强烈的生理应激如发热时剂量加倍，在呕吐或腹泻时，糖皮质激素需胃肠外给药，在大手术、严重外伤或合并其他严重疾病时，应每日静脉给予 100～150mg 氢化可的松，同时严密监护。

六、心脏压塞

（一）概述

心脏压塞（cardiac tamponade），是指多种原因引起的心包积液，当积液量较大或产生速度过快时，心包积液压迫心脏导致心室舒张期充盈受阻，进行性影响心功能的现象，严重时心排血量显著下降，循环衰竭而出现心源性休克的危急病症。

根据世界卫生组织（WHO）2020 年报告的数据，中国在 30 个结核病高负担国家中排名第三，在我国，肺结核仍然是心包积液的常见原因。结核性心包炎（tuberculous pericarditis）是一种肺外结核，在中国占活动性结核的 9.2%～21.0%，急性心包炎的 4%，心脏压塞的 7%。结核性心包炎的临床表现多变，很难进行快速准确的诊断，患者可表现为慢性心脏压迫引起的心力衰竭，也可能出现急性心脏压塞，及时有效的治疗可以挽救患者生命。

（二）临床表现

1. **结核性心包炎全身症状**　可表现为发热、心悸、低热、盗汗、胸痛、食欲不振、倦怠乏力、呼吸急促和呼吸困难等症状，严重的心脏压塞可导致休克。心包积液对邻近器官压迫的症状：肺、气管支气管和大血管受压迫可引起肺淤血，肺活量减少通气受限制，从而加重呼吸困难，使呼吸浅而快。患者常自动采取前倾坐位，使心包渗液向下及向前移位，以减轻压迫症状。气管受压可产生咳嗽和声音嘶哑。食管受压可出现吞咽困难症状。

2. **体征**　视诊见心尖搏动明显减弱至消失。触诊心尖搏动弱，并不易触到，如能明确触及则在心相对浊音界之内侧。叩诊心浊音界向两侧扩大，且随体位改变，卧位时心底部浊音界增宽。坐位则心尖部增宽。患者有呼吸困难，多取坐位，大量心包积液可致心前区饱满。

3. **心脏压塞的征象**　心脏压塞的典型体征是贝克三体征：①心音遥远，心搏动减弱；②静脉压升高，大于 15cmH$_2$O，颈静脉扩张；③动脉压降低，脉压减小。如发生大量心包积液，患者可出现突发呼吸困难、烦躁、意识模糊等，快速心包积液，即使仅 100ml，也可引起急性心脏压塞，出现明显的心动过速、血压下降和静脉压上升，如心排血量显著下降，可产生休克。当渗液积聚较慢时，除心率加速外，静脉压显著升高，可产生颈静脉怒张，呈现库斯莫尔征（Kussmaul sign），即吸气时颈静脉充盈更明显。由于动脉收缩压降低、脉压减小，脉搏细弱，可出现奇脉。此外，还可出现肝大伴触痛、腹水、皮下水肿和肝颈静脉返流征阳性等体循环淤血表现。

（三）实验室及辅助检查

1. **血液检测**　炎症标志物如 C 反应蛋白、红细胞沉降率、降钙素原、白细胞介素、血常规白细胞计数等可能升高。另外结核性心包积液患者心包积液中腺苷脱氨酶（ADA）水平升高，ADA 水平升高≥40U/L 诊断结核性心包炎的敏感性为 87%，特异性 89%。

2. **病原学检查**　从心包积液、心包组织中分离结核分枝杆菌，结核分枝杆菌涂片、培养，TB-DNA、TB-RNA 和 Xpert MTB/RIF。但一般很难在心包积液中分离出来结核分枝杆菌，仅有三分之一的患者细菌学检测阳性。

Xpert MTB/RIF 诊断结核性心包炎特异性强，但敏感性不高，虽然 Xpert MTB/RIF 试验阳性可能对快速鉴别结核性心包炎有价值，但阴性结果可能无法排除结核性心包炎。既往文献报道使用 Xpert MTB/RIF 检测诊断结核性心包炎的灵敏度为 59%～100%，特异度为 72%～100%。

3. **组织病理学检查**　心包组织中检测到结核结节、肉芽肿、干酪坏死或抗酸杆菌的组织病理学表现，即可确诊，明确病因。

4. **心电图**　急性心包炎心电图变化分以下几个阶段：①第一阶段 ST 段普遍抬高 0.10~0.50mV，由于心肌损害的程度较轻，ST 段抬高的程度不超过 0.50mV。持续时间不超过 1 周，ST 段回至等电位线。②第二阶段发病几天后 T 波转为倒置或平坦。③第三阶段 T 波逐渐转为直立，这一阶段需要数周至数月。

急性心包炎的其他心电图改变有：①窦性心动过速几乎见于所有的急性心包炎。②有心包积液者，造成电流短路，出现低电压、电交替等。

缩窄性心包炎心电图改变有窦性心动过速或窦性心律的频率偏快、QRS 低电压、T 波普遍低平或倒置，部分病例有二尖型 P 波。心脏压塞存在时出现 P 波、QRS 波、T 波全部电交替，窦性心动过速，快速型房性心律失常。

5. **超声心动图**　可以定量评估心包积液量的多少及其对血流动力学的影响，心脏压塞的诊断本质上是一种临床诊断，需要超声心动图进行确诊。超声心动图显示中度或大量的环状心包积液，大多数情况下，右心房受压，左右心室随呼吸变化大小出现异常，三尖瓣和二尖瓣的血流速度异常。心脏压塞的主要超声心动图征象是大量心包积液伴心脏摇摆，舒张期右心房、右心房塌陷，下腔静脉扩张。

6. **影像学检查**　当心包渗液超过 250ml 时，可出现心影增大，右侧心隔角变钝，心缘的正常轮廓消失，呈水滴状或烧瓶状，心影随体位改变而移动。部分伴胸腔积液，多见于左侧。计算机断层扫描（CT）和心血管磁共振（CMR），可以为诊断心包积液的病因提供帮助。CT 密度测量和 CMR 信号分析可以比超声心动图更好地判断心包液性质，在 CT 上，通常心包积液是低密度的，在 0~20 个亨氏单位（hounsfield unit，HU）范围内。当积液中蛋白质含量较高时，如细菌感染，或出血性时，其密度可升至 50HU 以上。炎性心包也可表现为增强。CMR 对心包积液和包块性质判断具有优越性，而且免受放射线辐射和无需碘化对比剂增强扫描。

（四）诊断与鉴别诊断

1. **诊断**

（1）临床表现：患者典型临床表现为贝克三联征。①心音遥远，心搏动减弱；②静脉压升高，>15cmH$_2$O，颈静脉扩张；③动脉压降低，脉压减小。同时患者可有咳嗽、胸痛、发热、心动过速、缺氧、呼吸困难。结核性心脏压塞的病因诊断包括从心包组织或心包积液培养中或基因检测中发现结核分枝杆菌，心包组织病理检查中有肉芽肿或抗酸杆菌阳性，以及对特异性抗结核治疗有效反应。

（2）心脏压塞的诊断标准：①收缩压<90mmHg（1mmHg=0.133kPa），有奇脉；②超声心动图显示心包腔内有明显的积液，随呼吸二尖瓣血流有明显的变化，下腔静脉扩张并且呼吸性变动消失，舒张期右心房、右心室壁塌陷；③心包穿刺引流心包积液可改善临床症状。

2. **鉴别诊断**

（1）扩张型心肌病：扩张型心肌病心浊音界向两侧扩大，心音低钝，需与大量心包积液引起的心脏压塞相鉴别。心包炎早期可触及心包摩擦感，闻及心包摩擦音；心包积液量增多或迅速积聚时，心尖搏动减弱或消失，心音遥远；心包积液超过 250ml 时出现心界向两侧增大，似烧瓶样，但随体位改变而变化是其特点。此外，结合心动过速、静脉压升高、动脉压下降甚至休克、脉压缩小、颈静脉怒张、肝大、腹水、奇脉等征象，则有助于扩张型心肌病的鉴别，超声心动图的检查可明确诊断。

（2）右心衰竭：心脏压塞与右心衰竭均有体循环淤血的表现，但心脏压塞临床上有从少量到大量积液的演变过程，还有原发病及心包炎的症状，如发热、心悸、心前区疼痛、呼吸困难、腹胀、肝区疼痛等，患者的病史对鉴别很有帮助。此外，心脏压塞时心浊音界向两侧扩大并随体位而变化，以及可摸到奇脉，均为大量心包积液的特征性表现，具有鉴别意义。右心室增大所致剑突下搏动、相对性三尖瓣关闭不全致颈静脉搏动、收缩期吹风样杂音等是右心衰竭的特征性体征，而导致右心衰竭的心脏病的病史和临床表现也是鉴别的依据。

（五）治疗

1. **治疗原则**　治疗结核性心脏压塞旨在实现三个目标：①缓解心脏压迫和不良的血流动力学，挽救生命。②杀死和控制活动性结核分枝杆菌,治愈肺结核。③预防心包重构和愈合不良并发症,如减少缩窄性心包炎的发生。

对于早期结核性心包炎,行心包穿刺引流治疗可有效预防心脏压塞发生,超声心动图或透视引导下心包穿刺术可降低并发症发生率。如果心包腔积液黏稠、渗液较多或将心包腔分隔,难以充分引流积液,心包开窗术或心包剥脱术则可将严重渗出及感染的心包尽可能切除,彻底解除心脏压塞症状,避免遗留心包黏连或缩窄,术后发生缩窄性心包炎的概率大大降低。早期行心包开窗术或心包剥脱术是快速进展型结核性心包炎伴有心包内黏连和不能充分引流情况下的首选手术方式。

心包穿刺最严重的并发症是心肌和冠状血管的撕裂和穿孔。此外,还可能出现空气栓塞、气胸、心律失常(通常为血管迷走神经性心动过缓)、腹腔或腹部脏器损伤,内乳动脉瘘,急性肺水肿。超声心动图或透视引导提高了安全性,最近大型超声心动图系列报告主要并发症的发生率为 11.6%。透视下经皮心包穿刺发生心脏穿孔的占 1%,严重心律失常的占 0.6%,动脉出血的占 1.1%,气胸的占 0.6%,感染的占 0.3%,迷走神经反应的占 0.3%。

2. 心包腔穿刺术

(1)方法:患者取坐位或半卧位,在穿刺前采用心脏超声定位,决定穿刺点、进针方向和进针的距离。局部麻醉,持穿刺针穿刺,在心尖部进针时,根据横膈位置高低,一般在左侧第 5 肋间或第 6 肋间心浊音界内 2.0cm 左右进针,应使针自下而上,向脊柱方向缓慢刺入。剑突下进针时,在剑突与左肋弓夹角处,应使针体与腹壁呈 30°~40°,向上,向后并稍向左外刺入心包腔后下部。针尖抵抗感突然消失提示针已穿过心包壁层,如针尖感到心脏搏动,此时应退针少许,以免划伤心脏。助手立即用血管钳夹住针体固定其深度,术者将注射器接于引流管上,然后放松引流管上血管钳,缓慢抽吸。记录引流液量,观察引流液颜色,如果是血性积液,排除血管和心脏损伤可能,结核性心包积液也可以是血性渗液。然后留取标本送检。也可用深静脉留置针或双 J 管穿刺,留置在心包内间断或持续引流。

(2)注意事项:①严格掌握适应证,心包腔穿刺术有一定危险性,应由有经验的医生操作并应在心电监护下进行穿刺。②术前进行心脏超声检查,确定心包内积液量、穿刺部位、穿刺方向和进针距离。或在超声引导下进行心包腔穿刺,更为准确、安全。③术前应向患者做好解释工作,消除顾虑,并嘱其在穿刺过程中切勿咳嗽或深呼吸。术前半小时可口服可待因 30mg。④麻醉要完善,以免因疼痛引起神经源性休克。⑤抽液在第一次不宜超过 200ml,重复抽液可逐渐增到 300~500ml。抽液速度要慢,如过快、过多,短期内使大量血液回流心脏,可能导致肺水肿。⑥如抽出血性液要注意观察血性液是否凝固,血性心包积液一般不凝固,如果凝固,可能误穿刺入心脏,应立即停止抽吸,并严密观察。⑦术中术后均应密切观察呼吸、血压、脉搏等变化。

对于结核性心包积液心脏压塞患者,在心包穿刺引流或心包开窗、心包切除术后,需要抗结核治疗。建议抗结核药物治疗 6~9 个月,Moyasi 等人发表的一篇关于结核性心包炎的综述论文也支持了这一观点。对于糖尿病患者、免疫抑制患者,治疗时间应延长至 9 个月~1 年,如果是耐多药,应按药敏结果选择敏感的药物治疗。

(六)预后及随访

结核性心包积液合并心脏压塞是一种危及生命的急症,需要及时诊断和紧急处理,因为如果不及时治疗,死亡率很高。患者结核感染的严重程度、心包积液的量和性质以及患者的全身状况与预后相关。患者出院后通常在每 1~2 周或每月进行随访,随访 1 年左右,坚持全程完成抗结核治疗,超声心动图随访每 2~4 个月 1 次,根据病情可调整随访间隔时间,有针对性的随访是必要的。

七、药物相关性肝衰竭

(一)概述

药物性肝损伤(drug-induced liver injury, DILI)是指在药物治疗过程中,由于药物的毒性损伤或对药物的过敏反应所致的肝脏疾病。据统计,我国一般人群每年的 DILI 发病率估计为 23.80/10 万人,高于美国(15/10 万~20/10 万人)和其他一些西方国家。在我国,导致 DILI 发生的最主要药物是中药或草药和膳食补充剂（26.81%）以及抗结核药（21.99%）。肝衰竭（liver failure）是多种因素引起的严重肝脏损害，导致合成、解毒、代谢和生物转化功能严重障碍或失代偿，出现以黄疸、凝血功能障碍、肝肾综合征、肝性脑病、腹水等为主要表现的一组临床症候群。在我国，药物性损伤是仅次于病毒性肝炎的第二大肝衰竭病因，约 1.08% 的药物性肝损伤会进展为肝衰竭。在抗结核药物的副作用中，抗结核药物性肝损伤（anti-tuberculosis drug-induced liver injury，ATB-DILI）最为多见，危害性也最大。

（二）分型及发病机制

根据病史、起病特点及病情进展速度，肝衰竭可分为四类：急性肝衰竭（acute liver failure，ALF）、亚急性肝衰竭（subacute liver failure，SALF）、慢加急性（亚急性）肝衰竭［acute（subacute）-on-chronic liver failure，ACLF 或 SACLF）]和慢性肝衰竭（chronic liver failure，CLF）（表3-11-13）。在我国，慢加急性肝衰竭和慢性肝衰竭往往在慢性病毒性肝病的基础上发生。

表 3-11-13　肝衰竭的分类及定义

分类	定义
急性肝衰竭	急性起病，无基础肝病史，2周内出现以Ⅱ度以上肝性脑病为特征的肝衰竭
亚急性肝衰竭	起病较急，无基础肝病史，2～26周出现肝功能衰竭的临床表现
慢加急性（亚急性）肝衰竭	在慢性肝病基础上，短期内出现急性肝功能失代偿和肝功能衰竭的临床表现
慢性肝衰竭	在肝硬化基础上，缓慢出现肝功能进行性减退导致的以反复腹水和/或肝性脑病等为主要表现的慢性肝功能失代偿

药物性肝损伤根据受损靶细胞类型分为肝细胞损伤型、胆汁淤积型、肝血管损伤和混合型四类。其中肝细胞损伤型最多见，且发生肝衰竭的概率最高，主要表现为 ALT 显著升高，合并胆红素升高者则预后不佳（病死率超过 10%）。

根据发病机制则可分为固有型药物性肝损伤（intrinsic drug-induced liver injury，InDILI）和特异质型药物性肝损伤（idiosyncratic drug-induced liver injury，IDILI）。InDILI 也称作剂量依赖型 DILI，当药物的使用剂量超过最大安全剂量，则引起肝损伤。其发病机制是药物的直接毒性作用，指摄入人体内的药物和/或其代谢产物对肝脏产生的直接损伤，可进一步引起免疫和炎症应答等其他肝损伤机制。InDILI 潜伏期短，与药物剂量密切相关，个体差异不显著，发病可以预测，停药后再次使用该药物可以再次导致肝损伤。抗结核药物中的异烟肼、利福平及吡嗪酰胺所致 DILI 多为此类。

IDILI 又可分为免疫特异质型和遗传特异质型两种，属于超敏反应，是发生药物性肝损伤的主要机制，由药物及其活性代谢产物诱导的肝细胞线粒体受损和氧化应激可通过多种分子机制引起，活化多种死亡信号通路，促进细胞凋亡、坏死和自噬性死亡的发生，最终导致肝细胞损伤和死亡。IDILI 一般均有长短不一的潜伏期，再次用药后潜伏期缩短至数日甚至更短。与 InDILI 相反，IDILI 发病不可预测，发病过程不可重复，存在较大的个体差异，且认为与药物的剂量无关。引发 IDILI 的药物以抗生素和非甾体抗炎药最为常见，此外还包括心血管药物、他汀类药物、抗精神类药物等。

（三）临床表现

药物相关性肝衰竭在临床上一般进展迅速，以急性肝衰竭或亚急性肝衰竭多见。在我国，由于乙型肝炎病毒慢性感染者众多，因此在慢性乙型病毒性肝炎基础上发生的药物性慢加急性肝衰竭亦很常见。根据临床表现的严重程度，亚急性肝衰竭和慢加急性肝衰竭可分为早期、中期和晚期。在未达到肝衰竭诊断标准时被称为前期，此时要提高警惕，须密切关注病情发展。

1. **前期**　往往出现明显的乏力和消化道症状，包括食欲不振、厌油、恶心、呕吐、腹胀等，但应注意与药物本身引起的消化道反应相鉴别。实验室检查可发现丙氨酸转氨酶（ALT）和/或天冬氨酸转氨酶（AST）明显升高，黄疸进行性加深［85.5μmol/L≤总胆红素（TBil）<171μmol/L]或每日上升≥17.1μmol/L；有出血倾向，40%<PTA≤50%（或 INR<1.5）。

2. **早期**　极度乏力以及严重的消化道症状；ALT 和/或 AST 继续升高，黄疸进行性加深（TBil>

171μmol/L 或每日上升≥17.1μmol/L）；有出血倾向，30%＜PTA≤40%（或 1.5≤INR＜1.9）；尚无并发症及其他肝外器官衰竭。

3. **中期**　在肝衰竭早期表现基础上，病情进一步发展；ALT 和/或 AST 快速下降，TBil 持续上升；出血表现明显（出血点或瘀斑），20%＜PTA≤30%（或 1.9≤INR＜2.6），伴有 1 项并发症和/或 1 个肝外器官功能衰竭。

4. **晚期**　在肝衰竭中期表现基础上，病情进一步加重，有严重出血倾向；PTA≤20%（或 INR≥2.6），并出现 2 个以上并发症和/或 2 个以上肝外器官功能衰竭。

（四）诊断

肝衰竭的诊断标准较为明确，根据前述的相应标准便可以基本确定肝衰竭的类型和分期，因此药物相关性肝衰竭的诊断重点在于鉴别是否为药物性肝损伤。

DILI 诊断是排除性诊断，全面、细致地追溯可疑用药史和除外其他肝损伤的病因对诊断至关重要。应追问患者近 6 个月，尤其是近 3 个月的用药史，包括非处方药、中药和膳食补充剂等，尽可能明确其成分。

（五）治疗

1. **停药**　一旦明确或高度怀疑药物相关性肝衰竭，应立即停用所有可能导致肝损伤的药物，且应避免使用化学结构和药理作用与导致肝损药物相同或相似的药物。对于治疗原发病非常重要，且难以找到替代药物的疑似损肝药物，则应充分权衡药物毒性和疾病严重程度后决定是否继续服用。

2. **一般治疗**

（1）卧床休息，减少体力消耗和肝脏负担。

（2）保证能量供应，根据病情予以高碳水化合物、低脂饮食，补充维生素及电解质，排除肝性脑病后应适当补充蛋白质，对于难以进食者，应通过静脉营养予以补充。

（3）加强护理，努力避免院内感染、深静脉血栓及褥疮的发生。

3. **护肝治疗**　因很多护肝药物通过肝脏代谢，在护肝的同时也会增加肝脏负担，因此护肝药的使用不宜过多，作用机制相仿的护肝药应避免同时使用。

（1）抗炎保肝药物：临床常用的药物有甘草酸制剂、还原型谷胱甘肽、N-乙酰半胱氨酸（NAC）、多烯磷脂酰胆碱、双环醇、水飞蓟素制剂等。其中，甘草酸制剂有减轻肝内炎症、改善免疫因子对肝细胞的损伤、保护肝细胞膜等作用；还原型谷胱甘肽可通过与体内过氧化物和自由基结合达到对抗氧化剂、保护细胞中含巯基的蛋白和酶的作用；N-乙酰半胱氨酸是半胱氨酸的特殊修饰形式，具有抗氧化活性，并能促进肝脏合成谷胱甘肽抗氧化酶，具有维持肝功能、加强解毒等功效；多烯磷脂酰胆碱可与肝细胞膜及细胞器膜相结合，促进肝细胞的修复和功能的恢复；双环醇可通过抑制炎症因子表达和抗氧化作用，保护细胞膜，减少细胞凋亡，同时促进蛋白质合成；水飞蓟素制剂具有抗脂质过氧化、清除自由基、维持细胞膜稳定性和促进肝细胞再生等作用。

（2）降低胆红素药物：临床上常用的有腺苷蛋氨酸、熊去氧胆酸、中医退黄制剂（如茵栀黄、茵陈）等。腺苷蛋氨酸可以调节肝脏细胞膜流动性、促进解毒过程中硫化产物合成的作用；熊去氧胆酸可以通过增加胆汁酸的分泌、抑制肝脏胆固醇的合成、松弛奥迪（Oddi）括约肌等机制达到利胆的作用，尤其适用于胆汁淤积型药物性肝损伤；茵栀黄具有清热、解毒、利湿、退黄的作用，适用于肝胆湿热所致的黄疸。

（3）促进肝细胞生长药物：促肝细胞生长素可以刺激新生肝细胞的 DNA 合成，促进损伤的肝细胞线粒体、粗面内质网恢复，从而促进肝细胞再生；前列地尔可以通过抗血小板聚集、扩张血管来改善肝脏的血液循环，促进肝细胞的生长，此外还有特定的稳定肝细胞膜的功效。

（4）糖皮质激素：糖皮质激素有较强的抗炎作用，可快速减轻肝内及全身炎症，延缓肝衰竭进展，迅速改善临床症状，适用于特异质型药物性肝损伤，尤其对于超敏或自身免疫征象明显且停用肝损伤药物后生物化学指标改善不明显甚至继续恶化的患者。在肝衰竭的早期（炎症因子风暴期）可予以糖皮质激素治疗[如甲强龙 1～1.5mg/（kg·d）]。但糖皮质激素可能诱发或加重感染、消化道溃疡或出血、高血压、高血糖、骨质疏松等不良反应。尤其是服用抗痨药物导致的肝损害患者，应警惕结核进展可能。因此激素的使用疗程应严格控制，必要时配合抗感染、降压、降糖、抑制胃酸分泌等治疗来减轻糖皮质激素的副作用。

4. 常见并发症的防治

（1）感染：以腹腔感染、胆系感染、呼吸道感染最为常见。在肝衰竭治疗过程中应注意监测各种感染指标，如有明确感染依据，则应及时予以抗感染治疗。在未获得病原学及药敏检测结果之前，可根据经验选择抗感染药物；如应用广谱抗感染药物，尤其是在患者免疫力不佳、或联合糖皮质激素治疗时，应警惕重叠真菌感染可能。

（2）肝性脑病：应注意去除肝性脑病的各种诱因，如严重感染、大量放腹水、电解质紊乱等，避免一次性进食大量蛋白质。注意观察患者神志及计算力，监测血氨。对于出现肝性脑病的患者，应保持大便通畅，予以乳果糖通便及酸化肠道，及时予以灌肠治疗，酌情使用门冬氨酸鸟氨酸、精氨酸、支链氨基酸等药物。对于出现脑水肿的严重肝性脑病患者，应积极予以脱水、利尿等治疗。

（3）肝肾综合征：常由低血容量、感染、肾毒性药物等因素导致。因此治疗过程中应适当通过补液、补充白蛋白或血浆等手段扩容；积极控制感染；避免使用肾毒性药物（包括对比剂）和大剂量的利尿剂。必要时可使用血管活性药物（如特利加压素）改善肾脏供血。

（4）电解质及酸碱平衡紊乱：肝衰竭患者因营养摄入不足、消化不良、大量补液或利尿、肾功能不全等原因，易出现电解质及酸碱平衡紊乱，尤其以低钠、低钾血症及代谢性酸中毒多见。应定期复查电解质及血气分析，及时予以纠正，同时去除相关诱因。

（5）出血：肝衰竭患者由于凝血功能下降，易出现出血，以上消化道出血最为常见，严重者可能会出现颅内出血甚至弥散性血管内凝血（DIC）。因此应及时补充新鲜血浆、凝血因子或纤维蛋白原等，改善凝血功能，适当予以 H_2 受体拮抗剂或质子泵抑制剂抑制胃酸分泌、保护消化道。对于发生消化道出血的患者，可予以生长抑素、奥曲肽、特利加压素、垂体后叶素等止血。内科治疗效果不佳者，可通过内镜下治疗或介入治疗等手段止血。

5. 人工肝血液净化治疗 包括血液滤过（hemofiltration，HF）、血液透析（hemodialysis，HD）、血浆置换（plasma exchange，PE）、血浆（血液）灌流（plasma-or-hemoperfusion，PP/HP）、胆红素吸附、双重血浆分子吸附系统（double plasma molecules adsorption system，DPMAS）、分子吸附再循环系统（molecular adsorbent recirculating system，MARS）等多种模式。这些治疗一方面可以清除患者体内的各种代谢毒素和致病因子，尤其是可以清除体内残留的引起肝脏损伤的药物；另一方面可以补充体内所缺乏的白蛋白、凝血因子等必需物质。因此较好地替代了肝脏某些功能，改善了肝衰竭预后。建议根据患者的病情选择个体化治疗方案，同时注意积极防治出血、过敏、循环衰竭等并发症。

6. 肝移植 对于积极的内科治疗和人工肝治疗后效果不佳的中晚期肝衰竭患者，应及时考虑行肝移植治疗。建议用 MELD 评分作为评估肝移植的主要参考指标，其评分在 15～40 分是肝移植的最佳适应证。

参考文献

［1］欧少苹.87例儿童结核性脑膜炎并脑积水的临床特征分析［D］.重庆：重庆医科大学,2017.

［2］KANESEN D, KANDASAMY R, WONG A S H, et al. Clinical outcome of tuberculous meningitis with hydrocephalus: a retrospective study［J］. Malays J Med Sci, 2021, 28(5): 82-93.

［3］OZATEŞ M, KEMALOGLU S, GÜRKAN F, et al. CT of the brain in tuberculous meningitis: a review of 289 patients［J］. Acta Radiol, 2000(41): 13-17.

［4］WU X, YANG X, WANG B, et al. Relationship between magnetic resonance imaging findings and prognosis of intracranial tuberculosis［J］. Acta Radiol, 2023, 64(1): 267-273.

［5］CHAN K H, CHEUNG R T, FONG C Y, et al. Clinical relevance of hydrocephalus as a presenting feature of tuberculous meningitis［J］. QJM, 2003, 96(9): 643-648.

［6］RAUT T, GARG R K, JAIN A, et al. Hydrocephalus in tuberculous meningitis: Incidence, its predictive factors and impact on the prognosis[J]. J Infect, 2013, 66(4): 330-337.

[7] SCHOEMAN J, DONALD P, VAN ZYL L, et al. Tuberculous hydrocephalus: comparison of different treatments with regard to ICP, ventricular size and clinical outcome[J]. Dev Med Child Neurol, 1991, 33(5): 396-405.

[8] BHUSHAN B, SARDANA V, SHRINGI P, et al. Role of surgical procedures (VP shunt and ETV) in tuberculous meningitis with hydrocephalus (TBMH): a systematic review[J]. J Pediatr Neurosci, 2021, 16(2): 106-112.

[9] LEGASPI G D, ESPIRITU A I, OMAR A T, 2nd. Success and complication rates of endoscopic third ventriculostomy for tuberculous meningitis: a systematic review and meta-analysis[J]. Neurosurg Rev, 2021, 44(4): 2201-2209.

[10] RAJSHEKHAR V. Three decades of vellore grading for tuberculous meningitis with hydrocephalus: a reappraisal[J]. Neurol India, 2021, 69(8): S569-S574.

[11] NAKAO J, FUJITA K, ISHII K, et al. Tuberculous meningitis with good outcome following appropriate timing of ventriculoperitoneal shunting for hydrocephalus[J]. Acute Med Surg, 2022, 9(1): e727.

[12] 胡振杰, 刘丽霞, 赵聪聪. 连续性肾脏替代治疗开始时机对合并急性肾损伤重症患者预后的影响[J]. 中华危重病急救医学, 2013, 25(7): 415-419.

[13] 陈敏华, 呼邦传, 李茜, 等. 基于KDIGO分级的早期连续性肾脏替代治疗对重症急性肾损伤患者预后的影响[J]. 中华危重病急救医学, 2016, 28(3): 246-251.

[14] 彭彦平, 燕丽香, 周平. CRRT介入时机与重症急性肾损伤患者预后的关系[J]. 广西医科大学学报, 2016, 33(4): 673-676.

[15] 郑慧萍, 徐敏, 冯海波, 等. 连续性肾脏替代治疗心脏手术后合并急性肾损伤患者时机的回顾性研究[J]. 临床心血管病杂志, 2018, 34(07): 675-679.

[16] 付平. 连续性肾脏替代治疗[M]. 北京: 人民卫生出版社, 2016.

[17] LI P K T, BURDMANN E A, MEHTA R L, et al. Acute kidney injury: global health alert[J]. Kidney Int, 2013, 83(3): 372-376.

[18] CHAWLA L S, EGGERS P W, STAR R A, et al. Acute kidney injury and chronic kidney disease as interconnected syndromes[J]. N Engl J Med, 2014, 371(1): 58-66.

[19] AWAD A S, ROUSE M, HUANG L, et al. Compartmentalization of neutrophils in the kidney and lung following acute ischemic kidney injury[J]. Kidney Int, 2009, 75(7): 689-698.

[20] SCHRIER R W, WANG W, POOLE B, et al. Acute renal failure: definitions, diagnosis, pathogenesis, and therapy[J]. J Clin Invest, 2004, 114(1): 5-14.

[21] CHAWLA L S, BELLOMO R, BIHORAC A, et al. Acute kidney disease and renal recovery: consensus report of the Acute Disease Quality Initiative (ADQI) 16 Workgroup[J]. Nat Rev Nephrol, 2017, 13(4): 241-257.

[22] TOMLINSON L A, ABEL G A, CHAUDHRY A N, et al. ACE inhibitor and angiotensin receptor-Ⅱ antagonist prescribing and hospital admissions with acute kidney injury: a longitudinal ecological study[J]. PloS One, 2013, 8(11): e78465.

[23] JOANNIDIS M, FORNI L G, KLEIN S J, et al. Lung-kidney interactions in critically ill patients: consensus report of the Acute Disease Quality Initiative (ADQI) 21 Workgroup[J]. Intensive Care Med, 2020(46): 654-672.

[24] KELLUM J A, RONCO C. The 17th Acute Disease Quality Initiative International Consensus Conference: introducing precision renal replacement therapy[J]. Blood Purif, 2016, 42(3): 221-223.

[25] OSTERMANN M, JOANNIDIS M, PANI A, et al. Patient selection and timing of continuous renal replacement therapy[J]. Blood Purif, 2016, 42(3): 224-237.

[26] DAVIDSON A C, BANHAM S, ELLIOTT M, et al. BTS/ICS guideline for the ventilatory management of acute hypercapnic respiratory failure in adults[J]. Thorax, 2016, 71(Suppl 2): ii1-35.

[27] COMBES A, BRODIE D, AISSAOUI N, et al. Extracorporeal carbon dioxide removal for acute respiratory failure: a review of potential indications, clinical practice and open research questions[J]. Intensive Care Med, 2022, 48: 1308-1321.

[28] CHEN Y, WANG S, HUANG J, et al. Application of extracorporeal carbon dioxide removal combined with continuous blood purification therapy in ARDS with hypercapnia in patients with critical COVID-19[J]. Clin Hemorheol Microcirc, 2021, 78(2): 199-207.

[29] ZHANG L, WANG F, WANG L, et al. Prevalence of chronic kidney disease in China: a cross-sectional survey[J]. Lancet (London, England), 2012, 379(9818): 815-822.

[30] CHEN J J, KUO G, HUNG C C, et al. Risk factors and prognosis assessment for acute kidney injury: The 2020 consensus of the Taiwan AKI Task Force[J]. J Formos Med Assoc, 2021, 120(7): 1424-1433.

[31] 韩江南. 喉结核的诊疗进展[J]. 西南军医, 2013, 15(4): 425-427.

[32] 蒋黎, 刘焱, 周永, 等. 喉结核的CT和MRI表现与喉镜检查对照分析[J]. 中华耳鼻咽喉头颈外科杂志, 2014, 49(9):

771-773.

［33］王佳蓉，邱连升，曾冰微. 喉结核30例临床特点分析［J］. 中国医师进修杂志，2014，37（33）：61-63.

［34］张朋，李世明. 利福平致严重不良反应文献复习［J］. 临床合理用药，2015，8（7A）：91-93.

［35］臧健，刘茜，姜学钧. 喉结核的临床特征和病变特点分析［J］. 中华结核和呼吸杂志，2016，39（8）：612-615.

［36］BORGOHAIN B. Prompt restoration of airway along with rapid neurological recovery following ultrasonography-guided needle aspiration of a tubercular retropharyngeal abscess causing airway obstruction［J］. Singapore Med J, 2011, 52（11）: e229～231.

［37］GOUSSARD P, GIE R P, JANSON J T, et al. Decompression of enlarged mediastinal lymph nodes due to Mycobacterium tuberculosis causing severe airway obstruction in children［J］. Ann Thorac Surg, 2015, 99（4）: 1157-1163.

［38］DEEPTI B S, MUNIREDDY M, KAMATH S, et al. Cervical spine tuberculosis and airway compromise［J］. Can J Anaesth, 2016, 63（6）: 768-769.

［39］COLE A E, HEATON D, CHEKAIRI A. Laryngeal tuberculosis: a rare cause of critical airway obstruction［J］. BMJ Case Rep, 2018, 2018: bcr-2017-222841.

［40］WELDETSADIK A Y, BEDANE A, RIEDEL F. Retropharyngeal tuberculous abscess: a rare cause of upper airway obstruction and obstructive sleep apnea in children: a case report［J］. J Trop Pediatr, 2019, 65（6）: 642-645.

［41］黄姜伟，冯舒雅，肖玲燕，等. 重症结核性肠梗阻三例诊疗体会［J］. 中华临床营养杂志，2021，29（5）：295-300.

［42］常华，石川，曾畅，等. 肠结核并发肠梗阻再次手术的临床分析（附12例报告）［J］. 中国防痨杂志，2017，39（5）：536-538.

［43］王松志，朱建友. 外科治疗肠结核并发肠梗阻60例效果及体会［J］. 中国地方病防治杂志，2015，30（3）：232.

［44］颜慕先，樊丽琳，沈小春，等. 经鼻型肠梗阻导管在肠梗阻治疗中的临床价值［J］. 胃肠病学和肝病学杂志，2014，23（12）：1430-1432.

［45］蒋晓玲，刘芳，曾红萍，等. 肠梗阻中医治疗综述［J］. 实用中医药杂志，2015，31（2）：166-167.

［46］李娟. 中西医结合治疗术后肠梗阻20例［J］. 中国民族民间医药，2012，21（8）：94.

［47］李楠，田玉珠. 中西医结合治疗肠梗阻的疗效观察［J］. 中西医结合心血管病电子杂志，2015（20）：19-20.

［48］詹雅珍，单国栋，王二龙. 中西医结合治疗肠结核病合并肠梗阻临床分析［J］. 中华中医药学刊，2016，34（10）：2494-2496.

［49］乔馨瑶，马亚，石磊. 关于欧洲和中国的炎症性肠病营养治疗指南或共识的比较分析［J］. 中华炎性肠病杂志，2021，05（1）：96-99.

［50］李爽，俞桂芳，刘丽. 15例肠结核并发不完全性肠梗阻患者的整体护理效果评价［J］. 中国防痨杂志，2016，38（8）：654-658.

［51］常华，石川，曾畅，等. 肠结核并发肠梗阻再次手术的临床分析（附12例报告）［J］. 中国防痨杂志，2017，39（5）：536-538.

［52］王倩，李骁，陶利平，等. 广泛结肠病变伴消化道大出血的肠结核1例［J］. 胃肠病学，2013，18（1）：63-64.

［53］中华医学会消化内镜学分会结直肠学组，中国医师协会消化医师分会结直肠学组，国家消化系统疾病临床医学研究中心. 下消化道出血诊治指南（2020）［J］. 中华消化内镜杂志，2020，37（10）：685-695.

［54］李鹏飞，陈岩，所剑. 肠结核诊断及其外科手术方法探讨（附23例肠结核外科诊治分析）［J］. 中国防痨杂志，2013，35（10）：827-830.

［55］SHI X C, ZHANG L F, ZHANG Y Q, et al. Clinical and Laboratory Diagnosis of Intestinal Tuberculosis［J］. Chin Med J Engl, 2016, 129（11）: 1330-1333.

［56］HOWELL J S, KNAPTON P J. Ileo-caecal tuberculosis［J］. Gut, 1964, 5: 524-529.

［57］ELKE G, VAN ZANTEN AR, LEMIEUX M, et al. Enteral versus parenteral nutrition in critically ill patients: an updated systematic review and meta-analysis of randomized controlled trials［J］. Crit Care, 2016, 20（1）: 117.

［58］SINGER P, BLASER AR, BERGER MM, et al. ESPEN guideline on clinical nutrition in the intensive care unit［J］. Clin Nutr, 2019, 38（1）: 48-79.

［59］ALSHARIF DJ, ALSHARIF FJ, ALJURAIBAN GS, et al. Effect of Supplemental Parenteral Nutrition Versus Enteral Nutrition Alone on Clinical Outcomes in Critically Ill Adult Patients: A Systematic Review and Meta-Analysis of Randomized Controlled Trials［J］. Nutrients, 2020, 12（10）: 2968.

［60］BHANSALI SK. Abdominal tuberculosis. Experiences with 300 cases［J］. Am J Gastroenterol, 1977, 67（4）: 324-337.

［61］BAVUNOGLU I, AYAN F, KARABICAK I, et al. Selective jejunal artery pseudoaneurysm embolization in a patient with massive gastrointestinal bleeding due to intestinal tuberculosis［J］. J Emerg Med, 2006, 31（4）: 391-394.

［62］CHUTTANI, HK, SARIN SK. Intestinal tuberculosis［J］. Ind J Tub, 1985, 32（3）: 117-124.

［63］CHONG VH, LIM KS. Gastrointestinal tuberculosis［J］. Singapore Med J, 2009, 50（6）: 638-646.

［64］KAHN SA, KIRSCHNER BS. Massive intestinal bleeding in a child with superior mesenteric artery aneurysm and gastrointestinal tuberculosis［J］. J Pediatr Gastroenterol Nutr, 2006, 43（2）: 256-259.

［65］KODAIRA Y, SHIBUYA T, MATSUMOTO K, et al. Primary aortoduodenal fistula caused by duodenal tuberculosis without an abdominal aortic aneurysm: report of a case［J］. Surg Today, 1997, 27（8）: 745-748.

［66］OHTSUKA T, KOTSUKA Y, YAGYU K, et al. Tuberculous pseudoaneurysm of the thoracic aorta［J］. Ann Thorac Surg, 1996, 62（6）: 1831-1834.

［67］FORBES TL, HARRIS JR, NIE RG, et al. Tuberculous aneurysm of the supraceliac aorta--a case report［J］. Vasc Endovascular Surg, 2004, 38（1）: 93-97.

［68］BEERESHA, GHOTEKAR LH, DUTTA TK, et al. Hepatic artery mycotic aneurysm of tubercular aetiology［J］. J Assoc Physicians India, 2000, 48（2）: 247-248.

［69］TSURUTANI H, TOMONAGA M, YAMAGUCHI T, et al. Hepatic artery pseudoaneurysms in a patient treated for miliary tuberculosis［J］. Intern Med, 2000, 39（11）: 994-998.

［70］SEITH A, GULATI MS, NANDI B, et al. Tuberculous pseudoaneurysm of gastroduodenal artery［J］. Clin Imaging, 2003, 27（6）: 408-410.

［71］SATOKAWA H, TAKAHASI K, HOSHINO Y, et al. Tuberculous pseudoaneurysm of the celiac artery. A case report［J］. Int Angiol, 2004, 23（1）: 85-88.

［72］葛均波, 徐永健, 王辰. 内科学. 9 版［M］. 北京: 人民卫生出版社, 2018: 673-675.

［73］孙淑娟, 刘健, 李悦, 等. 内分泌系统疾病治疗药物处方集［M］. 北京: 人民卫生出版社, 2018.

［74］霍钢, 郑履平, 唐文渊. 垂体结核一例［J］. 中华神经外科杂志, 2001, 17（5）: 55.

［75］金自孟, 史轶蘩. 弥凝片治疗中枢性尿崩症［J］. 中华内分泌代谢杂志, 1997, 13（3）: 141-144.

［76］PARAMO C, DE LA FUENTE J, NODAR A, et al. Intrasellar tuberculoma-a difficult diagnosis［J］. Infection, 2002, 30（1）: 35-37.

［77］DESAI KI, NADKARNI TD, GOEL A. Tuberculomas of the hypophysis cerebri: report of five cases［J］. J Clin Neurosci, 2003, 10（5）: 562-566.

［78］SHARMA MC, ARORA R, MAHAPATRA AK, et al. Intrasellar tuberculoma-an enigmatic pituitary infection: a series of 18 cases［J］. Clin Neurol Neurosurg, 2000, 102（2）: 72-77.

［79］BEN AF, ABUKHATTAB M, KARIM H, et al. Primary pituitary tuberculosis revisited［J］. Am J Case Rep, 2017, 18: 391.

［80］廖二元, 袁凌青. 内分泌医师手册［M］. 天津: 天津科技翻译出版有限公司, 2013.

［81］陈家伦. 临床内分泌学［M］. 上海: 上海科技技术出版社, 2011.

［82］RUSHWORTH RL, TORPY DJ, FALHAMMAR H. Adrenal Crisis［J］. N Engl J Med, 2019, 381（9）: 852-861.

［83］HUSEBYE ES, PEARCE SH, KRONE NP, et al. Adrenal insufficiency［J］. Lancet, 2021, 397（10274）: 613-629.

［84］BORNSTEIN SR, BORNSTEIN TD, ANDONIADOU CL. Novel medications inducing adrenal insufficiency［J］. Nat Rev Endocrinol, 2019, 15（10）: 561-562.

［85］HAHNER S, ROSS RJ, ARLT W, et al. Adrenal insufficiency［J］. Nat Rev Dis Primers, 2021, 7（1）: 19.

［86］NATARAJAN A, BEENA PM, DEVNIKAR AV, et al. A systemic review on tuberculosis［J］. Indian J Tuberc, 2020, 67: 295-311.

［87］ISIGUZO G, DU BRUYN E, HOWLETT P, et al. Diagnosis and Management of Tuberculous Pericarditis: What Is New? ［J］. Curr Cardiol Rep, 2020, 22: 2.

［88］Imazio M, Gaita F, LeWinter M. Evaluation and Treatment of Pericarditis: A Systematic Review. JAMA 2015; 314: 14981506

［89］López-López JP, Posada-Martínez EL, Saldarriaga C, et al. Neglected Tropical Diseases, Other Infectious Diseases Affecting the Heart（the NETHeart Project）Tuberculosis and the Heart［J］. J Am Heart Assoc, 2021, 10: e019435.

［90］DANIELS B, KWAN A, PAI M, et al. Lessons on the quality of tuberculosis diagnosis from standardized patients in China, India, Kenya, and South Africa［J］. J Clin Tuberc Other Mycobact Dis, 2019, 16: 100109.

［91］HUANG J, SHEN M, SUN Y. Epidemiological analysis of extrapulmonary tuberculosis in Shanghai［J］. Zhonghua Jie He

He Hu Xi Za Zhi, 2000, 23(10): 606-608.

[92] FU YY, LI JX, JIANG LN, et al. The investigation of the reported case of Extra-pulmonary tuberculosis by medical institutions in Tianjin during 2011-2013[J]. Chinese J Antituberculosis, 2016, 38(2): 104-109.

[93] WANG DM, LI QF, ZHU M, et al. Analysis of infection and drugresistance in 6107 cases of extrapulmonary tuberculosis in Chengdu area[J]. Zhonghua Jie He Za Zhi, 2017, 40(8): 592-595.

[94] GUVEN H, BA KILER A R, ULGER Z, et al. Evaluation of children with a large pericardial effusion and cardiac tamponade[J]. Acta Cardiologica, 2007, 62(2): 129.

[95] CLOVIS NKOKE. Large hemorrhagic pericardial effusion with cardiac tamponade in a 16-year-old adolescent in an endemic area of tuberculosis: a case report[J]. Pan African Medical Journal, 2021, 40(117): 10.

[96] CHATTERJEE K, MCGLOTHLIN D, MICHAELS A. Analytic reviews: cardiogenic shock with preserved systolic function: a reminder[J]. J Intensive Care Med, 2008, 23(6): 355-366.

[97] REUTER H, BURGESS LJ, DOUBELL AF. Epidemiology of pericardial effusions at a large academic hospital in South Africa[J]. Epidemiol Infect, 2005, 133(3): 393-439.

[98] REUTER H, BURGESS L, VAN VUUREN W, et al. Diagnosing tuberculous pericarditis[J]. Q J Med, 2006, 99: 827-839.

[99] MAYOSI BM, BURGESS LJ, DOUBELL AF. Tuberculous pericarditis: Heart disease in Africa[J]. Circulation, 2005, 112: 3608-3616.

第十二章　特殊人群肺外结核病

儿童、老年人、妊娠期妇女等特殊人群,也是结核病需要特别关注的人群。如儿童结核病,占全球结核病负担的 11%,却占死亡人数的 15%。由于特殊人群的生理状况和生理阶段,诊断和治疗难度更大。同时,因特殊人群临床表现不典型、确诊困难,容易漏诊而导致患者死亡,结核病在特殊人群中造成的危害往往被低估。肺外结核在特殊人群的发病低于肺结核,但也应该引起足够重视。

第一节　儿童常见肺外结核病

一、流行病学

儿童结核病以肺结核最常见,肺外结核占 30%~40%。儿童常在感染后 2 年内(大多数在 1 年内)发病,年幼儿易发展为重症结核病,儿童肺结核多表现为非特异性慢性疾病。儿童最常见的肺外结核依次是淋巴结结核、结核性脑膜炎、腹腔结核。

二、常见儿童肺外结核

(一)儿童淋巴结结核

淋巴结结核是最常见的儿童肺外结核,占所有儿童结核病的 4.0%~5.1%,占儿童肺外结核的 20.3%~50.0%,传染途径多为淋巴血行播散,可累及多组淋巴结,最多见于颈、腋下、腹股沟及颌下淋巴结。淋巴结结核通常表现为多个淋巴结肿大,而无结核病全身的症状及体征。

1. 临床表现

(1)淋巴结肿大:病初单个淋巴结缓慢增大,质硬、无痛、无黏连、活动可,多数为单侧,少数为双侧,随着感染进展,多组淋巴结受累,融合成团块,固定不动,最后发生干酪样变,坏死液化后形成冷脓肿,脓肿破溃后液化物质排出形成瘘管,愈合慢,最后形成形状不规则的瘢痕。

(2)全身症状:少部分患儿可有低热、盗汗、乏力、纳差、消瘦等全身中毒症状。HIV 阳性者的全身症状较阴性者多见。

2. 体格检查　单侧无痛淋巴结肿大是早期常见体征。肿大淋巴结多个融合、质地较硬,脓肿形成后可扪及波动感,液化破溃后形成窦道、瘘管。淋巴结肿大在颈部淋巴结最为常见,其次为腋下及锁骨上淋巴结。

3. 辅助检查

(1)皮肤试验

1)结核菌素皮肤试验(tuberculin skin test,TST):TST 阳性判定标准:符合下列任一标准,可判定 TST 阳性。①已接种卡介苗且未发现免疫功能低下或抑制的儿童,硬结平均直径≥10mm 或注射局部出现双圈、水泡、坏死、淋巴管炎等强阳性反应。②已接种 BCG 但有免疫功能低下或抑制的儿童、与活动性肺结核患者有密切接触的 5 岁以下儿童及未接种 BCG 儿童,其硬结平均直径≥5mm 或注射局部出现双圈、水泡、坏死、淋巴管炎等强阳性反应。TST结果的临床意义如下。

TST阳性：①结核潜伏感染、亚临床结核病、活动性结核病和非活动性结核病4个进程均可表现为阳性，需要结合临床症状体征及影像学特点判断是否存在活动性结核病。②不排除卡介苗接种交叉反应或非结核分枝杆菌感染。

TST阴性：可基本排除结核病，但应除外免疫功能低下或免疫功能抑制以及重症结核病患儿假阴性的可能。

2）重组融合蛋白结核分枝杆菌早期分泌性抗原靶6（ESAT-6）和培养滤液蛋白10（CFP-10）皮肤试验：适用于≥6月龄婴儿和儿童。

判断标准、临床意义详见第三章第三节，但应注意免疫功能低下或免疫功能抑制及重症结核病患儿假阴性可能。

（2）淋巴结细针穿刺物检查：淋巴结细针穿刺创伤小、易操作。包括：细胞学检查、抗酸染色、结核分枝杆菌培养、聚合酶链反应（PCR）、酶联免疫吸附测定等。

（3）淋巴结活检：创伤性较细针穿刺大。淋巴结活检组织病理学检查灵敏度高，对治疗有快速反应，在累及多个淋巴结时推荐采用。

（4）超声检查：淋巴结结核超声检查多显示内部强回声、薄层回声、低密度包块、融合趋势、边缘不锐利。

（5）CT/MRI检查：CT为临床上不可扪及的淋巴结提供定位。

4. **诊断** 一处或多处淋巴结肿大超过2cm，伴或不伴腺体周围炎症，其他地方有或者无结核病的证据；或出现冷脓肿伴有或不伴有窦道，若2周的抗生素治疗无反应，需考虑结核可能。进一步检测淋巴结穿刺物，对窦道中脓液进行细胞学检查，或进行抗酸染色找抗酸杆菌，若细胞学检查发现肉芽肿性改变并抗酸染色找抗酸杆菌阳性，即可临床诊断并进行抗结核治疗。若结果不确定，可进一步采取切除活检行涂片及组织病理学检查。当细胞学或组织学检查不确定时，仅结核菌素皮内试验阳性不能确诊。

5. **治疗**

（1）对症支持治疗：注意休息、加强营养。

（2）全身抗结核治疗：目前国内对儿童淋巴结结核抗结核治疗方案尚无统一定论。WHO和美国儿科协会推荐方案为2HRZE/4HR，加拿大儿科学会推荐方案为2HRZ/4HR，墨西哥国家结核项目推荐方案为2HRZE/7HR。

（3）手术治疗：当肿大淋巴结特点为多个、较大、融合，出现冷脓肿、淋巴结窦道时，可早期行手术治疗，再联合抗结核治疗。

（二）结核性脑膜炎

结核性脑膜炎是肺外结核病的严重类型，全球每年新发约10万例，多见于5岁以下儿童。儿童结核性脑膜炎临床症状缺乏特异性，病原检出率低，早期诊断困难，病死率高达50%。在存活患儿中神经系统后遗症发生率高达53.9%。早期诊断和合理治疗是降低其病死率、改善预后的关键。

1. **临床表现** 包括神经系统和结核病全身中毒表现，也可伴有颅外其他系统结核病表现。婴幼儿结核性脑膜炎临床表现往往不典型，早期不易识别，起病急，病情进展快，可能以惊厥为首发症状，发热、生长迟滞、体重下降等结核感染症状较为明显。结核性脑膜炎常见神经系统表现主要包括以下6个方面。

（1）脑膜刺激征：表现为头痛、恶心、呕吐。脑膜病变时脊髓膜受到刺激并影响到脊神经根，查体可见脑膜刺激征阳性。

（2）脑神经损害症状及体征：颅底炎性渗出物的刺激、黏连、压迫可致脑神经损害，以面神经、展神经、动眼神经和视神经最易受累。面神经受累早期可表现为面容不对称，随病情进展出现面神经麻痹；展神经受累可表现为眼球内斜、外展受限，可出现复视；动眼神经受累可表现为瞳孔不等大、眼睑下垂、外斜视、对光反射和调节反射迟钝或消失、眼球活动受限、复视等；视神经受累可表现为视力减退、视野缺损或失明等。

（3）脑实质受损症状及体征：临床表现多种多样，可有肌张力增高、惊厥、瘫痪、去大脑强直、去皮质强直、四肢手足徐动、震颤、舞蹈样运动。结核性动脉炎所致瘫痪,可呈卒中样发病,出现偏瘫、交叉瘫等;结核瘤或蛛网膜炎引起瘫痪,则表现为类似肿瘤的慢性瘫痪;去大脑强直时,意识障碍表现为醒状昏迷,但无任何意识活动,对各种刺激不反应、尿便失禁,强痛刺激后,四肢强直性伸直;去皮质强直时,双眼凝视或进行无目的的活动,无任何自发性语言,呼之不应,实无意识,强痛刺激后,双上肢屈曲,双下肢强直性伸直。

（4）颅内压增高症状及体征:颅内压多为轻、中度增高,通常持续1~2周。晚期蛛网膜脉络丛黏连,呈完全或不完全性梗阻性脑积水,颅内压多明显增高,表现为头痛、喷射性呕吐(晨起为著)、视乳头水肿、意识障碍、呼吸循环障碍,严重者可出现脑疝。婴儿颅内压增高症状(如呕吐)不显著,而表现为颅缝开裂、前囟隆起、头围增大。

（5）脊髓障碍症状及体征:脊神经受刺激和脊髓受压迫后出现神经根痛,受损平面以下传导束型感觉障碍,伴有运动障碍和尿便障碍。

（6）自主神经功能障碍:自主神经中枢受累可出现自主神经功能紊乱表现,如感觉过敏、体温调节障碍、呼吸异常、胃肠功能紊乱,还可表现为肥胖、尿崩症和脑耗盐综合征等。

2. **临床分期** 根据病情进展可分为前驱期、脑膜刺激征期、昏迷期和迁延期。

（1）前驱期(早期):持续1~2周。表现为非特异性结核病全身中毒症状。年长儿(3周岁以上)可诉头痛,多较轻微;婴幼儿可表现为纳差、嗜睡、生长发育迟缓。脑膜刺激征不明显。

（2）脑膜刺激征期(中期):持续1~2周。头痛持续并加重,伴呕吐,多为喷射性呕吐,易激惹,烦躁或嗜睡交替出现,可有癫痫样发作。脑膜刺激征阳性,可出现脑神经损害、脑实质受损、颅内压增高、脊髓受损症状和体征及自主神经功能障碍表现。

（3）昏迷期(晚期):持续1~3周。症状加重,意识障碍加深进入昏迷,反复惊厥发作、呼吸节律不整、去大脑或去皮质强直,可出现脑疝危象,多因呼吸和循环中枢麻痹而死亡。

（4）迁延期(慢性期):以上3期是结核性脑膜炎在无化疗时自然发展的临床过程,而慢性期是指结核性脑膜炎经化疗后,特别是经不规则化疗后(也可因原发耐药,治疗效果不显著而致),使病情迁延数月之久。此时头痛、呕吐可不显著或间断出现,意识可清楚,脑脊液改变也相对轻。但慢性期伴急性变化时,临床症状及脑脊液改变又可重新加剧。

3. **临床分型** 对于结核性脑膜炎的分型,目前尚无统一标准。国内学者多采用1964年张世荣根据病理改变并结合临床表现的分型方法,分为以下4型。

（1）脑膜炎型:最常见。病变主要在脑膜,根据渗出物的多少、蛛网膜下隙有无阻塞及脑室扩大、积水的程度分为3类。

1）无明显梗阻:脑底结核性渗出物较少,脑室内及蛛网膜下隙脑脊液循环通路无明显阻塞,脑室无或仅有轻度扩大。

2）有梗阻:蛛网膜下隙结核性渗出物较多,影响脑脊液的流通或导水管变窄,脑室有轻度或中度扩大。

3）重度梗阻:蛛网膜下隙有大量结核性肉芽组织,严重影响脑脊液的流通,有重度脑室扩张、积水。

（2）脑内结核瘤型:脑实质内有明显的结核病灶(瘤),而蛛网膜下隙内仅有轻度的结核性炎症或未侵犯蛛网膜下隙,即以脑实质内结核灶为主的临床病理改变。

（3）脊髓型:脊髓的病变较突出(与脑膜病变相对而言),脊髓外有厚层渗出物和结核病变,少数脊髓内有结核灶(瘤)。

（4）混合型:脑内有结核灶(瘤),同时脑膜的结核性渗出物也较多。临床上难以确定是以脑膜还是以脑内结核灶病变为主。

结核性脑膜炎的分型不是固定不变的,可随着病情进展及治疗而改变,故应动态地判定分型。

4. **实验室检查**

（1）免疫学诊断方法

1）皮肤试验:同儿童淋巴结结核。

2）γ干扰素释放试验（IGRA）：脑脊液的 IGRA 检测在儿童结核性脑膜炎诊断中的价值缺乏大样本研究支持，对于证据不足的结核性脑膜炎患儿，有一定的补充和辅助性诊断作用。

（2）脑脊液检查

1）脑脊液压力：增高（200～360mmH$_2$O），也可因脑脊液回流通路中的上段梗阻导致腰穿时压力降低。

2）脑脊液常规：早期多无色透明，中期或晚期可浑浊，呈磨玻璃样。渗血、出血、蛋白质升高时可呈浅黄或橙黄色。白细胞（10～500）×10^9/L，轻中度升高，淋巴细胞比例＞0.5，但急性期或恶化期可以中性粒细胞为主。

3）脑脊液生化：蛋白质增高 1～3g/L；糖早期可正常，随病情进展逐渐降低，一般糖＜2.2mmol/L 或低于血糖水平的 50%；氯化物下降。

4）腺苷脱氨酶（adenosine deaminase，ADA）：活性高于正常，但不推荐 ADA 作为结核性脑膜炎的常规诊断方法。

（3）细菌学和分子生物学诊断方法：脑脊液是结核性脑膜炎首选标本类型，其他标本包括痰液、胃液、粪便、尿液、血液等。常用细菌学（涂片抗酸染色显微镜检查、分枝杆菌培养）和分子生物学方法（核酸扩增试验、高通量测序技术）与肺结核采用诊断方法相同。结核分枝杆菌培养阳性是确诊结核性脑膜炎的金标准，但耗时长、病原检出率低，限制了其在儿童结核性脑膜炎早期诊断中的应用。

5. 影像学检查

（1）头颅影像学：CT 和 MRI 是结核性脑膜炎常用的影像学检查手段。二者均可显示颅底脑膜强化、脑积水、脑梗死、脑内结核瘤（球）、增强前颅底高密度或高信号颅底脑池变窄或闭塞脑膜增厚黏连、脑出血、脑实质内多发或单发的结核性脑炎及脓肿等改变。MRI 较 CT 显示范围大，并可显示较早期及较小的病变。此外，非对比剂头颅磁共振血管成像（MRA+MRV）、MRI 增强或 CT 增强扫描可用于颅内血管的狭窄闭塞、侧支血管形成等血管病变的评估，有助于更加准确判断病情及进行有效干预。

（2）其他系统的影像学：胸部 X 线检查/CT 可发现活动性肺结核。CT、MRI 和超声可提示存在其他肺外结核，如骨关节、淋巴结、脑部、胸壁、盆腔结核等。

6. 病理学检查　用于病理学检查的组织可在结核瘤手术治疗时或尸检时获得。病理结果阳性判定标准如下。

（1）组织形态学符合结核病病理基本变化。

（2）病理分子生物学鉴定为结核分枝杆菌。

7. 诊断

（1）临床疑似病例：经鉴别诊断排除其他中枢神经系统疾病，脑脊液检查未获得病原学阳性结果，同时符合下列条件之一者。①结核性脑膜炎诊断评分系统（表 3-12-1）总评分 6～9 分（无头颅影像学结果）；②结核性脑膜炎诊断评分系统（表 3-12-1）总评分 6～11 分（有头颅影像学结果）。

（2）临床诊断病例：经鉴别诊断排除其他中枢神经系统疾病，脑脊液检查未获得病原学阳性结果，同时符合下列条件之一者。①结核性脑膜炎诊断评分系统（表 3-12-1）总评分≥10 分（无头颅影像学结果），总评分中至少 2 分是来自脑脊液评分；②结核性脑膜炎诊断评分系统（表 3-12-1）总评分≥12 分（有头颅影像学结果），总评分中至少 2 分是来自脑脊液或头颅影像学评分。

（3）确诊病例：具有结核性脑膜炎临床表现，符合下列条件之一者。①脑脊液涂片抗酸染色阳性；②脑脊液培养阳性，且菌种鉴定为结核分枝杆菌复合群；③脑脊液的结核分枝杆菌核酸检测阳性；④脑或脊髓组织病理学检查符合结核病病理学改变，且抗酸染色阳性或病理分子生物学鉴定为结核分枝杆菌。

8. 临床分级　根据改良的英国医学研究委员会分级标准对结核性脑膜炎患者进行分级，以评估病情的严重程度及预后。Ⅰ级：Glasgow 昏迷评分为 15 分且无局灶性神经损伤表现；Ⅱ级：Glasgow 昏迷评分 11～14 分或评分为 15 分伴有局灶性神经损伤表现；Ⅲ级：Glasgow 昏迷评分≤10 分。

9. 治疗　儿童结核性脑膜炎治疗包括抗结核治疗、辅助治疗和并发症治疗等，其中抗结核治疗是关键，现重点介绍抗结核治疗和辅助治疗。

表 3-12-1　结核性脑膜炎的临床诊断评分系统

诊断评分项目	评分/分
接触史及临床表现（最高计 6 分）	
1 年内与传染性结核病患者密切接触或 TST/EC/IGRA 阳性者（仅适用于＜10 岁儿童）	2
症状持续时间≥5 天	4
包含 1 个或多个结核中毒症状（如体质量减轻、盗汗）；或持续咳嗽≥2 周	2
局灶性神经功能缺损（不包括脑神经麻痹）	1
脑神经麻痹	1
意识状态改变	1
脑脊液检查（最高计 4 分）	
外观透明	1
细胞数为（10～500）×10^9/L	1
淋巴细胞占比＞0.5	1
蛋白质＞1g/L	1
糖＜2.2mmol/L 或低于血糖的 50%	1
头颅影像学检查（最高计 6 分）	
结核瘤	2
颅底脑膜强化	2
增强前颅底高密度/高信号	2
脑积水	1
脑梗死	1
其他部位结核病证据（最高计 4 分）	
胸部影像学提示活动性肺结核（肺结核 2 分，粟粒性肺结核 4 分）	2/4
CT、MRI、超声检查提示存在颅外其他系统结核征象	2
脑脊液以外的标本（痰液、淋巴结、胃液、尿液、血液等）抗酸染色或结核分枝杆菌培养阳性	4
脑脊液以外的标本（痰液、淋巴结、胃液、尿液、血液等）结核分枝杆菌分子生物学检测阳性	4

排除诊断：通过病原学（抗酸染色、培养或分子生物学检测）、免疫学或病理学检查，除外其他疾病，如化脓性脑膜炎、病毒性脑膜炎、病毒性脑炎、隐球菌性脑膜炎、梅毒性脑膜炎、脑型疟疾、寄生虫性脑膜炎、嗜酸性粒细胞增多性脑膜炎、脑弓形体病、颅内占位性病变（如脑脓肿、恶性肿瘤等）

（1）抗结核药物的选择：针对儿童结核性脑膜炎，临床医师应在药敏结果指导下，选用血脑屏障通透性高的药物。异烟肼、吡嗪酰胺、乙硫异烟胺、氟喹诺酮类（如左氧氟沙星和莫西沙星）和环丝氨酸血脑屏障通透性高，其中异烟肼和吡嗪酰胺是 WHO 指南推荐的治疗儿童敏感性结核性脑膜炎的一线药物。虽然利福平和乙胺丁醇血脑屏障通透性低，但增加利福平给药剂量（如增加到 30mg/kg）可使脑脊液中的利福平达到杀菌浓度，降低病死率；同时，利福平对分裂活跃和持留的结核分枝杆菌均有强大的杀菌活性。乙胺丁醇对分裂活跃结核分枝杆菌具有强大的抑菌活性，与其他药物联用无交叉耐药风险，因此，利福平和乙胺丁醇仍是治疗儿童敏感性结核性脑膜炎的一线药物。此外，WHO 推荐利奈唑胺用于治疗儿童耐药结核性脑膜炎，同时应监测其严重不良反应。

（2）儿童结核性脑膜炎的抗结核治疗方案

1）敏感性结核性脑膜炎治疗方案：对于儿童敏感性结核性脑膜炎的治疗，目前 WHO 指南及英国国立临床规范研究所（NICE）均推荐 2 个月 HRZE 强化和 10 个月 HR 巩固治疗方案，同时予糖皮质激素辅助治疗。美国指南建议，巩固期可根据临床疗效选择 7～10 个月。

2）耐药结核性脑膜炎治疗方案：由于儿童耐药结核性脑膜炎的治疗研究数据有限，目前基本参照成人耐药结核性脑膜炎治疗方案。

（3）儿童结核性脑膜炎的辅助治疗：对于儿童结核性脑膜炎，在抗结核治疗同时，需要加用糖皮质激素进行抗炎治疗，以减轻脑水肿，降低病死率，但糖皮质激素治疗不能降低神经系统功能障碍的发生率。如泼尼松每日 2mg/kg，严重者可增至每日 4mg/kg，最大剂量为每日 60mg，根据临床疗效治疗 2～4 周，之后 1～2 周逐渐减量至停药。

（4）儿童结核性脑膜炎的其他治疗：结核性脑膜炎存活患儿多合并脑积水、脑梗死、视力损伤及神经发育延迟等，应及早进行综合干预。交通性脑积水可予乙酰唑胺和呋塞米治疗；如果颅内压未改善，或非交通性脑积水，首选手术治疗。阿司匹林可降低结核性脑膜炎患者脑梗死风险。对于因视交叉蛛网膜炎引起视力损害患儿，应给予沙利度胺治疗。

10. **预后**　儿童结核性脑膜炎的诊治取得了一定进展，但仍存在早期诊断困难，缺乏儿童治疗方案的临床研究数据，存活儿童神经系统后遗症发生率较高等问题。其预后与临床分期、耐药特点和是否存在 HIV 感染等相关。未来应着重提高儿童结核性脑膜炎的早期诊断率、优化儿童结核性脑膜炎尤其是耐药结核性脑膜炎患儿的治疗方案，以降低病死率，改善预后。

（三）腹腔结核

腹腔结核包括胃、肝、胆、脾、肠、腹膜及肠系膜淋巴结结核。儿童腹腔结核病发病年龄较大，主要在学龄儿童和青少年期，以肠、腹膜和肠系膜淋巴结结核多见。

1. **临床表现**　临床表现无特异性，主要为发热、腹部不适、腹痛、腹胀或较长时间的便秘、腹泻等消化道症状，临床医生对小儿腹腔结核缺乏重视，易造成误诊误治。

2. **辅助检查**

（1）皮肤试验：同儿童淋巴结结核。

（2）腹部超声：可见肠管壁增厚、肠腔变窄，肠系膜增厚、肠系膜淋巴结肿大，网膜增厚，腹腔积液，腹腔及盆腔内边界不清包块等，多数患儿表现为多部位的病变。

（3）腹腔 CT：结核性腹膜炎典型 CT 表现为腹膜增厚，腹膜结节，肠管相对固定，周围脂肪间隙模糊不清。腹腔淋巴结结核 CT 特征性改变为中央出现干酪样坏死及钙化，CT 增强扫描典型表现为环形强化。肝脾受累可同时发生，肝脏结节较脾脏更为常见。肝实质受累 CT 表现又分为粟粒型、粟粒大结节型和结节型。肠壁受累时部分患儿 CT 可观察到肠管增厚及肠壁周围炎性渗出，表现为肠管固定、肠壁增厚及周围间隙增厚模糊。

（4）肠道钡剂造影：诊断价值高于 CT。肠道钡剂造影可显示肠黏膜破坏和溃疡形成的情况、肠道的累及长度、肠腔的狭窄程度及瘘管。

（5）内窥镜技术：腹腔镜和结肠镜分别在诊断腹膜和肠结核、结肠和终末回肠结核病变的阳性率较高，但目前在儿童中应用还不广泛。

（6）病理检查和结核菌培养：腹腔结核诊断的金标准。腹腔积液的 PCR 检测也是腹腔结核确诊的方法。

3. **诊断**　儿童腹腔结核应结合结核菌素皮肤试验、腹部超声检查、腹部 CT 检查等结果综合诊断。对疑似腹腔结核的患儿，观察其对抗结核治疗的反应，也是诊断腹腔结核的重要的依据。

4. **治疗**　儿童腹腔结核多数以药物抗结核治疗为主，常用异烟肼、利福平、链霉素、吡嗪酰胺、乙胺丁醇及氧氟沙星等，按照早期、规律、全程、适量、联合原则进行抗结核治疗。当并发肠梗阻、肠穿孔、肠道大出血或与腹腔肿瘤鉴别困难时，应进行手术探查及治疗。

第二节　老年常见肺外结核病

老年人肺外结核病（extrapulmonary tuberculosis，EPTB）是指年龄≥65 岁人群在肺以外器官或部位发生的结核感染，常累及淋巴结、中枢神经系统、腹部、关节、骨骼、泌尿生殖道和皮肤等，几乎可以涉及身体的所有部位,除了牙釉质、头发和指甲。随着人口老龄化速度加快,结核病患病年龄高峰向高龄组后移,老年人结核病的构成比增高,肺外结核病的发生率也随之增高。由于老年人 EPTB 起病隐匿,临床表现不典型,延误就诊时间,同时 EPTB 细菌负荷量较肺结核偏少,获取细菌学标本或组织困难,影像学表现多样,临床诊断困难,治疗效果欠佳,需要临床引起重视。

一、发病情况

由于各个国家和地区对 EPTB 的诊断和分类标准的差异,EPTB 流行病学的统计数据也存在差异,同时因国内外关于 EPTB 的研究较少,EPTB 的发病率可能被低估。在我国老年结核患者中,EPTB 发生率为 20%~25%。国内某胸科医院报告的于 2008—2017 年期间收治的 ≥65 岁的老年结核病患者中,EPTB 比例为 23.5%。2019 年沙特阿拉伯报告了 902 例 EPTB 患者,60 岁以上的患者占比 10.4%,且男性高于女性,60 岁以上的患者与胃肠道结核病的发生有显著的相关性($P < 0.01$, $OR = 1.91$, $95\%CI = 1.18\text{-}3.1$)。部分肺结核患者同时合并 EPTB,在美国北卡罗来纳州、马达加斯加和明尼苏达州肺结核同时合并 EPTB 患者的比例分别为 5.8%、6.1%、19.6%;在尼泊尔,这一比例为 16.5%。一些研究发现,性别与年龄对活动性结核病患者中 EPTB 的发展有显著影响。从中国台湾保险数据库及医院数据库中抽样调查 1996—2007 年期间 5 414 例 EPTB 患者的发病特征研究发现,台湾 65 岁及以上的女性比男性更有可能患有肺外结核(保险数据库:9.0% vs. 6.8%,$P = 0.016$,$OR = 1.36$;医院数据库:27.3% vs.16.0%,$P = 0.008$,$OR = 1.98$)。西班牙的研究发现,年龄 ≥65 岁是发生肺外结核高危因素。同样,我国天津地区的调查报告也显示,年龄大于 65 岁是罹患肺外结核的高危因素,研究对象中,肺外结核占 18.65%,高于肺结核所占比例 14.21%。也有资料显示,年龄 ≥45 岁人群罹患骨结核的比例更高,血行播散性结核病及结核性脑膜炎、骨关节及泌尿生殖系等肺外结核随着年龄增长而有所增多。

二、发病机制和病因

(一)免疫衰老是老年人易发结核病的重要原因

适应性免疫功能减退与结核病发病关系密切。在免疫衰老过程中免疫细胞及免疫分子发生一系列改变导致免疫应答功能紊乱低效或无效,这种免疫调节异常导致感染的发生率增加和对疫苗的应答减退。免疫衰老可以引起休眠状态的结核分枝杆菌再次活化,而导致结核病的发生,故老年结核病 80% 是由于结核潜伏感染所致的结核分枝杆菌(LTBI)的再活动(reactivation),被称为内源性"复燃"。固有免疫是机体抗结核分枝杆菌免疫的第一道屏障,可以启动适应性免疫应答,参与激活固有免疫炎症和杀菌效应。固有免疫系统可通过 Toll 样受体(TLR)和/或其他模式识别受体(PRR)特异性识别来源于微生物的病原体相关分子模式,与获得性免疫一样能够正确区分"自己"和"非己"。老年人的固有免疫功能减退,固有免疫系统区分"非己"的能力下降,是老年人结核病发病的重要原因。巨噬细胞既是主要的效应细胞和抗原提呈细胞,也是结核分枝杆菌感染的靶细胞,在结核分枝杆菌与机体的抗感染免疫平衡中起关键作用。老年人骨髓中巨噬细胞前体及成熟巨噬细胞明显减少,体内巨噬细胞表达主要组织相容性复合体-Ⅱ类分子(MHC-Ⅱ)的水平减低,抗原呈递功能下降,导致对 T 细胞激活的能力降低。衰老的巨噬细胞在 IHN-γ 激活后表达超氧阴离子的量下降,导致吞噬细胞的氧依赖杀菌系统功能减弱而不能有效杀伤及清除胞内细菌,分泌趋化因子的能力减低,从而影响特异性免疫应答激活,导致老年人抗感染免疫功能减退。TRL2 能够识别结核分枝杆菌的菌体成分和结核分枝杆菌表面的 19000 脂蛋白成分,直接激活小鼠与人类的巨噬细胞产生 IHN 和一氧化氮,发挥杀菌作用。有研究表明 C57BL/6 老年小鼠脾巨噬细胞 TRL2 表达量比青年小鼠有明显减少。老年人 TRL2 在树突状细胞的转录水平未发生改变,却引起了下游细胞因子和蛋白表达发生减少,表明翻译和翻译后机制均可能参与了年龄相关的 TLR 功能衰退。

(二)合并各种慢性疾病

老年人常合并各种慢性疾病。我国 2013 年第五次国家卫生服务调查分析报告显示老年人慢性病患病率高发的前 5 位疾病分别为高血压、糖尿病、心脏病、脑血管意外、慢性阻塞性肺疾病。糖尿病和呼吸系统疾病均为结核病的高危因素,随之年龄增长发病率也相应增高。糖尿病可将患结核的风险提高大约 3 倍,世界范围内 15% 的结核负担都是由糖尿病导致,糖尿病所导致的肺外结核约占所有结核病例的 20%～30%。但也有研究表明糖尿病特异性增加肺结核而非肺外结核的危险性。慢性阻塞性肺疾病与肺结核相互影响,但慢阻肺患者长期使用激素治疗可同时增加患者并发肺外结核的风险。老年人是恶性肿瘤的高危高发人群,2010—2015 年我国恶性肿瘤患者中,老年患者占总数的 64.1%。60～74 岁年龄组的恶性肿瘤发病率最高,占发病总数的 39.3%。合并恶性肿瘤患者常营养不良、机体免疫功能低下,易并发各种细菌感染。同时,因老年患者住院频率高于年轻人,就医过程中感染的风险也相应增加。

(三)其他

对于老年女性而言,性激素水平的下降参与了女性 EPTB 的发生。女性绝经的平均年龄是 51 岁,性激素水平在绝经前几年就开始下降,肺结核患者并发 EPTB 的比例在 45 岁以上的女性中明显更高,提示激素因素可能是老年妇女 EPTB 易感性更高的原因之一。类似地,台湾一项基于人群的研究评估了年龄和性别对结核病易感性的影响,与男性相比,45 岁及以上妇女同时发生肺结核和 EPTB 的风险更高。营养不良是结核病发病的高危因素,也是结核病病情加重或进展的因素之一。衰弱是一种常见的老年综合征,是一组由于机体退行性改变和多种慢性疾病引起的机体易损性增加的综合征。合并衰弱的老年患者常发生营养不良,营养不良可影响免疫状态,药物疗效,导致多系统功能减退,易发感染。

三、临床表现

老年人并发肺外结核的症状和体征与其他年龄组患者大致相同,取决于结核发生的器官和部位、病情轻重缓急、患者的免疫功能及有无合并基础疾病。但因老年人常有多种慢性疾病并存,临床表现为各种不同的老年综合征,对疾病敏感性降低,致使结核的早期症状被掩盖、混淆和忽视,干扰早期诊断。国内外关于老年肺外结核临床特点的研究较少,且以回顾性研究为主,观察的病例数有限,现总结如下。

(一)临床症状不典型

结核全身的症状可有发热、盗汗、食欲减退、体重下降、全身乏力等,根据患病部位的不同,还可出现与患病部位相关的局部症状。如心包结核可出现夜间阵发性呼吸困难、双下肢水肿;腹腔结核可出现恶心、呕吐、腹痛、腹胀、腹泻、便秘、便血;骨结核可出现相应部位疼痛、活动受限;中枢神经系统结核可出现头痛、高热等,但这些症状均缺乏特异性,易被老年患者基础疾病并存症状所掩盖和忽视。老年人临床症状的隐匿性发病与年龄呈正相关,高龄老年人结核症状常表现为无症状进展,易并发多部位及多器官,就诊时常处于疾病的中晚期,严重影响预后。

(二)无症状结核病发生比例较高

我国第五次全国结核病流行病学调查结果显示,60 岁及以上老年患者中无症状比例高达 39.8%。也有研究表明,因症状而诊断的老年结核病仅为 0.87/1 000。

总之,对于老年人来说,结核病是一种全身性疾病,老年患者因并存多种基础疾病,其临床表现、影像学表现均不典型,应对此提高警惕。

四、辅助检查

尽管 EPTB 的发生率较低,但它在临床诊断、治疗和监测方面是一个重大的挑战。大多数 EPTB 只能通过临床症状及影像诊断,缺乏实验室验证据可能导致诊断延误、误诊、耐药菌株和死亡率增加。

(一)实验室检查

1. **免疫学检查**　血清抗结核抗体阳性对老年结核病具有一定的辅助诊断价值。IFN-γ 释放试验对老年结核病具有一定的辅助意义,但不能区分活动性结核和潜伏性感染,且对于免疫功能低下的老年患者而言,存在一定的假阴性率。

2. **病原学检查**　与普通结核病患者的病原学检查无差异。涂片和培养是目前临床实践中确诊结核病的主要方法,也是评价抗结核治疗效果的主要方法。涂片镜检的灵敏性较低,结核培养技术是目前结核病病原学确诊的金标准,然而结核培养周期长,且取材较肺结核困难。研究显示,只有 12.8%(758/5 910)的肺外患者结核菌培养结果为阳性。近年来 WHO 推荐采用 Xpert MTB/RIF、Xpert MTB/

RIF Ultra、基于芯片的分子检测技术（Truenat MTB、MTB Plus 和 MTB-RIF Dx）、线性探针技术以及环介导等温扩增检测（LAMP）等新的技术诊断初治结核。宏基因组二代测序（metagenomic next-generation sequencing，mNGS）技术能通过一次测定在标本中发现一种或多种病原体，在检测结核、病毒、厌氧菌、真菌方面较培养的方法存在明显优势，同时因为增加了一步富集 TB-DNA 的步骤，使得 mNGS 可以检测到被 Xpert Ultra、Xpert 及液体培养遗漏的 TB-DNA。基于新技术的推广，对冷脓肿、各种液体如脑脊液、胸腹腔和心包液以及子宫内膜积液的诊断率显著增加。

（二）影像学检查

对于临床怀疑有 EPTB 的患者，应通过影像学确定 EPTB 的解剖定位和定位范围，影像检查包括超声、X 线、CT 和 MRI，（PET/CT）/PETMRI 因费用昂贵，不推荐用于常规检查。对于淋巴结结核及腹部结核推荐采用 CT 平扫，对于头部及脊柱结核推荐采用 MRI 平扫，对于脊柱以外的骨结核，CT 和 MRI 各有优缺点。各器官和部位结核的影像表现参见其他年龄组患者的影像表现，此处不再赘述。

（三）其他检查

1. **结核菌素皮肤试验** G 型结核菌素纯蛋白衍生物（PPD-G）皮肤试验是判断机体是否受到结核分枝杆菌感染的重要手段，但老年患者细胞免疫和体液免疫功能受损，导致老年结核病患者中 PPD 皮试阳性率低，仅 20%～30%。

2. **腺苷脱氨酶测定（ADA）** ADA 是一种主要由活化淋巴细胞分泌的非特异性炎症蛋白。1978 年 Piras 等第 1 次提出了 ADA 含量的增高在诊断浆膜腔结核中有着重要作用，此后越来越多的临床研究及一些荟萃分析结果显示 ADA 诊断浆膜腔结核的敏感度、特异性可达到 92%～100%、89%～100%。脑脊液、胸腹水或心包积液中 ADA 的升高对判断是否合并结核性脑膜炎、结核性浆膜腔积液意义重大。

3. **彩超、CT 或腔镜下活检** 在彩超、CT 引导下的细针穿刺和 / 或腔镜[如支气管镜（包括支气管超声、EBUS）、纵隔镜、胸腔镜、上消化道内窥镜、结肠镜、腹腔镜、膀胱镜、阴道镜等]下活检获取病理组织，有助于 EPTB 的明确诊断。膀胱镜活检由于有较高的敏感性、特异性和安全性，是诊断泌尿系结核的重要方法。对于不典型的泌尿系结核，输尿管镜检查是一种有效的可选择的诊断方法。国内的一项研究结果显示，腔镜下活检病理确诊泌尿系结核者为 64.3%（81/126），高于同期进行抗酸杆菌检查的阳性率 21.4%（27/126，$x^2=15.750$）和泌尿系影像学阳性率 31.0%（39/126，$x^2=9.355$），差异均有明显统计学意义（$P<0.01$）。胸膜、心包、腹膜的病理表现多有浆膜的增厚、黏连，表面可见较多纤维蛋白渗出和多少不等的浆膜腔积液，部分病例浆膜表面可见大小不等结核结节，而脾、肝、脑表面可见粟粒状灰黄色结节，镜下结节中心可见干酪样坏死，符合血行播散性结核的特点，发现干酪样肉芽肿性炎被认为是结核病确诊的组织病理学依据。

五、诊断及鉴别诊断

老年 EPTB 的诊断主要依靠临床症状、影像表现、细菌学结果及其他辅助诊断技术，诊断标准及鉴别诊断参照其他年龄组患者，但在诊断过程中应注意以下几点：①老年人是结核的高危人群，合并糖尿病、恶性肿瘤、营养不良等免疫功能低下者需警惕罹患结核病的可能性。②老年人症状隐匿，临床症状不典型，乏力、食欲减退、体质量下降等全身症状发生率虽较高，但这些症状均缺乏特异性，临床中需避免以并存的其他疾病解释这些症状，而忽略结核的存在。③除了痰结核分枝杆菌阳性和典型影像学表现，既往结核病史及抗结核治疗史也对结核病的临床诊断起重要作用，因此，应重视病史的采集。④老年是肿瘤的高发人群，需要警惕结核合并肿瘤的情况，如淋巴结结核同时合并转移性淋巴结肿大、恶性淋巴瘤，腹腔结核同时合并腹腔肿瘤，骨结核同时合并骨转移瘤等情况出现，以浆膜腔积液为主要表现时则需要注意除外心功能不全、慢性肝肾疾病、低蛋白血症所致的漏出性胸腔积液，还需要注意与恶性胸腔积液、肺炎旁渗液鉴别，避免漏诊或误诊。

六、治疗

老年 EPTB 的治疗时间和治疗方案与其他各年龄组基本相同，应遵循早期、规律、联合、全程、适量的原则。对于不同器官和部位 EPTB 的治疗时间,国内外均缺乏高质量的前瞻性研究,目前尚无统一共识。WHO 指南推荐周围淋巴结结核和腹部结核采用 6 个月方案,中枢神经系统结核采用至少 9 个月方案。也有专家建议,对于中枢神经系统结核、骨结核或关节结核,可采用 9~12 个月的治疗。WHO 于 2010 年发布了治疗药物敏感结核病(DS-TB)的建议,并分别于 2017 年和 2022 年进行了更新,2022 年更新的指南中提出,患有肺外结核的成人符合 6 个月 2HRZE/4HR 方案的条件,但中枢神经系统、骨或关节结核患者除外,一些专家建议对其进行更长的治疗(即 9~12 个月)。对于 80 岁以上的老年结核患者,应避免选择吡嗪酰胺。在国内,对于肺外结核病的疗程一般推荐 12~18 个月的方案,但目前缺乏相应前瞻性高质量研究数据支持。对于耐药肺外结核治疗,需要结合我国的耐药结核病治疗指南,选用能耐受并可能有效的药物组成治疗方案,具体方案和疗程参照其他年龄组的耐药结核病治疗。对于不能耐受标准方案治疗的患者,首选不良反应小的杀菌药物组成安全有效的抗结核治疗方案,并同时结合患者的用药史及药敏结果选择合理的个性化抗结核治疗方案。老年人的自身新陈代谢机能随着年龄不断地下降,清除药物的效率也逐步下降,从而使身体积蓄大量的药物,继而发生中毒。对于体质差或者估计肝肾功能不能耐受者应给予个性化方案抗结核治疗并建议药物剂量随患者情况而定,不应与年轻人相同。基于老年人(特别是高龄老年人)的特点,老年人肺外结核的治疗还应注意以下几点。

(一)以老年综合评估为基础

老年综合评估(CGA)是指采用多学科方法评估老年人的躯体状况、功能状态、心理和社会环境状况等因素,并据此制定以维持和改善老年人健康和功能状态为目的的全方位的防治计划,最大限度地提高老年人的生存质量,是现代老年医学的核心技术之一。老年肺外结核患者的综合评估应关注以下问题:①明确治疗的目标,老年人,特别是 80 岁以上且合并多种其他疾病的患者,治疗的目标应该是降低传染性,减轻痛苦、维持现有功能,延长有质量的生命,而不是一味追求传统意义上的根治及复发;②权衡收益/风险比,老年人重要器官的储备功能明显减退,对常规治疗的耐受性差,风险较大,老年人(尤其是高龄老年人)预期寿命有限,要特别注意干预的预期收益应该在其预期寿命之内;③注意个体差异,以病情和机体功能状况为主要依据,而不单纯考虑年龄因素,既要避免过度治疗,又要防止治疗不足;④重视患者及家属的意愿和社会经济状况的评估。

(二)关注药物不良反应

老年人结核病的治疗过程中药物不良反应显著高于年轻人,与以下因素有关:首先,老年人重要器官,无论是形态学还是潜在的储备功能均明显减退,尤其是高龄老年人。老年人肾血流量减少、肾小球滤过率降低,会影响药物的清除;肝脏储备功能降低及肝药酶含量降低会影响药物的生物转化;骨髓储备功能降低会增加细胞毒药物的骨髓抑制风险。其次,老年慢性疾病中常用的其他药物增加或加剧了患者不良反应发生风险,如他汀类降血脂药可导致肝功能损害,降血糖药二甲双胍、阿卡波糖有增加胃肠道反应的风险等。药物性肝损害(drug-induced liver injury, DILI)是抗结核治疗中常见不良反应。高龄是 ATB-DILI 的重要危险因素之一。2011 年 8 月至 2015 年 9 月我国东北地区的 4 272 例抗结核治疗患者中 DILI 的发生率为 9.5%,其中老年患者占 20.8%,可能与老年人营养不良、低蛋白血症、药物代谢功能减退及总体细胞色素 P 活性下降有关。抗结核药物导致的胃肠道反应在临床比较常见,多发生于抗结核治疗早期,表现为食欲不振、恶心、呕吐、上腹部不适、腹泻等,症状一般较轻。几乎所有的抗结核药物均可引起消化道反应,针对抗结核药物治疗引起的胃肠道反应,目前尚无统一的推荐治疗方法,但有多种方法可缓解胃肠道反应,如睡前服用药物、进食同时服药、与抗酸剂同时服用,从小剂量开始逐渐加量。需要注意,同时服用的食物或药物应不影响抗结核药物代谢,如果与含有钙、铁、锌的物质服用时,这些物质可降低氟喹诺酮类药物的代谢,导致抗结核治疗失败。老年性白内障和糖尿病视网膜病变是老年患者视力下降的常见病因。球后视神经炎是一种与乙胺丁醇相关的视力损害,该损害与乙胺丁醇剂量和持续时间相关,主要表现为视力异常,如视力、色觉丧失和视野减少。此外,异烟肼和利奈唑胺也可能造成视神经损伤。患者合并老年性白内障和/或糖尿病视网膜病变,在使用上述药物时应更密切监测视力变化,如果发现视觉异常或下降,应酌情停用乙胺丁醇,以避免永久性失明。老年人因营养状况差,加之结核病的消耗,容易合并轻度或中度贫血。异烟肼、吡嗪酰胺可引起铁粒幼细胞贫血,利福平可引起溶血性贫血,这些血液系统的不良反应均较少见,症状也较轻。目前建议对于血液系统不良反应的对策为:症状较轻时,可继续使用抗结核药物,严密监测血象变化;如果较严重,需停药直到血常规正常,可从低剂量重新上药。听力损害主要是由氨基糖苷类抗生素(阿米卡星、链霉素)的不良反应导致的剂量相关的听力损害。目前,WHO 已取消链霉素作为抗结核的一线药物。部分 60 岁以上老年患者常合并不同程度的听力损害,因此,使用氨基糖苷类药物治疗老年结核病时,应注意常规进行听力筛查,如有听力下降,应立即停药,选用其他耳毒性小的替代药物。

(三)外科手术干预

对于需要手术干预的患者,治疗应以缓解症状、预防并发症为主要目的。

治疗性外科手术主要用于紧急抢救性治疗或在药物性治疗无效的情况下的辅助治疗。在老年胃肠结核队列研究中,有 7%~20% 的患者需要手术干预治疗,如内科保守治疗不能治愈的梗阻而进行肠切除或狭窄成形术。由于重要器官生理储备功能减退,老年人对手术创伤的耐受性降低,与中青年人比较,术后并发症多、死亡率高。对于骨结核、肠结核、结核性心包炎、泌尿系结核等内科治疗效果欠佳的老年患者,尽管年龄并不是阻止手术的独立影响因素,但手术治疗的目标与中青年人不同,应以缓解症状、预防并发症为主要目的,而不是一味地追求根治。

(四)糖皮质激素在肺外结核中的运用

糖皮质激素(glucocorticoid, GC)可以减少渗出和炎性细胞浸润,稳定溶酶体膜,保护线粒体,减轻充血水肿,具有抗炎、抗过敏、抗细菌内毒素和免疫抑制等药理作用,能够减轻机体对结核分枝杆菌变态反应所致的免疫损伤。但糖皮质激素在迅速控制病情的同时可以导致菌群失调、消化性溃疡、骨质疏松等不良反应。合并结核性脑膜炎在抗结核治疗基础上辅助使用糖皮质激素治疗的患者,其死亡率、致残率和结核复发率更低。对于结核性心包炎患者,系统性评价亦表明辅助糖皮质激素治疗可降低患者死亡率、缩窄性心包炎发生率并提高治疗依从性。结核性腹膜炎的炎性纤维化过程会导致黏连及肠梗阻,GC可直接抑制炎性及变态反应,减少腹腔积液继续渗出,促进吸收,减轻腹膜增厚和黏连,适用于渗出型结核性腹膜炎,尤其是伴有高热的严重结核中毒症状或结核性腹膜炎伴有大量盆腹腔积液的患者;对于黏连型和干酪型结核性腹膜炎,应用 GC 不仅不能缓解黏连和肠梗阻,还会增加肠穿孔和局部、全身播散的风险,应慎用甚至禁用。值得注意的是,GC 应用后可致钠、水潴留而使血压升高,容易导致脑血管意外;GC 可导致血糖控制差;GCs 可通过直接和间接机制诱导骨重塑障碍和肌肉萎缩,长期大剂量应用会对肌肉骨骼系统产生临床显著的不良反应,对于合并高血压、糖尿病及骨质疏松的老年患者应权衡利弊后使用,并酌情调整剂量。

(五)注意药物的相互作用和药物不良反应的叠加作用

老年患者常合并多种慢性疾病,接受多种药物治疗,在对老年人进行抗结核治疗时,应注重药物间相互作用,如利福平,作为有力的肝药酶诱导剂,可促使多种在肝内代谢的药物灭活加速,如抗凝剂香豆定、降糖药氨苯丙脲、甲苯磺丁脲、还有苯妥英钠、强心苷、普萘洛尔、维拉帕米、糖皮质激素、茶碱、西咪替丁、甲状腺素、酮康唑等,从而影响其他疾病的治疗。有研究显示,口服降糖药具有肝毒性,与抗结核药品联用时可增加肝毒性反应,二甲双胍与抗结核药品联用时约 30% 的患者会出现胃肠道反应。故在老年患者抗结核治疗过程中,需同时兼顾各种伴发病治疗药相互作用及不良反应叠加作用。

(六)加强营养支持治疗

老年患者营养不良发生率高,营养不良造成消瘦、虚弱、免疫力降低,不仅直接影响患者的生活质量、继发感染发生率增加,还使患者对结核治疗的耐受性降低,因此,营养状况与患者的预后和临床结局关系密切。对老年肺外结核患者要积极进行营养风险筛查和营养状况评估,用于筛查的工具很多,最简单的就是患者体重的动态测定,同时按有关规范积极进行干预。

(七)加强依从性宣教和随访

老年患者常因合并多种慢性疾病而需要接受多种药物治疗,同时因药物不良反应多,抗结核治疗时间长,患者依从性下降,中断治疗的概率高于年轻人,故对于老年患者,应多加强服用依从性宣教和随访。

同时,由于老年人记忆力较差,易漏服或错服药物,因此在治疗过程中还应加强督导,保证按时、按规定剂量正确服药,确保治疗成功,防止耐药性产生。

七、预后

EPTB 在疾病的早期阶段开始治疗,疗效往往是最佳的。老年 EPTB 由于临床症状不典型,不及时就医,容易延误诊断及治疗,加之老年人常合并多种其他疾病,年老体衰,对结核药物耐受性差,不良反应多,治疗时间长,患者依从性差,难以按标准方案治疗并完成疗程,预后较其他年龄组差。

第三节　妊娠合并肺外结核病

妊娠合并肺外结核病是指妊娠期间发生肺外结核病或在肺外结核病未治愈期间发现怀孕,均被称为妊娠合并肺外结核病。妊娠期间发现肺外结核比患肺外结核病期间发现怀孕多见。两者的发病机制和处理措施不同,结局也不相同。妊娠是导致育龄期妇女结核病发病的独立危险因素。孕产妇结核病与母亲和胎儿预后不良有关,如果发现、诊断和治疗延迟,则可能会产生不良后果,导致婴儿和孕产妇死亡。在合并 HIV 感染的妇女中更是如此。妊娠合并结核病以肺结核多见,肺外结核较少见,其中以淋巴结结核较多,其次是中枢神经系统结核、骨结核、泌尿系统结核和腹部结核。妊娠合并结核病如不及时诊治或处理不当,将会直接危害母婴健康甚至危及生命,在世界范围内,包括结核病在内的感染性疾病占孕产妇非产科原因死亡的 28%。较早的研究表明,未经治疗的活动性结核病导致的婴儿和孕产妇死亡率在 30%~40% 之间。产科结局因结核病部位而异,虽然结核性淋巴结肿大没有不良结局报告,但如果诊断延迟延误治疗,流产、先兆子痫、早产、产时并发症,低出生体重婴儿以及围产期死亡率就会增加。

一、妊娠合并肺外结核病流行病学

结核病影响所有年龄组的男女患者,其中女性占 32%,20~59 岁女性是结核病高发年龄。虽然报告肺结核在男性中的比例较高,但由于家庭因素和社会地位,妊娠等的影响,女性结核病仍然是一个难以控制的主要威胁。2014 年肺外结核病占新发和复发性结核病例的 15%。与肺结核相比,肺外结核病在女性中更多见。一项综述比较了南亚部分国家肺外结核病的男女比例,在所评价的研究中,患有肺外结核病的妇女比例在 10%~74.7% 之间,男女比例为 0.6∶2.9。一项来自英国伦敦的研究,对 1997 年 1 月到 2001 年 12 月 5 年内妊娠期间结核病的发病率、结核病类型和临床表现进行了分析,在 5 年期间确定了 32 名妊娠合并结核病,所有这些女性都来自少数民族,其中 88% 是移民。其中,53% 的人被诊断患有肺外结核病,38% 的人被诊断出患有肺结核,9% 的人同时患有肺结核和肺外结核。2019 年来自印度的研究报告,妊娠合并肺外结核病的患病率为 0.26%,30 例妊娠合并肺外结核病中,生殖系统结核 15 例、骨结核 7 例、中枢神经系统结核和淋巴结结核各 3 例、肠结核和播散性肺外结核各 1 例,羊水过少和早产的发生率明显增加。近年来,随着技术的进步,体外受精-胚胎移植(in vitro fertilization-embryo transfer, IVF-ET)已成为全球广泛使用的不孕症治疗方法,IVF-ET 后越来越多的妊娠患者患有乳腺、淋巴结等肺外结核病。王凯歌等对 2015 年 7 月至 2020 年 6 月 5 年间入住四川大学华西医院的妊娠型粟粒性结核患者进行了临床特征和实验室检测结果的回顾性分析,结果有 74 名孕妇发生结核病,其中,肺外结核 13 例,占比 17.57%。23 例胚胎移植造成的肺外结核病 10 例,占比 43.48%。可见胚胎移植较非胚胎移植更容易发生肺外结核病。目前国内外还没有妊娠合并肺外结核病大型流行病学调查报告。

二、妊娠与结核病相互影响

肺外结核病包括活动性肺外结核病和非活动性肺外结核病。非活动性肺外结核病因结核病已经治愈或者结核病已经稳定,除了女性生殖系统结核和抗结核药物的毒副作用可影响自然妊娠外,其他部位或器官的稳定性肺外结核病对妊娠没有明显影响。而妊娠对稳定性肺外结核病也无明显影响。但是,如果是活动性肺外结核病,尤其是结核性脑膜炎、严重的结核性腹膜炎、结核性心包炎,脊柱结核合并椎旁脓肿时,结核病中毒症状明显,危及妊娠女性和胎儿的生活质量和生命健康,则建议终止妊娠。妊娠合并活动性肺外结核病的发病机制以及两者之间的相互影响与妊娠合并活动性肺结核并无不同。

（一）妊娠对结核病的影响

据文献报道,我国孕妇结核病发病率为 2%～7%。妊娠是使结核病恶化的因素,妊娠期肾上腺皮质激素分泌增多、内分泌及代谢功能紊乱；T 淋巴细胞活性降低,机体免疫力降低；妊娠期血容量增多,可有生理性贫血；甲状腺功能亢进,血中胆固醇浓度增高,葡萄糖耐量下降等,都有利于结核分枝杆菌生长,为结核病恶化创造条件。妊娠期毛细血管通透性增加,使体内潜伏的结核分枝杆菌易于播散到血液循环系统。分娩时可发生咯血、呼吸衰竭、病灶播散,分娩后膈肌下降,可使肺空洞扩大,使静止期的肺结核转为活动期。文献报道,仅在印度,每年就有 2 万～4 万名孕妇可能患上活动性结核病。产后时期也是另一个易感性增加的时期。妊娠期和产褥期易感性增加可能是由于妊娠期相关的免疫学变化。全球妊娠期活动性结核病的患病率为 0.06%～0.25%,HIV 阴性女性的总体发病率为 0.07%～0.5%,合并感染 HIV 的女性为 0.7%～11%。

（二）结核病对妊娠的影响

已知结核病与不良妊娠结局有关,而不良妊娠结局又取决于疾病的严重程度、药物敏感性、诊断时的孕龄、是否存在肺外传播、HIV 合并感染和对所实施的治疗的反应。妊娠期结核病的产科并发症包括自发性流产率较高、胎龄日期较小、先兆子痫、早产、产后出血、低出生体重和新生儿死亡率升高。感染HIV 合并结核病使孕产妇和婴儿死亡率等各种并发症的风险增加近 300%。患结核病的孕妇可发生发热、纳差、缺氧和营养不良,胎儿因缺氧及能量供应不足导致宫内发育迟缓或死胎,从而使流产、早产、低体质量儿发生率增加,围产期死亡发生率可增长 6 倍,早产发生率可增长 2 倍。血行播散型肺结核时,结核分枝杆菌还可透过胎盘屏障垂直传播给胎儿,造成先天性结核病。

（三）妊娠期结核病的危险因素

妊娠期妇女存在下列危险因素时容易发生结核病,包括：①既往结核病史或结核病家族史。②从结核病高流行国家到低流行国家的移民。例如,在澳大利亚,80%～90% 的结核病例发生在移民中,特别是来自东南亚、非洲和巴布亚新几内亚的移民。在英国,大多数患有结核病的孕妇是少数民族血统,其中很大一部分已经移民到英国。在美国,移民妇女感染结核病的风险是美国出生的妇女的 11 倍。③免疫功能低下的女性,如 HIV、糖尿病等。④健康状况不佳和多种营养素缺乏。⑤不良生活方式、滥用药物、酗酒和无家可归。⑥生活在过度拥挤和通风不良的住房中。

三、临床表现

临床表现因肺外结核病发生部位不同而表现不同,与非妊娠妇女相似。值得注意的是,大部分的肺外结核病同时合并肺结核,除了低热、盗汗、乏力、纳差、恶心呕吐等结核中毒症状外,可伴有咳嗽、咯血、胸痛等呼吸道症状等。结核中毒症状易与早孕反应相混淆,与非妊娠妇女相比,结核中毒症状均有不同程度加重。妊娠期合并肺外结核病的共同特点：①妊娠早、中期及产后 1 个月内发病者多；②与非妊娠妇女相比,重症患者多,结核中毒症状明显,部分患者高热,尤其当出现积液增多或血行播散、结核性脑膜炎时；③同时合并肺结核多见；④延误诊断时间长,误诊率高；⑤可因缺氧及能量供应不足,发生胎儿宫内发育迟缓或死胎,从而使流产、早产发生率增加。

四、辅助检查

（一）实验室检查

1. 红细胞沉降率　肺外结核病活动期红细胞沉降率可正常或轻中度升高,个别严重者可明显升高。红细胞沉降率升高不是结核病特异性诊断指标,需要综合考虑判断其临床意义。注意妊娠贫血可以致红细胞沉降率升高。

2. 细菌学检测　是诊断肺外结核的金标准。对病变部位局部分泌物包括腹腔积液或脓液、尿液等进行抗酸染色,进行结核分枝杆菌 DNA、RNA 检测或者培养,可以明确诊断。

3. 免疫学检测 抗结核抗体,IGRA、TST 等免疫学指标阳性,有助于肺外结核的诊断,免疫学指标可以判断是否存在结核菌感染,但不能明确是否一定患有结核病,需要结合临床表现和其他辅助检查综合判断。

(二)影像学检查

对于妊娠合并肺外结核病患者,影像学检查是诊断肺外结核重要的辅助诊断手段。如果选择继续妊娠,需要注意胎儿的保护。在权衡利弊后可行影像学检查,但要在孕妇腹部放置遮护物,妊娠早期不推荐进行影像学检查,一般 X 线照射在妊娠 12 周以后,胎儿可以接受的辐射暴露剂量为 0.01~0.06mGy。CT 和核磁检查也应做好腹部保护。各部位肺外结核病的影像特征与非妊娠期患者的影像特征基本相同。

(三)病理学检查

病理学检查是诊断肺外结核病的金标准。如果放弃妊娠,各部位肺外结核的病变部位,通过穿刺或手术方法取出病灶组织或体液进行病理学检查,与非妊娠肺外结核病相同;如果选择继续妊娠,注意胎儿的保护,各部位肺外结核病的处理措施可能不同,比如,颈部等浅表淋巴结结核的穿刺、骨关节结核的穿刺,可以不受妊娠影响正常进行;而结核性腹膜炎、结核性脑膜炎、结核性心包炎、泌尿系结核等的各种穿刺,要权衡利弊、与患方全面沟通签订知情同意书后方可实施,通常情况下建议放弃妊娠。

按照炎症性病变发生发展的规律,结核病的基本病理特征可以分为渗出性炎症、增生性炎症、坏死性炎症及疾病愈复相关的纤维化和钙化。渗出、增生和坏死三种病变类型在同一病例内往往同时存在,以某一种病变为主,并且可以互相转化。结核病的组织形态学改变是诊断依据,表现为肉芽肿的形成,可伴有坏死。诊断结核病必须借助与结核分枝杆菌相关的病理学特殊检查。目前主要应用的是抗酸染色、免疫组织化学染色及分子病理学检查。抗酸染色阳性表现为组织中出现紫红色,杆状物质。抗酸染色阳性的杆菌主要分布在巨噬细胞的胞浆中;也可以出现在坏死物、渗出物中。分子病理学检查是以分枝杆菌核酸为检测对象,敏感性高于抗酸染色,可以在抗酸染色阴性的病理组织中检出分枝杆菌核酸,目前临床常用的分子病理学检测方法有:①实时荧光定量 PCR 法;②Xpert MTB/RIF 技术,可同时检测结核分枝杆菌 DNA 和利福平耐药性;③环介导等温扩增检测技术;④基因芯片法,将大量已知序列的寡核苷酸探针固定在玻璃等支持物上,然与待测样本的 DNA 或 RNA 进行杂交,检测杂交信号的强度而获取样品的分子数量和序列信息;⑤全基因组测序(whole-genome sequencing, WGS),免疫组织化学染色方法是通过检测结核相关抗体蛋白而达到诊断目的。目前应用免疫组织化学染色检测分枝杆菌的方法在临床工作中并未得到广泛应用。

五、诊断

1. 妊娠的诊断 尿妊娠试验和子宫 B 超可协助确诊。

2. 肺外结核病的诊断

(1)疑似肺外结核病例:通过症状、体征、影像学结果以及阳性免疫学指标可以达到临床拟诊。若同时存在肺结核,推断肺外结核病诊断的可能性大。

(2)确诊肺外结核病例:在临床诊断中,病原学和组织病理学检测是最为直接的证据,组织病理学检测中发现结核特异性病理特征或脓液抗酸染色阳性即可明确诊断。

六、治疗

妊娠合并肺外结核病如不及时诊治,将会直接危害母婴健康甚至危及生命。选择终止妊娠还是继续妊娠,要根据妊娠阶段、肺外结核病部位、病情严重程度、药物治疗反应、胎儿生长发育状况、患者妊娠意愿等进行全面评估,权衡利弊后再决定。

(一)建议终止妊娠

存在下列情况之一者,建议终止妊娠:①早孕 3 个月内且病情较重如结核性脑膜炎、结核性腹膜炎大量腹腔积液、结核性心包炎、脊柱结核伴椎旁脓肿或肺外结核伴肺内病变广泛严重等,尽早给予充分的抗结核药品治疗,待结核中毒症状得到改善、病情有效控制后终止妊娠;②肺外结核病合并肺结核或多部位肺外结核病,不能耐受继续妊娠及分娩;③抗结核治疗药物对胎儿不良影响难以避免;④机体重要器官如心肺、肝肾功能不全;④HIV感染者/AIDS患者合并肺外结核病;⑤有产科终止妊娠指征者。

（二）继续妊娠

存在下列情况之一者,建议继续妊娠:①四肢关节结核、浅表淋巴结结核、单纯轻症肾结核、腹腔少量包裹性积液等,同时无心、肝、肾等严重合并症和并发症或者无子女的高龄初产妇。②若妊娠时间已超出3个月,除出现需要终止妊娠的情况(患者机体重要器官如心、肺、肝、肾功能不全,不能耐受继续妊娠及分娩者;妊娠使结核病情恶化且抗结核治疗效果差者;有产科终止妊娠指征者;等),应选择适当的抗结核药品治疗并维持妊娠。

（三）妊娠结核病的药物选择

根据药理机制和临床观察,已经明确与胎儿畸形无关的药物有异烟肼、乙胺丁醇和吡嗪酰胺。异烟肼为妊娠期结核病患者广泛使用的药物,虽能通过胎盘屏障,但其毒性反应小,可安全用于妊娠妇女,未发现有致畸作用。乙胺丁醇也是结核病孕妇广泛应用的药物之一,虽然有文献报道其对幼畜有一定程度的影响,但是目前尚未在人类证实。吡嗪酰胺对胎儿没有明显的不良反应,可以选用。胚胎受损最敏感的时期为器官高度分化、发育、形成阶段,对于中晚期妊娠患者,胎儿所有器官的原基已经形成,除链霉素外的一线抗结核药品治疗对于胎儿来说是相对安全的。对于选择终止妊娠的患者无选药禁忌,应对患者充分化疗并使临床症状好转后行终止妊娠措施。

以下药物应该禁用或者慎用。①利福霉素类:包括利福平、利福喷丁、利福布汀,具有肝毒性,动物实验证实有胎儿致畸作用,畸形发生率为3%。在妊娠前3个月应避免应用该药。②异烟胺类:包括乙硫异烟胺和丙硫异烟胺,有致畸作用,妊娠期禁用。③氟喹诺酮类:能抑制软骨发育,使关节软骨糜烂或者水瘤形成,在妊娠期及哺乳期均禁用。④氨基糖苷类:以链霉素为代表的氨基糖苷类药物有明显的损害第Ⅷ对脑神经作用,容易引起永久性的前庭功能障碍和听觉丧失,妊娠期禁用。

结核性脑膜炎、结核性心包炎患者中毒症状重、积液量大者,可在抗结核药品治疗的同时应用糖皮质激素治疗;妊娠结核病是糖皮质激素应用的相对禁忌证,应用糖皮质激素可能进一步抑制免疫并使孕妇和胎儿的糖代谢紊乱,甚至影响胎儿的发育,诱发感染可导致产褥热。妊娠期应用糖皮质激素可增加胚胎腭裂、胎盘功能不全、妊娠高血压、妊娠糖尿病、感染和胎膜早破等的发生率。

（四）治疗原则

抗结核治疗原则与肺结核病患者一致:早期、联合、规律、适量、全程。但应格外注意其方案的有效性以及对孕妇和胎儿的安全性,尤其应避免给胎儿造成不利影响。对于妊娠合并肺外结核病的治疗,因为受妊娠和对胎儿的影响,所选药物可能有限,最好采用大于12个月的长程化疗。

（五）妊娠期耐药肺外结核病的治疗

妊娠合并耐药结核病的问题日益严重,并非终止妊娠的绝对指征。治疗上需要使用二线药物,需充分权衡风险及益处。大多数二线抗结核药物除了耐受性差和有效性差之外,还具有致畸性,这使所有妊娠妇女的耐药结核病治疗极具挑战性。

妊娠期耐药肺外结核病的最初3个月,如果结核病情相对比较轻,可以征得患者知情同意后延迟到妊娠3个月以后再开始进行治疗。考虑到二线抗结核药品在妊娠的最初3个月的毒副作用和致畸作用。如果病情不能坚持、需要立即治疗者,可选择阿莫西林/克拉维酸钾、PAS、水杨酸异烟肼片和环丝氨酸,必要时加用维生素B_6。密切观察病情变化和药物不良反应,必要时立即终止妊娠。

（六）外科治疗

肺外结核病涉及多系统、多脏器、多部位的结核病变。外科治疗必须在有效抗结核化疗的基础上进行,经过至少8～12周的抗结核化疗,患者体内的结核分枝杆菌增殖得到了有效的抑制,可以考虑外科治疗。外科治疗目的之一是彻底清除病灶,有助于抗结核化疗充分发挥作用。但对于合并妊娠的肺外结核病,考虑到手术治疗要进行全身麻醉,对于妊娠孕产妇和胎儿的影响较大,如果必须通过手术才能解除压迫、恢复器官功能,建议终止妊娠后实施手术;如果外科手术可以择期进行,患者有继续妊娠的迫切意愿并满足继续妊娠的条件,在全面评估权衡利弊、知情同意下可以先进行抗结核药物治疗,待结核病病情稳定或治愈后再进行肺外结核病手术治疗。

七、预防与宣教

对于妊娠妇女,目前不建议使用 TST 或 IGRA 进行结核分枝杆菌潜伏感染的筛查,但对于高风险(例如伴随的 HIV 感染者、接触传染性结核病病例者)的妊娠妇女来说则十分必要,如果检测阳性,应认真考虑实施预防性治疗,完成治疗后再考虑妊娠。

凡育龄期妇女计划生育者,均应进行健康体检,加强宣教,提高对结核病产前筛查的认识。对于活动性结核的患者,要提早告知避孕的必要性和重要性,要基于先治愈再怀孕的原则。如出现闭经或早期出现妊娠反应,应立即进行尿妊娠试验和超声波检查,做到早期发现和早期处理,把对患者的损失降到最低。

对继续妊娠者,要定期同时监测孕妇和胎儿,尤其在妊娠前 3 个月,密切注意抗结核药物副作用和胎儿的发育,如发现畸形可以尽早中止妊娠。

妊娠期肺外结核病的及时诊断和治疗对母亲和胎儿都至关重要,因为未经治疗的活动性结核病对两者都有更大的风险,早期、适当的抗结核治疗是成功妊娠的关键。

参考文献

[1] 中华医学会结核病学分会儿童结核病专业委员会,中国研究型医院学会结核病学专业委员会,国家呼吸系统疾病临床医学研究中心,等.儿童肺结核诊断专家共识[J].中华实用儿科临床杂志,2022,37(7):490-496.

[2] 唐神结,李亮,高文,等.中国结核病年鉴(2019)[M].北京:人民卫生出版社,2020:7.

[3] 中华医学会结核病学分会儿童结核病专业委员会,中国研究型医院学会结核病学专业委员会,国家呼吸系统疾病临床医学研究中心,等.儿童结核性脑膜炎诊断专家共识[J].中华实用儿科临床杂志,2022,37(7):497-501.

[4] 赵顺英.儿童支气管结核诊断与治疗[J].中国实用儿科杂志,2012,27(12):884-886.

[5] GRAHAM S M, AMANULLAH F. Updated guidelines for child and adolescent TB[J]. Int J Tuberc Lung Dis, 2022, 26(2): 81-84.

[6] 段纯,喻艳林.妊娠合并结核病的研究进展[J].中华传染病杂志,2018,36(5):317-320.

[7] 孙秀利,任倍莹,许军丽.不同治疗时机对妊娠并发肺结核患者结局的影响[J].中国防痨杂志,2016,38(9):747-750.

[8] SUGARMAN J, COLVIN C, MORAN A C, et al. Tuberculosis in pregnancy: an estimate of the global burden of disease[J]. Lancet Glob Health, 2014, 2(12): e710-716.

[9] SOBHY S, BABIKER Z, ZAMORA J, et al. Maternal and perinatal mortality and morbidity associated with tuberculosis during pregnancy and the postpartum period: a systematic review and meta-analysis[J]. BJOG, 2017, 124(5): 727-733.

[10] 韩丹,段琼红,陈梓,等.妊娠耐多药结核病化学治疗进展[J].中国防痨杂志,2014,36(2):123-130.

[11] YADAV V, SHARMA J B, KACHHAWA G, et al. Obstetrical and perinatal outcome in pregnant women with extrapulmonary tuberculosis[J]. Indian J Tuberc, 2018, 66(1): 158-162.

[12] ORAZULIKE N, SHARMA J B, SHARMA S, et al. Tuberculosis (TB) in pregnancy: a review[J]. EUR J OBSTET GYN R B, 2021, 259: 167-177.

[13] MEHRAJ J, KHAN Z Y, SAEED D K, et al. Extrapulmonary tuberculosis among females in South Asia: gap analysis[J]. INT J MYCOBACT, 2016, 5(4): 392-399.

[14] KOTHARI A, MAHADEVAN N, GIRLING J. Tuberculosis and pregnancy: results of a study in a high prevalence area in London[J]. Eur J Obstet Gynecol Reprod Biol, 2006, 126(1): 48-55.

[15] WANG K, REN D, QIU Z X, et al. Clinical analysis of pregnancy complicated with miliary tuberculosis[J]. Ann Med, 2022, 54(1): 71-79.

[16] 唐神结,高文.临床结核病学[M].2版.北京:人民卫生出版社,2019.

[17] PANG Y, AN J, SHU W, et al. Epidemiology of extrapulmonary tuberculosis among inpatients, China, 2008-2017[J]. Emerging Infectious Diseases, 2019, 25(3): 457-464.

[18] 塞内尔,埃德姆.肺外结核[M].陆霓虹,杜映荣,郭述良,译.上海:上海世界图书出版公司,2021.

[19] AL-GHAFLI H, VARGHESE B, ENANI M, et al. Demographic risk factors for extra-pulmonary tuberculosis among

adolescents and adults in Saudi Arabia[J]. PLoS One, 2019, 14(3): e213846.

[20] SHARMA S K, MOHAN A, KOHLI M. Extrapulmonary tuberculosis[J]. Expert Rev Respir Med, 2021, 15(7): 931-948.

[21] LIN C Y, CHEN T C, LU P L, et al. Effects of gender and age on development of concurrent extrapulmonary tuberculosis in patients with pulmonary tuberculosis: a population based study[J]. PLoS One, 2013, 8(5): e63936.

[22] 杨松, 王乐乐, 李同心, 等. 肺外结核流行病学研究进展[J]. 中华流行病学杂志, 2021, 42(1): 171-176.

[23] 姜泓, 王丽梅. 巨噬细胞 TLR2 介导的老年人抗结核免疫研究进展[J]. 中华老年医学杂志, 2016, 35(3): 338-341.

[24] MAYER-BARBER K D, BARBER D L. Innate and adaptive cellular immune responses to mycobacterium tuberculosis infection[J]. Cold Spring Harb Perspect Med, 2015, 5(12).

[25] 国家感染性疾病临床医学研究中心, 深圳市第三人民医院, 国家代谢性疾病临床医学研究中心. 结核病与糖尿病共病的治疗管理专家共识[J]. 中国防痨杂志, 2021, 43(1): 12-22.

[26] 张占军, 姚岚, 唐神结. 慢性阻塞性肺疾病合并肺结核病的诊治进展[J]. 国际呼吸杂志, 2013, 33(16): 1256-1259.

[27] 施雁词, 郑松柏. 老年人恶性肿瘤的临床特点及治疗原则[J]. 中华老年医学杂志, 2018, 37(9): 1059-1064.

[28] 马丽娜. 老年衰弱综合征的发病机制[J]. 中华老年医学杂志, 2021, 40(3): 379-382.

[29] 曾彦恺, 王永锋, 陈跃东, 等. 腔镜下检查及活检在泌尿系结核诊断中的价值[J]. 国际泌尿系统杂志, 2019(2): 271-274.

[30] 施红, 赵烨婧, 邓琳子. 老年综合评估的临床意义与应用进展[J]. 中国心血管杂志, 2021, 26(5): 413-417.

[31] PRASAD R, SINGH A, GUPTA N. Adverse drug reactions in tuberculosis and management[J]. Indian J Tuberc, 2019, 66(4): 520-532.

[32] 中华医学会结核病学分会. 抗结核药物性肝损伤诊治指南(2019 年版)[J]. 中华结核和呼吸杂志, 2019(5): 343-356.

[33] 梁建琴, 陈志. 糖皮质激素在结核病治疗中的合理应用专家共识[J]. 中国防痨杂志, 2022, 44(1): 28-37.

[34] 毛毅, 范琳, 刘勇. 肺结核并发糖尿病的诊治研究进展[J]. 中国防痨杂志, 2019, 41(12): 1325-1329.

第十三章 肺外结核合并相关疾病

有合并疾病结核病的治疗不同于普通人群结核病的治疗,有其独特生理特点和病理表现,因此在抗结核治疗中,一定要充分了解这些人群的各自的特点,在遵守抗结核治疗原则的基础上,在制定抗结核治疗方案时给予必要的调整,同时特别注重抗结核药物与患者原发病用药之间的相互作用,根据患者实际情况,调整药物剂量、药物组合、给药间隔时间等,要密切注意治疗过程中患者的不良反应,给予准确诊断和及时处理,以保证治疗的成功。

第一节 长期透析人群常见肺外结核

维持性透析患者细胞免疫和体液免疫功能障碍,常合并营养不良、贫血、低蛋白血症等,结核分枝杆菌感染及结核病的发病率较高,多为肺外结核。近年报道,透析患者合并结核病死亡率及致残率升高,所以透析患者合并结核病的诊断与治疗越来越受到重视。

一、长期透析人群结核病的发生率

长期透析人群结核发病率是普通人群的10~40倍,多为肺外结核,长期透析人群中的肺外结核占结核病例的40.0%~87.5%。国外报道从开始血液透析到发现结核病的平均时间为57.6个月(1~240个月)。观察发现约一半的患者在透析的头两年就发现了结核病。腹膜透析者多在接受腹膜透析治疗12个月内发生结核。血液透析患者结核的患病率为3.3%,而腹膜透析患者为1.2%。从结核病的首次临床症状到开始治疗的平均时间为5.6周。

二、发病机制

在人体对结核病的防御过程中,细胞免疫起着主要的作用。存在细胞免疫缺陷时,机体不能有效地抵抗结核菌的感染,同时,由于机体不能有效地局限结核菌的感染,肺外结核的发病率极高。

尿毒症患者本身存在细胞免疫缺陷,且透析不能消除和改善已经存在的免疫缺陷。宿主对细胞内病原体(包括结核分枝杆菌)的反应是由Ⅰ型辅助性T细胞反应和IL-12共同决定的,从而导致γ干扰素(IFN-γ)的产生增加。尿毒症患者的T细胞反应降低。细胞免疫功能下降的一个原因可能是单核巨噬细胞抗原呈递能力、T细胞抗原识别能力及细胞因子生物可用度均下降,这是由尿毒症本身以及透析治疗引起的。其他可能导致免疫力下降的因素包括营养不良、维生素D缺乏和甲状旁腺功能亢进,肾上腺皮质激素和免疫抑制剂的使用。因此,透析患者与其他存在细胞免疫缺陷的患者相似,其结核的发病率较高。

三、临床表现

(一)发病年龄

我国以30~39岁组多见,与国外报道略有不同,这可能与我国慢性肾衰竭在此年龄组的发生率最高有关。

（二）感染的部位

其中最为常见的为淋巴结结核，其次是胸膜、腹膜和泌尿系统结核。较少见的累及包括脑膜、心包、骨和关节。

（三）临床表现

无特异性，结核病的常见症状，如疲劳、厌食、体重减轻和发热等，常归咎于尿毒症或透析的致热原反应或其他细菌感染，因此易延误诊断。研究显示，临床上71%的病例出现发热，在大多数患者中观察到其他不同程度的细菌感染迹象：乏力和厌食（71%）、体重减轻（50%）、出汗（36%）、咳嗽（50%）、咯血（14%）、呼吸困难（14%）、胸痛（14%）、胃肠道症状（16.7%）、无明显临床症状（12.1%）。其他临床体征包括：腹水（28%）、胸膜摩擦（14%）。

淋巴结核为最常见的肺外结核，常为颈淋巴结肿大，有时为纵隔淋巴结及腹腔淋巴结肿大，淋巴结活检常可明确诊断。透析患者长期低热、淋巴结肿大经常规抗感染治疗无效，应考虑结核。

结核性腹膜炎较多见，尤以腹透患者为主，约占透析患者结核的10%～40%。多表现为发热、消瘦、腹痛及腹水，常不伴有肺部表现。最可能的原因是免疫系统的系统性和局部性紊乱，导致腹腔内感染重新激活或从邻近结核病灶扩散。腹膜透析患者的腹腔免疫系统缺陷包括腹腔液稀释导致巨噬细胞和淋巴细胞浓度降低，以及腹透液低pH和高乳酸含量导致吞噬功能降低和细胞因子分泌减少。有报告显示透析患者的腹水为渗出性，腺苷脱氨酶大于45U/L，蛋白>30g/L，白细胞>150/mm^3，但也有部分患者白细胞<150/mm^3，白细胞分类意义不大。腹水的抗酸染色和结核菌培养有助于诊断，但敏感性较低，而腹腔镜及腹膜活检是早期诊断的好方法。

在肺外结核中，由于原发性结核的血源性传播，泌尿生殖系统经常受到结核病的影响。肾结核的表现包括血尿、无菌脓尿、绞痛和肾损害加重。发热、体重减轻是较少见的。透析患者潜伏的结核分枝杆菌可通过血液扩散，导致肾小球肉芽肿的形成，并进入髓质。随后可导致肾乳头破坏。这种破坏可能延伸到尿路上皮，导致狭窄的形成，导致输尿管积水和肾盂积水。肾钙化、膀胱挛缩可发生在肾结核患者。患者的肾功能受损，结核进一步加重了肾功能损害。

四、辅助检查

（一）血液检查

可有轻度贫血，肌酐和尿素氮升高，血清钾浓度升高，血pH和碳酸氢根离子浓度降低，血清钠浓度正常或偏低，血磷升高。由于贫血等因素，红细胞沉降率升高已失去诊断价值。长期透析人群并发结核者，红细胞沉降率升高超过100mm/h者占33%。活动性结核病常伴有血钙升高，这在血钙常较低的透析患者中意义更大，抗结核治疗后，高钙血症正常化。

（二）结核病相关的检查

1. **病原学检测** 与普通结核病的检测无差异。

2. **血IGRA，结核抗体的检测** 血IGRA检测对长期透析人群合并结核病的诊断有较高的敏感性和特异度。

3. **结核菌素试验** 长期透析人群迟发型超敏反应低下，结核菌素试验阳性率低，93.6%可呈阴性。

4. **病理检查** 浅表淋巴结活检、胸腹膜活检可提供病理诊断。穿刺活检病理检查见干酪坏死，上皮样细胞、淋巴细胞和朗汉斯巨细胞。

（三）其他检查

影像学及B超检查是诊断肺外结核病的一种重要方法，对肺外结核有提示作用，在长期透析患者中无特殊性淋巴结结核颈部CT检查平扫表现为肿大的淋巴结中央密度减低，边缘大多清晰。增强扫描通常呈薄壁环形强化或厚壁环形强化或分隔样环形强化，中央密度减低区，可伴有钙化影，此为颈淋巴结结核特征性CT表现。超声波检查淋巴结融合黏连，显示不同时期的结核病理共存的特征。结核性腹膜炎B超或CT检查有腹水征象和其他结核性腹膜炎的相关征象。B超可见腹水、腹膜回声增厚、出现黏连性含气性肿块、肠袢黏连等；X线检查可发现全腹密度增高、肠管分离、肠壁增厚肠黏连、肠结核、钙化淋巴结或肠梗阻等征象。

五、诊断

常见的诊断困难是症状的缺乏，往往缺乏临床证据，诊断标准：除乏力、消瘦、盗汗、食欲下降等临床表现外，必须具备下列表现一项以上。①连续 2 次以上检出结核分枝杆菌或分子生物学检测阳性。②PPD 强阳性、血 IGRA 阳性、或血清结核抗体阳性。③病理学证实为结核。④不明原因发热大于 4 周，正规抗菌治疗无效，抗结核治疗 14 天后出现明显效果。

为防止漏诊或误诊，长期透析患者存在下述情况应考虑结核可能：①不明原因浆膜腔积液，排除肿瘤、心力衰竭和血液透析不充分等因素。②浆膜腔积液为渗出液，腺苷脱氨酶大于 45U/L。③长期低热、淋巴结肿大，经常规抗感染治疗无效。④进行性贫血（排除失血、缺铁、铝中毒、促红细胞生成素剂量不足），红细胞沉降率大于 100mm/h。对于常规方法不能确诊的病例，诊断性抗结核治疗不失为一种简便实用的方法。

六、治疗

长期透析主要是血液透析和腹膜透析，长期透析人群并发结核感染后，由于肾功能减退影响抗结核药物的排泄，以及透析对部分抗结核药物清除的影响，必须对抗结核药物治疗的方案加以调整。否则将会影响疗效或发生严重的不良反应。长期透析人群抗结核治疗副作用比普通患者明显增高。

（一）血液透析

常规血液透析只能清除相对分子质量较小，水溶性和不与蛋白结合的药物。血液透析每周需要做 2～3 次，每次 4～4.5 小时，透析时间相对固定，利用透析器通过弥散和对流的原理清除体内的代谢废物及多余的水分，透析后患者的血浆尿素氮、肌酐水平下降明显，体质量明显减轻（脱水量可达 3～5L）。

1. **异烟肼**　异烟肼可被透析清除，透析率为 24～49ml/min，5 小时血液透析可清除总量的 73%，肾衰竭患者包括透析者应用常规剂量每天 300mg（5～6mg/kg），透析日应在透析后给药。主要不良反应是肝脏损害及神经毒性。由于尿毒症毒素抑制维生素 B_6 转换，透析增加维生素 B_6 清除，因此透析患者神经毒性的发生率升高，推荐慢性肾衰竭患者服用异烟肼时，常规加服维生素 B_6，剂量为 100mg/d。

2. **利福平**　主要从胆汁排泄，仅小部分自肾脏清除。透析不影响其药代动力学。每天剂量 450mg 时，肾衰竭对其清除的影响极小。利福平可诱导肝脏药酶活性。利福平可引起急性过敏性间质性肾炎，特别是间歇给药时，发病可急骤也可隐袭，后者可导致间质纤维化。

3. **乙胺丁醇**　乙胺丁醇则部分经肾脏排泄，乙胺丁醇的最大不良反应为球后视神经炎，剂量为 25mg/kg 时仍有一定的发生率，低于 15mg/kg 时很少发生。肾功能正常者乙胺丁醇的用药剂量为 25mg/（kg·d）。肾衰竭时多数学者推荐剂量为 5mg/（kg·d），但此剂量很难在血浆中达到有效的治疗浓度。因此，推荐在每周透析 3 次的患者，透析前 4～6 小时给予 25mg/kg。

4. **吡嗪酰胺**　吡嗪酰胺可杀灭在酸性环境中生长速率很低的细菌（分子量 123）。口服后吸收良好，吸收后被代谢，仅 3%～4% 以原型自尿中排出，代谢途径是将氨基水解生成吡嗪酸。50% 的吡嗪酸以原型自尿中排泄，其清除速率主要决定于吡嗪酰胺生成吡嗪酸的速度。吡嗪酸抑制尿酸的分泌，因此关节痛为此药的主要不良反应。目前认为在肾功能不全时，最好的用药方法是每周 3 次，这样既可在血清内达到有效浓度又可大大降低关节痛的发生率。血液透析可有效地清除吡嗪酰胺、吡嗪酸、5-羟基吡嗪酸胺和 5-羟基吡嗪酸，在透析前 24 小时给药或透析后给药。

5. **环丝氨酸**　口服，成人常用剂量为每日 2～3 次，每次 250mg。WHO 推荐每天平均剂量为 15～20mg/kg，或者每日的总剂量为 500～1 000mg，可以达到治疗效果和使药物产生的毒性最小。轻度至中度肾功能损伤患者的剂量应降低，当肌酐清除率＜30ml/min，推荐剂量为 250mg/d 或 500mg/次，每周 3 次；透析可除去 56% 的该药，透析后建议用药剂量调整为 500mg/次，每周 3 次。

6. **利奈唑胺**　利奈唑胺属噁唑烷酮类抗菌药物，利奈唑胺口服吸收迅速、完全，600mg 口服，1 次/12h，0.5～2.0 小时达峰，峰值血清浓度为 10.3～14.7mg/L。利奈唑胺总清除率为 100～200ml/min，血浆半衰期为 3.5～6.0 小时，约 30% 以原形经肾脏排泄，其余 70% 主要在血浆和组织内通过吗啉环氧化，即非酶途径代谢，通过尿、粪便途径排泄，对肝肾功能无明显影响。成人使用时，年龄、性别对药代动力学没有影响，无须调整剂量。儿童与青少年各年龄组的药代动力学比较无明显差异。

7. 氯法齐明 氯法齐明的生物利用度存在个体差异，范围为 45%～62%，与高脂食物同服可增加其吸收，而在没有食物摄入的情况下，血药浓度可减少 30%。氯法齐明每日口服 100mg、300mg 和 400mg，平均血液药峰浓度分别为 0.70mg/L、1.00mg/L 和 1.41mg/L。11%～66% 的药物经粪和胆汁排泄，以原型及代谢产物经尿排泄占 0.01%～0.41%，少量由痰液、皮脂、汗液排泄，乳汁中也含有药物。氯法齐明口服吸收存在个体差异，高脂食物有助于其吸收，生物利用度为 45%～62%，主要分布于脂肪组织和网状内皮系统细胞内，半衰期长，存在持续的抗生素后效应。主要经肝脏代谢，肾功能异常患者无须调整剂量。

8. 其他 氨基糖苷类药物经肾脏排泄，应间歇用药并酌情减量，倘有替代药物，则避免使用氨基糖苷类药物。肾功能不全患者禁用氨硫脲，因其治疗量接近中毒量，安全性低。此外，肾衰竭患者应谨慎使用对氨基水杨酸钠，以防酸中毒进一步加剧。贝达喹啉以原型通过肾脏排泄的量小于 0.001%，轻度或中度肾损伤的患者使用时不需要调整剂量，重度肾损伤或肾病终末期需要血液透析或腹膜透析的患者谨慎使用。轻度或中度肾功能异常患者使用德拉马尼时无须调整剂量，重度肾功能不全减量使用。长期透析人群并发肺外结核患者抗结核药物的常用方案是强化期 2～3 个月应用 HRZE，巩固期 9～10 个月 HRE，化疗疗程至少 1 年。关于治疗时间，研究显示大多数作者同意在血液透析患者中延长疗程，平均为 14 个月。耐药结核根据我国及 WHO 耐药结核病相关指南制定化疗方案。肾功能不全患者抗结核药物使用剂量、用法见表 3-13-1。

表 3-13-1 抗结核药物的选择和剂量

药物	剂量变化	肾脏和透析中的清除	肌酐清除率<30ml/min 的患者或接受血液透析的患者的用量	用药时间
异烟肼	否	血液透析清除：150ml/min，其中 73% 被血液透析去除	300mg/d	透析日应在透析后给药
利福平	否	未通过透析清除	600mg/d	透析前或后均可
利福喷丁	否	17% 从尿中排泄，不易被血液透析清除	单次口服 8mg/kg	选择非透析日的清晨空腹顿服
吡嗪酰胺	是	单个血液透析的血浆药物浓度降低了 45%，但腹透未清除	25～35mg/（kg·次），每周 3 次（非每日）	透析前 24 小时给药或透析后给药
乙胺丁醇	是	80% 的药物以原始形式由肾脏排出，其中一些被血液透析去除	15～25mg/（kg·次），每周 3 次（非每日）	每天 1 次用药者在透析前 4～6 小时给药；每周 3 次，用药者在透析结束时用药
链霉素	是	其中 80% 由肾脏排出，40% 通过透析清除	12～15mg/（kg·次），每周 2 或 3 次（非每日）	透析后给药
左氧氟沙星	是	透析清除效果较差，70% 在 24 小时内随尿液排出	750～1 000mg/次，每周 3 次（非每日）	透析前或后均可
莫西沙星	否	只有 22% 经尿液排出，血液透析患者该药的药物代谢动力学无明显改变	400mg/d，每日 1 次	透析前或后均可
氧氟沙星	是	尿中 48 小时可回收药物 70%～87%。	600～800mg/次，每周 3 次	透析前或后均可
环丝氨酸	是	70% 由肾脏分泌，56% 由血液透析清除	250mg 每天 1 次，或 500mg 剂量每周 3 次	透析后给药
对氨基水杨酸	否	适量的对氨基水杨酸可以通过血液透析去除	800～1 200mg/d，每日 1～3 次	透析后给药

续表

药物	剂量变化	肾脏和透析中的清除	肌酐清除率＜30ml/min 的患者或接受血液透析的患者的用量	用药时间
氯法齐明	否	以原型及代谢产物经尿排泄 0.01%～0.41%	100～300mg/d，每日 1～2 次	透析前或后均可
利奈唑胺	否	约 30% 以原型经肾脏排泄	300～600mg/d，每日 1 次	透析前或后均可
阿米卡星	是	主要经肾小球滤过排出，24 小时内排出 94%～98%，10～20d 内完全排泄。血液透析与腹膜透析可自血液中清除相当量的药物	10～12mg/（kg·次），每周 2～3 次	透析后给药
卷曲霉素	是	70%～80% 自尿以原型排泄	12～15mg/（kg·次），每周 2～3 次	透析后给药
卡那霉素	是	90% 的药物自尿中以原型排泄	12～15mg/（kg·次），每周 2～3 次	透析后给药
丙硫异烟胺	否	经肾排泄，1% 为原型，5% 为有活性代谢物，其余均为无活性代谢产物	600～800mg/d，每日 2～3 次	透析前或后均可
贝达喹啉		以原型通过肾脏排泄的量小于 0.001%	重度肾损伤或肾病终末期需要血液透析或腹膜透析的患者谨慎使用	慎用
德拉马尼		从尿液回收的不足 5%，尚不明确血液透析或腹膜透析是否会显著清除德拉马尼及其代谢产物	不建议在该人群使用德拉马尼	慎用

（二）腹膜透析

目前全球范围内采用血液透析和腹膜透析的患者比例大约为 9∶1。腹膜透析是利用人体自身的腹膜作为透析膜，通过灌入腹腔的透析液与腹膜另一侧的毛细血管内血浆成分进行溶质和水分的交换，依据弥散、对流和渗透的原理清除体内潴留的代谢废物和过多的水分。由于腹膜透析需要每天进行操作（透析量每日 4～10L），清除溶质和水分比较温和，透析前后患者的血尿素氮、肌酐水平和体质量变化较小。

目前国内外关于透析患者抗结核药物治疗的经验都是来自血液透析患者，缺少腹膜透析患者的相关资料，许多用药原则也是基于血液透析患者的药物代谢动力学得出。上述抗结核药物中异烟肼、乙胺丁醇、卡那霉素和阿米卡星能被腹膜透析部分清除，吡嗪酰胺、利福平、利福喷丁、左氧氟沙星和莫西沙星不能被腹膜透析清除，药物的剂量、间隔时间可以参考血液透析患者用药原则。基于腹膜透析患者链霉素耳毒性和乙胺丁醇视神经毒性的高风险，即使减量依然不推荐使用，如必须使用乙胺丁醇，推荐剂量为 15mg/kg，隔日 1 次或每周 3 次，疗程不超过 2 个月。推荐药物为利福平、异烟肼、吡嗪酰胺和氧氟沙星。口服利福平时腹膜透析液中血药浓度非常低，推荐由腹腔途径用药。

七、预后

长期透析人群并发结核病的预后决定于能否早期诊断并及时治疗，此外，与结核侵犯的部位亦有一定关系。国外报道，血液透析患者因结核导致的死亡在 12%～75%，早期诊断和经验性治疗导致的死亡率仅为 14%，这主要与是否能早期诊断密切相关。早期诊断并合理治疗，则预后较好；如果延误诊断，则病死率较高。随着对透析患者结核问题的重视以及诊断水平的不断提高，透析患者结核病的预后将会明显改善。

第二节 移植人群常见肺外结核

结核病是移植人群中常见的机会性感染，这些感染可能为初次原发性结核感染，也可能从供体获得，或者可能继发于受体潜伏状态的再激活。由于实体器官移植（solid organ transplantation，SOT）和造血干细胞移植（hematopoietic stem cell transplantation，HSCT）后免疫抑制剂的长期使用，结核病表现不典型，造成诊断困难，治疗延迟；抗结核药物的肝、肾毒性增加，及其与免疫抑制剂相互代谢干扰，免疫抑制水平不足，可能导致移植物排斥反应，不仅使移植物丢失率高达 33.3%，还会显著增加移植人群的结核病发病率和死亡率。移植人群中虽然肺是结核病感染的主要器官，但肺外结核也不罕见，累及淋巴结、中枢神经系统、腹腔、泌尿生殖道和骨骼、关节等。因此，需要对移植后肺外结核病保持警惕。

一、移植人群肺外结核病流行病学

移植是改善器官衰竭患者生活质量和寿命的最佳治疗方法。随着新型免疫抑制剂研发的不断深入，其有效性和安全性越来越好，但移植人群仍然具有很高的感染风险。在感染中，移植后结核病发病率比一般人群高 20~74 倍，且病死率高达 31%。移植人群结核病的发病除了与患者的一般状况和基础疾病（包括慢性肾功能不全、贫血、糖尿病、丙型病毒性肝炎、慢性肝病等）有关外，主要与供体和受体既往是否患结核病、是否存在结核分枝杆菌潜伏感染密切相关。另外，移植人群结核病的发病具有一定的地域性，主要位于亚洲和非洲结核病流行国家，结核病高发地区移植人群结核病发生率为 15.2%，而非高发地区仅为 0.5%~6.4%。美国疾控中心（CDC）报告也证实，大约 2/3 的移植后结核病例发生在结核病高流行地区。中国南方肾移植后人群中的结核病表现出以下特征：①移植后短时间内的高发病率（中位时间 8 个月）；②肺外结核病的高患病率（51.2%）；③高合并感染率（19.5%）；④高死亡率（22.0%）。来自中国西南部和印度的数据显示，大多数结核病发生在移植后 12 个月内；来自欧洲、中国台湾和中国香港的研究报告称，移植和结核病诊断之间的中位/平均间隔（38~58 个月）显著延长。这种差异可能主要归因于发达地区和发展中地区不同的流行病学情况。再者，实体器官移植人群结核病发生率与移植器官种类也密切相关，肺移植术后结核病的发病风险是其他器官移植的 5.6 倍，肾移植术后结核病的发生率为 0.56%~2.61%，肝移植为 0.47%~2.30%。虽然移植人群结核病患者中，继发性肺结核约占 51%，播散型结核病占 33%，但肺外结核病在移植人群中也经常发生，据报道肺外结核病占移植后结核病的 16%~30%。因症状体征和实验室检测指标不典型，造成肺外结核病的诊断困难，并且由于其非典型表现而经常被延迟诊断及治疗。据报道，在 1998 年至 2016 年期间，共有 187 项研究报告了 2 082 例移植患者病例，其中包括 1 719 例肾脏移植、253 例肝脏移植、77 例心脏移植、25 例肺脏移植和 8 例胰腺移植。在被分析的 1 642 例移植人群中，发生肺外结核病 490 例，发病率为 29.84%（490/1 642），其中肾移植后肺外结核病发病率为 32.06%（403/1 257），分别为泌尿生殖器结核 72 例，胃肠道结核 54 例，肌肉骨骼/皮肤软组织结核 33 例，肺外粟粒结核 28 例，淋巴结结核 27 例，中枢神经系统结核 21 例，胸膜结核 13 例，喉/扁桃体结核 11 例，心血管系统结核 7 例，肝脏结核 3 例，视网膜结核 2 例，其他肺外结核 36 例；肝移植后肺外结核病发病率为 36.51%（23/63），其中中枢神经系统结核 7 例，肝脏结核 4 例，胃肠道结核 2 例，心血管系统结核 1 例，肌肉骨骼/皮肤软组织结核 5 例，淋巴结结核 2 例，泌尿生殖器结核 2 例；心脏移植后肺外结核病发病率为 18.18%（4/22），其中手部结核 1 例，结肠结核 1 例，脊柱结核 1 例，皮肤软组织结核 1 例；肺移植后肺外结核病发病率为 10.53%（2/19），其中心肌结核脓肿 1 例，淋巴结结核 1 例。来自台湾的一项基于国家健康保险研究数据库的中国台湾的一项研究显示，1997 年至 2006 年期间的 4 554 名肾移植受者中，确定了 109 名（2.4%）新诊断的结核病患者：75 名患者肺部受累，34 名肺外结核病患者，肺外结核病占 31.19%。

来自欧洲和北美的大型系列检查对于骨髓移植患者的感染情况进行了调查，报告发病率小于 0.1%~2.2%，而结核病高发地区报告的发病率从 1.5% 到 5% 不等。1986—1999 年期间在印度某中心接受骨髓移植的 217 名患者，三名患者（1.38%）被诊断出分枝杆菌感染，均表现为肺外结核病。两名患者播散性结核病,其中一名患者在尸检研究中被诊断出来。第三位患者累及颈部淋巴结和脊柱。两名接受抗结核治疗的患者情况良好。即使在流行地区,结核分枝杆菌感染也不是同种异体骨髓接受者的常见问题,但当它发生时,通常以肺外受累为主。

二、发病机制

1. **免疫抑制剂的影响**　免疫抑制剂对于预防和治疗 SOT 和 HSCT 中的移植物抗宿主病(graft versus-host disease, GVHD)的排斥反应至关重要。在 SOT 病例中,患者接受早期、积极的、靶向抗 T 细胞治疗,以防止急性移植物损伤,并随后终身保持免疫抑制。在 HSCT 中,骨髓抑制部分与潜在恶性肿瘤的生物学效应和移植前放化疗的毒性有关。此外,HSCT 作为一种治疗方式,在治疗许多血液系统恶性肿瘤和骨髓衰竭性疾病(如白血病、严重再生障碍性贫血和骨髓增生异常综合征)中起着至关重要的作用。HSCT 患者对 T 细胞和 B 细胞功能有持久的损害,这预示着感染风险的增加。而对于发生 GVHD 的患者,需要 T 细胞靶向治疗,这进一步加剧了免疫抑制风险,常用的抗排斥药物会损害 T 细胞信号传导和细胞因子的产生,使移植受体容易感染结核分枝杆菌、激活结核分枝杆菌或导致已有的结核病进展。

2. **供体来源的分枝杆菌感染**　近年来,由于器官移植在结核病流行地区发生的频率更高,供体源性结核病问题受到更多关注。结核分枝杆菌可能通过同种异体移植物传播,将携带的结核分枝杆菌传播给受者,引起实体器官移植(SOT)后结核病。2016 年一项对于实体器官移植后供体来源的结核分枝杆菌感染进行的综述报道,在 16 名肺移植,13 名肾脏移植,6 名肝脏移植和 1 名心脏移植受者中发现了供体来源的结核病,所有肺结核病例仅在肺移植受者中发现,肺外结核病在非肺 SOT 受者中更常见。临床表现或诊断的中位时间为 2.7 个月。结核病的供体危险因素包括居住在流行国家、既往潜伏性结核病史、活动性结核病、前往结核病流行区的旅行以及社会经济因素(无家可归、监禁和药物滥用),其中最常见的供体危险因素是居住在结核病流行地区。对于活体肾脏捐赠,器官共享联合网络(united network for organ sharing, UNOS)建议,移植中心可以对具有高风险特征的本地供体和来自结核病高负担国家的供体进行有针对性的潜伏结核感染(latent tuberculosis infection, LTBI)检测。

在 HSCT 中,对献血者的筛查遵循标准程序,包括根据美国 CDC、美国传染病学会、美国血液和骨髓移植协会的建议,进行健康史问卷和血清学检测。与 SOT 不同的是,HSCT 后结核病的发生发展在很大程度上被认为是新发感染或先前潜伏感染的再激活,而不是供体传播。虽然有报道称传染性病原体通过 HSCT 传播,但目前没有关于供体来源的分枝杆菌病原体传播的报告。

3. **受体来源的分枝杆菌感染**　移植后结核病的发病机制最常见的是移植受者潜伏结核分枝杆菌的再激活。三分之二的结核病发生在实体器官移植后的第一年内,这与推测的潜伏性结核再激活机制一致。这提醒医生,在移植后的早期,不应忽视结核病的可能性。一篇来自中国台湾某医院的报道显示,在 884 例肝移植后发生结核病 25 例,其中肺外结核病 10 例,5 例发生在移植后的第一年。多因素分析发现,移植前 CT 发现的肺尖纤维灶和哺乳动物雷帕霉素靶蛋白(mTOR)抑制剂是结核发展的独立危险因素。事实上,对于非肾移植受体来说,结核病的发病要早得多,这可能反映了与肾脏受者相比,其他器官移植免疫抑制程度更高。在结核病高负担地区,1/4 以上人群结核分枝杆菌潜伏感染,怀疑肾移植受者潜伏结核分枝杆菌感染也是合理的。移植前的评估,如胸部影像学检查以及结核菌素皮肤试验(TST)和 γ 干扰素释放试验(IGRA),不能区分活动性还是非活动性结核病,胸部影像学检查如果有可见病灶,可对肺结核进行诊断,但肺外结核病难以及时诊断。急性排斥反应、持续免疫抑制治疗和冲击治疗可能会导致结核病的发生。与移植后结核病发展相关的危险因素还包括移植受者糖尿病、慢性肝病、共存感染、移植前血液透析时间延长。

在结核病流行国家,普遍推荐使用 TST 在移植前确定结核病风险一定的问题的:首先,慢性病患者免疫功能受损,TST 的敏感性较差;其次,TST 阴性也有可能发生移植后结核病。最后,TST 阳性结果可能提示非结核分枝杆菌感染,或者提示既往接种卡介苗或有结核病接触史。近年来,IGRA 提供了一种可行的替代 TST 的方法,但尚未在 SOT 受体中得到验证。

三、临床表现

症状和体征

发热是最常见的症状,有时可能是唯一的症状。供体源性结核在移植后出现发热会更早。另外,咳嗽、胸痛、白细胞增多、盗汗、体重减轻和淋巴结肿大是常见的伴随表现。有 10% 的病例中无症状,从移植之日起到症状发作的时间从 15 天到 13 年不等。临床症状呈现双峰分布特点:61% 的患者在移植后的第一年发现症状并诊断为结核病,结核病大部分在移植后 9 个月内发生,称移植后早期结核病,而 39% 的患者症状发生在移植后 2 年或更长时间,称移植后晚期结核病。所有病例中 12% 诊断为肺外结核病。其症状与肺外结核病变部位密切相关,同普通人群相比,局部症状可以不典型,大多数依据影像学或组织病理学进行明确诊断。

1. **淋巴结结核**　除了少部分患者表现低热、乏力、盗汗等结核中毒症状外,淋巴结结核主要表现为肿大淋巴结局部肿胀、疼痛,查体可触及淋巴结肿大,质地中等,边界清楚,压痛不明显,部分淋巴组织液化后可以有波动感。

2. **结核性脑膜炎**　结核性脑膜炎的症状以发热最为突出,发热不规则,体温多在 $38\sim39℃$,还有头痛和喷射性呕吐,视物不清或斜视,抽搐,可以出现不同程度的昏迷,大小便失禁,严重者可形成脑疝,表现为双侧瞳孔大小不等、呼吸节律变化等。查体有颈强直、肢体瘫痪、克尼格征(Kernig sign)和布鲁津斯基征(Brudzinski sign)阳性等。

3. **泌尿生殖系统结核**　泌尿生殖系统结核则表现为尿频、尿疼、尿急等膀胱刺激征,血尿、脓尿,当肾脏破坏严重、肾脏积脓或合并其他器官结核时,可出现全身症状,如消瘦、乏力、盗汗等。

4. **骨关节和脊柱结核**　患者早期全身症状可不严重,或仅有轻度低热、乏力、食欲不振等全身中毒性表现。患者局部症状可有单关节肿痛、活动受限,脊柱病变部位肌肉痉挛、疼痛,早期表现活动劳累或姿势不当时,可出现肌肉反射性痉挛疼痛,临床查体有局部压痛、肿胀,晚期严重者可有脊柱后凸畸形和脓肿及窦道形成。

5. **腹腔结核**　以低热或中度发热、腹胀、腹痛和大便次数增多或便秘为主要表现,当腹腔积液较多时,体格检查可有移动性浊音阳性,腹腔积液较少时,腹壁柔韧感、腹腔内包块、腹部压痛等,听诊多数肠蠕动减慢,肠鸣音减弱或消失,少数机械性肠梗阻时肠鸣音亢进,可闻及气过水音。

四、辅助检查

(一)实验室检查

细菌学和免疫学检测方法与普通肺外结核患者基本无差异,相关检测方法详见第八章。

(二)影像学检查

移植人群肺外结核的影像学表现可因发生部位的不同而不同。

1. **淋巴结结核**　CT 显示病灶包膜比较完整,血供不丰富,病灶内部可表现为密度不均匀的液化灶。核磁表现是局部的异常信号影,组织间隙不清晰。超声可见肿大的淋巴结形态饱满,其中有液性暗区,内部血流信号并不丰富。

2. **结核性脑膜炎**　基底节区脑膜强化、脑积水和脑梗死是结核性脑膜炎最重要的三个影像学表现。脑部核磁(MRI)和 CT 均可显示出颅内渗出性病变、结核瘤、脑水肿、脑梗死和钙化灶,MRI 在各项检查指标上均优于 CT,MRI 增强扫描提示结节有分隔状与环形强化,同时出现继发性改变如脑内前循环血管炎、脑积水及脑梗死等,提示 MRI 增强扫描对结核性脑膜炎具有重要诊断价值。

3. **泌尿生殖系统结核**　腹部平片及静脉肾盂造影可以发现肾盂肾盏的破坏,肾盏破坏呈虫蚀样改变;严重者可以发现肾盂肾盏的完全破坏、闭塞;肾脏 CT 可见肾积脓、肾皮质不均、边缘模糊;还可见到肾脏萎缩、肾皮质钙化;输尿管结核在 CT 上表现为管径增粗、管壁增厚、管腔变细与扩张交替;冠状位也可清晰地看见以上表现。膀胱结核主要表现为膀胱壁变厚、膀胱容积变小。B 超检查简便易行,可作为筛查手段,可以发现肾脏结构的异常以及帮助判断是否出现钙化,肾脏有无积水,膀胱是否挛缩等。

4. 骨关节结核 X线是关节结核的基本检查方法。影像学表现往往滞后于临床症状。初期X线片表现为轻度骨质疏松，关节间隙狭窄，以后可逐渐发现骨纹理结构紊乱，密度减低，关节面模糊不清，继而出现骨质破坏、缺损或死骨形成。有时亦可见到寒性脓肿影，晚期脓肿可发生钙化；CT可显示骨结核的低密度骨质破坏区，破坏区内可见大小不等的死骨，常表现为多发小片状高密度影，周围软组织明显肿胀。冷脓肿呈略低密度影。关节结核可见关节软骨缺损、关节间隙狭窄，软骨下骨皮质毛糙、虫蚀样骨缺损和关节囊内积液症。MRI可准确显示病灶范围和软组织异常改变，对骨以外的病变如寒性脓肿的部位和大小的判断优于CT。增强后可更准确显示软组织病变程度，这对关节滑膜结核的诊断非常重要。典型的结核性滑膜炎可显示较大的软组织肿胀而骨质、软骨破坏轻，T_1加权呈低信号，T_2加权呈高信号改变。

5. 脊柱结核 X线平片主要表现为椎体骨质破坏、椎间隙变窄或消失、椎旁脓肿、死骨、脊柱畸形；CT表现为椎体和附件不规则的低密度区，其内见高密度死骨，同时更易显示病理骨折碎片，CT能够明确脓肿大小、范围以及侵犯椎管情况。椎旁脓肿表现为椎体周围软组织增宽，中央呈低密度坏死区，增强扫描肿块周围呈明显环形强化，病灶中央无强化；MRI是显示脊椎结核最敏感的影像学检查方法，病变早期椎体内炎性水肿T_1WI呈低-稍低信号，T_2WI呈等信号，T_2抑脂像或STIR呈高信号。椎体及附件骨质破坏表现为T_1WI均匀较低信号，少数为混杂低信号，T_2WI表现为均匀或不均匀稍高信号。椎间盘破坏，T_1WI多表现低信号，T_2WI常为不均匀混杂高信号，T_1增强扫描呈均匀或不均匀强化。椎旁脓肿表现为T_1WI低-等信号，T_2WI常为不均匀混杂高信号，T_1增强扫描呈均匀或不均匀强化。

6. 腹腔结核 X线消化道钡餐能发现腹腔结核特征：小肠扩张、胀气、活动减弱，黏连形成则肠管固定。腹水出现后可见肠管漂浮征象，大量腹水可压迫横膈使横膈升高，小肠肠管分离。CT和MRI对结核性腹膜炎诊断有较高价值。腹水密度低于邻近器官，CT值为0~25HU。大量腹水可见腹腔内器官周围有均匀低密度影。当有腹腔器官黏连时，形成包裹性积液，肠管此时不是自由地漂浮在腹部中央，而是位置固定或者移位。超声能够发现早期少量腹水或壁层腹膜增厚情况，并可以引导穿刺抽液或腹膜活检，也可动态观察治疗效果，评估腹水变化。

（三）病理学检查

与普通肺外结核患者基本无差异，通过穿刺或手术方法取出病灶组织进行病理学检查。按照炎症性病变发生发展的规律，结核病的基本病理特征可以分为渗出性炎症、增生性炎症、坏死性炎症及疾病愈复相关的纤维化和钙化。渗出、增生和坏死三种病变类型在同一病例内往往同时存在，以某一种病变为主，并且可以互相转化。结核病的组织形态学改变是诊断依据，表现为肉芽肿的形成，可伴有坏死。诊断结核病必须借助与结核分枝杆菌相关的病理学检查。目前主要应用的是抗酸染色、免疫组织化学染色及分子病理学检查。抗酸染色阳性表现为组织中出现紫红色杆状物质。抗酸染色阳性的杆菌主要分布在巨噬细胞的胞浆中；也可以出现在坏死物、渗出物中。分子病理学检查是以分枝杆菌核酸为检测对象，敏感性高于抗酸染色，可以在抗酸染色阴性的病理组织中检出分枝杆菌核酸，目前临床常用的分子病理学检测方法有：①实时荧光定量PCR法；②Xpert MTB/RIF技术，可同时检测结核分枝杆菌DNA和利福平耐药性；③环介导等温扩增检测技术；④基因芯片法，即将大量已知序列的寡核苷酸探针固定在玻璃等支持物上，然后与待测样本的DNA或RNA进行杂交，检测杂交信号的强度而获取样品的分子数量和序列信息；⑤全基因组测序（whole-genome sequencing，WGS）。免疫组织化学染色方法是通过检测结核相关抗体蛋白而达到诊断目的。目前应用免疫组织化学染色检测分枝杆菌的方法在临床工作中并未得到广泛应用。

五、诊断

1. 结核分枝杆菌潜伏感染 无活动性结核相关临床症状和体征，病原学检查阴性，影像学检查无异常，IGRA和/或TST阳性，即可诊断结核分枝杆菌潜伏感染。移植供体和受体均应进行潜伏结核感染者的筛查，IGRA和TST可以用于筛查潜伏结核感染，但患者进展为SOT术后结核病的风险仍需要更多的纵向研究来评价。《中国器官移植术后结核病临床诊疗指南（2016版）》推荐采用细胞免疫学检测对SOT供、受者进行结核病筛查；推荐将TST检测应用于移植前后各个阶段；所有等待移植的受者均应详细询问结核相关病史，包括 TST 或 IGRA 结果、疫区或家人结核病接触史、卡介苗接种；在移植前对受者进行常规 TST 或 IGRA 筛查。

2. **疑似肺外结核病例** 通过症状、体征、影像学结果以及阳性免疫学指标可以达到临床拟诊。

3. **确诊肺外结核病例** 在临床诊断中，病原学和组织病理学检测是最为直接的证据，组织病理发现结核特异性病理特征或脓液抗酸染色阳性即可明确诊断。若同时存在肺结核，可以推断肺外结核病诊断的可能性大。需注意，由于免疫抑制剂的应用，细胞免疫应答反应的降低，甚至缺失，可使实验室检测敏感性明显降低，导致结核病诊断延迟。TST 和 IGRA 用于 LTBI 筛查和肺外结核的辅助诊断，但一项研究发现，28.9% 的器官供体这两项检测结果准确性不高，表明该检测在供体筛查中的效用有限。

六、治疗

（一）对症支持治疗

应有充分休息，需加强营养，要补充足够的水分和蛋白质，保证每日热量，必要时给予静脉补充营养，适量增加 B 族维生素、维生素 C。

1. **药物治疗** 移植术后抗排异药物和抗结核药物要同时应用，一方面防止移植后因排异引起移植失败，另一方面控制结核病进展。由于抗结核药物与抗排斥药物间相互作用以及抗结核药物自身的不良反应都会增加移植术后结核病治疗的复杂性。由于移植后活动性结核病的治疗比较困难，应尽可能在移植前诊断和治疗活动性结核病，避免移植受者死于结核病。

2. **预防性治疗** 一项有关肾移植受者的系统评价证实，异烟肼预防可降低移植后结核病的风险（$RR=0.35$，$95\%CI=0.14-0.89$）。因此，建议肾移植受者异烟肼预防治疗的适应证：结核菌素皮肤试验硬结 >5mm 或近期转阳、未预防治疗的陈旧性结核病的影像学证据，以及从高危供体接受同种异体移植物。造血干细胞移植、实体器官移植患者预先常规进行 TST 和 IGRA，阳性者结合微生物学和影像学排除活动性结核后，按结核分枝杆菌潜伏感染给予预防性治疗。《中国器官移植术后结核病临床诊疗指南（2016 版）》推荐对于 LTBI 供、受体进行预防性抗结核治疗，是防止其发展为活动性结核病的有效措施。对结核分枝杆菌潜伏感染活体供、受体进行预防性抗结核治疗时，均应仔细评估，以排除活动性结核；LTBI 受体预防性治疗方案建议与当地普通人群相同；预防性抗结核治疗不一定非要在移植前完成，因移植而中断的治疗应在移植术后，受者病情稳定后尽快重启；且中断治疗后，需对患者进行重新评估，以判断是否已转变为活动性结核及确定 LTBI 治疗需要的延长时间。《血液系统疾病患者造血干细胞移植前的结核病：单中心经验的报告》发现：在各种血液疾病患者中，大于 100 天抗结核药物治疗后的干细胞移植可能是可行和安全的。

3. **活动性肺外结核的化学治疗** 常用的抗结核药物有异烟肼、利福平、吡嗪酰胺、乙胺丁醇等，必要时可联合氟喹诺酮类药物。强化期治疗 2～3 个月，总疗程 9～12 个月。推荐方案为 2～3HRZE/6～9HRE。可根据药物敏感性试验选择敏感药物。对于肾移植患者，治疗中应尽量避免对肾脏影响较大的药物，密切监测肾小球滤过率。利福霉素类抗结核药物与免疫抑制剂之间的代谢干扰，明显增加了抗结核治疗的复杂性和抗结核药物自身不良反应的发生频率，临床应用中应权衡利弊，谨慎选择利福布汀，但也要注意利福布汀的胃肠道反应及血小板和白细胞减少的副作用。对于证实耐药、利福平耐药的患者应参考耐药结核病治疗指南。

（二）局部治疗与外科治疗

根据结核病发生部位：

1. **淋巴结核** 局部治疗是基础抗结核化疗的有益补充。

（1）局部病灶清理：清理方式要根据具体情况选择，包括穿刺抽脓、切开引流、干酪病变的刮除等，而病变淋巴结的整个切除会造成淋巴系统的激惹，一般不建议进行；如果切除，必须在有效抗结核、病变相对稳定基础上进行。

（2）局部用药方式：包括局部穿刺注药、超声透药、表面敷药等，其各有优缺点，其中，超声透药是比较新的局部给药方式，建议有条件的单位进行。

（3）局部药物选择：异烟肼注射液、阿米卡星注射液等。

2. **结核性脑膜炎** 脑脊液置换和鞘内注射抗结核药物和激素的局部治疗方法有争议，有些报道证明局部治疗对结核性脑膜炎治疗有益，但同时也会加大医源性感染的可能，甚至鞘内注射异烟肼等可能造成药物性神经根炎，临床应用中应综合考虑。

3. **泌尿生殖系统结核** 对于肾结核大量积水或积脓时，可通过超声引导下穿刺抽脓或局放置引流管，将脓液引出，减轻肾区胀痛。对于存在输尿管梗阻、肾脏积水或积脓的患者，可以留置双 J 管（double J stent）引流，避免加重肾脏积水/积脓和输尿管梗阻。

4. **骨关节和脊柱结核** ①制动：皮肤牵引带或石膏托固定于功能位，以减轻疼痛和保护关节功能。②脓肿引流术：寒性脓肿较大者均应穿刺抽脓或局放置引流管，将脓液引出，减轻细菌负荷。③局部注射抗结核药物：增加局部抗结核药物浓度，迅速杀死繁殖期结核分枝杆菌，达到减轻细菌负荷的目的。可通过局部穿刺或导管，在引出脓液的同时注入抗结核药。常用药物为阿米卡星注射液 1g/ 次或异烟肼注射液若干。许多不能手术的患者经过局部引流和注药治疗仍然可以达到治愈的目的。

5. **腹腔结核** 对于结核性腹膜炎，抽取腹水既是诊断手段，也是重要的治疗方法之一。腹腔抽液能减轻患者中毒和腹胀、腹痛等症状，能通过减少腹腔内炎症因子减轻腹膜炎症反应；通过减少腹水中纤维素含量减轻腹腔黏连，提高疗效，减少并发症。腹腔穿刺抽液和置管抽液均可以采用，一旦积液消失或残留少量腹液，可以停止抽液。对于腹腔包裹性积液或积脓，可以可通过超声引导下穿刺抽脓或局部放置引流管，将积液或脓液引出，同时，可以对包裹性脓液反复冲洗并注射抗结核药物，增加局部抗结核药物浓度，迅速杀死结核分枝杆菌。

（三）外科治疗

1. **淋巴结结核** 外科手术并不是淋巴结结核的主要治疗方式，因为手术无法根除结核分枝杆菌，如果在局部炎症控制好之前手术，有可能出现淋巴系统激惹、手术切口不易愈合等不良情况。但对于抗结核治疗效果不佳或窦道久不愈合的淋巴结结核，可在抗结核治疗的同时进行手术清创或淋巴结切除术。

2. **结核性脑膜炎** 如为梗阻性脑积水或慢性高颅压，可以临时进行侧脑室外引流，如炎症明显好转，脑脊液指标基本恢复正常，而梗阻性脑积水仍不能缓解，则可以通过脑室-腹腔分流术进行治疗。

3. **泌尿生殖系统结核**

（1）肾切除术：肾切除术的适应证包括以下几项。①一侧肾已因为结核而广泛破坏或已无功能而对侧肾功能正常者；②肾结核伴有肾盂输尿管梗阻，继发感染；③肾结核合并大出血；④已钙化的无功能肾；⑤双侧肾结核，一侧广泛破坏，对侧病变较轻时，可在短期抗结核药物治疗后将重病侧肾脏切除。

（2）肾部分切除术：适用于肾结核局限性钙化病灶位于肾脏一极时。

（3）肾病灶清除术：是药物治疗的补充。适合于闭合性的结核性脓肿，与肾盏不相通，有无钙化者均可手术。

（4）肾盂、输尿管狭窄整形术：是药物治疗的辅助手术。将狭窄部位整形手术，应用双 T 形导管做内引流，保留 4～6 周，最长可放置 6 个月，还可反复放置，可减少术后再狭窄机会。输尿管下端狭窄较常见，切除狭窄段后可行输尿管膀胱再吻合术或采用膀胱壁瓣缝合成管状向上与输尿管吻合的治疗方法。

4. **骨关节结核** 对于晚期骨关节结核，尤其内科疗效不佳、脓肿引流不良者，应进行手术治疗。术式包括病灶清除术、关节融合术、人工关节置换术等。手术的目的是保护骨关节功能，清除病灶和脓肿、死骨等，协助骨关节恢复正常结构。在清理病灶的操作中，需注意尽量将死腔或脓腔壁的坏死物清理干净，不留死角，同时确保血流恢复正常，以利于药物渗入病灶组织内，杀死结核分枝杆菌。

5. **脊柱结核** 脊柱结核治愈的关键是有效的药物治疗、病灶清除与脊柱稳定性重建。抗结核药物治疗需贯穿整个脊柱结核治疗的过程，手术是重要的治疗措施。当非手术治疗无效或局部并发症严重时，应采取手术治疗，活动型脊柱结核术前抗结核治疗时间一般不低于 2～4 周，对于移植后患者术前治疗可以适当延长，以保证手术的安全性。术后应继续抗结核治疗，抗结核治疗的时间通常在 12 个月以上，治疗方案参考肺结核的化疗方案及原则，手术后尽量进行组织分子病理检测抗结核药物的敏感性,指导下一步治疗。手术治疗过程包括:相对彻底的病灶清除、充分的神经减压、坚强的植骨融合及脊柱稳定性重建。就病灶清除而言,病灶多位于椎体及椎间盘,前路手术更利于病灶清除,附件结核则宜从后路病灶清除。内固定技术应用利于脊柱稳定性的重建,脊柱稳定性重建需要坚强植骨或结合内固定。

6. **腹腔结核** 腹腔结核的手术适应证包括以下几项。①完全性肠梗阻;②不完全性肠梗阻,正规抗结核治疗 3 个月以上无明显缓解;③肠梗阻反复发作,内科保守治疗效果差;④明确的急性肠穿孔;急性弥漫性腹膜炎,腹平片或腹部 CT 提示腹腔内游离气体,腹腔穿刺抽出肠内容物;⑤急性弥漫性腹膜炎,不能除外肠坏死;⑥慢性穿孔导致的局限性脓肿,肠瘘等情况;⑦腹腔内肿块不易与恶性肿瘤相鉴别时;⑧合并消化道大出血,药物或介入治疗不能控制。手术方式应根据术中情况确定,对肠管广泛黏连的病例,可以多处放置腹腔引流管,术后加强营养支持及抗结核治疗,争取二次手术机会;对于肠管高度扩张、肠腔内积液积气明显者,可先行肠腔减压术,分离黏连时尽可能用锐性分离,而不要过多地进行钝性分离;术中应用抗结核药物常规冲洗腹腔促进病灶吸收,肠管顺序送还腹腔后可于肠系膜根部注射 2% 盐酸利多卡因 5ml,有意识地延长肠管麻痹期。

七、预后

对于 LTBI 的活体供体或移植受体进行预防性抗结核治疗是减少或避免移植术后肺外结核病发生的关键。如能早期发现,及时正规治疗 LTBI,移植术前进行仔细评估,不仅能防止肺外结核病的发生,还能防止移植失败,一般移植受体预后较好。

肺外结核病涉及多系统、多脏器、多部位的结核病变,实体器官移植和骨髓移植前,肺外结核症状和影像学表现不典型,隐匿性较强,给及时准确的诊断带来一定的困难,移植前未能进行早期有效的抗结核治疗,会造成移植失败。另外,因移植患者需长期使用免疫抑制剂,掩盖了患者的结核症状,临床医生的关注点是移植物是否成活,往往忽略了结核病尤其是肺外结核病的发生而延误治疗。

如能在移植前重视供体或者受体肺外结核病的检查和诊断,可以避免供体结核病提供移植器官;及时发现受体肺外结核病并进行及时有效的抗结核治疗,待肺外结核病治疗稳定的情况下进行移植,能避免移植失败,甚至避免因结核病而导致的死亡。对于移植后发生的肺外结核病,如能早期发现,并进行正规治疗,一般预后较好,多数患者可实现肺外结核病临床痊愈,移植器官和骨髓长期存活;但如发现较晚,治疗不及时,将出现肺外结核病迁延不愈,甚至出现耐药,导致无法逆转的器官功能障碍,移植失败的风险大大增加,病情发展严重,则预后欠佳,甚至死亡。

第三节　糖尿病合并结核病

结核病与糖尿病均是临床上的常见病和多发病,两者可合并存在、相互影响。活动性结核病作为感染因素可加重糖尿病病情,而糖尿病患者又是发生结核病的高危人群。糖尿病患病率与肺结核的发生率息息相关,研究显示,10 个全球糖尿病发病率最高的国家中有 8 个为结核病高负担国家,与非糖尿病患者相比,糖尿病患者发生活动性肺结核的风险增加 2～3 倍。全球糖尿病负担的增加可能会削弱全球结核病发病率下降的速度,预计从 2013—2035 年,肺结核发病率将下降 40%,但由于糖尿病发病率的增加,会使肺结核发病率上升 8%(也就是只下降 32%)。通过糖尿病的有效控制或预防,可以使肺结核发病率在原有 40% 的基础上下降至 15%。

一、病因及发病机制

(一)糖尿病对肺结核的影响

糖尿病患者碳水化合物代谢紊乱,细胞免疫功能降低,血液及组织内糖含量增高,使结核易感或内源性复燃,加之组织内含糖高,利于结核分枝杆菌生长。同时,蛋白质、脂肪代谢障碍,肝转化维生素 A 功能下降,使呼吸道黏膜抵抗力减退,微循环障碍,影响血液灌注及氧交换,这些条件也有利于结核分枝杆菌的侵入。糖尿病酮症酸中毒时组织抵抗力减退,有利于结核分枝杆菌在体内的繁殖。

(二)结核病对糖尿病的影响

结核病对糖尿病患者的不良影响主要是影响糖代谢。结核病所致发热、中毒症状等消耗,可导致胰腺功能调节障碍,胰岛素受体功能降低,影响胰岛素分泌。同时结核病可使糖尿病患者对碳水化合物的反应性发生改变,从而导致胰岛素受体功能下降,胰岛素分泌功能降低,结核病患者的胰岛功能和形态发生变化。某些抗结核药物如异烟肼、利福平、吡嗪酰胺等对糖代谢或降糖药有一定影响,可引起肝肾功能损害,加重糖代谢紊乱。

二、临床表现

1. 反复发作或迁延不愈的咳嗽咳痰,或呼吸道感染经抗生素治疗3~4周仍无改善。

2. 痰中带血或咯血。

3. 长期低热。

4. 体检肩胛间区有湿啰音或局限性哮鸣音。

5. 有结核病诱因或危险因素,尤其是糖尿病、免疫抑制性疾病患者和接受激素或免疫抑制剂治疗者。

6. 关节疼痛和皮肤结节性红斑、滤泡性结膜角膜炎等过敏反应表现。

三、辅助检查

与单纯肺结核相比,肺结核与糖尿病共病时的临床症状通常不典型,辅助检查也表现出其特点,在诊断疾病时需要注意。

(一)胸部影像学检查

活动性病变胸片通常表现为边缘模糊不清的斑片状阴影,有中心溶解或空洞,或出现播散病灶。非活动性肺结核胸片表现为钙化、硬结或纤维化。再活动型肺结核通常表现为上肺叶(通常是尖段或后段)或下肺叶(通常为尖段)的局部浸润。疾病可以是单侧或双侧。炎症和组织破坏可能导致纤维化伴牵拉或肺门和纵隔淋巴结的肿大。成人肺结核可能在肺部其他区域观察到肺叶或肺段的浸润,伴或不伴肺门淋巴结肿大、肺部肿块、小的纤维结节病变或胸腔积液。而在识别早期或隐匿性肺实质及淋巴结病变方面,CT扫描的敏感性高于X线平片摄影。肺结核的诊断通常不需要达到CT分辨率的影像。肺结核与糖尿病共病时更容易出现空洞,尤其是血糖控制较差者,与患者对抗原细胞介导的炎症反应强有关。影像学表现不典型,肺结核与糖尿病共病时更容易出现多发性的段性或叶性肺实变干酪样坏死多发或单发空洞并发支气管结核和发生下肺病灶。

(二)细菌学检查

常规结核病的细菌学检查方法均适用。肺结核与糖尿病共病时痰菌阳性率更高,这与糖尿病患者的高血糖状态是肺结核杆菌生长的良好温床和患者免疫力低下相关。

四、诊断及鉴别诊断

合并糖尿病时的肺外结核的诊断及鉴别诊断与一般肺外结核的诊断基本无差异。

(一)诊断

肺结核的诊断需要以细菌学实验室检查为主,结合胸部影像学、流行病学和临床表现、必要的辅助检查及鉴别诊断,进行综合分析得出结论。咳嗽、咳痰≥2周或咯血是诊断肺结核的重要线索。

1. 痰涂片和/或培养结核分枝杆菌阳性,并具有相应临床和X线表现,可确诊肺结核。

2. 痰涂片和/或培养阴性者诊断比较困难,符合以下4项中至少3项,临床诊断成立:①典型肺结核临床病症和肺部X线表现;②临床可排除其他非结核性肺部病患;③结核菌素纯蛋白衍生物(PPD)试验阳性或血清抗结核抗体阳性;④诊断性抗结核治疗有效。必要时应使用纤维支气管镜采集微生物标本和活检标本,通过微生物学和/或组织病理进行确诊。

（二）鉴别诊断

1. 浸润性肺结核应与细菌性肺炎、肺真菌病和肺寄生虫病相鉴别。细菌性肺炎常有受凉史，多伴血白细胞升高，抗感染治疗有效或病灶吸收较快；肺真菌病患者通常有长期应用抗生素、免疫抑制剂或患有免疫疾病史，痰真菌培养阳性，抗炎、抗结核治疗无效，抗真菌治疗有效；肺寄生虫病患者常有在流行地区居住史，食污染食物及饮生水史，痰内或胸腔积液查到虫卵，血清特异性抗体检查有助于诊断。

2. 肺结核球与周围性肺癌、炎性假瘤、肺错构瘤和肺隔离症相鉴别。周围性肺癌患者常以咳嗽、胸痛就诊或体检发现病灶，病灶多有分叶、毛刺，多无卫星病灶，患者痰中可找到癌细胞，肺穿刺活检常能确诊；炎性假瘤是一种病因不明的炎性肉芽肿病变，患者以往常有慢性肺部感染史，抗炎治疗后病灶逐渐缩小；肺错构瘤常为孤立病灶，呈爆米花阴影；肺隔离症以 20 岁年轻人居多，不伴肺内感染时可长期无症状，病变好发于肺下叶后基底段，以左下肺多见，密度均匀、边缘清楚、很少钙化，血管造影及肺放射性核素扫描可见单独血供，可确诊。

3. 肺结核空洞与癌性空洞、肺囊肿和囊性支气管扩张相鉴别。肺癌性空洞洞壁多不规则，空洞内可见结节状突起，空洞周围无卫星灶，空洞增大速度较快；肺囊肿为肺组织先天性异常，多发生在肺上叶，并发感染时，空腔内可见液平，周围无卫星灶，未并发感染时可多年无病症，病灶多年无变化；囊性支气管扩张多发生在双肺中下肺叶，患者常有咳大量脓痰、咯血病史，薄层 CT 扫描或碘油支气管造影可协助诊断。

五、治疗

（一）饮食治疗

选择低糖、高蛋白质、高热量、高纤维，富含维生素的饮食，进餐需定时定量。由于抗结核药物用量多，具有一定的胃肠道不良反应，需根据情况调整患者饮食种类，改善患者胃肠道不适症状。

（二）药物治疗

2 型糖尿病合并结核患者的主要治疗药物有 3 类：二甲双胍、磺脲类药物（SU）和胰岛素。有研究显示，使用 α-糖苷酶抑制剂可以有效地抑制糖尿病患者结核感染的风险。但在结核病与 2 型糖尿病共病患者中使用 α-糖苷酶抑制剂的临床资料非常有限。其他降糖药物，如格列奈类、噻唑烷二酮类、胰高血糖素样肽-1（GLP-1）受体激动剂和二肽基肽酶 4（DPP-4）抑制剂与钠-葡萄糖耦联转运体-2（SGLT2）抑制剂在结核病与 2 型糖尿病共病患者中的临床资料也很少。

值得注意的是，常用抗结核药物对于口服降糖药物的疗效有一定的影响，因此多数患者应首选胰岛素。抗结核治疗应在积极控制血糖的基础上至少选用 3 种以上敏感的抗结核药物，遵循早期、联合、适量、规律、全程的原则。

结核病与 DM 共病时糖尿病治疗路径如图 3-13-1 所示。抗结核药物使用的注意事项包括以下几点。

1. **适当延长治疗方案** 结核病合并糖尿病患者更容易出现抗结核药物不良反应和较高的治疗失败率。目前，已有研究提示在不改变治疗药物组合的情况下，适当延长抗结核疗程（9 个月）较标准疗程（6 个月）更为有效，可以达到提高治愈率降低复发率的目的。

2. **制定个体化治疗方案** 糖尿病患者容易出现视神经、末梢神经、肾脏等组织器官的损伤，抗结核药物可能加重糖尿病本身的并发症，所以抗结核治疗需结合患者糖尿病并发症的发生情况，制定个体化治疗方案，并加强血糖监测。有时需要避免使用加剧这些并发症的药物，如：乙胺丁醇、利奈唑胺、异烟肼、环丝氨酸、乙硫异烟胺/丙硫异烟胺、氯喹诺酮类药物、注射类抗结核药物（如链霉素、阿米卡星、卷曲霉素）等。

3. **相关药物不良反应及处理** 结核病合并糖尿病患者发生药物不良反应（ADR）的概率高于普通结核病患者。出现不良反应时，要及时进行的相关实验室检查，确定不良反应的类型，精准评估不良反应的严重程度。因两类药物叠加作用产生的不良反应，需全面评估调整药物对预后的影响，原则上首先应考虑调整降糖药物，优先保留抗结核药物。

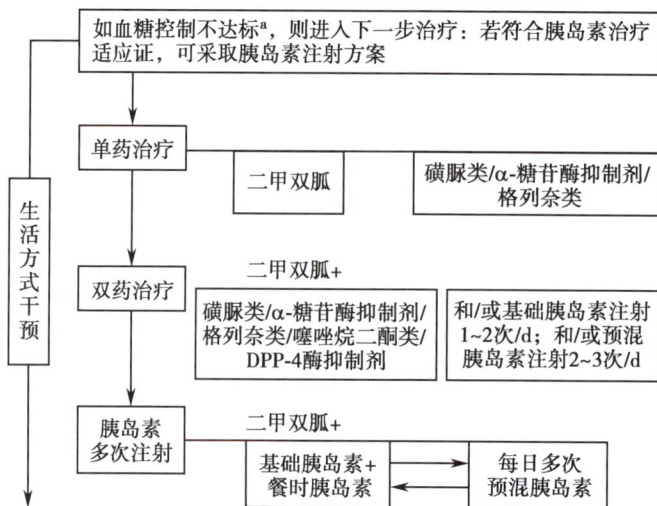

图 3-13-1 结核病与糖尿病共病时糖尿病治疗路径

注 a：详见结核病与糖尿病共病患者结核病治疗期间及非结核病治疗期间的血糖控制目标

六、预后

结核和糖尿病关系密切，双向筛查对预防和早期发现至关重要，结核病合并糖尿病患者的预后欠佳，与无糖尿病的结核病患者相比，具有更高的治疗失败率、复发率和死亡率，因此，临床需要高度重视结核病与糖尿病共病的治疗管理。

第四节 AIDS 合并肺外结核

获得性免疫缺陷综合征（acquired immune deficiency syndrome，AIDS）简称"艾滋病"，是人类免疫缺陷病毒（human immunodeficiency virus，HIV）所致的慢性传染病。HIV 感染者/AIDS 患者合并结核病是人类免疫缺陷病毒与结核分枝杆菌双重感染所导致的疾病。20 世纪 80 年代末，全球 HIV 感染的流行呈迅速激增态势，HIV 感染流行国家的结核病发病率呈现上升趋势。WHO 2020 年全球结核病报告显示，2000—2013 年期间由于控制结核病和 HIV 感染合作活动的建立，全球 HIV 感染相关结核病的死亡率下降了 60%。然而结核病仍旧是 HIV 感染者的主要死亡原因。肺外结核在 HIV 感染者合并结核病患者中占到了 50%。HIV 感染者在任何 $CD4^+T$ 淋巴细胞计数水平均可发生结核病，$CD4^+T$ 淋巴细胞计数较高的患者表现与普通结核病患者类似，而 $CD4^+T$ 淋巴细胞计数较低的 AIDS 患者常表现为肺外或播散性结核病。目前肺外结核被认为是 AIDS 指征性疾病，一旦感染肺外结核病（EPTB），则表明成人/青少年 HIV 感染临床分期为Ⅲ期（AIDS 期）。

一、流行情况

2022 年 WHO 全球结核病报告显示，2021 年全球估计有 1 060 万人罹患结核病，其中 6.7% 的患者为 HIV 感染者。荟萃分析显示，HIV/TB 合并感染率为 23.51%，非洲、亚洲、欧洲、拉丁美洲和美国 HIV/TB 合并感染率分别为 31.25%、17.21%、20.11%、25.06% 和 14.84%。

尽管目前肺外结核的发病率低于肺结核，但随着器官移植的数量和 HIV 感染率逐年增加，肺外结核的发病率不断增加。HIV 感染与肺外结核存在着显著的联系，HIV 感染相关的免疫缺陷影响了结核病的临床表现，也增加了肺外结核的发病概率。荟萃分析显示，非洲结核病患者中 HIV 感染率为 30%，2017 年非洲地区报告的结核病例中肺外结核的患病率为 16%，高于 15% 的全球肺外结核患病率。埃塞俄比亚是世界上结核病、HIV/TB 合并感染和耐多药结核病负担最高的 30 个国家之一，在埃塞俄比亚，肺外结核发病率非常高,占所有报告的结核病例的 33% 以上。一项埃塞俄比亚回顾性队列研究发现,约 12.7% 的 HIV 感染者在随访中发生肺外结核,而基线 CD4$^+$T 淋巴计数较低和贫血是独立的危险因素。在喀麦隆和加纳,HIV 合并感染肺外结核的比例分别为 37.1% 和 45.2%。撒哈拉以南非洲 HIV 感染者中肺外结核总体估计患病率为 20%。目前在不同地区,对 HIV 感染者中肺外结核流行情况的估计仍缺乏一致性。

二、发病机制

(一) HIV 感染对结核分枝杆菌感染的影响

机体对于结核感染的获得性特异性应答主要依赖 T 细胞介导的细胞免疫反应。尽管许多类型 T 淋巴细胞,包括 α/β CD4$^+$、CD8$^+$T 淋巴细胞、细胞毒性 T 淋巴细胞(cytotoxic T-lymphocyte, CTL)和 γ/δ T 淋巴细胞(γ/δT-lymphocyte)在结核病免疫反应中均起作用,但 CD4$^+$T 淋巴细胞在结核病细胞介导免疫反应中起到了主要的作用。CD4$^+$T 淋巴细胞分泌 γ 干扰素(IFN-γ)、白细胞介素 2(IL-2)、肿瘤坏死因子 α(TNF-α)等,激活巨噬细胞和细胞毒性细胞,抑制结核分枝杆菌在细胞内的生长。IFN-γ 在 TB 感染中起着关键作用,伴随着 HIV 感染,机体 IFN-γ 的产生与 CD4$^+$T 淋巴细胞同时显著减少,最终导致这些患者发生结核分枝杆菌感染或再感染的风险显著增加。结核分枝杆菌侵入呼吸道后感染巨噬细胞,巨噬细胞组成了机体细胞介导免疫反应中最有效的抗菌成分,而 HIV 感染限制了巨噬细胞吞噬杀灭结核分枝杆菌的能力。当引起肉芽肿的免疫反应不足以限制分枝杆菌生长时,结核病就出现了。

(二) 结核分枝杆菌感染对 HIV 感染的影响

在 HIV/TB 合并感染患者中观察到肺、血液和脑脊液中 HIV 病毒载量是增加的,这可能是由于肉芽肿性炎症部位的 HIV 病毒复制增加,活化的 T 细胞丰富,宿主针对 TB 感染产生的免疫促炎因子上调了 HIV 病毒的转录。研究显示,HIV 感染者合并感染结核分枝杆菌后,体内的 T 淋巴细胞被激活,分泌的细胞因子可使 HIV 前病毒的转录量显著提高,加速 HIV 病毒增殖,促使病情恶化;结核分枝杆菌感染诱导 Th2 细胞分泌细胞因子抑制机体抗细胞内感染的能力,导致机体难以清除潜伏在细胞内的 HIV;树突状细胞(DC)表面的趋化因子 CXC 亚家族受体 4(CXCR4)数量增加,促进了 HIV 对 DC 的感染过程。由此可见,结核分枝杆菌感染可在 HIV 侵入靶细胞、前病毒的转录、潜伏以及细胞间传播这几个关键的阶段起到促进作用。

在 HIV/TB 合并感染者中,HIV 与 TB 之间存在复杂的相互作用,促进艾滋病和结核的疾病进展, HIV/TB 合并感染者往往表现出更高的 HIV 病毒载量、更大的病毒储存库、更为明显的异常免疫激活,因此在 HIV 感染者中更多见的是肺外结核及播散性结核病。

三、临床表现

(一) AIDS 免疫状态对结核病临床表现的影响

HIV/TB 合并感染者结核病的体征和症状各不相同,取决于患者的免疫抑制程度。CD4$^+$T 淋巴细胞计数较高者的临床表现及 X 线片影像表现与 HIV 阴性者相似,随着 CD4$^+$T 淋巴细胞的下降,免疫抑制的进展,肺外结核发生概率增加,临床表现亦变得不典型。目前发现 CD4$^+$T 淋巴细胞计数<100/μl 的 HIV 感染者肺外结核发病率较高,常见累及淋巴结、胸膜、心包、中枢神经系统、腹部器官、骨骼等,其中淋巴结病和胸腔积液最为常见。

(二) AIDS 常见肺外结核的临床表现

1. 淋巴结结核 HIV 感染者合并淋巴结结核时,多急性起病,伴急性化脓性淋巴结炎,往往会出现发热、盗汗、疲劳、体重下降等典型的结核病症状。其组织及病理学表现取决于患者免疫缺陷的程度,轻度免疫缺陷者的肿大淋巴结较少或仅有抗酸染色阴性的干酪样坏死物,重度免疫缺陷者的淋巴结中可发现大量抗酸染色阳性杆菌,但往往不伴有细胞学反应。

2. 结核性胸膜炎 HIV 感染者合并结核性胸膜炎的临床表现因免疫功能、肺部受累部位的差异和胸腔积液的多少有所不同,胸腔积液可以是少量、中等及大量的。结核性胸膜炎患者中约 90% 是单侧胸膜受累,仅 10% 的患者双侧胸膜受累。初次感染结核的患者常呈急性或亚急性起病,临床表现主要为发热

（85%）、干咳（75%）、胸痛（70%）、乏力、盗汗等，呼吸困难出现较少，发生大量胸腔积液时除外。HIV感染者由于免疫功能低下，合并结核性胸膜炎时起病表现可能更为隐匿，当HIV感染者出现低热、乏力、盗汗、淋巴结肿大、体重减轻等表现时，需要警惕合并结核性胸膜炎的可能。目前认为胸膜结核病变是近期获得结核感染的标志，胸膜渗出性病变往往是迟发型超敏反应的表现，而实际上结核性胸膜炎在HIV阴性人群和HIV阳性CD4⁺T淋巴细胞计数较高的人群中更为常见。

3. **中枢神经系统结核病**　AIDS合并结核性脑膜炎患者往往存在严重的免疫功能缺陷，所以其临床表现与单纯结核性脑膜炎患者是不同的。在这些患者中，结核性脑膜炎的症状可以突然发生，迅速发展为昏迷，并与高病死率相关。在HIV感染者常见的机会性中枢神经系统感染中，将结核性脑膜炎与隐球菌性脑膜炎进行比较，发现结核性脑膜炎患者更常见的症状是颈项强直、发热和意识障碍。结核性脑膜炎可发生严重的并发症如脑积水、结核瘤、脑室炎、血管炎和脑缺血，这些都是导致结核性脑膜炎患者的高病死率和严重后遗症的并发症。如果出现这些并发症，结核性脑膜炎的神经系统表现可表现为更为持续或恶化。

4. **胃肠结核和结核性腹膜炎**　胃肠结核（gastrointestinal tuberculosis，GITB）的临床表现是非特异性的，往往因疾病的具体部位和宿主的免疫状态的不同而发生变化。肠道结核最常见的症状是腹痛、发热、恶心和呕吐、体重减轻以及排便习惯的改变。结核性腹膜炎的主要症状是腹水、腹痛、发热、腹部压痛和体重减轻，少部分患者会出现完全性肠梗阻。HIV感染者合并感染GITB的临床表现与HIV阴性者有所不同，高热、盗汗和体重减轻等临床症状明显比HIV阴性的人群更为常见。在HIV感染的患者中，腹水不太常见，而腹部淋巴结肿大和肝脾受累则更为常见。很多与HIV相关的肺外结核病症状只有在抗逆转录病毒治疗（antiretroviral therapy，ART）后及发生免疫重建炎症综合征（immune reconstruction inflamatory syndrome，IRIS）后才会显现出来。

5. **结核性心包炎**　心包是结核分枝杆菌最常累及的心脏组织。结核性心包炎的临床表现多变，可表现为急性心包炎伴或不伴积液、心脏压塞、急性缩窄性心包炎、亚急性缩窄性心包炎、渗出性缩窄性心包炎或慢性缩窄性心包炎、慢性心包积液以及心包钙化。结核性心包炎在免疫功能低下的HIV感染者中进展得更有侵略性，往往更多表现为严重呼吸困难、心肌受累和血流动力学不稳定。因为HIV感染导致的免疫缺陷降低了机体对结核分枝杆菌蛋白的过敏反应和炎症过程，HIV感染者缩窄性心包炎的发生概率明显低于HIV阴性者。

6. **脊柱结核**　骨结核中最常见的是脊柱结核，其次是结核性骨关节炎和椎外结核性骨髓炎。HIV感染常常是椎骨中结核分枝杆菌潜伏感染重新激活的免疫因素。脊柱结核临床表现隐匿，大部分HIV感染者/AIDS患者并发脊柱结核后有午后低热、精神倦怠、乏力、盗汗、食欲减退、体重减轻等全身症状，病变恶化或有其他并发症时可有持续高热等急性病症状。部分HIV感染者由于免疫力的下降，全身症状反而不明显，仅仅表现为脊柱结核的局部症状，如背部或受累部位的疼痛，受累椎骨周围可能会发生肌肉痉挛。胸椎是最常见受累部位，其次是腰椎和颈椎。HIV阴性的脊柱结核患者中约80%只有1～2个相邻椎体受累，而在免疫低下的HIV感染者中则表现为广泛分布于脊柱的病灶。

7. **泌尿生殖系结核**　泌尿生殖系结核多见于免疫抑制的HIV感染者及老年患者。泌尿生殖系结核可能在很长一段时间内没有如发热等结核中毒症状，而常见症状可表现为腹部或盆腔疼痛、排尿困难、无菌脓尿、血尿等。如果女性患者的生殖器官受到感染，可能会出现月经不调、阴道分泌物异常、慢性下腹痛、绝经后出血等症状。结核分枝杆菌感染引起肾小球周围毛细血管脓肿，在健康免疫人群中这些脓肿受到限制形成不活跃的肉芽肿。当免疫被抑制时，结核性肉芽肿可被重新激活并扩散到邻近的乳头。它们可从乳头转移到集合系统，并扩散到远端的生殖泌尿系统，引起多灶性活动性炎症，最终可引起纤维化、瘢痕化和钙化。

四、AIDS合并肺外结核病的诊断

HIV感染合并肺外结核病的诊断需要结合患者的临床表现、辅助检查、病理学检查和影像学结果来进行综合判断。10%～50%的肺外结核患者伴有肺部受累，因此应对所有疑似病例评估是否伴有肺结核，

以协助诊断，并确定该患者是否具有传染性。HIV/TB 合并感染的发病机制具有特异性，其诊断则更具有困难性：结核病的临床表现不典型，同时合并的多种其他机会性感染使病情更复杂。在进行诊断时，由于免疫缺陷程度对患者的临床表现及结核病诊断技术的灵敏度与特异度均可能产生一定的影响，需特别注意患者的免疫功能状态。

尽管结核菌素皮肤试验（tuberculin skin test，TST）和 γ 干扰素释放试验（IFN-γ releasing assay，IGRA）、腺苷脱氨酶测定和影像学检查等方法被常规用于 EPTB 的诊断，病原学检查和病理检查是目前确诊肺外结核病的主要依据。

病原学检查常规方法包括涂片镜检、培养、核酸检测等可用于诊断。HIV 感染者/AIDS 患者并肺外结核病的诊断需要灵敏性更高的检测技术。目前用于结核病快速诊断的技术主要有 Xpert MTB/RIF、Xpert MTB/RIF Ultra、基于芯片的分子检测技术（Truenat MTB、MTB Plus 和 MTB-RIF Dx）、线性探针技术、环介导等温扩增检测（LAMP），以及用于 HIV 感染者/AIDS 患者人群的尿脂阿拉伯甘露聚糖抗原侧流免疫检测（lateral flow urine lipoarabinomannan assay，LF-LAM）技术。WHO 推荐上述快速检测技术作为肺结核和肺外结核诊断的初始诊断检测方法，但不推荐用于抗结核疗效的评价。同时建议在各种样本中使用 Xpert MTB/RIF 技术诊断肺外结核，包括脑脊液、淋巴结抽吸物、淋巴结活检、胸腔积液、腹腔积液、心包积液、滑液、尿液和血液等。对于 HIV 相关性播散性结核疑似患者，血液 Xpert MTB/RIF 检测可作为初始诊断检测方法。

LF-LAM 在普通人群中结核病的诊断灵敏性较差，但在 HIV 感染者/AIDS 患者中的灵敏性相对较高，尤其是在 CD4⁺T 淋巴细胞计数比较低的患者中。研究显示 Xpert MTB/RIF 和 LF-LAM 联合检测的敏感性（不论是否感染 HIV）为 61.1%，而在 HIV 感染病例中的敏感性提高到 83.3%。因此，WHO 推荐 LF-LAM 用于 HIV 感染者/AIDS 患者合并结核病的辅助诊断：①有结核病症状和体征或 CD4⁺T 淋巴细胞计数<200/μl 的住院 HIV 感染者/AIDS 患者；②有结核病症状和体征或 CD4⁺T 淋巴细胞计数<100/μl 的门诊就诊 HIV 感染者/AIDS 患者。LF-LAM 作为一种辅助诊断技术，需与其他检测技术联合应用，不能作为分诊检测技术，也不能替代其他传统检测方法。

目前组织病理学检查仍是确诊 EPTB 的主要诊断方法。EPTB 的组织病理有两个特征：组织良好的肉芽肿（well-organized granuloma，WOG）和组织不良的肉芽肿（poorly organized granuloma，POG）。WOG 由坏死物质和上皮样细胞或朗汉斯巨细胞组成，而 POG 由坏死物质、组织细胞或浆细胞组成。HIV 感染者结核病病理学改变与其免疫状态有关。CD4⁺T 淋巴细胞计数比较高的患者，其结核病灶中可形成典型的肉芽肿性病变，随着 CD4⁺T 淋巴细胞计数的下降，病灶中典型结核性肉芽肿病灶常形成不良甚至完全缺乏。

结核菌素皮肤试验（TST）和 γ 干扰素释放试验（IGRA）是诊断肺外结核的支持方法，但其诊断价值有限。而多种因素如 HIV 感染、营养不良、近期病毒或细菌感染或接种病毒活疫苗等均可能降低机体对 TST 的反应。对于少数诊断困难的结核病尤其是肺外结核，可进行 IGRA 检测以协助诊断，但 IGRA 检测不能区分结核潜伏性感染（latent tuberculosis infection，LTBI）和活动性结核病。研究显示，T-SPOT.TB 诊断 HIV 感染者/AIDS 患者合并活动性结核病的灵敏度和特异度分别为 37.1% 和 88.7%，提示对于免疫功能高度抑制的 AIDS 患者，不推荐 T-SPOT.TB 作为筛查活动性结核病的常规手段，但鉴于其高度的特异度，可作为辅助诊断工具。另一项研究显示，在 HIV 感染者/AIDS 患者合并活动性结核病患者中，T-SPOT.TB 检测的阳性率并不受 CD4⁺T 淋巴细胞计数水平的影响。这些研究说明，T-SPOT.TB 在 HIV 感染者/AIDS 患者合并活动性结核病诊断中具有一定辅助价值，但应注意的是阴性检测结果也不能完全排除结核病的诊断。

依据 WHO 指南，对于 HIV 感染者/AIDS 患者合并结核病的诊断，推荐快速分子诊断技术联合 LF-LAM 进行诊断；当初始诊断检测结果阴性时，如仍不能排除结核病的，应结合其他检测如影像学及相关临床评价或培养等加以明确。影像学检查对于 HIV 感染者合并结核病的筛查和诊断具有重要价值，但需注意晚期 AIDS 患者结核病影像学表现与免疫功能尚可的 HIV 感染者存在明显不同：在肺结核肺部影像中肺部下叶、中叶、间质性和粟粒样渗出多见，而空洞性病变少见；胸内淋巴结病变多见，常表现为纵隔淋巴结肿大，而肺门淋巴结病变相对少见。而 HIV 感染者/AIDS 患者合并肺外结核时，其临床实验室指标也与患者 CD4$^+$T 淋巴细胞计数高低具有相关性。HIV 感染者/AIDS 患者合并结核性脑膜炎患者中，脑脊液白细胞计数往往平均较低（<100 个/mm^3），白细胞类型以中性粒细胞为主，蛋白质常明显升高，葡萄糖明显降低。而在 CD4$^+$T 淋巴细胞计数较高的结核性脑膜炎患者中，CSF 细胞数量更高，淋巴细胞往往占主导地位。腺苷脱氨酶是一种参与机体嘌呤代谢的酶，系统评价显示其在胸膜和其他体液中判断结核感染的灵敏度和特异度分别为 93% 和 90%，目前认为腺苷脱氨酶仍旧是结核胸膜炎、心包炎等肺外结核有用的诊断标志物。

五、AIDS 合并肺外结核的治疗

AIDS 合并肺外结核的抗结核的治疗原则、方案选择、疗程与 HIV 阴性者类似，不再赘述，但应该注意以下问题。

（一）抗结核及抗逆转录病毒治疗方案的实施

1. **时机** AIDS 并肺外结核患者被确诊后，无论是否获得结核药敏试验结果，均应立即启动抗结核治疗，同时积极进行病灶部位结核分枝杆菌基因耐药及表型耐药的检测，待获得药敏结果后调整化疗方案。所有合并结核病的 HIV 感染者/AIDS 患者，无论 CD4$^+$T 淋巴细胞计数水平高低，均应接受 ART。目前主张合并结核病的 HIV 感染者/AIDS 患者在抗结核治疗后 2 周内尽早启动 ART。如合并耐药结核病也应尽早启动 ART，在确定结核分枝杆菌的耐药性并使用二线抗结核药物后 8 周内开始 ART。对于 HIV 感染孕妇合并活动性结核病，为了阻断 HIV 母婴传播和母亲的健康，ART 也应尽早进行。中枢神经系统结核病患者启动 ART 的最佳时机尚未明确，通常建议在抗结核治疗后 4~8 周启动 ART。临床上一时难以明确或排除结核病的 HIV 感染者，不应因此而推迟启动 ART。

2. **疗程** 对于 HIV 感染者/AIDS 患者合并敏感肺结核的治疗，WHO 指南推荐标准的 6 个月的疗程，但对抗结核治疗的反应延迟（即在强化抗结核治疗 2 个月后仍有结核病相关临床表现或者结核分枝杆菌培养仍为阳性）、胸部 X 线片上出现空洞的结核病、播散性肺外结核或强化期未能使用吡嗪酰胺的患者，抗结核疗程均应延长至 9 个月。对于 HIV 感染者/AIDS 患者合并结核病患者，均建议在抗结核治疗期间启动 ART，如果在抗结核治疗期间未能启动 ART，应将抗结核疗程延长至 9 个月。中枢神经系统结核及骨、关节及脊柱结核疗程应该延长至 9~12 个月，其他部位的肺外结核疗程通常为 6 个月。

3. **给药频次** 鉴于 HIV/TB 合并感染患者治疗失败风险较高，WHO 推荐应每日治疗，而不是间歇性治疗。

（二）抗逆转录病毒和抗结核药物的相互作用

1. **利福霉素衍生物** 细胞色素（CYP）450 是最重要的代谢酶家族，其中 CYP3A4 参与多种药物的代谢，包括蛋白酶抑制剂（PI）和非核苷类反转录酶抑制剂（NNRTI）。利福霉素类抗生素是 CYP3A4 诱导剂，其中利福平作用最强，利福喷丁作用次之，而利福布汀作用最弱。利福平能激活蛋白酶抑制剂（PI）和非核苷类逆转录酶抑制（NNRTI）的细胞色素 P450（CYP450）肝酶系统，导致 PI 和 NNRTI 血药浓度显著下降。反之 PI 和 NNRTI 也可增强或抑制该酶系统，致使血中的利福平水平改变。这种潜在的药物相互作用可使抗逆转录病毒治疗和结核病治疗无效或药物毒性增加。由于利福布汀对 CYP450 的诱导能力弱，WHO 建议抗病毒和抗结核治疗同时进行时，应首选利福布汀。核苷类反转录酶抑制剂（NRTI）与利福霉素类抗生素之间无明显相互作用。

2. **异烟肼** 异烟肼和核苷类逆转录酶抑制剂（NRTI）均可引起周围神经病变，如果合用，周围神经病变的不良反应可能增加。此外，异烟肼与阿巴卡韦在理论上也有相互作用。在治疗中应注意监测。

3. **贝达喹啉** 贝达喹啉通过 CYP3A4 代谢，强 CYP3A4 抑制剂（如 PI）可能会增加贝达喹啉暴露，增加贝达喹啉相关不良反应的风险。因此，应谨慎使用贝达喹啉联合洛匹那韦/利托那韦。然而如果获益大于风险，须更频繁地进行心电图监测和转氨酶监测。

4. **氟喹诺酮类药物** 莫西沙星主要通过 UDP 葡萄糖醛酸转移酶家族 1 成员 A1（UGT1A1）葡萄糖醛

酸化代谢,由于蛋白酶抑制剂利托那韦可诱导 UGT1A1 代谢途径,可能导致莫西沙星血药浓度降低。应谨慎联用。同时洛匹那韦可能存在 Q-T 间期延长风险,氟喹诺酮类存在已知的 Q-T 间期延长风险,如果需要联合治疗,须谨慎进行心电图监测。

5. 乙硫异烟胺/丙硫异烟胺 这两种药物也通过 CYP450 肝酶系统代谢,推测其可能与抗病毒药物存在相互作用,在联合治疗中,对于是否需要调整两者的剂量,尚未见指导性的意见。

(三)糖皮质激素的应用

糖皮质激素是免疫抑制剂,可能增加 HIV 感染者机会感染的危险。但当 HIV 感染者合并结核性脑膜炎(意识不清、神经病变或椎管狭窄)、结核性胸膜炎(积液量大、有严重的症状)、结核性心包炎(伴积液或心包缩窄)、喉结核(伴有致命的气道阻塞)、肾上腺功能减退肾上腺结核、抗结核药物过敏时,可适当应用糖皮质激素。美国感染病学会(Infectious Diseases Society of America, IDSA)和 WHO 敏感结核病治疗指南均推荐结核性脑膜炎患者接受 6~8 周的糖皮质激素治疗(泼尼松或地塞米松)。HIV 感染者/AIDS 患者合并结核性脑膜炎治疗中建议应用糖皮质激素,但目前尚无比较不同剂量和疗程的糖皮质激素在 HIV 感染者/AIDS 患者合并结核性脑膜炎患者中使用的疗效和不良反应的差异研究,因此,糖皮质激素使用的最佳剂量和疗程尚待研究。

(四)结核相关免疫重建炎症综合征(tuberculosis-associated immune reconstruction inflamatory syndrome,TB-IRIS)的诊断及处理

TB-IRIS 是 HIV 感染者/AIDS 患者合并结核感染者接受 ART 后较早出现的并发症,以局部或全身性过度炎症反应为特征,主要有 2 种类型:治疗矛盾型 IRIS 和暴露型 IRIS。治疗矛盾型 IRIS 通常发生在 ART 后 1~4 周,在临床上相对多见,合并结核病的 HIV 感染者/AIDS 患者接受抗结核治疗后临床症状改善,但在接受 ART 后,由于免疫系统对炎症反应能力的增强,结核病症状可能再次加重,除发热外,患者可出现新结核病灶或者胸膜浸润,同时纵隔淋巴结或外周淋巴结肿大,皮肤或内脏出现结核脓肿、结核性关节炎或骨髓炎等。治疗矛盾型 IRIS 发生的风险因素包括:基线 CD4$^+$T 淋巴细胞计数低,尤其<100/μl 者;基线病毒载量高;播散性结核或肺外结核;抗结核治疗与启动 ART 之间的时间间隔较短,尤其是在抗结核治疗的前 2 个月内启动 ART。研究显示,大约三分之一的结核性脑膜炎患者会出现治疗矛盾反应,而女性、伴发 HIV 感染和较短的病程是重要的预测因素。而暴露型 IRIS 在临床上相对少见,是指临床未识别的结核感染在启动 ART 后新出现结核病的表现,临床症状出现快且类似于细菌性肺炎,局部也可出现淋巴结炎和脓肿。

治疗矛盾型 TB-IRIS 诊断的参考标准:①HIV 感染者/AIDS 患者合并结核病患者接受抗结核治疗后临床状况改善,接受 ART 后,结核病的临床症状出现恶化。在患者对 ART 产生应答的同时,伴过度炎症反应,结核病病情加重及病灶扩大或新出现病灶。②这种临床症状加重与新的机会性感染、HIV 相关性肿瘤、药物不良反应、耐药或治疗失败无关。③ART 后 HIV 载量下降和/或 CD4$^+$T 淋巴细胞计数增加。

治疗矛盾型 TB-IRIS 通常具有自限性,对于轻度的 IRIS 可使用非甾体类解热镇痛药物如布洛芬进行治疗,无须调整抗病毒和抗结核的治疗方案。对症状明显的 TB-IRIS,可使用糖皮质激素进行治疗。对于暴露型 TB-IRIS,应进行标准的抗结核治疗,症状严重危及生命者,可考虑加用糖皮质激素治疗。

(五)肺外结核的外科手术治疗

HIV 感染者/AIDS 患者合并肺外结核外科手术治疗的适应证与 HIV 阴性肺外结核的适应证一致,但由于 HIV 感染导致的免疫功能低下会增加围手术期,如机会性感染和各种手术并发症(如手术部位感染、脓毒症等)发生的风险,因此,手术治疗的风险评估和外科手术时机的选择非常重要。《中国人类免疫缺陷病毒感染者围手术期抗病毒治疗专家共识(第二版)》指出当患者 CD4$^+$T 淋巴细胞>500 个/μl 时,HIV 感染本身并不影响手术的正常实施,HIV 感染者可采取和常规手术患者相同的手术方法,同时注意加入防护流程。当患者 200 个/μl≤CD4$^+$T 淋巴细胞<500 个/μl 时,应引起术者的重视,须缩小手术范围,减少手术创伤,如患者合并其他并发症,则须在控制并发症基础上再制定手术治疗方案。对 CD4$^+$T 淋巴细胞计数<200 个/μl 的患者,若非必要则尽可能择期手术。

六、预后

HIV感染/TB患者抗结核治疗的疗效差,结核病的治愈率仅为60%～70%,复发率高。2022年WHO发布的全球结核病报告显示,2021年约18.7万例HIV阳性结核病患者死亡。一项中低收入国家HIV感染并肺外结核临床结局的队列研究显示,与HIV感染合并肺结核的死亡率相比,除结核性脑膜炎外,其他肺外结核与高死亡率无关。而结核性脑膜炎的发生与患者死亡率增加相关,CD4$^+$T淋巴细胞计数<50cells/μl的患者总死亡率高于CD4$^+$T淋巴细胞计数≥200cells/μl的患者。

第五节 风湿性疾病患者合并肺外结核病

风湿性疾病(rheumatic disease,RD)是一组因不明原因导致结缔组织受累的自身免疫性疾病,包括类风湿关节炎(rheumatoid arthritis,RA)、系统性红斑狼疮(systemic lupus erythematosus,SLE)、强直性脊柱炎(ankylosing spondylitis,AS)、银屑病关节炎(psoriatic arthritis,PA)、骨关节炎(osteoarthritis,OA)和痛风性关节炎(gouty arthritis,GA)等,其病因至今未完全明确,共同特点是免疫功能紊乱。近年来,随着风湿性疾病患者的增多及生存期的延长,使用糖皮质激素、免疫抑制剂、生物制剂和小分子靶向药物等的患者也相应增多;风湿性疾病合并肺外结核的患者数量也随之增多,肺外结核的诊断仍具挑战性,因为其临床标本相对含菌量少,故对诊断试验灵敏度低。实际工作中,我们应力争获得理想的标本,以满足细菌学和组织病理学检查。浆液中与结核病关联的生化标志物(ADA或γ干扰素)以及分子生物技术如PCR等有助于肺外结核诊断。尽管标准的抗结核化疗对肺外结核通常有效,但理想的方案和疗程仍未确立。且治疗过程中经常发生矛盾反应,应当与临床恶化相鉴别。外科干预主要用于取得组织标本以及处理并发症。由于涂片和培养不能监测肺外结核,故临床监测是对疗效评估的常用方法。因此风湿免疫科医师、结核科医师等需要掌握风湿性疾病合并肺外结核的诊治特点,以便提高诊治水平。

一、流行病学

2011—2017年我国15个省份21家医疗机构参与完成的一项多中心研究结果显示,42 987例肺结核并发肺外结核的患者中,并发率依次为结核性脑膜炎(2.72%)、颈部淋巴结结核(1.93%)、结核性腹膜炎(1.59%)、结核性心包炎(0.94%)、肠结核(0.94%)等。

二、易感机制

风湿性疾病的主要发病机制为机体免疫功能受损,该类患者对结核的易感性,一部分归因于内在疾病的免疫失调,另一部分归因于免疫抑制治疗。出现B淋巴细胞异常激活和T淋巴细胞异常反应,增加结核的感染概率。由于疾病本身或使用糖皮质激素、免疫抑制剂、生物制剂治疗,抑制了淋巴细胞、单核巨噬细胞和嗜酸性粒细胞的功能,患者的免疫系统受到抑制,导致其自身特异和非特异功能均下降,大大增加了机会感染、陈旧性结核复发或已感染的结核病暴发的概率。

三、临床表现

(一)淋巴结结核

1. 淋巴结结核的分型

(1)结节型:起病缓慢,一侧或双侧一个或数个淋巴结肿大,质较硬,活动,微痛或压痛。

(2)浸润型:明显的淋巴结周围炎,淋巴结明显肿大,自觉疼痛与压痛,与周围组织黏连,移动受限。

(3)脓肿型:肿大淋巴结中心液化,形成脓肿,局部有波动感,继发感染时有明显的红肿热痛。

(4)溃疡型:脓肿自破或切开引流,创口经久不愈,形成溃疡或瘘管。

2. **诊断依据**

（1）结核病中毒症状。

（2）浅表或体内淋巴结肿大。

（3）淋巴结穿刺结核菌检查。

（4）淋巴结组织病理学检查。

（5）对暂时不能明确诊断的，诊断性抗结核治疗观察。

（二）结核性脑膜炎

1. **临床表现**

（1）一般结核中毒症状。

（2）神经系统症状。

1）脑膜刺激症状：恶心、呕吐、头疼。

2）颅神经损害症状：常见面神经、动眼神经，展神经及舌下神经麻痹。

3）脑实质受损症状：常见偏瘫、失语、肢体异常运动、舞蹈样表现等，以及少见的尿崩症、肥胖、脑性耗盐综合征等表现。

4）颅压增高：表现为头疼、呕吐、肌张力增高、惊厥、意识障碍等，以及出现脑疝危象。

5）脊髓障碍症状：表现为脊神经受刺激出现根性疼痛，以及截瘫、大小便失禁或潴留等。

2. **诊断依据**

（1）脑脊液常规及生化检查

1）腰穿测压多增高（卧位达 200mmHg 为不正常）。

2）脑脊液外观可微混，为毛玻璃样或无色透明，病情严重者为黄色。

3）白细胞轻至中度增高，以淋巴细胞占优势，但在急性期或恶化期可以是中性粒细胞占优势。

4）蛋白增高至 100～200mg/dl，椎管阻塞者，蛋白含量高达 1 000mg/dl 以上。

5）糖往往低于 45mg/dl，氯化物可降低至 700mg/dl 以下，糖和氯化物同时降低是结核性脑膜炎的典型改变。

（2）影像学检查：胸部 X 线检查可发现原发性肺结核或急性血行播散型肺结核征象。脑 CT 检查，最常见异常为脑积水，其次为脑梗死、脑水肿、结核瘤、钙化灶及硬膜下积液。

（3）结核菌检测：脑脊液结核菌涂片和培养可阳性。

（三）腹腔结核

1. **结核性腹膜炎**　腹部 B 超可发现腹水、腹膜黏连、增厚，腹腔淋巴结肿大，腹部包块。腹水外观草黄色，白细胞轻至中度增高，大多数病例以淋巴细胞占优势，但在急性期或恶化期可以中性粒细胞占优势；蛋白增高、糖正常；部分患者腹水结核菌检查阳性。

2. **肠结核**　回盲部最常见，其次为升结肠、空回肠、横结肠、降结肠、十二指肠、乙状结肠、直肠及肛门周围。根据病理改变可将肠结核分为溃疡型和增殖型两类。腹痛是肠结核最常见的症状，多位于右下腹，其次为脐周；溃疡型肠结核多有持续性腹泻，常与腹痛伴随，每日多次，糊状或水样便，可有黏液或脓血，多无里急后重，也可以腹泻与便秘交替，增殖型肠结核常见便秘、腹胀伴有消化不良等症状。

（四）骨关节和脊柱结核

部位以脊柱、四肢关节多见。脊柱中又以胸椎和腰椎居多。骨关节结核诊断：①全身表现，如午后低热、盗汗、食欲缺乏、体重减轻等。②局部症状和体征，如疼痛、功能受限、肿胀、寒性脓肿或窦道、后遗症等。③具有结核的影像学特征，如骨质破坏，关节间隙变窄，死骨、椎旁阴影等。④细菌学检查发现结核菌。⑤病变活检发现典型结核病理改变（如结核结节）。其中，具备④⑤中的任一项即可确诊。

（五）皮肤结核

为慢性结节、浸润性斑块、溃疡、瘢痕性损害等，皮肤结核少见，约占肺外结核的 1.5%。组织病理典型表现为伴干酪样坏死的结核性肉芽肿。

四、诊断方法

（一）结核菌素皮肤试验（tuberculin skin test，TST）

WHO 目前尚无 LTBI 诊断的金标准，我国推荐的 LTBI 诊断标准：在排除活动性结核病后基于 γ 干扰素释放试验（IGRA）或结核菌素皮肤试验（TST）阳性进行判断。在我国，通常 TST 硬结平均直径≥10mm 为阳性，而 2017 年我国国家卫生和计划生育委员会发布的《肺结核诊断》（WS 288—2017）及美国疾病控制与预防中心制定的初级卫生保健提供者 LTBI 诊断指南推荐，免疫抑制人群的硬结平均直径≥5mm 为阳性，特别是对接受免疫抑制剂治疗＞1 个月者，服用中大剂量且长期使用激素者，或使用肿瘤坏死因子（TNF）抑制剂者。重组结核菌融合蛋白皮肤试验又称新型 TST（creation tuberculin skin test，CTST），红晕或硬结反应平均直径≥5mm 为阳性。

（二）新型结核菌素皮肤试验（creation tuberculin skin test，C-TST）

C-TST 包括重组结核杆菌融合蛋白（EC）皮肤试验，是最近新发现的一种检测方法，与 TST 相比具有低成本和高特异度的特点。目前，C-TST 包含针对结核分枝杆菌（MTB）的早期分泌靶抗原 6（early secretory antigenic target 6，ESAT-6）和培养滤液蛋白 -10（culture filtrate protein 10，CFP-10），可以诱导特异性的迟发型变态反应以鉴别是否存在 MTB 感染，由于这两种蛋白在卡介菌和其他大多数非结核分枝杆菌（NTM）中缺失，所以可以有效鉴别卡介苗接种与 MTB 感染。

（三）γ 干扰素释放试验（interferon-gamma release assay，IGRA）

IGRA 可以检测 MTB 抗原刺激后致敏 T 淋巴细胞中 INF-γ 的释放，从而判断人体是否存在 MTB 感染。与 TST 相比，IGRA 不易被卡介苗所影响，具有高敏感度和高特异度，但是无法区分 LTBI 与活动性结核病。我国常用的两种 IGRA 试剂盒是 QFT-GIT 和 T-SPOT。有研究发现，IGRA 诊断 LTBI 的特异度＞95%，最近的新型 QFT-Plus 的检测性能与 QFT-GIT 相当，总体敏感度为 87.9%。

（四）分枝杆菌染色和培养

肺外结核的诊断颇具挑战。因其临床标本相对难以得到，且病灶中菌量少，降低了诊断试验的灵敏度。由于常规涂片镜检只有 0～40% 的灵敏度，故阴性结果不能排除结核。报告的分枝杆菌培养灵敏度为 30%～80%，但通常需时 2～8 周，对治疗帮助不大。

（五）活检

诊断方法的选择依据肺外结核的部位而定。多种方法包括针吸活检、切除活检、内镜检查、腹腔镜检查、超声引导下穿刺活检、CT 引导下穿刺活检等。对于浅表淋巴结结核，超声引导下穿刺活检是首选诊断方法。针吸细胞学检查结合 PCR 可提高淋巴结结核的诊断敏感性。腹腔镜检查对于腹膜活检的定位是当前诊断腹膜结核的选择。怀疑骨结核时，建议先进行 CT 引导针刺活检以获得组织学证据。若此检查无法诊断，应进行外科活检以便确诊或排除结核。

五、诊断

1. **结核分枝杆菌潜伏感染** 无活动性结核相关临床症状和体征，病原学检查阴性，影像学检查无异常，IGRA 和 / 或 TST 阳性，即可诊断结核分枝杆菌潜伏感染。

2. **疑似肺外结核病例** 通过症状、体征、影像学结果以及阳性免疫学指标可以达到临床拟诊。

3. **确诊肺外结核病例** 在临床诊断中病原学和组织病理学检测是最为直接的证据，组织病理发现结核特异性病理特征或脓液抗酸染色阳性即可明确诊断。若同时存在肺结核，可以推断肺外结核病诊断的可能性大。须注意，由于免疫抑制剂的应用，细胞免疫应答反应的降低甚至缺失，可使实验室检测敏感性明显降低，导致结核病诊断延迟。

六、治疗

（一）预防性治疗

对于使用免疫抑制剂的风湿性疾病患者，目前有两套主要的预防性抗结核治疗方案，由 2018 年

WHO 和 2020 年美国疾病控制与预防中心发布的指南在预防性抗结核治疗的主流治疗方案上有相似之处，但也存在差异。其中有 4 种预防性抗结核治疗方案是 2 篇指南共同推荐的。

1. **异烟肼（isonia zidc，INH，H）单药疗法**　即每日服用剂量为 0.3g 的 INH，疗程持续 6～9 个月。有研究发现该方法在治疗后的第一年保护作用最强，可以减少 60% 的 LTBI 激活概率，是 WHO 推荐的首选方案和美国疾病控制与预防中心推荐的备选方案，也是目前使用最广泛的方案。该方案的缺点是治疗时间长，治疗完成率和依从性较低。

2. **利福平（rifampicin，RFP，R）单药疗法**　即每日服用剂量为 0.45～0.6g 的 RFP，疗程持续 3～4 个月。其优点是疗效与 INH 单药疗法相似，但毒性较小，是 WHO 推荐的备选方案，同时也是美国疾病控制与预防中心强推荐的首选方案。有研究表明在矽肺患者中，RFP 单药疗法与其他疗法相比更为有效，建议矽肺患者首选该方案。该方案的缺点是药物相互作用较多，与华法林、抗 HIV 逆转录药物和唑类抗真菌药等联用易出现药物相互作用而影响疗效，特别是在利福平联用托法替尼时，会降低托法替尼的疗效。所以存在使用利福平的禁忌时，可以改用利福喷丁（rifapentine，Rft，L），使用 INH+Rft 方案。

3. **异烟肼联合利福平每日疗法**　即每日服用剂量为 0.3g 的 INH 和 0.45～0.6g 的 Rft，疗程持续 3 个月。该方案与异烟肼单药疗法相比疗效相似，其优点是治疗时间较短、依从性和完成率较高，是 WHO 推荐的方案，同时也是美国疾病控制与预防中心推荐的首选方案之一，其缺点是在 HIV 阳性患者中两种药物联用可能比单独使用有更高的肝毒性风险。中国香港的一项研究表明，该方案的肝毒性小于异烟肼单药使用 12 个月的方案，但是大于异烟肼单药使用 6～9 个月的方案，提示当需要延长异烟肼单药治疗方案时，应该使用 INH+Rft 方案，以减少肝损害。

4. **异烟肼联合利福喷丁每周疗法**　WHO 在 2018 年 LTBI 指南中更新并推荐了该方案，称之为 3HP 方案，美国疾病控制与预防中心也同样推荐了该方案，即＞14 岁的人群每周服用剂量为 INH 0.9g 和 Rft 0.9g，2～14 岁的人群每周服用 INH 15mg/kg 和 Rft 0.3～0.75g，疗程持续 3 个月。有研究表明，3HP 方案有较高的治疗完成率，疗效较好。该方案的缺点是费用较高，虽然减少了服药次数但是每次服药的药物数量较多。其次有研究表明该方案在老年人中须谨慎评估风险，减少不良事件的发生。

除了以上 WHO 和美国疾病控制与预防中心共同推荐的 4 个方案之外，WHO 在《结核病综合指南（2020 版）》模块 1 中还推荐了以下方案：①异烟肼联合利福喷丁每日疗法：即每日服用 INH 0.3g 和 Rft 0.6g，疗程为 28 天。②左氧氟沙星每日疗法：＞14 岁人群每日服用 0.75～1g 的左氧氟沙星，≤14 岁人群每日服用剂量为 15～20mg/kg，疗程为 6 个月，该方案是 WHO 推荐用于预防性治疗耐多药结核病的方案。

（二）活动性肺外结核的治疗

1. **抗结核药物**　常用的抗结核药物有异烟肼、利福平、吡嗪酰胺、乙胺丁醇等。强化期治疗 2～3 个月，总疗程 9～12 个月。推荐方案为 2～3HRZE/6～9HRE。可根据药物敏感性试验选择敏感药物。治疗的最佳疗程仍存在争议。虽然标准的 6 个月抗结核疗程适用于大多数肺外结核，但对结核性脑膜炎和骨结核建议采用更长疗程。对于骨结核，一些指南建议 6 个月方案，而许多专家更推荐 12 个月以上的方案，或根据影像学、病理学康复的依据制订方案，因为难以评估疗效和定义治愈。对于结核性脑膜炎，糖皮质激素可明显降低死亡率，并改善非残存活率。因此，所有患者都建议使用辅助性糖皮质激素，无论疾病严重程度。

2. **外科手术**　治疗性淋巴结切除并非手术指征，除非在不同寻常的情况下。对于紧张不安者、淋巴结增大有波动感并将自行破溃者、渴望手术者或切开引流可以获益者。淋巴结结核的研究表明，治疗结束时残余淋巴结通常可用于评估治疗效果。残余淋巴结并不总意味着不好的结局。随访期淋巴结的缩小程度更甚于疗程结束后。此外，11%～13% 的患者可以长期遗留结节。骨结核的放射线标识已被用于评估治愈。但是，X 线平片上病灶绝不可能恢复到病前水平，且近期对脊柱结核的研究发现，50% 的患者有结核活动的 MRI 证据，甚至在 12 个月治疗结束后。多数肠结核患者似乎在治疗开始后的 2 个月内病情得到改善。Youn 等报告，93% 的肠结核患者在治疗 3 个月时，在肠镜下观察到了明显的病情改善。安放脑室-腹腔分流器对于高颅压的结脑患者是很常规的介入手术，脑结核瘤形成阻塞性高颅压或压迫脑干以及硬膜外病灶导致轻瘫的患者也应考虑进行急诊减压手术。

第六节　结核性风湿症

结核性风湿症（tuberculous rheumatism），又称蓬塞综合征（Poncet syndrome）。它是在1897年首先由 Poncet 描述的一个特殊类型结核病，好发于青年女性。据报道，结核性风湿症是由结核杆菌感染后由细菌毒素引起的机体关节、软骨、滑膜和皮肤等多处的过敏性免疫反应，也被认为是一种无菌性关节炎。其临床表现以典型或不典型关节症状为主，缺乏结核中毒症状，诊断困难，极易误诊为风湿性关节炎或类风湿性关节炎。据国内报告，结核性风湿症患者几乎所有人首诊均不被考虑为结核病，误诊率可达100%；结核性风湿症患者中诊治超过3个月仍不考虑结核病者非常多，误诊率93.0%。

一、病因及发病机制

目前认为结核性风湿症是机体对结核分枝杆菌菌体的某种蛋白质或代谢产物发生的免疫反应，在皮肤和关节等处发生非特异性炎症。当结核菌侵入机体后，引起机体发生细胞介导的迟发型变态反应（即Ⅳ型变态反应）；当结核免疫复合物沉积在血管壁，还会引起Ⅲ型变态反应（血管炎型反应）。其次，有研究提出遗传因素可能与结核性风湿症发病有关。有一项关于结核性风湿症人类白细胞抗原（HLA）基因多态性的研究，发现 *HLA-B27* 和 *HLA-DQB1*0301* 中的基因可能参与了本病的易感性。

此外，在变态反应的部位进行的病理学检查证实其为非特异性炎症，不存在结核菌和结核病的特异性改变，不是结核菌直接引起的炎症。结核性风湿症不论早期病变或晚期病变，从不累及骨骺端及骨组织，病变仅限于滑膜的炎症性改变。当炎症发展时可使关节腔积液，但关节腔内找不到结核菌。

二、临床表现

1. **全身表现**　急性发病者可有发热（高热、低热或不规则发热）、乏力、盗汗、头痛、纳差等症状。慢性发病者症状轻或无。

2. **关节症状**　为本病主要表现，其特点为四肢大关节多发性、游走性疼痛或小关节慢性肿痛。多发性关节炎具有明显红肿热痛及活动受限，主要累及膝、踝、腕、肩、肘及髋等关节，X线一般无骨质变化。

3. **皮肤损害**

（1）结节性红斑：是本病最常见的皮损，多见于双下肢，多少不等。如蚕豆大小，突出皮肤，初为鲜红。有自觉痛及压痛，可融合成片，呈渗出红润，不破溃。中后期变暗红，可自然消退，遗留色素沉着。

（2）皮下结节：发于皮下，黄豆大小，皮色正常，可自然消退，为早期损害。部分渐增大，变浅，发红，形成结节性红斑。

（3）针刺反应：即皮肤针刺后发生米粒样红丘疹或小泡疮。

（4）口腔黏膜溃疡：发生早，呈多发性，周围红晕，疼痛较剧，较易愈合，易反复，无长期缓解。

（5）生殖器黏膜溃疡：主要为外阴炎。呈散发性，溃疡大而深，愈合慢，周围红晕，疼痛剧烈，可反复，有较长间歇。

（6）眼炎：主要为泡疹性结膜角膜炎、虹膜睫状体炎、视网膜静脉炎、巩膜炎。

4. **心脏损害**　重者可有心悸、胸痛、胸闷、心率增快，但始终不侵犯心内膜、心瓣膜。

5. **结核灶**　以肺结核居多，颈部淋巴结核次之，此外，肠、肾结核，结核性胸膜炎，支气管内膜结核，附睾结核等亦可引起本病。结核灶活动与否同关节症状轻重并非平行，特别指出的是，陈旧性肺结核并发本病并非少见。

三、辅助检查

1. **实验室检查**

（1）血液检查：血常规；红细胞沉降率可出现升高；C反应蛋白可升高；抗链球菌溶血素"O"试验、

类风湿因子主要用于鉴别风湿性关节炎或类风湿关节炎。

（2）痰液检查：痰涂片、痰培养。

（3）免疫学检查：结核菌素试验、γ干扰素释放试验、结核分枝杆菌抗体检测。

2. **影像学检查** 常提示为对称性多个关节受累。主要表现为关节附近软组织肿胀和骨质疏松，均无骨质损害。影像学检查主要表现如下。

（1）软组织肿胀：关节及关节周围均有不同程度的软组织肿胀，密度普遍增高。其中膝关节可表现为关节囊肿胀、关节显影浓度增加，侧位片上可见骨远离股骨下端，踝关节后方三角形脂肪影可见受压、移位、变形。另可见膝关节髌上囊及髌下囊肿胀，滑膜增厚呈现关节周围边缘光滑的软组织肿块影。治疗后复查，此影可消失。

（2）骨质疏松：关节附近骨骼的骨端斑点状及弥漫状骨质疏松，骨密度减低，骨小梁稀少，骨皮质变薄，但骨质无破坏。少数关节附近骨骼无异常 X 线改变，但后经 CT 检查显示关节骨端有局限性骨质疏松。

（3）关节间隙增宽：病变早期膝关节间隙增宽或踝关节间隙增宽。治疗后复查，关节肿胀消失，关节间隙恢复正常。

（4）骨膜反应：少数患者内踝有少量骨膜反应，密度较低，以 CT 片显示更清晰。

（5）病理性骨折：胫骨下端骨折、外踝骨折、尺桡骨远端骨折等，由骨质疏松引起。

（6）其他伴随 X 线表现：胸片显示肺内有结核病灶；胸腔积液；结核性心包积液患者心影扩大呈烧瓶状，心弧消失但肺野清晰；在静脉肾盂造影片上显示肾上极小盏破坏或肾积水等肾结核 X 线改变。

3. **病理检查** 做皮肤结节性红斑活检，病理表现为变态反应性结节性血管炎。初步分为三期：早期主要为散在炎细胞浸润，中性粒细胞较多；中期多为血管周围及血管壁的炎细胞浸润，血管内皮细胞增生；晚期可见组织细胞、上皮样细胞、多核巨细胞及结核样结节。

四、诊断及鉴别诊断

（一）诊断

诊断依据为 2 个基本条件、2 个主要条件和 3 个次要条件。

1. **基本条件** 无关节侵蚀或变形的炎性关节炎；排除其他原因导致的感染性关节炎。

2. **主要条件** 关节外结核的诊断明确；对抗结核治疗的完全应答。

3. **次要条件** 结核菌素试验阳性；相关的超敏反应，如结节性红斑、结核疹、疱疹性角膜结膜炎；没有轴向椎体或骶髂受累。

满足基本标准和主要标准可明确诊断；满足基本标准+1 项主要标准+3 项次要标准为高度可能诊断；满足基本标准+1 项主要标准+2 项次要标准或满足基本标准+3 项次要标准则为可疑诊断。

（二）鉴别诊断

本病应与系统性红斑狼疮、成人 Still 病、类风湿关节炎等疾病鉴别。

（1）系统性红斑狼疮：多见于女性，可有颊部红斑、盘状红斑、光过敏、口腔溃疡、关节炎、浆膜炎、肾脏病变、神经病变、血液学改变、免疫学异常及抗核抗体阳性。

（2）成人 Still 病：是一种发病机制不明的系统性炎症反应性疾病，临床上以弛张热、一过性多形性皮疹、关节炎或关节痛为主要表现。伴有周围粒细胞增高，肝、脾及淋巴结增大等多系统受累。病程可持续数周、数月以至数年。因其诊断缺乏特异性标准，属排他性诊断。

（3）类风湿关节炎：临床表现为关节及其周围僵硬感至少持续 1 小时，同时有 3 个以上关节区域的软组织肿胀或积液，腕、掌指或近端指间关节炎中至少有 1 个关节肿胀或对称性关节炎。有类风湿结节；检查类风湿因子、抗环瓜氨酸多肽抗体（CCP）阳性；X 线片有骨质改变等。

（4）风湿热：多见于青少年。红细胞沉降率、血抗链球菌溶血素"〇"检查有助于鉴别。

（5）结节性红斑：是一种常见的临床形式的脂膜炎或皮下脂肪炎症，是由于过敏对抗原的反应引起的，成人结节性红斑最常见原因为链球菌感染和结节病。

五、治疗

1. 遵从早期、规律、全程、联合、适量的原则进行系统的抗结核治疗。通常化疗方案为 2HRZE/4～7HR（H，异烟肼；R，利福平；Z，吡嗪酰胺；E，乙胺丁醇；数字表示用药月数），疗程为 6～12 个月。并根据患者病情适当延长治疗时间，最长不超过 18 个月。

2. 对变态反应明显者可应用糖皮质激素及非甾体消炎药。但应用糖皮质激素须在足量抗结核的前提下，且需要逐步减量停药。

3. 做相关对症治疗，应用糖皮质激素的同时应用制酸剂。

六、预后

结核性风湿症对抗结核治疗反应迅速，很少转为慢性，预后良好。但如果没有正确和及时地识别该病，使用激素或免疫抑制剂治疗可能导致结核分枝杆菌感染的播散。其次，没有规律和全程地进行抗结核治疗，也使得复发的概率增大。此外，患者还需要保持良好的生活习惯，积极地提高自身的免疫力，增加营养，积极锻炼身体，避免机体抵抗力降低增加复发风险。

参考文献

［1］唐神结，高文.临床结核病学［M］.2 版.北京：人民卫生出版社，2019.

［2］肖静.慢性肾脏病合并结核感染患者的临床特征及抗结核治疗效果回顾性分析［D］.重庆：重庆医科大学，2020.

［3］首都医科大学附属北京胸科医院，中国防痨协会临床试验专业分会，《中国防痨杂志》编辑委员会. 环丝氨酸治疗结核病的临床用药指南［J］.中国防痨杂志，2020，5（42）：533-539.

［4］中华医学会结核病学分会.利奈唑胺抗结核治疗专家共识［J］.中华结核和呼吸杂志，2018，1（41）：14-18.

［5］中华医学会结核病学分会.抗结核新药贝达喹啉临床应用专家共识［J］.中华结核和呼吸杂志，2021，2（44）：81-87.

［6］首都医科大学附属北京胸科医院，中国防痨协会临床试验专业分会，《中国防痨杂志》编辑委员会. 氯法齐明治疗结核病的临床应用指南［J］.中国防痨杂志，2020，42（5）：409-417.

［7］任瑞霖，张五星，周伟，等.终末期肾病维持性血液透析患者并发肺结核与肺外结核的临床特点［J］.解放军医学杂志，2021，46（3）：274-279.

［8］刘璠娜，尹良红.尿毒症合并肺外结核临床分析［J］.中国老年学杂志，2012，32（16）：3573-3575.

［9］许慧莹，李月红，吕佳璇，等.血液透析发生结核感染的影响因素分析［J］.临床肺科杂志，2022，27（3）：410-414.

［10］秦瑜，贾凤玉，刘文渊，等.维持性血液透析患者结核杆菌感染的危险因素及诊治策略［J］.国际移植与血液净化杂志，2018，16（2）：23-26.

［11］刘岩，黄耿，何凤玲，等.慢性肾功能衰竭维持性透析患者合并结核分枝杆菌感染的诊断［J］.中华临床感染病杂志，2012，5（5）：289-290.

［12］舒勇，孙丹宁，李靖，等.血液透析患者结核感染诊治六例［J］.中华临床医师杂志（电子版），2012，6（3）：775-776.

［13］罗玉，沈妍，齐玉婷.维持性血液透析合并结核患者的临床分析［J］.当代医学，2019，25（6）：81-83.

［14］中国医院协会血液净化中心管理分会专家组.中国成人慢性肾病合并结核病管理专家共识［J］.中国血液净化，2016，11（6）：577-586.

［15］张兰，马迎春.3 例终末期肾病患者合并结核感染的病例报道及文献复习［J］.中国血液净化，2019，18（4）：286-288.

［16］金弢.临床行血液净化患者的抗结核药物使用规则［J］.结核病与肺部健康杂志，2017，1（6）：21-24.

［17］ZHANG X H, CHEN P S, XU G S. Update of the mechanism and characteristics of tuberculosis in chronic kidney disease ［J］. Wien Klin Wochenschr, 2022, 134（13/14）: 501-510.

［18］FAN Q X, HUANG X Y, ZHANG J Y, et al. Value of gamma interferon enzyme-linked immunospot assay in the diagnosis of peritoneal dialysis-associated tuberculous peritonitis［J］. Int Urol Nephrol, 2022, 54（4）: 843-849.

［19］YANG W F, HAN F, ZHANG X H, et al. Extra-pulmonary tuberculosis infection in the dialysis patients with end stage renal diseases: case reports and literature review［J］. J Zhejiang Univ Sci B, 2013, 14（1）: 76-82.

［20］EL AMRANI M, ASSERRAJI M, BAHADI A, et al. Tuberculosis in hemodialysis［J］. Med Sante Trop, 2016, 26（3）: 262-266.

［21］NAHID P, DORMAN S E, ALIPANAH N, et al. Executive summary: Official American Thoracic Society/Centers for

Disease Control and Prevention/Infectious Diseases Society of America clinical practice guidelines：treatment of drug-susceptible tuberculosis[J]. Clin Infect Dis, 2016, 63（7）：853-867.

［22］GULER S A, BOZKUS F, INCI M F, et al. Evaluation of pulmonary and extrapulmonary tuberculosis in immunocompetent adults：a retrospective case series analysis[J]. Med Princ Pract, 2015, 24（1）：75-79.

［23］SUNNETCIOGLU A, SUNNETCIOGLU M, BINICI I, et al. Comparative analysis of pulmonary and extrapulmonary tuberculosis of 411 cases[J]. Ann Clin Microbiol Antimicrob, 2015（14）：34.

［24］VIKRANT S. Tuberculosis in dialysis：clinical spectrum and outcome from an endemic region[J]. Hemodial Int, 2019, 23（1）：88-92.

［25］AL-EFRAIJ K, MOTA L, LUNNY C, et al. Risk of active tuberculosis in chronic kidney disease：a systematic review and meta-analysis[J]. Int J Tuberc Lung Dis, 2015, 19（12）：1493-1499.

［26］JHA V, GARCIA-GARCIA G, ISEKI K, et al. Chronie kidney disease：global dimension and perspectives[J]. Lancet, 2013, 382（9888）：260-272.

［27］LIYANAGE T, NINOMIYA T, JHA V, et al. Worldwide access to treatment for end-slage kidney disease：a systematic review[J]. Lancet, 2015, 385（9981）：1975-1982.

［28］中华医学会器官移植学分会, 中国医师协会器官移植医师分会. 中国器官移植术后结核病临床诊疗指南（2016版）[J]. 中华移植杂志（电子版）, 2016, 10（2）：49-52.

［29］中华医学会器官移植学分会. 器官移植术后结核病临床诊疗技术规范（2019版）[J]. 器官移植, 10（4）：359-363.

［30］ABAD C L R, RAZONABLE R R. Mycobacterium tuberculosis after solid organ transplantation：a review of more than 2000 cases[J]. Clin Transplantat, 2018, 32（6）：e13259.

［31］ABAD C L R, RAZONABLE R R. Donor derived Mycobacterium tuberculosis infection after solid-organ transplantation：a comprehensive review[J]. Transpl Infect Dis, 2018, 20（5）：e12971.

［32］CHEN S Y, WANG C X, CHEN L Z, et al. Tuberculosis in southern Chinese renal-transplant recipients[J]. Clin Transplant, 2008, 22（6）：780-784.

［33］LUI S L, TANG S, LI F K, et al. Tuberculous infection in southern Chinese renal transplant recipients[J]. Clin Transplant, 2004, 18（6）：666-671.

［34］LEONG L Y, LIN P C, CHI C Y, et al. Risk factors of tuberculosis after liver transplant in a tertiary care hospital[J]. J Microbiol Immunol Infect, 2021, 54（2）：312-318.

［35］GEORGE B, MATHEWS V, SRIVASTAVA V, et al. Tuberculosis among allogeneic bone marrow transplant recipients in India[J]. Bone Marrow Transplant, 2001, 27（9）：973-975.

［36］ROCHA A, LOURENCO L, VIANA L, et al. Abdominal tuberculosis following kidney transplantation：clinicopathologic features and follow-up in a unique case series[J]. Clin Transplant, 2013, 27（5）：e591-596.

［37］THITISURIYARAX S, VANICHANAN J, UDOMKARNJANANUN S, et al. Risk factors and clinical outcomes of tuberculosis among kidney transplant recipients in high endemic country[J]. Transpl Infect Dis, 2021, 23（3）：e13566.

［38］HUAMAN M A, BRAWLEY R, ASHKIN D. Multidrug-resistant tuberculosis in transplant recipients：Case report and review of the literature[J]. Transpl Infect Dis, 2017, 19（2）：e12672.

［39］PENA T, KLESNEY-TAIT J. Mycobacterial infections in solid organ and hematopoietic stem cell transplantation[J]. Clin Chest Med, 2017, 38（4）：761-770.

［40］AGUADO J M, HERRERO J A, GAVALDÁ J, et al. Clinical presentation and outcome of tuberculosis in kidney, liver, and heart transplant recipients in Spain[J]. Transplantation, 1997, 63（9）：1278-1286.

［41］REGMI A, SINGH P, HARFORD A. A case of multidrug-resistant monoarticular joint tuberculosis in a renal transplant recipient. Transpl P, 2014, 46（1）, 274-277.

［42］唐神结, 高文. 临床结核病学[M]. 2版. 北京：人民卫生出版社, 2019.

［43］塞内尔, 埃德姆. 肺外结核[M]. 陆霓虹, 杜映荣, 郭述良, 译. 上海：上海世界图书出版公司, 2021.

［44］SHARMA S K, MOHAN A, KOHLI M. Extrapulmonary tuberculosis[J]. Expert Rev Resp Med, 15（7）：931-948.

［45］NAEEM M, ZULFIQAR M, SIDDIQUI M A, et al. Imaging manifestations of genitourinary tuberculosis[J]. Radiographics, 2021, 41（4）：1123-1143.

［46］GAO J, ZHENG P, FU H. Prevalence of TB/HIV co-infection in countries except China：a systematic review and meta-analysis[J]. PLoS One, 2013, 8（5）：e64915.

［47］ALEMU A, YESUF A, GEBREHANNA E, et al. Incidence and predictors of extrapulmonary tuberculosis among people living with Human Immunodeficiency Virus in Addis Ababa, Ethiopia：A retrospective cohort study[J]. PloS one, 2020, 15（5）：e0232426.

［48］AGBOR A A, BIGNA J J, BILLONG S C, et al. Factors associated with death during tuberculosis treatment of patients coinfected with HIV at the Yaoundé Central Hospital, Cameroon: an 8-year hospital based retrospective cohort study（2006-2013）［J］. PLoS One, 2014, 9（12）: e115211.

［49］NASSIKAS N, YANG H, FORSON A, et al. Factors associated with mortality in extrapulmonary tuberculosis patients at a teaching hospital in Ghana［J］. Ghana Med J, 2015, 49（4）: 233-238.

［50］MOHAMMED H, ASSEFA N, MENGISTIE B. Prevalence of extrapulmonary tuberculosis among people living with HIV/AIDS in sub-Saharan Africa: a systemic review and meta-analysis［J］. HIV/AIDS: Research and Palliative Care, 2022（10）: 225-237.

［51］BELL L C K, NOURSADEGHI M. Pathogenesis of HIV-1 and Mycobacterium tuberculosis coinfection［J］. Nat Rev Microbiol, 2018, 16（2）: 80-90.

［52］LAWN S D, WOOD R. Poor prognosis of HIV-associated tuberculous meningitis regardless of the timing of antiretroviral therapy［J］. Clin Infect Dis, 2011, 52（11）: 1384-1387.

［53］BOWEN L N, SMITH B, REICH D, et al. HIV-associated opportunistic CNS infections: pathophysiology, diagnosis and treatment［J］. Nat Rev Neurol, 2016, 12（11）: 662-674.

［54］MUTYABA A K, NTSEKHE M. Tuberculosis and the heart［J］. Cardiol Clin, 2017, 35（1）: 135-144.

［55］SIMIENEH A, TADESSE M, KEBEDE W, et al. Combination of Xpert® MTB/RIF and Determine TM TB-LAM Ag improves the diagnosis of extrapulmonary tuberculosis at Jimma University Medical Center, Oromia, Ethiopia.［J］. PLoS One, 2022, 17（2）: e0263172.

［56］CHEN J, SUN J, ZHANG R, et al. T-SPOT. TB in the diagnosis of active tuberculosis among HIV-infected patients with advanced immunodeficiency［J］. AIDS Res Hum Retroviruses, 2011, 27（3）: 289-294.

［57］CAI R, CHEN J, GUAN L, et al. Relationship between T-SPOT. TB responses and numbers of circulating $CD4^+$ T-cells in HIV infected patients with active tuberculosis［J］. Biosci Trends, 2014, 8（3）: 163-168.

［58］AGGARWAL A N, AGARWAL R, SEHGAL I S, et al. Adenosine deaminase for diagnosis of tuberculous pleural effusion: A systematic review and meta-analysis［J］. PLoS One, 2019, 14（3）: e0213728.

［59］NAHID P, DORMAN S E, ALIPANAH N, et al. Official American Thoracic Society/Centers for Disease Control and Prevention/Infectious Diseases Society of America Clinical Practice Guidelines: treatment of drug-susceptible tuberculosis ［J］. Clin Infect Dis, 2016, 63（7）: e147-e195.

［60］SINGH A K, MALHOTRA H M, GARG R K, et al. Paradoxical reaction in tuberculous meningitis: presentation, predictors and impact on prognosis.［J］. BMC Infect Dis, 2016（16）: 306.

［61］ZHAO R, DING R, ZHANG Q. What are the risk factors for surgical site infection in HIV-positive patients receiving open reduction and internal fixation of traumatic limb fractures? A retrospective cohort study［J］. AIDS Res Hum Retroviruses, 2021, 37（7）: 551-556.

［62］ZURCHER K, BALLIF M, KIERTIBURANAKUL S, et al. Diagnosis and clinical outcomes of extrapulmonary tuberculosis in antiretroviral therapy programmes in low-and middle-income countries: a multicohort study［J］. J Int AIDS Soc, 2019, 22（9）: e25392.

［63］ROTAR Z, SVETINA P, TOMSIC M, et al. Tubcrculosis among patients treated with TNF inhilbitors for rheumatoid arthritis, ankylosing spondylilis and psorianc arthritis in Slovenia: a cohort study［J］. BMJ Open, 2020, 10（2）: e034356.

［64］杨松, 王乐乐, 李同心, 等. 肺外结核流行病学研究进展［J］. 中华流行病学杂志, 2021, 42（1）: 171-176.

［65］ANTON C, MACHADO F D, RAMIREZ J M A, et al. Latent tuberculosis infection in patients with rheumatic diseases［J］. J Bras Pneumol, 2019, 45（2）: e20190023.

［66］SCRIVO R, ARMIGNACCO O. Tuberculosis risk and anti tumournecrosis factor agents in rhcumatoid arthritis: a critical appraisal of national registry data［J］. In J Rheum Dis, 2014, 17（7）: 716-724.

［67］高贝贝, 黄子慧, 高璐珏, 等. 类风湿关节炎合并皮肤结核伴破溃一例［J］. 中国麻风皮肤病杂志, 2022, 38（8）: 565-568.

［68］胡春宇, 李杨, 王园园, 等. 皮肤结核一例［J］. 中国麻风皮肤病杂志, 2021, 37（3）: 168-169.

［69］陈秋奇, 韩婷婷, 王庆文, 等. 风湿性疾病合并结核分枝杆菌潜伏感染的诊治进展［J］. 中国防痨杂志, 2022, 44（9）: 960-965.

［70］王庆文, 陈秋奇, 钟剑球, 等. 风湿性疾病患者合并结核分枝杆菌潜伏感染诊治的专家共识［J］. 中华内科杂志, 2022, 61（12）: 1300-1309.

［71］LEE J Y. Diagnosis and treatment of extrapulmonary tuberculosis［J］. Tuberc Respir Dis（Seoul）, 2015, 78（2）: 47-55.

［72］RUEDA J C, CREPY M F, MANTILLA R D. Clinical features of Poncet's disease. From the description of 198 cases found in the literature[J]. Clin Rheumatol, 2013, 32(7): 929-935.

［73］王昌锋，苏梅芳，叶媛媛，等.结核性风湿症 1 例并文献复习[J].医学理论与实践, 2013, 26(7): 889-890.

［74］Kroot E J A, HAZES J M W, COLIN E M, et al. Poncet's disease: reactive arthritis accompanying tuberculosis. Two case reports and a review of the literature[J]. Rheumatology(Oxford), 2007, 46(3): 484-489.

［75］徐婷婷，宋书林，苏敏，等. Poncet 综合征诊治 1 例[J].风湿病与关节炎, 2021, 10(5): 31-33.

［76］樊晓宁.结核变态反应 13 例临床分析[J].天津医药, 2002,(4): 246.

［77］王敏. Poncet 综合征的临床与影像诊断[J].临床放射学杂志, 2002,(11): 910-911.

［78］LUGO-ZAMUDIO G E, YAMAMOTO-FURUSHO J K, DELGADO-OCHOA D, et al. Human leukocyte antigen typing in tuberculous rheumatism: Poncet's disease[J]. Int J Tuberc Lung Dis, 2010, 14(7): 916-920.

［79］康丽.结核性结节性红斑 1 例分析[J].中国误诊学杂志, 2009, 9(4): 982.

［80］任世英，李凤轮，郑世英，等.结核变态反应性疾病 421 例临床研究[J].解放军医学杂志, 1991,(6): 435-437.

［81］SHOBHA V, DESAI A M. Poncet's disease diagnostic criteria decodes conundrum: Poncet's vs pseudo Poncet's [J]. Reumatismo, 2019, 71(1): 46-50.

［82］包宁，甘露.多次误诊的结核性风湿症一例诊疗回顾分析[J].临床误诊误治, 2013, 26(4): 39-41.

［83］缪丽，高冰，袁希彦，等.结核性变态反应综合征 10 例[J].现代中西医结合杂志, 2009, 18(12): 1416.

第十四章　常见肺外结核病的护理

结核病是慢性传染病，肺外结核病病程长，常伴各种合并症及并发症。患者不仅存在各种躯体功能障碍，由于结核病相比于其他普通常见疾病具有一定传染性，患者在疾病治疗过程中还面临着较大的心理压力，可能因受到他人排斥而产生严重的不良情绪。良好的护理可以减轻结核患者痛苦，改善患者的生活质量提高治疗依从性，促进结核病康复。

第一节　结核性脑膜炎患者的护理

一、护理要点

（一）常见症状护理

1. 颅内压升高的护理

（1）抬高患者头部15°～30°呈头高足低位，有利于颅内静脉回流，减轻脑水肿。

（2）避免一切引起颅内压升高的因素，保持大便通畅。

（3）及时吸出呕吐物和分泌物，保持呼吸道通畅。

（4）认真记录24小时液体出入量，以维持液体出入平衡。

（5）应用脱水剂时，应遵医嘱严格定时、定量给药，保持治疗的连续性，并注意观察患者症状改善情况。

2. 发热的护理

（1）严密观察病情变化，注意定时监测患者的体温，如患者出现高温现象，应立即采取降温措施。

（2）采取有效降温措施可选用物理或药物降温，高热时用冰袋冷敷，体温超过39.0℃时进行酒精擦浴或使用持续降温毯对患者进行降温，实施降温措施30分钟后应复量体温并做好记录。

（3）保持患者个人卫生，加强基础护理，鼓励休息，以舒适体位安置患者，调节室内温度及湿度。加强口腔护理，保持口腔卫生，用温水为患者擦拭身体，患者衣服出现汗湿应及时更换，都可以起到降温的作用，有助于患者的病情缓解。

（4）维持患者的水电解质平衡，纠正患者的水电解质紊乱，给予患者适当的静脉补液，保障患者的液体摄入量，并观察患者排出量，有利于患者降温。

3. 腰椎穿刺的护理

（1）操作前要做好患者及家属的解释工作，消除患者的紧张情绪，并协助其摆好操作体位。

（2）配合医生进行相关穿刺。穿刺过程中要注意观察患者面色、意识及瞳孔的变化。术后嘱患者去枕平卧4～6小时，以防穿刺后反应，如头痛、恶心、呕吐、眩晕等症状的发生，嘱患者多饮水，协助其生活护理。

（3）观察患者有无头痛、腰痛，有无脑疝及感染等穿刺后并发症，颅内压增高的患者，穿刺后注意其血压、脉搏及呼吸的变化，警惕脑疝发生，穿刺放脑脊液时不宜过多，穿刺后嘱患者绝对卧床休息，必要时静脉输入甘露醇降低颅内压再进行腰椎穿刺术。

（4）保持穿刺部位的敷料干燥，观察局部有无渗血及渗液等，预防感染。

4. 恶心呕吐护理

（1）当患者出现严重的恶心呕吐症状时，需要注意患者是否出现口渴、尿少等脱水现象，遵医嘱补充呕吐丢失的水分及电解质，避免造成电解质紊乱，引起病情恶化。

（2）患者呕吐时，患者保持侧卧位，或帮助患者将上半身抬高，防止误吸，避免误吸引起窒息。

（3）呕吐严重者，遵医嘱采用药物缓解患者呕吐的现象，比如使用甲氧氯普胺等药物缓解患者的症状，减少恶心呕吐带给患者的影响。

（4）呕吐后指导患者漱口，清洁口腔，并清理被呕吐物污染的衣物及周围环境，如呕吐不严重的患者可食用易消化的食物，注意休息。

（二）疼痛的护理

1. 保持病房环境的安静，整洁舒适，空气流通。

2. 观察头痛的性质、程度、部位、持续的时间及频率。向患者及家属解释头痛发生的原因，让患者放松心情，减少因疼痛引起的负面情绪。

3. 多与患者交流，特别是疼痛时做好患者的安抚工作，嘱患者深呼吸、听轻音乐，转移患者注意力，减轻疼痛。

（三）用药护理

1. 遵医嘱服药抗结核药物应早期、适量、联合、规律、全程用药。

2. 遵医嘱使用降颅压药及止痛药，并注意观察药物疗效。

3. 根据体温变化，给予物理降温或遵医嘱给予解热剂。

4. 严密观察激素类药物的反应，告知患者应用激素后出现向心性肥胖是正常的，停药后可逐渐恢复正常，不要惊慌。

（四）皮肤及黏膜护理

1. 保持患者皮肤清洁、干燥，定时翻身，给予受压皮肤使用褥疮贴保护，防止压力性损伤，必要时给予防褥疮气垫床以全面保护皮肤。

2. 结核性脑膜炎患者由于应用多种抗生素和激素类药物，加之昏迷、高热、抵抗力下降、唾液分泌少等因素，容易并发口腔感染，因此口腔护理尤为重要，早晚用盐水棉球擦洗口腔，在做口腔护理时要注意观察舌苔的颜色、性质，口腔黏膜有无损伤、炎症和肿胀等。

（五）生活护理

1. 环境管理，保持病室整洁及空气流通。病房内需要定时通风，按要求进行紫外线消毒，有效预防呼吸道疾病。病室地面用消毒液（0.5% 含氯消毒剂）消毒。

2. 加强基础护理，提高患者舒适度。将患者所需物品，摆放至患者安全范围内，满足患者日常生活需要，督促患者规律作息，保证良好睡眠。

二、饮食护理

1. 保证每日足够的热量摄入，按照患者的热量需要制定相应的饮食计划，给予高热量、清淡、易消化的流质或半流质饮食，少量多餐，维持足够营养，注意食物的调配，增加患者食欲。

2. 不能进食者可给予胃管注入营养乳液，观察患者营养状况的改善及进食情况。频繁呕吐的患者，要注意观察呕吐情况并静脉补液，维持水电解质平衡。

3. 鼻饲流质饮食，目的在于确保患者营养素均衡获得，鼻饲液温度要适宜，鼻饲速度要适当，同时密切观察患者进食后的反应，并在患者恢复自主饮食能力时，鼓励患者及时恢复自主饮食。

三、心理护理

1. 耐心向患者及家属讲解疾病相关知识，使患者认识疾病，正确对待疾病，建立战胜疾病的信心。

2. 护理人员应积极听取患者意见,对患者进行劝慰,在生活中给予其帮助,使患者有安全感,从而配合治疗。

3. 结核性脑膜炎患者病情重且病程长,护理人员对患者应和蔼可亲,关怀体贴。操作时动作轻柔,及时解除患者的不适。

4. 做好家属的心理工作,使家属关心、理解、爱护患者,给予患者精神经济上的支持,增加患者的安全感。

四、运动与休息

1. 卧床休息保持病室清洁安静,室内光线宜暗,绝对保持情绪稳定,勿过于激动。减少探视,集中操作,避免经常打扰患者。

2. 保持患者皮肤清洁、干燥,床单位整洁无污染,定时翻身,必要时使用气垫床,防止压力性损伤的发生。

3. 颅压增高时应绝对卧床休息,同时教会患者踝泵运动方法,指导定时翻身,坐起时应缓慢进行,学会起床三部曲方法。

4. 病情稳定时,可指导患者床旁活动,走路慢行,不可剧烈运动。

五、合并症护理

1. 脑疝的护理

(1)脑疝是结核性脑膜炎的危险信号,也是常见死亡原因。发现脑疝先兆症状,应立即报告医生,同时给予脱水药物快速滴入,以降低颅内压力,并留置尿管,了解脱水效果。

(2)保持呼吸道通畅,吸尽气道分泌物,给予吸氧,备好穿刺用物及器械,不少患者在脑脊液引流后,自主呼吸可恢复。

(3)严密观察呼吸、心跳、瞳孔变化,对呼吸功能障碍者,应进行人工呼吸,并进行气管插管辅助呼吸。

(4)紧急做术前特殊检查和手术。

2. 侧脑室引流的护理

(1)脑室引流管在无菌条件下接引流袋,并将其悬挂于床头妥善固定,引流管口应高出侧脑室平面10~15cm,适当限制患者头部的活动范围,护理操作时应避免牵拉引流管。

(2)观察引流液的性状和量,正常脑脊液无色、透明、无沉淀,术后1~2天引流液可略为血性,以后转为橙黄色。若引流液中有大量鲜血或血性颜色逐渐加深,常提示脑室出血,若引流液浑浊,呈毛玻璃状或有絮状物,表示颅内感染。引流液的多少是颅内压高低的重要标志,一般每日引流量在50~200ml,超过200ml应适当调高引流袋高度,逐渐减少至低于50ml应考虑夹闭引流管。如果引流量骤减,要考虑是否发生引流管堵塞。保持引流管的通畅,避免引流管受压、扭曲、成角、折叠的情况。

(3)引流管每次引流时间为7~10天,依据病情需要可长达2~3周,但一般不超过1个月,以免继发感染。拔管前1天,应试行抬高引流袋或夹闭引流管,若患者无头痛、呕吐等症状,即可拔管,否则重新放开引流,拔管后,应观察切口处有无脑脊液漏出。

六、延伸护理

1. 向患者及家属宣传结核性脑膜炎的相关知识,解释病情,介绍相关药物的服用方法、药物的剂量,尤其说明坚持规律服药及全程用药的重要性,以取得患者及家属的主动配合。对患者出院后的服药情况进行随访,增加患者服药依从性。

2. 向患者讲解缓解疼痛的方法,缓解心理压力的方法,指导做一些力所能及的家务,多听一些轻慢音乐等。

3. 出院前进行个性化的病情评估,制定具体的家庭护理方案和措施,指导患者和家属积极恢复功能训练。

4. 指导患者合理安排生活，养成良好的作息习惯，保证充足的睡眠及休息时间，同时注意营养搭配均衡，增加机体的抗病能力，避免再次诱发。

5. 告知患者药物的常见不良反应，学会自我观察，出现严重的不良反应时应及时与主管医师及责任护士联系，必要时采取措施缓解患者的不良反应，或者调整患者的治疗方案。

第二节　脊柱结核患者的护理

一、护理要点

（一）常见症状护理

1. 肌肉痉挛护理

（1）按压痉挛肌肉：按压痉挛的肌肉，可以减少很多痛苦。运用手肘鹰嘴或者手指的指尖放在脊柱痉挛的肌肉，然后通过身体的重力慢慢下压，直到患者开始感觉疼痛。

（2）伸展运动：炎症减轻后，背部痉挛缓解，开始温和的伸展运动。指导和督促患者做肢体功能锻炼及腰背肌训练，从小运动量开始，循序渐进，逐渐增加。

（3）适当的休息：当发生急性肌肉痉挛时，应该避免腰椎的任何负重或引起痉挛的活动，将完全休息限制在1～2天内。

2. 神经功能障碍护理

（1）病情观察：观察患者生命体征、大小便情况，鼓励患者自解小便；观察患者末端血运、感觉、运动及肌力情况。

（2）活动与休息：嘱患者限制活动，床上进行肌肉锻炼，必要时做好患者生活护理，加强安全教育，预防跌倒。

（3）心理护理：告知患者发生神经功能障碍原因，取得患者的信任，使其正确面对，并积极配合治疗。

（二）疼痛护理

1. **环境**　保持病房整洁、安静舒适，空气流通。

2. **体位**　指导患者卧硬板床，采取合适体位，如屈膝位，使腰背肌放松，减少局部压迫和刺激以减轻疼痛。

3. **活动与休息**　疼痛严重者，严格卧床，局部予以制动，以减少活动，缓解疼痛，进行轴线翻身。

4. **合理用药**　使用抗结核药，控制病变进展，观察疼痛的部位、性质、节律性、程度以及疼痛发作时的伴随症状，必要时予镇痛剂缓解疼痛。

（三）用药护理

1. **遵医嘱服药**　抗结核药物应早期、适量、联合、规律、全程给药。

2. **观察药物疗效**　观察用药后是否体温下降、食欲改善、体重增加、局部疼痛减轻及红细胞沉降率正常或接近正常，如有上述改变，说明药物治疗有效。

3. **观察药物不良反应**　若出现眩晕、肢体麻木、听力下降、耳鸣、恶心呕吐等症状，及时停药并就医复查。

（四）皮肤护理

1. 为患者采取压疮评估量表评估，协助患者定时翻身活动，高危患者应积极做到依据患者的病情变化结合进行评估。

2. 脊柱结核患者术后其压迫位置可能会出现压疮，需要帮助患者适当翻身，可以应用海绵垫或者枕头，放在患者压疮多发位置。

3. 多学科协作，联合营养科，进行营养评估，增强患者免疫力，确保患者营养充足，提升患者皮肤自我保护机制。由院内具有伤口治疗师资质的人员，评估患者的皮肤状况，及时给予护理干预。责任护士教会患者家属，共同协助患者翻身，促进护患之间的教与学。

4. 不卧硬板床，卧棕垫即可，按需配备软枕，每 2 小时协助患者更换 1 次卧位，采取 1/2 侧卧位，1/4 侧卧位，以减轻对 1 个部位的持续压迫，也可减少频繁的左右侧翻身给患者造成的心理压力。

（五）生活护理

1. 呼吸功能锻炼 戒烟、指导腹式呼吸和缩唇呼吸，练习吹气球或使用呼吸训练器。

2. 二便训练 指导患者床上排便及排尿训练，以适应术后需要。

3. 舒适及安全护理 保持病房安静、整洁、舒适，床头柜上放置患者日常用品，便于患者随手取用，禁止放利器。

二、饮食护理

1. 合理安排饮食，鼓励患者摄取高蛋白、高热量、高维生素、易消化饮食。

2. 饮食多样化，以增加食欲，保证每日热量达到 2 000～3 000kcal，蛋白质 1.5～2.0g/（kg·d）。

3. 营养支持 若患者食欲差，经口摄入难以满足营养需求，必要时遵医嘱给予肠内或肠外营养支持。

4. 输血 对于贫血或严重低蛋白血症患者，遵医嘱给予输入新鲜血或白蛋白，保持血红蛋白在 100g/L 以上。

三、心理护理

1. 耐心向患者及家属讲解疾病相关知识，让患者认识疾病、正确对待疾病，树立战胜疾病的信心。

2. 脊柱结核患者病程发展缓慢，局部疼痛在夜间加重，患者对疾病有恐惧感。医护人员应主动关心患者，尽量消除患者紧张恐惧心理，解除思想顾虑，保持良好的心态。

3. 对于患病时间长、伴有瘫痪的脊柱结核患者，生活质量下降，易产生悲观、绝望情绪。与患者交谈，建立良好的护患关系，让患者参与诊疗、护理计划的制订及实施，充分调动患者的主观能动性，从心理上把对疾病的消极因素转化为促进康复的动力。

4. 与家属进行有效的沟通，了解其家庭社会关系，充分获得社会关系支持。

四、运动与休息

1. 长期卧床非截瘫患者，主动练习翻身、坐起和下床活动。

2. 截瘫和脊柱不稳定患者，做抬头、扩胸、深呼吸和上肢运动。

3. 术后一周协助患者下床活动，随着锻炼的加强及病情的康复，术后 2 周左右，可在病房自主活动，术后 3 周左右可户外活动。日常生活应避免负重，量力而行，适可而止。

4. 患者病情处于急性进展期时，有发热、咳嗽、咯血等症状的患者，要绝对地卧床休息。

5. 病情轻、症状少的患者每天要保证 10 小时以上的睡眠，室内外活动以散步为主，时间也不宜过长，以不感到疲劳为度。

五、并发症护理

（一）压力性损伤

1. 全面且动态评估 为皮肤压力性损伤进行风险评估，通过科学有效的评估量表测试患者皮肤压力性损伤的风险等级，从而进一步实施干预，有效避免皮肤压力性损伤的发生。

2. 使用减压贴 降低患者身体与支撑面之间的界面压力，分散剪切力、减少摩擦力、重新分布压力达到预防皮肤压力性损伤的发生。

3. 勤翻身，建立翻身卡 预防皮肤压力性损伤最有效的方法就是给患者翻身，协助患者轴线翻身，每 2 小时翻身，检查皮肤，并记录在翻身卡上，翻身卡每翻身一次就要做记录，内容包括翻身时间、卧位方向及翻身人。

4. 健康教育　责任护士及时与患者及家属进行沟通，告知患者存在压力性损伤的风险、好发部位及预防的重要性，使其充分认识皮肤压力性损伤的发生、发展和预防的知识及技能

5. 饮食的护理　饮食宜多进食高蛋白、高维生素、高热量易消化的食物，严密监测出入量，量出为入，维持酸碱平衡，必要时补充白蛋白。

（二）下肢深静脉血栓

1. 健康宣教　护理人员详细向患者介绍长期卧床患者为何会发生下肢深静脉血栓，同时将该并发症的发病机制进行详细讲解，以及发病后对身体所产生的严重后果，让患者对于该并发症有更详细和深入的了解，同时叮嘱患者该并发症的发生会对正常的治疗进程产生严重影响，指导患者改善其不良的生活习惯，加强对自身意识的克制，以此来保证治疗效果和自身安全性。

2. 心理护理　脊柱结核患者常常活动受限，无法行走，护理人员要积极加强与患者的沟通，耐心为患者讲解疾病知识，消除其思想顾虑。指导患者围手术期功能锻炼，向患者及家属讲解下肢深静脉血栓形成的风险及防治方法，争取患者及家属对治疗的配合与支持。

3. 饮食护理　患者搭配合理的饮食结构，通过坚持使用低油低脂类饮食、多食用高蛋白高纤维的健康食品、增加饮水量等措施来达到降低自身静脉血液黏稠度的目的。

4. 保护下肢静脉　在临床护理工作中，应提高静脉穿刺技巧，不能在同一部位重复穿刺，禁止在下肢静脉输液，避免因内膜下胶原纤维外露和血小板附着释放组织活性酶而形成静脉血栓。

5. 主动和被动运动　医护人员要随时引导患者正确进行功能锻炼，让家属协助督促。保证下肢系统活动，避免因下肢活动减少而引起深静脉血栓。患者主动锻炼包括每日进行踝关节背屈锻炼2～5次；被动运动包括从脚踝底部至踝部顶部按摩下。

6. 患肢护理　严密观察患肢皮温、皮肤感、色泽、肿胀及足背动脉、胫后动脉的搏动情况，避免单独垫住膝盖窝或腿部，以免影响下肢深静脉的反流。长期固定患肢易造成局部缺血缺氧，护理时应定期改变体位，定期进行下肢按摩，促进静脉血液回流。一旦下肢深静脉血栓形成，应严格卧床，抬高患肢，注意保暖，防止冷刺激导致静脉挛缩，加重血流阻塞。制动患肢，避免按摩患肢，防止栓子脱落，发生器官栓塞。

六、延伸护理

1. 体位指导　继续平卧硬板床，2小时翻身一次，防止压力性损伤。

2. 加强营养　高蛋白、高热量、高维生素饮食，增强机体抵抗力。

3. 坚持药物治疗　脊柱结核病灶进展较慢、血液供应较差，影响药物的渗入，因而用药时间较长。根据结核病灶的不同而异，遵医嘱继续用药1～2年，并定期到医院检查，有副作用时及时就医，以便采取相应措施或调整药物。

4. 功能锻炼　活动量根据患者耐受能力而定，以不感到疲劳为宜，且应循序渐进、持之以恒；锻炼过程中，观察患者有无不良反应，如出现活动后精神不振、疲乏无力、疼痛加剧、病情加重等，应暂停锻炼。

第三节　女性盆腔结核的护理

一、护理要点

（一）常见症状护理

1. 下腹坠痛的护理

（1）观察病情：密切观察疼痛的性质、部位及伴随症状，正确评估病程进展状况。

（2）指导患者：指导患者进行深呼吸、冥想、听音乐等，转移患者注意力。

（3）用药护理：根据患者病情、疼痛的性质和程度选择给予止疼药。

2. 白带增多

（1）注意观察白带的量、质、色、味。

（2）白带量多、色黄质稠、有臭秽味者，说明病情较重，如白带由黄转白（或浅黄），量由多变少，味趋于正常（微酸味），说明病情有所好转。

（二）用药护理

1. 用药原则　以内科规范化的抗结核治疗为主，为了达到理想的疗效，减少耐药性，必须遵循十字方针原则。

2. 用药效果　用药前应对患者做好详细的用药指导，告知患者各种抗结核药物如利福平、异烟肼、链霉素等的使用注意事项、不良反应，嘱患者严格按医嘱定时定量服用药物。

3. 用药方法　患者需要长时间用药，医护人员应当密切关注患者的用药情况，胃肠道刺激性大的药物应在饭后口服，以减少副作用，如患者无法口服，可进行静脉注射。

4. 不良反应观察　嘱患者定期检查听力，监测血压、血糖，复查肝肾功能及大便潜血试验，如出现严重副反应，要及时到医院进行诊治，以免造成不良的后果。

（三）生活护理

1. 日常生活中应注意避免久坐或者久卧。患者患病期间要多休息，保证充足的睡眠质量。

2. 避免剧烈运动和重体力劳动；避免过度劳累和熬夜等不良生活习惯；日常生活中患者应多喝水补充体液。

3. 保证室内光线充足及空气流通，温度以 18～22℃、湿度以 65%～80% 为宜，床单位保持干燥整洁。

二、饮食护理

1. 高蛋白饮食　以蛋类、动物内脏、鱼、虾、瘦肉、豆腐作为蛋白质的主要来源。并多选用牛奶及奶制品。

2. 适量脂肪　结核病患者常会厌食，食欲不佳，故烹制饮食时，应以少油饮食为宜，适合少油饮食的食品有米粉、麦片、红豆、绿豆、鱼类、蜂蜜等。

3. 补充钙、铁　钙可促进结核病灶的钙化愈合；应增加含铁丰富的食物，如动物血、肝脏、绿色蔬菜等。

4. 少量多餐　由于患者的消化能力降低，应吃软食或半流食，有助于吸收，少食多餐，使患者的营养吸收能力达到最大化。

三、心理护理

1. 树立信心　医护人员耐心向患者及家属讲解有关结核性盆腔炎的保健知识，让患者认识疾病、正确对待疾病，树立战胜疾病的信心。

2. 心理支持　在掌握患者心理特点的基础上，对其进行心理疏导，通过握手、饱含鼓励的眼神等非语言沟通方式，给予患者精神支持，鼓励患者家属给予患者情感支持，以共同帮助患者树立战胜疾病的信心，提高患者治疗依从性。

3. 给予陪伴　联系患者家属，使其多给予患者陪伴，从而让患者有更多的信心去面对疾病，对不孕妇女更要进行安慰鼓励，解除思想顾虑，以利于全身健康状况的恢复。

四、运动与休息

1. 环境　提供舒适、安静的环境，以保证足够的睡眠。

2. 活动　症状严重时应卧床休息，并将活动量减到最少，降低毒素在体内的运行，从而减轻毒血症状，有效缓解病情。

3. **体位**　取半卧位休息，以减轻疼痛，促进病灶局限，并有利于休息，急性期患者卧床休息至少3个月。

五、并发症护理

女性盆腔结核合并妊娠：

1. 妊娠合并结核的治疗需面临是否终止妊娠和如何选择抗结核药物两个棘手问题，是否终止妊娠权利在患方，医生应起到充分告知的义务。

2. **终止妊娠围手术期护理**

（1）术前护理：详细询问病史、过敏史，做术前常规检查；如术前体温两次在37.5℃以上，有生殖道炎症，各种疾病的急性期，应先暂缓手术；术前禁食、禁水6小时，术前测体温、脉搏、血压；查阅病历、实验室检查结果、手术及麻醉同意书是否齐全；针对患者出现的焦虑、害怕等不良心理，护士应该对其进行心理疏导，帮助患者树立信心。

（2）术后护理：严密观察患者生命体征，特别是血压的变化；注意观察患者宫缩及阴道出血情况，出血较多时，及时记录出血量；加强产后护理，尤其是会阴部的护理，注意恶露的色、味、量及子宫缩复情况，一旦发现感染体征，立即报告医生，遵医嘱使用抗生素及对症处理。

3. **孕晚期的护理**

（1）胎儿和胎盘娩出后，常规检查胎盘是否完整，胎膜有无缺损，阴道、宫颈有无损伤。

（2）预防产后出血，遵医嘱肌内注射宫缩剂，如阴道、宫颈损伤，应协助医生缝合。

（3）婴儿护理：若婴儿有结核中毒症状，表现低热、吃奶少、咳嗽、消瘦等症状时，应给予全程抗结核治疗，以预防结核性脑膜炎的发生。

六、延伸护理

1. 平时要加强营养，注意休息，劳逸结合，疾病恢复期指导患者根据自己的病情和身体情况，通过适量、规律的体育锻炼，增强体质，保持良好的心理状态，以提高其机体免疫力。

2. 告知患者合理饮食对增强抗病能力的重要性，养成良好的饮食习惯。嘱患者生活规律，禁烟酒，忌煎炸等刺激性食物。

3. 让患者及家属了解坚持服药至疗程结束的重要意义，避免出现过早停药或不规则服药等，坚持有规律长期服药，定期来门诊复查，至少每月1次。一旦有病情变化，随时复诊。

4. 注意经期卫生，保持外阴清洁，讲解经期期间盆浴、性交等易引发炎症产生，避免阴道冲洗和不必要的盆腔检查，以免引起扩散。

5. 定期清洁会阴部、坚持选择纯棉材质的内裤，保持良好的透气性，同时还要定期对内裤进行消毒，避免细菌滋生。

第四节　结核性腹膜炎的护理

一、护理要点

（一）常见症状护理

1. **体温过高**　体温过高时，应根据具体情况选择适宜的降温方式，如温水浴、酒精拭浴、冰敷、冰盐水灌肠及药物降温等。出汗较多时，及时更换衣服、被服、注意保暖，并协助翻身，注意皮肤和口腔的清洁与护理。高热患者，出汗较多而进食少者遵医嘱补充热量、水分及电解质。

2. **腹痛**　观察疼痛的部位、性质及持续时间。耐心听取患者对疼痛的主诉，并表示关心和理解。提供安静、舒适的环境，保证充足的睡眠，减轻疼痛。教会患者放松技巧，如深呼吸、全身肌肉放松、自我催眠等。教会患者分散注意力，如与人交谈、听音乐、看书报等。适当给予解痉药，如阿托品、东莨菪碱等。

3. 腹泻 观察大便的次数、量、颜色、形状与性质。腹泻严重者暂予禁食,并观察有无脱水征,遵医嘱补液,给予止泻剂等。排便频繁者,每次便后宜用软纸擦肛门,并用温水清洗干净,以防肛周皮肤黏膜破溃、糜烂。

4. 腹水 大量腹水者取半卧位,使膈肌下降,减轻呼吸困难。限制钠盐的摄入,每日 3～5g。严格限制液体的进入量,每日 1 000ml 左右。遵医嘱给予利尿剂,注意观察有无低钾的症状,如四肢发软、腹胀等。遵医嘱给予全身抗结核药物治疗或腹腔内注药;注意观察药物对肝脏的损害,如皮肤或巩膜黄染、厌油、食欲减退等。遵医嘱放腹水,注意每次放腹水不宜过多,并观察患者的一般情况,如面色、血压、脉搏等。

(二)用药护理

1. 理想的抗结核药物应具有杀菌或较强的抑菌作用,在体内可达到有效的抑菌浓度,在治疗前最好能对所分离的结核杆菌进行药物敏感试验,以进一步提高疗效。结核性腹膜炎的治疗通常须采用至少两种以上药物联合方案进行。

2. 激素治疗 在抗结核治疗中加用激素可减轻中毒症状。激素能降低毛细血管壁和细胞膜的通透性,减少炎性渗出和反应,并可减轻腹腔内纤维化或肠黏连的形成。因此结核中毒症状严重或腹腔内有大量渗出液的患者,在采用抗结核强化治疗同时可加用激素治疗。

(三)皮肤护理

由于患者多卧床休息,鼓励患者勤翻身,做好晨间护理的同时,教会家属正确的按摩方法,促进受压部位皮肤血液循环,预防褥疮。出汗时及时协助更换衣服、床单,每日温水擦浴,保持床铺及被服的干燥清洁。

(四)生活护理

协助患者于晨起、餐后、睡前漱口,加强口腔护理,口唇干燥者涂石蜡油保护,积极治疗和预防口角炎、舌炎及口腔溃疡。

二、饮食护理

1. 结核性腹膜炎系一种慢性消耗性疾病,又因患者食欲不振,后期常出现营养不良。

2. 鼓励患者尽量进食,给予高热量、高蛋白、高维生素、易消化、刺激小的少渣饮食。如牛奶、豆浆、豆腐、鱼、素肉、甲鱼、鳝鱼、蔬菜、水果等,必要时可少量多次进食。

3. 进食困难者遵医嘱静脉补充高营养,如氨基酸、脂肪乳剂、白蛋白等。

三、心理护理

不少结核性腹膜炎患者经济条件不理想,生活卫生条件较差;同时由于治疗疗程长,患者长期住院影响工作,使经济收入减少,家庭生活受到影响。部分患者因病情反复发作,多次住院,对治疗失去信心,容易产生焦虑恐惧、消极悲观心理,我们要鼓励患者倾诉内心感受,针对其心理问题进行有效的感情支持。如对于因住院造成经济拮据者,需要争取亲友、单位甚至社会的配合和支持,同时要创建宽松的心理环境。护士应以亲切的语言、理解的心情、精湛的技术使患者产生信任、安全感,达到调整心理的作用。对反复住院的患者,可帮助其寻找治疗失败的原因,并帮助其纠正错误的认识,配合治疗。

四、运动与休息

1. 为患者提供安静、舒适的环境,以保证充足的睡眠。

2. 高热或有明显结核中毒症状者,应卧床休息,减少活动,以保存体力。

五、合并症护理

结核性腹膜炎的主要合并症包括肠梗阻、肠穿孔和肠瘘。其中肠梗阻临床主要采用非手术治疗和手术治疗两种方法。发生肠穿孔和肠瘘应积极进行手术治疗,肠梗阻非手术治疗无效需选择手术治疗。

1. **非手术对症治疗** 非手术对症治疗能够尽快缓解患者的临床症状,促进肠蠕动功能的恢复。

(1)护理人员应根据其身体情况对其进行肠被动运动,若患者恢复较好,可在床上进行适当的运动。

(2)护理人员应有规律地对患者进行腹部按摩,早晚各一次,持续一周。

(3)肠胃减压:使用负压吸引器对患者进行减压,并保持患者互相畅通,可以使用药物对肛门进行刺激。

(4)心理干预:护理人员应及时对患者进行心理疏导。

(5)饮食:患者应食用流质易消化食物。

(6)出院护理:在患者出院时应及时对其进行知识普及以及健康教育,指导其康复训练、运动事项以及饮食应注意的事项。

2. **手术治疗**

(1)术前护理

1)心理护理:向患者及家属做好解释工作,工作热情周到,细致。使患者感到自己时刻处在别人的关心之下,解除或减轻患者的紧张情绪,使患者家属对抢救树立信心,从而取得患者的配合。

2)纠正水和电解质紊乱,肠穿孔合并内脏损伤患者均有严重的出血,并有明显的休克症状,入院后立即给予输血、输液,增加血容量,减轻休克症状。

3)禁饮食,以免食物及水通过肠穿孔处进入腹腔,增加感染机会。

4)密切观察生命体征的变化,入院后立即测 T、P、R、Bp 并详细记录,血压低者每 15~30 分钟测血压、脉搏一次。吸氧以增加血氧含量,减少主要脏器缺氧情况的发生,这样有利于休克的回逆。

5)在积极进行抢救的同时,应迅速做好手术前的准备。

(2)术后护理

1)一般护理:①取卧位。术后平卧 6 小时改半卧位,有利于腹腔积血、积液引流。②密切观察生命体征的变化,术后继续定期测血压、脉搏,每 30 分钟一次,直至平稳。③加强口腔护理,保持口腔清洁,用生理盐水棉球擦洗口腔每日 2 次。④注意观察刀口部位有无出血、渗血,及时更换敷料。⑤鼓励患者勤翻身,协助患者下床活动,能有效防止各种并发症的发生。

2)胃肠减压的护理:肠穿孔者术后常规放置胃肠减压管,保持胃肠减压通畅,认真记录胃肠减压引出液的量、颜色等。胃肠减压管放置 48~72 小时,肠功能恢复后停止。对结肠施行修补或肠切除并对端吻合的患者,胃肠减压的时间应适当延长。

3)饮食护理:肠穿孔修补术后,一般禁食 7~10 天才能进食,在禁食期间,可用葡萄糖、脂肪乳剂、白蛋白、氨基酸、维生素、电解质和微量元素,以期早日康复。

六、延伸护理

结核性腹膜炎是由结核分枝杆菌感染腹膜引起的腹腔慢性炎症,是临床常见的腹腔结核病,分为渗出型、黏连型、干酪型和混合型四种,在治疗原则上与其他抗结核治疗原则一致,可归纳为早期、规律、联合、适量及全程抗结核治疗。常规的治疗方法是口服抗结核药物,同时行腹腔穿刺抽液。腹腔注射抗结核药物,渗出的联合糖皮质激素治疗,能迅速改善患者全身中度症状,减少渗出,促进腹腔积液的吸收,减少黏连,但对干酪型结核性腹膜炎,会使干酪液化,延误病情。超声波透入导药治疗结核是近年来临床上常见的新技术,在护理上应熟练掌握操作技术,准确地确定部位,使药物透入皮肤直达体内深部,提高病变部位的血药浓度,达到治疗疾病的目的。同时向患者做好宣教,为患者讲解结核相关的知识,做好心理护理,帮助患者树立治疗信心,保持心情舒畅,提供舒适的进食的环境,促进患者食欲。提供高蛋白、高热量、高维生素、易消化饮食。保证营养摄入,增强机体抗病能力。

第五节 肠结核并发肠梗阻的护理

一、护理要点

（一）常见症状护理

1. **腹痛** 监测观察腹痛并记录腹痛的部位、性质及程度，发作的时间、频率、持续时间，以及相关疾病的其他临床表现。如果疼痛突然加重、性质改变，且经一般对症处理疼痛不能减轻，须警惕某些并发症的出现，如肠穿孔等。非药物性缓解疼痛的方法是对疼痛，特别是慢性疼痛的主要处理方法，能减轻患者的焦虑、紧张，提高其疼痛阈值和对疼痛的控制感。具体方法有：行为疗法、局部热敷疗法、针灸止痛。行为疗法指导包括想象、深呼吸、冥想、音乐疗法、生物反馈等，帮助转移对疼痛的注意。局部热疗法除急腹症外，对疼痛局部可应用热水袋进行热敷，从而解除肌肉痉挛而达到止痛效果。针灸止痛可以根据不同疾病和疼痛部位选择针灸穴位。根据病情、疼痛性质和疼痛程度选择性给予止痛药或解痉挛药物，注意观察药物的不良反应。剧烈疼痛患者应绝对卧床休息，要加强巡视，随时了解和满足患者的需求，做好生活护理。协助患者取舒适的体位，以减轻疼痛并帮助患者休息，从而减少疲劳感和体力消耗。

2. **腹胀** 采取舒适的体位，可以用手轻轻按摩腹部减轻腹胀，饮食注意少食多餐，多吃高蛋白、高维生素、低钠食物，少吃产气以及容易引起便秘的食物，比如豆制品（豆浆，干果、牛奶等）。饭后注意适当的活动比如散步等，促进胃肠道蠕动，减轻腹部胀气。

（二）胃肠减压护理

患者肠梗阻导致腹胀，临床中一般采用胃肠减压的方式缓解腹胀症状，通过吸出胃肠道内气体和液体，使患者肠壁血循环顺畅，达到缓解患者临床症状的效果。护理人员要注意妥善固定胃肠减压管，同时要观察记录好胃肠液的量和性质，如果颜色由黑绿色变为淡黄色，提示梗阻好转，如果发现血性液体，应警惕肠狭窄的发生，一旦有异常情况，要及时告知医师进行相应的处理。

（三）用药护理

为了使患者早日康复，应做到早期、联合、适量、规律和全程用药，同时防止耐药的产生。向患者及家属讲解药物的服用方法、作用及不良反应，使其掌握用药的必要性。及时纠正水、电解质平衡紊乱，贫血患者可输血，低蛋白血症者应补充白蛋白，对于病情严重予以禁食者，给予完全肠外营养治疗。肠梗阻严重者，选择静脉抗结核药物的治疗，采取规范的治疗原则和方案，配合营养支持及保肝药物应用，定期监测肝肾功能。腹痛症状明显的患者，应做好疼痛评估，给予患者疼痛心理疏导，告知其引起疼痛原因，消除其紧张心理，严格遵医嘱使用止痛药物。

（四）皮肤护理

腹泻时排出的粪便对肛周皮肤刺激较大，为防止肛周皮肤破溃，嘱患者排便后用温水清洗，用柔软清洁的棉布擦拭，之后用油性护肤品如香油涂抹于肛周。对于有造瘘口的患者，准备一块质软毛巾，每次更换造瘘袋之前用温水擦洗干净。一件式造瘘袋使用时要排净袋内空气，不留褶皱，以免排泄物由折口处刺激皮肤，充满 1/3 时要及时更换。造口周围皮肤可用造口护肤粉保护，以防止造口周围皮肤因便溺潮湿而引起湿疹。

（五）生活护理

护理人员要协助患者做好口腔、咽部及皮肤等护理工作，积极预防感染等情况的发生，保持患者鼻腔的清洁，护理人员要辅助患者保持口腔清洁和身体皮肤护理；指导患者在卧床期间经常翻身或进行适当的活动，注意查看患者受压部位的皮肤情况，以防止压疮等情况发生；对留置尿管的患者，应做好管道护理，及时更换尿袋，防止尿路感染。

二、饮食护理

1. 给予质软、易消化、少纤维、高蛋白、高热量又富维生素的食物，以利于吸收，减轻对肠黏膜的刺激并供给足够的热量,维持机体代谢的需要。避免进食产生食物,避免生冷、刺激性食物。

2. 肠梗阻患者,根据病情进行流质或半流质饮食,病情严重者暂予禁食,遵医嘱给予静脉高营养,以改善全身症状。

3. 给患者提供良好的进餐环境,避免不良刺激,以增进食欲。

4. 观察患者的进食情况,定期测量患者的体重,监测血蛋白、血清电解质和蛋白的变化,了解营养状况的变化。

三、心理护理

由于肠结核病程长,腹痛、腹胀等症状反复发作,且抗结核治疗时间长、结核药副作用较多,患者往往存在不同程度的焦虑、恐惧、抑郁等情绪。护理人员应耐心向患者及家属说明本病的病因、临床特点及治疗过程,鼓励患者正视疾病,消除不良情绪,积极配合治疗。

四、运动与休息

1. 指导患者合理休息与活动,在急性期或病情严重时均应卧床休息。

2. 肠梗阻患者可适量进行走动,便于促进肠蠕动,改善梗阻现象。

五、合并症护理

内容同上。

六、延伸护理

肠结核合并肠梗阻,不同于一般的肠梗阻,应告知患者:坚持服用抗结核药物到规定疗程,并定期到医院复查;进食高蛋白、高热量、高维生素、易消化饮食,勿暴饮暴食;保持大便通畅,可适当口服润肠剂,如蜂蜜水等;适当增加活动量,以恢复体力、增强抗病能力;如出现腹胀、腹痛、排便不畅等症状,立即到医院检查。肠结核合并肠梗阻是一种特殊的结核病,对于此类患者,手术治疗仅是一种辅助手段,治疗应以抗痨治疗为主,手术、营养治疗为辅,这就要求护理人员加强患者服药依从性和饮食宣教,再结合细心观察、精心护理,只有这样才能促进患者的早日康复。

第六节　泌尿系结核的护理

一、护理要点

(一)常见症状护理

对于尿频、尿急、尿痛症状,护理中应注意以下几点。

1. 增加水分的摄入,在无禁忌的情况下,应尽量多饮水,勤排尿,达到不断冲洗尿路、减少细菌在尿路停留的目的,每日饮水量不低于 2 000ml,保证每日尿量在 1 500ml 以上。

2. 保持皮肤黏膜的清洁,加强个人卫生,增加会阴清洗次数,减少肠道细菌侵入尿路而引起感染的机会,女性患者月经期尤其需要注意会阴部的清洁。

3. 保持良好的情绪,因过度紧张会加重尿频,故指导患者从事一些感兴趣的活动,如听音乐、欣赏小说、看电视或聊天等,分散注意力,减轻焦虑,缓解症状。

(二)疼痛的护理

1. 保持病室环境的安静舒适,保持空气流通,限制探视,避免打扰患者。

2. 指导患者进行膀胱区热敷或按摩,以缓解局部肌肉疼挛,减轻疼痛。

3. 评估患者疼痛的部位、性质与程度,必要时遵医嘱给予止痛药物。

4. 向患者解释疼痛的原因、机制,介绍减轻疼痛的措施,有助于减轻患者焦虑、恐惧等负面情绪,从而缓解疼痛压力。

（三）用药护理

适用于早期肾结核，在正确应用抗结核药物治疗后多可治愈。第一线抗结核药物链霉素、异烟肼、对氨基水杨酸三者联合用药，疗程需要 2 年，患者常不能坚持全程规律用药。另有用利福平、异烟肼及吡嗪酰胺治疗泌尿生殖系结核，较第一线抗结核药疗程短、效果明显。术前进行抗结核治疗不应少于 2 周，向患者讲解坚持药物治疗的目的及重要性，建立患者的信心，增加患者治疗的依从性，保证药物的吸收和治疗的效果。指导患者最好在清晨空腹服药，若患者胃肠道反应较重，可在饭后 1 小时服用或睡前服药同时喝牛奶，以增强患者的胃肠道耐受性。用药期间注意观察患者肝、肾功能及听神经损害情况，按照医嘱定期抽血复查肝、肾功能，经常询问患者有无听力下降、眩晕等感觉，如果出现此类感觉应立即通知医生停药。

（四）皮肤护理

建议患者多注意皮肤卫生情况，要勤换衣服，变换体位，以免产生压疮等现象。对于需要进行手术的患者，手术后 6 小时协助患者进行翻身，在手术 1 天后患者可适当坐起，使用温开水或呋喃西林漱口，帮助患者拍背并对背部以及骶尾部的皮肤进行按摩，手术后 2 天后，鼓励患者进行早期活动，帮助其下床行走等。

（五）生活护理

注意环境及个人卫生，多注意休息，避免劳累和重体力劳动。恢复期适当进行体育锻炼，增强机体的抵抗力。

（六）手术护理

1. 肾切除手术前护理　术前协助患者根据医嘱做好各项检查，对生命体征及肾、肺、心、肝等脏器功能进行了解，确保手术成功。密切监测患者体温，常规做术前准备。

2. 肾切除手术后护理　在肾切除术后 24 小时内需仔细观察患者的引流量，若每小时流量超过 100ml，持续时间连续 3 小时以上，提示可能有活动性出血发生，须对患者进行脉搏、血压变化情况监测，并立即报告医生对症治疗。结核患者机体抵抗力较差，加上手术应急反应，易引发感染，术后必须对患者体温变化进行密切观察，按时、足量应用抗生素治疗，预防感染。保持引流管通畅，观察切口敷料情况，有渗出应及时更换。对于留置导尿管患者，每日进行 2 次会阴护理，保持会阴部清洁。术后对患者健侧肾功能进行密切观察，记录 24 小时尿量，若发现异常，立即通知医生处理。若术后 3 天无排气，可适当增加床上活动，行胃肠减压。对患者进行饮食指导，从流食逐渐过渡到普食。

二、饮食护理

1. 为患者提供高蛋白、高热量、高维生素饮食，摄取足够的水分，提高患者机体的抵抗能力。

2. 对于贫血或严重低蛋白血症的患者，遵医嘱给予静脉输血或白蛋白治疗。

3. 若患者食欲差，不能经口满足营养需求，必要时给予肠内或肠外营养支持。

4. 指导患者多饮水，以减轻结核性脓尿对膀胱的刺激。

三、心理护理

1. 结核病患者由于病程长，患者对治疗缺乏信心，常产生焦虑、紧张、悲观等不良心理情绪，作为护理人员应主动与患者沟通，了解其心理需求，鼓励患者将心里的想法表达出来，对患者提出的问题及时予以答复，以增强患者战胜疾病的信心。

2. 泌尿系结核后期患者膀胱刺激征症状比较明显，也会造成患者对治疗和生活的信心不足，护理人员应耐心向患者讲解症状出现的原因及应对措施，介绍有关结核病的相关知识，让患者认识到这是一个可治疗的慢性病，保持乐观情绪，积极配合治疗，早日康复。

3. 此外患者对手术安全的担心，也增加了患者的焦虑，护理人员向患者讲解手术的必要性及现代医学治疗手段的方法，耐心讲解成功案例，消除患者顾虑，增加患者的勇气。

四、运动与休息

1. 患者症状明显者,应卧床休息。急性发作期患者应注意卧床休息,应取屈曲位,尽量不要站立或坐直。

2. 恢复期患者可适当增加户外运动,如散步、打太极、做保健操等,加强体质锻炼,充分调动人体内在的康复能力,促进机体免疫力,提高机体的抗病能力。

3. 轻症患者在治疗的同时,可进行正常工作,但应避免劳累和重体力劳动,保证充足的睡眠,做到劳逸结合。

五、合并症护理

(一)膀胱挛缩

应少量多次饮水,避免短时间大量饮水,减轻尿频症状。注意会阴部卫生清洁。进行规范化的抗结核治疗,此外可以进行尿流改道术或膀胱扩张手术。

1. 术前护理

(1)扩张手术需要在麻醉下进行的患者,术前禁食8小时,禁饮4小时。

(2)保持会阴部的清洁卫生。

(3)指导患者向医生陈述最近排尿异常的特点。

2. 术后护理

(1)多饮水,保持每日尿量在2 000ml以上,达到内冲洗的目的,预防尿路感染。

(2)未留置尿管的患者,每日用清水清洗会阴部及尿道口1～2次;留置尿管的患者做好尿管护理,定期更换尿袋,引流袋保持在耻骨联合以下,避免尿路逆行感染。

(二)肾盂积水

1. 需要补充充足的能量和维生素。

2. 注意少盐少油,避免食用生、冷、油腻、辛辣刺激性食物。

3. 应根据肾功能调整蛋白质的摄入量。

4. 严格限制钠的摄入,还应注意控制水和钾的摄入。

5. 环境保持室内环境清洁,定时开门窗通风换气,保持室内温度和湿度适宜。

6. 注意休息,避免劳累,保证充足的睡眠。

7. 按照医生要求,定时用药。

8. 必要时进行肾盂穿刺引流术。

(三)自发性膀胱破裂

自发性膀胱破裂一经发现应立即进行急诊手术。

1. 术前护理

(1)协助完善相关检查及术前准备。

(2)主动关心患者,向患者及家属解释手术的必要性、麻醉的意义和方式、大致的手术方法等。

(3)做好患者心理护理。

(4)必要时给予抗炎、止痛对症处理。

2. 术后护理

(1)密切观察患者生命体征。

(2)引流管护理:腹腔引流管、膀胱造瘘管、盆腔引流管、尿管,管路妥善固定,保持引流的通畅,引流袋位置不高于切口平面,告知引流管的重要性,指导避免管路脱落、打折、扭曲等。观察引流液的颜色、性质、量并记录,经常挤压引流管。腹腔引流管一般3～5天拔出,盆腔引流管7天左右拔出。如果盆腔引流管3～4天后引流量增多,考虑尿外渗。尿管及膀胱造瘘管保证膀胱的低张,利于吻合口愈合。定时挤压,避免血块堵塞。保持会阴部清洁,避免感染。

（3）生活护理：患者管路多，护理人员应协助进行生活护理，防止下肢静脉血栓形成。

（4）饮食：术后暂禁食，待肛门排气后给予半流食，进食高纤维、高蛋白、高营养食物，少量多餐，保持大便通畅，戒烟酒。

（5）合理使用抗生素，避免感染发生。

（6）适当使用止痛药物。

六、延伸护理

指导患者摄入足够的营养、注意休息、保证充足的睡眠、保持乐观的情绪并参加适当的体育活动，增强机体抵抗力。劳逸结合，避免重体力劳动或竞技性活动。抗结核治疗要坚持联合用药、足量、足疗程的原则，患者不得随意减量或停药。保持乐观向上的心态，增加患者对治疗的信心，提高患者治疗依从性，从而提高治疗的效果，促进患者早期康复。避免使用对肾脏功能有害的药物，定期进行肝、肾功能检查，发现异常及时就诊。定期复查治疗效果，如尿痛、尿频症状有无减轻，结核性膀胱炎有无治愈，观察有无膀胱挛缩，对尿量和有无膀胱挛缩情况进行记录。术后半年内，3个月于门诊复查一次，之后可半年复查一次。

第七节　结核性胸膜炎的护理

一、护理要点

（一）常见症状护理

1. **胸痛的护理**　协助患者采取舒适体卧位。提供安静、舒适的环境，保证充足的睡眠，减轻疼痛。教会患者减轻疼痛的方法，必要时给予止疼药。

2. **呼吸困难的护理**　遵医嘱给予吸氧，并督促患者保证吸氧时间。卧床休息以减轻呼吸困难。协助患者取合适体位，患侧卧位或半卧位。指导患者进行有效的呼吸功能锻炼，如缩唇呼吸等。

3. 咳嗽剧烈患者遵医嘱给予镇咳药。安慰患者，指导患者正确咳嗽，减轻患者的焦虑、恐惧心理。

（二）发热的护理

监测体温、脉搏、呼吸及电解质情况。体温过高时，根据情况选择适宜的降温方式。出汗较多时，及时更换衣服、被褥，注意保暖，协助翻身，注意皮肤和口腔的清洁与护理。

（三）用药护理

1. 遵循"早期、联合、适量、规律、全程"的治疗原则，鼓励患者按时、按量服药，禁止自行减药、停药。

2. 密切观察用药后的不良反应，对进行胸腔内给药的患者，嘱患者稍活动，以便药物在胸腔内混匀，并观察注入药物的反应如发热、胸痛。

3. 观察药物的毒性反应。注意观察抗结核药物的不良反应，如恶心、呕吐等胃肠道反应，定期检查听力及肝肾功能。应用糖皮质激素治疗的患者应注意血压、血糖、大便潜血等检查。

二、饮食护理

给予高蛋白、高热量、高维生素、易消化饮食，如瘦肉、鸡蛋、豆腐和新鲜水果等，保证营养摄入，以增强机体的抗病能力。进餐时，室内要整洁、空气要清新；食物的调制要注意色、香、味；避免进食辛辣刺激性食品；发热患者可食细软、易消化的半流食；忌烟忌酒；用餐提倡分餐制。

三、心理护理

多与患者沟通，建立良好的护患关系，尽量解答患者的疑问，提高对疾病的认识。鼓励患者与家属共同参与疾病的治疗和护理过程，监督和督促患者保持良好的心态，增强治疗的信心。

四、运动与休息

急性期尽量多休息，避免过度劳累。如果在恢复期，症状明显好转，可以适当地锻炼身体，以自觉没有明显劳累为宜，有利于炎症的吸收及体质的恢复。

五、合并症护理

（一）胸腔穿刺的护理

1. 结核性胸膜炎早期胸膜充血水肿，随后胸膜内皮脱落，表面纤维蛋白渗出，浆液渗出，形成胸腔积液。对于中量以上积液，应积极抽出胸腔积液，防止和减轻胸膜黏连，保护肺功能。

2. 术前向患者说明目的及注意事项，解除恐惧心理，帮助患者摆好体位。备好抢救盘及抢救药品。

3. 穿刺过程中，密切观察患者的呼吸、脉搏、面色。一旦患者出现胸膜反应，如面色苍白、出冷汗、脉速、胸部剧痛、刺激性咳嗽等症状，应立即停止抽液，协助患者平卧，给予氧气吸入，必要时遵医嘱注射肾上腺素注射液，记录抽出液的色、质、量，标本及时送检。注意观察穿刺点有无渗液渗血。

4. 胸穿抽液一次不超过 1 000ml。详细记录抽出液的量、性质、颜色等。留取积液常规化验。

5. 术后协助患者卧床休息 2～3 小时，观察生命体征，有病情变化及时通知医生。

（二）胸腔积液的护理

1. 严密观察生命体征的变化，注意监测体温的变化。

2. 给予半卧位，胸闷气急时给予吸氧。

3. 胸痛剧烈时给予止痛剂。

4. 协助医生抽胸腔积液，观察胸腔积液的颜色、量并记录。

5. 如有胸腔闭式引流，应严密观察引流是否通畅，记录引流量。

6. 每日更换胸腔闭式引流瓶，严格无菌操作，避免逆行感染。

7. 鼓励患者卧床休息，给予高蛋白、高热量、粗纤维饮食。

8. 做好心理护理，消除紧张心理。

六、延伸护理

1. **疾病知识指导**　向患者及家属解释有关病因。

2. **生活指导**　加强身体锻炼，合理营养，生活规律，劳逸结合，保持良好的心态。

3. **用药指导**　指导患者按医嘱用药，不可自行停药，同时注意药物的不良反应，定期复查，及时了解病情变化。

第八节　骨与关节结核患者的护理

一、护理要点

（一）疼痛的护理

1. **体位**　指导患者取舒适体位，减少局部压迫和刺激以缓解疼痛。

2. **局部制动**　疼痛严重者，严格卧床休息，局部制动，减少局部活动，在进行翻身和活动时注意保持功能位，防止病理性的骨折、关节畸形和截瘫的发生。

3. **合理用药**　合理抗结核治疗，控制原发病灶发展，必要时给予药物止痛。

4. **心理护理**　主动、热情地与患者进行沟通和交流，向患者解释疼痛的原因和规律，从而减轻焦虑的情绪，达到减轻疼痛的效果。

5. **维持有效的气体交换**

（1）加强病情观察：严密监测生命体征，若胸椎结核病患者在术后出现呼吸困难或者发绀，应及时处理。

（2）保持呼吸道通畅：术后咳嗽出现伤口疼痛加剧，导致患者不主动排痰，易引起坠积性肺炎及窒息。术前指导患者有效地咳嗽、咳痰，术后根据病情制定相应的护理措施，如翻身、拍背、氧气雾化吸入等，使之易将痰液咳出。

（二）用药护理

1. 观察治疗效果 用药后如有体温下降、食欲改善、体重增加、局部疼痛缓解以及血结果有好转等改变，说明药物治疗有效。

2. 观察药物的不良反应 观察各种抗结核药物的副作用和不良反应，用药过程中出现对应的不良反应及时进行沟通，并通知医生调整药物。

（三）皮肤护理

注意保持床单位的整洁，避免压力性损伤。对窦道应及时换药，遵守无菌原则。

二、饮食护理

1. 营养支持 采取多种方式让家属、医生、护士、营养师共同参与建立"营养支持治疗管理小组"，全面、系统地监测患者的营养状态，能够及时根据患者的病情和营养状况调整患者的饮食方式和结构，使患者能够及时补充营养所需，提升患者机体免疫力，促进营养恢复。

2. 饮食的合理化 对营养不良患者进行对症化管理，使之接受规范的、专业的饮食搭配，补充缺乏的营养物质，从而改善病情。

三、心理护理

1. 患结核病在生活中是严重的负性生活事件，会对患者心理造成巨大的冲击，所以要对患者进行针对性的心理护理，着重改善患者的紧张、恐惧等心理。

2. 主动观察患者的生活需求和心理变化，对其进行心理安慰，并阐述心情对病情的负面影响，鼓励患者对疾病和生活充满信心，讲解疾病知识和预后，有助于疾病的康复。

3. 鼓励家属了解患者的生活和治疗，在情感上和生活上给予支持和帮助，促进患者早日康复。

四、运动与休息

1. 对于骨与关节结核患者，局部制动非常重要，无论手术或非手术，都应根据病情制定制动时间。

2. 早期开始不负重功能锻炼，根据病情逐步过渡到部分负重和全负重功能锻炼。

3. 对于术后长期卧床休息患者，应主动活动非制动部位，合并截瘫或者脊柱不稳制动者，鼓励患者做抬头、扩胸、深呼吸和上肢活动。

五、围手术期护理

（一）术前护理

1. 全身支持治疗 注意休息，避免劳累，改善营养状况，增强机体抵抗力。

2. 抗结核药物治疗 有效的药物治疗能杀灭结核分枝杆菌，是治愈结核的根本措施，遵循"早期、规律、全程、联合、适量"的应用原则，按规定疗程用药。

3. 局部制动 根据病变的部位和病情用制动工具使病变的关节制动，保持关节的功能位，减轻疼痛，防止病理性骨折和矫正畸形。

（二）术后护理

1. 根据患者的病情进行护理评估，为制定对应的护理措施提供依据。

2. 协助患者做好各项术后监测，如生命体征、各项血液以及心肺功能等。

3. 疾病知识的宣教 讲解手术治疗的意义及术后的注意事项、卧床期间的注意事项、约束制动的相关知识。

4. **基础护理** 患者术后卧床期间,应为患者做好各项生活护理和皮肤的护理,满足生活需求,并预防术后并发症和压力性损伤的发生。

5. **饮食护理** 针对术后患者的机体需求,制定对应的营养餐,提高机体的抵抗力。

6. **严密观察** 重点观察制动肢体的皮肤色泽及血运情况、温度及皮肤完整性的情况。

7. **功能锻炼** 活动量视患者病情和体力,循序渐进,患肢在不负重的情况下早期进行功能锻炼,在进行皮牵引固定期间,注意保持有效牵引,为预防神经压迫,可在关节外垫棉垫。

六、合并症护理

(一)脓肿与窦道的护理

1. **关节部位脓肿** 告知患者千万不要用力挤压脓肿,以免脓肿中的结核分枝杆菌进入周围组织甚至血液,进而造成感染扩散。

2. **局部治疗** 抗结核药物局部注射后患者会出现局部肿胀、疼痛、脓肿破溃等症状,根据临床症状进行对症处理,嘱患者保持局部皮肤清洁以免引起交叉感染,在做各项治疗护理时严格无菌操作。

3. **窦道的护理** 彻底清创、充分引流、保护创面、促进愈合,局部抗结核药物的使用,使窦道内达到有效的药物浓度,杀灭窦道内的结核分枝杆菌,从而促进窦道内的病灶局部恢复。

(二)压力性损伤的护理

1. 要做到勤翻身,勤擦洗,勤整理,勤更换,勤检查。记录每次翻身的时间和方法,建立压力性损伤通报单。

2. 防止局部组织长期受压,每一小时为患者翻身一次,给患者变换体位时要掌握翻身技巧,运用力学原理减轻局部压力。

3. 注意保护患者骨隆突处。避免出现剪切力,避免对局部发红皮肤进行按摩。

(三)肢体功能的康复与护理

指导患者进行肢体功能锻炼,防止肌肉萎缩、骨质疏松、关节僵硬或畸形。

七、延伸护理

1. **体位指导** 注意保持肢体的功能位,戴好护具,防止在活动、翻身中引起防止病理性骨折矫正和矫正畸形。

2. **疾病指导** 向患者和家属讲解遵医嘱服用抗结核药物的意义,告知患者要维持足够的用药剂量和时间。

3. **不良反应观察** 指导患者观察药物的不良反应,若出现眩晕、恶心、肢体麻木、耳鸣、听力异常等,及时就医。

4. **功能锻炼** 指导患者和家属出院后坚持正确的功能锻炼。

第九节 淋巴结核患者的护理

一、护理要点

(一)常见症状护理

1. 全身中毒症状护理

(1)常见症状包括午后低热、盗汗、消瘦等。对这些症状需要加强对于患者的病情观察,保持病室安静舒适、温湿度适宜,出汗后及时为患者更换衣物、被服等。

(2)随着病程延长,患者会出现消瘦症状,及时补充营养,给予色香味俱佳的食物,必要时给予患者静脉补充营养。

2. 淋巴结肿大护理

（1）观察肿大淋巴结的部位、大小、硬度、数量、有无压痛、活动度、局部红肿，判断淋巴结周围组织是否有黏连，根据患者自身情况并配合医生处理。

（2）患者常伴有皮肤瘙痒，嘱患者切勿抓挠，经常保持皮肤清洁干燥，防止破溃后交叉感染。

3. 淋巴结破溃护理

（1）加强个人卫生，特别是要保持伤口部位皮肤的清洁，按时给予局部清洁消毒，无菌纱布覆盖，避免感染的发生。

（2）若局部破溃处理不及时，则会形成窦道，一旦窦道形成，须遵医嘱进行全面的病灶组织清除，适应抗结核药物局部治疗，以杀灭窦道中的结核分枝杆菌，促使病情痊愈。

（3）同时遵医嘱口服活血、化瘀、散结的药物进行调理，促进病情的恢复，使患者尽快痊愈。

（二）用药护理

1. 向患者及家属介绍抗结核药物的知识，借助科普读物及文字知识帮助理解。

2. 淋巴结结核相对于其他结核治疗时间要长，更要强调"早期、联合、适量、规律、全程"的治疗原则，督导患者按时服药，养成规律服药的习惯。

3. 观察药物的不良反应，鼓励患者坚持全程化学治疗，不要自行停药，防止治疗失败而产生耐药结核病，增加治疗困难和经济负担。

4. 局部治疗是化疗过程中的一种有效辅助治疗手段，可局部用药与局部外科治疗。局部用药时要观察有无过敏反应，做好局部皮肤的护理。

二、饮食护理

1. 提供足够的热量，为患者制订全面的饮食营养计划，提供高蛋白、高热量、富含维生素的饮食，同时要多食富含蛋白的食物，还应摄入一定量的新鲜蔬菜和水果。

2. 增进患者食欲，增加饮食的品种，采用患者喜欢的烹调方法。此外还应指导患者进食时保持心情愉快、细嚼慢咽，促进食物的消化吸收。

三、心理护理

1. 根据患者的特点进行心理护理，儿童的突出特点是年龄小，对疾病缺乏深刻认识，心理活动多随活动情境而迅速发生变化，要引导他们适应新环境，以最佳的心态接受治疗；青年会担心疾病延误学习和工作，对恋爱、婚姻、生活和前途会有不利的影响，对此应有针对性地进行宣教，认真做好解释工作，使患者树立战胜疾病的信心。

2. 颈部淋巴结结核脓肿型及破溃型，病程时间越长，创面越大，瘢痕就越大，这就需要向患者说明原因，使其对疾病有正确的认识，主动配合治疗和护理。

3. 淋巴结结核属于慢性消耗性疾病，需要长期服药，患者还会存在外在条件的改变，因此可表现出悲观失望，怕周围的人嫌弃自己而产生自卑感。此时护理人员应认真倾听患者的倾诉，并耐心地解释，使他们正确对待疾病。

4. 做好患者家属的心理工作，给予患者经济及精神上的支持，减轻患者的压力，使患者愉快地接受治疗，坚定信心，早日康复。

四、运动与休息

1. 淋巴结结核患者症状明显且伴有咯血、高热等症状时，应卧床休息。

2. 处于恢复期的患者可适当增加户外活动，如散步、打太极拳等，加强体质锻炼，充分调动人体内在的自身康复能力，增强机体的免疫功能，从而提高机体的抗病能力。

3. 轻症患者在坚持化疗的同时可以进行正常工作，但应避免过度劳累和重体力劳动，保证充足的睡眠，做到劳逸结合。

五、合并症护理

（一）局部脓肿

1. 观察肿大淋巴结的部位、大小、硬度、数量、有无压痛、活动度、局部红肿，判断淋巴结周围组织是否有黏连，根据患者自身情况并配合医生对患者进行处理。

2. **药物治疗**　应用链霉素、吡嗪酰胺等抗结核药物需要在医生的指导下进行治疗。对于已经形成脓肿或瘘管者，局部抽脓冲洗后再注入抗结核药物。

3. **手术治疗**　如果伴有脓疱，需要配合医生做切开引流手术清除脓疱，同时局部涂抹金霉素软膏。

（二）淋巴结穿刺注药护理

1. 严密观察患者穿刺注药后生命体征的变化，若体温达 38.5℃ 以上，可给予退热药物治疗及温水擦浴，并鼓励患者多饮水，注意卧床休息。

2. 观察穿刺点周围皮肤情况，对软化的淋巴结定期给予穿刺排脓及局部抗结核治疗，对破溃流脓处每日给予消毒及换药，保持伤口的清洁干燥，限制家属探视，防止交叉感染。

3. 穿刺注药后观察患者伤口有无出血症状，可给予局部压迫止血，必要时遵医嘱使用止血药。

4. 及时询问患者主诉，有无穿刺点疼痛，做好疼痛评估，给予患者疼痛心理疏导，告知引起其疼痛的原因，消除其紧张心理，必要时遵医嘱使用止痛药物。

六、延伸护理

1. 向患者及家属进行知识宣教，讲解淋巴结结核的预防控制。指导患者坚持规律、全程化疗，同时还要注意药物的不良反应，一旦出现任何问题及时就诊，听从医生的处理。

2. 室内保持良好的通风，患者外出时要佩戴好口罩，防止交叉感染。

3. 指导患者安排合理的作息时间，劳逸结合，避免劳累，避免情绪激动及呼吸道感染，适当进行户外运动，增强身体抵抗力。

4. 合理的饮食使淋巴结结核病情向好的方面转归，嘱患者多食瘦肉、豆类制品，多喝牛奶、豆浆高蛋白饮品，多吃富含维生素的新鲜蔬菜、水果，忌食辛辣食物。指导患者戒烟、戒酒。

5. 指导患者遵医嘱规律服药，定时复查。淋巴结结核有容易复发的特点，所以，痊愈患者应严格遵医嘱按时复查。

参考文献

[1] 戴波，薛礼. 康复护理[M]. 武汉：华中科技大学出版社，2020.

[2] 兰洪萍. 常用护理技术[M]. 重庆：重庆大学出版社，2022.

[3] 吴雯婷. 实用临床护理技术与护理管理[M]. 北京：中国纺织出版社，2021.

[4] 魏晓莉，张元芬，杨芳，等. 医学护理技术与护理常规[M]. 长春：吉林科学技术出版社，2018.

[5] 刘剑君，王黎霞. 现代结核病学[M]. 北京：人民卫生出版社，2022.

[6] 王林霞，蔡秀菊，宋佳佳. 临床常见病的防治与护理[M]. 北京：中国纺织出版社，2020.

[7] 安静. 危重结核病护理中循证护理的应用价值[J]. 中国医药指南，2021，19(6)：228-229.

[8] 孙世艳. 优质护理服务在结核病护理工作中的应用价值[J]. 临床护理，2021，19(7)：166-167.

[9] 刘小燕. 临床护理路径在结核病护理中的应用[J]. 医学新知杂志，2016，26(1)：75-76.

[10] WORLD HEALTH ORGANIZATION. Global tuberculosis report 2022[R]. Geneva：World Health Organization，2022.

[11] 汪义英，刘司琪. 分析细节护理在结核性脑膜炎护理中的应用效果[J]. 医学食疗与健康，2021，19(8)：98-99.

[12] 朱兴婕，陈永刚，赵雁红，等. 结核性脑膜炎患者护理中人性化护理的应用价值研究[J]. 实用心脑肺血管病杂志，2021，29(S1)：115-117.

[13] 陈素虹. 基于循证护理的多模式镇痛管理对脊柱结核患者的影响[J]. 中外医学研究，2022，20(17)：91-94.

[14] 赵利亚. 优质护理对结核性腹膜炎患者治疗依从性及生活质量的影响[J]. 临床医学工程，2020，27(10)：1411-1412.

[15] 叶江娥，王静秋. 肠结核合并肠穿孔患者护理1例[J]. 护理实践与研究，2022，19(2)：312-314.

［16］吴芝婧. 对进行手术治疗的肾结核患者实施综合护理的效果探讨［J］. 当代医药论丛, 2017, 15（23）: 274-275.

［17］杨淑媛, 李艳鑫, 杨柳, 等. 健康教育联合优质护理对结核性胸膜炎患者的影响［J］. 国际精神病学杂志, 2023, 50（2）: 367-370.

［18］汪美芳, 万红敏, 汪艳青. 结核性胸膜炎患者负性心理与应对方式相关性研究［J］. 齐鲁护理杂志, 2021, 27（7）: 129-131.

［19］韩艳姬, 韩雪莲, 李微微. 护理干预对骨关节结核患者术后疼痛的影响观察［J］. 国际感染病学（电子版）, 2020, 9（1）: 221-222.

［20］嵇文秋, 王裕玲, 黄子慧, 等. 集束化护理在淋巴结核难愈性创面皮肤护理中的应用［J］. 中国医药导报, 2021, 18（34）: 189-192.